全国卫生专业技术资格考试（中初级）辅导用书

护理学（师）应试指南

HULIXUE（SHI）YINGSHI ZHINAN

卜秀梅　王文刚　主编

中国科学技术出版社
·北京·

贵州科技出版社
·贵阳·

图书在版编目（CIP）数据

护理学（师）应试指南 / 卜秀梅，王文刚主编．--
贵阳：贵州科技出版社；北京：中国科学技术出版社，
2018.12
　　ISBN 978-7-5532-0713-1

　　Ⅰ．①护…　Ⅱ．①卜…　②王…　Ⅲ．①护理学—资格
考试—自学参考资料　Ⅳ．①R47

　　中国版本图书馆CIP数据核字（2018）第285979号

策划编辑	张　晶	
责任编辑	刘金金　陈　晏　张　晶	
装帧设计	石　猴	
责任印制	马宇晨	

出　　版	中国科学技术出版社　贵州科技出版社	
发　　行	中国科学技术出版社发行部	
地　　址	北京市海淀区中关村南大街16号	
邮　　编	100081	
发行电话	010-62173865	
传　　真	010-62173081	
网　　址	http://www.cspbooks.com.cn	

开　　本	787mm×1092mm　1/16	
字　　数	908千字	
印　　张	35.5	
版　　次	2018年12月第1版	
印　　次	2018年12月第1次印刷	
印　　刷	北京荣泰印刷有限公司	
书　　号	ISBN　978-7-5532-0713-1	
定　　价	99.00元	

编著者名单

主　编　卜秀梅　王文刚

副主编　袁　华　石亚男　张　巍

编　者　（以姓氏笔画为序）

卜秀梅	王　雪	王　晶	王文刚
石亚男	曲立新	刘　曼	刘艳霞
刘桉泽	刘晨冰	刘静姝	孙　铭
李　娜	李　辉	李红玉	李国玲
李悦玮	吴　浩	吴文颖	迟　佳
张　巍	张力川	郑　瑾	赵思琪
赵静华	项　阳	贺亚君	袁　华
陶东霞	符宁宁	赫　丹	

内容提要

　　本书是全国初中级卫生专业技术资格考试的辅导用书，全书按照最新考试大纲的要求编写，分为上、下册及模拟试卷。上册为应试指南，下册为同步练习及解析，另附3套模拟试卷。其中，应试指南部分按照最新考试大纲的要求及顺序逐级展开编写，既考虑到知识点的全面性，又突出重点。对常考或可能考的知识点详细叙述，对需要重点掌握的知识点用波浪线标注，重要的考点及关键词用黑体字的形式加以强调，内容精练、简明扼要。部分知识点以表格的形式呈现，一目了然，强化考生对考点的认识，便于理解和记忆。同步练习及解析按大纲顺序精选试题，考生可对照上册应试指南同步练习，考点选择和病例题表述形式均紧扣最新考试的特点，针对性强，并在试题后附上参考答案与解析，帮助考生尽快理解和掌握相关知识。3套模拟试卷共1200道试题，内容全面、题型丰富，旨在帮助考生熟悉考试题型，了解题量，准确把握和分配作答时间，建议作为考前冲刺、自测使用。本书准确把握考试命题的方向，重点突出，是复习应考的必备辅导书。

出版说明

2018年度全国卫生专业技术资格中初级考试"中科小红砖"系列辅导用书一经推出，即受到广大考生的好评，给我们增添了信心和动力。为精益求精、再接再厉，更好地为广大考生服务，我们再一次组织专家对近几年的考试特点进行分析、总结，并结合相应专业最新考试大纲，在上一版的基础上进行了修订。本版主要修订了以下方面的内容：

紧密结合考试实际，增加了一些新知识点、重点、难点的内容及其试题比例，以及新题型比例，如部分专业增加了图题的比例及案例分析题的比例，弃除了一些陈旧的、过时的试题。

对前一版试题进行了进一步审定，提高了试题的质量及准确性。

加强了解析部分内容，除个别品种外，基本达到100%全解析，并使解析更加清晰明了、贴近题意。

根据考生要求，对需求量较大的专业增加了新品种辅导书。

本套丛书涵盖了临床、护理、口腔、药学、检验等100多个专业，分为8个系列：《应试指南》系列、《模拟试卷（纸质版）》系列、《模拟试卷（网络版）》系列、《考前冲刺》系列、《同步练习及解析》系列、《单科一次过（纸质版）》系列、《单科一次过（网络版）》系列、《急救书/包》系列。

《应试指南》系列，涵盖了临床、护理、药学、检验的近40个考试专业。全书根据相应专业考试大纲的要求编写，将本专业基础知识内容进行浓缩精编，并针对应试需求，对重要的知识点及考点予以重点讲述并加以强调。本系列书内容全面、精练，重点突出，适合考生全面复习时使用。

《模拟试卷（纸质版）》系列，是针对考生人数较多的专业出版的。这个系列的突出特点是编写贴近真实考试的出题思路及出题方向，试题质量高，题型全面，题量丰富。题后附有答案及全面解析，可使考生通过做题强化对重要知识点的理解及记忆。

《模拟试卷（网络版）》系列，特点是专业全面，除包含考生数量较多的专业外，还满足了考生数量较少专业考生的需求。同时，针对有些专业采用人机对话考试形式的情况，采用了真实考试的人机对话界面，高度仿真，考生可提前感受与适应考试的真实环境，从而有助于提高考试通过率。

《考前冲刺》系列，在全面分析了历年考题的基础上，精选了部分经典试题编写而成，可作为考生考前冲刺时练习使用。

《同步练习及解析》系列，与《应试指南》系列相对应，精选了部分经典试题，供考生进行针对性的巩固训练，目的是使考生在复习理论知识的同时，通过做同步练习题加深对易考知识点的理解。

《单科一次过（纸质版）》系列，是专为单科知识薄弱的考生及上一年度单科未通过的考生准备的，分为知识点串讲、试题精选和模拟试卷三部分。

《单科一次过（网络版）》系列，是今年新增加的一个系列，为单科的模拟试卷，主要是为适应市场需求，供上一年度单科未通过的考生练习使用。

《急救书/包》系列，是专为参加护理学专业初级资格考试的考生准备的。本系列书紧紧围绕应试需求，准确把握考试精髓，覆盖面广，重点突出。精选试题的考点选择均紧扣最新考试的特点，针对性强；附赠网络学习卡（卡内包含视频及模拟试卷），采用真实考试的人机对话界面，使考生复习更加便捷。

本套考试用书是我们在从事医学考试用书出版近十年的基础上策划出版的，编者均为具有丰富考试辅导经验的专家及从事一线教学的教授、专家，对考点的把握准确，试题的仿真度非常高。在编写过程中，编者进行了大量的研究、总结工作，并广泛查阅资料。感谢在本套丛书编写过程中付出大量心血的专家们！

由于编写及出版的时间紧、任务重，书中的不足之处，请读者批评指正。

中国科学技术出版社

目　录

第 1 部分

护理学基础

第 1 单元　绪　论

【复习指南】护理学基础绪论部分历年偶尔考查，护理工作方式历年常考，应重点复习。护理工作方式应熟练掌握；护理学的任务、护理学的范畴及护士素质的定义与基本内容应掌握。

一、现代护理学的诞生、发展与南丁格尔的贡献

1. **现代护理学的诞生**　护理学是一门以自然科学与社会科学为理论基础，研究有关预防保健、治疗疾病及康复过程中护理理论、知识、技术及其发展规律的综合性应用科学。它的产生是人类生存的需要，其发展与人类文明的进步与发展息息相关。

2. **现代护理学的发展**　现代护理学主要经历了 3 个发展阶段。

(1) 以疾病为中心阶段（19 世纪 60 年代至 20 世纪 40 年代）：一切医疗活动都以治疗疾病为目的，护理的重点是协助医生治疗疾病。护理的中心是治疗及护理住院病人，护士的主要工作场所是医院。特点：护理已经成为一门专门的职业，护士从业前需经过专门的培训。没有专门的护理理论及科学体系，但从实践中形成了一套较为规范的疾病护理常规及护理技术常规。

(2) 以病人为中心阶段（20 世纪 40 年代至 20 世纪 70 年代）：人们对健康与疾病的认识发生了很大的改变，开始重视社会、心理因素及生活方式对健康与疾病的影响。特点：此阶段吸收了其他学科的相关理论，逐步形成了护理学的知识体系以作为专业的理论基础，应用科学的护理工作方法即护理程序对病人实施整体护理。但仍然以住院的病人为护理的主要对象，护士的主要工作场所仍然是医院。

(3) 以人的健康为中心阶段（20 世纪 70 年代至今）：医学模式的转变带动了护理模式的转变，要求护士在为人提供护理时应将服务对象看成一个具有生理及社会、心理需要的整体，而不是只重视服务对象的生理或病理反应的局部。特点：护理学已经发展成为一门为人类健康服务的独立的应用学科。护理的服务对象为所有年龄段的健康人及病人，服务场所从医院扩展到了社区、家庭及各种机构，并以护理理论指导护理实践。

3. **南丁格尔的贡献**　弗洛伦斯·南丁格尔，英国人，首创了科学的护理专业，是护理教育的创始人和护理学的奠基人。南丁格尔开辟了科学的护理事业，被尊为现代护理创始人。其主要贡献有以下几个方面。

(1) 为护理向正规的科学化方向发展提供了基础：南丁格尔提出的护理理念为护理学的发展奠定了基础，她认为护理是一门艺术，有其组织性、务实性及科学性。她确定了护理学的概念和护士的任务，提出了公共卫生的护理思想，重视病人的生理及心理护理，并发展了自己独特的护理环境学说。同时，由于她的努力，使护理逐渐摆脱了教会的控制及管理而成为一门独立的职业。

(2) 著书立说，阐述其基本护理思想：在《医院札记》中，阐述了她对改进医院的建筑和管理方面的构思、意见及建议。在《护理札记》中，她以随笔的方式说明了自己的护理思想及对护理的建议，阐述良好护理工作应遵循的指导思想和原理，如精神对身体的影响。还对环境卫生、采光、声响，以及个人卫生、饮食和对病人的观察等也做了详细的论述，被称为护理工作的经典著作。

(3) 致力于创办护士学校：南丁格尔坚信护理工作是一门正规的职业，必须由接受过正规训练的护士担任。1860 年，在伦敦圣·托马斯医院里正式开办了全世界第一所护士学校。

（4）创立了一整套护理制度：这套制度首先提出护理要采用系统化的管理方式，强调在设立医院时必须确定相应的政策，使护理人员担负起护理病人的责任，并要适当授权，以充分发挥每位护理人员的潜能。要求护理人员必须受过专门的培训。在护理组织的设立上，要求每个医院必须设立护理部，并由护理部主任来管理护理工作。设立了医院设备及环境方面的管理要求，提高了护理工作效率及护理质量。

（5）其他方面：强调护理伦理及人道主义护理观念，要求平等对待每位病人，不分信仰、种族、贫富，给病人平等的护理。注重护理人员的训练及资历要求等。

南丁格尔最大的成就——创建了护理专业。

二、中国护理学发展

1. **近代护理学发展**　中国近代护理事业的发展是在鸦片战争前后，随着西方列强的侵略和基督教的传入开始的。1820 年，英国医生在澳门开设诊所。1835 年，英国传教士在广州开设了第一所西医医院，两年后这所医院以短训班的形式开始培训护理人员。1888 年在福州开办了我国第一所护士学校。1909 年在江西牯岭成立了"中华护士会"，1920 年护士会创刊《护士季报》，1922 年加入国际护士会。1934 年教育部成立医学教育委员会，下设护理教育专门委员会，将护理教育改为高级护士职业教育，护理教育纳入国家正式教育体系。1936 年改为"中华护士学会"，自 1964 年改为中华护理学会并沿用至今。1954 年创刊《护理杂志》，1981 年更名为《中华护理杂志》。

2. **现代护理的发展**

（1）护理教育：1950 年第一届全国卫生工作会议将中等专业教育作为培养护士的唯一途径，并由卫生部制订全国统一教学计划和编写统一教材，并将护士教育列为中等专业教育。1980 年，南京医学院率先开办高级护理专修班。1983 年，天津医学院首先开设护理本科专业。1985 年，全国 11 所高等医学院校开设了护理本科教育。1992 年，北京医科大学开设了护理学硕士研究生教育，并逐渐在全国建立了数个硕士学位授权点。2003 年第二军医大学护理系被批准为护理学博士学位授权点，2004 年招收首批护理博士生。至此，护理教育体系基本完善。

（2）临床实践：自 1950 年以来，临床护理工作一直以疾病为中心，护理技术操作常规多围绕完成医疗任务而制定，医护分工明确，护士为医生的助手，护理工作处于被动状态。1980 年以后，随着我国的改革开放，逐渐引入整体护理概念和理论，认识到人的健康与疾病受心理、社会、文化、习俗等诸多因素的影响。护理工作的内容和范围不断扩大，同时，器官移植、显微外科、重症监护、介入治疗、基因治疗等专科护理，以及中西医结合护理、社区护理等迅速发展。

（3）护理管理：1982 年，卫生部医政司设立了护理处，负责统筹全国护理工作，制定有关政策法规。各级医院健全了护理管理体系，以保证护理质量。1993 年 3 月卫生部颁发了我国第一个关于护士执业和注册的部长令及《中华人民共和国护士管理办法》，1995 年 6 月首次举行全国范围的护士执业考试，考试合格获执业证书方可申请注册，护理管理工作开始走向法制化轨道。

（4）护理研究：1990 年以后，随着高等护理教育培养的学生进入临床、教育和管理岗位，护理研究有了较快的发展。在学术交流会或学术期刊上发表的科研文章日益增多，且质量不断提高。

（5）学术交流：1950 年以后，中华护士学会积极组织国内的学术交流。1977 年以来，中华护理学会和各地分会先后恢复学术活动，多次召开护理学术交流会，举办各种不同类型的专题学习班、研讨会。中华护理学会及各地护理学会成立了学术委员会和护理专科委员会，以促进学术交流。1985 年，卫生部护理中心在北京成立，进一步取得了世界卫生组织（WHO）对我国护理学科发展的支持。

三、护理学的任务、范畴及护理工作方式

1. 护理学的任务　1978 年 WHO 指出："护士作为护理的专业工作者，其唯一的任务就是促进健康、预防疾病、恢复健康和减轻痛苦。"目标是在尊重人的需要和权利的基础上，提高人的生命质量。

2. 护理学的范畴

（1）护理学的理论范畴：①从研究单纯的生物人向研究整体的人、社会的人转化。②研究护理学在社会中的作用、地位和价值，研究社会对护理学发展的促进和制约因素，如老年人口增多、慢性病人增加使社区护理迅速发展；信息技术的发展也使护理专业向着网络化、信息化迈出了坚实的步伐。③护理界将这些理论用于临床护理实践，提高护理质量、改善护理服务；护理知识体系是专业实践能力的基础，自 20 世纪 60 年代后，护理界开始致力于发展护理理论，并将这些理论用于指导临床护理实践。④护理交叉学科和分支学科相互渗透，从而在更大范围内促进了护理学科的发展。

（2）护理学的临床实践范畴：主要包括临床护理、社区保健护理、护理管理、护理研究及护理教育 5 个方面。①临床护理：临床护理服务的对象是病人，包括基础护理和专科护理。基础护理主要应用护理学的基本理论、基本知识、基本技能，结合病人的生理、心理及治疗康复的需要，满足病人的基本需求，如基础护理、排泄护理、膳食护理、病情观察等，为病人创造一个接受治疗的最佳身心状态。专科护理则应用护理学和相关学科的理论，结合临床专科病人的特点、诊疗要求，为病人提供身心的整体护理，如各专科病人的护理、急救护理等。②社区保健护理：社区护理是借助有组织的社会力量，将公共卫生学和护理学的知识与技能相结合，提高社会人群的健康水平。社区的护理实践，属于全科性质，是针对整个社区人群实施连续及动态的健康服务。③护理管理：运用管理学的理论和方法，对护理工作的诸要素——人、物、财、时间、信息进行科学的计划、组织、指挥、协调和控制，其目的是确保护理服务正确、及时、安全、有效。④护理研究：是推动护理学科发展，促进护理理论、知识、技能更新的有效措施。护理学的发展必须依靠护理科研。⑤护理教育：分为基础护理教育、毕业后护理教育和继续护理教育 3 大类。

3. 护理工作方式

（1）个案护理：由专人负责实施个体化护理。适用于抢救病人或护理某些特殊病人。这种护理方法，护士责任明确，并负责完成其全部护理内容，能掌握病人全面情况，但是比较耗费人力。

（2）功能制护理：以工作为导向，按工作内容分配护理工作。护士分工明确，易于组织管理，节省人力。但工作机械，缺少与病人的沟通，护士较难掌握病人的全面情况。

（3）小组制护理：以小组形式（3～5 名护士）对一组病人（10～20 名）进行整体护理；这种方式能发挥各级护士的作用，能了解病人的一般情况，但护士个人责任感相对减弱。

（4）责任制护理：由责任护士和辅助护士按护理程序对病人进行全面、系统和连续的整体护理。其特点是以病人为中心，要求从病人入院到出院均由责任护士对病人进行 8 小时在岗、24 小时负责制。这种护理方式能全面了解病人情况，但要求对病人 24 小时负责难以实现，且文字记录书写任务比较繁重，人员要求也比较多。

（5）综合护理：它融合了责任制护理及小组护理的优点，是一种通过最有效地利用人力资源，最恰当地选择并综合应用上述几种工作方式，为服务对象提供节约成本而又高效率、高质量的护理服务。

四、护士素质

素质是指个体完成工作活动与任务所具备的基本条件与潜在能力，是人与生俱来的自然特点与后天获得的一系列稳定的社会特点的有机结合，是人所特有的一种实力。

（一）护士的基本素质

1. 端庄的仪表及表率作用　仪表整洁、表情自然、和蔼可亲、态度开朗、以诚待人。

2. 专业责任心　做事认真负责、一丝不苟，敢于承担责任。

3. 解决问题的能力　面对具体的问题果断决策，采取适当的措施，及时解决各种服务对象面临的各种临床问题。

4. 敏锐的洞察能力　主动观察服务对象的病情变化及各种问题，明确判断问题的轻重缓急并及时处理。

5. 有同情心并能设身处地为服务对象着想　理解服务对象并根据具体情况及时实施适当的、科学的护理。尊重服务对象的人格、尊严及权利。

6. 扎实的理论知识及实践技能　有足够的知识及能力去实施各种护理措施。

7. 有良好的沟通、咨询及教育能力　能随时将服务对象的病情进展及治疗措施与相关人员沟通，耐心倾听服务对象提出的问题并给予恰当的答复，在各种适当的场合对服务对象实施正式或非正式的指导教育。

8. 主动进取　不断学习，有志在护理专业领域不断地开拓与创新，以最好的方式护理服务对象。

9. 独立学习　遇到疑难问题，主动查阅有关资料或向专家请教。

10. 自我反省不断完善　随时认识自己的优势和缺点，不断完善自己的知识和技能。

11. 科研能力　实施护理科研，解决临床问题，促进护理专业的发展。

（二）护士的心理素质

1. 良好的人生观和职业动机　只有良好的职业心态及动机才能有更好的职业活动及表现。

2. 敏锐的洞察及感知能力　只有具备敏锐的洞察能力及感知能力，通过专业知识及技巧，才能获取全面而准确的服务对象的资料，以便及时观察服务对象的身心变化，预测及判断服务对象的需要，协助服务对象诊断及治疗，评价护理效果。

3. 精确的记忆力　每一项护理工作都有严格的、具体的要求及所需专业知识，要求护士必须能精确地记忆每一项护理措施的实施对象、时间、用量等问题。

4. 良好的分析及评判性思维能力　临床护理工作中，护士会遇到各种各样的护理问题，需要护士依据自己的专业知识，根据服务对象的具体情况分析问题，以创造性地解决服务对象的问题。

5. **稳定的情绪状态及积极的情感感染力**　护士工作时的情绪对服务对象及其家属有直接的感染及影响作用，因此，需要护士在工作中保持情绪稳定，不能喜怒无常，更不能将自己生活、家庭问题产生的情绪带入护理工作中或发泄到服务对象身上。学会控制自己的情绪，遇事沉着冷静，适度地表达自己的情绪，遇到紧急状况时，不慌乱、有条理，以稳定服务对象及其家属的情绪，使服务对象有安全感、亲切感及信任感。

6. **坚强的意志力**　护理工作复杂而具体，涉及各种复杂的人际关系，会遇到各种问题、困难、委屈、挫折或误解，甚至会遇到难以想象的情况，这些都需要护士要有坚强的意志力及控制力，排除干扰，约束自己的言行，将服务对象的生命及健康放在首位，认真做好各项工作。

7. **良好的个性心理素质**　个性心理素质包括气质、能力及性格。护士要善于了解自己的个性心理特点，克服个性心理中的不足之处，在工作环境中塑造自己良好的个性心理。

8. **良好的沟通交流能力**　交流能力是护士的职业素质及个人素质的良好体现。语言及非语言的交流不仅是建立良好护患关系的基础，也是心理护理的基本措施之一。

第 2 单元　护理学基本概念

【复习指南】护理学基本概念部分历年偶尔考查，人的成长与发展历年常考，应重点复习。人的成长与发展、整体护理应熟练掌握；人的基本需要、人的自我概念、健康的概念、影响健康的因素及环境的分类、护理的内涵应掌握。

一、关于人的概念

（一）人是统一的整体

人是一个身心统一、内外协调、不断发展变化的独特的有机整体，包括生理、心理、精神、社会、文化等各个方面，任何一个方面的功能失调都会在一定程度上引起其他方面的功能变化，并对整体造成影响，而人体各方面功能的正常运转，又能促进人体整体功能的发挥。

1. **人具有双重性**　人具有生物和社会双重属性。人的生物属性体现在人是一个生物有机体，与其他动物一样，受生物学规律制约；人的社会属性体现在人在社会发展中担当一定的角色，有思想、有情感、从事创造性劳动、过着社会生活。

2. **人是一个开放系统**　人作为一个生物系统，是由循环、运动、神经、呼吸、消化等多个子系统组成的，各子系统之间不断地进行能量、物质、信息的交换。在自然界的生态系统中，人又是一个子系统，生活在复杂的自然和社会环境中，不断地同周围的自然环境和社会环境进行着能量、物质、信息的交换。人的健康有赖于机体内部各子系统间的平衡与协调，以及机体与环境间的和谐与适应。

3. **人是护理的服务对象**　护理的服务对象是全人类，不仅包括病人，还包括健康人；既指个体，又指家庭、社区、社会的群体。

（二）人有基本需要

人的基本需要是指个体为了维持身心平衡并求得生存、成长与发展，在生理和心理上最低限度的需求。当个体的基本需求得到满足时，就处于一种相对平衡的健康状态；当个体的基本需求得不到满足时，就可能陷入紧张、焦虑、愤怒等情绪中，出现机体的失衡进而导致疾病。

护理的功能就是帮助护理对象满足其基本需要，以达到最佳的健康状态。

1. **生理方面的需要**　是指与维持人的正常生理功能有关的需要，如正常的呼吸、进食、休息、睡眠、排泄等。其主要作用是维持机体代谢平衡，如得不到满足，人就无法生存或延续后代。

2. **社会方面的需要**　是指个体适应社会的角色期望并与其他人或集体互动的需要，如与他人沟通、交流、交友、被认同、被肯定、被爱等。其主要作用是维持个体心理与精神的平衡，如得不到满足，就会产生不舒服的感觉或不愉快的情绪体验。

3. **情感方面的需要**　是指人对外界刺激所产生的心理感受。人有喜、怒、哀、乐等各种情感的需要。如遇到高兴的事会感到愉快、满意；反之，可能会产生焦虑、害怕、恐惧、愤怒等情绪反应。

4. **认知方面的需要**　是指个体在认知、思考和能力方面的需要，如个体需要不断学习、思考问题、寻求解决问题的能力等。其主要作用是实现自身生存价值，如得不到满足，将会产生自卑、弱小、无助和无能的感觉。

5. **精神方面的需要**　是指有关人的精神信仰、精神依托方面的需要，如宗教信仰、祈祷等。其主要作用是寻求心灵上的慰藉，如得不到满足将会产生精神空虚。

（三）人的成长与发展

1. **成长**　是指个体在生命过程中生理方面的量性增长。

2. **发展**　是指个体随年龄增长及与环境间的互动而产生的身心变化的过程，它是生命中有顺序的、可预测的改变，是学习的结果和成熟的象征，是人在质的方面发生的变化，不易测量。

发展在人的一生中是持续进行的，不仅包括生理方面的变化，还包括心理及社会方面的适应及改变。

3. **成长与发展的特征**

（1）顺序性：成长与发展是一个持续的过程，有规律、有顺序、可以预测，遵循由上到下、由近到远、由粗到细、由简单到复杂、由低级到高级的顺序。

（2）阶段性：每个个体都要经过相同的生长发展阶段。

（3）不均衡性：个体的发展速度具有非等速的特征。

（4）差异性：虽然个体都要经过相同的发展阶段，但由于受遗传、环境等多种因素的影响，个体成长发展的速度、水平都会出现差异，表现为同一年龄阶段的个体可以有不同的发展水平、不同的个性特征。

4. **影响成长与发展的因素**

（1）遗传性：遗传是影响人类成长与发展的基本因素。遗传的差异不仅影响人的身高、体重、肤色、外貌等方面，而且也影响人的性格、气质、能力等。

（2）环境因素：环境是影响人类成长与发展的重要因素之一。包括：①家庭，家庭是个人主要的生活环境，家庭的经济状况、成员关系、父母的人生观、价值观、文化程度、社会地位等均会影响个体的成长与发展。②学校，人生的前段时期大都是在学校度过的，而这个阶段又是个体迅速成长的时期，学校的管理水平、教师的教书育人能力、同学关系、师生关系等均会影响个体的成长与发展。③社会，社会为个体的发展提供了一个大环境，对社会的适应程度直接影响个体的成长与发展。

（3）其他因素：个体的营养及健康状况，对待事物、对待他人、对待自己的倾向性态度等因素影响个体的发展。①营养，充足、合理的营养是生长发育的物质基础，是保证健康成长与发展的重要条件。长期营养不良会导致体格发育的迟滞，并影响智力、心理和社会能力的发展。②健康状况，个体的健康状况，不仅会影响其体格发育，还会不同程度影响其心理及智力的发育，尤其是在发展的关键期。

（四）人的自我概念

1. 概念　自我概念是指一个人对自己的看法，即个人对自己的认同感。自我概念不是与生俱来的，它是随着个体与环境的不断互动，综合环境中其他人对自己的看法与自身的自我觉察和自我认识而形成的。一般而言，自我概念是基于对自身的工作能力、解决问题的能力、认知功能、自身形象和外在吸引力、是否受人喜欢与尊重、经济状况等方面的感知和评价而产生的。

2. 组成　北美护理诊断协会（NANDA）认为，自我概念由 4 部分组成，即身体形象、角色表现、自我特征和自尊。①身体形象：个体对自己身体的感觉和看法。②角色表现：角色是一个人在特定的社会体系中所处的位置的行为要求和行为期待。一个人一生中要履行许多角色，有时同一时期承担多种角色。③自我特征，是个人对自身的个体性与独特性的认识。自我特征包括个人信念、价值观、性格与兴趣等。④自尊，个人对自我的评价。自尊的提高有助于个人正性自我概念的发展与完善。

二、关于健康的概念

（一）健康的概念

WHO 于 1948 年将健康定义为"健康，不仅是没有疾病和身体缺陷，还要有完整的生理、心理状态和良好的社会适应能力"。此定义从人的整体出发，摒弃了生物医学模式以有机体的生物指标作为评价个体的健康状况的唯一标准，把健康与人类的生活联系起来，不但重视有机体的生物特征，还强调人的心理状态和社会适应能力，提出了适应时代需要的新的健康观，有力地推动了生物 - 心理 - 社会医学模式的形成和发展。

健康是多元化的，是随着人类社会的发展而发展的。

1990 年，WHO 关于健康的概念又有了新的发展，把道德修养纳入了健康的范畴，提出了新的概念，即"健康不仅是没有疾病，而且包括躯体健康、心理健康、社会适应良好和道德健康"。新的健康概念告诉人们，健康不再是单纯的生理上的病痛与伤残，它涵盖了生理、心理、社会及道德健康。这是一个整体的、积极向上的健康观。新的健康观说明了人们对健康的理解日趋完善，对自身健康的水平要求不断提高。

（二）健康的模式

健康不是绝对的，患病时也并非完全失去健康。

1. 健康 - 疾病连续体模式　该模式认为健康是相对的概念，是指人在不断适应内外环境变化过程中，维持生理、心理、社会等诸方面动态平衡的过程；疾病则是人的某方面功能较之健康状况处于一种偏移的状态。健康与疾病是个线型连续统一体，最佳的健康状态和死亡是两个极端。健康 - 疾病连续体上的任何一个点都是个体身、心、社会诸方面功能的综合表现。每个人每时每刻的健康状况都处于这一线型连续体两端之间的某一点上，并处于动态变化中。个体从健康到疾病或从疾病回到健康的过程中，并不存在一个明确的界限。

2. **最佳健康模式** 该模式认为健康仅仅是"一种没有病的相对稳定状态。在这种状态下，人和环境协调一致，表现出相对的恒定现象"。而人应设法达到最佳健康水平，即在其所处的环境下，使人的各方面功能得以最佳发挥，以发展其最大的潜能。最佳健康模式更多地强调促进健康与预防疾病的保健活动，而非单纯的治疗活动。

3. **健康促进模式** 该模式解释了除预防特定疾病的健康行为以外的其他健康行为，是对健康信念模式的补充。由3部分组成：认知－知觉因素、修正因素和健康促进行为产生的可能性因素。

4. **整体健康模式** 该模式主要是为了营造一个促进最佳健康的情境。该模式认为护理对象是自身的健康专家，在这种模式中护理人员应鼓励护理对象参与护理，只有这样才能自己控制自己的健康与疾病。

5. **其他新的健康模式** 健康－疾病模式、个体－社区模式、健康恢复－失调模式。

（三）影响健康状态的因素

1. **生物因素** 是影响人类健康的主要因素，包括遗传、年龄、种族、性别等。

2. **心理因素** 心理因素主要是通过情绪和情感作用对健康产生影响。

3. **环境因素** 环境对人类健康影响极大，除一些遗传疾病外，许多疾病都或多或少与环境有关。住宅、卫生条件、气候、食物、空气、水、土壤等。

4. **生活方式** 生活方式对健康产生积极或消极的影响。

5. **医疗保健** 医疗保健网络是否健全、医疗保健体系是否完善、群体是否容易获得及时有效的卫生保健和医疗护理服务等，均对健康产生较大的影响。

6. **社会因素** 社会政治经济、职业环境、社会治安等因素影响人们的健康水平和健康意识。

（四）疾病的概念

1. **疾病的定义** 疾病是机体在一定内外因素作用下而引起的某部分的结构形态、代谢及功能的变化，表现为损伤与抗损伤的整体病理过程，是机体内外环境动态平衡的破坏或机体偏离正常状态的过程。

2. **疾病的特征**

（1）疾病是人生命活动中与健康相对应的生命现象，是机体的整体反应过程。

（2）疾病是机体动态平衡的协调性障碍，即机体内部各系统之间和机体与外界环境之间的协调性障碍，使生命活动偏离正常。

（3）疾病是机体对内外环境适应的失败。

（4）疾病是身心因素相互作用和影响的过程。

3. **疾病的影响**

（1）角色的改变：每个人在家庭和社会中都扮演着一定的角色，由于疾病的影响，病人可暂时免于承担一些家庭、社会角色，而进入病人角色，安心休养。

（2）行为和情绪的改变：行为和情绪的改变与疾病的性质及严重程度有关。

（3）对个人自主性与生活方式的影响：许多病人为了疾病的康复，愿意放弃自己原有的生活方式和生活习惯，而出现更多的依从或遵医行为。

（4）对个人形象的影响：有些疾病可引起个体形象的改变，从而导致病人出现一系列心理反应。

（5）对自我概念的影响：尤其是一些久治不愈的疾病及一些社会上存在一定偏见的疾病如精神病、性病等，常影响病人的自尊心或使其难以回到自己原有的角色。

（6）对家庭经济的影响：患病后到医院就诊或接受住院治疗，甚至需要手术治疗，都会增加家庭支出，对于经济收入有限的一般家庭来说是一个负担。

4. 疾病谱的变化

（1）疾病死因顺位的变化：20 世纪 50 年代以前，威胁我国人民健康和生命的主要疾病是传染病、营养不良等躯体性疾病，随着时间的推移，这一现象发生了重大变化。据统计，2003 年城市居民的死因依次是恶性肿瘤、脑血管病、呼吸系统疾病、心血管病等身心疾病。

（2）致病因素的变化：致病的主要因素由引发传染病的生物因素如细菌、病毒、寄生虫转变为环境污染、生活节奏加快、人的行为和生活方式的改变等。

（五）健康与疾病的关系

1. 健康与疾病在一定条件下可以互相转化　健康与疾病是生命连续统一体中的一对矛盾，这对矛盾随时都在变化，并在一定条件下可以相互转化。

2. 健康与疾病之间没有明确的分界线　在任何时候，一个人的健康总是相对的，没有完全的健康，两者之间存在"过渡形式"，即所谓的"亚健康"状态。健康与疾病是动态的，不是绝对的，如一个人自觉不适，可能是由于疲劳所致，处于亚健康状态，并非是患了某种疾病，但也可能是某些疾病的先兆；一个早期癌症的病人可能毫无症状，但疾病已潜伏在其体内并继续发展。

三、关于环境的概念

人类赖以生存的周围一切事物称为环境。环境包括内环境、外环境，内、外环境之间不断地进行物质、信息、能量的交换，保持动态平衡。

1. 人的内环境　是影响生命和成长的机体内部因素，由生理环境和心理环境组成。

（1）生理环境：包括呼吸系统、消化系统、循环系统、泌尿系统、神经系统、内分泌系统等，各系统之间通过神经、体液的调节维持生理平衡状态。

（2）心理环境：心理环境是人的心理状态，对健康的影响较大。

2. 人的外环境　是影响机体生命和生长的全部外界因素的总和，由自然环境和社会环境组成。

（1）自然环境：即生态环境，是存在于人类周围的各种自然因素的总和，是人类赖以生存和发展的物质基础。包括空气、阳光、水、土壤等物理环境和动物、植物、微生物等生物环境。

（2）社会环境：影响个体和群体的心理行为，与人类的精神需要密切相关，包括经济条件、政治法律、人际关系、文化教育、宗教信仰、风俗习惯等。

3. 健康与环境的关系　人类的一切活动都离不开环境，人类与环境相互依存、相互影响。

（1）环境质量的优劣影响人类的健康：某些疾病完全是由于环境因素导致的，并非人体自身的因素所引起。

（2）人能有意识地改造人类生存的环境：随着危及人类生存的现代环境问题的出现，人类开始反省自己，并做出了一系列反应，诸如封山、造林、种草、建立自然保护区、重视对资源的控制开发和对环境的治理等，使人类的生存和发展更能适应环境的发展规律。

四、关于护理的概念

1.护理的概念　1980年美国护士协会将护理定义为：护理是诊断和处理人类对现存的或潜在的健康问题所产生的反应。这一定义指出：①护理的服务对象不仅是单纯的疾病，而是整体的人，既包括病人，也包括健康人，以及由人组成的家庭、社区和社会。护理的最终目标是提高整个人类的健康水平。②护理研究的是人对健康问题的反应，即人在生理、心理和社会各方面的健康反应。③此定义是和护理程序紧密联系的，护理通过护理程序这一科学工作方法，评估、诊断、计划、实施和评价，完成对护理对象健康问题反应的诊断和处理。

2.护理的内涵

（1）照顾：照顾是护理永恒的主题。纵观护理发展史，无论在什么时期，也无论是以什么方式提供护理，照顾病人或护理对象永远是护理的核心。

（2）人道：护士是人道主义忠实的执行者。

（3）帮助：护患之间的帮助性关系是护士用来与护理对象互动以促进健康的手段，这种帮助性关系是双向的。

3.护理与健康的关系

（1）护理与健康促进的关系：健康促进是指在人与环境相互作用过程中，采取行动提高生活质量的过程。其目的是发挥健康潜能，促进健康行为，提高健康水平。包括：①开展健康教育；②健康危险因子的评价和安适的评估；③帮助护理对象矫正不良的生活方式和行为；④倡导建立促进健康的社区环境。

（2）护理与健康保护的关系：健康保护是指人们采取行动预防和对抗疾病的过程，其目的是积极地控制不良行为和健康危险因素，避免疾病，早期发现疾病并控制疾病，保持功能。护士在其中担当着重要角色。包括：①控制传染病；②开展健康普查；③维持病人正常的功能形态；④预防并发症；⑤参与执行环境安全措施。

4.整体护理　是护理学的基本框架之一。整体护理的概念是：以人为中心，以护理程序为基础，以现代护理观为指导，实施身心整体护理。

整体护理包括以下几个部分：①护理工作不再是单纯地针对病人的生活和疾病的护理，而是延伸到照顾和满足所有群体的生活、心理、社会方面的需要；②护理服务的对象从病人扩展至健康人群；③护理服务贯穿于人生命的整个过程；④护理不仅服务于个体，同时面向家庭、社区，更加重视自然和社会环境对人类健康的影响。

人、环境、健康、护理是护理理论与实践的4个基本概念。其中，人是4个基本概念的核心，也是护理实践的核心。护理对象存在于环境中并与环境相互影响；健康为机体处于内、外环境平衡，多层次需要得到满足的状态。护理的任务是作用于护理对象和环境，为护理对象创造良好的环境，帮助其适应环境，从而达到最佳的健康状态。

第3单元　护理学相关理论

【复习指南】护理学相关理论部分历年必考查，系统论在护理中的应用历年常考，应重点复习。系统论在护理中的应用、人的基本需要层次论的内容和一般规律、压力与压力源、护士的角色及病人的角色应熟练掌握；系统论的基本属性、弗洛伊德的性心理学说、艾瑞克森的心理社会发展学说、皮亚杰的认知发展学说、需要层次论在护理中的应用、塞利的压力理论、压力理论在护理中的应用及角色理论在护理中的应用应掌握。

一、系统论

1. 概念　系统是指由若干相互联系、相互依赖、相互制约、相互作用的要素所组成的具有一定结构和功能的整体。它具有双重含义：一是要素的集合，即系统是由各要素（子系统）所组成，各要素之间相互影响、相互作用、相互制约；二是各要素相互关系的集合，即系统中的每一个要素都有自己独特的结构和功能，但这些要素集合起来构成一个整体后，其整体功能远远大于各要素功能之和。

2. 系统的基本属性

（1）整体性：是指系统由若干要素按照一定方式组成的具有一定新结构和新功能的有机整体。

（2）相关性：一是指组成整体的各要素是相互作用、相互影响的，任何一个要素发生变化都会引起其他各要素甚至整体系统功能的相应变化；二是指系统对其内部各子系统（要素）也会产生影响。

（3）开放性：是指系统具有不断与外界环境进行物质、能量、信息交换的性质和功能，表现为输入和输出。

（4）动态性：是指系统随时间的变化而变化的一种特性。

（5）层次性：是指系统在地位与作用、结构与功能上所表现出来的等级秩序性。

3. 系统论在护理中的应用

（1）促进整体护理的发展：整体性原则是系统论最基本的原则，也是系统论的核心。系统论要求护士将服务对象看作统一的整体。人是由生理、心理、社会、精神和文化 5 个方面组成的，这 5 个方面不是相互割裂、独立存在，而是相互联系、相互依赖、相互作用形成的一个完整和独特的有机整体。任何一个组成部分的障碍或失调都会影响其他部分的结构和功能，导致整体功能的不良或失调。

（2）指导健康教育工作。

（3）作为护理程序发展的理论依据。

（4）作为护理理论或护理模式发展的框架。

（5）为护理管理者管理实践提供理论支持。

二、成长与发展理论

1. 弗洛伊德的性心理发展理论　弗洛伊德（现代心理学之父）的理论包含 3 大理论要点。①意识层次理论：弗洛伊德认为意识是有层次的，分为意识、前意识和潜意识。②人格结构理论：本我是人格最主要的部分，自我是大脑中作用于本我与外部世界的一种特殊结构，其功能是在本我的冲动和超我的控制发生对抗时进行平衡。超我为维持社会准则的一种特殊结构，属于良心和道德范畴。③人格发展理论：他将性心理发展分为 5 个阶段。口欲期，1 岁以前，此期原欲集中在口部，婴儿专注于与口腔有关的活动，通过吸吮、吞咽、咀嚼等与口有关的活动获得快乐和安全感；肛门期，1～3 岁，此期原欲集中在肛门区，这时儿童肛门括约肌的神经系统已经成熟到一定程度，通过排泄所带来的快感和对排泄的控制获得满足感；性蕾期，3～6 岁，原欲集中在尚未发育的生殖器，儿童通过玩弄生殖器获得快感，并察觉到性别差异，恋慕与自己性别相异的父（母），出现恋母（父）情结；潜伏期，6～12岁，此期儿童早期的性欲冲动被压抑到潜意识中，而将精力集中在智力和身体活动上；生殖期，12岁以后，原欲又重新回到生殖器，注意力开始转向年龄接近的异性，逐渐培养独立和自我决策的能力，性心理的发展趋向成熟。

2. 艾瑞克森的心理社会发展理论　艾瑞克森的理论既考虑到生物学的影响，也考虑到文化和社会的因素。他认为影响个人发展的主要因素是来自文化及社会环境而不是性心理。艾瑞克森将人格发展分为8个阶段，每一时期各有一主要的心理社会危机要面对。危机处理是否恰当将导致正性或负性的社会心理发展结果。解决得越好就越接近正性，也就越能发展成健康的人格。运用此理论，护理人员可通过评估病人所表现出的正性或负性危机解决指标，分析在其相应的发展阶段上的心理社会危机解决情况，给予相应的护理（表1-1）。

表1-1　艾瑞克森的心理社会发展过程

阶段	年龄	主要联系人	危机	正性解决指标	负性解决指标
婴儿期（口感期）	出生至18个月	父母、照顾者	相信-不相信	学会相信别人，学会自控而不失自尊	不信任、退缩或疏远别人，时常出现过度自我约束或依从别人的行为
幼儿期（肛-肌期）	18个月至3岁	父母	自主-羞愧	能与人共处	不信任、退缩或疏远别人，时常出现过度自我约束或依从别人的行为
学龄前期（生殖运动期）	3～5岁	家庭成员	主动-内疚	敢于有目的地去影响和改变环境，并能评价自己的行为	缺乏自信，态度消极，怕错，过于限制自己的活动
学龄期（潜在期）	6～12岁	同学、老师、父母	勤奋-自卑	求得创造与自我发展，并能控制自己的世界	对自己失望，并从学校的学习及同学的交往中退缩下来
青春期	12～18岁	同龄伙伴、崇拜偶像	自我认同角色紊乱	有自我认同感及发展自身潜能的计划	角色模糊不清，难以进入角色要求
青年期	18～25岁	朋友、同龄异性	亲密-孤独	与异性建立起亲密关系，对工作与家庭尽职尽责	缺乏人际交往，逃避工作或家庭中的责任
成年期	25～65岁	配偶、同事	繁殖-停滞	富有创造性，生活充实，关心他人	纵容自己，自私，缺乏责任心与兴趣
老年期	65岁以上	配偶、子女、亲朋好友	完善-失望	感到一生值得，能乐观对待死亡	失望感，鄙视他人

3. 皮亚杰的认知发展理论　皮亚杰是瑞士杰出的心理学家，他认为儿童思维的发展并不是由教师或父母传授给儿童的，而是通过儿童主动与环境相互作用、主动寻求刺激、主动发现的过程。认知发展过程分为4个阶段。①感觉运动期：0～2岁，思维的特点是婴幼儿通过其身体的动作与感觉来认识周围的世界。②前运思期：2～7岁，此期儿童的思维发展到

了使用符号的水平，但思维尚缺乏系统性和逻辑性，以自我为中心，观察事物时只能集中于问题的一个方面而不能持久和分类。③具体运思期：7～11岁，此期儿童摆脱了以自我为中心，能同时考虑问题的两个方面或更多方面，想法较具体，开始具有逻辑思维能力。④形式运思期：12岁以后，此期青年人思维迅速发展，进入纯粹抽象和假设的领域。皮亚杰的认知发展阶段理论被护理工作者广泛用在对儿童的教育及与儿童的沟通上。如在与儿童沟通时应注意避免使用抽象难懂的词句，从而达到有效的沟通。又如在儿童教育方面提倡启发式教学，为儿童设定具体问题让其自己去解决，避免灌输式教学。

4. 科尔伯格的道德发展理论　科尔伯格是美国教育心理学家。他认为，道德判断与认知发展密不可分。道德发展是指个体在社会化过程中随年龄增长而逐渐学到的非判断标准，以及按照该标准去表现的道德行为。道德判断的标准不是一个单纯的是非对错问题，而是面对道德问题的社会情景时，个人从人、己、利、害及社会规范等多方面考虑，然后做出的价值判断的过程。道德判断涉及人的价值观问题，而价值观带有一定的社会文化特征，不同的社会文化有不同的道德标准。因此，不同文化环境中的儿童的道德发展的内容就有所不同，但总的规则是一致的，就是以习俗为标准。所谓"习俗"是指社会或权威的规则和期望。科尔伯格以习俗为标准提出了"三水平六阶段"的道德发展理论。

（1）前习俗道德期：2～9岁，又称道德他律期。此期，道德判断标准是基于行为的后果，即"赏"或"罚"，为得到奖励或避免惩罚而遵守规则。在面对道德两难的情境进行道德判断时，带有以自我为中心的倾向，不能兼顾行为后果是否符合社会习俗或道德规范的问题，而是根据外界对其的控制、限制和成人的权威来遵守规则、判断是非。按照道德发展的心理取向不同分为两个阶段：惩罚与顺从取向（2～6岁）、相对功利取向（6～9岁）。

（2）习俗道德期：9～12岁，又称道德循规期。此期，道德观念开始形成，对道德判断的标准基于对社会规范和他人期望的内化之上。行为的动机主要是为了符合父母、家庭及社会的期望。在面对道德两难情境时，一般会以社会习俗或规范为标准进行判断。按照道德发展的心理取向不同分为两个阶段：好孩子取向（9～10岁），法律和规则取向（10～12岁）。

（3）后习俗道德期：12岁以上，又称道德自律期。此期，已经将社会道德规范内化，形成个人的道德标准和价值观以指导自己的行为。在面对道德两难的情境时，凭自己的良心及个人的价值观进行是非判断，不受权威或社会规范的限制。按照道德发展水平的不同阶段分为两个阶段：社会法制观念取向、普遍的道德原则取向。

道德的发展与年龄有关，但由于个人因素、社会环境不同而发展的速度不同。虽然道德的发展按照6个阶段依次进展，不可逆转，但并不是所有人都能达到最高水平。根据科尔伯格的观察及研究，只有少数人能达到后习俗水平的最高阶段，大多数人的道德发展只能达到习俗水平的第3、第4阶段。

三、人的基本需要层次论

（一）人的基本需要层次

马斯洛认为，人的基本需要有不同的层次之分，按其重要性和发生的先后顺序，由低到高分为5个层次，依次如下。

1. 生理的需要　是指维持生存及种族延续的最基本的需要，包括空气、食物、水、排泄、温度、避免疼痛、休息和活动、性等。生理需要是人类最基本、最低层次、最强有力的需要，是其他需要产生的基础。如果这些需要不能得到满足，人类就无法生存。

2. **安全的需要** 是指希望受保护与免遭威胁，从而获得安全感的需要，涉及生理和心理两个方面，包括生命安全、财产安全和职业安全等。人的生理需要得到满足或基本满足后，就会产生安全的满足。

3. **爱与归属感的需要** 是指被他人或群体接纳、爱护、关注和支持的需要，包括得到和给予两个方面。马斯洛认为，在生理和安全的需要得到基本满足时，就会产生爱、被爱和有所归属的需要，希望归属于某一群体，在家庭、团体、社会中有位置，并与他人建立感情，从而避免孤独、被遗弃、空虚等痛苦。

4. **尊重的需要** 包括自尊与他尊两个方面。自尊指个体渴求能力、自信、自主和成就等；他尊指个体希望受到别人的尊重，得到认可、重视和赞赏。

5. **自我实现的需要** 是指个体希望最大限度地发挥潜能，实现理想和抱负的需要。自我实现是最高层次的需要，是在其他需要获得基本满足后，才出现并变得强烈，其需求的程度和满足方式会有很大的个体差异。

（二）各层次需要之间的关系

1. 必须首先满足较低层次的需要，再考虑较高层次的需要。

2. 各种需要得到满足的时间不同。

3. 较低层次需要的满足是较高层次需要产生的基础。

4. 各层次需要可重叠出现。

5. 各需要之间的层次顺序并非固定不变。

6. 越高层次的需要，其满足的方式和程度差异越大。

7. 基本需要满足的程度与健康密切相关。

（三）需要层次论在护理中的应用

它可以帮助护士：①识别服务对象未满足的需要，这些未满足的需要就是需要护士提供帮助和解决的护理问题；②更好地领悟和理解病人的言行；③预测病人尚未表达的需要，或对可能出现的问题采取预防性措施；④需要层次论可作为护士评估病人资料的理论框架，借助这个理论，护理人员可以系统地、有条理地收集和整理资料，从而避免资料的遗漏；⑤按照基本需要的层次，识别护理问题的轻重缓急，以便在制订护理计划时妥善地排列先后次序。

四、压力理论

1. **压力与压力源**

（1）压力：是个体对作用于自身的内外环境刺激做出认知评价后引起的一系列非特异性的生理及心理紧张性反应状态的过程。包括刺激、认知评价及反应3个环节，并应将三者作为一个整体看待。

（2）压力源：塞里认为，压力源是能引进全身系统反应的各种刺激。个体对压力源的认知评价分为积极压力和消极压力两种，对压力的认知评价不同可以引起的反应不同。生活中常见的压力源有以下几类：①生理性压力源，如饥饿、疲劳、疼痛、生病等；②心理性压力源，如焦虑、恐惧、生气、挫折、不祥的预感等；③社会性压力源，如孤独、**人际关系**紧张、学习**成绩**不理想、工作表现欠佳等；④物理性压力源，如温度过冷过热、光线过暗过亮、噪声过大等；⑤化学性压力源，如空气、水污染，药物毒性反应等；⑥文化性压力源，如人从一个熟悉的文化环境到另一个陌生的文化环境而出现的紧张、焦虑等不适应反应。

2. 塞里的压力理论　汉斯·塞里是加拿大生理心理学家。塞里认为，压力是人体应对环境刺激而产生的非特异性反应。由于人体都有一种努力保持体内的平衡状态的倾向，当有任何破坏平衡状态的情况发生时，它总会设法调整机体去适应改变，以避免平衡状态的破坏，因此，人体面对压力源产生的非特异性反应就是身体对作用于它的压力源所进行的调整。

压力的生理反应包括全身适应综合征（GAS）和局部适应综合征（LAS）。GAS 是指机体面临长期不断的压力而产生的一些共同的症状和体征，如全身不适、体重下降、疲乏、倦怠、疼痛、失眠、肠胃功能紊乱等。LAS 是机体应对局部压力源而产生的局部反应，如身体局部炎症而出现的红、肿、热、痛与功能障碍。压力反应的过程分为 3 个阶段：警告期、抵抗期和衰竭期。

（1）警告期：在压力源的刺激下，机体会产生一系列自我保护性的调节反应，主要以动员各种生理及心理防御功能以应对压力源为特征，其目的是唤起体内的防御能力以维护内稳态。机体出现一系列以交感神经兴奋为主的改变，如血糖及血压升高、心搏加快、肌肉紧张度增加。

（2）抵抗期：此期以副交感神经兴奋及人体对压力源的适应为特征。所有警告期反应的特征已消失，但机体的抵抗力处于高于正常水平的状态，使机体与压力源形成对峙。其结果可以是机体成功抵御压力，内环境重建稳定；或者压力持续存在，进入衰竭期。

（3）衰竭期：压力源过强或持续时间过长，使机体的适应性资源被耗尽，最终导致个体抵抗力下降、衰竭，最终可能会面临死亡。

3. 压力理论在护理中的应用

（1）明确压力、健康与疾病的关系。适当的压力是维持机体活动的必要条件，有利于提高机体的适应能力，促进身心健康。突然和强烈的压力可导致躯体或心理疾病。

（2）帮助护士识别病人常面临的压力源及压力，进而帮助病人缓解和解除压力。

（3）帮助护士认识自身面临的压力源及压力，学习应对技巧，减轻工作中的压力。

五、角色理论

1. 概念　角色为处于一定社会地位的个体或群体，在实现与这种地位相联系的权利与义务中，所表现出的符合社会期望的模式化的行为。因此，角色是人们在现实生活中的社会位置及相应的权利、义务和行为规范。

2. 护士角色　是指护士应具有的与职业相适应的社会行为模式。一般护理人员所扮演的多重角色包括如下。

（1）护理者：应用自己的专业知识及技能满足服务对象在患病过程中的生理、心理、社会、文化、精神等方面的需要，并帮助服务对象最大限度地保持及恢复健康、预防疾病、控制感染、减少服务对象对疾病的各种压力反应。

（2）决策者：运用专业知识和技能，收集护理对象的相关资料，评估护理对象的健康状况，做出护理诊断，并根据服务对象的具体情况做出计划，并负责护理计划的实施、评价。

（3）计划者：应用自己扎实的专业知识及敏锐的观察与判断能力，为服务对象做出符合需要及特征的整体性护理计划。

（4）管理者：对日常的护理工作进行合理的组织、协调与控制，提高护理效率和质量。

（5）教育者：应用自己的知识及能力，根据护理对象的不同特点进行健康教育，向其传授日常生活的保健知识、疾病的预防和康复知识，以改善护理对象的健康态度和健康行为，从而获得良好的生活质量。

（6）协调者：联系并协调与之有关人员及机构的相互关系，以使诊断、治疗、救助和有关的卫生保健工作得以互相配合、协调，保证良好的护理质量。

（7）咨询者：运用治疗性的沟通技巧来解答护理对象的问题、提供有关信息，给予情绪支持和健康指导。

（8）维护者：护士有责任帮助病人了解从其他健康服务者那里获得的信息，并维护病人的利益不受侵犯或损害。

（9）研究者和改革者：护士应积极参与护理研究工作，通过科学研究来验证、扩展护理理论和护理实践，改革护理服务方式，发展护理新技术。

3. 病人角色

（1）病人角色的特征：就是社会对一个人患病时的权利、义务和行为所做的规范。美国著名的社会学家帕森斯（Parsons）将病人角色概括为4个方面：①病人可酌情免除正常的社会角色所应承担的责任，病人可以免除或部分免除其日常的角色行为和所承担的社会责任；②病人对其陷入疾病状态是没有责任的，他们有权利获得帮助；③病人有治好病的义务，有恢复健康的责任；④病人应主动寻求专门技术的帮助；⑤病人有配合医疗和护理的义务。

（2）病人角色的适应：大量的实践表明，当人们从其他角色转变为病人角色，或从病人角色转变为社会角色时，常常在角色适应上出现许多心理和行为上的改变。常见的问题按其行为改变可分为以下几类：①角色行为缺如，是指病人没有进入病人的角色，不承认自己是病人，不能很好地配合医疗和护理，常发生于由健康角色转向病人角色及疾病突然加重或恶化时，这也是病人的一种心理防御表现；②角色行为冲突，是指病人在适应病人角色过程中，与其患病前的各种角色发生心理冲突而引起行为的不协调，常发生于由健康角色转向病人角色时；③角色行为强化，是指病人安于病人角色，对自我能力表示怀疑，产生退缩和依赖心理，常发生于由病人角色转向社会角色时；④角色行为消退，是指病人适应病人角色后，由于某种原因，又重新承担起本应免除的社会角色的责任而放弃病人角色，如一位尚需继续医治的母亲由于孩子需要照顾而依然出院，负担起照顾孩子的责任。

4. 角色理论在护理中的应用

（1）病人角色适应不良的护理：护士应根据病人的年龄、文化程度、职业和个性特点，预测可能出现的角色适应问题。通过交谈和观察病人的角色行为，了解病人对其病人角色的认识，明确角色适应不良的原因。具体方法有：①常规指导，在病人初次入院时护士应进行自我介绍，向病人介绍病区环境、医院管理制度，介绍有关的医务人员和同室病友，消除病人的陌生感和恐惧感，增强充当病人角色的信心。②随时指导，病人在住院期间面临各种检查和治疗，往往表现出焦虑、恐惧和不安。护士应正确掌握有关信息，及时进行指导，引导病人树立正确的角色意识，履行角色权利和义务。③情感性指导，一些长期住院、伤残或患重病的病人，容易对治疗失去信心、感到痛苦甚至有轻生的念头，有些病人在疾病的恢复期出现病人角色强化，对此，护士应经常与病人沟通，了解病人的情感和情绪的变化，并及时给予帮助，使其达到心理平衡状态。

（2）护士角色的冲突与协调：在对病人进行心理、生理和社会的整体护理过程中，护士扮演着众多角色，其不同的角色伙伴对他的不同期望，往往会造成角色冲突，引起护士心理和行为上的不协调，影响身心健康，影响角色互动关系和护理质量。处理角色冲突，应采取以下措施：①通过角色学习，提高角色扮演能力，使护士能较好地实现各种不同角色的期望。②协调护士角色与其他角色的关系，取得家人、朋友等角色伙伴的理解、支持和帮助。③协调角色伙伴的期望，使他们的期望符合护士的实际情况。

（3）护理教育：护理教育是帮助护士完成护士角色社会化的重要手段。在护理教育中应重视加强角色意识的培养和训练。

第 4 单元　护理理论

【复习指南】护理理论部分历年常考，纽曼健康系统模式历年常考，应重点复习。纽曼的系统模式、奥瑞姆自理理论及罗伊适应模式与护理实践的关系应熟练掌握；纽曼健康系统模式与护理实践的关系、奥瑞姆自理理论与护理实践的关系、佩皮劳人际关系模式的内容应掌握。

一、纽曼的系统模式

（一）主要内容

贝蒂·纽曼（Betty Neuman），美国杰出的护理理论家、精神卫生护理领域的开拓者，其代表作为《纽曼系统模式在护理教育与实践中的应用》。纽曼系统模式是一个综合的、以开放系统为基础的护理概念性框架。模式重点叙述了4部分内容：与环境互动的人、压力源、个体面对压力源做出的反应及对压力源的预防。

1.人

（1）基本结构：位于**核心部分**，又称能量源。它由生物体共有的生存基本因素组成，如解剖结构、生理功能、基因类型、反应类型、自我结构、认知能力、体内各亚系统的优势与劣势等。当能量源储存大于需求时，个体保持机体的稳定与平衡。基本结构一旦遭到破坏，个体便处于危险状态。

（2）抵抗线：是紧贴基本结构外围、最内层的防御力量，由内部一系列已知或未知的抵抗因素组成，如个体的免疫机制及其他生理机制。其主要功能是保护基本结构和使机体恢复正常防御线。若功能有效发挥，可促使个体恢复到正常防御水平。若功能失效，可导致个体能量耗竭，甚至死亡。

（3）正常防线：位于弹性防线和抵抗线之间，是人的第二层防御力量。正常防御线的存在有利于抵抗各种刺激，维持个体系统日常的稳定健康状态。如果正常防御线被突破，机体就会发生应激反应，出现症状和体征。

（4）弹性防线：位于机体最外层的防御力量。主要功能是防止压力源入侵，缓冲、保护正常防线，使个体系统免受应激反应的影响。弹性防御线距正常防线越远，弹性防线越宽，其缓冲、保护作用越强。

2.压力源　环境中任何可导致个体紧张并影响个体稳定和平衡状态的所有刺激。分为个体内压力源、人际压力源、个体外压力源。

3. 反应　应激源穿透正常防御线，导致系统不稳定称为反应。

4. 预防　针对个体应对应激源时所产生的反应强度，纽曼提出了三级预防措施。

（1）一级预防：是指在个体对压力源产生应激反应前进行的干预。一级预防的目的是预防应激反应的发生，防止压力源侵入正常防线。主要措施为通过减少或避免与压力源接触、巩固弹性防线和正常防线来进行干预。

（2）二级预防：是指在压力源已经穿过正常防御线导致机体产生应激反应时进行的干预。目的是减轻或消除应激反应的症状。即早期发现、早期诊断、早期治疗。恢复个体的稳定性并促使其恢复到健康状态。

（3）三级预防：是指继积极的治疗之后，个体达到相当程度的稳定性时，为能彻底康复、减少后遗症而采取的干预。三级预防的目的是帮助个体重建系统稳定性和健康状态，防止复发。

（二）纽曼系统模式与护理实践

纽曼发展了以护理诊断、护理目标和护理结果为步骤的独特的护理工作步骤。

1. 护理诊断　首先护士需要对个体的基本结构、各防线的特征及个体内、个体外、人际现在的和潜在的压力源进行评估。然后再收集并分析个体在生理、心理、社会、文化、精神与发展各个方面对压力源的反应及其相互作用资料。最后就其中偏离健康的问题做出诊断并排出优先顺序。

2. 护理目标　护士以保存能量，恢复、维持和促进个体稳定性为总目标，与病人及家属一起共同制定护理目标，以及为达到这些目标所采取的干预措施并设计预期护理结果。

3. 护理结果　是护士对干预效果进行评价并验证干预有效性的过程。评价内容包括个体内、外及人际压力源是否发生变化，压力源本质及优先顺序是否改变，机体防御功能是否有所增强，压力反应症状是否得以缓解等。

二、奥瑞姆的自理理论

自理理论由美国当代著名护理理论家多萝西娅·奥瑞姆（Dorothea E.Orem）提出，其理论代表作《护理：实践的概念》自1971年起多次再版，系统阐述了其理论。

（一）主要内容

包括3个相关理论：自理理论、自理缺陷理论和护理系统理论。

1. 自理理论

（1）自理：自我照顾，是个体为维持生命、健康和功能完好而需要自己采取的有目的的行为。

（2）自理能力：是指人们进行自理活动或自我照顾的能力。包括：①维持并训练对影响个体内外部环境的因素保持警惕的能力；②控制和利用体能的能力；③对躯体运动的控制能力；④认识疾病和预防复发的能力；⑤正确对待疾病的能力；⑥对健康问题的判断能力；⑦获得、保持并运用有关自理所需的知识和技能的能力；⑧与医护人员有效沟通并配合治疗的能力；⑨安排自理行为的能力；⑩寻求恰当的社会支持和帮助的能力。

（3）自理需要：①一般的自理需要，包括空气、水分及食物；排泄功能；满足社会交往的需要；维持活动与休息的平衡的需要；避免有害因素对机体的刺激的需要；促进人的整体功能与发展的需要。②发展的自理需要，在生命发展过程中各阶段特定的自理需要，以及在某种特殊情况下出现的新的需求，如上学、求职、结婚、生子、空巢、丧偶等特定状况下的需要。③健康不佳时的自理需要，是指个体发生疾病、遭受创伤及特殊病理变化，或在诊断治疗过程中产生的需要。

（4）治疗性自理需要：包括一般的自理需要、发展的自理需要、健康不佳时的自理需要。

2. 自理缺陷理论　奥瑞姆自理理论的核心部分，阐述了个体什么时候需要护理。奥瑞姆认为当个体的自理能力不足以满足其治疗性自理需要的时候，就出现自理缺陷，此时就需要护理的介入。

3. 护理系统理论　护理系统是由护士为病人提供照顾的护理行为和病人自身的自理行为共同构成的行为系统。奥瑞姆提出了 3 种不同的护理系统，明确了不同情况下病人和护士各自需要承担的工作。

（1）全补偿护理系统：病人完全没有能力完成自理活动，需要护士进行全面护理帮助。适用于昏迷病人、意识清醒但无法行动者（如高位截瘫），以及意识不清有一定行动能力者（如重症颅脑损伤恢复期或智能低下者）。

（2）部分补偿护理系统：病人有部分自理能力，而另一部分需要护士提供帮助来完成。如腹部手术后病人，能够自己吃饭、穿衣服等，但需要护士帮助其准备、下床活动等。

（3）支持－教育系统：病人有能力完成全部自理活动，但其中某些自理活动需要通过学习才能完成，病人需要护士帮助、指导、支持。如护士教会糖尿病病人如何自我照顾，包括饮食控制、适当的锻炼、遵医嘱服药、胰岛素注射、定期监测血糖等。

（二）奥瑞姆自理理论与护理实践

奥瑞姆于 2001 年将在临床护理实践中应用自理理论的过程模式分为 3 个步骤。

（1）诊断与处置：相当于护理程序中的评估和诊断两个步骤。通过收集资料评估病人的自理能力和自理需要，确定病人在哪些方面及什么原因引起的自理缺陷，从而确定病人是否需要护理和需要哪些护理。

（2）设计与计划：相当于护理程序的计划阶段。根据病人的自理需要和自理能力，在全补偿系统、部分补偿系统和支持－教育系统中选择一个恰当的护理系统，然后设计和计划具体的护理方案。

（3）实施与评价：相当于护理程序中实施和评价阶段。包括实施护理方案，观察病人反应，评价护理效果，调整所选择的护理系统和护理方案。

三、罗伊适应模式

罗伊，美国护理理论家。先后在理论专著《护理学简介：适应模式》《护理理论架构：适应模式》和《罗伊的适应模式》中论述其理论观点。

（一）主要内容

1. 理论框架　罗伊理论的核心是"人是一个包括生物、心理、社会属性的整体性适应系统"，该系统在结构上可分为 5 个部分，即输入、控制过程／应对机制、适应方式／效应器、输出及反馈。其中，输入部分由刺激和个体的适应水平组成；控制过程是个体所采用的应对机制，包括两个亚系统，即调节者和认知者；这两个亚系统形成 4 种适应方式，即生理功能、自我概念、角色功能、相互依赖；系统的输出部分是人通过对刺激的调节与控制最终产生的行为，即人的行为是适应系统的输出，分为适应性反应和无效性反应；这两种反应又作为新的刺激输入该系统。

2. 刺激 是能激发个体反应的任何信息、物质和能量单位。可来自外界环境和内部环境。罗伊将刺激分为 3 种：①主要刺激，是指当前直接面对的、必须做出适应反应的内外刺激。②相关刺激，是指所有对主要刺激引起的行为有影响的其他刺激，包括内部刺激和外部刺激。③固有刺激，是指原有的、构成本人特征的刺激，这些刺激可能对当前的行为有影响，但其影响作用不确定或未得到证实，或者观察者无法察觉到它们的作用。

3. 适应水平 是指个体所能承受或有效应对的刺激范围和强度。如果刺激的数量和强度在个体的适应水平内，适应系统将输出适应性反应；如果超出个体的适应水平，则输出无效性反应。

4. 应对机制 是指个体应对刺激时内在的控制和调节机制。应对能力与先天因素和生物本能有关，也与后天学习和经验的积累有关。包括两个亚系统：生理应对机制、认知应对机制。

5. 适应方式 是指环境刺激作用于机体，通过生理和认知的调节机制，在 4 个层面上表现出机体应对的具体适应活动和表现形式。4 个层面：生理功能、自我概念、角色功能及相互依赖。

6. 应对结果 个体面对刺激时，通过调节和控制，在 4 种适应方式层面产生适应性反应或无效性反应两种反应结果。适应性反应有利于促进人的完整性，无效性反应则不利于维持人的完整性，容易导致疾病。

罗伊认为，护理的目标是促进人在 4 个适应层面上的适应性反应。

（二）罗伊适应模式与护理实践的关系

罗伊以适应模式为基础，将护理的工作方法分为 6 个步骤，促进护理对象的适应性反应，以维持最佳健康状态。

1. 一级评估 通过观察、交谈、检查等方法收集与生理功能、自我概念、角色功能及相互依赖 4 个方面有关的行为反应资料，故又称行为评估。通过一级评估，护士可确定护理对象的行为反应是适应性反应还是无效性反应。

2. 二级评估 是对引起反应的刺激进行评估。收集相关影响因素的资料，识别主要刺激、相关刺激和残余刺激。

3. 护理诊断 是对护理对象适应状态的陈述。主要针对 4 个适应方式方面的无效性反应和引起反应的刺激，提出护理问题。

4. 制定目标 是指对护理对象实施护理干预后应达到的适应性行为表现的陈述。

5. 实施护理干预 通过控制各种刺激和提高个体的适应水平来达到护理目标。

6. 评价 将干预后护理对象的行为改变与目标行为相比较，判断是否为适应性行为，护理目标是否达到，找出未达到的原因，然后根据评价结果调整或修订护理计划。

四、佩皮劳人际关系模式

佩皮劳是美国护理学家，1952 年出版了《护理人际关系》一书，书中她列出了人际关系形成过程的各个时期在护理情境中的作用，以及用这一过程来研究护理的一些方法。佩皮劳人际关系模式的重点是病人或护理对象和护士之间的人际关系的形成与终止过程。

1. 内容 佩皮劳将人际关系（护患关系）分为 4 个连续阶段。

（1）认识期：是护士和病人见面后互相认识、了解问题阶段。阶段初始护士与病人彼此陌生，阶段结束双方已能齐心协力地辨别问题，并做好进入下一阶段的准备。这样才能一起认识、澄清和明确存在的问题，然后对所需要专业服务的方法做出初步计划。

（2）确认期：是确定适当的专业性帮助时期，需要双方更多理解，有利于病人做出适当选择。病人对能满足其需要者做出一定反应，一般有以下 3 种情况：①独立自主，不依赖护士；②与护士分担、相互依赖；③被动地完全依赖护士。

（3）开拓期：此期病人可以得到根据其需要和利益而确定的所有可能的服务。病人会逐渐感到从所提供服务中获得帮助使自身情况好转，对为达到学习目标应有的适当行为显示出自主性，如主动对自我照顾发生兴趣，开始参与自我照顾；自我决定，逐渐建立自我责任感，向自信和独立调整。

（4）解决期：病人的需要在护士和病人共同努力下得以满足，两者治疗性关系可结束。须注意此时病人不只躯体上已基本康复，而且心理上应具有良好情绪，具备独立处理问题能力。

在整个过程中，上述各阶段之间可出现部分重叠和互相关联，尤其是确认期与开拓期。

2. 佩皮劳人际关系模式与护理实践的关系

（1）该模式为护理实践开辟了新方向，带来了"一种新思维、新方法，一种以理论为基础的，并指导护理实践的，有利于病人的治疗性工作"。

（2）该模式将重点放在护患关系上，要求在建立护患关系整个过程中，贯穿和谐的互相理解的、互相尊重的氛围，才可更广泛地理解病人的问题和提出切实可行的方法，从而双方得到满足和成长的体验。

五、考克斯的健康行为互动模式

（一）主要内容

考克斯的健康行为互动模式主要由 3 个部分组成，即服务对象的独特性、服务对象与专业人员互动、服务对象的健康结果。

1. 服务对象的独特性

（1）背景因素：是整个健康行为互动模式的基础，包括人口统计学特征、社会影响、既往健康保健经验及环境资源。此背景因素对健康行为的影响往往不是立即产生的，而是间接的，而且这些因素之间也是相互作用的。

（2）认知评价：是指服务对象对目前健康状况、健康相关行为、与卫生保健服务提供者间的关系特征等内容的感知。认知评价会影响服务对象的健康行为。

（3）情感反应：模式中的情感反应主要体现在服务对象的情绪，常见的情绪有紧张、焦虑、恐惧、愤怒、忧郁、不确定感等。考克斯认为，情感反应和认知评价相互影响、相互作用，认知评价会引起情感反应，情感反应也会干扰认知评价，两者会影响服务对象的健康行为。

（4）内在动机：是指由个体的内在需要所引起的动机。该模式的内在动机是指服务对象追求健康的需要和动机。内在动机是健康行为互动模式的一个主要要素，包括健康行为的选择、期望、能力需求及自我决策。

2. 服务对象与专业人员互动

（1）健康相关信息：提供健康相关信息可以改变服务对象的内在动机、认知评价和情感反应，从而影响健康行为。专业人员为服务对象提供的信息主要是关于威胁健康保健的，包括告知服务对象什么该做、什么不该做。

（2）情感支持：是指专业人员对服务对象情感方面的照顾，主要包括情感激励和构成依赖的关系。考克斯认为，专业人员在与服务对象互动过程中，若没有情感支持，提供的健康信息可能对服务对象的情感反应和认知评价产生消极的影响。同时他还强调，在给予情感支持时应维持服务对象的独特性，情感支持要适度，忽视情感支持或情感支持过度，都将会导致服务对象出现不满和退缩。

（3）决策控制：是指服务对象个人拥有的权利，参与自身健康行为的决策，以获得理想的结果。如果服务对象缺乏健康相关信息，将会导致其对疾病认知评价不正确，决策控制将会受到限制。专业人员应根据服务对象的独特性，给予其适当范围内的决策控制。

（4）专业技术能力：是指服务对象依赖专业人员的技术能力。专业技术能力与情感支持、决策控制等因素相互关联。例如，服务对象对专业技术能力需求越多，则对决策控制的需求越少，对情感支持的需求增加。

3. 服务对象的健康结果　健康结果的主要要素是健康行为的测量，包括5个方面：①对卫生保健服务的利用度；②健康状况指标；③健康问题的严重度；④推荐治疗方案的依从性；⑤服务满意度。

（二）考克斯健康行为互动模式与护理实践

该模式作为指导护理实践的理论框架进行护理时，可按照以下流程进行。

1. 对护理对象进行评估　根据构成健康行为互动模式的相关要素，对服务对象的独特性进行评估，必要时对服务对象的家属或照顾者进行评估。

2. 服务对象与专业人员的互动　包括与服务对象及家属建立关系、提供必要的健康信息、情感支持、服务对象和专业人员共同决策制订护理计划、提供专业技能满足服务对象的健康需求等。

3. 对于健康结果的评价　根据服务对象的个体临床特征选择适当的指标进行评价。

第5单元　医疗服务体系

【复习指南】医疗服务体系历年偶尔考查，医院的任务历年常考，应重点复习。医院的任务，社区卫生服务的概念、原则、工作内容和特点及卫生服务策略的初级卫生保健应掌握。医院的种类、医院的组织机构、社区卫生服务的服务网络、卫生服务策略的全球战略目标及健康新视野应了解。

医院是对群众或特定人群进行防病治病的场所，具备一定数量的病床设施、相应的医务人员及必要的设备，通过医务人员的集体协作，达到对住院或门诊、急诊病人实施科学和正确的诊疗护理为主要目的的卫生事业机构。

一、医院

1. 医院的种类　医院可根据其职能和任务、服务地域范围、隶属关系、医疗设施规模及技术力量，分为不同级别的医院。

（1）医院的分类：①按收治范围划分，综合医院、专科医院、康复医院、职业病医院。②按特定任务划分，军队医院、企业医院、医学院校附属医院等。③按地区划分，城市医院（市、区、街道），农村医院（县、乡、镇）。④按产权归属划分，公立医院、私立医院、股份制医院、股份合作制医院、中外合资医院。⑤按卫健委分级管理制度划分，一级医院、二级医院、三级医院。

（2）医院的分级：①一级医院：是直接向一定人口（≤10万）的社区提供预防、医疗、保健、康复服务的基层医院、卫生院。②二级医院：是向多个社区（其服务半径人口在10万以上）提供综合医疗卫生服务和承担一定教学、科研任务的地区性医院。③三级医院：是向多个地区提供高水平专科性医疗卫生服务和执行医学高等教学、科研任务的区域性以上的医院。

2.医院的性质　"医院是治病防病、保障人民健康的社会主义卫生事业单位，必须贯彻党和国家的卫生工作方针政策，遵守政府法令，为社会主义现代化建设服务"。

3.医院的任务　以医疗工作为中心，在提高医疗质量的基础上，保证教学和科研任务的完成，并不断提高教学质量和科研水平。同时做好预防及社区卫生服务的技术工作。

4.医院的组织结构　大致分为4大系统，即行政管理部门、门诊部、住院部、医技辅助部门。

二、社区卫生服务

1.概念　我国目前多采用费孝通先生为社区拟订的定义，即社区是若干社会群体（家庭、氏族）或社会组织（机关、团体）聚集在某一地域里所形成的一个生活上互相关联的大集体。WHO曾提出，社区是一个有代表性的区域，其人口数在10万～30万，面积在5000～50 000km²。

2.分类　一般根据人群的共同特性进行分类，可分为地理性社区、共同目标（或兴趣）的社区、某些具有共同问题的社区。

3.服务特点　①广泛性：社区卫生服务的对象是社区全体居民，包括健康人群、高危人群、患病人群、妇女、儿童及老年人等；②综合性：社区卫生服务的内容由预防、保健、医疗、康复、健康教育、计划生育技术服务等综合而成，并涉及与健康相关的生物、心理、社会各个层面；③连续性：社区卫生服务贯穿于生命的始终，覆盖生命的各个周期及疾病发生、发展的全过程；④实用性：社区卫生服务以满足服务对象的各种需求为宗旨，因此，其服务内容、价格、时间、地点都必须考虑实用性，以确保社区居民享受社区卫生服务。

4.社区护理

（1）概念：社区护理是综合公共卫生学和护理学的理论和技能，应用于促进与维持整个人群最佳健康的护理实践领域。社区护理的服务对象不限于一个特定的年龄群或被诊断为某种疾病的人群，而是对整个人群提供连续性的服务。其主要职责是视人口群体为一个整体，直接向个体、家庭或团体提供护理，从而达到全民健康的目的。

（2）工作范围：概括起来包括社区保健服务、社区慢性疾病与传染病病人的管理、社区急重症病人的转诊服务、社区康复服务、社区临终服务、社区健康教育。

（3）特点：社区护理与医院的临床护理有许多不同，主要体现在：①以健康为中心。社区护理的主要目标是维护和促进人的健康，所以预防性服务是社区护理的工作重点。②全方位性、立体性和综合性。服务对象是社区全体人员，服务内容是集预防、治疗、康复为一体，服务范围是以个人为中心、家庭为单位、社区为范畴。③连续性服务。为人群提供从生到死、从健康到疾病全过程的服务。④高度的自主性和独立性。要求社区护士具备较强的分析问题、解决问题和独立工作的能力。⑤合作性。社区护士不仅要与其他医务人员密切合作，还要与当地行政、社区居民、社区管理人员等相关人员联系，通力合作才能做好社区卫生工作，因此，社区护士还要具有一定的沟通交流能力。

第6单元　沟通

【复习指南】本部分内容比较接近临床实际，历年必考，且命题数量逐年增加，应作为重点复习。护士与病人关系及护士与病人的沟通历年常考，应重点复习。护患关系的基本模式、护患关系的分期、沟通的基本要素、沟通的基本层次、沟通的基本类型、影响有效沟通的因素及常用的沟通技巧应熟练掌握；护士与病人的关系的性质应掌握。

一、护患关系

（一）概念

护患关系是指护理工作中护士与服务对象在相互尊重并接受彼此文化差异的基础上，形成和发展的一种工作性、专业性及帮助性的人际关系。广义的护患关系是指围绕服务对象的治疗和护理形成的所有人际关系，包括护士与服务对象、医生、家属及其他人员之间的关系。狭义的护患关系单指护士与服务对象之间在特定环境及时间段内互动所形成的一种特殊的人际关系。

（二）护患关系的基本内容

1. 技术性关系　是指护患双方在一系列的护理技术活动中所建立起来的、以护士拥有相关护理知识及技术为前提的一种帮助性关系。

2. 非技术性关系

（1）道德关系：是非技术关系中最重要的内容。为了避免矛盾，护患双方必须按照一定的道德规范来约束自身的行为，并尊重对方的权利与利益。

（2）利益关系：护理活动中护患双方发生的物质和精神方面的利益关系。

（3）法律关系：护患双方在护理活动中各自的行动和权益都受到法律的约束和保护，并可在法律规定的范围内行使各自的权利和义务。

（4）文化关系：护理活动是在一定的文化背景和文化氛围中进行的。

（5）价值关系：护患双方在护理活动中的相互作用及影响中实现了人的社会价值。

（三）护患关系的基本模式

1. 主动－被动型模式　这是一种传统的、单向的、以生物医学模式及疾病的护理为主导思想的护患关系模式。其特征是"护士为服务对象做什么"。在护理活动过程中，护理人员处于主动、主导的地位，而病人则处于完全被动的、接受的从属地位，绝对服从护士的处置与安排。护患双方存在显著的心理差位。只适用于昏迷状态、全身麻醉手术过程中的病人或婴幼儿等。

2. 指导－合作型模式　是微弱单向的，以生物－社会心理及病人的护理为主导思想的护患关系模式。其特征是"护士教会服务对象做什么"。在护理活动过程中，护士仍处于主导地位，但服务对象有一定的主动性，可以向护士提供有关自己的疾病信息，也可以提出自己的意见和要求，但应以执行护士的意志为基础，以主动配合为前提。护患双方存在着微弱的心理差位。适合于急危重症、重病初愈、手术及恢复期的病人等。

3. 共同参与型模式　是双向的、以生物医学－社会心理及人的健康为中心的护患关系模式。其特征是"护士帮助服务对象自我恢复"。这一模式在护理活动过程中，护患双方处于平等地位，双方相互尊重、相互学习、相互协商。护患双方为心理等位关系。主要适用于慢性病病人。

（四）护患关系的建立与发展过程

1. 初始期　也称观察熟悉期。是指护患双方从开始接触到熟悉，并初步建立信任关系的阶段。此期的主要任务是护患之间建立相互了解及信任关系，并确定病人的需要。

2. 工作期　也称合作信任期。是指护患双方在初步建立信任关系的基础上开始护患合作，是护患关系最重要的阶段。此期的主要任务是护理人员应用护理程序与病人共同协商制订、修改及完善护理计划，并合作完成护理计划。

3. 结束期　也称终止评价期。是指护患双方通过密切合作，病人的病情好转或基本恢复，达到了预期的目标。病人康复出院时，护患关系即将进入结束期。此期的主要任务是成功地结束护患关系。

二、护患沟通

（一）概念

护患沟通是指护士与病人之间的信息交流及相互作用的过程。所交流的内容是与病人的护理及康复直接或间接相关的信息，同时也包括双方的思想、感情、愿望及要求等多方面的沟通。

（二）人际沟通的基本要素

1. 沟通的触发体　是指能触发个体进行沟通的所有刺激或理由，包括生理、心理、精神或物质环境等因素，也称信息背景。

2. 信息发出者和信息接收者　是指发出信息的主体，既可以是个人，也可以是群体、组织。信息发出者的社会文化背景、知识及沟通技巧等都可对信息的表达和理解造成影响。

3. 信息　是指信息发出者传达的观点、思想、情感、意见、态度及指令等。包括语言和非语言的行为。

4. 信息传递途径　也称信道，是指信息由一个人传递到另一个人所通过的渠道，包括视觉、听觉、触觉、味觉等传递和接收信息的手段或媒介。

5. 反馈　是由信息接收者返回到信息发出者的过程。

6. 人际变量　是影响信息发出者和信息接收者双方的因素。包括感知、教育和生长发育水平、社会文化、价值观和信念、情绪、性别、角色和关系及身体健康状况等。

7. 环境　是信息发出者与信息接收者相互作用的场所。

（三）人际沟通的基本层次

1. 一般性沟通　是沟通的最低层次。沟通的双方仅涉及一些表面性的、肤浅的、社会应酬性话题，如问候类的话语或谈论天气等，不涉及个人的问题。此层次的沟通适用于初次交往的双方，因为属于一般性交谈，所以双方有一定的安全感。

2. 事物性沟通　沟通的双方仅简单地陈述当时的事实，目的是将信息准确地传递给对方。沟通过程中不掺杂个人的意见与感情，也不涉及私人关系。

3. 分享性沟通　沟通除了传递信息，还分享个人的观点和判断。该层次的沟通需要建立在一定的信任基础上，沟通者希望表达自己的观点和判断，并与对方分享，以达到相互理解的目的。

4. 情感性沟通　双方除了分享对某一问题的观点和判断，还会表达及分享彼此的感觉、情感及愿望。通常该层次的沟通在交往时间长、信任程度高的人之间才会出现。

5. **共鸣性沟通** 是沟通的最高层次，是指沟通双方达到了一种短暂的、高度一致的感觉。在这一沟通层次，有时沟通双方不需要任何语言就能完全理解对方的体验和感受，也能理解双方希望表达的含义。只有非常相知的人才能进行共鸣性沟通。

（四）人际沟通的基本类型

沟通的形式包括语言性沟通和非语言性沟通。

1. **语言性沟通** 分为书面语言、口头语言及类语言等不同的形式。书面语言常见的形式有信件、文件、期刊、书本、报纸等；口头语言包括演讲、交谈、汇报、电话、讨论等形式，**是所有沟通形式中最直接的方式**；类语言是指伴随沟通所产生的声音，包括音质、音域和音调的控制、嘴型的控制、发音的清浊和节奏、语速、语调、语气等的使用。

2. **非语言性沟通** 是不使用语言，而是通过身体语言传递信息的沟通形式，它是伴随着语言沟通而存在的一些非语言的表达方式和情况。包括面部表情、目光接触、手势和触摸、身体的姿势、气味、着装、沉默，以及空间、时间和物体的使用等。而在表现形式中人类沟通的空间距离分为4种。①亲密距离：一般为15cm左右，适用于彼此关系亲密或亲属之间，当护士在进行查体、治疗、安慰时，与病人之间的距离属于亲密距离；②熟人距离：为50cm左右，适用于老同学、老同事及关系融洽的师生、邻里之间，护士与病人进行交谈时主要使用熟人距离；③社会距离：为1.2～3.7m，适用于参加正式社交活动或会议，彼此不十分熟悉的人之间，如护士与同事一起工作时或护士通知病人做检查、吃饭等；④公众距离：＞3.7m，适用于教师上课、参加演讲、作报告、护士给病人做健康教育等。

（五）影响有效沟通的因素

1. **环境因素** 包括物理环境和社会环境。①物理环境包括建筑结构、空间的布置、光线、噪声、温度等，属于硬环境，是表层的、具体的和有形的；②社会环境包括医疗服务环境和医院管理环境。相对物理环境来说，社会环境属于软环境，是深层次的、抽象的及无形的，如人际关系、服务理念、人际氛围及文化价值等。

2. **沟通技巧因素** ①护士自身素质较差、沟通技巧不足、没有主动接待、情绪波动大、对病人及家属态度淡薄，语言生硬；②护士配备不足、工作繁忙、工作量大、存在职业倦怠、生理和心理压力非常大；③病人及家属对服务要求过高、维权意识过高。

（六）常用的沟通方法

1. **倾听** 不是简单地听，而是"参与"。倾听时应注意：①面向对方，与对方保持合适的距离，交谈中与对方保持目光接触；②适时给予反馈，表情专注；③不要打断对方的诉说，在对方叙述中不随意插话，也不要急于做判断；④注意非语言行为，以便全面了解病人的主要意思和真实想法。

2. **重复** 是指将对方说话的要点再复述一遍，待对方确认后再继续沟通。重复时可以直接用对方原话，有时也可以变换一些词语，但意思不变。

3. **澄清** 是指护士对于病人的一些模棱两可、含糊不清的叙述加以整理，并提出疑问，从而促使病人提供更具体、更明确的信息。采用的语句有"请再说一遍""您能具体告诉我你的想法是……"等。

4. **提问** 不仅是收集信息和核实信息的手段，而且可以引导交谈围绕主题展开。提问的有效性决定着收集资料的有效性。一般分为封闭式提问和开放式提问两种类型。①封闭式提问，即限制性提问或有方向性提问。封闭式提问是将病人的应答限制在特定范围内的提问，病人回答问题的选择性很小，甚至用简单的"是"或"不是"就能回答。封闭式提问较多地用于互通信息交谈，特别适用于收集病人资料。②开放式提问的问题范围较广，不限制病人的回答，可诱导其开阔思路，鼓励其说出自己的观点、意见、想法及感觉。护理人员可能从中更多地了解病人的想法、情感与行为。但是不能过多地诱导，否则很难获取真实的资料。虽然是开放式提问，但也要有中心，应围绕主要环节和主导线索进行。

5. 反映　是一种帮助病人领悟自己真实情感的沟通技巧，也称释义。

6. 阐明　是指护士以病人的陈述为依据提出一些新的看法和解释，包括释疑、提供新观点和新办法等。重复、澄清、反映等沟通技巧都没有超出病人自己所表达的本意，而阐明则不同，它包含了新的提议和解释，但这些新的提议和解释对病人来说都是可以选择的，既可以接受，也可以拒绝。阐明的具体方法有：①寻求与病人谈话的基本信息；②努力理解病人所说的信息内容（包括非语言信息）和情感；③向病人解释这些信息；④在表明观点和看法时，要向病人表明你的观点和想法并非绝对正确，病人可以接受或拒绝，不能强加于人；⑤要使对方感受到关心、真诚及尊重。

7. 沉默　是指沟通时倾听者在一定时间内不进行语言回应的一种沟通技巧，可以表达接受、关注、委婉的否认或拒绝，为对方提供思考和调适的机会。

8. 移情　是指以认知为基础的、通过个体来认知他人的内在感受，设身处地地理解和感受他人的情感。移情不等于同情。

9. 自我暴露　是指向他人交流个人信息、思想和情感的过程。

10. 幽默　是人际沟通的润滑剂。适时恰当地使用幽默，能打破僵局，使病人感到很熟悉、很亲切，双方在和谐愉快的气氛中充分发挥沟通的效能。

第 7 单元　护士工作与法律

【复习指南】本部分内容有一定难度，护士工作与法律历年偶尔考查，应作为重点复习。医疗卫生法规的基本原则、护理工作中的法律问题及医疗事故的预防与处理历年常考，应重点复习。医疗事故的预防与处理、导致过失的原因、潜在的法律问题、法律责任及医疗卫生法规的基本原则应熟练掌握；医疗卫生法规的概念、法律的范围及医疗事故应掌握。

一、医疗卫生法规

1. 概念　卫生法是由国家制定或认可，并由国家强制力保证实施的关于医疗卫生方面法律规范的总和，是我国法律体系的一个重要组成部分。它通过规定、调整及确认人们在医疗活动中各种权利与义务，以保护和发展各种良好的医疗法律关系和医疗卫生秩序。

2. 基本原则　卫生法有 5 大基本原则：①卫生保护原则。健康是一项基本人权，人人享有获得卫生保护的权利。②预防为主原则。促进健康，防止疾病的发生和流行。③公平原则。合理分配卫生资源，使任何人在法律上都享有平等使用卫生资源的权利。④保障社会健康原则。协调个人利益与社会健康利益的关系，个人在行使自己权利的同时，不得做出任何有损社会健康利益的行为。⑤病人自主原则。病人有自己决定和处理卫生法所赋予的病人权利，如知情权、医治权、同意权、选择权、隐私权、申述权、赔偿请求权等。

二、护理立法

1. **意义** 引导护理教育和护理服务逐步规范化、专业化；切实保护护士的执业权益；促进护理人员整体素质提高；维护护理服务对象的合法权益。

2. **概况** 护理立法始于 20 世纪初。各国的立法主要集中在护理服务（包括考试与注册）和护理教育方面。1919 年英国颁布了世界上第一部《护理法》。1953 年 WHO 发表了第一份关于护理立法的研究报告。1968 年国际护士协会成立了护理立法委员会，制定了世界护理法上划时代的纲领性文件《系统制定护理法规的参考性指导大纲》，为各国护理立法必须涉及的内容提供了权威性的指导。

新中国成立以来，国家先后发布了《医士、药剂师、助产师、护士、牙科技师暂行条例》（1952 年）、《国家卫生技术人员职务晋升条例》（1956 年）等涉及护士管理的法规，但没有建立起严格的考试、注册和执业管理制度，至 1993 年卫生部颁发了《中华人民共和国护士管理办法》（1994 年 1 月 1 日实施）才明确了护理执业管理制度。2008 年 1 月 31 日国务院颁布《护士条例》，自 2008 年 5 月 12 日起施行。《护士条例》首次以行政法规的形式规范护理活动，标志着我国护理管理工作正逐步走上规范化、法制化轨道。2010 年 7 月 1 日，卫生部颁布《护士执业资格考试办法》。《护士执业资格考试办法》根据《护士条例》第七条规定，为取得护士执业资格，必须参加卫生部组织的护士执业资格考试，成绩合格者才能申请护士执业注册，严格规范了护士的准入。

三、护理工作中的法律问题

（一）护士执业的法律依据

1. **执业考试和执业注册制度** 护士执业考试合格即获得护士执业的基本资格，需再经由卫生行政机关进行护士执业注册后，才能成为具有法律意义上的护士，履行护士的义务，具有护士的权利。护士执业注册有效期为 5 年。

2. **护理质量标准** 规定了护理人员的职责范围和行为标准，包括 3 个方面，即护理法规、专业团体的规范要求和工作机构的有关要求、政策和制度。

（二）护士的法律责任

1. **处理及执行医嘱** 医嘱是护理人员对病人实施治疗措施的重要依据，具有法律效应。护士在执行医嘱时应注意以下几点：①医嘱正确无误，应及时准确地执行医嘱；②如病人对医嘱提出质疑，护士应核实医嘱的准确性；③如病人病情发生变化，应及时通知医生，并根据自己的知识和经验与医生协调是否暂停或调整医嘱；④慎重对待口头医嘱，一般不执行口头医嘱或电话医嘱。在急诊情况等特殊情况，必须执行口头医嘱时，护士必须向医生重复一遍医嘱，确认无误后方可执行。执行完医嘱后，应及时记录医嘱的时间、内容、病人当时的情况等，并让医生及时补上书面医嘱。

2. **实施护理措施** 在护理工作中，护士可能独立完成护理措施，也可能与他人合作或委派他人实施。独立实施护理措施时，应明确自己的职责范围及工作规范。若超出自己职能范围或没有遵照规范要求进行护理，而对护理对象造成了伤害，护士将负相应的法律责任。在执行所有的护理行为前，护士应认真核查，确认无误后方可实施。如果护士确认自己不能独立实施护理措施请求他人协助时要避免发生意外。在委派他人实施护理时，委派者应做到心中有数，必须明确被委派人有胜任此项工作的资格、能力及知识；否则，由此产生的后果，委派者负有不可推卸的责任。

3. **护理记录**　各种护理记录既是医生观察诊疗效果、调整治疗方案的重要依据，也是衡量护理质量的标准之一。是病历的组成部分，具有重要的法律意义。因此，各种护理记录应及时、客观、准确及完整，在书写过程中出现错字，应用双划线画在错字上，不能采用刮、粘、涂等方法掩盖或去除原来的字迹。

4. **病人入院与出院**　全力以赴配合医生及其他医务人员及时救治病人；按照医院的规章制度及时为病人办理入、出院手续。

5. **麻醉药品及物品管理**　麻醉药品主要是指吗啡、哌替啶类药物。应由专人负责保管，对临床上使用的各种药品、医疗用品、办公用品等应有严格的管理制度，定时清点，护理人员不得利用职务之便将其占为己有。如占为己有，情节严重者可被起诉犯盗窃公共财产罪。

（三）护生的法律责任

护生尚未获得护士执业资格，只能在执业护士的严密督导下，才能为病人实施护理。如护生在执业护士的督导下发生差错或事故，除本人要负责外，带教护士也要负法律责任。

（四）潜在的法律问题

1. **侵权行为**　是指行为人因侵害了国家、集体或者他人的财产及人身权利，包括生命权、隐私权、知识产权、名誉权等，给他人造成损失的行为。从广义上来解释，侵权行为不仅包括过错行为责任，还包括无过错行为责任。因此，护士在工作中要约束自己的行为，尽职尽责地为病人服务，避免潜在的侵权行为发生。

2. **犯罪**　是指危害社会、触犯国家刑法，应当受到法律惩处的行为。一切触犯国家刑法的行为，会依法受到惩处。犯罪可根据行为人主观意向的不同而分为故意犯罪和过失犯罪。

3. **疏忽大意与渎职罪**　无意侵权行为包括疏忽大意和渎职。疏忽大意是行为人因一时粗心或遗忘而造成客观上的过失行为。常由于护理人员在工作中不专心细致所致，可导致两种结果，一种是损害了病人生活利益和健康恢复的进程；另一种是因失职导致病人残疾或死亡。第一种结果构成了侵犯行为；第二种结果构成了渎职罪。在护理实践中，疏忽大意与渎职的责任认定主要取决于4方面内容，即护士有义务为服务对象提供恰当的服务；护士未履行此义务；服务对象受到伤害；伤害与未履行义务之间存在因果关系。

4. **收礼与受贿**　受贿罪是指国家工作人员利用职务上的便利，索取他人财物，或者非法收受他人财物，为他人谋取利益的行为。

四、医疗事故与处理

1. **医疗事故**

（1）概念：医疗事故是指医疗机构及其医务人员在医疗活动中，违反医疗卫生管理法律、行政法规、部门规章和诊疗护理规范、常规等，过失造成病人人身损害的事故。如果要对护理事故进行定义，则可推论为因护理原因导致的医疗事故则为护理事故。医疗事故分为责任事故和技术事故。

（2）构成医疗事故包含5个要素：①必须要有违法行为，即医疗机构或护理人员的行为必须违反了有关的卫生法律法规、部门规章或护理规范、常规。②必须发生在诊疗护理过程中。③必须有明显的不良后果发生，客观上要构成医疗事故，必须造成病人明显人身损害，若仅存在护理过失，尚不能构成医疗事故。④违法行为与不良后果必须有因果关系，这是构成医疗事故的重要条件。⑤行为人主观上必须有过失，发生医疗事故的过失行为，必须是非故意的或意外的。

（3）医疗事故的分级：根据对病人人身损害程度，将医疗事故分为**4个等级**：①一级医疗事故，直接造成病人死亡、重度残疾的；②二级医疗事故，造成病人重度残疾、器官组织损伤导致严重功能障碍的；③三级医疗事故，造成病人轻度残疾、器官组织损伤导致一般功能障碍的；④四级医疗事故，造成病人明显人身损害和其他后果的。

（4）不属于医疗事故的情形：①为抢救病人生命而采取紧急医疗措施造成不良后果的；②由于病人病情异常或者病人体质特殊而发生医疗意外的；③在现有医学科学技术条件下，发生无法预料或不能防范的不良后果的；④因病人及家属方面的原因延误诊疗致不良后果的；⑤其他。

（5）医疗事故的法律责任：包括行政责任、民事责任、刑事责任。

（6）医疗事故鉴定：是指医疗事故鉴定组织（医学会组织的专家组）受司法机关、行政机关或者当事人委托，独立地对专门性问题进行检验、鉴别和判断并提供鉴定结论的活动。

2. 医疗事故的预防和处理

（1）医疗事故的预防：加强医务人员的职业道德教育，提高业务技术水平，完善环节质量监控，及时、准确、详细地书写护理文件，保持医疗设备良好状态，对具有风险性的诊疗措施，应严格执行与病人签约制度，严格执行医疗事故上报制度，及时总结经验教训，加大医疗事故管理力度。

（2）医疗事故的处理：医疗机构制定防范、处理医疗事故的预案，预防医疗事故的发生，减轻医疗事故造成的损害。当发生或发现医疗事故时，应正确处理。①医疗事故的报告。按照规定逐级报告。②医疗事故的技术鉴定。一是卫生行政部门移交鉴定；二是医患双方共同委托鉴定。③医疗事故的行政处理及监督。④医疗事故的赔偿与处罚。a.医患双方平等、自愿协商，自行解决争议。b.医患双方当事人向卫生行政部门提出调解申请，请求卫生行政部门对赔偿问题进行调解。c.医疗机构和病人可以直接向人民法院提起民事诉讼。

第8单元　护理程序

【复习指南】护理程序历年必考，应作为复习重点，而且常有结合临床案例运用的考题。护理程序的步骤历年常考，应重点复习。护理程序的步骤、护理程序特征、护理评估资料的分类、资料的来源、收集资料的方法、护理诊断的定义与分类、护理诊断的组成、书写护理诊断的注意事项、制订计划的过程、实施过程、实施过程应注意的问题、评价步骤应熟练掌握。护理程序理论基础、护理诊断与医疗诊断的区别、合作性问题——潜在并发症、护理计划的种类及评价与其他步骤的关系应掌握。

一、概述

1. 护理程序的概念　护理程序（nursing process）是一种有计划、系统而科学的护理工作方法，目的是确认和解决护理对象对现存或潜在健康问题的反应。

护理程序是一个综合的、动态的且具有决策和反馈功能的过程。综合性是指在护理活动中需要运用多学科的知识处理护理对象的健康问题；动态性是指要根据护理对象健康问题的不断变化提出并随时调整护理措施；决策性是指针对护理对象的健康问题做出护理诊断与护理计划；反馈性是指护理措施实施后所达到的结果又将影响和决定下一步的护理措施的制定，使护理活动质量得以提高和保证。

2. 护理程序的步骤　护理程序是护士进行护理时所应用的工作程序，由护理评估、诊断、计划、实施和评价 5 个相互联系、相互依赖、相互影响的步骤组成，是一个循环往复的过程。

护理评估：是护理程序的第一步，是有目的、有计划、系统地收集服务对象生理、心理、社会、精神及文化方面的健康资料并进行整理，以发现和确认其健康问题。

护理诊断：在评估基础上对所收集的资料进行分析并确定护理诊断，从护理的角度描述服务对象的健康问题。

护理计划：针对护理诊断所涉及的健康问题制定出一系列预防、消除或减轻这些问题的护理措施及方法。包括排列护理诊断顺序、确定预期目标、制订护理措施及书写护理计划。

护理实施：是护士及服务对象按照护理计划共同参与实践活动的过程。

护理评价：是将服务对象对护理活动的反应、护理效果与预期的护理目标进行比较，以评价目标完成情况。必要时，重新评估服务对象的健康状态，引入下一个护理程序的循环。

3. 护理程序的特征

（1）目标性：护理程序以识别并解决护理对象的健康问题及对健康问题的反应为特定目标。

（2）个体性：护理对象的健康问题不同，要达到的预期目标也不同，护理活动也因人而异，在护理实践中根据护理对象的具体情况和需求设计护理活动。

（3）科学性：护理程序体现了现代护理学的理论观点，并运用和借助了许多其他相关学科理论，如系统论、需要层次理论、压力与适应理论、沟通理论、信息论等。

（4）系统性：护理程序以系统论为理论基础，指导护理工作的各个步骤有组织、有计划地进行，保证了护理活动的整体性、连续性。

（5）动态性：护理程序的运用并非限于某特定时间，而是随着护理对象反应的变化随时进行。

（6）互动性：护理程序在运用过程中，需要护士与护理对象、其他医务人员及其家属密切合作、共同参与，以全面满足护理对象的需要。

（7）普遍性：护理程序适合在任何场所、为任何护理对象安排护理活动。无论护理对象是个人、家庭，还是社区；无论其工作场所是医院、家庭病房、社区诊所，还是保健康复机构，护士都可以运用护理程序组织工作。

4. 护理程序的理论基础　护理程序的过程中需要运用很多理论，主要有一般系统论、控制论、需要层次论、沟通理论、压力与适应理论、Roy 的适应模式和 Orem 的自理模式等。一般系统论是护理程序的理论框架。

二、护理评估

护理评估是护理程序的第一步骤，即护士通过观察、询问、查体等各种方法和途径，系统地收集与护理对象健康有关的资料，并对资料进行分析和整理。其准确与否将直接影响后续的步骤，如护理诊断的确定、护理计划的制订与实施及护理目标的实现。

（一）收集资料

1. 资料的内容　①一般资料：如病人的姓名、年龄、性别、婚姻状况、文化程度等；②现在健康状况：如现病史、主要病情、日常生活规律及自理程度、护理体检情况等；③既往健康状况：如既往史、过敏史、传染病史、家族史、手术史等；④心理状态：包括一般心理状态、对疾病与健康的认识、应激水平与应对能力、个性倾向性、性格特征等；⑤社会状态：包括主要社会关系及密切程度、社会组织关系与支持程度、工作学习情况、经济状况与医疗条件等。

2. 收集资料的方法

（1）交谈：交谈的方式有正式交谈和非正式交谈两种，交谈的发展分为3个阶段。①开始阶段，与病人建立友善关系，告之交谈的目的及所需的时间；②进行阶段，依交谈提纲收集资料；③结束阶段，暗示要结束谈话，对病人表示感谢，并对谈话进行小结或告之下一阶段的治疗护理计划。交谈前要做好准备，选择舒适、安静的环境，根据病人身体状况选择适当交谈时间。注意运用沟通技巧，控制好谈话的内容，引导病人抓住交谈的主题，交谈时要注意倾听，不要随意打断或提出新的话题。及时反馈，语句表达清晰、语意明确、语速适当，对病人提出的问题，应给予合理的解释或恰当的反应，如点头、微笑等。结束时进行总结，并征求病人的意见，向病人致谢。

（2）观察法：是护士运用感官或借助简单诊疗器械进行系统的护理体检而获得护理对象生理、心理、精神、社会、文化等各方面的资料。有视觉观察、触觉观察、听觉观察及嗅觉观察。

（3）健康评估：是护士系统地运用体格检查手段和技术对护理对象进行检查和收集资料的方法。护士做的身体评估是为确定护理诊断和制订护理计划提供依据。

（4）查阅：包括查阅病人的医疗病历、护理病历及各种辅助检查结果等。

3. 资料的分类　分为主观资料和客观资料。主观资料是指病人的主观感觉，通过交谈获得，如病人的主诉和亲属的代诉，如头晕、麻木、乏力、瘙痒、恶心、疼痛等；客观资料是指通过观察、体检、仪器检查获得的资料，如血压、黄疸、体温、心脏杂音、呼吸困难等。

4. 资料的来源　①病人，是资料的主要来源。②与病人有关的人员，如亲属、朋友、同事等。当护理对象是婴幼儿、病情危重者或神志不清者时，其家属和关系密切的人成为资料的主要来源。③其他卫生保健人员。④病人目前或既往的记录或病历。⑤医疗、护理的有关文献记录。

（二）核实资料

1. 核实主观资料　主观资料常来源于护理对象的主观感受，不可避免地会出现一定偏差，如护理对象自觉发热，而测试体温却在正常范围。核实主观资料不是对护理对象不信任，而是运用客观方法进一步验证主观资料。

2. 澄清含糊资料　在资料收集整理过程中，如果发现有些资料内容不够完整或不够确切，应进一步进行取证和补充，以保证资料的完整性及准确性。

（三）整理资料

整理资料是护理评估的重要组成部分，是将收集的资料进行归纳、分类，以暴露护理对象的护理需求，确定护理问题。资料的分类可按马斯洛（Maslow）的需要层次论、戈登（Gordon）的11种功能性健康形态，或北美护理诊断协会的人类反应形态分类法Ⅱ进行诊断分类。

（四）分析资料

1. 检查有无遗漏　资料进行整理分类后，应仔细检查有无遗漏，如有遗漏应及时补充，以保证资料的完整性和准确性。

2.**找出异常**　收集资料的目的在于发现护理对象的健康问题。因此护士应掌握常用指标的正常值，将所收集到的资料与正常值进行比较，并在此基础上进行综合分析，以发现异常情况。

3.**找出相关因素和评估危险因素**　对于异常资料，应找出其相关影响因素。有些资料虽然目前还在正常范围，但是由于存在危险因素，若不及时采取预防措施，以后很可能会出现异常，损害护理对象的健康。因此，护士应及时收集资料评估这些危险因素。

护理评估通过收集护理对象的健康资料，对资料进行组织、核实和分析，确认护理对象对现存的或潜在的健康问题或生命过程的反应，**为做出护理诊断和进一步制订护理计划奠定了基础**。

（五）记录资料

记录资料是护理评估的最后一步，一般可根据收集资料时的分类方法，自行设计表格记录。记录时应遵循全面、客观、准确、及时的原则，并符合医疗护理文件书写要求。在记录过程中应注意以下几个问题。

（1）记录应做到及时、客观、真实、准确、完整，避免错别字。

（2）主观资料尽量用护理对象的原话，并加上引号，如"我感到恶心，不想吃饭"。

（3）客观资料要求使用医学术语，描述应具体、确切，避免护士的主观判断和结论。

（4）记录时避免使用"好、坏、佳、尚可、正常、增加、严重"等无法衡量的词语。如"护理对象睡眠严重不足"，可根据护理对象情况记录为"护理对象每天睡眠时间为 4 小时，白天感觉疲乏"。

三、护理诊断

护理诊断是护理程序的第三步，是在评估的基础上对所收集的健康资料进行分析，从而判断护理对象现存的或潜在的健康问题及引起健康问题的原因。是科学地确认问题和解决问题的具体体现，是护士创造性思维的展示。

（一）护理诊断的定义

目前使用的护理诊断的定义来自北美护理诊断协会（North American Nursing Diagnosis Association，NANDA）1990 年提出并通过的定义：护理诊断是关于个人、家庭、社区对现存的或潜在的健康问题及生命过程反应的一种临床判断，是护士为达到预期的结果选择护理措施的基础，这些预期结果应能通过护理职能达到。

（二）护理诊断的分类

1.**现存的护理诊断**　是对护理对象进行评估时所发现的当前正存在的健康问题或反应的描述。书写时，通常将"现存的"省略，如"体温过高"和"睡眠型态紊乱"即为现存的护理诊断。

2.**潜在的护理诊断**　是对易感的护理对象的健康状况或生命过程可能出现反应的描述，有学者翻译为危险的护理诊断。护理对象目前虽尚未发生问题，但因危险因素存在，若不进行预防处理就可能会发生问题。潜在的护理诊断要求护士有预见性，能够识别当前危险因素，预测可能出现的问题。如术后护理对象存在"有感染的危险"，昏迷躁动的护理对象存在"有受伤的危险"。

3.**健康的护理诊断**　是对个体、家庭或社区护理对象具有的达到更高健康水平潜能的描述。健康是生理、心理、社会、精神、文化各方面的完好状态，护理工作者的任务之一是帮助健康人促进健康。如一位母亲的护理诊断为"母乳喂养有效"，护士应帮助这位母亲坚持母乳喂养的良好行为。

4. **综合的护理诊断**　是指一组由某种特定的情境或事件所引起的现存的或潜在的护理诊断。如"强暴创伤综合征"是指受伤害者遭受违背意愿的、强迫的、粗暴的性侵犯后所表现的持续适应不良反应，包括情感反应、多种躯体症状，生活方式发生紊乱的急性期及生活方式重整的长期过程等。

（三）护理诊断的组成

1. **名称**　是对护理对象健康状况的概括性描述。常用改变、受损、缺陷、无效或有效等特定描述语，但不能说明变化的程度。每一项 NANDA 公认的护理诊断都有其特定名称。根据健康状态分为 3 类。

（1）现存的：是对个人、家庭或社区护理对象目前已存在的健康问题或生命过程中出现问题的反应的描述。如"焦虑""气体交换受损""清理呼吸道无效"等。

（2）潜在的：是对易感的人、家庭或社区护理对象可能出现的健康问题或生命过程中出现问题的反应的描述。其特点是有危险因素的存在，若不采取护理措施，就极有可能发生的问题，用"有……的危险"进行描述。如长期卧床的病人，存在"有皮肤完整性受损的危险"；白血病病人化疗后白细胞下降，则存在"有感染的危险"。

（3）健康的：是对个人、家庭或社区护理对象具有的达到更高健康水平潜能的描述。鼓励、帮助健康的人更健康。如"母乳喂养有效""执行治疗方案有效"等。

2. **定义**　是对名称的一种清晰的、准确的表达，并以此与其他护理诊断相鉴别。

3. **诊断依据**　是指做出护理诊断的临床判断依据，常常是护理对象所具有的一组症状和体征，以及有关病史，也可以是危险因素。对于潜在的护理诊断，其诊断依据则是原因本身（危险因素）。**明确诊断依据是做出正确护理诊断的前提**。诊断依据分为主要依据和次要依据。

（1）主要依据：是指形成某一特定诊断所应具有的一组症状和体征及有关病史，是诊断成立的必要条件。

（2）次要依据：是指在形成诊断时，多数情况下会出现的症状、体征及病史，对诊断的形成起支持作用，是诊断成立的辅助条件。

例如，"体液不足"的主要依据是"经口摄入液体量不足；摄入与排出呈负平衡；体重减轻；皮肤或黏膜干燥"。次要依据是"血清钠升高；尿量减少或过量排尿；尿浓缩或尿频；口渴、恶心或食欲缺乏"。

4. **相关因素**　是指引发护理对象健康问题的原因或情境。护士要制订出有针对性的预期目标和护理计划，必须明确护理诊断的相关因素。常见的相关因素包括以下几个方面。

（1）病理生理方面：是指与病理生理改变有关的因素。如"体液过多"的相关因素可能是右心衰竭。

（2）心理方面：是指与护理对象的心理状况有关的因素。如"活动无耐力"可能由疾病后护理对象处于较严重的抑郁状态引起。

（3）治疗方面：是指与治疗措施有关的因素（用药、手术创伤等）。如"语言沟通障碍"的相关因素可能是使用呼吸机时行气管插管所致。

（4）情境方面：是指环境、情境等方面的因素（陌生环境、压力刺激等）。如"睡眠型态紊乱"可能与住院后环境改变有关。

（5）年龄方面：是指在生长发育或成熟过程中与年龄有关的因素，如婴儿、青少年、中年人、老年人各有不同的生理、心理、社会、情感等方面特征。

（四）护理诊断的陈述结构与方式

护理诊断的陈述包括 3 个结构要素：①健康问题（problem，P），是指护理对象现存的和潜在的健康问题；②原因（etiology，E），是指引起护理对象健康问题的直接因素、促发因素或危险因素；③症状或体征（symptoms or signs，S），是指与健康问题有关的症状或体征。

护理诊断的陈述方式主要有以下 3 种。

1. 三部分陈述　即 PES 公式，多用于现存的护理诊断，如营养失调（P）：肥胖（S）与进食过多有关（E）。

2. 两部分陈述　即 PE 公式，只有护理诊断名称和相关因素，而没有临床表现，如皮肤完整性受损（P）与长期卧床导致局部组织受压有关（E）。

3. 一部分陈述　只有 P，多用于健康的护理诊断，如执行治疗方案有效（P）。

（五）护理诊断、合作性问题与医疗诊断的关系

1. 合作性问题——潜在并发症　是由医生和护士共同合作才能解决的问题，多指因脏器的病理生理改变所致的潜在并发症。对于合作性问题，**护士应该将监测病情作为护理的重点**。合作性问题有固定的陈述方式，即"潜在并发症：××××"。如"潜在并发症：心律失常"。

2. 护理诊断与医疗诊断的区别　见表 1-2。

表 1-2　护理诊断与医疗诊断的区别

项目	护理诊断	医疗诊断
诊断核心	护理对象对健康问题/生命过程问题的反应	对个体病理生理变化的临床判断
问题状态	现存的或潜在的	多是现存的
决策者	护理人员	医疗人员
职责范围	护理职责范围	医疗职责范围
适用范围	个体、家庭、社区	个体
数量	可同时有多个	通常只有一个
稳定性	随健康状况变化而变化	一旦确诊不会改变
陈述方式	PES 公式	特定的疾病名称或专有名词

医疗诊断是医生基于护理对象出现的病理变化所确立的疾病名称，它描述的是一个具体疾病或病理状态，用来作为医疗团队治疗疾病的依据，仅用于个体。护理诊断是护士对护理对象因病理状态所引起的生理、心理和社会反应的描述，包括现存的或潜在的健康问题，由护士提出并在护士的职责范围内解决，可用于个人、家庭和社区。对某护理对象来说，一般医疗诊断只有一个，并在病程中相对稳定保持不变，而护理诊断可有多个，且可发生动态性的改变。

（六）书写护理诊断的注意事项

包括：①护理诊断的陈述应简明、准确、规范；②护理诊断应包括生理、心理、社会各方面，并随着病情的发展而变化；③相关因素的陈述要准确、具体，以指明护理活动的方向，有利于制订护理计划，陈述用"与……有关"的方式；④一个护理诊断只针对一个健康问题；⑤护理诊断陈述的健康问题必须是护理措施能够解决的；⑥确定"知识缺乏"的诊断，可陈述为"知识缺乏：缺乏……的知识"；⑦避免与护理目标、措施、医疗诊断相混淆；⑧以收集的资料作为护理诊断的依据；⑨不应有易引起法律纠纷的描述。

四、护理计划

护理计划是一个决策的过程，是针对护理诊断而制定的具体护理措施，是护理行动的指南，包括排列护理诊断的优先顺序、与护理对象共同设立预期目标、制定护理措施、护理计划成文 4 个步骤。

（一）排列优先顺序

1. 首优问题　又称威胁生命的问题。是指直接威胁病人生命，需要护士立即解决的问题。

2. 中优问题　又称威胁健康的问题。是指虽然不直接威胁病人生命，但可带来生理上或精神上的痛苦，严重影响健康的问题。

3. 次优问题　是指人们在应对发展和生活变化时所遇到的问题。

（二）排序原则

1. 优先解决危及病人生命的问题。

2. 按照马斯洛需要层次理论排序，优先解决低层次需要的问题。

3. 在与治疗、护理原则无冲突的情况下，优先解决护理对象主观迫切需要解决的问题。

4. 分析护理诊断之间是否存在相互关系，应先解决问题产生的原因，而后再考虑由此产生的结果。

5. 不要忽视潜在的护理问题，应根据性质决定其序列。

（三）设立预期目标

预期目标是指护理对象接受护理措施后期望能够达到的健康状态或行为的改变，是评价护理效果的标准。是护理计划中的重要组成部分，每一个护理诊断都要有适合护理对象并且可行的护理目标，护士应与护理对象共同制定。

1. 目标的种类

（1）短期目标：在几小时或几天内能达到的目标（一般 1 周以内）。

（2）长期目标：相对较长时间内才能实现的目标（一般超过 1 周）。

2. 目标的陈述

（1）主语：是护理对象，在陈述中有时可以省略；主语也可以是护理对象的生理功能或其身体的一个部分（如体温、脉搏、呼吸、血压、尿量、皮肤）。

（2）谓语：是指护理对象将要完成的行为，该行为必须是可观察的。

（3）行为标准：是指护理对象完成该行为所要达到的程度。

（4）条件状语：是指护理对象完成该行为所必须具备的条件状况，并非所有目标陈述均有此项。

（5）时间状语：是指护理对象完成该行为所需的时间。

例如：　**3 日内**　　　**病人**　　**拄拐杖**　　　**行走**　　　　**50m**
　　　　　时间状语　　　主语　　条件状语　　　谓语　　　　行为标准

3. **注意事项**　设立预期目标应以服务对象为中心，具有明确的针对性、切实可行、具体、有时间限制。关于潜在并发症的目标：潜在并发症是合作性问题，仅通过护理往往无法完成，护士只能监测并发症的发生与发展。

（四）制定护理措施

护理措施是护士针对护理对象的护理诊断、相关因素及其预期目标所确立的具体工作方案。

1. **护理措施的类型**

（1）**依赖性措施**：是按照医嘱要求所进行的护理活动。

（2）**独立性措施**：是护士独立决策并完成的护理活动。

（3）**合作性措施**：是护士与其他医务人员合作完成的护理活动。

2. **制定护理措施的注意事项**　应具有科学依据、有针对性、切实可行、因人而异，保证服务对象的安全，护理措施具体细致，鼓励服务对象参与制定护理措施。

（五）护理计划成文

将护理诊断、预期目标、护理措施、评价等项目按一定的格式书写成文，构成护理计划。

五、实施

实施是执行护理计划的实践过程。

1. **实施前准备**　思考以下问题：做什么（what，措施内容）、谁去做（who，实施人）、怎么做（how，技术和技巧）、何时做（when，措施时间）及在何地做（where，实施措施的场所），即"5 个 W"的问题。

2. **实施**　护士运用操作技术、沟通技巧、观察能力、合作能力及应变能力执行护理措施的过程。实施的主要内容包括：①将所计划的护理活动组织落实；②执行医嘱，保持医疗与护理的有机结合；③解答病人及家属咨询的问题；④及时评价实施的质量、效果，观察病情，处理突发急症；⑤继续收集资料，及时、准确地完成护理记录，不断补充和修正护理计划；⑥与其他医务人员保持良好的关系，做好交班工作。

3. **实施后的记录**　①护士对其所执行的护理措施及在执行过程中所观察到的问题进行记录，其意义在于：可以描述护理对象接受护理照顾期间的全部经过；有利于其他医务人员了解该护理对象的情况；可作为护理质量评价的一个内容；可为以后的护理工作提供资料和经验；是护士辛勤工作的最好证明。②护理记录要及时、准确、可靠地反映护理对象的健康问题及其进展情况；描述要简明扼要、重点突出，体现动态性和连续性；记录要客观具体，避免使用含糊、不明确的词句，以免引起歧义。③记录的方式：目前比较常用的是采用 PIO 的方式记录护理活动，其中 P（problem）代表护理问题、I（intevention）代表护理措施、O（outcome）代表护理结果。

4. **护理实施的注意事项**　贯彻"整体"观念，注重科学性、安全性、灵活性，不盲目执行医嘱，鼓励护理对象参与。

六、评价

评价是按预期目标规定的时间，将护理计划与预期目标进行比较并做出评定、修改的过程。**评价虽然是护理程序的最后步骤，但评价始终贯穿于护理活动的全过程。**

（一）收集资料

为评价预期目标是否达到，需要收集有关护理对象目前健康状态的资料，资料涉及的内容应与评估所包含的内容一致。资料有主观资料和客观资料，收集时要注意两者的统一性，并注意护理对象对护理活动的反应。

（二）评价预期目标是否实现

用目标陈述中所规定的期限，将护理对象目前的健康状况与目标中预期的状况进行比较，衡量目标实现与否。根据判断目标是否实现或实现的程度，可分为目标完全实现、目标部分实现及目标未实现 3 种情况。

（三）分析原因

1. 所收集的资料是否准确、全面。
2. 护理诊断是否正确。
3. 目标的时间和行为标准是否合理。
4. 护理措施是否适合病人，执行是否有效。
5. 病人是否配合。
6. 病情是否已经改变或有新的问题发生，原定计划是否失去了有效性。

（四）重审护理计划

1. 停止　对于已解决的问题，即目标完全实现的护理诊断及其相应的护理措施同时停止。
2. 继续　护理问题尚未彻底解决，护理目标与护理措施得当，应继续执行原计划。
3. 取消　原有的潜在护理问题未发生，危险因素也不再存在，应取消原计划。
4. 修订　通过对目标部分实现和未实现的原因进行分析，找出症结所在，然后对护理诊断、目标、措施中不适当的地方加以修改。
5. 增加　评价本身也是一个再评估的过程，所得到的资料若表明病人出现了新的护理问题，应将新护理诊断及其目标和措施列入护理计划。

第 9 单元　舒适、休息、睡眠与活动

【复习指南】舒适、休息、睡眠与运动历年必考，应作为考试重点内容复习。影响舒适的因素历年常考，应重点复习。影响舒适的因素、促进病人舒适的护理措施、对疼痛病人的护理、促进病人睡眠的护理措施及促进活动的护理应熟练掌握；舒适的概念、疼痛的概述、休息与睡眠的概述应掌握。

一、舒适

1. 概念　舒适是一种主观的自我感受，是身心健康、满意、没有疼痛、没有焦虑的轻松自在的感觉，处于一种无忧虑、无痛苦状态，是身心满足、身体安逸的感觉。不舒适是指个体身心不健全或有缺陷，周围环境有不良刺激，对生活不满、身心负荷过重的一种感觉，表现为焦虑紧张、烦躁不安、萎靡不振、消极沮丧、失望无助、疲乏无力，难以坚持正常工作和生活。疼痛会给病人带来严重的不舒适。

2. 影响舒适的因素　舒适与不舒适是一种较为复杂的自我感受，影响因素如下。

（1）心理方面：①焦虑、恐惧；②陌生环境压力；③面临角色改变压力；④不被关心与尊重。

（2）身体方面：①疾病造成的症状和体征；②体位不当；③活动受限；④身体清洁卫生的原因。

（3）环境方面：①医院物理环境，包括病室内的温度、湿度、光线、墙壁颜色、噪声等。室温过高，影响机体散热，使病人感到烦躁；室温过低，病人易受凉，肌肉紧张。病室湿度过高，利于细菌繁殖，机体水分蒸发慢，病人感到闷热，因此，湿度过高对心肾疾病病人不利。室内湿度过低，空气干燥，机体水分蒸发快，呼吸道黏膜干燥、咽痛、口渴，因此，湿度过低对气管切开、呼吸道感染及急性咽喉炎病人不利。②医院人际关系环境。

（4）社会方面：①角色适应不良，如角色行为冲突、角色行为紊乱等，影响疾病康复；②缺乏支持系统，如缺少亲朋关心、帮助与经济支持等。

3. 促进病人舒适的护理措施

（1）细致评估，及时发现不舒适并找出原因。

（2）针对具体原因，采取有效措施消除或减轻病人不适。

（3）建立良好护患关系，护士与病人**合作**至关重要，良好护患关系是打开共同**合作**的渠道，是实施护理措施的必要条件。

（4）心理支持，对由于心理因素引发的不舒适，护士应找到其症结所在，才能做好心理护理，以消除或减轻病人的不适。

（5）维持病人舒适体位。卧位性质：①按自主性分类。a. 主动卧位，病人根据自己的习惯在床上采取最舒适、最随意的体位。主动卧位适用于轻症病人。b. 被动卧位，病人自己无能力变换体位，由医护人员等按要求设置其体位。被动卧位适用于昏迷、瘫痪、极度衰弱等病人。c. 被迫卧位，病人意识清楚，也有变换体位的能力，但为了减轻痛苦或治疗需要而被迫采取的体位。如肺心病引起呼吸困难的病人常采取端坐位，膀胱镜检查采取截石位等。②按照卧位平稳性分类。a. 稳定性卧位，身体支撑面大，重心低，平衡平稳。如平卧位。b. 不稳定性卧位，身体支撑面小，重心较高，难以平稳，病人易造成肌肉紧张，不舒适。如身体姿势不正确的侧卧位、半坐卧位。

（6）常用卧位：

①仰卧位：a. 去枕仰卧位。适用于全身麻醉未清醒或昏迷者，以防止呕吐物引起窒息或肺部感染；椎管内麻醉或脊髓腔穿刺后 6 ～ 8 小时病人，以免过早抬高头部致使脑脊液自穿刺处渗出至脊膜腔外，造成脑压过低，牵张颅内静脉窦和脑膜等组织而引起头痛。要求去枕仰卧，枕头横置床头，头偏一侧。b. 屈膝仰卧位。适用于腹部检查、导尿及会阴冲洗等。要求病人仰卧，头下垫枕，两臂置于身体两侧，两足平踏于床上，两膝屈起并稍向外分开。c. 中凹卧位。适用于休克病人，抬高头胸部，有利于气道通畅，改善缺氧；抬高下肢，利于静脉血回流，增加回心血量，缓解休克。要求头胸抬高 10° ～ 20°，下肢抬高 20° ～ 30°。

②侧卧位：适用于灌肠、肛门检查及配合胃镜 / 肠镜检查；臀部肌内注射；预防压疮时，侧卧位与平卧位交替使用，以减轻局部受压。要求病人侧卧，两臂屈肘，一只手放在枕旁，

另一只手放在胸前，下腿伸直，上腿弯曲；两膝间、胸背部置软枕，扩大支撑面，增进舒适和安全。

③半坐卧位：适用于心肺疾病引起的呼吸困难，由于重力作用使膈肌下降，胸腔容积扩大，减轻腹腔脏器对心肺的压迫，增加肺活量。同时由于回心血量减少，减轻肺部淤血和心脏负担，改善呼吸困难。腹腔、盆腔手术后或有炎症的病人可使腹腔渗出液流入盆腔，感染局限化，同时可防止感染向上蔓延引起膈下脓肿。此外，腹部手术后的病人还可减轻腹部缝合处的张力，减轻疼痛，有利于切口愈合。面部及颈部手术后的病人可减少局部出血。恢复期体质虚弱的病人适应体位变化，向站立过渡。要求先摇起床头支架成30°～50°，再摇起膝下支架。放平时先放下膝下支架，再放下床头支架。

④端坐位：适用范围为支气管哮喘发作、急性肺水肿、心包积液、阵发性呼吸困难的病人。要求床头抬高70°～80°，膝下支架15°～20°。床上放一跨床小桌，桌上放软枕，病人身体稍前倾，于桌上休息，也可向后靠。

⑤俯卧位：适用范围包括腰背部手术或检查，胰、胆管造影检查等；腰、背、臀部有伤口，不能平卧或侧卧者；胃肠胀气所致的腹痛使腹腔容积增大，能缓解疼痛。要求俯卧，胸、髋、踝各置软枕，身体后部显露，腹腔容积增大。

⑥头低足高位：适用范围包括十二指肠引流利于胆汁排出；肺分泌物引流利于痰液咳出；产妇胎膜早破时，减轻腹压，降低羊水冲力，防止脐带脱垂；跟骨、胫骨结节、骨盆骨折牵引时可利用人体重力作为反牵引力。要求病人仰卧，枕头横立于床，床尾垫高15～30cm。

⑦头高足低位：适用范围包括减轻颅内压、预防脑水肿，颅脑手术后及颈椎骨折进行牵引时作反牵引力。要求病人仰卧，枕头横立于床尾，床头垫高15～30cm。

⑧膝胸卧位：适用范围包括矫正子宫后倾或胎位不正；促进产后子宫复原；肛门、直肠及乙状结肠的检查和治疗；法洛四联症患儿缺氧发作时。要求病人跪卧，两小腿平放床上，稍分开，大腿与床面垂直，胸部贴床面，腹部悬空，臀部抬起，头偏一侧，两臂屈肘，置于头的两侧。

⑨截石位：适用范围包括会阴与肛门部位检查、治疗或手术；产妇分娩。要求病人仰卧于检查台上，两腿分开放于支腿架上，臀部齐床缘，两手放于胸部或身体两侧。

二、疼痛

1. 概念　疼痛是一种令人不快的感觉和情绪上的感受，伴随着现有的或潜在的组织损伤。

2. 疼痛的原因

（1）温度刺激：过高或过低的温度，接触体表后均可损伤组织，使受伤的组织释放组胺等化学物质，刺激神经末梢引起疼痛。

（2）物理损伤：刀伤、挫伤、针刺伤、碰撞伤、肌肉受压迫、组织受牵拉等，可以使局部组织受损伤，刺激神经末梢引起疼痛。

（3）化学损伤：强碱、强酸等化学物质，可直接刺激神经末梢，引起疼痛；被损伤组织细胞释放化学物质，再次作用于痛觉感受器，使疼痛加剧。

（4）病理改变：疾病造成的局部血管腔堵塞，组织缺血、缺氧；平滑肌痉挛或过度收缩；空腔脏器过度扩张和局部炎症等均可以引起疼痛。

（5）心理因素：情绪过度紧张、悲痛、恐惧、愤怒等均可以引起局部血管过度收缩或扩张导致疼痛。

3. 影响疼痛的因素

（1）内在因素：①人口学特征。个体对疼痛的敏感程度因年龄不同而不同。②宗教信仰与文化。宗教信仰与文化影响个体对疼痛的认知评价和对疼痛的反应。③行为作用。不同的行为表现和应对策略会影响个体对疼痛的知觉和治疗的效果。④以往的疼痛经验。疼痛经验是个体自身对刺激体验所获得的感受，进而从行为中表现出来。个人对疼痛的态度直接影响其行为表现。⑤注意力。个体对疼痛的注意程度会影响其对疼痛的感觉。⑥情绪。情绪可影响病人对疼痛的反应，焦虑、抑郁及愤怒等负性情绪会使疼痛加剧并彼此相互影响。⑦对疼痛的态度。个体对疼痛的态度会影响个体对疼痛的反应。

（2）外在因素：①环境变化。环境因素可影响疼痛，如噪声、温度及光线等。②社会支持。当病人经历疼痛时，良好的社会支持可以减少病人孤独感和恐惧感，从而减轻疼痛。③医源性因素。许多治疗和护理操作都有可能使病人产生疼痛的感觉，如注射、输液等。

4. 对疼痛病人的护理

按 WHO 的疼痛分级标准进行评估，疼痛分为 4 级。

0 级：无疼痛。

1 级（轻度疼痛）：有疼痛感但不严重，可忍受，睡眠不受影响。

2 级（中度疼痛）：疼痛明显，不能忍受，睡眠受干扰，要求用镇痛药。

3 级（重度疼痛）：疼痛剧烈，不能忍受，睡眠严重受干扰，需要用镇痛药。

对疼痛病人的护理分为**非药物性镇痛方法和药物性镇痛方法**。

（1）非药物性镇痛方法：①物理镇痛，如冷、热疗法，理疗，推拿，按摩等；②针灸镇痛；③经皮神经电刺激疗法；④提供社会心理支持；⑤恰当地运用心理护理方法及疼痛心理疗法；⑥积极采取促进病人舒适的措施。

（2）药物性镇痛方法：①第一阶段，适用于轻度疼痛病人。选用非阿片类、解热镇痛类、抗炎类药物，如布洛芬、阿司匹林、对乙酰氨基酚等，酌情加用辅助药。②第二阶段，适用于中度疼痛病人。使用非阿片类药物镇痛无效时，可选用弱阿片类药物，如可待因、氨酚待因、曲马朵等，加非阿片类镇痛药物，酌情加用辅助药。③第三阶段，适用于重度疼痛和剧烈癌痛病人。选用强阿片类药物，如吗啡、哌替啶、美沙酮等，加非阿片类镇痛药物，酌情加用辅助药。在癌痛治疗中，常采用联合用药的方法，其目的是减少主药的用量和不良反应。使用药物镇痛时，护士应注意密切观察有无用药后不良反应，并及时协助处理和帮助缓解不良反应。

三、休息与睡眠

1. 概述

（1）休息：是指通过改变当前的活动方式，使身心放松，处于一种没有紧张和焦虑的松弛状态。包括身体和心理两方面，通过休息减轻疲劳和缓解精神紧张。①休息在健康和生病时的作用：充足的休息是维持健康所需要的；在疾病期间休息则显得更为重要。②休息的先决条件：生理上的舒适；减轻焦虑；充足的睡眠。

（2）睡眠：是休息的一种重要形式。睡眠和觉醒是维持人类生命活动所必需的生理现象，通过睡眠可以使人体的精力和体力得到恢复，觉醒后保持良好的状态。①睡眠生理：睡眠和觉醒具有一定的规律和节奏。睡眠分为慢波睡眠（正相睡眠）和快波睡眠（异相睡眠或快速眼球运动睡眠）。睡眠过程中两个时相互相交替进行。成人进入睡眠后，首先是慢波睡眠，持续 80～120 分钟后转入快波睡眠，维持 20～30 分钟后，又转入慢波睡眠。整个睡眠过程中有 4～5 次交替，越近睡眠的后期，快波睡眠持续时间越长。正相睡眠分为 4 个时期：入睡期、浅睡期、中度睡眠期、深度睡眠期。正相睡眠有利于促进生长和体力恢复。异相睡眠出现在正相睡眠之后，异相睡眠与幼儿神经系统的成熟有密切的关系，能够促进学习记忆和精力恢复。异相睡眠对精神和情绪上的平衡最为重要。②影响睡眠的因素与睡眠障碍：a.影响睡眠的因素。包括年龄因素、生理因素、病理因素、环境因素、药物因素、情绪因素、食物因素、个人习惯、生活方式。b.睡眠障碍。失眠是睡眠障碍最常见的一种，主要表现为入睡困难、睡眠不稳、易产生多梦、易醒、睡不深，睡眠中途醒后不能再次入睡、早醒等；睡眠过度是指睡眠过多或长期处于睡眠状态；梦游症是异常睡眠中最常见的一种，它常发生于正相睡眠的第 3～4 期，多见于儿童，与遗传、性格和神经功能失调有关。

2. 促进病人休息的护理措施　①增加身体的舒适。②保证环境和谐。应尽可能地为病人提供一个安静、舒适的住院环境；有计划地为病人安排各项诊疗活动，各种操作及治疗应尽可能地在白天完成；对于绝对卧床的病人，护士应有计划地为病人进行翻身、协助病人进食等活动。③注意心理护理，促进病人心情愉快、精神放松。④尊重病人的休息习惯与方式。

3. 促进病人睡眠的护理措施　①满足病人身体舒适的需要；②减轻病人心理压力；③创造良好的睡眠环境；④合理使用药物；⑤建立良好的睡眠习惯；⑥做好晚间护理。

四、活动

1. 概述　活动是人的基本需要之一，对维持健康非常重要。

（1）活动的重要性：①提高心肺功能；②提高肌肉的强度与耐力；③保持关节灵活性；④提高机体氧和能力，增强心肺功能；⑤防止便秘的发生；⑥有助于睡眠；⑦降低紧张程度。患病后的机体，除了要很好地休息，还应该根据身体的需要，适当地活动，以预防并发症，促进康复。

（2）活动受限的原因：①疼痛；②运动、神经系统损伤，损伤严重时会永久性地改变人体的活动能力；③肌肉、关节和骨骼的器质性损伤，如挫伤、扭伤、骨折等，会引起受伤组织活动受限；④精神心理因素，如抑郁型精神分裂症的病人活动明显减少；⑤治疗与护理措施，如骨折病人进行石膏固定或牵引，急性心肌梗死病人需要绝对卧床休息；⑥其他，如残障病人、过度肥胖病人等均会出现身体活动受限。

（3）活动受限对机体的影响：

①对皮肤的影响：长期卧床不能活动的病人，对皮肤影响最大的问题是有发生压疮的危险。

②对骨骼和肌肉的影响：长期不活动会引起全身肌肉软弱无力、骨质疏松、关节僵硬、肌肉萎缩、足下垂等关节肌肉变形，严重者会导致运动系统功能失调或丧失。

③对消化系统的影响：长期不活动或活动量减少，会引起病人食欲缺乏或出现畏食，使各种营养物质摄入量不足，加之疾病的消耗则导致负氮平衡，久而久之会出现营养不良。活动量减少使胃肠道蠕动减慢，畏食后纤维素及水分摄入量减少，则会出现便秘。

④对心血管系统的影响：其一，会出现直立性低血压。原因是当人体突然直立时，小动

脉尚未收缩，而造成血压突然下降；其二，会出现深静脉血栓。机体不活动时间越长，发生深静脉血栓的概率越高。最主要的危险是血栓脱落栓塞于肺部血管导致肺动脉栓塞。

⑤对呼吸系统的影响：长期卧床对病人呼吸系统的影响，主要是坠积性肺炎和二氧化碳潴留。其原因是长期卧床病人胸部扩张受限，有效通气减少；加之病情重，病人处于衰竭状态，无力进行有效深呼吸，又无力将呼吸道内堆积的大量分泌物排出体外，这种情况持续存在会发生肺内感染，导致坠积性肺炎。同时也影响氧气的正常交换。

⑥对泌尿系统的影响：长期卧床对病人泌尿系统的影响，是排尿姿势改变后出现排尿困难，若长期存在膀胱膨胀会造成逼尿肌过度伸展，机体对膀胱胀满的感觉不敏感，形成尿潴留。长期尿潴留又会使正常排尿的冲洗作用减弱，使细菌大量繁殖，致病菌逆行造成泌尿系统感染。

⑦对心理方面的影响：长期卧床病人常常会出现焦虑、忧郁、愤怒、自卑、失望、失眠、自尊受损、敌对情绪等，也会因为给家里造成经济负担而产生巨大的心理压力。

2. 促进活动的护理措施

（1）选择合适卧位：根据病情为卧床病人取舒适、稳定的卧位，使全身尽量放松，减少肌肉和关节的紧张。

（2）关节活动度练习：关节活动范围是指关节运动时所通过的运动弧，常以度数表示，亦称关节活动度。关节活动度练习，简称 ROM 练习，是指根据每一特定关节可活动的范围来对此关节进行屈曲和伸展的运动。是维持关节可动性、防止关节痉挛和形成粘连、恢复和改善关节功能的有效锻炼方法。由个体独立完成的称为主动性 ROM 练习；依靠医务人员完成的称为被动性 ROM 练习。活动受限病人应尽快开始 ROM 练习，开始可由医务人员协助或部分协助完成，随后逐渐过渡到病人能独立完成。每天进行 2～3 次。被动性 ROM 练习要点：病人采取自然放松的姿势，面向并尽量靠近操作者；依次对颈、肩、肘腕、指、髋、膝、踝、趾等关节做屈曲、伸展、内收、内旋、外展、外旋等关节活动范围练习；活动时要比较两侧关节活动情况；病人出现疼痛、痉挛、疲劳或抵抗反应时，应停止操作；每个关节每次可有节律地做 5～10 次完整的 ROM 练习；操作时关节应予以支托；ROM 练习结束后，测量生命体征，协助病人取舒适卧位，记录操作次数；鼓励病人用健侧肢体协助患侧肢体活动。

（3）肌肉练习：①等长练习。肌肉收缩时肌纤维不缩短，即可增加肌肉的张力而不改变肌肉的长度。因为其不伴有明显的关节运动，故等长练习又称静力练习。如膝关节完全伸直定位后，进行股四头肌的收缩、松弛运动。等长练习常用于病人受损伤后以加强肌肉力量为目的的锻炼。肌肉等长练习的优点是不引起明显的关节运动，可以在肢体被固定时早期应用，以预防肌肉萎缩。可在关节内损伤、积液、某些炎症存在情况下使用。肌肉等长练习的缺点主要是以增加静态肌力为主，并有关节角度的特异性，即因在某一关节角度下练习，只对增强关节处于该角度的肌力有效。②等张练习。肌肉收缩时肌纤维缩短，肌肉长度改变，即对抗一定的负荷做关节的活动锻炼。此练习最常用。因其伴有大幅度关节运动，又称动力练习。大负荷、少重复次数的练习有利于增加肌肉力量，并促进关节功能。肌肉等张练习的优点是动态运动比较符合大多数日常活动的肌肉运动方式，同时有利于改善肌肉的神经控制。

肌肉锻炼的注意事项：①以病人的病情及运动需要为依据，制订适合病人的运动计划，帮助病人认识活动与疾病康复的关系，使病人能积极配合练习，达到运动目的。②肌肉锻炼前要做准备活动，锻炼后要做放松活动。③严格掌握运动的量与频率，以达到肌肉适度疲劳而不出现明显疼痛为原则。④如锻炼中出现严重疼痛、不适，或伴有血压、脉搏、心律、呼吸、意识、情绪等方面的变化，应及时停止锻炼，并报告医生给予必要的处理。⑤注意观察肌肉等长收缩引起的升压反应及增加心血管负荷作用。有轻度高血压、冠心病或其他心血管病变时慎用肌力练习，严重者禁忌肌力练习。

第10单元　营养与饮食

【复习指南】营养与饮食历年必考，应作为重点复习。治疗饮食、试验饮食及特殊饮食的护理历年常考，应重点复习。治疗饮食、试验饮食和鼻饲饮食应熟练掌握；人体营养的需要、基本饮食、营养的评估及病人饮食护理措施应掌握。

一、人体营养的需要

1. 热量　人体的主要热量来源主要是糖类，其次是脂肪、蛋白质，它们在体内经过酶的催化作用和进行生物氧化将热量释放出来，故这些物质又称为热量营养素。它们在体内氧化时，实际供给热量分别是：糖类 16.7kJ/g、脂肪 37.6kJ/g、蛋白质 16.7kJ/g。蛋白质、脂肪、糖类 3 大营养素供热量占总热量的百分比：蛋白质占 10% ～ 15%、脂肪占 20% ～ 30%、糖类占 50% ～ 65%。

2. 营养素

（1）蛋白质

①概念：蛋白质由多种氨基酸组成，正常成人体内占 16% ～ 19%，是一切生命的物质基础。

②生理功能：a. 构成、更新及修复人体组织；b. 构成酶、激素、抗体；c. 构成血红蛋白、尿纤维蛋白；d. 维持血浆胶体渗透压；e. 供给热量。

③分类：构成蛋白质的20多种氨基酸可分为两类。一类是必需氨基酸，它在人体中不能合成或合成不足，必须从食物中获得，共 8 种，即亮氨酸、异亮氨酸、色氨酸、赖氨酸、蛋氨酸、苯丙氨酸、苏氨酸、缬氨酸；另一类是非必需氨基酸，它能在人体内合成，食物也可以供给一部分。

④蛋白质的食物来源：肉、水产品、蛋、奶及奶制品等来源于动物，它含有所有必需氨基酸，故称为完全蛋白质食物。豆类、种子植物及干果类多来源于植物，它只含有部分必需氨基酸，称为不完全蛋白质食物。其中黄豆的蛋白质营养价值较高，因此，将动物蛋白质与大豆蛋白质称为优质蛋白质。

（2）脂肪：脂肪富含热量，包括中性脂肪和类脂质。中性脂肪是由甘油和脂肪酸组成，又称三酰甘油。类脂质是溶于脂肪或脂肪溶剂的物质。脂肪中的脂肪酸又分为饱和脂肪酸和不饱和脂肪酸。不饱和脂肪酸中的亚油酸、亚麻酸、花生四烯酸在体内不能合成，必须由食物供给，故称为必需脂肪酸。

（3）糖类：根据分子结构可分为单糖，如葡萄糖、果糖；双糖，如蔗糖、麦芽糖、乳糖；多糖，如淀粉、糖原、纤维素、果胶等。

①生理功能：供给能量；参与构成机体组织；保肝解毒；抗生酮作用。

②能量来源：谷物和根茎类食物，如小麦、薯类；各种食用糖，如蔗糖、麦芽糖等。

（4）矿物质：又称无机盐，是构成人体组织和维持正常生理功能必需的各种元素的总称，约占成人体重的 4%，包括除碳、氢、氧、氮以外的体内各种元素。其中含量较多的常量元素包括：钙、镁、钾、钠、磷、氯、硫 7 种；微量元素包括：铁、碘、铜、锌、锰、镍、钴、锡、硒、钼、铬、硅、氟、钒等。

①钙是构成骨骼和牙齿的重要成分。生理功能包括调节心脏和神经的传导及肌肉的收缩，参与凝血过程，多种酶的激活剂及降低毛细血管和细胞膜的通透性。缺钙可引发生长发育迟缓，骨结构异常，佝偻病、骨骼变形，出现"O"形腿。钙的食物来源：奶及奶制品、海带、小虾米皮、芝麻酱、豆类、绿色蔬菜、骨粉、蛋壳粉。

②铁是合成血红蛋白、肌红蛋白与细胞色素 A 的主要成分。生理功能包括参与氧的运输，促进生物氧化还原反应，构成某些呼吸酶的重要成分及参与组织呼吸。缺铁性贫血可引起细胞免疫功能缺陷，同时可使皮肤黏膜的防御功能降低。铁的食物主要来源：动物肝、动物全血、肉蛋类、豆类、绿色蔬菜等。

③磷是构成骨骼、牙齿及软组织的重要成分。生理功能包括参与多种酶和辅酶的合成，调节能量释放，调节酸碱平衡及促进物质活化。

④锌的生理功能包括促进生长发育和组织再生，是许多金属酶的功能成分或活化剂，促进食欲，促进维生素 A 的代谢和生理功能，促进性器官及性功能的正常发育及参与免疫过程。缺锌病人可有食欲缺乏、异食癖。锌的食物来源：动物食品、海产品、奶、蛋、坚果类等。

（5）维生素

①脂溶性维生素：维生素 A、维生素 D、维生素 E、维生素 K。

维生素 A：维生素 A 缺乏所患疾病，如干眼症，夜盲症。食物主要来源：动物肝、鱼肝油、奶制品、禽蛋类、有色蔬菜及水果等。

维生素 D：维生素 D 缺乏所患疾病，如佝偻病、骨质软化症。食物主要来源：海鱼及动物肝、蛋黄、奶油；体内转化。

维生素 E：维生素 E 缺乏所患疾病，如影响生育。食物主要来源：植物油、谷类、坚果类、绿叶蔬菜等。

维生素 K：维生素 K 缺乏所患疾病，如血液凝固障碍。食物主要来源：肠内细菌合成、绿色蔬菜、动物肝。

②水溶性维生素：维生素 B_1、维生素 B_2、维生素 PP、维生素 B_6、维生素 B_{12}、维生素 C 及叶酸。

维生素 B_1：维生素 B_1 缺乏所患疾病，如脚气病。食物主要来源：动物内脏、肉类、豆类、花生、未过分精细加工的谷类。

维生素 B_2：维生素 B_2 缺乏所患疾病，如唇炎、口角炎、阴道炎。食物主要来源：动物肝、禽蛋类、奶类、豆类、花生、新鲜绿叶蔬菜等。

维生素 B_6：维生素 B_6 缺乏所患疾病，如唇炎、口腔炎。食物主要来源：畜禽肉及其内脏、鱼类等。

维生素 B_{12}：维生素 B_{12} 缺乏所患疾病，如虚弱、减重、贫血。食物主要来源：动物内脏、发酵豆制品、新鲜绿叶蔬菜。

维生素 C：维生素 C 缺乏所患疾病，如坏血病。食物主要来源：新鲜蔬菜和水果。

维生素 M（叶酸）：维生素 M 缺乏所患疾病，如巨幼红细胞贫血。食物主要来源：动物内脏、发酵豆制品、新鲜绿叶蔬菜。

二、医院饮食

1. 基本饮食　是对营养素种类、摄入量不做限定性调整的一种饮食（表 1-3）。

表 1-3　医院基本饮食

类别	适用范围	饮食原则	用法	可选食物
普通饮食	消化功能正常；无饮食限制；体温正常；病情较轻或恢复期的病人	营养平衡；美观可口；易消化，无刺激的一般食物；与健康人饮食相似	每日总热量应达 9209～10 883kJ，蛋白质 70～90g，脂肪 60～70g，糖类 450g 左右，水分 2500ml 左右每日 3 餐，各餐按比例分配	一般食物都可采用
软质饮食	消化吸收功能差；咀嚼不便者；低热；消化道术后恢复期的病人	营养平衡；易消化、咀嚼；食物碎、烂、软；少油炸、少油腻、少粗纤维及强烈刺激性调料	每日总热量为 9209～10 046kJ，蛋白质 60～80g，每日 3～4 餐	软饭、面条、切碎煮熟的菜和肉等
半流质饮食	口腔及消化道疾病；中等发热；体弱；手术后病人	食物呈半流质；无刺激性；易咀嚼、吞咽和消化；纤维少，营养丰富；少食多餐；胃肠功能紊乱者禁用含纤维素或易引起胀气的食物；痢疾病人禁用牛奶、豆浆及过甜食物	每日总热量为 6279～8372kJ，蛋白质 50～70g，每日 5～6 餐	泥、末、粥、面条、羹等
流质饮食	口腔疾患、各种大手术后；急性消化道疾病；高热；病情危重、全身衰竭病人	食物呈液状，易吞咽、易消化、无刺激；所含热量与营养素不足，只能短期使用；通常辅以肠外营养及补充热量和营养	每日总热量为 3499～5002kJ，蛋白质 40～50g，每日 6～7 餐，每 2～3 小时 1 次，每次 200～300ml	乳类、豆浆、米汤、稀藕粉、菜汁、果汁等

2. 治疗饮食　是指在基本饮食的基础上，适当调节热量和营养素，以达到治疗或辅助治疗的目的，从而促进病人的康复（表 1-4）。

表 1-4　医院治疗饮食

饮食种类	适用范围	饮食原则及用法	.
高热量饮食	用于热量消耗较高的病人，如甲状腺功能亢进、结核、大面积烧伤、肝炎、胆道疾病、体重不足病人及产妇等	在基本饮食的基础上加餐 2 次，可进食牛奶、豆浆、鸡蛋、藕粉、蛋糕、巧克力及甜食等。总热量约为 3000kcal/d	

续表

饮食种类	适用范围	饮食原则及用法
高蛋白饮食	适用于高代谢性疾病，如烧伤、结核、恶性肿瘤、贫血、甲状腺功能亢进、大手术后、肾病综合征、低蛋白血症病人；孕妇、乳母等	在基本饮食的基础上增加富含蛋白质的食物，尤其是优质蛋白质。供给量为 1.5 ～ 2.0g/（kg·d），总量不超过 120g/d，总热量为 2500 ～ 3000kcal/d
低蛋白饮食	用于限制蛋白质摄入的病人，如急性肾炎、尿毒症、肝性昏迷等	应多补充蔬菜和含糖高的食物，以维持正常热量。成人饮食中的蛋白质不超过 40g/d，视病情可酌情减少至 20 ～ 30g/d；肾功能不全的病人应多摄入动物性蛋白，忌用豆制品；而肝性昏迷的病人应以植物性蛋白为主
低脂肪饮食	用于肝、胆、胰疾病，高脂血症，动脉硬化、冠心病，肥胖症及腹泻等病人	食物清淡、少油，禁用肥肉、蛋黄、动物脑等；高脂血症及动脉硬化病人不必限制植物油（椰子油除外）。成人脂肪量＜ 50g/d，肝胆胰病人＜ 40g/d。尤其要限制动物脂肪的摄入
低胆固醇饮食	用于高胆固醇血症、高脂血症、动脉硬化、冠心病、高血压等病人	胆固醇的摄入量＜ 300mg/d，禁用或少用含胆固醇高的食物，如动物内脏和脑、鱼子、蛋黄、肥肉和动物油等
低盐饮食	用于心脏病、急慢性肾炎、肝硬化腹水、重度高血压但水肿较轻者	成人每日进食盐＜ 2g，不包括食物内自然存在的氯化钠。禁食腌制品，如咸菜、皮蛋、火腿、香肠、咸肉、虾米等
无盐低钠饮食	适用范围同低盐饮食，但水肿较重病人	无盐饮食，除食物内自然含钠量外，烹调时不放食盐，饮食中含钠量＜ 0.7g/d；低钠饮食需控制摄入食品中自然存在的含钠量，一般应＜ 0.5g/d；两者均禁用腌制食物、含钠食物及药物，如油条、挂面、汽水、碳酸氢钠药物等
高纤维素饮食	用于便秘、肥胖症、高脂血症、糖尿病等病人	选择含纤维素多的食物，如韭菜、芹菜、蒜薹、粗粮、竹笋、香蕉、菠菜等
少渣饮食	用于伤寒、痢疾、腹泻、肠炎、食管胃底静脉曲张、咽喉部及消化道手术后的病人	饮食中应少用含纤维多的食物，不用强刺激性调味品和坚硬的食物，肠道疾病者少食用油脂食物

3.试验饮食　是指在特定的时间内，通过对饮食内容的调整来协助诊断疾病和确保实验室检查结果正确的一种饮食（表 1-5）。

表 1-5　医院试验饮食

饮食种类	适用范围	饮食原则及用法
肌酐试验饮食	用于协助检查、测定肾小球的滤过功能	试验期为 3 天，试验期间禁食肉、禽类、鱼类，忌饮茶和咖啡，全日主食在 300g 以内，限制蛋白质的摄入（蛋白质供给量＜40g/d），以排除外源性肌酐的影响；蔬菜、水果、植物油不限，热量不足可添加藕粉或含糖的点心等。第 3 天测尿肌酐清除率及血肌酐含量
尿浓缩功能试验饮食（干饮食）	用于检查肾小管的浓缩功能	试验期为 1 天，控制全天饮食中的水分，总量在 500～600ml。可进食含水分少的食物，如米饭、馒头、面包、炒鸡蛋、土豆、豆腐干等，烹调时尽量不加水或少加水；避免食用过甜、过咸或含水量高的食物。蛋白质供给量为 1g/（kg·d）
甲状腺 [131]I 试验饮食	用于协助测定甲状腺功能	试验期间为 2 周，期间禁用含碘食物，如海带、海蜇、紫菜、海参、虾、鱼、加碘食盐等；禁用碘做局部消毒；2 周后做 [131]I 功能测定
胆囊 B 超检查饮食	用于需要进行 B 超检查有无胆囊、胆管、肝胆管疾病的病人	检查前 3 日最好禁食牛奶、豆制品、糖类等易于发酵产气食物，检查前 1 日晚应进食无脂肪、低蛋白、高糖的清淡饮食。检查当日早晨禁食。若还需要了解胆囊收缩功能，则在第一次 B 超检查后，如胆囊显影良好，进食高脂肪餐（如油煎荷包蛋 2 个或高脂肪的方便餐，脂肪含量为 25～50g）；30～45 分钟后第二次 B 超检查观察，若效果不明显，可再等待 30～45 分钟后再次检查
葡萄糖耐量试验饮食	用于糖尿病的诊断	试验前食用糖类含量≥300g 的饮食共 3 日。同时停用一切能升降血糖的药物。试验前晚餐后禁食（禁食 10～12 小时）直至翌晨试验日晨采血后将葡萄糖 75g 溶于 300ml 水中顿服。餐后 0.5 小时、1 小时、2 小时和 3 小时分别采血测定血糖

三、饮食护理

1. 营养的评估

（1）根据身高、体重、皮褶厚度，进行营养状况评估。

常用的标准体重计算公式：

男性：标准体重（kg）＝身高（cm）-105

女性：标准体重（kg）＝身高（cm）-105-2.5

实测体重占标准体重的百分数计算公式：（实测体重-标准体重）/标准体重×100%

实际体重与标准体重 ±10% 以内为正常范围；增加 10%～20% 为超重；超过 20% 为肥胖；减少 10%～20% 为消瘦；低于 20% 为明显消瘦。

（2）通过外貌、口唇、皮肤、毛发、指甲、骨骼及肌肉等方面评估护理对象的基本营养状况。

2. 病人饮食护理措施

（1）病人进食前的护理：①环境的准备，去除一切不良气味及避免不良视觉印象。②病人的准备，根据病人所需的饮食种类对病人进行饮食教育指导；减轻或去除各种不舒适因素；协助病人采取舒适的进餐姿势。③护理人员的准备，根据饮食单上不同的饮食种类，协助配餐员分发食物。

（2）病人进食时的护理：①督促和协助病人按医嘱要求进食，如治疗饮食、试验饮食、禁食或限量饮食实施的情况。自备食物，护士需查看是否符合治疗原则。②饮食健康教育，纠正不良饮食习惯及不遵守医嘱的饮食行为。③鼓励卧床病人自行进食，将食物、餐具等放在方便取放的位置，必要时给予协助。④需喂食的病人，应按照其进食习惯、次序与方法等喂食。每次喂食量、速度适中，温度适宜。饭与菜、固体与液体食物应轮流喂食。进食流质饮食的病人，可使用吸管。⑤对视力障碍或双目失明的病人，先告知喂食内容以增加进食兴趣；对于要求自行进食的病人，可按照时钟平面图放置食物，并告知摆放食物的名称及方向，便于病人自行摄取。

（3）病人进食后护理：病人进餐后，注意了解进食内容、进食量。评估病人进食量，根据需要做好出入量的记录。

四、特殊饮食护理

1. 要素饮食　是一种化学组成明确的精制食物，含有人体所需的易于吸收的营养成分，与水混合后可以形成溶液或较为稳定的悬浮液。其主要特点是由不需要经过消化过程即可直接被肠道吸收和利用，为人体提供热量及营养。适用于严重烧伤及创伤等超高代谢、胃肠道瘘、手术前后需要营养支持、非感染性严重腹泻、消化吸收不良、营养不良等病人。

（1）目的：在临床营养治疗中可保证危重病人的能量及氨基酸等营养素的摄入，促进伤口愈合，改善患者营养状况，以达到治疗及辅助治疗的目的。

（2）分类：根据治疗用途可分为营养治疗用和特殊治疗用两大类。

（3）用法：①分次注入，每日 4～6 次，每次 250～400ml。适用于非危重，经鼻胃管或造瘘管行胃内喂养患者。优点：操作方便，费用低廉。缺点：易引起恶心、呕吐、腹胀、腹泻等症状。②间歇滴注，每日 4～6 次，每次 400～500ml。每次输液持续时间为 30～60 分钟，多数患者可耐受。③连续滴注，在 12～24 小时内持续滴入要素饮食，或用肠内营养泵保持恒定滴速，多用于经空肠喂养的危重患者。

（4）并发症：①机械性并发症；②感染性并发症；③代谢性并发症；④其他并发症。

（5）注意事项：①每一种要素饮食的具体实施方案应根据病人的具体病情，由临床医师、责任护士和营养师共同商议而定。②遵循要素饮食的应用原则。③配制时，严格执行无菌操作原则。④溶液放在 4℃ 以下的冰箱内保存，24 小时内用完。⑤要素饮食可适当加温，不能用高温蒸煮。⑥滴注前后均需用温开水或生理盐水冲净管腔。⑦滴注过程中加强巡视，对症处置。⑧期间需要定期记录体重及相关检查，做好营养评估。⑨停用时需逐渐减量。⑩幼小婴儿和消化道出血者不能用。加强联系，及时调整饮食，处理不良反应及并发症。

2. 管饲饮食　是将导管插入胃肠道，给病人提供必需的食物、营养液、水及药物的方法，是临床中提供或补充营养的极为重要的方法之一。根据导管插入的途径可分为：口胃管、鼻胃管、鼻肠管、胃造瘘管、空肠造瘘管。

鼻饲法：将导管经鼻腔插入胃肠道，从管内输注食物、水分和药物，以维持病人营养治疗需要的方法。

（1）目的：①昏迷病人；②口腔疾病或口腔手术后病人，上消化道肿瘤引起吞咽困难病人；③不能张口的病人，如破伤风病人；④早产儿，病情危重、拒绝进食者。对于以上病人维持其营养和治疗的需要。

（2）操作要点

①插管长度：成人导管插入长度为 45～55cm，体表测量法为前额发际至胸骨剑突处，或由耳垂经鼻尖到胸骨剑突处的距离。

②经鼻腔插管插入 10～15cm（咽喉部）时，嘱病人做吞咽动作。

③插管过程出现恶心、呕吐症状时，可暂停插入，嘱病人深呼吸或做吞咽动作；若出现呛咳、呼吸困难、发绀等现象时，表明误入气管，应立即拔出，休息后重新插管。当插管不畅时，要检查胃管是否盘绕在口咽部，此时可将胃管拔出。

④昏迷病人在插管前取去枕平卧位，将病人的头后仰。当胃管插至会厌部，即 10～15cm 时，将病人的头部托起，使下颌靠近胸骨柄，以增大咽喉部通道的弧度，便于胃管顺利通过会厌部。

⑤插管时动作应轻稳，尤其是通过食管的 3 个狭窄处（环状软骨水平处、平气管分叉处、食管通过膈肌处）时，以免损伤食管黏膜。

⑥确认胃管插入胃内的方法：a. 抽液法，注射器连接胃管末端抽吸胃液时，有胃液被抽出。是最常用、最准确的一种方法。b. 听诊法，听诊器置胃部（剑突下），向胃管内注入空气 10ml，能够听到气过水声。c. 将胃管末端置于盛水的治疗碗内，无气泡逸出。

⑦灌注食物要点：a. 必须先确认胃管在胃内后方可注食；b. 注食前后需注入少量温开水，避免胃管腔内有残余鼻饲液，否则容易出现鼻饲液变质、胃管堵塞或引起胃肠炎；c. 每次量不超过 200ml，间隔时间不少于 2 小时，食物温度为 38～40℃，不可过冷或过热；d. 通过鼻饲管给药时，应将药片先研碎、溶解后再注入。

⑧协助清洁口腔、鼻腔，整理床单位，嘱病人保持原卧位 20～30 分钟。记录插管时间、病人反应、鼻饲液种类及量等。

⑨拔管：a. 拔管前需夹闭胃管末端，避免拔管时液体反流入呼吸道；b. 在病人深呼气时拔管，拔管至咽喉处时，宜快速拔出，以免胃管内残留液体流入气管；c. 将胃管放入弯盘内，移出病人视线，避免污染床单位；d. 协助清洁口腔、鼻腔，擦去胶布痕迹，整理床单位及用物，洗手并记录。

长期鼻饲应定期更换胃管，更换胃管时应在当天晚上最后 1 次灌注食物后拔管，次日晨从另一侧鼻孔插管。

（3）注意事项：①插管时动作轻柔，避免损伤食管黏膜。②插入胃管至 10～15cm 时，依患者情况给予相应处置。③插入过程中如病人出现呛咳等情况，表明胃管误入气管，应立即拔出胃管。④每次鼻饲前应证实胃管在胃内且通畅，鼻饲前、后少量温水冲管。⑤保证鼻饲液温度适宜。⑥食管静脉曲张、食管梗阻者禁忌使用鼻饲法。⑦长期鼻饲者每天进行 2 次口腔护理，定期更换胃管。

第 11 单元　排泄

【复习指南】排泄历年必考，应作为重点复习。异常排尿、排便病人的护理历年常考，应重点复习。排尿异常病人的护理、与排尿有关的护理技术、排便异常病人的护理及与排便有关的护理技术应熟练掌握；排尿活动的评估、尿标本采集、排便活动评估及粪便标本采集应掌握。

一、排尿的护理

1. 概述

（1）泌尿系统的生理功能：①肾，每个肾单位由肾小体和肾小管两部分组成。肾的主要生理功能是通过尿的生成和排出，可以排出机体内大部分代谢终产物，如尿酸、尿素、肌酐等含氮物质及过剩盐类、有毒物质和药物。调节细胞外液量和渗透压，保留体液中的重要电解质，如钠、钾、碳酸氢盐及氯离子等；排出氢离子，维持酸碱平衡。此外肾还是一个内分泌器官，可合成和分泌促红细胞生成素、前列腺素、激肽类物质等。②输尿管，输尿管的主要生理功能是通过输尿管平滑肌蠕动波和尿液的重力作用，将尿液由肾输送至膀胱，此时尿液是无菌的。③膀胱，膀胱的主要生理功能是储存和排泄尿液。④尿道，尿道的主要生理功能是将尿液从膀胱排出体外。男性尿道还与生殖系统有密切的关系。

（2）尿的排放过程：肾生成尿液是一个连续不断的过程，而膀胱排尿则是间歇进行的。只有当尿液在膀胱内储存并达到一定量时，才能引起反射性的排尿，使尿液经尿道排出体外。膀胱受副交感神经紧张性冲动的影响处于轻度收缩状态，其内压经常保持在 $10cmH_2O$。由于膀胱平滑肌具有较大的伸展性，故在尿量开始增加时，膀胱内压并无明显升高。当膀胱内尿量增加至 $400\sim500ml$ 时，膀胱内压才超过 $10cmH_2O$，产生尿意。如果尿量增加至700ml，膀胱内压随之升高至 $35cmH_2O$ 时，膀胱逼尿肌便出现节律性收缩，但此时还可有意识地控制排尿。当膀胱内压达 $70cmH_2O$ 以上时，便出现明显的痛感，产生强烈的尿意。

排尿活动是受大脑皮质控制的反射活动。当膀胱内尿量充盈时（成人达 $400\sim500ml$，儿童 $50\sim200ml$），膀胱内压力增加，膀胱壁的牵张感受器受压力的刺激而兴奋，冲动沿盆神经传入脊髓的排尿反射中枢（$S_2\sim S_4$）；同时，冲动也通过脊髓上传到达脑干和大脑皮质的排尿反射高级中枢，产生排尿欲。如果条件允许，排尿反射进行，副交感神经兴奋冲动沿盆神经传出，引起逼尿肌收缩，内括约肌松弛，尿液进入后尿道。此时，尿液刺激尿道感受器，使冲动再次沿盆神经传至脊髓排尿中枢，以加强排尿并反射性抑制阴部神经，使膀胱外括约肌松弛，于是，尿液被强大的膀胱内压驱出。在排尿时，腹肌、膈肌、尿道海绵体肌的收缩均有助于尿液的排出。如果环境不适宜，外括约肌仍收缩，排尿反射将受到抑制。但小儿大脑发育不完善，对初级排尿中枢的控制能力较弱，所以，小儿排尿次数多，且易发生夜间遗尿现象，一般要到 $2\sim3$ 岁时才能具备随意志控制排尿的能力。

2. 排尿活动的评估

（1）排尿的评估内容

①排尿次数：成人日间排尿 $3\sim5$ 次，夜间排尿 $0\sim1$ 次。

②尿量：尿量是反映肾功能的重要指标之一。正常情况下，成人每次尿量 $200\sim400ml$，24 小时尿量 $1000\sim2000ml$，平均1500ml。尿量和排尿次数受多因素影响。

③颜色：正常尿液由于尿胆原和尿色素所致颜色呈浅黄色或深黄色。病理情况下尿液可出现以下变化：a. 血尿，呈红色或棕色，尿液中含大量红细胞时呈洗肉水色，见于急性肾小球肾炎，输尿管结石，泌尿系统肿瘤、结核及感染等；b. 血红蛋白尿，大量红细胞在血管内破坏，血红蛋白经肾排出形成血红蛋白尿，一般尿液呈浓茶色或酱油色，见于血型不合输血后的溶血、恶性疟疾及阵发性睡眠性血红蛋白尿等；c. 胆红素尿，尿液中含有胆红素，呈深黄色或黄褐色，振荡尿液后出现的泡沫呈黄色，见于阻塞性黄疸及肝细胞性黄疸；d. 乳糜尿，

尿液中含有淋巴液，排出尿液呈乳白色，见于丝虫病。

④透明度：新鲜尿液澄清、透明。放置后的尿液可出现微量絮状沉淀物或浑浊，是黏蛋白、核蛋白、盐类及上皮细胞等凝结而成。新鲜尿液可出现浑浊，其原因是尿液中含有大量的尿盐，尿液冷却后出现微量絮状沉淀物，使尿液浑浊，但尿液加热、加酸或加碱后，尿盐即可溶解，尿液澄清；当尿液中含有大量脓细胞、红细胞、上皮细胞、细菌或炎性渗出物时，新鲜尿液即可呈白色絮状浑浊，尿液加热、加酸或加碱后，尿液浑浊度不变，常见于泌尿系统感染；尿液中有蛋白不影响透明度，但是振荡时能产生较多不易消失的泡沫。

⑤气味：尿的气味来自尿中的挥发性酸。尿液久置后，尿素分解产生氨，故有氨臭味。若新鲜尿液就有氨味，可怀疑有泌尿系统感染。糖尿病酮症酸中毒时尿液呈烂苹果味，因尿中含有丙酮。

⑥尿比重：成人在正常情况下波动在 1.015～1.025。一般情况尿比重与尿量成反比。比重固定在 1.010 左右，提示肾功能严重障碍。

⑦尿液 pH：正常尿液呈弱酸性，pH 为 4.5～7.5，平均值为 6，饮食的种类会影响尿液的酸碱度。

（2）异常排尿的评估

①多尿：24 小时尿量超过 2500ml。其原因：正常情况下为大量饮水、妊娠；病理情况下为肾小球浓缩功能不全、内分泌代谢障碍所致，见于糖尿病、尿崩症等病人。

②少尿：24 小时尿量少于 400ml 或每小时尿量少于 17ml。其原因可能为心肾疾病、发热、液体摄入过少、休克等循环血量不足所致。

③无尿（或尿闭）：24 小时尿量少于 100ml 或 12 小时内无尿液产生者。其原因可能为严重循环血量不足，肾小球滤过率明显降低所致。见于严重的心肾疾病、休克、药物中毒等病人。

④膀胱刺激征：主要症状是尿频、尿急、尿痛，每次尿量减少。见于膀胱及尿路感染病人。

⑤尿潴留：膀胱内存留大量尿液不能自主排出。尿潴留时膀胱高度膨胀，可至脐部，膀胱容积可增至 3000～4000ml。病人主诉下腹部胀痛，排尿困难。查体可见耻骨上膨隆，扪及囊样包块，有压痛，叩诊呈实音。常见的原因：a. 机械性梗阻，是指参与排尿的神经与肌肉功能正常，但在膀胱颈部至尿道外口的某一部位存在梗阻病变，如膀胱颈梗阻、尿道梗阻。b. 动力性梗阻，病人尿路不存在机械性梗阻，排尿困难是由于各种原因造成控制排尿的中枢或周围神经受损害，导致膀胱逼尿肌无力或尿道括约肌痉挛，如神经系统病变、手术因素、药物作用。

⑥尿失禁：是指排尿失去意识控制或不受意识控制，尿液不自主地流出。尿失禁的原因包括：a. 持续性尿失禁，即尿液持续从膀胱或尿道瘘中流出，膀胱处于空虚状态。常见的原因为外伤、手术或先天性疾病引起的膀胱颈和尿道括约肌的损伤。多见于妇科手术、产伤所造成的膀胱阴道瘘。b. 充溢性尿失禁，各种原因使膀胱排尿口梗阻或膀胱逼尿肌失去正常张力，引起尿液潴留，膀胱过度充盈，造成尿液从尿道不断溢出。常见原因有神经系统病变、下尿路梗阻。c. 急迫性尿失禁，由于膀胱局部炎症、出口梗阻的刺激，使病人反复的低容量不自主排尿，常伴有尿频或尿急；或由于大脑皮质对脊髓排尿中枢的抑制减弱，引起膀胱逼尿肌不自主收缩或反射亢进，使膀胱收缩不受限制。主要原因包括膀胱局部炎症或激惹致膀

胱功能失调、中枢神经系统疾病。d. <u>压力性尿失禁</u>，膀胱逼尿肌功能正常，但由于尿道括约肌张力减低或骨盆底部尿道周围肌肉和韧带松弛，导致尿道阻力下降，病人平时尚能控制排尿，但当腹内压突然增高（如咳嗽、打喷嚏、大笑或运动时腹肌收缩），使膀胱内压超过尿道阻力，使少量尿液不自主地由尿道口溢出。多见于多次分娩或绝经后的女性。也常见于根治性前列腺切除术的病人。这类尿失禁多在直立体位时发生。

3. 排尿异常病人的护理

（1）尿潴留病人的护理

①提供隐蔽的排尿环境：屏风遮挡，无关人员回避。

②调整体位和姿势：取适当体位，尽可能使用病人习惯的排尿姿势。对需要绝对卧床休息或某些手术病人，应事先有计划地训练床上排尿。

③诱导排尿：利用条件反射，如听流水声或用温水冲洗会阴诱导排尿；可采用针刺中极、曲骨、三阴交穴或艾灸关元、中极穴等方法，刺激排尿。

④热敷、按摩下腹部：使放松肌肉，促进排尿。

⑤心理护理：消除其焦虑和紧张情绪。

⑥健康教育：指导病人养成定时排尿的习惯。

⑦其他：必要时根据医嘱实施导尿术。

（2）尿失禁病人的护理

①皮肤护理：对尿失禁病人可经常用温水清洗会阴部皮肤，勤换衣裤、床单、中单、尿垫等，以保持局部皮肤清洁干燥。

②体外引流：必要时应用接尿装置体外引流尿液。<u>此方法不宜长期使用</u>。

③帮助病人重建正常的排尿功能：a. <u>如病情允许，指导病人每日白天摄入液体 2000～3000ml</u>。多饮水可以增加对膀胱的刺激，促进排尿反射的恢复，还可预防泌尿系统感染。入睡前限制饮水，减少夜间尿量，以免影响病人休息。b. 训练、建立规律的排尿习惯，促进膀胱功能的恢复。初始时每隔 1～2 小时使用便器一次，以后间隔时间逐渐延长，以促使排尿功能的恢复。使用便器时，用手按压膀胱，协助排尿，注意用力要适度。c. 锻炼骨盆底部肌肉力量。方法：病人取站立、坐或卧位，试做排尿或排便动作。先慢慢收紧盆底肌肉，再缓缓放松，每次 10 秒左右，连续 10 次，每日进行数次，以不觉疲乏为宜。

④导尿：对长期尿失禁的病人，可行导尿术留置导尿，避免尿液浸渍皮肤，发生皮肤破溃。

⑤心理护理：尊重理解病人，给予安慰、开导和鼓励，树立康复信心，积极配合。

4. 与排尿有关的护理技术

（1）<u>导尿术</u>

①目的：a. 为尿潴留病人引出尿液，减轻痛苦。b. 下腹部或盆腔手术留置导尿，以避免术中误伤膀胱或术后膀胱减压。c. 协助诊断，如留取尿培养标本，测量膀胱容量、压力，检查残余尿液，进行膀胱及尿道造影等。d. 为膀胱肿瘤病人进行膀胱化疗。

②女性导尿操作要点：<u>女性尿道长 4～5cm</u>，尿道外口在阴蒂下方，呈矢状裂，插管时应仔细辨认。a. 协助和指导病人清洗外阴。b. 病人取仰卧屈膝位，两腿自然分开，暴露外阴。c. 初步消毒：操作者一手持血管钳夹取消毒液棉球初步消毒阴阜、两侧大阴唇，另一戴手套的手拇指、示指分开大阴唇，消毒小阴唇和尿道口，消毒顺序自上而下，由外向内，最后一

个棉球消毒尿道口至肛门，每个棉球限用1次。d.再次消毒：一手分开并固定小阴唇，自上而下，由内向外消毒尿道口、两侧小阴唇、尿道口，每个棉球限用1次。e.用另一血管钳夹导尿管轻轻插入尿道4～6cm，见尿液流出，再插入1cm左右，将尿液引流到集尿袋或弯盘内。f.如需做尿培养，用无菌标本瓶接取中段尿5ml，盖好瓶盖，妥善放置。g.导尿完毕，拔出尿管，擦净外阴，撤去用物。

③男性导尿操作要点：男性尿道全长为18～20cm，有2个弯曲（耻骨前弯和耻骨下弯），3个狭窄（尿道内口、膜部和尿道外口）。a.协助病人仰卧，两腿平放略分开，露出外阴。b.初步消毒：一手持血管钳夹取消毒液棉球依次消毒阴阜、阴茎背面（自阴茎根部向尿道口消毒）、阴茎侧面、阴茎腹侧、阴囊。另一手用无菌纱布包住阴茎，将包皮向后推，露出尿道口，自尿道口由内向外旋转擦拭消毒尿道外口、阴茎头和冠状沟，每个棉球限用1次；消毒后在阴茎与阴囊之间垫一块无菌纱布。c.再次消毒。同上法，用无菌纱布包住阴茎，将包皮向后推，露出尿道口，自尿道口由内向外旋转擦拭消毒尿道外口、阴茎头和冠状沟，每个棉球限用1次。d.一手提起阴茎使之与腹部呈60°，使耻骨前弯消失，利于尿管插入，另一手持血管钳夹导尿管轻轻插入尿道20～22cm，见尿液流出，再插入1～2cm，将尿液引流到集尿袋或弯盘内。e.插管遇有阻力时稍停片刻，嘱病人深呼吸，再缓缓插入，切忌使用暴力。f.如需做尿培养，用无菌标本瓶接取中段尿5ml，盖好瓶盖，妥善放置。

④注意事项：a.严格执行查对制度及无菌技术操作原则。b.操作环境遮挡，保护病人隐私。c.为女性病人导尿时，如导尿管误入阴道，应更换无菌导尿管后重新插管。d.选择合适的导尿管，动作轻柔。e.对膀胱高度膨胀又极度虚弱的病人，第一次放尿量不超过1000ml，以防虚脱和血尿（腹压突然降低，血液大量滞留在腹腔血管内，造成血压下降而虚脱，亦可因膀胱突然减压，导致膀胱黏膜急剧充血，引起血尿）。

（2）留置导尿管术

①目的：a.用于抢救危重、休克病人时正确记录尿量、测量尿比重情况，以密切观察病人病情变化。b.盆腔手术前引流尿液，排空膀胱，避免手术中误伤膀胱。c.某些泌尿系统疾病手术后留置导尿管，便于尿液引流和膀胱冲洗，并可减轻手术切口的张力，促进切口愈合。d.为截瘫、昏迷、会阴部有伤口及尿失禁病人引流尿液，可保持会阴部清洁干燥。还可为尿失禁病人行膀胱功能训练。

②气囊固定：插入导尿管后，见尿液后再插入7～10cm，根据导尿管上注明的气囊容积向气囊内注入等量的无菌溶液，轻拉导尿管有阻力感证实导尿管固定于膀胱内。

③护理：a.预防泌尿系统逆行感染。严格无菌操作，保持病人尿道口清洁，女性病人用消毒液棉球擦拭尿道口及外阴部；男性病人用消毒液棉球擦拭尿道口、龟头及包皮，每日1～2次。集尿袋低于膀胱（耻骨联合），以防尿液反流。及时排空集尿袋，记录尿量。通常集尿袋每周更换1～2次。导尿管通常根据导尿管的材质决定，一般为1～4周更换1次。注意观察尿液性状，倾听病人主诉，发现尿液有浑浊、沉淀及结晶应给予及时处理，每周检查尿常规1次。b.如病情允许应鼓励病人每日摄入水量在2000ml以上，达到自然冲洗尿路的目的；c.训练膀胱反射功能。可采用间歇性夹管方式夹闭导尿管，每3～4小时开放1次，使膀胱定时充盈和排空，促进膀胱功能的恢复。

（3）膀胱冲洗术：通过三通的导尿管，将溶液灌入膀胱内，再利用虹吸原理将灌入的液体引流出来的方法。

①目的：清洁膀胱，预防感染；对留置导尿管的病人，预防尿管堵塞及尿潴留，保持尿液引流通畅；治疗某些膀胱疾病，如膀胱炎、膀胱肿瘤。

②操作要点（密闭式膀胱冲洗术）：按留置导尿术插好尿管并固定，排空膀胱。

准备冲洗膀胱：a. 连接冲洗液体与膀胱冲洗器，排气，冲洗液液面距离床面 60cm；b. 分开导尿管与集尿袋引流管接头连接处，消毒接头；c. 将导尿管口与引流管接头分别与"Y"形管的两个分管连接，"Y"形管的主管连接冲洗导管，"Y"形管的位置要低于耻骨联合。

冲洗膀胱：a. 夹闭引流导管，开放冲洗导管，调整滴数为 60 ～ 80 滴 / 分，速度不宜过快，以免病人产生强烈尿意，迫使冲洗液从导尿管与尿道之间隙流出尿道外；b. 待冲洗液滴入 200 ～ 300ml 后或病人有尿意时，夹闭冲洗导管，放开引流导管，将冲洗液引流出来后，再关闭引流管，如此反复冲洗。

（4）注意事项

①严格执行无菌技术操作原则。

②避免用力回抽造成黏膜损伤。若引出的液体量少于灌入量，应考虑是否有血块或脓液阻塞管道，可增加冲洗次数或更换导尿管。

③冲洗时嘱病人放松、做深呼吸，以减少疼痛。

④冲洗时如出血较多或血压下降，应立即报告医生给予处理，并准确记录冲洗液量及性状。

5. 尿标本采集　尿液检验是临床上最常用的检测项目之一，主要用于泌尿生殖系统、肝胆疾病、代谢性疾病（如糖尿病）及其他系统疾病的诊断和鉴别诊断、治疗监测及健康普查。

（1）尿常规标本：用于尿液常规检查，检查有无细胞和管型，特别是各种有形成分的检查和尿蛋白、尿糖等项目的测定。

①测定尿比重需留取 100ml，其余检验留取尿量 30 ～ 50ml，一般宜留取晨起第一次尿。

②妊娠试验留晨尿。

③女性病人月经期不宜留取尿标本。

④留置导尿病人于集尿袋下方引流孔收集尿标本。

（2）12 小时或 24 小时尿标本：12 小时尿标本常用于细胞、管型等有形成分计数，如艾迪计数等。24 小时尿标本适用于体内代谢产物尿液成分定量检查分析，如蛋白、糖、肌酐等。

①用物准备：能盛 3000 ～ 5000ml 尿液的容器，防腐剂，标记病室、床号、姓名的化验单。

②实施：a. 核对医嘱，将化验单的附联填写病室、床号、姓名，并注明留尿的起止时间后贴于留尿容器上；b. 24 小时标本留取（弃前留后），晨起 7 时排空膀胱，以后尿液全部留于容器中，次日晨 7 时最后排尿至容器内；12 小时尿标本留取（弃前留后），晚 7 时排空膀胱，以后尿液全部留于容器中，次日晨 7 时最后排尿至容器内；c. 留尿容器应放在阴凉处，加防腐剂。尿液中不得混有粪便。留取最后 1 次尿液后，测量尿液总量，记录于检验单上。充分混匀尿液，取适量（一般为 20 ～ 50ml）送检。

（3）尿培养标本：主要采集清洁尿标本（如中段尿、导管尿、膀胱穿刺尿等），适用于病原微生物学培养、鉴定和药物敏感试验，协助临床诊断和治疗。

①核对医嘱，将化验单的附联填写病室、床号、姓名后贴于无菌有盖试管上。

②协助病人取适当卧位，放好便器。

③清洗外阴，按无菌导尿操作法清洁、消毒外阴部及尿道口。

④嘱咐病人将前段尿液排于便器内，留取中段尿 5～10ml 于无菌有盖试管中，并盖好。其余尿排于便器内。注意留取中段尿时试管口切勿触及外阴。

⑤不合作（昏迷）、尿失禁、尿潴留者用导尿法留取标本。

⑥操作中注意屏风遮挡，保护病人隐私。

（4）常用防腐剂的使用：见表 1-6。

表 1-6 常用防腐剂的使用

防腐剂	作用	用法	临床应用
甲醛	防腐和固定尿中有机成分	每 100ml 尿液加 400mg/L 甲醛 0.5ml	艾迪计数（12 小时尿细胞计数）等
浓盐酸	保持尿液在酸性环境中，防止尿中激素被氧化	24 小时尿中加 10ml/L 浓盐酸	内分泌系统的检查，如 17-羟类固醇，17-酮类固醇
甲苯	保持尿液中的化学成分不变	第一次尿量倒入后，每 100ml 尿液中加入甲苯 0.5ml（即甲苯浓度为 5～20ml/L）	用于尿蛋白、尿糖定量检查

（5）注意事项：①尿液标本必须新鲜，并按要求留取。②避免经血、白带、精液、粪便等混入标本。③标本留取后及时送检，以免细菌繁殖、细胞溶解或被污染等。④常规检查在标本采集后尽快送检，最好不要超过 2 小时，如不能及时送检和分析，必须采取保存措施，如冷藏或防腐等。⑤留取培养标本时，严格执行无菌操作，防止标本污染影响检验结果。

二、排便的护理

1. 概述

（1）大肠的解剖结构：大肠是排便的主要器官。大肠全长约 1.5m，起自回肠末端，止于肛门，分为盲肠、阑尾、结肠、直肠及肛管 5 个部分。

（2）大肠的生理功能：①吸收水分和电解质，参与机体对水、电解质平衡的调节。②利用肠内细菌制造维生素。③形成粪便并排出体外。

（3）大肠的运动：①袋状往返运动，是空腹时最多见的一种运动形式，由环行肌无规律地收缩引起。它使结肠袋中的内容物向前后两个方向做短距离的位移，但并不向前推进。②分节或多袋推进运动，是一个结肠袋或一段结肠收缩，其内容物被推到下一段结肠的运动。进食后这种运动增加。③蠕动，由一些稳定向前的收缩波组成。收缩波前方的肌肉舒张，收缩波后方的肌肉则保持在收缩状态，使这段肠管闭合并排空。④集团蠕动，是一种发生速度快、传播远的蠕动，可以使结肠内压力明显增高。集团蠕动开始于横结肠，强大的蠕动波可将一部分大肠内容物推送至降结肠、乙状结肠。集团蠕动每日发生 3～4 次，最常发生在早餐后 60 分钟之内。由两种反射刺激引起：胃－结肠反射和十二指肠－结肠反射。

（4）排便：从大肠排出废物的过程。正常人的直肠腔内除排便前和排便时通常无粪便。

排便受大脑皮质控制，意识可以加强或抑制排便。个体经过排便训练后，可以自主地控制排便。正常人的直肠对粪便的压力刺激有一定的阈值，当达到此阈值时，会引起便意而排便。如果经常有意识抑制排便，则使得直肠对粪便的压力刺激不敏感，粪便在大肠内停留过久，水分被吸收过多而干结，可导致便秘。

2. 排便活动的评估

（1）排便的评估

①排便次数：正常成人每日排便 1～3 次；婴幼儿每日排便 3～5 次。成人每日排便超过 3 次或每周少于 3 次，视为排便异常。

②排便量：正常成人每日排便量 100～300g。

③颜色：正常成人粪便的颜色呈黄褐色或棕黄色。婴儿粪便呈黄色或金黄色。如暗红色便提示下消化道有出血；柏油样便提示上消化道有出血；白陶土色便提示有胆道梗阻；粪便表面有鲜血提示患有痔或肛裂；果酱样便见于肠套叠、阿米巴痢疾；白色"米泔水"样便见于霍乱、副霍乱。

④气味：严重腹泻病人的粪便呈恶臭味；恶性肿瘤及下消化道溃疡病人的粪便呈腐臭味；柏油样便呈腥臭味等。

⑤内容物：粪便中混有大量黏液见于肠道炎症；有脓血者常见于痢疾和直肠癌；寄生虫感染粪便中可检出蛔虫、蛲虫及绦虫节片。

（2）异常排便

①便秘：是指正常的排便形态改变，排便次数减少，排出过干过硬的粪便，且排便不畅、困难或常有排便不尽感。原因：某些器质性病变；排便习惯不良；中枢神经系统功能障碍；排便时间或活动受限制；强烈的情绪反应；各类直肠肛门手术；某些药物不合理的使用；饮食结构不合理，饮水量不足；滥用缓泻药、栓剂、灌肠；长期卧床或活动减少等，均可抑制肠道功能而导致便秘的发生。症状和体征：头痛、腹痛、腹胀、消化不良、乏力、食欲缺乏、舌苔变厚，粪便干硬，触诊腹部较硬实且紧张，有时可触及包块，肛诊可触及粪块。

②粪便嵌塞：是指粪便持久滞留堆积在直肠内，坚硬不能排出。常发生于慢性便秘的病人。原因：便秘未能及时解除，粪便滞留在直肠内，水分被持续吸收而乙状结肠排下的粪便又不断加入，最终使粪块变得又大又硬不能排出，发生粪便嵌塞。症状和体征：病人有排便冲动，腹部胀痛，直肠肛门疼痛，肛门处有少量液化的粪便渗出，但不能排出粪便。

③腹泻：是指正常排便形态改变，频繁排出松散稀薄的粪便甚至水样便。原因：饮食不当或使用泻药不当；情绪紧张焦虑；消化系统发育不成熟；胃肠道疾病；某些内分泌疾病如甲亢等均可导致肠蠕动增加，发生腹泻。症状和体征：腹痛、肠痉挛、疲乏、恶心、呕吐、肠鸣，有急于排便的需要和难以控制的感觉。粪便松散或呈液体样。

④排便失禁：是指肛门括约肌不受意识的控制而不自主地排便。原因：神经肌肉系统的病变或损伤，如瘫痪；胃肠道疾病；精神障碍、情绪失调等。症状和体征：病人不自主地排出粪便。

⑤肠胀气：是指胃肠道内有过量气体积聚，不能排出。一般情况下，胃肠道内的气体只有 150ml 左右。胃内的气体可通过口腔嗳出，肠道内的气体部分在小肠被吸收，其余的可通

过肛门排出，不会产生不适。<u>原因</u>：食入过多产气性食物；吞入大量空气；肠蠕动减少；肠道梗阻及肠道手术后。<u>症状和体征</u>：病人表现为腹部膨隆，叩诊呈鼓音、腹胀、痉挛性疼痛、呃逆、肛门排气过多。当肠胀气压迫膈肌和胸腔时，可出现气急和呼吸困难。

3. 排便异常病人的护理

（1）便秘病人的护理

①提供适当的排便环境。

②选取适宜的排便姿势。对手术病人，在手术前应有计划地训练在床上使用便盆。

③腹部环行按摩，<u>沿着结肠解剖位置自右向左环行按摩</u>。

④遵医嘱给予口服缓泻药物以暂时解除便秘。

⑤使用简易通便剂，如开塞露、甘油栓等。

⑥以上方法均无效时，遵医嘱给予灌肠。

⑦健康教育，帮助病人正确认识维持正常排便习惯的意义及有关排便的知识。帮助病人重建正常的排便习惯；<u>合理安排膳食，如多食蔬菜、水果、粗粮等高纤维食物。病情允许时，每日液体摄入量不少于2000ml</u>。鼓励病人适当运动，卧床病人可进行床上活动。

（2）粪便嵌塞病人的护理

①润肠：早期可口服缓泻药或使用简易通便剂润滑肠道。

②灌肠：必要时用油剂保留灌肠，2～3小时后再行清洁灌肠。

③人工取便：<u>清洁灌肠无效时，遵照医嘱可行人工取便</u>。心脏病、脊髓损伤者慎用，因人工取便时易刺激其迷走神经。操作中，病人出现心悸、头晕症状，则应立即停止操作。

④健康教育：向病人及家属宣教有关排便的知识，建立合理膳食结构。指导病人建立并维持正常排便习惯，防止便秘发生。

（3）腹泻病人的护理

①祛除原因，如停食被污染的食物和饮料；遵医嘱为肠道感染者应用抗生素。

②卧床休息，目的是减少肠蠕动。对不能自理的病人及时给予便器。

③调理膳食，鼓励病人多饮水，给予清淡的流质或半流质饮食，避免油腻、高纤维等食物。<u>严重腹泻病人要暂时禁食</u>。

④及时补充水、电解质，遵医嘱应用止泻药、口服补液盐或静脉输液，以防治水、电解质紊乱。

⑤维持皮肤完整性及保持床上用物清洁。每次排便后，用软纸擦拭肛门后用温水清洗，并在肛门周围涂油膏以保护局部皮肤。

⑥密切观察病情并记录粪便性状、次数，严重腹泻病人注意有无水、电解质紊乱；病情危重病人注意生命体征变化；疑为传染病者按消化道隔离原则护理。

⑦心理支持：协助病人更换衣裤、床单、被套和清洗沐浴，使病人感到舒适。

⑧健康教育：向病人讲解有关腹泻的知识，指导病人注意饮食卫生，家居卫生，养成良好的卫生习惯。

（4）排便失禁病人的护理

①心理护理，给予心理安慰与支持，帮助树立信心，配合治疗护理。

②保持肛门周围皮肤清洁干燥，每次便后用温水洗净肛门周围及臀部皮肤。<u>必要时，肛</u>

门周围涂搭软膏以保护皮肤，避免破损感染。保持床上用物清洁，防止压疮发生。

③帮助病人重新建立控制排便能力。了解病人排便规律，定时给予便器，促使病人按时排便；与医生协调定时使用导泻栓剂或灌肠以刺激定时排便；教会病人进行肛门括约肌及盆底部肌肉收缩锻炼，以恢复肛门括约肌的功能。

④如无禁忌，保证病人每日摄入足量液体。

⑤开窗通风，保持室内空气新鲜。

（5）肠胀气病人的护理

①指导病人养成细嚼慢咽的饮食习惯。

②寻找并祛除引起肠胀气的原因，勿食易产气的食物和饮料；积极治疗肠道疾病等。

③鼓励病人适当活动。

④轻度腹胀时，可行腹部按摩、热敷、针灸疗法；严重腹胀时，遵医嘱应用药物治疗或行肛管排气。

4.与排便有关的护理技术

（1）口服溶液清洁肠道法：①电解质等渗溶液清洁肠道法。电解质等渗清肠口服液口服后几乎不吸收、不分解，有效增加肠道体液成分，从而软化粪便，刺激肠蠕动，加速排便，达到清洗肠道的目的。适用于直肠、结肠检查和手术前肠道准备。常用溶液有复方聚乙二醇电解质散等。②高渗溶液清洁肠道法。高渗溶液进入肠道内形成高渗环境，使肠道水分大量增加，从而软化粪便，刺激肠蠕动，达到清洁肠道的目的。适用于直肠、结肠检查和手术前肠道准备。常用溶液有甘露醇、硫酸镁。

（2）简易通便法：通过简便经济而有效的措施，帮助病人解除便秘。适用于体弱者、老年人及久病卧床便秘者。常用方法有开塞露法、甘油栓法。

（3）大量不保留灌肠

①目的：a.解除便秘、肠胀气。b.清洁肠道，为肠道手术、检查或分娩做准备。c.稀释并清除肠道内有害物质，减轻中毒反应。d.灌入低温液体，为高热病人降温。

②操作要点：a.灌肠溶液。常用 0.1% ~ 0.2% 肥皂水或生理盐水。肝性脑病病人禁用肥皂水灌肠，因其可导致氨的产生和吸收；充血性心力衰竭和水钠潴留病人禁用生理盐水灌肠；溶液温度一般为 39 ~ 41℃，降温时为 28 ~ 32℃，中暑用 4℃的生理盐水。成人为 500 ~ 1000ml，小儿为 200 ~ 500ml。b.病人取左侧卧位，灌肠筒液面距肛门 40 ~ 60cm，肛管插入肛门 7 ~ 10cm。为伤寒病人灌肠时溶液量不超过 500ml，液面距肛门的距离不超过 30cm。灌肠筒过高，压力过大，液体流速过快，不易保留，而且易造成肠道损伤。c.插管过程中注意观察。若病人感觉腹胀或有便意，应放低灌肠筒，减慢流速，并嘱病人张口呼吸，减轻腹压。若病人出现面色苍白、出冷汗、剧烈腹痛、脉速、心慌气急，应立即停止灌肠，及时通知医生进行处理。d.嘱病人尽量保留 5 ~ 10 分钟后排便；如为降温，应保留 30 分钟后排便，排便后 30 分钟测量体温。e.做好记录。记录方式为排便次数 /E，如灌肠后排便 1 次记为 1/E。f.急腹症、消化道出血、妊娠、严重心血管疾病等病人禁忌灌肠。

（4）小量不保留灌肠：适用于腹部或盆腔手术后、保胎孕妇、危重病人、患儿及年老体弱的病人。

①目的：a.解除便秘、软化粪便。b.排出肠道内的气体，减轻腹胀。

②操作要点：a.常用溶液为"1、2、3"溶液（即 50% 硫酸镁 30ml、甘油 60ml、温开水 90ml）；油剂（即甘油和温开水各 50ml）。b.病人取左侧卧位，液面距肛门不能超过 30cm，肛管插入肛门 7～10cm，灌肠速度不可过快，压力宜低。嘱病人尽量保留溶液 10～20 分钟再排便。c.每次抽吸灌肠液时，应反折肛管，以防空气进入引起腹胀。

（5）保留灌肠：将药液灌入到直肠或结肠内，通过肠黏膜吸收达到治疗疾病的目的。

①目的：镇静或催眠；治疗肠道感染。

②操作要点：a.在晚间睡前灌入为宜，灌前嘱病人排尿、排便。b.药液：镇静催眠用 10% 水合氯醛，治疗肠道感染用 0.5%～1% 新霉素等；剂量不超过 200ml，温度 38℃。c.体位：臀部抬高 10cm。慢性细菌性痢疾，病变多在乙状结肠或直肠，取左侧卧位；阿米巴痢疾病变多在回盲部，取右侧卧位，以提高疗效。d.肛管要细、液量不宜过多、插入要深、压力要低，肛管插入肛门 15～20cm。e.缓慢灌液，嘱病人尽量保留药液 1 小时以上。f.肛门、直肠、结肠手术及大便失禁的病人，不宜做保留灌肠。

（6）肛管排气法：将肛管从肛门插入直肠，以排出肠腔内积气的方法。

①目的：排除肠腔内积气，减轻腹胀。

②操作要点：a.将盛水玻璃瓶系于床边，橡胶管一端插入水瓶液面以下，另一端与肛管连接。b.协助病人左侧卧位；肛管插入直肠 15～18cm，橡胶管留出足以翻身的长度，固定于床单上。c.观察和记录排气情况，如排气不畅，帮助病人更换体位及按摩腹部，以促进排气。d.保留肛管时间一般不超过 20 分钟，防止长时间留置肛管降低肛门括约肌的反应，导致肛门括约肌永久性松弛；必要时可间隔 2～3 小时，再重复用肛管排气。

5.粪便标本采集　正常粪便由食物残渣、消化道分泌物、细菌和水分等组成。粪便标本的检验结果可有效评估病人的消化系统功能，为协助诊断、治疗疾病提供可靠依据。

（1）常规标本：检查粪便性状、颜色、细胞等。用检便匙取中央部分或黏液脓血部分约 5g，置于检便盒内送检。

（2）培养标本：检查粪便中的致病菌。采集时注意无菌操作，应用无菌棉签取便，无菌容器盛放。用无菌棉签取中央部分粪便或脓血黏液部分 2～5g 置于培养瓶内，塞紧瓶塞送检。

（3）隐血标本：查粪便内肉眼不可见的微量血液。按粪常规标本留取。

（4）寄生虫标本：粪便中的寄生虫、幼虫及虫卵计数检查。①检查寄生虫。采集粪便标本查寄生虫虫卵时应取不同部位带血或黏液的粪便 5～10g。②检查蛲虫。嘱病人晚间睡前或清晨未起床前，将透明胶带贴在肛门周围。取下粘有虫卵的透明胶带，粘贴在玻璃片上或将透明胶带对合，立即送检。③检查阿米巴原虫。将便盆加温至接近人的体温，排便后标本连同便盆立即送检。

（5）注意事项：①标本容器必须有盖，标记明显。②不应留取混有尿液的粪便标本。③采集寄生虫标本时，病人如服用驱虫药或做血吸虫孵化检查时，应取黏液、脓、血部分，如需孵化毛蚴应留取不少于 30g 的粪便，并尽快送检，必要时留取全部粪便送检。④检查痢疾阿米巴滋养体时，在采集标本前几日，不应给病人服用钡剂、油质或含金属的泻药，以免影响检验。⑤采集培养标本时，全部过程无菌操作并将标本收集于灭菌封口的容器内。

第 12 单元　医院感染的预防和控制

【复习指南】医院感染的预防和控制历年必考，应作为重点复习。其中，消毒、杀菌、灭菌法方法为考试重点，必须重点复习。清洁、消毒、灭菌的概念和方法，手的消毒，无菌技术概念与操作原则，无菌技术基本操作法及隔离技术的原则、种类、措施、操作方法应熟练掌握；医院清洁、消毒、灭菌工作及洗手技术应掌握。

一、医院感染

1. 概述

（1）概念：又称医院获得性感染、医疗相关感染。广义地讲，任何人在医院活动期间由于遭受病原体侵袭而引起的诊断明确的感染均称为医院感染。医院感染的对象主要为住院病人。

《医院感染管理办法》（中华人民共和国卫生部令第 48 号，2006 年 9 月 1 日施行）中关于医院感染的定义是：住院病人在医院内获得的感染，包括病人住院期间发生的感染和在医院内获得而出院后发生的感染，不包括入院前已经感染或入院时已处于潜伏期的感染。医院工作人员在医院内获得的感染也属医院感染。在医疗机构或其科室的病人中，短时间内发生 3 例或以上同种同源感染病例的现象称为医院感染暴发。

（2）分类：按病原体的来源分类，医院感染分内源性感染和外源性感染。①内源性感染，又称自身医院感染，是指各种原因引起的病人在医院内遭受自身固有病原体侵袭而发生的医院感染。②外源性感染，又称交叉感染，是指各种原因引起的病人在医院内遭受非自身固有病原体侵袭而发生的医院感染。病原体来自病人体外，通过直接或间接的途径，导致机体发生感染。

按感染病原体的种类分类，医院感染可分为细菌感染、真菌感染、病毒感染、支原体感染、衣原体感染、立克次体感染、放线菌感染、螺旋体感染及寄生虫感染等。目前引起医院感染的病原体以细菌和真菌为主。

（3）发生原因：①机体自身因素。a. 生理因素，婴幼儿（低体重儿、早产儿等）自身免疫系统发育不完善、防御功能低下；老年人脏器功能衰退、抵抗力下降；女性特殊生理时期（月经期、妊娠期、哺乳期）抵抗力下降。b. 病理因素，医院内易感人群多，如慢性疾病、恶性疾病、血液病等及放疗、化疗、皮质激素的应用，对个体的免疫系统功能产生抑制甚至是破坏作用。c. 心理因素，在一定程度上可以影响免疫功能和抵抗力。②机体外在因素。a. 诊疗活动，各种侵入性的诊疗手段、放疗、化疗、免疫抑制剂的应用及抗菌药物的使用。b. 医院环境，医院是各类病人聚集的场所，其环境易受各种病原微生物的污染，从而会增强医院感染的机会。c. 医院感染管理机制、制度不健全；资源不足；相关人员认识不足、重视不够、执行不严格、监管不到位等。

（4）医院感染发生的条件：感染源、传播途径、易感宿主三者同时存在并互相联系形成感染链，缺少或切断任一要素，将不会发生医院感染。

2. 医院感染的管理

（1）建立医院感染管理体系，加强感染管理监控。

（2）健全各种规章制度，依法管理医院感染。

（3）落实医院感染管理措施并持续质量改进，切断感染链。切实做到切断医院发生感染必备的3个条件，即感染源、传播途径、易感人群。措施：医院建筑、环境及设施布局合理，有利于消毒隔离；定期检查各种规章制度落实情况，如清洁、消毒、灭菌，洗手技术、无菌技术及隔离技术，消毒灭菌效果监测，医疗污物及污水处理，合理使用抗生素等。

（4）加强医院感染知识教育，督促各级人员自觉预防与控制医院感染。

二、清洁、消毒和灭菌

1. 概念

（1）清洁：去除物体表面有机物、无机物及可见污染物的过程。适用于各种物体表面，也是物品消毒、灭菌前的必要步骤。常用的清洁方法包括：水洗、清洁剂或去污剂去污、机械去污、超声清洗等。

（2）清洗：去除医疗器械、器具和物品上污物的过程，分为手工清洗和机械清洗，流程包括冲洗、洗涤、漂洗及终末漂洗。

（3）消毒：清除或杀灭传播媒介上病原微生物，使其达到无害化的处理。能杀灭传播媒介上的微生物并达到消毒要求的制剂称为消毒剂。

（4）灭菌：杀灭或清除医疗器械、器具及物品上一切微生物的处理，并达到灭菌保证水平的方法。灭菌保证水平是灭菌处理单位产品上存在活微生物的概率，通常表示为10^{-6}，即经灭菌处理后在一百万件物品中最多只允许一件物品存在活微生物。

2. 物理消毒灭菌方法

（1）热力消毒灭菌方法：利用热力使微生物的蛋白质凝固变性，细胞膜发生改变，酶失去活性，以达到消毒灭菌的目的。热力消毒灭菌法是效果可靠、使用最为广泛的方法，分为干热法和湿热法。干热法通过空气导热，传热较慢；湿热法通过水蒸气、空气导热，传热较快、穿透力强。相对于干热法消毒灭菌，湿热法所需时间短、温度低。

①干热法

燃烧法：属于干热法，是一种简单、迅速、彻底的灭菌方法。适用于不需要保留的物品，如污染的纸张、废弃物及感染敷料等，可直接焚烧。急用搪瓷类物品和金属器械时，搪瓷类容器可将95%乙醇置入容器，使乙醇分布均匀，点燃至熄灭，金属器械可放在火焰上烧灼20秒。在燃烧时应注意远离易爆物品，中途不得添加乙醇。贵重器械及锐利刀剪（以免变钝）禁用燃烧法。

干烤法：将物品放于干烤箱内进行消毒灭菌，适用于高温下不变质、不损坏、不蒸发的物品。消毒时箱温应在120～140℃，时间10～20分钟。灭菌时箱温在160℃，时间2小时；箱温在170℃，时间1小时；箱温180℃，时间30分钟。注意事项：干烤前物品应洗净、干燥；灭菌后应待箱温降到40℃以下时再打开烤箱；物品包装不宜过大，高度不宜超过烤箱的2/3；物品之间应留有空隙；粉剂和油脂不宜太厚；灭菌过程中不可打开烤箱添加新物品；灭菌时间从烤箱内温度达到要求时算起，达到灭菌要求的时间后及时关闭热源；灭菌所需的温度和持续时间应根据消毒灭菌的类型确定。

②湿热法

压力蒸气灭菌法：是应用最广、效果最可靠的首选灭菌方法。利用高压下的高温饱和蒸气杀灭所有微生物及其芽孢，适用于耐高温、耐高压、耐湿的物品，如敷料、手术器械、搪瓷类物品及某些药品、细菌培养基等。一般压力达 103～137kPa、温度达 121～126℃ 时，经 20～30 分钟达灭菌效果。需注意消毒包不宜过大、过紧，下排气式压力蒸气灭菌法的物品包不大于 30cm×30cm×25cm，预真空压力蒸气灭菌的物品包不大于 30cm×30cm×50cm，物品之间留有间隙，便于蒸气流动；布类物品应放在金属、瓷类物品之上，避免蒸气遇冷成水珠，使布类潮湿；容器应有孔，灭菌前将孔打开，灭菌后关闭；灭菌物品干燥后方可取出。测定压力蒸气灭菌的效果，可采用化学监测法（化学指示卡或指示胶带）、温度计、湿度计、生物监测等方法。效果监测最常用的是化学监测法，最可靠的监测方法是生物测试法。

　　煮沸消毒法：用于耐湿耐高温的物品，不能用于外科手术器械的灭菌。水沸后开始计时，5～10 分钟可杀灭细菌繁殖体，达到消毒效果。15 分钟可将多数芽孢杀灭，破伤风杆菌芽孢需煮沸 60 分钟才可杀灭。加入碳酸氢钠至 1%～2% 浓度时，沸点可达 105℃，既可增强杀菌作用，又可去污防锈。注意事项：消毒前先将物品刷洗干净，物品需完全浸没；玻璃类用纱布包好，于冷水或温水时放入；橡胶类用纱布包裹，水沸后放入，橡胶类物品消毒后及时取出，以免变软；较小、较轻的物品用纱布包裹使其沉入水中；有空腔的物品需往空腔内注满水后再放入水中；器械的轴节及容器的盖要打开；大小相同的碗、盆不能重叠；从水沸后开始计时，若中途加入物品，应从再次水沸后重新计时；消毒后，及时取出物品，放置在无菌容器内；海拔每增高 300m，消毒时间延长 2 分钟。

　　（2）辐射消毒法：利用紫外线、臭氧及高能射线，使菌体蛋白发生光解、变性，菌体内的核酸、酶遭到破坏而致细菌死亡。

　　①日光暴晒法：用于床垫、毛毯、衣服、书等物品的消毒。方法：将物品直接放于日光下，暴晒 6 小时可达消毒效果，定时翻动，使物品各面均能受到日光照射。

　　②紫外线消毒法：紫外线灯的最佳杀菌波长为 250～270nm，用于空气和物品表面的消毒。空气消毒时有效照射距离 1.8～2.2m，照射时间不少于 30 分钟；物品表面消毒时，有效照射距离不应超过 25～60cm，照射时间 20～30 分钟，物品应摊开或挂起并定时翻动。消毒时间应从灯亮起后 5～7 分钟后计时。注意事项：要求病室温度 20～40℃，相对湿度 40%～60%。保护眼睛和皮肤，嘱病人不直视紫外线灯源，可戴墨镜或用纱布遮住眼睛，身体应用被单遮住，以免引起眼炎及皮肤的红斑。保持紫外线灯管的清洁，一般用 70%～80% 乙醇纱布每周擦拭 1 次。建立使用登记卡，使用时间超过 1000 小时则应更换。定期检测紫外线的照射强度，至少每年标定 1 次灯管照射强度，强度低于 $7\mu W/cm^2$ 时应更换。定期空气培养，以检查效果。

　　③臭氧消毒法：臭氧在常温下为强氧化性气体，是一种广谱杀菌剂，可杀灭细菌繁殖体、病毒、芽孢、真菌，并可破坏肉毒杆菌毒素。主要用于空气、污水、诊疗用水及物品表面的消毒。使用时关闭门窗，人员离开，消毒结束后开窗通风 ≥ 30 分钟后人员方可进入。

　　（3）电离辐射灭菌法：主要是应用核素 ^{60}Co 发射的 γ 射线或电子加速器产生的 β 射线进行辐射灭菌，可分为直接作用和间接作用。

　　（4）过氧化氢等离子体灭菌法：在特定的电场内，过氧化氢气体发生电离反应，形成包括正电氢离子和自由离子等的低密度电离气体云，具有很强的杀菌作用。适用于不耐热、不耐湿的诊疗器械如电子仪器、光学仪器等的灭菌。

（5）微波消毒灭菌法：微波可以杀灭包括芽孢在内的所有微生物，常用于餐饮用具的消毒。微波无法穿透金属，不能用于金属物品的消毒。

（6）机械除菌法：用机械的方法，如冲、刷、擦、扫、抹、铲除或过滤等除掉物品表面、水中、空气中及人畜体表的有害微生物，减少微生物数量和引起感染的机会。常用层流通风和过滤除菌法。

3. 化学消毒灭菌方法

（1）理想的化学消毒剂应具备的条件：杀菌谱广；有效浓度低；性质稳定；作用速度快；作用时间长；易溶于水；可在低温下使用；不易受有机物、酸、碱及其他物理、化学因素的影响；无刺激性和腐蚀性；不引起过敏反应；无色、无味、无臭、毒性低且使用后易于去除残留药物；不易燃烧和爆炸；用法简便、价格低廉，便于运输等。

（2）化学消毒剂的种类

①灭菌剂：能杀灭一切微生物（包括芽孢），并达到灭菌要求的化学制剂。如戊二醛、过氧乙酸、甲醛、环氧乙烷。

②高效消毒剂：能杀灭一切细菌繁殖体（包括分枝杆菌）、真菌、病毒及其孢子等，并对细菌芽孢也有一定杀灭作用的化学消毒剂。如过氧乙酸、过氧化氢、部分含氯消毒剂。

③中效消毒剂：能杀灭分枝杆菌、真菌、病毒及细菌繁殖体等微生物的化学制剂。如醇类、碘类、部分含氯消毒剂。

④低效消毒剂：能杀灭细菌繁殖体和亲脂病毒的化学制剂。如酚类、胍类、季铵盐类消毒剂等。

（3）化学消毒灭菌剂的使用原则

①合理使用，能不用时则不用，必须用时则尽量少用。

②根据物品的性能和各种微生物的特性选择化学消毒剂。

③严格掌握药物的浓度、使用方法、消毒时间。

④挥发性消毒液要加盖，定期测定浓度，定期更换。

⑤待消毒物品必先经过清洁处理。浸泡时将物品完全浸泡在溶液里，打开轴节。

⑥消毒剂中不能放置纱布、棉花等物品，以防降低消毒效力。

⑦消毒后的物品使用前用无菌蒸馏水或无菌生理盐水冲洗，气体消毒后的物品使用前应待气体散发后使用，以免刺激组织。

⑧熟悉消毒剂的毒副作用，做好操作防护。

（4）化学消毒剂使用方法

①浸泡法：将被消毒的物品清洗、擦干浸没于规定浓度的消毒剂液内一定时间的消毒方法。浸泡前要打开物品的轴节或套盖，管腔内要灌满消毒液。适用于大多数物品。

②喷雾法：在规定时间内用喷雾器将一定浓度的化学消毒剂均匀喷洒在空间或物品表面进行消毒的方法。常用于空气、地面、墙壁及物品表面的消毒。

③擦拭法：用规定浓度的化学消毒剂擦拭被污染物品表面或皮肤、黏膜的消毒方法。一般选用易溶于水、穿透力强、无显著刺激性的消毒剂。

④熏蒸法：在密闭空间内将一定浓度的消毒剂加热或加入氧化剂，使其产生气体在规定的时间内进行消毒灭菌的方法。如手术室、换药室、病室的空气消毒及精密贵重仪器、不能

蒸煮、浸泡物品的消毒。

4. 医院清洁、消毒、灭菌工作

（1）医院环境清洁、消毒。医院环境分为 4 类区域：Ⅰ类环境包括层流洁净手术室和层流洁净病房。Ⅱ类环境包括普通手术室、产房、婴儿室、早产儿室、普通保护性隔离室、供应室无菌区、烧伤病房、重症监护病房。Ⅲ类环境包括儿科病房、妇产科检查室、注射室、换药室、治疗室、供应室清洁区、急诊室、化验室、各类普通病室和房间。Ⅳ类是指传染科和病房。

（2）被服类清洁、消毒：有条件的医院可将被服、衣物集中起来，经环氧乙烷灭菌后，再送到洗衣房清洗，备用。无条件的医院可根据不同物品采取不同方法。棉织品经洗涤后用高温消毒：床垫、棉胎、枕芯、毛毯等可用日光暴晒或紫外线消毒；感染与非感染患者的被服、衣物要分开清洗、消毒；工作人员的用物应单独清洗、消毒。

（3）饮水、茶具、餐具及卫生洁具等清洁、消毒。

（4）皮肤与黏膜的消毒：①皮肤消毒是指杀灭或清除人体皮肤上的病原微生物并达到消毒要求。②黏膜消毒是指杀灭或清除口腔、鼻腔、阴道及外生殖器等黏膜病原微生物的过程，并达到消毒要求。

（5）器械物品的清洁、消毒、灭菌。

（6）医院污物、污水的处理。黑色袋装生活垃圾，黄色袋装医疗垃圾。

三、洗手与手消毒

1. 基本概念

（1）手卫生：是医务人员洗手、卫生手消毒及外科手消毒的总称。

（2）洗手：医务人员用肥皂（或皂液）和流动水洗手，去除手部皮肤污垢、碎屑及部分致病菌的过程。

（3）卫生手消毒：是指医务人员用速干手消毒剂揉搓双手，以减少手部暂住菌的过程。

（4）外科手消毒：是指外科手术前医务人员用肥皂（或皂液）和流动水洗手，再用手消毒剂清除或杀灭手部暂住菌和减少常居菌的过程。

2. 手的消毒

（1）洗手

①目的：清除手部皮肤的污垢和大部分暂住菌，切断通过手传播感染的途径。

②操作步骤：a. 准备阶段，将水龙头打开后调节至适当的水温及水流；b. 湿手，湿润双手后涂抹清洁剂；c. 搓洗，按洗手程序清洗双手、手腕及腕上 10cm，持续 15 秒；d. 冲洗双手，重新打开水龙头，用流水反复冲洗双手；e. 干手，关闭水龙头，以擦手毛巾或擦手纸擦干双手，或在干手机上烘干。

③注意事项：a. 洗手方法正确；b. 注意调节水流及水量，避免污染周围的环境及衣物；c. 医务人员在下列情况下应认真洗手：接触病人前后、接触任何清洁和无菌物品之前；接触病人的分泌物、排泄物、呕吐物等之后；在接触污染物品之后；在进行无菌操作之前；在接触一位病人之后再接触另一位病人或从接触污染部位到接触清洁部位之前；穿脱隔离衣前后，摘手套后。

（2）卫生手消毒

①目的：清除致病微生物，预防感染与交叉感染，避免污染无菌物品和清洁物品。

②操作步骤：a.按洗手法步骤洗手并保持手的干燥；b.用速干手消毒剂均匀抹至整个手掌、手背、手指和指缝，必要时增加手腕及腕上10cm；c.揉搓双手直至手干；d.揉搓时间至少15秒，自然干燥。

③注意事项：a.洗手方法正确并保持手部干燥。b.速干手消毒剂揉搓方法正确。c.医务人员在以下情况，如直接为传染病病人进行检查、治疗及护理时，接触病人的血液、体液、分泌物、排泄物、呕吐物或被传染性致病微生物污染的物品后，以及处理传染病病人的污物后，均须先洗手再进行卫生手消毒。

（3）外科手消毒

①目的：清除指甲、手部、前臂的污物和暂居菌，将常居菌减少到最低限度。

②操作步骤：a.洗手。调节水流温润双手，取适量清洁剂揉搓并刷洗双手、前臂和上臂下1/3；冲净双手，始终保持双手位于胸前并高于肘部；干手。b.免冲洗手消毒法。取适量的免冲洗手消毒剂涂抹双手的每个部位、前臂和上臂下1/3，认真揉搓直至消毒剂自干。c.冲洗手消毒法。取适量的手消毒剂涂抹至双手的每个部位、前臂和上臂下1/3，认真揉搓2～6分钟，用流水由手部流向肘部的方向冲净双手、前臂和上臂下1/3。

③注意事项：a.消毒前应先洗手后消毒；不同病人手术之间、手套破损或手被污染时，重新手消毒。b.洗手前摘除饰物，指甲修剪长度符合要求，保持指甲周围组织的清洁。c.始终保持双手位于胸前并高于肘部；涂抹消毒剂并揉搓、流水冲洗、无菌巾擦干等过程都应从手部开始，然后再向前臂、上臂下1/3进行。d.用后的清洁物品应放到指定的容器中；揉搓用品应每人使用后消毒或一次性使用。e.术后摘除外科手套后，应用肥皂（皂液）清洁双手。

四、无菌技术

1.概念

（1）无菌技术是指在医疗、护理操作过程中，防止一切微生物侵入人体和防止无菌物品、无菌区域被污染的操作技术。

（2）无菌区域是指经过灭菌处理后未被污染的区域。

（3）非无菌区域是指未经过灭菌处理，或经过灭菌处理但又被污染的区域。

（4）无菌物品是指经过灭菌处理后未被污染的物品。

（5）非无菌物品是指未经灭菌处理，或虽经灭菌处理后又被污染的物品。

2.操作原则

①环境的要求：首先要保持环境的清洁，无菌操作前30分钟通风，停止清扫，减少走动，降低室内尘埃飞扬。

②操作者应注意自身的清洁，衣帽整洁、修剪指甲、洗手、戴口罩。

③无菌物品和非无菌物品应分开放置；无菌物品必须存放在无菌容器或无菌包内，无菌包外要注明物品的名称、灭菌日期。物品按日期的先后顺序放置。定期检查无菌物品的情况，无菌包在未污染的情况下，保存期一般为7天，过期或包布受潮应重新进行灭菌。

④取无菌物品时必须用无菌持物钳。工作人员应面向无菌区域，手臂应在腰部水平以上，不可跨越无菌区；操作时，不可面对无菌区咳嗽、说话。无菌物品一经取出，即使未被使用也不可放回无菌容器内。无菌物品不可在空气中暴露过久。无菌操作中，无菌物品疑有污染

或已被污染时，应更换或重新灭菌。

⑤一套无菌物品，仅供给一名病人使用，防止交叉感染。

3. 无菌技术基本操作法

（1）无菌持物钳：种类有卵圆钳、三叉钳、镊子。使用方法如下。

①无菌持物钳（镊）置于大口消毒容器中，浸泡消毒液面在持物钳轴节上 2 ～ 3cm 或镊子的 1/2 处，持物钳轴节打开。每个容器内只能放一把无菌持物钳。②取放无菌持物钳（镊），钳（镊）端应闭合，不可开口。无菌持物钳不得触及液面以上的容器内壁或容器口。③使用过程中应始终保持钳端向下，以免消毒液反流至钳端造成污染。④使用后应立即将持物钳放回到无菌容器内。⑤无菌持物钳应就地使用。需到远处夹取物品时将无菌持物钳和容器一同搬移。⑥无菌持物钳只能用于夹取无菌物品，不能夹取油纱条、消毒或换药。如有污染或可疑污染应重新消毒。⑦无菌持物钳及容器一般每周更换 1 次，使用频率高的部门（手术室、门诊换药室、注射室）应每日更换 1 次，干燥存放每 4 小时更换 1 次。

（2）无菌容器的使用方法：①打开无菌容器时应将盖子的无菌面向上，不可触及无菌面，用毕后立即将容器盖严，避免在空气中暴露时间过长。②从无菌容器内取无菌物品时，虽未使用，不能再放回无菌容器内。③手持无菌容器时应托住底部，手不能触及容器的边缘或内壁。④无菌容器有效期一般为 7 天，第一次使用，应记录开启日期、时间并签名，24 小时内有效。

（3）取无菌溶液法：①查对标签各项内容（药名、浓度、剂量、用法、有效期），瓶盖有无松动，瓶体有无裂隙；检查液体质量，有无浑浊、沉淀、变色、絮化物。②启开瓶盖，消毒瓶塞，待干后打开瓶塞，手不可触及瓶口及瓶塞内面。③手握标签侧，冲洗瓶口。④倒好溶液后立即塞好瓶塞，必要时消毒瓶塞、盖好。⑤开启的无菌溶液 24 小时有效。

（4）无菌包的使用方法：打开无菌包前，先查名称、灭菌日期、化学指示胶带。在清洁干燥平坦处开包，手不可触及无菌包的内面，取无菌物品时不横跨无菌区。无菌包内物品未用完时，按原折痕包好，系带横向扎好，注明开包日期及时间，有效使用期为 24 小时。无菌包被打湿或包内物品被污染应重新灭菌。

（5）无菌盘的使用：铺好的无菌盘应保持干燥、防潮湿污染，4 小时内有效。

（6）无菌手套法：①操作前洗手，并擦干，如指甲长应剪指甲，戴口罩；②手套大小必须合适，检查有效时间，检查手套包是否潮湿；③不得污染手套外面；④手套破损时应立即更换；⑤若手套上有血迹或污染严重时，应先在消毒液中清洗后再脱手套。

五、隔离技术

1. 概述

（1）清洁区：是指进行传染病诊治的病区中不易受到病人血液、体液及病原微生物等物质污染及传染病病人不应进入的区域。包括医务人员的值班室、卫生间、男女更衣室、浴室及储物间、配餐室等。

（2）潜在污染区：也称半污染区，指进行传染病诊治的病区中位于清洁区与污染区之间或有可能被病人血液、体液和病原微生物等物质污染的区域。包括医务人员的办公室、治疗室、护士站、病人用后的物品和医疗器械等物品的处理室、内走廊等。

（3）污染区：是指进行传染病诊治的病区中传染病病人和疑似传染病病人接受诊疗的

区域，包括被其血液、体液、分泌物、排泄物污染的物品暂存和处理的场所，如病室、处置室、污物间及病人入院、出院处理室等。

（4）两通道：是指进行染病诊治的病区中的医务人员通道和病人通道。

（5）缓冲间：是指进行传染病诊治的病区中清洁区与潜在污染区之间、潜在污染区与污染区之间设立的两侧均有门的小室，也为医务人员的准备间。

2. 隔离原则

（1）隔离标志明确，卫生设施齐全。

（2）严格执行服务流程，加强三区管理。

（3）隔离室环境定期消毒、物品处置规范。

（4）实施隔离教育，加强隔离病人心理护理。尽量解除病人因隔离而产生的恐惧、孤独、自卑等心理反应。

（5）掌握隔离解除的标准，实施终末消毒处理。病人的传染性分泌物经 3 次培养，结果均为阴性或确已度过隔离期，经医生开具医嘱方可解除隔离。

3. 隔离种类及措施　一是基于传染源特点切断疾病传播途径的隔离；二是基于保护易感人群的隔离。

标准预防是基于患者的血液、体液、分泌物（不包括汗液）、非完整皮肤和黏膜均可能含有感染性因子原则，针对医院所有病人和医务人员采取的一组预防感染措施。

（1）基于切断传播途径的隔离预防：确认的感染性病原微生物的传播途径主要有 3 种，接触传播、空气传播和飞沫传播。

接触传播的隔离与预防：是对确诊或可疑感染了经接触传播疾病如肠道感染、多重耐药菌感染、埃博拉出血热、皮肤感染等采取的隔离与预防。在标准预防的基础上，隔离措施还有：①隔离室使用蓝色隔离标志。②单独病室。③限制病人活动范围。④病人接触过的一切物品均应行灭菌，然后进行清洁、消毒、灭菌。⑤被病人污染的敷料应装袋标记后送焚烧处理。⑥进入隔离室前戴好口罩、帽子，必要时穿隔离衣和隔离鞋。接触病人的血液、体液、分泌物、排泄物等物质时，应戴手套。

空气传播的隔离与预防：是对经空气传播的呼吸道传染疾病如肺结核、水痘等采取的隔离与预防。在标准预防的基础上，隔离措施还有：①隔离室使用黄色隔离标志。②单独病室。无条件时，相同病原体感染病人可同居一室，病室通向走廊的门、窗要关闭。尽量使隔离病室远离其他病室或使用负压病房。③病人病情允许时，应戴外科口罩，定期更换。④病人口鼻分泌物须经严格消毒后再倾倒。⑤严格空气消毒。⑥严格按照区域流程，在不同的区域内，穿戴不同的防护用品。

飞沫传播的隔离与预防：经飞沫传播的疾病，如流行性感冒、百日咳、病毒性腮腺炎及急性传染性非典型肺炎等特殊急性呼吸道传染性疾病采取的隔离与预防。在标准预防的基础上，隔离措施还有：①隔离室使用粉色隔离标志。②单独病室。无条件时，相同病原体感染病人可同居一室，病室通向走廊的门、窗要关闭。尽量使隔离病室远离其他病室或使用负压病房。③病人病情允许时，应戴外科口罩，定期更换。④病人口鼻分泌物须经严格消毒后再倾倒。⑤严格按照区域流程，在不同的区域内，穿戴不同的防护用品。

其他传播途径疾病的隔离与预防：对经生物媒介传播的疾病如鼠、蚤引起的鼠疫等，应根据疾病的特性，采取相应的隔离与防护措施。

（2）基于保护易感人群的隔离预防：保护性隔离是以保护易感人群作为制定措施的主要依据而采取的隔离，也称反向隔离，适用于抵抗力低下或极易感染的病人，如严重烧伤、早产儿、白血病、脏器移植及免疫缺陷等病人。应在标准预防的基础上，隔离措施还有：①设专用隔离室。病人应住单间病室隔离，室外悬挂明显的隔离标志。②进出隔离室要求。凡进入病室内人员应穿戴灭菌后的隔离衣、帽子、口罩、手套及拖鞋；未经消毒处理的物品不可带入隔离区域。接触病人前、后及护理另一位病人前均应洗手。③污物处理。病人的引流物、排泄物、被其血液及体液污染的物品，应及时密闭分装，标记后送指定地点。④探陪要求。包括工作人员均应避免接触病人；原则上不予探视，探视者需要进入隔离室时应采取相应的隔离措施。

4. 隔离技术操作法

（1）帽子、口罩的使用

①目的：保护病人和工作人员，防止感染和交叉感染。

②注意事项：使用帽子时。a. 进入污染区和洁净环境前、进行无菌操作等应戴帽子；b. 帽子大小合适，能遮住全部头发；c. 被病人血液、体液污染后应及时更换；d. 一次性帽子应一次性使用后，放入医疗垃圾袋集中处理；e. 布制帽子保持清洁干燥，每次或每天更换与清洁。使用口罩时。a. 根据不同的操作要求选用不同种类的口罩；b. 始终保持口罩的清洁、干燥。口罩潮湿后、受到病人血液或体液污染后，应及时更换；c. 纱布口罩应每天更换、清洁与消毒，遇污染时及时更换；医用外科口罩只能一次性使用；d. 正确佩戴口罩，不应只用一只手捏鼻夹；e. 脱口罩前、后应洗手，使用后的一次性口罩应放入医疗垃圾袋内，以便集中处理。

（2）护目镜、防护面罩的使用：护目镜能防止病人的血液、体液等具有感染性物质溅入人体眼部；防护面罩能防止病人的血液、体液等具有感染性物质溅到人体面部。下列情况应使用护目镜或防护面罩：①在进行诊疗、护理操作时，可能发生病人血液、体液、分泌物等喷溅时；②近距离接触经飞沫传播的传染病病人时；③为呼吸道传染病病人进行气管切开、气管插管等近距离操作，可能发生病人血液、体液、分泌物喷溅时，应使用全面型防护面罩。

（3）穿、脱隔离衣

①目的：保护医务人员避免受到血液、体液及其他感染性物质污染，或用于保护病人避免感染。

②穿隔离衣的方法：穿隔离衣前，先将工作衣、帽子穿戴整齐，取下手表，卷袖过肘；手持衣领取下隔离衣；将隔离衣污染面向外，将衣领两端向外折齐，对齐肩缝，露出肩袖内口，使清洁面面向自己。一只手持衣领，另一只手伸入袖内，举起手臂，将衣袖抖上，换手持衣领，依上法穿好另一袖。应注意手不能触及隔离衣的污染面。两手持衣领，由前向后理顺领边，扣上领口。再扣好袖扣或系上袖带。需要时套上橡皮圈束紧袖口。自一侧衣缝顺带下约 5cm 处将隔离衣后身向前拉，见到衣边则捏住，再依法将另一边捏住。两手在背后将边缘对齐，向一侧折叠，按住折叠处，并将腰带在背后交叉，回到前面打一活结。捏衣边时，手不可触及清洁面。

③脱隔离衣的方法：脱隔离衣时，先解开腰带，在前面打一活结；解开袖口，在肘部将

部分衣袖塞入工作衣袖口内。消毒双手；解开领扣，一只手伸入另一侧袖口内，拉下衣袖过手再用衣袖遮住的手在外面拉下另一衣袖，两手在袖内使袖子对齐，双臂逐渐退出。双手持衣领，将隔离衣两边对齐，挂在衣钩上。不再穿的隔离衣，脱下后清洁向外，卷好投入医疗污物袋或回收袋中。

④注意事项：a. 穿隔离衣时，隔离衣的长短要适合，需全部遮住工作服；b. 系领子时袖口不可触及衣领、面部和帽子；后侧边缘须对齐，折叠处不能松散；c. 穿好隔离衣后，双臂保持在腰部以上，视线范围内。不得进入清洁区，只能在规定区域内活动，避免接触清洁物品；d. 刷手时不能弄湿隔离衣，隔离衣也不能污染水池；e. 保持衣领清洁，隔离衣挂在半污染区，清洁面向外，若是挂在污染区，则污染面向外；f. 隔离衣每日更换，如有潮湿或污染，应立即更换。

（4）穿、脱防护服：防护服是临床医务人员在接触甲类或按甲类传染病管理的传染病病人时所穿的一次性防护用品。

（5）避污纸的使用：取避污纸时，应从页面抓取，不可掀页撕取，以保持一面清洁，避污纸用后弃于污物桶内，集中焚烧处理。

（6）鞋套、防水围裙的使用：从潜在污染区进入污染区时和从缓冲间进入负压病室时应穿鞋套；防水围裙主要用于可能受到病人的血液、体液、分泌物及其他污染物质喷溅和进行复用医疗器械的清洗时。

第13单元　给药

【复习指南】给药历年必考，应作为重点复习。青霉素过敏试验法、注射给药法为历年常考，应重点复习。护士角色与职责、口服给药法的健康教育、超声雾化吸入法、注射给药法、青霉素过敏试验及过敏反应的处理、破伤风抗毒素过敏试验及脱敏注射法、滴药法及舌下给药法应熟悉掌握；影响药物作用的因素，口服给药法的目的，取药、配药和发药的方法，氧气雾化吸入法，其他药物过敏试验，插入给药法，皮肤给药法应掌握。

一、给药的基本知识

（一）药物的种类

内服药、注射药、外用药。

（二）药物的领取

药物领取必须凭医生的处方进行。

1. 病区　病区内设有药柜，备有一定数量的常用药品，由专人负责保管，按期进行领取和补充。贵重药物和特殊药物凭医生的处方领取；剧毒药和麻醉药，病区内有固定的数量，使用后凭医生的处方领取补充。

2. 中心药房　中心药房的人员负责摆药，病区护士核实并取回。

（三）药物的保管

1. 药柜放置　置药柜于光线明亮处，避免阳光直射。

2. 分类保管　按内服、外用、注射、剧毒药等分类保管。

3. 标签明确　内服药标签为蓝色边，外用药标签为红色边，剧毒药标签为黑色边。标签上标明药名（中、英文对照）、浓度、剂量。

4. **定期检查**　药物要定期检查，如有沉淀、浑浊、异味、潮解、霉变或标签脱落，难以辨认等现象，应立即停止使用。

5. **妥善保管**　①易被热破坏的药物，需放置冰箱内保存（冷藏于 2～10℃），如生物制剂（疫苗、抗毒血清、白蛋白），胰岛素注射液，青霉素皮试液。②易挥发、潮解或风化的药物，需装瓶密闭保存，用后盖紧瓶盖，如乙醇、酵母片、糖衣片、过氧乙酸等。③易氧化和遇光变质的药物，应装入有色密盖瓶中，置于阴凉处，而针剂类则应放在黑纸遮光的药盒内，如氨茶碱、维生素 C、盐酸肾上腺素。④易燃、易爆的药物，应单独存放于阴凉处，远离明火，以防意外。⑤易过期的药物，应定期检查，按有效期时限的先后，有计划地使用，避免浪费。⑥各类中药均置于阴凉干燥处，芳香性药品应密盖保存。⑦病人个人专用的特殊药物，单独存放，并注明床号、姓名。

（四）给药的原则

1. **根据医嘱准确给药**　必须严格执行医嘱，不可盲目执行，也不得擅自更改。

2. **严格执行查对制度**　首先认真检查药物的质量，对疑有变质或已过期的药物立即停止使用。

三查：操作前、操作中、操作后查。

七对：对床号、姓名、药名、浓度、剂量、时间和方法。

五准确：准确的药物、准确的剂量、准确的途径、准确的时间、准确的病人。

3. **安全正确给药**　做到五准确，即将准确的药物、剂量、途径、时间内给予准确的病人；熟练掌握给药方法和技术，能与病人有效沟通并给予用药指导；注意配伍禁忌；防止过敏反应发生。

4. **密切观察用药反应**　监测病人的病情变化，动态评价药物疗效和不良反应，并做好记录。

（五）影响药物作用的因素

1. **药物的因素**

（1）药物剂量：在一定范围内，药物剂量增加，其药效相应增强；剂量减少，药效减弱。当药物剂量超过一定限度时则会产生中毒反应。

（2）药物剂型：不同剂型的药物吸收的量及速度不同，从而影响药物作用的快慢和强弱。如口服给药时，液体制剂比固体制剂吸收快；肌内注射时，水溶液比混悬液、油剂吸收快，因而发生作用也较快。

（3）给药途径：常用的给药途径有消化道给药（口服、直肠给药）、注射给药（肌内注射、皮下注射、静脉注射、动脉注射）、呼吸道吸入给药、皮肤黏膜用药。不同的给药途径药物吸收的速度不同，药物吸收速度由快至慢的顺序：静脉＞吸入＞肌内＞皮下注射＞直肠＞口服＞皮肤。某些药物，不同给药途径可使药物产生质的差别，如硫酸镁口服产生导泻与利胆作用，而注射给药则产生镇静和降压作用。

（4）给药时间：给药的间隔时间应以药物的半衰期作为参考依据，尤其是抗生素类药物更应注意维持药物在血中的有效浓度。

（5）联合用药：是指为了达到治疗目的而采取的两种或两种以上药物同时或先后应

用。若联合用药后使原有的效应增强称为协同作用；若联合用药后使原有的效应减弱称为拮抗作用。临床上联合用药的目的是发挥药物的协同作用，增强治疗效果，避免和减轻药物不良反应。

2. 机体的因素

（1）生理因素：①年龄与体重。一般情况，药物用量与体重成正比。儿童和老人对药物的反应与成人不同，除体重因素外，还与生长发育和机体的功能状态有关。②一般无明显反应。但女性特殊生理时期（月经期、妊娠期、哺乳期）应用药物要注意、慎重。

（2）病理因素：应特别注意肝、肾功能受损程度。某些药物的使用要注意减量、慎用或禁用，避免引起蓄积中毒。

（3）心理因素：心理行为因素在一定程度上可影响药物的效应，其中以病人的情绪、对药物的信赖程度、对药疗的配合程度、医务人员的语言及暗示作用等最为重要。

二、口服给药法

1. 目的　协助病人遵照医嘱安全、正确服药，以达到减轻症状、治疗疾病、维持正常生理功能、协助诊断和预防疾病的目的。

2. 发药

（1）备齐用物：药车、服药本、小药卡、饮水管、水壶（内盛温开水）等。

（2）发药：①在规定时间，核对、解释、协助病人服药，待病人服下药后方可离开。②危重病人应喂服；鼻饲病人需将药碾碎、溶解后从胃管内灌入；因故不能服药者，应将药取回并交班；病人因特殊检查或手术需禁食，或病人不在，不能当时服药，应暂缓发药。③发药时，病人如提出疑问，应虚心听取，重新核对，确认无误后给予解释，再给病人服药。更换药物或停药要告诉病人。④发药完毕，收回药杯，按规定处理。⑤注意观察药物疗效和不良反应，记录。

（3）注意事项：①严格执行查对制度和无菌操作原则；②需吞服的药物通常用40～60℃温开水送下，禁用茶水服药；③婴幼儿、鼻饲或上消化道出血病人所用的固体药，发药前需将药片研碎；④增加或停用某种药物时，应及时告知病人；⑤注意药物之间的配伍禁忌。

3. 健康教育　解释用药的目的和注意事项，根据药物的特性进行正确的用药。

（1）刺激食欲的药物、健胃药饭前服，因其刺激味觉感受器，使胃液大量分泌，可增进食欲。

（2）助消化药及对胃黏膜有刺激性的药物饭后服，以便使药物和食物均匀混合，有助于消化或减少对胃壁的刺激。

（3）止咳糖浆对呼吸道黏膜起安抚作用，服后不宜立即饮水，以免冲淡药物。同时服用多种药物，应最后服用止咳糖浆，以免药效降低。

（4）磺胺类药和退热药，服后宜多饮水。前者由肾排出，尿少时易析出结晶，使肾小管堵塞；后者起发汗降温作用，多饮水可增强药物疗效。

（5）对牙齿有腐蚀作用和使牙齿染色的药物，如酸类、铁剂，可用饮水管吸取药液，服药后漱口，服用时避免与牙齿接触；服用铁剂禁忌饮茶，因茶叶中的鞣酸与铁形成铁盐妨碍吸收，酸性食物可促进铁的吸收。

（6）强心苷类药物，服用前应测脉率（心率及其节律），如脉率低于 60 次/分或节律异常，应停服并报告医生。

三、吸入给药法

1. 超声雾化吸入法　是应用超声波声能将药液变成细微的气雾，再由呼吸道吸入，以预防和治疗呼吸道疾病的方法。

（1）目的：湿化气道；控制感染；改善通气；祛痰镇咳。

（2）原理：超声波发生器通电后输出高频电能，通过水槽底部晶体换能器转换为超声波声能，声能透过雾化罐底部的透声膜作用于雾化罐内的液体，破坏药液表面张力，使其成为微细雾滴，通过导管随病人吸气而进入呼吸道。

（3）特点：雾滴小而均匀，直径 5μm 以下，雾量大小可以调节，病人感觉温暖舒适，药液可随呼吸达终末支气管及肺泡，治疗效果好。

（4）常用药物及作用：①抗生素，常用庆大霉素、卡那霉素等控制呼吸道感染；②平喘药，常用氨茶碱、沙丁胺醇（舒喘灵）等解除支气管痉挛；③祛痰药，常用 α-糜蛋白酶等稀释痰液，帮助祛痰；④糖皮质激素，常用地塞米松等减轻呼吸道黏膜水肿。

（5）操作要点：水槽内必须保持足够的水量，将药液用生理盐水稀释至 30～50ml 倒入雾化罐内；打开电源开关，调节雾量大小；面罩覆盖于病人口鼻部或将口含嘴放入口中，嘱病人紧闭口唇深吸气；使用中若水槽内水温超过 50℃，需关闭机器换冷蒸馏水，若雾化罐内液体过少，可从盖上小孔注入药液，不必关机；治疗时间每次 15～20 分钟；治疗完毕，先关雾化开关，再关电源开关，避免损坏电子管；清理、消毒用物。

（6）注意事项：保护晶体换能器和透声膜，以防破碎；水槽和雾化罐中切忌加温水或热水，只能加冷蒸馏水；注意观察病人病情及治疗效果，若因黏稠的分泌物经湿化后膨胀致痰液不易咳出，应予以叩背协助痰排出，必要时吸痰。

2. 氧气雾化吸入法　是利用高速氧气气流使药液形成雾状，随吸气进入呼吸道的方法。目的是湿化气道；控制感染；改善通气；祛痰镇咳。方法：药液稀释至 5ml，注入雾化器。嘱病人漱口以清洁口腔。雾化器直接接流量表，湿化瓶内勿盛水，以防药液被稀释。调节氧流量达 6～8L/min。嘱病人手持雾化器，将吸嘴放入口中紧闭嘴唇深吸气，用鼻轻松呼气，提高治疗效果，如此反复，直至药液吸完为止；吸毕，取出雾化器，关闭氧气开关。清理、消毒用物。操作时，严禁接触烟火和易燃品。

3. 手压式雾化器雾化吸入法　是利用拇指按压雾化器顶端，使药液从喷嘴喷出，形成雾滴作用于口腔及咽部气管、支气管黏膜而被其吸收的治疗方法。目的主要通过吸入拟肾上腺素类药、氨茶碱或沙丁胺醇等支气管解痉药，改善通气功能，适用于支气管哮喘、喘息性支气管炎的对症治疗。常用药物：拟肾上腺素类药、氨茶碱或沙丁胺醇等支气管解痉药。方法：取下雾化器保护盖，充分摇匀药液；将雾化器倒置，接口端放入双唇间，平静呼气；在吸气开始时，按压气雾瓶顶部，使之喷药，随着深吸气的动作，药雾经口吸入；尽可能延长屏气时间，然后呼气，每次 1～2 喷，两次使用间隔时间不少于 3～4 小时；喷雾器使用后放在阴凉处（30℃以下）保存。

四、注射给药法

1. 概念　将无菌药液注入体内，以达到预防和治疗疾病的目的的方法。

2. 注射原则

①严格执行查对制度。三查七对，并仔细检查药液质量、药物有效期及包装是否完整；同时注射多种药物时注意配伍禁忌。

②严格遵守无菌操作原则。注射前洗手，戴口罩；注射部位皮肤用消毒溶液涂擦，直径在 5cm 以上，待消毒液干后方可注射。

③严格执行消毒隔离制度，预防交叉感染。注射时做到一人一套物品；按消毒隔离制度处理用物；一次性物品按规定处理，不可随意丢弃。

④选择合适的注射器和针头。根据药物剂量、黏稠度和刺激性的强弱选择。注射器应完整无裂痕，针头应锐利、无钩、无弯曲，型号合适。一次性注射器的包装应密封，并在有效期内。

⑤选择合适的注射部位。避开神经和血管处（动、静脉注射除外）；不可在炎症、硬结、瘢痕、皮肤受损处进针；长期注射时注意更换注射部位。

⑥注射药液现用现配。注射的药物应在规定的注射时间临时抽取，即刻注射，药液现配现用，以防药物效价降低或污染。

⑦注射前排净空气。特别是动、静脉注射，以防气体进入血管形成栓塞；排气时防止药液浪费。

⑧注射前检查回血。进针后，注射前应抽动活塞，检查有无回血。静脉注射必须见回血方可注入药液。皮下、肌内注射，抽吸无回血，才可注入药液，如有回血，须拔出针头，更换部位后重新进针，不可将药液注入血管内。

⑨掌握合适的进针角度和深度。

⑩熟练掌握无痛注射技术。解除病人的思想顾虑，分散其注意力，取合适体位，便于进针。注射时要两快一慢（进针和拔针要快，推药要慢）；注射刺激性强的药物，应选用细长针头，且进针要深；同时注射几种药液，注意配伍禁忌，一般应先注射无刺激性或刺激性弱的药物，再注射刺激性强的药物，且推药速度宜更慢，以减轻疼痛。

3. 注射前准备

（1）注射用物准备

①注射盘：皮肤消毒溶液（2% 碘酊和 75% 乙醇或安尔碘）、无菌持物镊（放在无菌持物罐内）、砂轮、无菌棉签、乙醇棉球、弯盘等。

②注射器及针头：注射器由空筒和活塞两部分组成，其中空筒内壁、乳头、活塞需保持无菌，不得用手接触。针头由针尖、针梗、针栓 3 部分组成，除针栓外壁以外，其余部分需保持无菌，不得用手接触。

③注射药物：按医嘱准备。

④注射本：根据医嘱准备注射本或注射卡。

（2）药液抽吸法

①自安瓿内吸取药液法：查对后将安瓿尖端药液弹至体部，消毒安瓿颈部和砂轮，用砂轮在安瓿颈部划一锯痕，再消毒拭去细屑，折断安瓿。将针头斜面向下放入安瓿内的液面下，

抽动活塞,吸取药液,吸药时手只能持活塞柄。吸药毕,轻拉活塞,使气泡聚集在乳头口,稍推活塞,驱出气体。

②自密封瓶内吸取药液法:查对后除去铝盖中心部分,消毒瓶塞,待干。手持注射器,抽取所需等量空气后,示指固定针栓,将针头插入瓶塞内注入空气,倒转药瓶及注射器,使针头在液面以下,吸取药液至所需量,以示指固定针栓,拔出针头,驱出气体,备用。

4.皮内注射法（ID） 将少量药液或生物制品注射于表皮与真皮之间的方法。

（1）目的:药物过敏试验;预防接种;局部麻醉的前驱步骤。

（2）部位:药物过敏试验在前臂掌侧下段,因该处皮肤较薄,易于注射,且肤色较浅,局部反应易于辨认;预防接种在三角肌下缘;局部麻醉在相应部位。

（3）操作要点:左手绷紧局部皮肤,右手以平执式持针,即右手拇指、中指握住空筒,示指固定针栓,针尖斜面向上进针。进针角度为针尖与皮肤成 5° 刺入皮内,进针深度为针尖斜面完全进入皮内。

（4）注意事项:病人对注射药物有过敏史者不做皮试;忌用碘酊消毒皮肤,以免影响对局部反应的观察;注射部位不可按揉。注意患者是否进食,以免低血糖症与休克前期混淆;消毒剂过敏史者更换消毒剂或双侧皮试对比;准备急救箱。

5.皮下注射法（H） 将少量药液或生物制剂注入皮下组织的方法。

（1）目的:注入小剂量药物,用于不易口服给药而需在一定时间内发挥药效时;预防接种;麻醉用药。

（2）部位:上臂三角肌下缘、两侧腹壁、后背、大腿前侧和外侧。

（3）操作要点:一手绷紧局部皮肤,一手持注射器,以示指固定针栓,针头斜面向上,进针角度为针尖与皮肤成 30°~40° 刺入皮下,进针深度为针梗的 1/2~2/3。抽动活塞,如无回血,缓慢注射药液。

（4）注意事项:针头刺入角度不宜超过45°,以免刺入肌层;长期注射者,应经常更换注射部位,促进药物的充分吸收;药液少于1ml时,用1ml注射器吸药,保证药物剂量准确。

6.肌内注射法（IM） 将一定量药液注入肌肉组织的方法。

（1）目的:用于不宜口服或静脉给药且要求较皮下注射更迅速发生疗效时。

（2）部位:①臀大肌,臀大肌注射定位法。a.十字法,从臀裂顶点向左或向右画一水平线,然后从髂嵴最高点做一垂线,将一侧臀部分为四个象限,取外上象限（避开内角）为注射部位;b.连线法,髂前上棘和尾骨连线的外上 1/3 处为注射部位。②臀中肌、臀小肌,髂前上棘外侧三横指处。③股外侧肌,大腿中段外侧,髋关节下 10cm 至膝上 10cm 为注射区。④上臂三角肌,上臂外侧,肩峰下 2~3 横指处。

（3）操作要点:①体位（臀部注射部位）。a.侧卧位,上腿伸直,下腿稍弯曲;b.俯卧位,足尖相对,足跟分开,头偏向一侧;c.仰卧位,臀中、小肌注射时采用;d.坐位,座椅稍高,注射侧腿伸直,常用于门诊、急诊病人。②左手拇指、示指绷紧局部皮肤,右手以执笔式持注射器,中指固定针栓,将针梗的 1/2~2/3 迅速垂直刺入肌组织。③抽吸无回血。④一只手固定针头,另一只手推注药液。⑤长期进行肌内注射者,应交替更换注射部位。

（4）注意事项:①两种或两种以上药物同时注射时,注意药物的配伍禁忌;②2岁以下婴幼儿常选择臀中肌、臀小肌注射,不宜选用臀大肌;③注射时切勿将针梗全部刺入,防针梗衔接处折断；④长期注射，应交替更换注射部位。如出现硬结，可用热敷、理疗等。

7. 静脉注射（Ⅳ）及静脉血标本采集法

（1）目的：用于药物不宜口服、皮下注射、肌内注射或需迅速发挥药效时；药物因浓度高、刺激性大、量多而不宜采取其他注射方法时；做某些诊断性检查；静脉营养治疗。

（2）部位：四肢浅静脉（成人静脉输液首选手背浅静脉，静脉血标本采集常选肘部贵要静脉、正中静脉、头静脉等），小儿头皮静脉，股静脉。

（3）操作要点：①在穿刺处上方约6cm处扎止血带；②肢体关节下垫小枕；③左手拇指绷紧静脉下端皮肤，使其固定，右手持注射器，示指固定针栓，针尖斜面与皮肤成15°～30°自静脉上方或侧方刺入皮下，再沿静脉走向刺入静脉；见回血，可沿静脉走行进针少许；④静脉注射时，先松止血带、松拳，然后缓慢注入药物；抽取血标本时，抽取所需血量后松止血带、松拳；⑤拔针时迅速按压穿刺点。

（4）注意事项：①需长期静脉给药者，应由远端小静脉开始，以保护静脉；②根据病人年龄、病情及药物性质掌握推药速度，且随时注意听取病人主诉、观察注射局部及病情变化；③注射对组织有强烈刺激性药物时，先注入少量生理盐水，确定针头在静脉内，再换上有药液的注射器进行推注，以免药液外溢而引起组织坏死；④10%氯化钾严禁用于静脉注射。

（5）静脉注射失败的常见原因：①针头未刺入静脉，抽吸无回血；②针头刺入过深，穿透对侧血管壁，抽吸无回血；③针头斜面未完全进入血管内。抽吸可有回血，但推注药液局部隆起、疼痛；④针头斜面一部分刺破对侧血管壁，抽吸可有回血，注药时部分药液溢出至深层组织，推注少量药液，局部不一定隆起。

（6）股静脉注射法

①目的：用于急救时做加压输液、输血或采集血标本。

②部位：在股三角区，髂前上棘和耻骨结节连线的中点作为股动脉的定位，股静脉位于股动脉内侧0.5cm处。

③体位：仰卧位，下肢略屈膝外展外旋。

④进针：用左手触得股动脉搏动最明显处，在股动脉内侧0.5cm处，常规消毒局部皮肤，左手戴无菌手套，针头和皮肤成90°或成45°进针。

⑤注意事项：a.严格执行无菌操作，防止感染；b.操作完毕拔针后需加压止血3～5分钟；c.如抽出为鲜红色血液，提示刺入股动脉，应立即拔出针头，用无菌纱布紧压穿刺处5～10分钟，直至无出血为止。

（7）静脉血标本采集法

①全血标本：抗凝血标本，主要用于临床血液学检查，如血细胞计数和分类、形态学检查等。

②血浆标本：抗凝血经离心所得上清液称为血浆，血浆里含有凝血因子Ⅰ，适合于内分泌激素、血栓和止血检测等。

③血清标本：不加抗凝药的血，经离心所得上清液称为血清，血清里不含有凝血因子Ⅰ，多适用于临床化学和免疫学的检测，如测定肝功能、血清酶、脂类、电解质等。

④血培养标本：培养检测血液中的病原菌。

⑤操作要点和注意事项：a. 明确检查项目、采血量、抗凝药。真空采血管以颜色标识标本的种类。生化检测为红或黄色；全血标本为紫色；凝血测定为蓝色；红细胞沉降率为黑色。b. 告知病人检查项目及意义；检查所需准备，如肝功能、空腹血糖等检查宜清晨空腹抽血，通知病人禁食。c. 血清标本所用注射器、针头及试管必须干燥，以防溶血。d. 采集血培养标本取血量为 5ml，防止标本污染。亚急性细菌性心内膜炎病人做血培养时的取血量为 10 ～ 15ml。e. 同时抽取不同种类的血标本，注血顺序为血培养瓶（先无氧后有氧）—抗凝瓶—普通干燥试管。f. 有输液、输血时，最好在对侧肢体采血。g. 血培养标本在用抗生素之前采集，已用抗生素应在检验单上注明。

8. 动脉注射及动脉血标本采集法

（1）目的：①加压输入血液，以迅速增加有效血容量，用于抢救重度休克病人。②注入造影剂，用于施行某些特殊检查，如脑血管造影、下肢动脉造影等。③注射抗癌药物做区域性化疗，如头面部疾病采用颈总动脉；上肢疾病采用锁骨下动脉；下肢疾病采用股动脉。④采集动脉血标本，做动脉血气分析。

（2）部位：桡动脉、股动脉、颈总动脉、锁骨下动脉。

（3）操作要点：操作者戴无菌手套或消毒左手示指和中指，在已消毒的皮肤范围内摸到欲穿刺动脉搏动最明显处，固定于两指间；右手持注射器，在两指间垂直或与动脉走向成 40° 刺入动脉，见有鲜红色回血，右手固定穿刺针的方向及深度，左手以最快的速度注射药液或采血。操作完毕，迅速拔出针头，局部加压止血 5 ～ 10 分钟。采血做血气分析者，针头拔出后立即刺入软木塞或橡胶塞以隔绝空气，用手轻轻搓动注射器以使血液与肝素混匀，避免凝血。

五、药物过敏试验

使用易致敏药物前，必须先做过敏试验。试验结果阴性方可用药。

1. 青霉素过敏试验及过敏反应的处理 青霉素过敏试验通常以 0.1ml（含青霉素 20 ～ 50U）的试验液皮内注射，根据皮丘变化及病人全身情况来判断试验结果，过敏试验结果阴性方可使用青霉素治疗。

（1）皮试液的配制：通常以每毫升含青霉素 200 ～ 500U 的皮内试验液为标准，注入剂量为 0.1 毫升，含青霉素 20 ～ 50U。下面以青霉素钠 80 万 U 配制成每毫升含青霉素 40 万 U 的皮试液为例，介绍试验液的配制方法（表 1-7）。

表 1-7　青霉素皮肤试验液的配制

青霉素钠	加 0.9% 氯化钠溶液 (ml)	每毫升药液青霉素钠含量 (U)	要点与说明
80 万 U	4	20 万	用 5ml 注射器，6 ～ 7 号针头
0.2ml 上液	0.8	4 万	以下用 1ml 注射器，6 ～ 7 号针头
0.1ml 上液	0.9	4000	每次配制时均需将溶液摇匀
0.1ml 上液	0.9	400	配制完毕换接 $4\frac{1}{2}$ 号针头，妥善放置

（2）试验方法：确定病人无青霉素过敏史，于病人前臂掌侧下段皮内注射青霉素皮试溶液 0.1ml（含青霉素 20 ～ 50U），注射后观察 20 分钟，20 分钟后判断并记录试验结果。

（3）结果判断：①阴性，皮丘大小无改变，周围不红肿，无红晕，无自觉症状。②阳性，局部皮丘隆起，出现红晕硬块，直径＞1cm，或周围出现伪足、有痒感。严重时可有头晕、心慌、恶心，甚至出现过敏性休克。

（4）记录：阴性，以蓝笔记"（-）"；阳性，以红笔记"（+）"，并在医嘱单、病历卡、体温单、床卡、注射卡、门诊卡上醒目地标明"青霉素阳性"，同时告知病人及家属，报告医生，禁用青霉素。

（5）注意事项：做青霉素试验前应询问用药史、过敏史，如有青霉素过敏史，应禁止做过敏试验。做青霉素过敏试验前做好急救准备，备好盐酸肾上腺素和注射器等。首次注射后观察30分钟，防止发生延迟反应。青霉素治疗停药3天以上，换批号时，需重新做过敏试验。过敏试验可疑阳性者，应用0.9%氯化钠溶液做对照试验。

（6）临床表现：青霉素过敏性休克多在注射后5～20分钟，甚至可在数秒内发生，既可发生于皮内试验过程中，也可发生于初次肌内注射或静脉注射时（皮内试验结果阴性）；还有极少数病人发生于连续用药过程中。其临床表现主要包括如下几个方面：最早出现的症状常为呼吸道症状和皮肤瘙痒。①呼吸道阻塞症状：由于喉头水肿、肺水肿，表现有胸闷、气急、发绀、喉头堵塞伴有濒死感；②循环衰竭症状：面色苍白、出冷汗、发绀、脉细数、血压下降；③中枢神经系统症状：头晕眼花、面部及四肢麻木、烦躁不安、意识丧失、大小便失禁、抽搐等；④其他过敏反应表现：瘙痒、荨麻疹、恶心、呕吐、腹痛与腹泻等。

（7）过敏性休克的处理：①停药，就地平卧。②首选0.1%盐酸肾上腺素0.5～1ml，皮下注射，具有收缩血管、增加外周阻力、兴奋心肌、增加心排血量及松弛支气管平滑肌的作用。如不缓解，可每隔30分钟皮下或静脉注射0.5ml，直至脱离危险。③氧气吸入，必要时给予呼吸兴奋药（尼可刹米或洛贝林）。④抗过敏，地塞米松5～10mg静脉注射；氢化可的松200～400mg加入5%～10%葡萄糖溶液500ml内静脉滴注；给予抗组胺药。⑤纠正酸中毒。⑥对症治疗，如给予升压药，行心肺复苏术，气管插管等。⑦观察生命体征、尿量等，注意保暖。

2. 破伤风抗毒素过敏试验及脱敏注射法　破伤风抗毒素（TAT）是用破伤风类毒素免疫马血浆经物理、化学方法精制而成的，能中和病人体液中的破伤风毒素。常在救治破伤风病人时应用，有利于控制病情发展；并常用于有破伤风潜在危险的外伤病人，作为被动免疫预防注射。停药超过1周者，如需再次使用，应重做过敏试验。

（1）皮试液剂量：用1ml注射器吸取TAT药液（1500U/ml）0.1ml，加生理盐水稀释至1ml（TAT 150U/ml），即为皮试液，供皮试使用。皮内注入0.1ml，含TAT 15U，20分钟后观察试验结果。

（2）结果判断：①阴性，局部无红肿、全身无异常反应；②阳性，局部皮丘红肿，硬结直径＞1.5cm，红晕超过4cm，有时出现伪足，主诉痒感。全身过敏反应、血清病型反应同青霉素过敏反应。

（3）脱敏注射法基本原理：小剂量注射时变应原所致生物活性介质的释放量少，不至于引起临床症状；短时间内连续多次药物注射可以逐渐消耗体内已经产生的IgE，最终可以全部注入所需药量而不致发病。破伤风抗毒素脱敏注射法见表1-8。

表 1-8　破伤风抗毒素脱敏注射法

次数	TAT（ml）	加 0.9% 氯化钠溶液 (ml)	注射途径
1	0.1	0.9	肌内注射
2	0.2	0.8	肌内注射
3	0.3	0.7	肌内注射
4	余量	稀释至 1ml	肌内注射

脱敏过程中如发生面色苍白、气促、发绀、荨麻疹等过敏性休克症状时，立即停止注射，救治处理同青霉素过敏休克。

3. 其他药物过敏试验

（1）链霉素过敏试验：①剂量 2500U/ml，皮内注入 0.1ml，含链霉素 250U。局部结果判断标准同青霉素。②过敏反应同青霉素，但少见。常伴有毒性反应，如全身麻木、肌肉无力、抽搐、耳鸣、耳聋等。③过敏的处理：给予 10% 葡萄糖酸钙或 5% 氯化钙，因钙离子可与链霉素络合，从而减轻链霉素的毒性症状；其他措施同青霉素过敏。

（2）普鲁卡因过敏试验：皮内注射 0.25% 普鲁卡因溶液 0.1ml，20 分钟后观察试验结果。试验结果的判断及过敏反应的处理与青霉素过敏反应相同。

（3）头孢菌素（先锋霉素）过敏试验：①皮试液剂量。以 500μg/ml 先锋霉素生理盐水溶液为标准，皮内注入 0.1ml（含先锋霉素 50μg），20 分钟后观察结果。②其余同青霉素。头孢菌素与青霉素两者可能存在部分交叉过敏，对青霉素过敏的病人有 10% ~ 30% 对头孢菌素过敏，而对头孢菌素过敏的病人绝大多数对青霉素过敏。如病人对青霉素类过敏，且病情确实需要使用头孢菌素类药物时，一定要在严密观察下做头孢菌素类药物过敏试验，并做好抗过敏性休克的急救准备。

（4）碘过敏试验法：碘造影检查前 1 ~ 2 天做过敏试验。试验前询问是否有海带等含碘食物过敏。皮内注射法：取碘造影剂 0.1ml 做皮内注射，20 分钟后观察试验结果。局部有红肿、硬块，直径超过 1cm 为阳性；静脉注射法：取碘造影剂 1ml 缓慢注入静脉，5 ~ 10 分钟后观察试验结果。有血压、脉搏、呼吸和面色改变者为阳性。静脉注射造影剂前，必须先做皮内注射，试验阴性者再行静脉注射，结果阴性方可进行碘剂造影。少数病人虽过敏试验阴性，但在注射碘造影剂时也会发生过敏反应，故造影时仍需备好急救药品。

六、局部给药法

1. 滴药法　是将药液滴入眼、耳、鼻等处，以达到局部或全身治疗的作用，或做某些诊断检查。

（1）滴眼药法：用滴管或眼药滴瓶将药液滴入结膜囊，以达到杀菌、收敛、消炎、麻醉、散瞳、缩瞳等治疗或诊断作用。

操作要点：①病人取坐位或仰卧位，头稍后仰，眼向上看。②用棉签或棉球拭净眼部分泌物。③操作者一手将病人下眼睑向下方牵引，另一手持滴管或滴瓶，手掌根部轻轻置于病人前额上，滴管距离眼睑 1 ~ 2cm。将药液 1 ~ 2 滴滴入眼下部结膜囊内。④轻轻提起上睑，使药液均匀扩散于眼球表面，以干棉球拭干流出的药液，并嘱病人闭目 2 ~ 3 分钟。⑤用棉球紧压泪囊部 1～2 分钟。

（2）滴耳药法：将滴耳剂滴入耳道，以达到清洁、消炎的目的。

操作要点：①病人取坐位或卧位，头偏向健侧，患耳朝上。②吸净耳道内分泌物，必要时用 3% 过氧化氢溶液反复清洗至清洁，以棉签拭干。③操作者一手将耳郭向后上方轻轻牵拉，使耳道变直，如为小儿滴耳，需将其耳郭向下牵拉，方可使耳道变直。另一手持滴瓶，将药液 2～3 滴滴入耳道，轻压耳屏，使药液充分进入中耳。④用小棉球塞入外耳道口，以免药液流出。⑤注意避免滴管触及外耳道，污染滴管及药物。⑥嘱病人保持原体位 1～2 分钟。

（3）滴鼻药法：从鼻腔滴入药物，治疗上颌窦、额窦炎，或滴入血管收缩药，减少分泌，减轻鼻塞症状。

操作要点：①病人取坐位，头向后仰，或取仰卧位头向后仰，如治疗上颌窦、颌窦炎时，则头后仰并向患侧倾斜。②擤鼻，以纸巾抹净，解开衣领。操作者一手轻轻推鼻尖以充分显露鼻腔，另一手持滴管距鼻孔约 2cm 处滴入药液 3～5 滴。③轻捏鼻翼，使药液均匀分布鼻腔黏膜。④稍停片刻再恢复如常体位，用纸巾揩去外流的药液。⑤观察疗效反应，并注意有无出现反跳性黏膜充血加剧，其原因与血管收缩药连续使用时间过长（超过 3 天）有关。

2. 插入法　将栓剂塞入身体腔道内（直肠和阴道），由黏膜吸收，达到局部或全身治疗的效果。栓剂是药物与适宜基质制成的供腔道给药的固体制剂，其熔点为 37℃ 左右，插入体腔后栓剂缓慢融化而产生疗效。

（1）直肠栓剂插入法：直肠插入甘油栓，软化粪便，以利排出。栓剂中有效成分被直肠黏膜吸收，可产生全身治疗作用，如解热镇痛药栓剂。

操作要点：①病人取侧卧位，膝部弯曲，暴露出肛门括约肌。需要时用屏风遮挡，拉好窗帘。②操作者戴上指套或手套，嘱病人张口深呼吸，尽量放松。③栓剂插入肛门，并用示指将栓剂沿直肠壁朝脐部方向送入 6～7cm。④置入栓剂后，保持侧卧位 15 分钟，以防药物栓滑脱或融化后渗出肛门外。⑤观察是否产生预期药效，若栓剂滑脱出肛门外，应予重新插入。

（2）阴道栓剂插入法：阴道插入栓剂，以起到局部治疗作用，如治疗阴道炎。

操作要点：①病人取仰卧位，两腿分开，屈膝或卧于检查床上，支起两腿。需要时用屏风遮挡病人。②操作者利用置入器或戴上手套将阴道栓剂沿阴道下后方向轻轻送入 5cm，达阴道穹隆。③病人至少平卧 15 分钟，以利药物散至整个阴道组织和利于药物吸收。④为避免药物或阴道渗出物弄污内裤，可使用卫生棉垫。⑤指导病人在治疗期间避免性交。⑥观察用药效果。

3. 皮肤给药　将药液直接涂于皮肤，达到防腐、消炎、止痒、保护、透皮吸收的目的。皮肤给药的常用剂型有溶液、软膏、粉剂、糊剂、乳膏剂、搽剂、透皮贴剂等。

操作要点：①用药前，先用温水与中性肥皂清洁皮肤，有皮炎者用清水清洁。如有破损，要注意无菌操作。②选用不同药物制剂：a. 溶液，一般为非挥发性药物的水溶液，具有清洁、消炎等作用。主要用于急性皮炎伴大量渗液或继发感染时，一般用湿敷法。b. 软膏，为药物与适宜基质制成有适当稠度的膏状制剂，具有润肤、软化痂皮、保护作用。主要用于慢性皮炎、过度角化及溃疡等。一般每日涂患处 2～3 次，不可过厚。此法不宜用于急性或亚急性伴急性渗出、糜烂时。c. 粉剂，为一种或数种药物的极细粉均匀混合制成的干燥粉末样制剂，具有保护、收敛作用。主要用于急性或亚急性皮炎而无渗液的创面。使用方法是将粉剂扑撒在皮损处，每日数次。d.糊剂，为含有多量粉末的半固体制剂，具有保护、收敛、消炎等作用。主要用于亚急性皮炎，有少量渗液或轻度糜烂者。一般每日涂患处 1～2 次，并用纱布包扎。e.乳膏剂，药物与乳剂型基质制成的软膏，分霜（水包油）和脂（油包水）两种，具有保护、消炎、润肤、止痒等作用。主要用于亚急性、慢性皮炎或瘙痒症。f.酊剂和醑剂，不挥发性药物的乙醇溶液为酊剂，如碘酊；挥发性药物的乙醇溶液为醑剂，如樟脑醑。两者均具有消炎、止痒、杀菌等作用。主要用于瘙痒性急、慢性皮炎。每日涂药数次，因乙醇对皮肤黏膜有一定刺激性，故不宜用于口腔及黏膜部位，也不用于已破损创面。g.透皮贴剂，近年来开拓的药剂学的新领域，皮肤给药除药物产生局部作用外，药物可以通过透入毛囊、汗腺、皮脂腺等附属器和角质层间隙两条途径吸收而产生全身作用，从而避免胃肠道对药物的破坏或肝的首关消除。具有使用方便、延长药物作用等优点。如硝酸甘油口服后在胃肠道中大部分被破坏，而舌下给药作用虽然明显，但时间短暂，如为粘贴敷片，则治疗血浓度可维持 24 小时。目前共有 10 类药物 20 余个品种被开发为经皮给药制剂，并获得美国食品与药品监管局（FDA）批准上市，如东莨菪碱、硝酸甘油、烟碱、可乐定、芬太尼、雌二醇、炔诺酮、睾酮、利多卡因、奥昔布宁等。

4.舌下给药　药物通过舌下口腔黏膜丰富的毛细血管吸收，经颈内静脉到达心脏或其他器官。不存在胃肠道吸收时的首关消除作用，也不存在药物被胃酸或消化酶破坏的危险。因而具有药物吸收迅速、生物利用度高的特点。目前常用的舌下给药的药物有抗心绞痛药硝酸甘油，因硝酸甘油的化学结构中具有酯键，口服后极易被水解，以致药进入血液循环前即失效，而舌下给药，迅速奏效，2～5 分钟即可发挥作用。

操作要点：①将药片置于舌下，任其自然溶解吸收，不可嚼碎吞下。②告知病人不要将药片吞服；不要放在舌的上面（舌上给药），因为舌表面有舌苔和角质层，很难吸收药物。③冠心病病人舌下给药时，最宜采取半卧位。因为半卧位时，可使回心血量减少，减轻心脏负担，使心肌供氧相对满足自身需要，从而缓解心绞痛。

第 14 单元　静脉输液与输血

【复习指南】静脉输液与输血历年必考，应作为重点复习。回顾近几年考试，出题频率约为 39 次。静脉输液、静脉输血历年常考，应重点复习。常用静脉输液法、输液速度及时间的计算、常见输液故障及排除方法、常见输液反应及护理、静脉输血的目的及种类、血型及交叉配血试验、静脉输血的方法和常见输血反应及护理应熟练掌握；静脉输液的原理及目的、常用溶液和作用及自体输血应掌握。

一、静脉输液

1.静脉输液的原理及目的

（1）原理：利用大气压和液体静压形成的系统内压高于人体静脉压的原理将液体输入静脉内。

（2）目的：①补充水分及电解质，纠正水、电解质和酸碱平衡紊乱；②增加循环血量，改善微循环，维持血压及微循环灌注量；③供给营养物质，促进组织修复，增加体重，维持正氮平衡；④输入药物治疗疾病。

2. 常用溶液及作用

（1）晶体溶液：特点为分子量小，在血管内存留时间短，对维持细胞内外水分的相对平衡具有重要作用。常用溶液：①葡萄糖溶液（供给水分和热能），如5%和10%葡萄糖溶液；②等渗电解质溶液（供给水分和电解质），如0.9%氯化钠、5%葡萄糖氯化钠、复方氯化钠溶液等；③碱性溶液（纠正酸中毒，调节酸碱平衡），如5%碳酸氢钠、11.2%乳酸钠溶液；④高渗溶液（迅速提高血浆渗透压，利尿脱水），如20%甘露醇、25%山梨醇、25%～50%葡萄糖溶液。

（2）胶体溶液：特点为分子大，在血液内存留时间长，能有效维持血浆胶体渗透压，增加血容量，改善微循环，提高血压。常用溶液：①右旋糖酐，中分子右旋糖酐提高血浆胶体渗透压，扩充血容量；低分子右旋糖酐降低血液黏稠度，改善微循环；②代血浆，增加血浆渗透压及循环血量，急性大出血时可与全血共用，如羟乙基淀粉（706）、氧化聚明胶、聚维酮；③血液制品，能提高胶体渗透压，扩大和增加循环血容量，补充蛋白质和抗体，有助于组织修复和提高机体免疫力。常用的血液制品有5%清蛋白和血浆蛋白等。

（3）静脉营养液：主要成分包括氨基酸、脂肪酸、维生素、矿物质、高浓度葡萄糖或右旋糖酐及水分。提供热量，补充蛋白质，维持正氮平衡，补充各种维生素和矿物质。常用有复方氨基酸、脂肪乳等。

输入溶液的种类和量应根据病人体内水、电解质及酸碱平衡紊乱的程度来确定。通常遵循"先晶后胶""先盐后糖""宁酸勿碱""宁少勿多"的原则。输液后，当尿量增加到40ml/h时，则需要适当补钾。补钾应遵循下列"四不宜"原则：不宜过浓（浓度不超过0.3%），不宜过快（速度不超过20mmol/h），不宜过多（成人每日不超过5g；小儿每日0.1～0.3g/kg），不宜过早（见尿后补钾）。

3. 常用输液部位

（1）周围浅静脉：①上肢常用的浅静脉有肘正中静脉、头静脉、贵要静脉、手背静脉网。手背静脉网是成年病人输液时的首选部位；肘正中静脉、贵要静脉和头静脉可以用来采集血标本、静脉推注药液或作为经外周中心静脉插管（PICC）的穿刺部位。②下肢常用的浅静脉有大隐静脉、小隐静脉和足背静脉网，但下肢的浅静脉不作为静脉输液时的首选部位，因为下肢静脉有静脉瓣，容易形成血栓。小儿常用足背静脉，但成人不主张用足背静脉，因其容易引起血栓性静脉炎。

（2）头皮静脉：较大的头皮静脉有颞浅静脉、额静脉、耳后静脉、枕静脉。

（3）锁骨下静脉和颈外静脉：常用于进行中心静脉插管。需要长期持续输液或需要静脉高营养的病人多选择此部位。将导管从锁骨下静脉或颈外静脉插入，远端留置在右心室上方的上腔静脉内。

4. 常用静脉输液法

（1）周围静脉输液法：①密闭式输液法，是最常用的输液法；②开放式输液法，能灵活更换输液种类，用于抢救、手术；③静脉留置针输液法，用于需长期输液和静脉穿刺困难的病人。要点：在穿刺点上方10cm处扎止血带；穿刺后，套管送入静脉，抽出引导针；旋紧静脉帽，将输液针头插入静脉帽即可输液。输液毕用0.4%枸橼酸钠生理盐水1～2ml或肝素稀释液正压封管，每次用量为5～10ml，间隔时间为6～8小时。

（2）中心静脉输液法：包括颈外静脉穿刺置管输液法、锁骨下静脉穿刺置管输液法及外周静脉置入中心静脉导管输液法（PICC）。

5. 输液速度及时间的计算

输液所用时间（小时）＝[液体总量（ml）× 点滴系数（滴 /ml）]/ 每分钟滴数 ×60（分钟）。

点滴系数：是指每毫升溶液的滴数。目前常用静脉输液器的点滴系数有 10、15、20 共 3 种。

6. 常见输液故障及排除方法

（1）溶液不滴

①针头滑出血管外。局部肿胀、疼痛。处理：应另选血管重新穿刺。

②针头斜面紧贴血管壁。妨碍液体顺利滴入血管。处理：调整针头位置或适当变换肢体位置，直到滴注通畅为止。

③针头阻塞。药液不滴，轻轻挤压输液管有阻力，且无回血。处理：应更换针头重新穿刺。切忌强行挤压导管或用溶液冲注针头，以免凝血块进入静脉造成栓塞。

④压力过低。由于病人周围循环不良或输液瓶高度不够所致压力过低。处理：抬高输液瓶位置或放低肢体位置。

⑤静脉痉挛。处理：局部进行热敷缓解静脉痉挛。

（2）茂菲滴管内液面过高

①滴管侧面有调节孔时，可夹住滴管上端的输液管，打开调节孔待滴管内液体降至露出液面，见到点滴时，再关闭调节孔，松开滴管上端的输液管即可。

②滴管侧壁无调节孔时，可将输液瓶取下，倾斜输液瓶，使插入瓶内的针头露出液面，滴管内液体缓缓下流直至露出液面，再将输液瓶挂回输液架上继续滴注。

（3）茂菲滴管内液面过低

①滴管侧壁有调节孔者，先夹住滴管下端的输液管，打开调节孔，当滴管内液面升高至 1/3 ～ 1/2 时，关闭调节孔，松开滴管下端输液管即可。

②滴管侧壁无调节孔时，可夹住滴管下端的输液管，用手挤压滴管，迫使液体下流至滴管内，当液面升至 1/3 ～ 1/2 高度时，停止挤压，松开滴管下端输液管即可。

（4）输液过程中，滴管内液面自行下降：检查滴管各接头部位是否松动，上端输液管和滴管内有无漏气或裂隙，必要时更换输液器。

7. 常见输液反应及护理

（1）发热反应：是输液反应中最常见的。

①原因：输入致热物质引起。多由于用物清洁灭菌不彻底或又被污染，输入的溶液或药物制品不纯，消毒保存不良，输液器消毒不严或被污染，输液过程中未能严格执行无菌操作等所致。

②临床表现：畏寒、寒战，发热，体温 38℃。重者高热伴有头痛、恶心、呕吐等。

③护理：a. 预防。严格检查药液质量、输液用具的包装及灭菌有效期等，严格无菌技术操作，防止致热物质进入体内。b. 减慢滴速或停止输液，观察体温，通知医生处理。c. 严重者停止输液，送检残液。d. 对症处理，如物理降温、抗过敏治疗。

（2）急性肺水肿（循环负荷过重）

①原因：输液速度过快，循环血容量急剧增加，心脏负荷过重；病人心肺功能不良。

②临床表现：a.突发呼吸困难、咳嗽、咳泡沫痰（粉红色，亦可白色）。b.听诊肺部湿啰音，心率快且节律不齐。

③护理：a.预防。严控输液速度与量，尤其是老年人、小儿、心肺功能不良者。b.发生肺水肿，应立即停止输液，通知医生紧急处理。取端坐位。双腿下垂，以减少静脉回流量。c.高流量氧气吸入、湿化瓶内加入20%～30%乙醇，以降低肺泡内泡沫的表面张力，使泡沫破裂，改善气体交换，减轻缺氧症状。d.给予镇静、平喘、强心、利尿和扩血管药物，以扩张周围血管，加速液体排出。e.四肢轮扎，减少静脉回流血量。每5～10分钟轮流放松一个肢体。

（3）静脉炎

①原因：a.高浓度或强刺激药物的长时间输注。b.局部静脉壁发生化学炎症反应。c.操作中未能严格执行无菌操作。

②临床表现：沿静脉走行出现条索状红线，局部组织红、肿、热、痛，可伴有畏寒、发热等。

③护理：a.预防。严格无菌操作；刺激性药物充分稀释后缓慢输注；防止药液外溢；有计划地更换输液部位。b.处理。停止输液，患肢抬高制动，局部50%硫酸镁或95%乙醇湿热敷，每日2次，每次20分钟；超短波理疗，每日1次，每次15～20分钟；中药治疗。用金黄散加醋调成糊状外敷，每日2次；如合并感染，遵医嘱给予抗生素治疗。

（4）空气栓塞

①原因：空气进入静脉。输液管未排尽空气；液体输完未及时更换药液或拔针；导管连接漏气；加压输液时无人守护，液体输完未及时拔针。空气进入静脉，可随血流先进入右心房，再进入右心室。如空气量少，可随心脏收缩被压入肺动脉，分散到肺小动脉内，经毛细血管吸收，损害较小；如输入空气量大，则空气在右心室内阻塞肺动脉入口，血液不能进入肺内进行气体交换，引起机体严重缺氧。

②临床表现：病人突感胸部异常不适，胸骨后疼痛，呼吸困难，严重发绀，有濒死感。听诊心前区闻及响亮、持续的水泡声。心电图呈现心肌缺血和急性肺心病的改变。

③护理：a.预防。排尽输液管空气，液体输完及时添加或拔针。确保输液器质量；加压输液时，专人守护。b.处置。立即停止输液，取左侧头低足高位，使气体浮向右心室心尖部，避开肺动脉入口；高流量吸氧；观察病情，对症处理。

8.输液微粒污染　输入液体中含有非代谢性颗粒杂质，一般直径1～15μm，也可达50～300μm。

（1）原因：原料不纯；橡胶塞被药液浸泡时间过久腐蚀性剥脱，或加药时反复穿刺橡胶塞导致撕裂，加药带入。堵塞末梢血管，局部组织供血不足；形成血栓，致静脉炎和血管栓塞；形成肉芽肿（主要在肺内），组织炎症或形成肿块，可发生血小板减少和变态反应。

（2）护理：防止和消除输液微粒污染。a.严格原料筛选和制剂生产的操作规程；b.使用规范注射用具；c.保证配液、输液环境的清洁；d.严控药物配伍数量，药液现用现配；e.使用输液终端过滤器。

二、静脉输血

1.静脉输血的目的及种类

（1）概念及目的：静脉输血是将血液通过静脉输入体内的方法。目的：①补充血容量，用于失血、失液引起的血容量减少或休克的病人。②纠正贫血，增加血红蛋白含量，促进携氧功能。用于血液系统疾病引起的严重贫血和某些消耗性疾病的病人。③补充血浆蛋白，增加蛋白质，改善营养状态，维持血浆胶体渗透压，减少组织渗出和水肿，保持有效循环血量。用于低蛋白血症以及大出血、大手术的病人。④补充各种凝血因子和血小板，改善凝血功能，有助于止血。用于凝血功能障碍（如血友病）及大出血的病人。⑤补充抗体、补体等血液成分，增强机体免疫力，提高机体抗感染的能力。用于严重感染的病人。⑥排除有害物质，改善组织器官的缺氧状态，用于一氧化碳、苯酚等化学物质中毒。

（2）血液制品种类

①全血：采集的血液未经任何加工而全部保存备用的血液。可分类如下。

a. 新鲜血：是指在 2～6℃保存 5 天内的酸性枸橼酸盐葡萄糖（ACD）全血或保存 10 天内的枸橼酸盐葡萄糖（CPD）全血都可视为新鲜血。适用于血液病病人。

b. 库存血：在 2～6℃的环境下保存 2～3 周的血液。虽含有血液的各种成分，但白细胞、血小板、凝血酶原等成分破坏较多，钾离子含量增多，酸性增高。大量输注可引起高血钾症和酸中毒。适用于各种原因引起的大出血。

②成分血：在一定条件下，采用特定的方法将全血中一种或多种血液成分分离出而制成的血液制剂与单采成分血的统称。成分血的优点是纯度高、针对性强、效能高、不良反应小、可一血多用，是目前临床常用的输血类型。

a. 血浆：全血分离后所得的液体部分。主要成分为血浆蛋白，不含血细胞，无凝集原。可用于补充血容量、蛋白质和凝血因子。

b. 红细胞：可增加血液的携氧能力，用于贫血病人、失血过多的手术病人，也可用于心功能衰竭的病人补充红细胞，以避免心脏负荷过重。

c. 白细胞浓缩悬液：新鲜全血离心后取其白膜层的白细胞，于 4℃保存，48 小时有效。用于粒细胞缺乏伴严重感染的病人。

d. 浓缩血小板：全血离心所得，20～24℃环境下保存，以普通采血袋盛装的浓缩血小板保存期为 24 小时，以专用血小板存储袋盛装的可保存 5 天。用于血小板减少或功能障碍性出血的病人。

③其他血液制品

a. 白蛋白制剂：从血浆中提纯而得，能提高机体血浆蛋白及胶体渗透压。用于治疗由各种原因引起的低蛋白血症的病人，如外伤、肝硬化、肾病及烧伤等。

b. 免疫球蛋白制剂：用于免疫抗体缺乏的病人，预防和治疗病毒、细菌感染性疾病等。

c. 凝血因子制剂：适用于各种原因引起的凝血因子缺乏的出血性疾病。

2. 血型及交叉配血试验

（1）血型：是指红细胞膜上特异抗原的类型。临床上主要有以下血型：① ABO 血型系统，ABO 血型是根据红细胞膜上含有凝集原 A、B，而将血液分为 A、B、AB、O 4 种血型。② Rh 阴性血型系统，Rh 血型以 D 抗原存在与否来表示 Rh 阳性或阴性。汉族人中 99% 为 Rh 阳性，Rh 阴性者不足 1%。

（2）交叉配血试验：交叉配血试验的目的在于检查受血者与献血者之间有无不相合抗体。

①直接交叉配血试验：用受血者血清和供血者红细胞进行配合试验，检查受血者血清中有无破坏供血者红细胞的抗体。其结果要求绝对不可有凝集或溶血现象。

②间接交叉配血试验：用供血者血清和受血者红细胞进行配合试验，检查供血者血清中有无破坏受血者红细胞的抗体。

直接交叉和间接交叉试验结果都没有凝集反应，即交叉配血试验阴性，为配血相合，方可进行输血。

3. 静脉输血的方法

（1）输血前准备

①病人知情同意：对于需要输血治疗的病人，医生必须向病人及家属说明输血的不良反应和经血传播疾病的可能性。病人有拒绝输血的权利。如果同意输血，必须填写"输血治疗同意书"，由病人或家属、医生分别签字的后方可实施输血治疗。

②备血：根据医嘱认真填写输血申请单，并抽取病人静脉血标本2ml，将血标本和输血申请单一起送血库做血型鉴定和交叉配血试验。采血时禁止同时采集两个病人的血标本，以免发生混淆。

③取血：根据输血医嘱单，护士凭取血单到血库取血，和血库人员共同查对病人的姓名、性别、年龄、住院号、病室/门急诊、床号、血型、血液有效期、配血试验结果及保存血的外观。核对完毕，护士在取血单上签字后方可取血。

④输血前核对：输血前，需与另一护士再次进行核对，确定无误并检查血液无凝块后方可输血。

（2）输血法：目前临床上均采用密闭式输血法，包括间接静脉输血法和直接静脉输血法。

①间接输血法：a.再次检查核对；b.建立静脉通路；c.轻摇血液；d.连接血袋进行输血；e.操作后查对；f.控制和调节滴速，开始宜慢，少于20滴/分，观察10～15分钟，无不良反应再将滴速调至40～60滴/分，老年人、儿童酌减；g.操作后处理：协助病人安置卧位，将呼叫器放于病人易取处，整理用物，洗手，记录；h.续血时的处理：输两袋血之间输入少量生理盐水；i.输血完毕后的处理：再输少许生理盐水至输血器内血液输完。输血袋送至输血科保留24小时。洗手，记录。记录的内容包括：输血时间、种类、剂量、血型、血袋号、有无输血反应等。

②直接输血法：将供血者血液抽出后，立即输给病人的方法。常用于婴幼儿、少量输血或无库血而病人急需输血时。a.准备卧位。b.核对。c.抽取抗凝药。无菌注射器需抽取定量抗凝药（每50ml血中加3.8%枸橼酸钠溶液5ml）。d.抽、输血液：将血压计袖带在供血者上臂缠好，充气维持压力在100mmHg左右，以阻断静脉血流；操作时需由3名护士分别担任抽血、传递和输血，密切配合进行；更换注射器时以手指压迫穿刺前端静脉以减少出血；从供血者静脉内抽血和向受血者静脉内推注速度均不可过快。e.输血完毕后的处理。

（3）注意事项：①根据医嘱及输血申请单采集血标本，每次只能为一名病人采集；输血时需两人核对无误方可输入；②输血前、后及两袋血之间均需要滴注少量生理盐水，以防发生不良反应；③血液内禁止加药；④输血过程中加强巡视，观察有无输血反应的征象，并询问病人有无任何不适反应；⑤严格掌握输血速度；⑥加压输血时，专人守护，以免发生空气栓塞。⑦输完的血袋送回输血科保留24小时。

4. 自体输血　是指采集病人体内血液或手术中收集自体失血，经过洗涤、加工，在术后或需要时再输回给病人本人的方法，即回输自己的血，是最安全的输血方法。自体输血有 3 种形式：①贮存式自体输血，一般于术前 3～5 周开始，每周或隔周采血 1 次，直至手术前 3 天为止，以利于机体应对因采血引起的失血，使血浆蛋白恢复正常水平。②稀释式自体输血，于手术日手术开始前采集病人血液，并同时自静脉输入等量的晶体或胶体溶液，使病人的血容量保持不变，使血液处于稀释状态，减少术中红细胞的损失。所采集的血液在术中或术后输给病人。③回收式自体输血，用血液回收装置，将病人体腔积血、手术失血及术后引流血液进行回收、抗凝、洗涤等处理后，再回输给病人。多用于脾破裂、输卵管破裂，血液流入腹腔 6 小时内无污染或无凝血者。自体失血回输的总量应限制在 3500ml 以内，大量回输自体血时，应适当补充新鲜血浆和血小板。

5. 常见输血反应及护理

（1）发热反应：是输血中最常见的反应。

①原因：a. 由致热原引起；b. 多次输血后，受血者血液中产生白细胞和血小板的抗体，当再次输血时，受血者体内产生的抗体与供血者的白细胞和血小板发生免疫反应；c. 未严格遵守无菌操作原则，造成污染。

②临床表现：可在输血中或输血后 1～2 小时发生，有畏寒或寒战、发热，体温可达 38～41℃，伴有皮肤潮红、头痛、恶心、呕吐等。症状持续时间不等，轻者持续 1～2 小时即可缓解，缓解后体温逐渐降至正常。

③护理：a. 预防。严格管理血库保养液和输血用具，严格执行无菌操作原则。b. 处理。反应轻者，减慢滴速；严重者立即停止输血并通知医生；必要时按医嘱给予解热镇痛药和抗过敏药，如异丙嗪或肾上腺皮质激素等；保留余血及输血器，查找原因。

（2）过敏反应

①原因：病人过敏体质；供血者在献血前服用过可致敏的药物或食物，使输入血液中含致敏物质；多次输血体内产生过敏性抗体；供血者血液中的变态反应性抗体随血液传给受血者。

②临床表现：大多数病人发生在输血后期或即将结束时。症状出现越早，反应越严重。轻度反应出现皮肤瘙痒，荨麻疹；中度反应出现血管神经水肿，眼睑、口唇水肿（血管性）；呼吸困难、两肺闻及哮鸣音；重度反应出现过敏性休克。

③护理：a. 预防。选用无过敏史的供血者。供血者在采血前 4 小时内不食高蛋白和高脂肪食物，宜进少量清淡饮食或糖水。有过敏史的病人输血前根据医嘱给予抗过敏药物。b. 处理。过敏反应时，轻者减慢输血速度，继续观察；中、重度患者立即停止输血；呼吸困难者给予吸氧，严重喉头水肿者行气管切开，循环衰竭者应给予抗休克治疗；根据医嘱给予 1% 肾上腺素 0.5～1ml 皮下注射或用抗过敏药物和激素，如异丙嗪、氢化可的松或地塞米松等；严密观察病人生命体征变化；保留余血及输血器，查找原因。

（3）溶血反应：供血者或受血者的红细胞发生异常破坏或溶解引起的一系列临床症状，是最严重的输血反应，分为急性溶血反应和迟发性溶血反应。

①血管内溶血：a. 原因。输入异型血；输入变质血；血中加入高渗或低渗溶液，或能影响血液 pH 变化的药物，致使红细胞大量破坏。b. 临床表现。在输血 10～15ml 时症状即可

出现，初期病人出现头胀痛、四肢麻木、腰背部剧烈疼痛和胸闷，红细胞凝集成团阻塞小血管；中间阶段，出现黄疸和血红蛋白尿，伴有寒战、高热、呼吸急促和血压下降。凝集的红细胞大量溶解，大量血红蛋白释放到血浆中；最后阶段，大量血红蛋白从血浆进入肾小管，形成晶体，肾小管阻塞，肾小管内皮缺血、缺氧而坏死脱落，进一步加强导致急性肾衰竭，出现少尿、无尿，可导致死亡。c.护理。预防：认真做好血型鉴定和交叉配血试验；输血前仔细查对；严格执行血液采集保存要求。处理：停止输血并通知医生；给予病人吸氧，维持静脉输液通道，供给升压药和其他药物；将剩余血、病人血标本和尿标本送化验室进行检验；双侧腰部封闭，并用热水袋敷双侧肾区，解除肾血管痉挛，保护肾；口服或静脉注射碳酸氢钠碱化尿液，防止血红蛋白结晶阻塞肾小管；严密观察生命体征和尿量，并做好记录，对少尿、尿闭者，按急性肾衰竭处理；出现休克症状，配合抗休克治疗；做好心理护理，缓解病人的焦虑及恐惧。

②血管外溶血：多由 Rh 系统内的抗体（抗 D、抗 C 和抗 E）所造成。Rh 血型不合所致的溶血反应，Rh 阴性病人首次输入 Rh 阳性血液时不发生溶血反应，但输血 2～3 周后体内即产生抗 Rh 因子的抗体。如再次接受 Rh 阳性的血液，即可发生溶血反应。一般发生在输血后几小时至几天后出现，体征较轻，有轻度发热伴乏力、血胆红素升高。对此类病人查明原因，确诊后尽量避免再次输血。

（4）与大量输血有关的反应：大量输血一般是指在 24 小时内紧急输血量大于或相当于病人总血容量。常见的有循环负荷过重（急性肺水肿）、出血倾向、枸橼酸钠中毒反应、酸中毒、高钾血症、低血钙等。

①出血倾向。原因：长期反复输血，大量输入库存血（其中血小板基本被破坏，凝血因子不足）。临床表现：皮肤瘀点、静脉穿刺点大块瘀斑、伤口渗血、牙龈出血。护理：a.预防，间隔输入新鲜血或血小板悬液。b.观察意识、血压、脉搏、伤口出血、皮肤瘀斑。

②枸橼酸钠中毒。原因：大量输血使枸橼酸钠大量进入体内，若病人肝功能不全，枸橼酸钠不能完全氧化和排出，而与血中游离钙结合使血钙浓度下降。临床表现：手足搐搦、血压下降、心率缓慢，甚至心搏骤停。护理：严密观察病人的反应。输入库存血每 1000ml，按医嘱静脉注射 10% 葡萄糖酸钙或氯化钙 10ml，以补充钙离子预防发生低血钙。

（5）其他反应：①空气栓塞；②细菌污染反应；③体温过低；④输血传染的疾病，如病毒性肝炎、疟疾、艾滋病及梅毒等。预防措施是严格把握采血、贮血和输血操作的各个环节。

第 15 单元　冷、热疗法

【复习指南】本部分内容较简单，历年必考，应作为重点复习。冷疗法及热疗法历年常考，应重点复习。热疗法及冷疗法的目的、禁忌证、方法应熟练掌握；冷、热疗法的效应及影响冷、热疗法效果的因素应掌握。

一、概述

1.冷、热疗法的概念　冷、热疗法是指利用低于或高于人体温度的物质作用于人体表面，通过神经传导引起皮肤和内脏器官血管的收缩和扩张，从而改变机体各系统体液循环和新陈代谢，达到治疗目的的方法。

2.冷、热疗法的效应

（1）生理效应：冷、热应用使机体产生不同的生理反应，其效应是相对的（表1-9）。

表1-9　冷、热疗法的生理效应

生理指标	生理效应	
	用冷	用热
血管扩张/收缩	收缩	扩张
细胞代谢率	减少	增加
需氧量	减少	增加
毛细血管通透性	减少	增加
血液黏稠度	增加	降低
血液流动速度	减慢	增快
淋巴流动速度	减慢	增快
结缔组织伸展性	减弱	增强
神经传导速度	减慢	增快
体温	下降	上升

（2）继发效应：是指用冷或用热超过一定时间，产生与生理反应相反的作用，这种现象称为继发效应。如热疗可使血管扩张，但持续用热30～45分钟后，则血管收缩；同样持续用冷30～60分钟后则血管扩张，这是机体避免长时间用冷或用热对组织的损伤而引起的防御反应。因此，冷、热治疗应有适当的时间，以20～30分钟为宜，如需反复使用，中间必须给予1小时的休息时间，让组织有一个复原过程，防止产生继发效应而抵消应有的生理效应。

3.影响冷、热疗法效果的因素

（1）方式：冷、热应用方式不同效果也不同。因水是一种良好的导体，其传导能力及渗透力比空气强，因此同样的温度，湿冷、湿热的效果优于干冷、干热。

（2）面积：冷、热疗法的效果与面积大小有关。冷、热应用面积越大，则冷、热疗法的效果就越强；反之，则越弱。

（3）时间：冷、热应用的时间对治疗效果有直接影响，在一定时间内其效应是随着时间的增加而增强，以达到最大的治疗效果。如果时间过长，则会产生继发效应抵消治疗效应。甚至还可引起不良反应，如疼痛、皮肤苍白、冻伤、烫伤等。

（4）温度：冷、热疗法的温度与机体体表的温度相差越大，机体对冷、热刺激的反应越强；反之，则越小。另外，环境温度也可影响冷、热效应，如环境温度高于或等于身体温度时用热，传导散热被抑制，热效应会增强；而在干燥冷环境中用冷，散热会增加，冷效应会增强。

（5）部位：不同厚度的皮肤对冷、热反应的效果不同，皮肤较厚的区域，如足底、手心，对冷、热的耐受性大，冷、热疗法效果也较差；皮肤薄、不经常暴露、较大血管经过的部位对冷、热敏感性强，用冷、热疗法效果比较好，如颈部、腋下、腹股沟等；皮肤的不同层次对冷、热反应也不同。

（6）个体差异：年龄、性别、身体状况、居住习惯、肤色等影响冷、热治疗的效果。婴幼儿由于神经系统发育尚未成熟，对冷、热刺激的耐受性较低；而老年人由于功能减退，对冷、热刺激的敏感性降低，反应比较迟钝。对冷、热刺激女性较男性更为敏感。

二、热疗法的应用

1. 目的

（1）炎症的消散和局限。热疗使局部血管扩张，血液循环速度加快，促进组织中毒素、废物的排出；同时血量增多，白细胞数量增多，吞噬能力增强和新陈代谢加快，使机体局部或全身的抵抗力和修复力增强。炎症早期用热可促进炎性渗出物吸收消散；炎症后期用热，可促进白细胞释放蛋白溶解酶、溶解坏死组织，使炎症局限。适用于睑腺炎（麦粒肿）、乳腺炎等病人。

（2）减轻深部组织充血。使血管扩张，体表血流增加，相对减轻深部组织充血。

（3）减轻疼痛。热疗可降低痛觉神经的兴奋性，减轻炎性水肿，以解除神经末梢的压力；使肌肉、韧带组织松弛，从而缓解疼痛。用于腰肌劳损、肾绞痛、胃肠痉挛等病人。

（4）保暖与舒适。热疗可使局部血管扩张，促进血液循环，使病人感到温暖舒适。

2. 禁忌

（1）急腹症未明确诊断前，热疗可减轻疼痛，从而掩盖病情，贻误诊断和治疗。

（2）面部危险三角区的感染，此处血管丰富，面部静脉无静脉瓣，且与颅内海绵窦相通，热疗可使血管扩张，血流增多，导致细菌和毒素进入血液循环促使炎症扩散，造成颅内感染和败血症。

（3）各种脏器内出血，热疗可加重出血。

（4）软组织损伤或扭伤早期（48小时内），用热疗后加重皮下出血、肿胀及疼痛。

（5）其他：①治疗部位有恶性肿瘤时不可实施热疗法。因热会加速细胞活动、分裂及生长，从而加重病情。②金属移植物部位、人工关节处。因为金属是热的良导体，用热易造成烫伤。③心、肝、肾功能不全者。大面积热疗使皮肤血管扩张，减少对内脏器官的血液供应，加重病情。④皮肤湿疹。可加重皮肤受损，也使病人增加痒感而不适。⑤急性炎症。如牙龈炎、中耳炎、结膜炎，热疗可使局部温度升高，有利于细菌繁殖及分泌物增多，加重病情。⑥孕妇。热疗可影响胎儿的生长。⑦麻痹、感觉异常者及老年人、婴幼儿慎用。

3. 方法

（1）干热法

①热水袋：用于保暖、解痉和镇痛的最简单的方法。正常成人水温60～70℃，用热时间30分钟。注意事项：婴幼儿、老年人、麻醉未清醒、末梢循环不良、昏迷、感觉障碍等病人，水温应调节在50℃以下，以免烫伤。注意热水袋的使用应放置在所需部位，袋口朝身体外侧。若皮肤潮红、疼痛，停止使用，并在局部涂凡士林以保护皮肤。严格执行交接班制度。

②红外线灯：用于消炎、镇痛、促进创面干燥结痂和肉芽组织生长。方法：灯距

30 ～ 50cm，温热为宜（用手试温），若意识不清及有局部感觉障碍、血液循环障碍、瘢痕者，治疗时应加大灯距，防止烫伤；前胸、面颈照射，应戴有色眼镜或用纱布遮盖，保护眼睛。时间为 20 ～ 30 分钟，应观察有无过热、心慌、头晕感觉及皮肤反应，皮肤出红斑为剂量合适。

（2）湿热法

①湿热敷：用于消炎、消肿、解痉和镇痛。水温为 50 ～ 60℃，为保护皮肤，应在局部及周边涂凡士林，盖上单层纱布；用敷料钳拧干敷料，敷料每 3 ～ 5 分钟更换 1 次，热敷时间为 15 ～ 20 分钟；观察皮肤颜色，防止烫伤；有伤口者，按无菌操作进行。面部热敷后，30 分钟方能外出，以防感冒。

②热水坐浴：可减轻盆腔、直肠器官的充血，达到消炎、消肿、镇痛和局部清洁、舒适的作用。用于会阴、肛门疾病和手术前后。热水坐浴前先排尿、排便，因热水可刺激肛门、会阴部易引起排尿、排便反射。水温为 40 ～ 45℃，坐浴时间一般为 15 ～ 20 分钟。注意事项：观察病人面色、脉搏、呼吸，倾听病人主诉，有异常时应停止坐浴，扶病人上床休息。坐浴部位若有伤口，坐浴盆、溶液及用物必须无菌；坐浴后应按无菌技术处理伤口。女性病人月经期、妊娠后期、产后 2 周内、阴道出血及盆腔急性炎症均不宜坐浴，以免引起感染。

③温水浸泡：用于消炎、镇痛、清洁和消毒伤口。水温为 43 ～ 46℃，浸泡 30 分钟。浸泡过程中，注意观察病人局部情况，有伤口的病人，浸泡盆、药液及用物必须无菌，浸泡后用无菌技术处理伤口。

三、冷疗法的应用

1. 目的

（1）控制炎症扩散：冷疗可使局部血管收缩，血流减少，细胞的新陈代谢和细菌的活力降低，从而限制炎症的扩散。因而适用于炎症早期。

（2）减轻局部充血和出血：冷疗可使局部血管收缩，毛细血管通透性降低，减轻局部充血；同时冷疗可使血流减慢，血液的黏稠度增加，有利于血液凝固而控制出血。常用于鼻出血和软组织损伤的早期、腭扁桃体摘除手术后。

（3）减轻疼痛：冷疗可抑制细胞的活动，减慢神经冲动的传导，降低神经末梢的敏感性而减轻疼痛；同时冷疗使血管收缩，毛细血管的通透性降低，渗出减少，从而减轻由于组织肿胀压迫神经末梢所引起的疼痛。适用于急性损伤初期、牙痛和烫伤。

（4）降低体温：冷疗直接和皮肤接触，通过传导、蒸发等作用降低体温。常用于高热和中暑病人。对脑外伤、脑缺氧病人，头部用冷疗可降低脑细胞的代谢，提高脑组织对缺氧的耐受性，减少脑细胞损害。

2. 禁忌

（1）血液循环障碍：见于大面积受损、全身微循环障碍、休克、周围血管病变、动脉硬化、糖尿病、神经病变、水肿等病人。因循环不良，组织营养不足，若使用冷疗，会进一步使血管收缩，加重血液循环障碍，导致局部组织缺血缺氧而变性坏死。

（2）慢性炎症或深部化脓病灶：因冷疗使局部血流减少，妨碍炎症的吸收。

（3）组织损伤、破裂：因冷疗可降低血液循环，增加组织损伤，且影响伤口愈合。尤其是大范围组织损伤，禁止用冷疗。

（4）冷过敏病人：使用冷疗可出现红斑、荨麻疹、关节疼痛、肌肉痉挛等过敏症状。

（5）其他：昏迷、感觉异常、年老体弱者慎用。

（6）禁冷部位：①枕后、耳郭、阴囊处，防止冻伤；②心前区，防止引起反射性心率减慢；③腹部，防止腹泻；④足底，防止引起一过性冠状动脉收缩。

3. 方法

（1）局部用冷疗

①冰袋或冰囊：用于降温、止血、镇痛、消炎。冰块装入帆布袋用木槌敲碎成小块，放入盆中用冷水冲去棱角；将小冰块装袋 1/2～2/3 满；夹紧袋口，将冰袋装入布套。高热降温时，置于前额、头顶部、体表大血管处，如腋下、腹股沟；腭扁桃体摘除术后为预防出血，可置于颈前颌下；放置时间不超过 30 分钟，以防产生继发效应。操作后处理：洗手、记录。注意观察用冷部位局部情况，皮肤色泽，防止冻伤。倾听病人主诉，如有异常立即停止用冷。如为降温，冰袋使用后 30 分钟需测体温，当体温降至 39℃ 以下，应取下冰袋，并在体温单上做好记录。

②冰帽和冰槽：用于头部降温，预防脑水肿，降低脑细胞代谢，减少需氧量，提高脑对缺氧的耐受性。方法：将头部置冰帽中，后颈部、双耳垫海绵；排水管放水桶内。若降温，双耳塞不脱脂棉球，防止冰水流入耳内；双眼覆盖凡士林纱布，保护角膜。观察有无破损、漏水，冰帽或冰槽内的冰块融化后，应及时更换或添加；监测肛温，维持肛温在 33℃ 左右，不可低于 30℃，以防心室纤颤等并发症出现。

③冷湿敷法：达到降温、止血、消炎、镇痛的目的。方法：受敷部位涂凡士林，上盖一纱布，受敷部位下垫橡胶单和治疗单；敷布浸入冰水中，长钳夹起拧至半干（不滴水为宜），敷于患处；每 3～5 分钟更换一次敷布，持续 15～20 分钟。应观察局部皮肤情况及病人反应；冷敷部位为开放性伤口，需按无菌技术处理伤口。

（2）全身用冷疗

①乙醇擦浴：常用浓度为 25%～35%，用量 200～300ml，温度 32～34℃。主要通过乙醇蒸发，吸收和带走热量来降温，方法：擦浴时冰袋置头部，减轻头部充血引起的头痛并有助于降温；热水袋置足底，以促进足底血管扩张而减轻头部充血，并使病人感到舒适；以离心方向擦浴，擦浴顺序是两上肢、背腰部、两下肢；擦至腋窝、肘窝、手心、腹股沟、腘窝处稍用力并延长停留时间，以促进散热。时间为每侧（四肢、背腰部）3 分钟，全过程 20 分钟以内；擦浴毕，取下热水袋；擦浴后 30 分钟测量体温，若低于 39℃，取下头部冰袋。应观察有无出现寒战，面色苍白，脉搏、呼吸异常，如有异常，停止擦浴，及时处理；心前区、腹部、后颈、足底为擦浴禁忌的部位；新生儿、血液病病人禁用乙醇拭浴。

②温水擦浴：主要通过传导散热，水温控制在 32～34℃。

第 16 单元　病情观察

【复习指南】本章内容有一定难度，历年必考，应作为重点复习。病情观察内容历年常考，应重点复习。本单元考试考点分布较分散。病情观察方法、生命体征的观察、意识状态的观察、瞳孔的观察及心理状态的观察应熟练掌握；护理人员应必备的条件、一般情况的观察及特殊检查或药物治疗的观察应掌握。

一、概述

1. 病情观察的意义　病情观察，即医务人员在工作中运用视觉、听觉、嗅觉、触觉等感觉器官及辅助工具来获得病人信息的过程。病情观察的主要意义包括：①可以为疾病的诊断、治疗和护理提供科学依据；②可以有助于判断疾病的发展趋向和转归，在病人的诊疗和护理过程中做到心中有数；③可以及时了解治疗效果和用药反应；④可以有助于及时发现危重症病人病情变化的征象等，以便采取有效措施并及时处理，防止病情恶化，挽救病人生命。

2. 护理人员应具备的条件　在病情观察中要求医务人员做到：既有重点，又要全面；既要细致，又要准确及时；要求护理人员具有去伪存真、详加分析、反复印证的能力，排除干扰，获取正确结果；同时认真记录观察的内容。因此，护理人员必须具备广博的医学知识，严谨的工作作风，一丝不苟、高度的责任心及训练有素的观察能力，做到"五勤"，即勤巡视、勤观察、勤询问、勤思考、勤记录。通过有目的、有计划、认真仔细地观察，及时、准确地掌握和预见病情变化，为危重病人的抢救赢得时间。

3. 病情观察的方法

（1）直接观察法：护理人员运用各种感觉器官，全面准确收集病人资料。包括视诊、听诊、触诊、叩诊、嗅诊。

（2）间接观察法：通过与医生、病人家属、亲友的交流，床边和书面交接班，阅读病历、检验报告、会诊报告及其他相关资料，获取有关病情的信息。

二、病情观察的内容

1. 一般情况的观察

（1）发育和体形：成人发育正常状态的判断指标通常包括头部的长度为身高的 1/7 ~ 1/8；胸围约为身高的 1/2；坐高约等于下肢的长度。双上肢展开的长度约等于身高；成人的体形分为：①均称型（正力型），即身体各部分匀称适中。②瘦长型（无力型），身体瘦长，颈长肩窄，胸廓扁平，腹上角＜90°。③矮胖型（超力型），身短粗壮，颈粗肩宽，胸廓宽厚，腹上角＞90°。

（2）饮食与营养状态：饮食在疾病治疗中占重要地位，并在对疾病的诊断、治疗中发挥着一定的作用，因此要注意观察病人的食欲、食量、进食后的反应、饮食习惯、有无特殊嗜好和偏食等情况。营养状态与食物的摄入、消化、吸收和代谢等因素有关，是判断机体健康状况、疾病程度及转归的重要指标之一。营养状态通常可根据皮肤的光泽度和弹性、毛发指甲的润泽程度、皮下脂肪的丰满程度、肌肉的发育状态等综合判断。

（3）面容与表情：一般情况下，健康人的表情自然、大方，神态安逸。患病后通常可表现为痛苦、忧虑、疲惫或烦躁等面容与表情。某些疾病可出现特征性的面容与表情。临床上常见的典型面容包括：①急性病容，表现为表情痛苦、面颊潮红、呼吸急促、鼻翼扇动、口唇疱疹等，一般见于急性感染性疾病，如肺炎球菌肺炎的病人。②慢性病容，表现为面色苍白或灰暗，面容憔悴，目光暗淡，消瘦无力等，常见于慢性消耗性疾病，如恶性肿瘤、肝硬化、严重结核病等病人。③二尖瓣面容，表现为双颊紫红，口唇发绀，一般见于风湿性心脏病病人。④贫血面容，表现为面色苍白，唇舌及结膜色淡，表情疲惫乏力，见于各种类型的贫血病人。除此之外，临床上还有甲状腺功能亢进面容、满月面容、脱水面容及面具面容等。

（4）体位：身体休息时所处的状态。临床常见有自主体位、被动体位、强迫体位。病人的体位与疾病有着密切的联系，不同的疾病可能使病人采取不同的体位，有时对某些疾病的诊断具有一定的意义。

（5）姿势与步态：①**姿势**，即一个人的举止状态，依靠骨骼、肌肉的紧张度来保持，并受健康状态及精神状态的影响。健康成人躯干端正，肢体动作灵活自如。患病时可出现特殊的姿势，如腹痛时病人常捧腹而行等。②**步态**是指一个人走动时所表现的姿态，年龄、是否受过训练等会影响到一个人的步态。常见的异常步态有：蹒跚步态（鸭步）、醉酒步态、共济失调步态、慌张步态、剪刀步态、间歇性跛行、保护性跛行等。

（6）皮肤与黏膜：皮肤、黏膜常可反映某些全身疾病的情况。主要观察其颜色、温度、湿度、弹性及有无出血、水肿、皮疹、皮下结节、囊肿等情况。

2.**生命体征的观察**　生命体征是体温、脉搏、呼吸及血压的总称，客观反映机体内在活动情况，正常人上述指标相对稳定，生命体征发生变化表明机体身心状况改变。

（1）体温：安静状态下，正常成人体温：腋温 **36.5℃**（36.0～37.0℃）；口温 **37.0℃**（36.3～37.2℃）；肛温 37.5℃（36.5～37.7℃）。体温低于正常称为体温过低，若体温低于 **35.0℃** 称为体温不升，常见于休克、早产儿及极度衰竭的病人。**体温过高**又称发热，是指机体体温升高并超过正常范围，常见于各种感染、创伤或手术后。热型包括：①稽留热，体温持续在 39.0～40.0℃ 达数日或数周，24 小时波动范围不超过 1.0℃，常见于各种急性感染，如伤寒、大叶性肺炎等。②弛张热，体温在 39.0℃ 以上，但 24 小时体温差在 1.0℃ 以上，最低体温始终高于正常水平，常见于败血症、化脓感染等。③间歇热，体温骤然升高至 39.0℃ 以上，持续数小时或更长时间，然后下降至正常或正常以下，经过一个间歇，体温又升高，并反复发作，即高热期与无热期交替出现。常见于疟疾。④不规则热，发热无一定规律，持续时间不定，常见于肿瘤性发热、结核病等。体温持续不升或持续高热均提示病情严重。

（2）脉搏：安静状态下，正常成人脉率为 60～100 次／分；脉律跳动均匀规则、间隔时间相等；每搏强弱相等；动脉管壁光滑、柔软、有弹性。脉率＞100 次／分或＜60 次／分、节律不齐、强弱异常均提示病情变化。

（3）呼吸：安静状态下，正常成人呼吸频率为 16～20 次／分；节律规则；呼吸运动均匀无声且不费力。男性及儿童以腹式呼吸为主，女性以胸式呼吸为主。呼吸与脉搏比例为 **1：4**。应观察病人呼吸的频率、节律、深浅度、呼吸音调、气味等情况。呼吸频率＞40 次／分或＜8 次／分都是病情危重的征象。

（4）血压：测量血压，一般以肱动脉为标准。正常成人安静状态下的血压范围比较稳定，其正常范围为收缩压为 90～139mmHg（12～18.5kPa）；舒张压 60～89mmHg（8～11.8kPa）；脉压 30～40mmHg（4～5.3kPa）。收缩压≥140mmHg 和（或）舒张压≥90mmHg 称为高血压；收缩压＜90mmHg、舒张压＜60mmHg 称为低血压。血压的观察对危重病人的病情观察具有重要意义，如血压过高或过低或不稳定均为病情严重的表现。收缩压、舒张压持续升高，应警惕发生高血压危象。

3.**意识状态的观察**　意识状态是大脑功能活动的综合表现，是对环境的知觉状态。正常人应表现为意识清晰，反应敏捷、准确，语言流畅、准确，思维合理，情感活动正常，对时间、地点、人物的判断力和定向力正常。意识障碍是指个体对外界环境刺激缺乏正常反应的一种精神状态。意识障碍分为如下。

（1）嗜睡：是最轻度的意识障碍。病人处于持续睡眠状态，但能被言语或轻度刺激唤醒，醒后能正常、简单而缓慢地回答问题，但反应迟钝，刺激去除后又很快入睡。

（2）意识模糊：其程度较嗜睡深，表现为思维和语言不连贯，对时间、地点、人物的定向力完全或部分发生障碍，可有错觉、幻觉、躁动不安、谵语或精神错乱。

（3）昏睡：病人处于熟睡状态，不易唤醒。压迫眶上神经、摇动身体等强刺激可被唤醒，醒后答话含糊或答非所问，停止刺激后即又进入熟睡状态。

（4）昏迷：是最严重的意识障碍，表现为意识持续的中断或完全丧失。分为：①轻度昏迷，意识大部分丧失，无自主运动，对声、光刺激无反应，对疼痛刺激（如压迫眶上缘）有痛苦表情及躲避反应。瞳孔对光反射、角膜反射、眼球运动、吞咽反射、咳嗽反射等可存在。呼吸、心搏、血压无明显改变，大小便失禁或潴留。②中度昏迷，对周围事物及各种刺激均无反应，对于剧烈刺激可出现防御反射。角膜反射减弱，瞳孔对光反射迟钝，眼球无转动。③深度昏迷，全身肌肉松弛，对各种刺激均无反应。深、浅反射均消失。

4. 瞳孔的观察　瞳孔变化是许多疾病，尤其是颅内疾病、药物中毒、昏迷等病情变化的一个重要指征。观察瞳孔改变要注意两侧瞳孔的形状、对称性、边缘、大小及对光反应。①形状、大小和对称性。正常情况下，瞳孔呈圆形，位置居中，边缘整齐，两侧等大等圆。自然光线下，瞳孔的直径一般为 2 ～ 5mm，调节反射两侧相等。a. 瞳孔直径小于 2mm 称为瞳孔缩小；瞳孔直径小于 1mm 称为针尖样瞳孔；单侧瞳孔缩小常提示同侧小脑幕裂孔疝早期；**双侧瞳孔缩小**，常见于有机磷、巴比妥类、吗啡类中毒。b. 瞳孔直径大于 5mm 称为瞳孔散大。双侧瞳孔散大，常见于颅内压升高、颅脑损伤、颠茄类药物中毒及濒死状态；**一侧瞳孔散大、固定**，常提示同侧颅内病变（如颅内血肿、脑肿瘤等）所致的小脑幕裂孔疝、动眼神经麻痹等；瞳孔呈椭圆形并伴散大，常见于青光眼等；瞳孔呈不规则形，常见于虹膜粘连；危重病人瞳孔突然散大，常提示病情恶化。②对光反应。正常情况下，瞳孔对光反应灵敏，在光亮处瞳孔收缩，昏暗处瞳孔扩大。如果瞳孔大小不随光线刺激的变化而变化时，称瞳孔对光反应消失，一般见于危重或深昏迷者。

5. 心理状态的观察　病人的心理状态是一般心理状态和患病时特殊心理状态的整合，如一般心理状态中的注意力、情绪、认知、动机和意志状态，与患病的适应状态的统一。观察病人对健康的理解、疾病的认识、疾病和住院的反应、治疗方案的了解、处理和解决问题的能力、价值观、信念等，观察其语言和非语言行为，思维、认知、感知能力及情绪是否处于正常状态，是否出现记忆力减退、思维混乱、反应迟钝，语言、行为异常等情况及有无焦虑、恐惧、绝望、忧郁等不良行为及情绪反应。

6. 特殊检查或药物治疗的观察　①特殊检查和治疗后的观察；②特殊药物治疗病人的观察。护士应重点了解和观察病人生命体征、倾听病人的主诉，防止并发症的发生；药物治疗时，应注意观察用药效果、不良反应及毒性反应。

第 17 单元　危重病人的抢救和护理

【复习指南】常用抢救技术及危重病人的护理历年常考，应重点复习。心肺复苏技术、氧气吸入法、吸痰法、洗胃法、危重病人的支持性护理应熟练掌握；人工呼吸器的使用及危重病人常见的护理问题应掌握。

一、常用抢救技术

（一）心肺复苏技术

1. 概述　心肺复苏（CPR）是对于外伤、疾病、中毒、意外低温、淹溺及电击等各种原因导致的呼吸停止、心跳停搏所必须紧急采取重建和促进心脏、呼吸有效功能恢复的一系列措施。

基础生命支持术（BLS）又称现场急救，是指在事发的现场，对病人实施及时、有效的初步救护，是指专业或非专业人员进行的徒手抢救。

2. 呼吸心脏骤停的原因及临床表现

（1）原因：意外事件，器质性心脏病，神经系统疾病，手术和麻醉意外，水、电解质及酸碱平衡紊乱，药物中毒或过敏。

（2）临床表现：①突然面色死灰，意识丧失。②大动脉搏动消失（颈动脉或股动脉）。由于动脉搏动可能缓慢、不规律或微弱不易触及，因此，触摸脉搏一般 5～10 秒。确认摸不到搏动，即可确定心脏骤停。③呼吸停止。应在保证气道开放的情况下进行判断。④瞳孔散大。需注意循环完全停止后 1 分钟后才会出现瞳孔散大，且有些病人可始终没有瞳孔散大现象。⑤皮肤苍白或发绀。一般以口唇和指甲等末梢处最明显。⑥心尖搏动及心音消失。⑦伤口不出血。心脏骤停时虽可出现多种临床表现，但其中以意识突然丧失和大动脉搏动消失这两项最为重要，仅凭这两项即可做出心脏骤停的判断，并立即开始实施 BLS 技术。

心肺复苏时间：因大脑缺血缺氧超过 4～6 分钟即可发生不可逆的损害，因此，要求心肺脑复苏应在呼吸、心搏骤停后 4～6 分钟进行，避免脑细胞死亡。

3. 心肺复苏术

（1）目的：通过实施基础生命支持技术，建立病人的循环、呼吸功能。保证重要脏器的血液供应，尽快促进心跳、呼吸功能的恢复。

（2）操作流程

①确认现场安全。

②识别心脏骤停。双手轻拍病人，在病人耳边大声呼唤，10 秒内同时检查呼吸和脉搏。

③启动应急反应系统（呼叫旁人帮忙）。

④启动复苏。a. 如没有正常呼吸，有脉搏，给予人工呼吸，每 5～6 秒 1 次呼吸，或每分钟 10～12 次；b. 没有呼吸、无脉搏，启动心肺复苏。

⑤摆放体位。仰卧于硬板床或地上，如是卧于床上的病人，其肩背下需垫心脏按压板，去枕，头后仰。

⑥解开衣领口、领带、围巾、腰带等束缚身体的衣物。

⑦胸外心脏按压术（单人法）。按压部位在两乳头中点；双手掌根部相叠，两臂伸直，以上身的重力垂直按压，保证每次按压后胸廓回弹。按压深度：使成人胸骨下陷至少 5～6cm，按压频率至少 100～120 次/分。按压有效性判断：a. 能扪及大动脉（股、颈动脉）搏动，血压维持在 8kPa（60mmHg）以上；b. 口唇、面色、甲床等颜色由发绀转为红润；c. 室颤波由细小变为粗大，甚至恢复窦性心律；d. 瞳孔随之缩小，有时可有对光反应；e. 呼吸逐渐恢复；f. 昏迷变浅，出现反射或挣扎。

⑧人工呼吸

a. 开放气道（airway，A）：清除口腔、气道内分泌物或异物，有活动义齿者取下。有三种方法：仰头提颏法，抢救者一手的小鱼际置于病人前额，用力向后压使其头部后仰，另一手示指、中指置于病人的下颌骨下方，将颏部向前抬起。注意手指不要压向颏下软组织，以免阻塞气道。仰头抬颈法，抢救者一手抬起病人颈部，另一手以小鱼际部位置于病人前额，使其头后仰，颈部上托。头、颈部损伤病人禁用。双下颌上提法：抢救者双肘置病人头部两侧，持双手示、中、无名指放在病人下颌角后方，向上或向后抬起下颌。病人头保持正中位，不能使头后仰，不可左右扭动；适用于怀疑有颈部损伤病人。

人工呼吸频率：每 5 ～ 6 秒 1 次呼吸，按压与人工呼吸的比为 30：2。给予病人足够的通气，每次需使胸廓隆起。

b. 人工呼吸（breathing，B）：最简易、有效、及时的人工呼吸法是口对口人工呼吸，抢救者一手捏住病人鼻孔，另一手托下颌并将病人口唇张开，深吸气后紧贴病人口部用力吹气，每分钟均匀地吹气 10 ～ 12 次。每次吹气应持续 2 秒以上，见病人胸廓抬起方为有效。

心脏按压应与人工呼吸相结合，同时进行。成人不论两人操作或是单人操作，均每按压 30 次吹气 2 次（30：2），儿童和婴儿单人操作 30：2，两人操作 15：2。按压和松开的时间比例为 1：1 时，心排血量最大，且按压不要受人工呼吸的影响。儿童心脏按压用单手掌根按压胸骨中段，每次下压至少 1/3 前后径，约 5cm。婴儿两拇指按压胸骨中点，下压至少 1/3 前后径，约 4cm，按压频率至少 100 次 / 分。

⑨注意事项：在发现无呼吸或不正常呼吸的心脏骤停成年病人，应立即启动紧急救护系统，立即进行 CPR；按压部位要准确，用力合适，以防止胸骨、肋骨压折；单一施救者应先开始胸外心脏按压，然后再进行人工呼吸，即先进行 30 次的胸外心脏按压，后做 2 次人工呼吸；尽可能减少按压中的停顿，并避免过度通气；按压的频率为 100 ～ 120 次 / 分。人工呼吸 10 ～ 12 次 / 分。

（二）氧气吸入法

氧是生命活动所必需的物质，如果组织得不到足够的氧或不能充分利用氧，组织的代谢、功能甚至形态结构都可能发生异常改变，这一过程称为缺氧。氧气疗法是指通过给氧，提高动脉血氧分压（PaO_2）和动脉血氧饱和度（SaO_2），增加动脉血氧含量（CaO_2），纠正各种原因造成的缺氧状态，促进组织的新陈代谢，维持机体生命活动的一种治疗方法。

（1）缺氧分类

①低张性缺氧：主要特点为动脉血氧分压（PaO_2）降低，使动脉血氧含量减少，组织供氧不足。常见于高山病、慢性阻塞性肺部疾病、先天性心脏病等。

②血液性缺氧：由于血红蛋白数量减少或性质改变，造成血氧含量降低或血红蛋白结合的氧不易释放所致。常见于贫血、一氧化碳中毒、高血红蛋白血症等。

③循环性缺氧：由于组织血流量减少使组织供氧量减少所致。常见于休克、心力衰竭、栓塞等。

④组织性缺氧：由于组织细胞利用氧异常所致。常见于氰化物中毒、大量放射线照射等。

以上 4 类缺氧中，低张性缺氧（除静脉血分流入动脉外），由于病人 PaO_2 和动脉血氧饱和度（SaO_2）明显低于正常，吸氧能提高 PaO_2、SaO_2、CaO_2，使组织供氧增加，因而低张性缺氧疗效最好。氧疗对于心功能不全、心排血量严重下降、大量失血、严重贫血及一氧化碳中毒也有一定的治疗作用。

（2）氧疗指征和缺氧程度的判断：根据缺氧的临床表现和血气分析检查来判断缺氧的程度。PaO_2 是反映缺氧的敏感指标，是决定是否给氧的重要依据。PaO_2 正常值为 10.6～13.3kPa。当 PaO_2 低于 6.6kPa（中度和重度缺氧时）应给予吸氧。缺氧程度的判断（表 1-10）。

表 1-10　缺氧程度的判断

缺氧程度	SaO$_2$（kPa）	PaCO$_2$（kPa）	临床表现	氧疗
轻度	＞ 80	＞ 6.67	轻度发绀	不需氧疗
中度	60～80	4～6.67	明显发绀、呼吸困难，神智正常或烦躁不安	需氧疗
重度	＜ 60	＜ 4.0	显著发绀、呼吸极度困难、三凹征，昏迷或半昏迷	氧疗的绝对适应证

（3）氧疗方法：分为鼻氧管给氧法、鼻塞法、面罩法、氧气头罩、氧气枕法。

①鼻氧管给氧法：有单侧鼻导管给氧法和双侧鼻导管给氧法两种。a. 单侧鼻导管给氧法：是将一根细氧气鼻导管插入一侧鼻孔，经鼻腔到达鼻咽部，末端连接氧气的供氧方法。鼻导管插入长度为鼻尖至耳垂的 2/3。此法病人不易耐受。b. 双侧鼻导管给氧法：是将双侧鼻导管插入鼻孔内约 1cm，导管环固定稳妥即可。此法比较简单，病人感觉比较舒适，容易接受，因而是目前临床上常用的给氧方法之一。

②鼻塞法：鼻塞是一种用塑料制成的球状物，将鼻塞塞入一侧鼻孔鼻前庭内给氧。此法刺激性小，病人较为舒适，且两侧鼻孔可交替使用。

③面罩法：将面罩置于病人的口鼻部供氧，氧气自下端输入，呼出的气体从面罩两侧孔排出。由于口、鼻部都能吸入氧气，效果较好。给氧时必须有足够的氧流量，一般需 6～8L/min。可用于病情较重，PaO_2 明显下降者。

④氧气头罩法：将病人头部置于头罩里，罩面上有多个孔，可以保持罩内一定的氧浓度、温度和湿度。头罩与颈部之间要保持适当的空隙，防止二氧化碳潴留及重复吸入。此法主要用于小儿。

⑤氧气枕法：氧气枕是一长方形橡胶枕，枕的一角有一橡胶管，上有调节器可调节氧流量，氧气枕充入氧气，接上湿化瓶即可使用。此法可用于家庭氧疗、危重病人的抢救或转运途中，以枕代替氧气装置。

（4）家庭供氧方法：便携式制氧器；小型氧气瓶。

（5）氧气吸入的浓度及公式换算法

①氧气吸入的浓度：一般认为在常压下吸入 40%～60% 的氧是安全的，低于 25% 的氧浓度无治疗价值，高于 60% 的氧浓度，吸入持续时间超过 24 小时，就有发生氧中毒的可能。缺氧和二氧化碳潴留同时并存者，应以低流量、低浓度持续给氧为宜。

②氧浓度与流量的换算法：吸氧浓度（%）= 21 + 4× 氧流量（L/min）。

（6）用氧注意事项

①用氧前，检查氧气装置有无漏气，是否通畅。

②注意用氧安全，切实做好"四防"，即防震、防火、防热、防油。氧气瓶搬运时要避免倾倒撞击。氧气筒应放阴凉处，周围严禁烟火及易燃品，至少距明火 5m，距暖气 1m，以防引起燃烧。氧气表及螺旋口勿上油。

③鼻导管给氧，吸氧前先检查鼻腔，并用湿棉签进行清洁。使用氧气时，应先调节流量后应用。停用氧气时，应先拔出导管，再关闭氧气开关。中途改变流量，先将氧气和鼻导管分离，调好流量再接上。以免开错开关，大量气体冲入呼吸道而损伤肺组织。

④常用湿化液为灭菌蒸馏水。急性肺水肿用 20% ～ 30% 乙醇。氧气湿化瓶的盛水量应为 1/3 ～ 1/2 瓶。

⑤氧气筒内氧气勿用尽，压力表降至 0.5MPa（5kg/m²）即不可再用，以免灰尘进入筒内，再充气时引起爆炸。

⑥对未用完或已用尽的氧气筒，应分别悬挂"满"或"空"的标志。

⑦鼻导管应每日更换 2 次以上，鼻塞给氧每日更换，面罩给氧 4 ～ 8 小时更换。

（7）氧疗的不良反应：当氧浓度高于 60%、持续时间超过 24 小时，可能出现氧疗不良反应。常见的不良反应如下。

①氧中毒：肺实质改变。表现为胸骨下不适、疼痛、灼热感，继而出现呼吸增快、恶心、呕吐、烦躁、断续的干咳。预防措施是避免长时间、高浓度氧疗，经常做血气分析，动态观察氧疗的治疗效果。

②肺不张：表现为烦躁，呼吸、心率增快，血压上升，继而出现呼吸困难、发绀、昏迷。预防措施是鼓励病人做深呼吸，多咳嗽和经常改变卧位、姿势，防止分泌物阻塞。

③呼吸道分泌物干燥：氧气吸入前一定要湿化后再吸入。

④晶状体后纤维组织增生：仅见于新生儿，以早产儿多见。由于视网膜血管收缩、视网膜纤维化，最后出现不可逆转的失明，因此应控制氧浓度和吸氧时间。

⑤呼吸抑制：见于Ⅱ型呼吸衰竭者（PaO_2 降低、$PaCO_2$ 增高），由于影响到外周化学感受器的调节机制。因此，对Ⅱ型呼衰病人应给予低浓度、低流量（1 ～ 2L/min）吸氧，维持 PaO_2 在 8kPa 即可。

（三）吸痰法

吸痰法是指经口、鼻腔、人工气道将呼吸道的分泌物吸出，以保持呼吸道通畅，预防吸入性肺炎、肺不张、窒息等并发症的一种方法。临床上主要用于年老体弱、危重、昏迷、麻醉未清醒前等各种原因引起的不能有效咳嗽、排痰者。

（1）目的：①清除呼吸道分泌物，保持呼吸道通畅。②促进呼吸功能，改善肺通气。③预防并发症发生。

（2）吸痰装置有中心吸引器、电动吸引器两种，它们利用负压吸引原理，连接导管吸出痰液。

（3）电动吸引器吸痰法利用负压原理，将痰吸出。

（4）操作要点

①备齐用物，携至床边，并解释。

②检查吸引器性能，正确连接，调节负压 40 ～ 53.3kPa，小儿＜ 40kPa，用生理盐水试吸，检查导管是否通畅。

③病人头转向操作者一侧，昏迷者可用张口器或压舌板帮助张口。

④护士一手将导管末端（连接玻璃接管处）折叠，即避免负压插管，以免负压吸附黏膜，引起损伤，另一手用无菌钳持吸痰导管头端插入病人口腔咽部（10～15cm）然后放松导管末端，先吸口咽部分泌物，再吸气管内分泌物。吸痰时动作轻、稳、左右旋转，向上提拉。每次吸痰时间不超过15秒，以免缺氧。导管退出后，应用生理盐水抽吸冲洗，防止导管被痰液堵塞。

⑤吸痰过程中，观察病人吸痰前后呼吸频率的改变，并注意吸出物的性质、颜色、量及黏稠度等，做好记录。

⑥吸痰毕，关上吸引器开关，将吸痰导管重新消毒或统一处理，将吸痰玻璃接管插入消毒液试管中浸泡。洗手，记录。

（5）注意事项

①吸痰前，检查吸引器性能是否完好，连接是否正确。

②严格执行无菌操作，每次吸痰更换吸痰管。

③吸痰动作轻柔，防止呼吸道黏膜损伤。

④每次吸痰时间不超过15秒，以免造成缺氧。

⑤痰液黏稠时，可配合背部叩击，雾化吸入，提高吸痰效果。

⑥电动吸引器贮液瓶内的液体应及时倾倒，不超过2/3。

⑦使用呼吸机或缺氧严重者，吸痰前可给予高流量吸氧，再行吸痰。

（四）洗胃法

洗胃是将胃管插入病人胃内反复注入和吸出一定量的溶液，以冲洗并排除胃内容物，减轻或避免吸收中毒的胃灌洗方法。

（1）目的：①解毒，清除胃内毒物或刺激物，减少毒物吸收，用于口服中毒病人。清除毒物需尽早进行，6小时内洗胃效果最好。②减轻胃黏膜水肿，用于幽门梗阻病人。③手术或某些检查前的准备。

（2）方法

①口服催吐法：适用于清醒而能合作的病人。准备洗胃液10～20L，液体温度25～38℃。

②全自动洗胃机洗胃法：能自动、迅速、彻底清除胃内毒物；通过自控电路的控制使电磁阀自动转换动作，分别完成向胃内冲洗药液和吸出胃内容物的过程。

（3）操作要点：①中毒轻者取坐位或半坐卧位，中毒较重病人取左侧卧位，昏迷病人取平卧位、头偏向一侧。②抽净胃内容物，留取标本送检。③一次灌洗液量300～500ml。注洗器洗胃每次注入洗胃液约200ml。

（4）注意事项

①急性中毒病人应迅速采用口服催吐法，必要时进行洗胃，以减少毒物的吸收。

②当毒物性质不明时、洗胃溶液可选用温开水或生理盐水，待毒物性质明确后，再采用对抗剂洗胃。

③准确掌握洗胃禁忌证和适应证。a.适应证：非腐蚀性毒物中毒，如有机磷、安眠药、重金属类、生物碱及食物中毒等。b.禁忌证：强腐蚀性毒物（如强酸、强碱）中毒、肝硬化

伴食管胃底静脉曲张、胸主动脉瘤、近期内有上消化道出血及胃穿孔病人禁忌洗胃。食管阻塞、消化性溃疡、胃癌病人不宜洗胃；昏迷病人洗胃应谨慎，可采用去枕平卧，头偏向一侧，以防窒息。

④每次灌入量以 300～500ml 为宜。注洗器洗胃每次注入洗胃液约 200ml。灌入量与引出量应平衡。防灌入量过多，液体从口鼻腔涌出，引起窒息；或导致急性胃扩张，使胃内压增高，促进中毒物质进入肠道，增加毒物吸收；突然的胃扩张还可兴奋迷走神经，反射性地引起心搏骤停。

⑤为幽门梗阻病人洗胃时，需记录胃内潴留量，以了解梗阻情况。洗胃宜在饭后 4～6 小时或空腹时进行。

⑥洗胃中监测。观察病人面色、呼吸、脉搏、血压、抽出液的性质及有无腹痛等。如病人感到腹痛，灌洗出的液体呈血性或出现休克现象，应立即停止洗胃，并与医生联系，采取相应的急救措施。

（5）常用洗胃溶液选择

①酸性物：洗胃溶液为镁乳、牛奶、蛋清水，蛋清水可黏附于黏膜表面或创面上，从而起到保护作用，并可减轻病人疼痛。禁忌药物：强酸药物。

②碱性物：洗胃溶液为 5% 醋酸、白醋、蛋清水、牛奶。禁忌药物：强碱药物。

③ 1605、1059、4049（乐果）：洗胃溶液为 2%～4% 碳酸氢钠。禁忌药物：高锰酸钾。

④敌百虫：洗胃溶液为 1% 盐水或清水，1∶15 000～1∶20 000 高锰酸钾。禁忌药物：碱性药物。

⑤ DDT、666：洗胃溶液用温开水或生理盐水洗胃、50% 硫酸镁导泻。禁忌药物：油性泻药。

⑥巴比妥类（安眠药）：洗胃溶液用 1∶15 000～1∶20 000 高锰酸钾，硫酸钠导泻。禁忌药物：硫酸镁导泻。

⑦灭鼠药（磷化锌）：1∶15 000～1∶20 000 高锰酸钾，0.1% 硫酸铜洗胃；0.5%～1% 硫酸铜溶液每次 10ml，每 5～10 分钟口服 1 次，配合用压舌板等刺激舌根引吐。禁忌药物：鸡蛋、牛奶、脂肪及其他油类物质。

⑧氰化物：口服 3% 过氧化氢溶液后引吐，洗胃溶液为 1∶15 000～1∶20 000 高锰酸钾。

⑨敌敌畏：洗胃溶液 2%～4% 碳酸氢钠、1% 盐水，1∶15 000～1∶20 000 高锰酸钾。

（6）选择洗胃溶液的注意事项

① 1605、1509、4049（乐果）等禁用高锰酸钾洗胃，否则可氧化成毒性更强的物质。

②敌百虫遇碱性药物可分解出毒性更强的敌敌畏，其分解过程随碱性的增强和温度的升高而加速。

③巴比妥类药物采用硫酸钠导泻，是利用其在肠道内形成的高渗透压，而阻止肠道水分和残存的巴比妥类药物的吸收，促其尽早排出体外。硫酸钠对心血管和神经系统没有抑制作用，不会加重巴比妥类药物的中毒。

④磷化锌中毒时，口服硫酸铜可使其成为无毒的磷化铜沉淀，阻止吸收，并促使其排出体外。磷化锌易溶于油类物质，忌用脂肪性食物，以免促使磷的溶解吸收。

⑤茶叶水含有丰富鞣酸，具有沉淀重金属及生物碱等毒物的作用。

（五）人工呼吸器的使用

人工呼吸器是进行人工呼吸最有效的方法之一，可通过人工或机械装置产生通气，对无呼吸病人进行强迫通气，对通气障碍的病人进行辅助呼吸，达到增加通气量，改善换气功能，减轻呼吸肌做功的目的。常用于各种原因所致的呼吸停止或呼吸衰竭的抢救及麻醉期间的呼吸管理。

（1）目的：①维持和增加机体通气量。②纠正威胁生命的低氧血症。

（2）简易呼吸器

①组成：由呼吸囊、呼吸活瓣、面罩及衔接管组成。

②操作要点：先清除上呼吸道分泌物或呕吐物。病人去枕仰卧，头后仰，托起下颌、松开衣领，使气道开放。如有活动义齿要取下，扣紧面罩（不漏气）。挤压呼吸囊，空气自气囊进入肺部，放松时，肺部气体经活瓣排出，<u>一次挤压可有 500ml 空气进入肺内；频率保持在 10 次 / 分</u>。使空气或氧气通过吸气活瓣进入病人肺部，放松时，肺部气体随呼气活瓣排出。病人若有自主呼吸，应注意与人工呼吸同步，即病人吸气初顺势挤压呼吸囊，达一定潮气量后完全松开气囊，让病人自行完成呼气动作。记录。用物处理。

③注意事项：介绍呼吸器使用的目的、方法和必要性，解除恐惧、焦虑心理。做好卫生宣教工作，保持室内环境卫生。

二、危重病人的护理

（一）危重病人常见的护理问题

1. 有误吸的危险　与意识障碍、咳嗽及吞咽反射减弱或消失有关。

2. 有皮肤完整性受损的危险　与长期卧床、营养不良、意识障碍等有关。

3. 营养失调　与机体分解代谢增强、摄入量减少有关。

4. 自理缺陷　与病人体力及耐力下降、意识障碍等有关。

5. 有受伤的危险　与意识障碍有关。

6. 尿潴留　与膀胱逼尿肌无力、缺乏隐蔽环境有关。

7. 完全性尿失禁　与意识障碍等有关。

8. 便秘　与摄入量减少、不活动等有关。

9. 排尿失禁　与意识障碍、直肠括约肌失控、认知受损有关。

10. 焦虑　与面临疾病威胁有关。

（二）危重病人的支持性护理

1. 病情监测　危重病人病情危重、病情变化快，因此对其各系统功能持续监测可以动态了解病人整体状态、疾病危险程度及各系统脏器的损害程度，对及时发现病情变化、及时诊断和抢救处理极为重要。<u>危重病人病情监测最基本的是中枢神经系统、循环系统、呼吸系统、肾功能及体温的监测。</u>

2. 保持呼吸道通畅　清醒病人应指导其定时做深呼吸或轻拍背部，以助分泌物咳出；昏迷病人需头偏向一侧，及时吸出呼吸道分泌物，保持呼吸道通畅。

3. 加强临床基础护理

（1）维持清洁：①眼部护理，对眼睑不能自行闭合者应注意眼睛护理，可涂眼药膏或覆盖油性纱布，以防角膜干燥而致溃疡、结膜炎；②口腔护理；③皮肤护理，做到"六勤一注意"，即勤观察、勤翻身、勤擦洗、勤按摩、勤更换、勤整理，注意交接班。

（2）协助活动：病情平稳时，应尽早协助病人进行肢体被动运动每日 2 ～ 3 次，并做按摩，以促进血液循环，增加肌肉张力，帮助恢复功能，预防静脉血栓的形成。

（3）补充营养和水分：危重病人机体分解代谢增强，消耗大，对营养物质的需要量增加，而病人多胃纳不佳，消化功能减退。为保证病人有足够营养和水分，维持体液平衡，应设法增进病人饮食，并协助自理缺陷的病人进食，对不能进食者，可采用鼻饲或完全胃肠外营养。

（4）维持排泄功能：协助病人大小便，必要时给予人工通便及在无菌操作下行导尿术。留置尿管者执行尿管护理常规。

（5）保持导管通畅：危重病人身上有时会有多根引流管，应注意妥善固定防止逆行感染。

（6）确保病人安全：意识丧失、谵妄或昏迷的病人要保证其安全，必要时可使用保护具；牙关紧闭、抽搐的病人，可用牙垫或用压舌板缠上数层纱布放于上下磨牙之间，以免因嚼肌痉挛而咬伤舌。室内光线宜暗，工作人员动作要轻，避免因外界刺激而引起抽搐。

4. 心理护理　危重病人常常会表现出各种各样的心理问题，鼓励病人表达引起其不安的因素，及时向病人解释各种抢救措施的目的及作用，帮助病人尽快适应环境。

第 18 单元　临终护理

【复习指南】临终护理历年常考，临终护理概述、临终病人的护理及死亡后的护理历年常考，应重点复习。死亡的标准、死亡过程的分期、临终病人心理和生理的变化及护理和尸体护理应熟练掌握；濒死与死亡的定义、临终关怀的概念、死亡后护理的概述、临终病人家属的护理，丧亲者护理应掌握。

一、概述

1. 濒死与死亡的定义

（1）濒死：即临终，是指病人已接受治疗性或姑息性治疗后，虽意识清醒，但病情加速恶化，各种迹象显示生命终结。

（2）死亡：传统的死亡概念是指心肺功能的停止。美国布拉克法律辞典将死亡定义为："血液循环全部停止及由此导致的呼吸、心跳等身体重要生命活动的终止"。即死亡是指个体的生命功能的永久终止。

2. 死亡的标准　1968 年世界第 22 次医学会上美国哈佛大学提出脑死亡诊断标准：①无感受性和反应性。对刺激完全无反应，即使剧痛刺激也不能引起反应。②无运动、无呼吸。观察 1 小时后撤出人工呼吸机 3 分钟仍无自主呼吸。③无反射。瞳孔散大、固定，对光反射消失；无吞咽反射；无角膜反射；无咽反射和跟腱反射。④脑电波平坦。以上标准 24 小时内多次复查后结果无变化，排除体温低于 32℃及中枢神经抑制因素。

3. 死亡过程分期

（1）濒死期：又称临终状态，是临床死亡前主要生命器官功能极度衰弱、逐渐趋向停止的时期。此期中枢神经系统脑干以上部位的功能处于深度抑制状态，表现为意识模糊或丧失，各种反射减弱或逐渐消失，肌张力减退或消失；心搏减弱，血压下降，呼吸微弱或出现潮式呼吸及间断呼吸。濒死期的持续时间可随病人机体状况及死亡原因而异，猝死等病人可直接进入临床死亡期。此期生命处于可逆阶段，及时有效地抢救治疗，生命可复苏；反之，则进入临床死亡期。

（2）临床死亡期：是临床上判断死亡的标准，此期中枢神经系统的抑制过程已由大脑皮质扩散到皮质以下部位，延髓处于极度抑制状态，表现为心搏和呼吸完全停止、瞳孔散大、各种反射消失，但各种组织细胞仍有薄弱而短暂的代谢活动。此期如果及时有效地抢救治疗，生命仍可复苏，此期一般持续5～6分钟，超过这个时限，大脑将发生不可逆的变化。但在低温条件下，尤其是脑部降温，脑耗氧降低时，临床死亡期可延长达1小时或更久。

（3）生物学死亡期：是指全身器官、组织、细胞生命活动停止，也称细胞死亡。此期从大脑皮质开始整个中枢神经系统及器官的新陈代谢相继停止，并出现不可逆的变化，整个机体已无任何复活的可能。随着此期的进展，相继出现尸冷、尸斑、尸僵及尸体腐败等。①尸冷：死亡后最先出现的尸体现象，24小时左右接近环境温度。②尸斑：由于地心引力作用，血液向身体的最低部位坠积，皮肤出现暗红色斑块或条纹状，死后2～4小时开始出现。③尸僵：尸体肌肉僵硬，关节固定称为尸僵。一般在死后1～3小时出现，4～6小时扩散到全身，12～16小时至最硬，24小时以后尸僵开始减弱，肌肉逐渐变软，称为尸僵缓解。④尸体腐败：死亡后机体组织的蛋白质、脂肪和糖类因腐败细菌作用而分解的过程。死后24小时先从右下腹出现，逐渐扩展至全腹，最后至全身。

二、临终关怀

1. 概念　是指由社会各层次人员（护士、医生、社会工作者、志愿者及政府和慈善团体人士等）组成的团队向临终病人和家属提供的包括生理、心理、社会等方面的一种全面性支持和照料。目的是减少临终病人痛苦，提高其生命质量并使家属的身心健康得到维护。

2. 临终关怀的发展　1967年英国桑德斯博士在伦敦创办了圣克里斯多福临终关怀医院。1988年7月我国第一个临终关怀研究中心于天津医学院成立，1988年第一个临终关怀机构——南汇护理院在上海成立。

3. 研究内容　探讨临终病人及家属的需求；临终病人的全面照护；临终病人家属的照护；死亡教育；临终关怀模式；其他。

4. 组织形式和理念

（1）理念：①以照料为中心。一般在死亡前3～6个月实施临终关怀。临终关怀是从以治愈为主的治疗转变为以对症为主的照料。②维护人的尊严和权利。尊重生命的尊严及尊重濒死病人的权利充分体现了临终关怀的宗旨。③提高临终病人生命质量。临终关怀不以延长临终病人的生存时间为目的，而是以提高临终阶段的生存质量为宗旨。④加强死亡教育以使其接纳死亡。⑤提供全面的整体护理。

（2）组织形式：①独立的临终关怀院；②附设临终关怀机构；③居家式临终关怀；④癌症病人俱乐部。

三、临终病人的护理

1. 临终病人的生理变化及护理

（1）临终病人的生理变化

①肌肉张力丧失：肢体软弱无力，大小便失禁，吞咽困难，无法维持良好舒适的功能

体位，眼眶凹陷、双眼半睁、下颌下垂、嘴微张等。

②循环功能减退：皮肤湿冷，四肢发绀，脉搏弱而快且不规则或测不出，血压降低或测不出，心律紊乱。

③胃肠道蠕动减弱：表现为恶心、呕吐、食欲缺乏、腹胀、便秘或腹泻、口干、脱水等。

④呼吸功能减退：呼吸频率不规则、由深变浅、鼻翼呼吸、潮式呼吸，由于分泌物无法或无力咳出，出现痰鸣音或鼾声呼吸等。

⑤感知觉改变：表现为视觉逐渐减退，由视觉模糊发展到只有光感，最后视力消失。眼睑干燥，分泌物增多。听觉常是最后消失的一个感觉。

⑥意识改变：病变未侵犯中枢神经系统，病人可始终保持神志清醒；若病变在脑部，则很快出现嗜睡、意识模糊、昏睡或昏迷等，有的病人表现为谵妄及定向障碍。

⑦疼痛：大部分的临终病人主诉全身不适或疼痛，表现为烦躁不安，血压及心率改变，五官扭曲、眉头紧锁、眼睛睁大或紧闭、双眼无神、咬牙，即疼痛面容。

（2）护理措施

①改善呼吸功能：保持室内空气新鲜；清醒者取半坐卧位，昏迷者取仰卧头偏一侧或侧卧位，防窒息或肺部并发症；保持呼吸道通畅，排痰，必要时吸痰；吸氧。

②减轻疼痛：注意观察病人疼痛的性质、部位、程度、持续时间及发作规律等；稳定病人情绪、转移注意力；协助病人选择减轻疼痛的最有效方法；除药物镇痛外，临床上常选音乐疗法、按摩、放松术、外周神经阻断术、针灸疗法、生物反馈法等。

③促进病人舒适：维持良好舒适的体位；加强皮肤护理；加强口腔护理；保暖。

④加强营养，增进食欲：主动向临终病人及家属解释恶心、呕吐的原因，以减轻其焦虑心理；依据病人的饮食习惯调整饮食，尽量创造条件增加病人的食欲；创造良好的进餐环境，稳定病人的情绪；给予病人流质或半流质食物，便于病人吞咽，必要时采用鼻饲或完全胃肠外营养，以保证病人营养的供给。

⑤减轻感知觉改变的影响：提供舒适环境；眼睑不能闭合者涂眼膏或凡士林纱布覆盖双眼，保护角膜；听觉是临终病人最后消失的感觉，因此，护理人员在与病人交流时语调应柔和，语言要清晰，让临终病人感到即使在生命的最后时刻也并不孤独。

⑥观察病情变化：密切观察病人的生命体征、疼痛、瞳孔、意识状态等；监测心、肺、脑、肝、肾等重要脏器的功能；观察治疗反应及效果。

⑦做好持续护理。

2. 临终病人的心理变化及护理　临终病人接近死亡时会产生十分复杂的心理和行为反应。1969 年，美国医学博士布勒·罗斯在其所著的 *On Death and Dying* 一书中将身患绝症病人从获知病情到临终整个阶段的心理反应过程总结为 5 个阶段，各期心理变化特点及护理措施（表 1-11）。

表 1-11　临终病人心理反应各期特点及护理措施

分期	病人心理变化特点	心理护理措施
否认期	是心理表现**第一期**：拒绝接受事实。这是一种正常**心理防御机制**，可减少突然获悉不幸事件对病人刺激	护士以理解、同情病人，常陪伴，多交流，不要轻易揭穿其防御心理，也不欺骗病人，保持医护人员描述病情言语一致

分期	病人心理变化特点	心理护理措施
愤怒期	表现为生气与激怒，内心不平衡，常向医护人员、亲朋及家属等接近他的人发泄愤怒情绪	护士给予病人宽容、关爱，允许其发怒、抱怨，理解其不合作行为，做好家属工作
协议期	接受临终事实，病人变得和善、愿意配合治疗，希望尽可能延长生命，并期望奇迹出现	护士指导和关心病人，尽量满足其合理要求，鼓励更好地配合治疗。协助病人完成角色义务，实现病人愿望
忧郁期	产生强烈失落感，如悲伤、沉默、哭泣等反应，甚至轻生念头，对周围采取冷漠态度，家人和护士注意此期易出现病人独处和与家人陪伴相矛盾心理	护士允许病人用不同方式宣泄情感，尽量让家属陪伴身旁。注意病人安全，预防自杀倾向；对心情忧郁而忽视个人清洁卫生的病人，协助其保持身体清洁与舒适
接受期	是临终最后阶段，病人对死亡已有准备，一切未完事宜已处理，病人常处于嗜睡状态	尊重病人，不强迫与其交谈，减少外界干扰，提供舒适环境，陪伴病人，加强生活护理，让其安详、平静、有尊严地离开

四、死亡后护理

1. 概述　包括死者尸体护理和丧亲者护理。尸体护理是为临终病人实施整体护理的最后步骤。丧亲者护理是护理人员对家属予以情感支持和心理疏导，缓解其身心痛苦，早日摆脱悲痛。

2. 尸体护理

（1）目的：保持尸体良好外观，使尸体清洁，易于辨认。安慰家属，减轻悲痛。

（2）评估：死者的诊断、治疗、抢救过程、死亡时间和原因、死亡诊断书，是否有传染病；死者面容，尸体清洁程度，有无伤口或引流管等；死者的民族、宗教信仰及死者家属对死亡的态度。

（3）操作要点：①填写死亡通知单及尸体识别卡。②洗手、戴口罩，备齐用物至床旁，以屏风遮挡，保护隐私，劝慰家属，撤出一切治疗用品。使尸体仰卧，头下垫枕，以免面部淤血变色。③清洁面部，整理遗容。洗脸，有义齿者代为装上，闭合口、眼。④填塞孔道。用棉花填塞各孔道如口、鼻、耳、阴道、肛门等，以免体液外溢。⑤清洁全身。以松节油擦净胶布痕迹，更换创口敷料，拔出引流管后缝合皮肤破损处或以胶布封闭包扎。⑥穿衣裤，于死者右手手腕上系尸体识别卡，便于识别及避免认错尸体。用尸单包好尸体，系第二张尸体识别卡于腰部尸单上。⑦交接尸体。协助移尸体置于停尸屉内，停尸屉外放第三张尸体识别卡。必须做好交接。⑧操作后处理。清洁消毒床单位，在体温单 40～42℃ 处填写死亡时间，停止一切医嘱，整理病例，完成记录，按出院手续办理结账。注销治疗、药物、饮食卡等执行单。清点死者遗物交付家属，家属不在场时由两名护士共同清点。

（4）注意事项：在医师开具死亡诊断书后开始进行尸体护理。病人死亡后尽快行尸体护理，以防尸体僵硬。不可暴露尸体以维护尸体隐私权，并置于自然体位。护士应以严肃、认真、尊重的态度进行尸体护理，满足家属合理要求。传染病人尸体应用消毒液清洁，用浸有 1% 氯胺溶液棉球填塞孔道，并用不透水尸袋包裹尸体，保持外面传染标志清晰。

五、临终病人亲属与丧亲者护理

1. 临终病人家属的护理

（1）临终病人家属的压力：家属在病人整个临终过程中存在着心理应激，可出现以下改变：①推迟或放弃个人需要；②调整与再适应家庭中角色及职务；③心理压力增加且与社会互动减少。

（2）对临终病人家属护理要点：①满足家属照顾病人的需要；②鼓励家属表达情感；③指导家属对病人的生活照料；④协助维持家庭完整性；⑤满足家属自身生理、心理和社会方面的需求。

2. 丧亲者护理

（1）丧亲者心理反应：1964 年 Engle 提出了悲伤过程的 6 个阶段。①冲击与怀疑期：本阶段的特点是拒绝接受丧亲，感觉麻木，否认，暂时拒绝接受死亡事件，让自己有充分的时间加以调整，这是一种心理自我防御机制，此反应在急性死亡事件中尤为明显；②逐渐承认期：意识到家人确实死亡而倍感痛苦、空虚、发怒、自责及哭泣等痛苦表现，哭泣为此期典型特征；③恢复常态期：丧亲者带着悲痛之情处理死者的后事，准备丧礼；④克服失落感期：此期设法克服痛苦的空虚感，但仍不能以新人代替逝去的、可依赖的人，常常回忆过去的事情；⑤理想化期：此期死者家属产生想象，认为逝去的人是完美的，为过去对已故者不好的行为感到自责；⑥恢复期：此阶段机体的大部分功能恢复，但悲哀的感觉不会简单消失，常忆起逝者，并永远怀念逝者。

根据观察，丧亲者经历上述 6 个阶段约需要 1 年的时间，但丧偶者可能要经历 2 年或更久的时间。

（2）对丧亲者护理要点：①做好死者的尸体护理，既是体现对死者的尊重，也是对丧亲者心理的极大抚慰；②进行心理疏导，安慰丧亲者，鼓励其宣泄情感；③尽量满足丧亲者的需要；④鼓励丧亲者之间相互安慰；⑤协助解决实际困难；⑥协助建立新的人际关系；⑦协助培养新的兴趣，鼓励丧亲者参加各种社会活动；⑧对丧亲者的访视，对死者家属要进行追踪式服务和照护。

第 2 部分

内科护理学

第 1 单元 绪论

【复习指南】本部分内容历年常考，护理体检及血液检查应重点复习。全身一般状况检查、胸部检查、心脏和血管检查、腹部检查及神经系统检查的方法，血液一般检查、尿液一般检查、肾功能、肝功能、其他生化检查及浆膜腔穿刺液检查的临床意义应熟练掌握；粪便检查、心电图检查、X 线检查应掌握。

一、护理体检

（一）护理体检的准备工作和基本检查方法

体格检查是护士通过自己的感官或借助检查器具，客观地了解和评估病人身体状况的基本检查方法。

1. 检查前的准备工作

（1）环境：检查环境应安静、明亮，室温适宜，舒适且有一定私密性。

（2）病人：检查时病人需要充分暴露受检部位。护士站于病人**右侧**，按操作规范实施体格检查。

2. 基本检查方法 包括视诊、触诊、叩诊、听诊及嗅诊。

（1）视诊：通过视觉观察病人局部或全身状态。

（2）触诊：包括浅触诊和深触诊。浅触诊触及深度为 **1～2cm**，深触诊触及深度为 **2cm 以上**。

（3）叩诊：分直接叩诊法与间接叩诊法，用手指叩击或手掌拍击受检部位，根据叩诊音判断受检部位脏器状况。临床上叩诊音分为：①清音，见于正常人肺部叩诊音。②浊音，见于被少量含气组织覆盖的实质脏器，如肺部与心脏、肝的重叠部分。③实音，见于无肺组织覆盖的心脏、肝的部分。④鼓音：见于含大量气体的空腔脏器。⑤过清音，见于肺组织含气量增多时或弹性减弱时，如肺气肿。

（4）听诊：护士直接用耳或听诊器贴近受检部位。

（5）嗅诊：用嗅觉辨别病人的异常气味。

（二）一般状态检查

包括全身一般状况、皮肤黏膜及浅表淋巴结。

1. 全身一般状况 包括性别、年龄、生命体征、意识状态、面容和表情、发育和体型、营养状态、体位、四肢、脊柱与步态等。

（1）年龄：影响疾病的发生及预防。

（2）性别：与某些疾病的发生率有关。

（3）生命体征：包括体温、脉搏、呼吸、血压。

①体温：常用体温测量方法有口测法、肛测法、腋测法。体温（以口腔温度为准）37.3～38℃为低热，38.1～39℃为中等度热，39.1～41℃为高热，超过 41℃为超高热。体温过低（低于正常范围）临床分级：轻度，32.1～35℃；中度，30～32℃；重度，＜30℃；致死低温，23～25℃。

②脉搏：安静状态下，正常成人脉率为 60～100 次/分。脉率和脉律的生理、病理变化及临床意义与心率基本一致。常见异常脉搏波形如下。

a. 水冲脉：即触诊桡动脉搏动时，将病人前臂高举过头，脉搏骤起骤落、急促有力、如潮涌感。见于脉压差增大者，如主动脉瓣关闭不全、甲状腺功能亢进症、严重贫血、动脉导管未闭、动静脉瘘等病人。

b. 交替脉：脉搏强弱交替出现，但节律正常。见于高血压性心脏病、急性心肌梗死等病人，是左心衰竭的重要体征之一。

c. 奇脉：吸气时脉搏明显减弱或消失称为奇脉。见于心包积液和缩窄性心包炎病人。

d. 无脉：即脉搏消失。

③呼吸：检查时应注意呼吸的频率、深度与节律的改变。正常成人静息状态下的呼吸次数为 16 ～ 20 次 / 分，超过 24 次 / 分为呼吸过速，低于 12 次 / 分，为呼吸过缓。病理状态下会出现呼吸节律的改变。

a. 潮式呼吸（陈 - 施呼吸），表现为呼吸由浅慢逐渐变得深快，再由深快逐渐变为浅慢，随之呼吸暂停数秒，又重复出现上述节律。潮式呼吸提示病情严重，影响预后，多见于脑膜炎等中枢神经系统疾病、尿毒症、中毒病人。

b. 间停呼吸（比奥呼吸），表现为随规律呼吸后突然出现时间长短不一的呼吸暂停，然后恢复规则呼吸，周而复始，常发生在临终前。

c. 抑制性呼吸，多见于由于胸部剧烈疼痛导致呼吸运动受抑制。常见于急性胸膜炎、肋骨骨折及胸部外伤等病人。

d. 叹气样呼吸，正常呼吸节律中出现一次深大呼吸，多见于神经衰弱等。

检查呼吸时，还应注意呼吸气味的改变：如恶臭味，多见于支气管扩张或肺脓肿病人；肝腥味多见于肝性脑病（肝昏迷）病人；尿毒症病人呼吸有氨味；糖尿病酮症酸中毒病人呼吸有烂苹果味；有机磷农药中毒病人呼吸有刺激性大蒜味。

④血压变动的临床意义

a. 高血压：收缩压 ≥ 140mmHg 和（或）舒张压 ≥ 90mmHg。临床上多为原发性高血压，也可见继发性高血压，如原发性醛固酮增多症、皮质醇增多症等。

b. 低血压：收缩压 < 90mmHg，舒张压 < 60mmHg。部分健康人血压可低于 90/60mmHg，急性低血压常见于休克、急性心肌梗死等。

（4）意识状态：意识障碍因影响大脑功能活动的疾病所致，按程度分为 4 种。

①嗜睡：最轻的意识障碍，病人处于持续睡眠状态，可被唤醒，醒后可正确回答问题并做出各种反应，刺激去除后又很快入睡。

②意识模糊：程度比嗜睡深，病人有时间、地点及人物的定向障碍。

③昏睡：病人处于病理性嗜睡状态，不易唤醒，压迫眶上神经、摇动身体等强烈刺激下可被唤醒，但很快再入睡，回答问题含糊或答非所问。

④昏迷：按昏迷程度分 3 种。a. 轻度昏迷，表现为生命体征无明显异常，意识大部分丧失，自主运动消失，对声音、光等刺激无反应，对疼痛刺激可出现痛苦表情或肢体回缩等防御性反应，瞳孔对光反射、角膜反射、吞咽反射、眼球运动仍存在；b. 中度昏迷，表现为生命体征轻度异常，对各种刺激均无反应，强烈疼痛刺激可引起防御反应，瞳孔对光反射、角膜反射减弱，无眼球运动，存在排便排尿功能障碍；c. 深昏迷，表现为生命体征明显异常，意识全部丧失，对强烈刺激全无反应，各种反射消失，全身肌肉松弛，

瞳孔散大，大小便失禁。

⑤谵妄：一种以兴奋性增高为主的意识障碍，表现为定向力丧失，躁动，可有错觉及幻觉。

（5）面容和表情：常见典型面容如下。

①急性病容：面颊潮红、烦躁不安、可有鼻翼扇动等。见于大叶性肺炎等急性发热性疾病。

②慢性病容：面容憔悴，面色苍白或晦暗，目光黯淡。见于肿瘤等慢性消耗性疾病。

③二尖瓣面容：两颊暗红、口唇发绀。见于风湿性心脏病二尖瓣狭窄。

④甲状腺功能亢进症（甲亢）面容：眼球凸出，表情惊愕，眼裂增宽，情绪易激动。见于甲状腺功能亢进症。

⑤肢端肥大症面容：头面部增大，耳鼻及唇舌增大增厚，眉弓及两侧颧部隆起，下颌增大前突。见于肢端肥大症。

⑥满月面容：面容圆且皮肤发红，常伴痤疮。常见于 Cushing 综合征和长期应用肾上腺糖皮质激素者。

⑦病危面容：面部消瘦，面色灰白黯淡、表情淡漠，眼眶凹陷。见于严重脱水、大出血、严重休克等。

⑧贫血面容：面色苍白，唇舌色淡。见于贫血。

（6）发育和体形：成人发育正常指标包括头长为身高的 1/8 ～ 1/7，胸围约为身高的 1/2，两臂展开后左右指端长度约等于身高，坐高约等于下肢的长度。发育成熟前腺垂体功能亢进可致**巨人症**，腺垂体功能低下可致**垂体性侏儒症**，甲状腺功能减退可致**呆小病**。

（7）营养状态：临床上营养状态分 3 个等级：良好、中等、不良。**理想体重（kg）＝身高（cm）－ 105**。肥胖是指体重超过理想体重的 20% 以上，体重低于理想体重的 10% ～ 20% 称为消瘦。

（8）体位：常见体位有主动体位（身体活动自如），被动体位（不能自己随意活动肢体，需别人帮助才能改变）及强迫体位（为减轻疾病引起的痛苦而采取的特殊体位）等。

（9）四肢与脊柱：脊柱病变可引起疼痛、活动受限及姿势改变。

（10）步态：健康人步态稳健。某些疾病致病人步态改变。蹒跚步态见于佝偻病，走路时病人身体左右摇摆；醉酒步态见于小脑疾病，病人躯体重心不稳，步态紊乱、不准确；慌张步态见于帕金森病，病人起步后小步急速前行，身体前倾，有难止步之势；跨阈步态见于腓总神经麻痹，病人患足下垂、起步高抬下肢；剪刀步态见于脑瘫、截瘫，病人下肢肌张力高、移步过度内收，两腿交叉；共济失调步态见于脊髓疾病，病人起步时一脚抬高垂落突然、双目下视，闭目不能保持平衡。

2. 皮肤、黏膜检查

（1）皮肤、黏膜颜色

①苍白：多系血液中血红蛋白量减少或末梢毛细血管充盈不足所致，见于贫血、休克、虚脱等，也见于寒冷、雷诺病等。

②发红：由于毛细血管充盈扩张、血流加速或红细胞数量增多所致。正常人运动、饮酒后出现，病理情况见于发热性疾病，中毒（如阿托品、一氧化碳）等。

③发绀：多见于心、肺疾病，病人舌、口唇、耳垂、面颊、肢端等处呈青紫色，主要由于血液中还原血红蛋白增多引起。

④**黄染**：**血液中胆红素浓度过高**，可引起皮肤黏膜及其他组织发黄，多见于**胆道阻塞性疾病、肝细胞损害**或**溶血性疾病**病人。另外，食用过多含胡萝卜素的食物可引起皮肤黄染，但黄染部位多在手掌、足底及前额和鼻部皮肤，而不出现于巩膜和口腔黏膜。

⑤色素沉着：表皮基底层黑色素增多可引起皮肤黏膜色泽加深。常见有妊娠斑、老年斑。病理情况下可出现全身皮肤或口腔黏膜的色素沉着。

（2）湿度：病理情况包括出汗过多、少汗或无汗。出汗过多见于结核病、风湿热、甲状腺功能亢进症等。夜间熟睡后出汗称为盗汗，多见于结核病；大汗伴有四肢厥冷称为冷汗，见于休克和虚脱；皮肤干燥无汗可见于维生素 A 缺乏、脱水、黏液性水肿等。

（3）温度：全身皮肤发热常见于发热性疾病、甲状腺功能亢进症；发冷见于休克、甲状腺功能减退症。局部皮肤发热常见于痈、疖等炎症；肢端发冷常见于休克、雷诺病。

（4）弹性：弹性减退见于营养不良、严重脱水或长期消耗性疾病。

（5）水肿：触诊时，手指按压局部组织，若出现凹陷且不易平复，称为凹陷性水肿；按压后局部组织无凹陷称为非凹陷性水肿。

（6）皮疹：常见皮疹有斑疹、玫瑰疹、丘疹、斑丘疹、荨麻疹等，常见于皮肤病、传染病、过敏反应等。

（7）皮下出血：出血斑点直径不超过 **2mm 称为瘀点**；直径在 **3～5mm 称为紫癜**；直径超过 **5mm 称为瘀斑**；片状出血伴局部皮肤隆起称为血肿。常见于造血系统疾病，其次为重症感染、某些中毒及外伤病人。

（8）蜘蛛痣：是皮肤小动脉末端扩张、伸展出辐射状的血管痣，形似蜘蛛，多见于面部、颈部、手背、上臂、前臂、前胸和肩部等部位，**与肝对体内雌激素灭活作用减弱有关**。常见于**慢性肝病病人**，也见于健康人及妊娠期妇女。

（9）破损与溃疡

①皮肤：局部持续受压或其他理化因素刺激可使皮肤发生破损与溃疡。

②口腔黏膜：检查有无黏膜溃疡和感染。口腔炎症可发生黏膜溃疡，长期使用广谱抗生素或衰弱重病者可发生口腔黏膜真菌感染。

3.咽及腭扁桃体检查

（1）检查方法：病人坐位，头略后仰，张大口并发"啊"长音，护士持压舌板迅速下压病人的**舌前 2/3 与后 1/3 交界处**，配合照明检查。

（2）检查内容：注意咽部黏膜有无充血、水肿，扁桃体有无红肿、扁桃体窝内有无分泌物或脓液。**扁桃体肿大分 3 度：Ⅰ度为不超过咽腭弓；超过咽腭弓为Ⅱ度；达到或超过咽后壁中线为Ⅲ度。**

4.淋巴结检查

（1）检查方法、顺序和内容。①方法：以并拢的示、中、环指指腹按压检查部位，**由浅入深**滑动触诊。②顺序：耳前、耳后枕、颌下、颈前、颈后、锁骨上窝、腋窝、滑车上、腹股沟和腘窝淋巴结。③内容：注意肿大淋巴结的数目、大小、硬度、有无压痛、粘连及局部皮肤情况。

（2）主要临床意义。①非特异性淋巴结炎：炎症初期，肿大的淋巴结质软，**有压痛，无粘连**。②淋巴结结核：颈部见**多个大小不等**的肿大淋巴结，**质硬、粘连**。③恶性肿瘤淋巴结转移：恶性肿瘤转移所致的淋巴结肿大多**质硬、无压痛**，与周围组织粘连，不易推动；**肺癌多转移至右锁骨上**或**腋窝**淋巴结群；胃癌、食管癌易转移至**左锁骨上**淋巴结群。④全身淋巴结肿大：多见于淋巴瘤、白血病等，大小不等、遍布全身、无粘连。

（三）胸部检查

1. 胸部体表标志及其意义

（1）胸骨角，为胸骨柄与胸骨体连接处的向前凸起，**与左右第 2 肋软骨**相连，是计数肋骨和肋间隙的重要标志。

（2）颈椎脊柱棘突，为后正中线标志。第 7 颈椎棘突最突出，其下是第 1 胸椎。

（3）胸部有 4 个自然陷窝，即胸骨上窝、锁骨上窝、锁骨下窝及腋窝。

（4）人工划线，胸部体表有 9 条人工划线：前正中线、锁骨中线、胸骨线、胸骨旁线、腋前线、腋中线、腋后线、肩胛线、后正中线。

2. 胸廓与胸壁　成人胸廓外形呈椭圆形，前后径与左右径比例约 1 : 1.5。常见胸廓外形改变如下。

（1）扁平胸：胸廓扁平、前后径不及左右径一半，多见于瘦长体型者及慢性消耗性疾病病人。

（2）**桶状胸**：胸廓呈圆桶状、前后径增大，与左右径相等甚至超过左右径，肋间隙加宽且饱满，多见于**肺气肿病人**，也可见于老年人和矮胖体型者。

（3）佝偻病胸：常见于儿童，包括鸡胸、佝偻病串珠、肋膈沟。

（4）脊柱畸形：脊柱发生前凸、后凸及侧凸，导致胸廓外形改变。

3. 气管、肺部检查

（1）视诊

①呼吸运动：注意有无增强或减弱。呼吸运动减弱或消失见于肺实变、肺部肿瘤、气胸、肺气肿、胸腔积液等；呼吸运动增强多见于**酸中毒，呈深大呼吸**。

②**三凹征**：表现为吸气时**胸骨上窝、锁骨上窝及肋间隙向内明显凹陷**，系因气管异物、气管肿瘤、喉水肿等导致大气道狭窄或阻塞，引起吸气费力。

（2）触诊

①气管触诊：将右手示指和环指分别置于病人两侧胸锁关节处，中指触摸气管正中，如中指距示指与环指的距离不等，则为气管移位。**大量胸膜腔积液、积气或纵隔肿瘤可将气管推向健侧；胸膜粘连、肺不张或肺纤维化可将气管拉向患侧**。

②触觉语颤：护士将两手掌或两手掌尺侧缘分别轻置于病人胸壁左右对称部位，请病人用同等强度发 "yi" 长音，双手交叉更换部位并嘱病人重复发 "yi" 长音，从上至下，左右对称检查前胸及后背部。病人发出语音时，产生的声波沿气管、支气管及肺泡传至胸壁引起共振，检查者手掌即可触及。**语颤增强**常见于肺组织**炎症或实变，如大叶性肺炎实变期**。**语颤减弱**常见于**肺泡含气量过多**时，如**肺气肿**、阻塞性肺不张、气胸病人。

（3）叩诊

①肺部正常叩诊音：为清音。

②肺部异常叩诊音：即正常肺部清音区出现以下叩诊音，包括：a.浊音或实音，见于肺炎、肺不张、胸膜腔积液、肺部肿瘤等肺含气量减少的病变。b.过清音，见于慢性阻塞性肺疾病（肺气肿）病人。c.鼓音，见于肺内空腔性病变，如空洞性肺结核、气胸病人。

（4）听诊

①正常呼吸音：a.支气管呼吸音，前胸喉部、胸骨上窝、背部第6、7颈椎及第1、2胸椎附近可闻及类似"ha"音。b.肺泡呼吸音，支气管呼吸音和支气管肺泡呼吸音区域外大部分肺野可闻及类似"fu"音。c.支气管－肺泡呼吸音，胸骨两侧1、2肋间，肩胛区第3、4胸椎附近，肺尖部可闻及，吸气音似"ha"，呼气音似"fu"。

②异常呼吸音：胸廓活动受限、支气管狭窄等致肺泡内气流减少或速度减慢、呼吸音传导障碍，肺泡呼吸音减弱、消失；发热、酸中毒等引起肺泡内气流增多或流速加快及通气功能增强，则肺泡呼吸音增强。

③啰音：为呼吸音外的附加音，病理状态下存在。a.干啰音，气流通过**狭窄气道**时，冲击产生的**湍流**声音。局部干啰音常见于支气管肺癌、气管异物等。双侧肺部干啰音多见于支气管哮喘、心源性哮喘。b.湿啰音（水泡音），气体通过含有稀薄分泌物的气道时，冲破水泡所产生的**水泡破裂**的声音。局部湿啰音提示局部病变，如肺炎、肺结核；两肺底湿啰音见于支气管肺炎、肺淤血；**急性肺水肿时双肺满布湿啰音**。

④胸膜摩擦音：胸膜在发生炎症早期，脏层和壁层间纤维素渗出致胸膜粗糙，两层胸膜随呼吸运动而产生摩擦形成**胸膜摩擦音**。多见于纤维素性胸膜炎、胸膜肿瘤等。

4.心脏和血管

（1）心脏视诊

①心前区外形：心前区异常隆起常见于先天性心脏病、成人大量心包积液时。

②心尖搏动：正常成人心尖搏动位于**胸骨左侧第5肋间锁骨中线内侧0.5～1.0cm处，搏动范围直径2.0～2.5cm**。

③颈静脉怒张：正常人颈静脉常不显露或稍见颈静脉充盈，充盈的水平仅限于锁骨上缘至下颌角距离的下2/3以内。**若坐位或半坐位时颈静脉充盈明显，或平卧时充盈度超过正常水平，称为颈静脉怒张，是右心衰竭的重要体征。**

④肝－颈静脉反流征：护士用手按压被检者的肝，颈静脉怒张更明显，称为肝－颈静脉反流征阳性，提示右心衰竭。

（2）心脏触诊

①心尖搏动：触诊心尖搏动时，触诊手指被强有力的心尖搏动抬起，称为**抬举样心尖搏动，是左心室肥厚重要体征**。

②震颤：为触诊时手掌或指腹所感受到的细小振动感，是器质性心血管疾病的重要体征。

③心包摩擦感：**急性心包炎**时纤维素渗出致心包表面粗糙，心脏收缩时心包脏层与壁层间摩擦产生振动传至胸壁。

（3）心脏叩诊

①正常成人心相对浊音界：见表2-1。

表 2-1　正常成人心脏相对浊音界与前正中线的平均距离

右（cm）	肋间	左（cm）
2～3	II	2～3
2～3	III	3.5～4.5
3～4	IV	5～6
	V	7～9

注：左锁骨中线至前正中线为 8～10cm

②心浊音界改变与临床意义

a. **左心室增大**，左心界向左下扩大，心浊音界似**靴形**，称为靴形心或主动脉型心。

b. **右心室增大，见于肺源性心脏病**。

c. 左心房增大，心腰部饱满，心浊音界呈**梨形**，称为梨形心或二尖瓣型心。

d. **心包积液**，心浊音界向两侧扩大，且随体位改变而变化，坐位时心界呈**烧瓶形**。

（4）心脏听诊

①心脏瓣膜听诊区及听诊顺序：二尖瓣区（**心尖搏动**最强处）→肺动脉瓣区（胸骨左缘第 2 肋间）→主动脉瓣区（胸骨右缘第 2 肋间）→主动脉瓣第二听诊区（胸骨左缘第 3、4 肋间）→三尖瓣区（胸骨左缘第 4、5 肋间）。

②听诊内容

a. 心率：**正常成人心率为 60～100 次 / 分**；静息时超过 100 次 / 分为心动过速，低于 60 次 / 分为心动过缓。

b. 心律：听诊能发现的心律失常最常见的是**期前收缩**和**心房颤动**。

期前收缩听诊特点：在规则心律中提前出现 1 次心跳，其后有一较长的代偿间歇；提前出现的心跳，第一心音增强，第二心音减弱；代偿间歇后出现的第一次心跳，第一心音减弱，第二心音增强；期前收缩可规律出现形成联律。

心房颤动听诊特点：心律绝对不规则；第一心音强弱不等；脉率小于心率，即脉搏短绌。

c. 心音及心音强度改变意义：通常只能闻及第一心音及第二心音。第一心音（S_1）由二尖瓣和三尖瓣关闭振动产生，标志**心室收缩期**开始；第二心音（S_2）由主动脉瓣和肺动脉瓣关闭振动产生，标志**心室舒张期**开始。

S_1 增强见于二尖瓣狭窄、发热、甲状腺功能亢进等。

S_1 减弱见于二尖瓣关闭不全、心肌炎、心肌病和心肌梗死等。

S_1 强弱不等见于心房颤动、频发室性期前收缩。

S_2 增强见于高血压、动脉粥样硬化、肺心病等。

S_2 减弱见于主动脉瓣及肺动脉瓣的病变。

d. 额外心音：是指在 S_1 和 S_2 之外额外出现附加音，多为病理性。以舒张早期多见，出现在 S_2 后，与 S_1 和 S_2 组合，当心率超过 100 次 / 分时，形成**舒张早期奔马律，是心肌严重受损的重要体征**，常见于心力衰竭、急性心肌梗死等。

e. 心脏杂音：是指除心音和额外心音外出现的异常声音。其**机制**主要由于血流加速、瓣膜口狭窄或关闭不全、异常血流通道、心腔内漂浮物等使血流变为湍流，撞击血管壁、心壁、瓣膜等产生振动而产生。发生在 S_1 和 S_2 之间的为**收缩期**杂音；发生在 S_2 之后下一个 S_1 之前的为**舒张期**杂音。二尖瓣狭窄可在心尖部闻及舒张期隆隆样杂音；二尖瓣关闭不全可在心尖部闻及收缩期吹风样杂音；主动脉狭窄可在主动脉瓣区闻及收缩期吹风样杂音；主动脉关闭不全可在主动脉瓣区闻及舒张早期叹气样杂音。

f. 心包摩擦音：胸骨左缘第 3、4 肋间听诊最明显，常见于各种感染性心包炎。

（四）腹部检查

1. 腹部分区　一般用**九区法**。由连接两侧肋弓下缘及连接左右髂前上棘的两条水平线，将腹部分为上、中、下 3 部；再分别通过左右髂前上棘至前正中线之中点做两条垂直线将上、中、下腹部各分为左、中、右 3 部，共 9 个区域。

2. 检查

（1）视诊

①腹部外形：大量腹腔积液者腹部膨隆，可呈"蛙腹"；极度消瘦、严重脱水、恶病质者腹部凹陷，甚至呈"**舟状腹**"。

②腹壁静脉曲张：正常人的腹壁静脉一般看不清楚。当门静脉循环障碍或上、下腔静脉回流受阻时，由于侧支循环形成，腹壁静脉可显露，甚至曲张。正常时，脐以上腹壁静脉血流方向**向上**，脐以下腹壁静脉方向**向下**。当门静脉高压时，腹壁静脉曲张以脐为中心向四周呈放射状，称为"海蛇头"；上腔静脉回流受阻时，腹壁和胸壁静脉血流方向均向下；下腔静脉回流受阻时，腹壁静脉血流方向均向上。

③胃肠型与蠕动波：正常人的胃肠型及蠕动波一般不可见。**幽门梗阻时**，左肋缘见到自左向右缓慢移动的**胃蠕动波**；结肠梗阻时，在腹壁周边可看到肠型和肠蠕动波，小肠梗阻时肠型及蠕动波出现在**中腹**部。

（2）触诊

①腹壁紧张度：正常人腹壁柔软，无抵抗。当腹内有炎症时，腹肌可因反射性痉挛而使腹壁变硬，有抵抗感，称为腹肌紧张。急性胃穿孔引起急性弥漫性腹膜炎时，全腹肌肉紧张显著，硬如木板，称为"**板状腹**"。结核性腹膜炎由于慢性炎症，腹膜增厚，触诊腹壁有柔韧感，似揉面团，称为"**揉面感**"。

②压痛及反跳痛：腹部触诊有压痛后，触诊手指在原处继续加压稍停片刻，然后突然将手指迅速抬起，此时病人腹痛如加重明显，称为**反跳痛**。反跳痛提示炎症累及**壁腹膜**。

③肝触诊：正常人的肝右锁骨中线上一般触不到，剑突下可触及肝下缘，但不超过 **3cm**，无压痛。

④脾触诊：正常脾不能触及。左侧肋下触及脾缘，但不超过 **3cm，为轻度脾大**；脾下缘超过肋缘下 3cm 未至脐水平线，为中度脾大；脾下缘超过脐水平线或向右超过前正中线为高度脾大。

⑤胆囊触诊：护士左手手掌平放于病人右肋缘，拇指勾压**胆囊点（右肋缘与腹直肌外缘交汇处）**，嘱病人深吸气，在吸气过程中如病人因感到剧烈疼痛而中止吸气，称为 **Murphy 征阳性**，见于急性胆囊炎。

（3）叩诊

①腹部叩诊音：肝、脾、子宫、增大的膀胱及近腰肌处叩诊呈浊音或实音，其余腹部叩诊正常均为**鼓音**。鼓音范围增大可见于胃肠高度胀气、胃肠穿孔。

②肝浊音界：正常体形匀称者肝浊音界为右锁骨中线第 5 肋间至右季肋下缘。肝浊音界增大见于肝癌、肝脓肿、多囊肝等；缩小或消失见于肝硬化、急性肝坏死、急性胃道穿孔。

③移动性浊音：当腹腔内游离腹水超过 **1000ml** 时，**浊音区随体位不同而变动，称为移动性浊音，常见于肝硬化腹水病人**。

④叩击痛：护士以左手手掌置于被检脏器的体表，右手半握拳，以适当力度叩击左手手背，如病人感到疼痛，称为**叩击痛**。正常各脏器无叩击痛，肝炎病人可有肝区叩击痛；肾周围炎、肾盂肾炎病人可有肾区叩击痛。

（4）听诊

①肠鸣音：正常肠鸣音每分钟 4 ～ 5 次，若每分钟超过 **10 次称为肠鸣音活跃**，见于急性肠炎、饥饿、胃肠道大出血等；肠鸣音次数增多且声音响亮，称为**肠鸣音亢进，见于机械性肠梗阻**；肠鸣音明显减少，或持续 3 ～ 5 分钟以上才听到一次肠鸣音，或 10 分钟还听不到肠鸣音称为**肠鸣音减弱**或消失，提示存在**肠麻痹**。

②胃振水音：病人取仰卧位，护士并拢四指稍弯曲，连续迅速地冲击病人上腹部，通过听诊器听到胃内气体与液体相撞击而发出的声音，称为**振水音**。正常人餐后或多饮时可出现，若空腹或饭后 6 ～ 8 小时，上腹部仍闻及振水音，提示胃内较多液体潴留，见于幽门梗阻、急性胃扩张等。

（五）神经系统检查

1. 瞳孔检查

（1）瞳孔大小：①正常人瞳孔呈圆形，双侧对称、等大，直径 **2 ～ 5mm**；②瞳孔缩小，见于有机磷农药中毒、虹膜炎、吗啡及氯丙嗪等药物反应；③瞳孔扩大，见于外伤、青光眼绝对期、阿托品及可待因等药物反应；④双侧瞳孔大小不等，提示**颅内病变**，如脑外伤、颅内出血、脑肿瘤及脑疝等。

（2）瞳孔对光反射：①正常人眼受到光线刺激后瞳孔立即缩小，移走光源后瞳孔迅速复原，称为直接对光反射；用手隔开两眼，另一侧未受光线刺激的瞳孔出现同样反应，称为间接对光反射。②对光反射迟钝或消失，见于**昏迷**；两侧瞳孔散大伴有对光反射消失见于濒死状态。

2. 生理反射与病理反射

（1）生理反射：为正常人具有的神经反射。生理反射分为浅反射和深反射。

①浅反射：系刺激皮肤、角膜或黏膜所引起。角膜反射、腹壁反射为常见浅反射检查项目。角膜反射消失见于深昏迷。腹壁反射完全消失见于急腹症、昏迷。

②深反射：系刺激骨膜或肌腱所引起。膝腱反射是常见深反射检查项目。膝腱反射减弱或消失，多为器质性病变，如末梢神经炎、神经根炎。膝腱反射亢进，常见于**上运动神经元病变，如脑出血**。

（2）病理反射：是锥体束受损时出现的异常反射，常见 Babinski 征（巴宾斯基征），正常反应为各趾向跖面弯曲，Babinski 阳性表现为踇趾**背伸**，其他四趾呈扇形展开。

3. 脑膜刺激征　见于脑膜炎、蛛网膜下腔出血、颅内压增高等。

（1）**颈项强直**：病人去枕仰卧，伸直下肢，护士用手托起其枕部，使颈部前屈，正常情况下颏可触及前胸。如此时病人感颈后疼痛，下颏不能触及前胸壁，且护士的手感到有抵抗时，即为颈项强直。

（2）**Kernig 征**：病人仰卧位，护士将先其一侧髋、膝关节屈曲呈直角，然后一手固定膝关节，另一手尽量抬高其小腿，正常情况下膝关节可伸达135°以上，如伸膝受限，伴有屈肌痉挛或疼痛，则为阳性反应。

（3）**Brudzinski 征**：病人仰卧位，下肢自然伸直，护士一手托起病人枕部使头部前屈，一手置于病人胸前，维持胸部位置不变，若双侧髋关节与膝关节同时屈曲，为阳性反应。

二、常用实验室检查

（一）实验室检查程序

1. **检查前护理**　检查前护士须向病人解释说明，取得病人理解和配合，做好相应准备工作；许多检查项目对标本的采集时间、空腹与否、活动及用药情况等有严格要求。

2. **正确采集标本**　①血液标本采集部位包括毛细血管采血、静脉采血及动脉采血；②尽量缩短止血带压迫血管的时间；③避免人为溶血。

3. 标本采集后需立即送检，如不能及时送检应采取一定保护措施。

4. 分析检查结果。

（二）血液检查

1. 一般检查

（1）红细胞计数与血红蛋白测定

参考范围：中国成人红细胞计数：男性为（4.3～5.8）×10^{12}/L；成年女性为（3.8～5.1）×10^{12}/L。中国成人血红蛋白计数：成年男性为130～175g/L；成年女性为115～150g/L。

临床意义：红细胞和血红蛋白相对性增多见于严重呕吐、脱水等；绝对性增多见于原发性红细胞增多症、肺源性心脏病、胎儿、新生儿等。红细胞和血红蛋白减少见于各种原因引起的贫血，也可见于15岁前儿童、婴幼儿、妊娠中后期和老年人等。

（2）白细胞计数及白细胞分类计数

参考范围：白细胞计数成人为（3.5～9.5）×10^{9}/L，其中，中性粒细胞占40%～75%，淋巴细胞20%～50%，嗜酸粒细胞0.4%～8.0%，嗜碱粒细胞0～1%，单核细胞3%～10%。

临床意义：中性粒细胞增多见于急性感染、急性大出血、急性中毒、白血病、严重组织损伤等病理情况；中性粒细胞减少见于伤寒、麻疹等感染性疾病、理化因素损伤及再生障碍性贫血等血液系统疾病、脾功能亢进、自身免疫性疾病；嗜酸粒细胞增多见于支气管哮喘等变态反应性疾病、寄生虫感染、皮肤病、某些血液系统疾病及传染病；中性粒细胞核左移常见于急性化脓性细菌，核右移常见于巨幼细胞性贫血或应用抗肿瘤药物后等。

2. 其他常用血液检查

（1）网织红细胞计数：参考区间为成人0.5%～1.5%，绝对值（24～84）×10^{9}/L。网织红细胞增多见于溶血性贫血；网织红细胞减少见于再生障碍性贫血。

（2）红细胞沉降率（ESR）：参考区间为成年男性0～15mm/h，成年女性0～20mm/h。

红细胞沉降率测定无特异性，对疾病诊断有一定价值。

（3）血小板计数：血小板计数为（**125～350**）**×10⁹/L**。血小板计数增高见于原发性血小板增多症、急性或慢性感染等；血小板计数减少见于再生障碍性贫血、白血病、放射性损伤、弥散性血管内凝血、肝硬化、输入大量库存血致血液稀释等。

（4）出血时间测定：出血时间测定器正常参考值 9±2.1 分钟。出血时间延长见于血小板数量大量减少和血小板功能异常，如血小板减少性紫癜、弥散性血管内凝血、血管异常、抗血小板药物影响等。

（5）血浆凝血酶原时间测定：参考区间为 11～14 秒。凝血酶原时间延长见于凝血因子 II、V、VII、X 缺乏，严重肝病，弥散性血管内凝血后期等。凝血酶原时间缩短见于弥散性血管内凝血早期、脑血栓形成、深静脉血栓、心肌梗死等。

（三）尿液检查

1. 尿液标本采集和保存　采集尿液标本时需用清洁、干燥容器送检；细菌培养须留取**中段尿**；肾疾病及早期妊娠诊断试验时，以晨尿为好；女性应避免混入阴道分泌物或经血，男性应避免精液；标本留取后应**立即送检**，否则置于 4℃冷藏。

2. 一般检查

（1）**尿量：记录 24 小时尿量，正常成人为 1000～2000ml；多于 2500ml 为多尿；少于 400ml 或少于 17ml/h 为少尿；少于 100ml 为无尿。**

（2）尿液外观：正常为淡黄色透明。临床意义：①无色，见于尿量增多。②淡红色或红色，**尿液中含血量超过 1cm/L，为肉眼血尿**；尿液外观无明显变化，**镜下检查红细胞超过 3/HP，为镜下血尿**，见于急性肾小球肾炎、肾结核、肾结石、肿瘤等。③茶色或酱油色（血红蛋白尿），见于阵发性睡眠性血红蛋白尿症、蚕豆病、血型不合的输血反应等。④乳白色，见于泌尿系统感染、肾病综合征、肾小管变性、丝虫病或肿瘤引起的淋巴管回流受阻等。⑤深黄色（胆红素尿），见于阻塞性黄疸及肝细胞性黄疸。⑥浑浊，主要原因为尿液中含有大量细菌、细胞、乳糜液等。

（3）尿比重：参考区间为 1.015～1.025。

3. 化学检查　多呈弱酸性，pH 为 6.0～6.5。

①尿蛋白：定性检查为**阴性**。

②尿糖：定性检查为**阴性**。

4. 有形成分检查

（1）管型：①透明管型，见于剧烈运动后、发热、肾炎等；②**颗粒**管型，见于肾炎等；③**白细胞**管型，见于急性肾盂肾炎；④**红细胞**管型，见于肾出血、急性肾小球肾炎；⑤**脂肪**管型，见于慢性肾炎、肾病综合征；⑥蜡样管型，见于慢性肾炎晚期、肾功能不全。

（2）白细胞：**白细胞增加超过 5/HP 为镜下脓尿**，见于肾盂肾炎、膀胱炎、尿道炎等。

（3）红细胞：**红细胞增加超过 3/HP 即为镜下血尿**，血尿常见于肾炎、肾结石、肾结核、肾肿瘤、血友病等。

（4）上皮细胞：正常尿中为 0，或有极少量；增加见于泌尿系统炎症、肾小管损害。

5. 尿酮体检查　定性为**阴性**；阳性常见于**糖尿病酮症酸中毒**、剧烈呕吐、饥饿、消化吸收障碍、高热等。

（四）粪便检查

1. 粪便标本采集　留取的粪便标本须含有脓血、黏液的部分，若外观无异常则从粪便表面、深部及粪端等多处取材，**采集量至少为拇指大小**。标本置于清洁不吸水的纸盒或小瓶内，不得混入尿液等。

2. 一般性状检查　正常成人粪便为黄褐色软便，婴儿为金黄色或黄色。脓血便见于痢疾、溃疡性结肠炎、直肠癌等；黑粪及柏油样便见于各种原因造成的上消化道出血，**出血量达到50ml 时呈黑粪**；白陶土样便见于梗阻性黄疸；鲜血便见于肠道下段出血，如痔；米泔水样便见于霍乱弧菌感染。

3. 显微镜检查

（1）细胞：肠道下段炎症或出血可见红细胞；肠道炎症可见白细胞，细菌性痢疾病人粪便标本镜下见大量脓细胞和巨噬细胞且与黏液相混。

（2）寄生虫卵：见于寄生虫感染。

4. 粪便隐血试验

（1）采集标本前**3 天**指导病人避免服用**铁剂**、动物血及内脏、瘦肉、大量绿色蔬菜等，如牙龈出血，勿咽下，以防出现假阳性。

（2）正常人定性为阴性；消化性溃疡阳性率为 40%～70%，呈间断阳性；消化道恶性肿瘤阳性率可达 **95%**，呈持续阳性。出血量 > 5ml 则隐血试验阳性。

（五）常用肾功能检查

1. 内生肌酐清除率

（1）注意事项：①试验前和试验当日低蛋白饮食，共3天，禁食肉，避免剧烈运动；②于早晨8:00，排空膀胱后收集**24小时尿液**，加于有防腐剂的标本瓶中；③试验日抽取静脉血2～3ml注入抗凝管中混匀，血、尿标本同时送检；④计算体表面积。

（2）正常参考值：**80 ～ 120ml／（min·1.73m^2）**。

（3）临床意义：①判断肾小球滤过功能；②对肾功能的初步估价，**小于 20ml/min 为肾衰竭，小于 10ml/min 为终末期肾衰竭**；③指导治疗及护理。小于 40ml/min 应限制蛋白摄入，小于 10ml/min 应进行血液透析治疗。

2. 血清尿素和血清肌酐测定

（1）参考区间：血清尿素为 1.8 ～ 7.1mmol/L。血清肌酐为男性 44 ～ 132μmol/L；女性 70 ～ 106μmol/L。

（2）临床意义：①血清肌酐增高提示肾脏病变较重；②肾功能不全、上消化道出血、高蛋白饮食、大面积烧伤、严重脱水、大量腹水时血清尿素可升高。

3. 尿浓缩稀释试验　分为昼夜尿比密试验和 3 小时尿比密试验两种，均正常饮食。

（1）正常参考值：夜尿量 < 750ml，昼夜尿量比值为 3∶1，至少一次尿比密 > 1.020。

（2）临床意义：主要评价肾小管**浓缩稀释**功能。昼夜尿量比值降低，夜尿量 > 750ml，尿比密值正常，此种现象常提示早期肾浓缩功能下降。

（六）常用肝功能检查

1. 血清总蛋白及清蛋白／球蛋白比值（A/G）测定

（1）正常参考值：血清蛋白总量 **60 ～ 85g/L**，其中清蛋白（A）40 ～ 55g/L，球蛋白（G）

20 ～ 40g/L，A/G 比值为（1.5 ～ 2.5）：1。

（2）临床意义：①清蛋白降低见于急性肝损伤早期、慢性肝炎、肝硬化、肾病综合征及慢性胃肠疾病，明显降低见于重症肝炎及晚期肝硬化，提示肝细胞严重受损，预后不佳；②清蛋白与球蛋白比值（A/G）倒置提示肝功能损害严重。

2. 血清蛋白电泳

（1）正常参考值：醋酸纤维膜法，清蛋白占 62% ～ 71%，α_1 球蛋白占 3% ～ 4%，α_2 球蛋白占 6% ～ 10%，β 球蛋白占 7% ～ 11%，γ 球蛋白占 9% ～ 18%。

（2）临床意义：多见于肝病。

3. 胆红素代谢检查

（1）血清胆红素参考区间：**血清总胆红素 3.4 ～ 17.1μmol/L**；血清直接胆红素 0 ～ 3.4μmol/L。根据血清总胆红素浓度将黄疸分度：隐性黄疸（17.1 ～ 34.2μmol/L）、轻度黄疸（34.2 ～ 171μmol/L）、中度黄疸（171 ～ 342μmol/L）、重度黄疸（大于 342μmol/L）。

（2）尿胆红素检查：定性为阴性。肝内、外胆管阻塞和肝细胞损害等见尿胆红素增高。

（3）尿胆原检查：定性弱阳性。肝细胞性黄疸、溶血性黄疸时尿胆原增多；阻塞性黄疸时尿胆原减少甚至缺如。

4. 血清丙氨酸氨基转移酶（ALT）和天门冬氨酸氨基转移酶（AST）测定

（1）正常值：ALT ＜ 40U/L（37℃）；AST ＜ 40U/L（37℃）；AST/ALT=1.15。

（2）临床意义：急性病毒性肝炎早期即显著升高；慢性病毒性肝炎、药物性肝炎、肝癌可轻度升高；"酶胆分离"现象提示肝细胞严重坏死。

（七）其他生化检查

1. 血清电解质测定

（1）参考区间：**血清钾 3.5 ～ 5.5mmol/L**；血清钠 135 ～ 145mmol/L；血氯 96 ～ 106mmol/L；血清总钙 2.25 ～ 2.75mmol/L；血磷 0.97 ～ 1.61mmol/L。

（2）临床意义：①血钾增高见于摄入过多、少尿或无尿、肾上腺皮质功能减退、慢性肾衰竭或补钾过多；降低见于摄入不足、严重呕吐、长期腹泻、大量利尿或应用胰岛素等。②血钠增高见于摄入过多、肾上腺皮质功能亢进、甲状腺功能亢进等；降低见于摄入不足、呕吐、腹泻、大量出汗等。③血氯增高与降低意义同血钠。④血钙增高见于摄入过多、甲状旁腺功能亢进症、急性肾衰竭等；降低见于摄入不足、甲状旁腺功能减退、维生素 D 缺乏、佝偻病、肾衰竭等。⑤血磷增高见于甲状旁腺或甲状腺功能减退症、严重肾衰竭等；降低见于摄入不足、呕吐、腹泻、甲状旁腺功能亢进症及妊娠等。

2. 血清脂质测定

（1）血清总胆固醇

参考区间：**＜ 5.18mmol/L**（200mg/dl）。

临床意义：增高见于长期大量进食含胆固醇食物、冠心病、高血压、高脂血症、糖尿病、肾病综合征等；下降见于急性肝细胞坏死、严重营养不良、严重贫血等。

（2）血清三酰甘油测定

参考区间：**＜ 1.7mmol/L**（150mg/dl）。

临床意义：高脂饮食、高脂血症、肥胖病、动脉硬化、肾病综合征、脂肪肝等均可引起血清三酰甘油增高。

（八）浆膜腔穿刺液检查

胸腔、腹腔、心包腔、关节腔统称为浆膜腔。正常情况下，浆膜腔内含少量液体，起润滑作用。浆膜腔内液体增多形成浆膜腔积液。按积液性质分两类：**漏出液和渗出液**，两者鉴别要点见表2-2。

表2-2 漏出液与渗出液的鉴别要点

项目	漏出液（非炎症性积液）	渗出液（炎症性积液）
原因	非炎症性	炎症、肿瘤或理化因素刺激
外观	色淡黄、透明、浆液性	浑浊、黄色、脓液、血性、浆液性
凝固	不能自凝	能自凝
比重	< 1.018	> 1.018
黏蛋白试验	阴性	阳性
蛋白定量	< 25g/L	> 30g/L
细胞计数	$< 100 \times 10^6/L$	$> 500 \times 10^6/L$
细胞分类	淋巴细胞为主	中性粒细胞、淋巴细胞、嗜酸性粒细胞
细菌	无	可查到病原菌

三、其他检查

（一）心电图检查

心脏的每一次机械收缩给予细胞的电活动，这种电活动产生微小电流经人体传至体表。心电图就是利用心电图机从体表记录这些电活动变化。

1. 心电图各波段的形成和命名 ①P波：最早出现的小振幅波，代表心房除极；②P-R间期：P波起点至QRS波群起点，为心房除极至心室开始除极的时间；③QRS波群：振幅最大的波群，反映心室除极；④ST段和T波：反映心室缓慢和快速复极过程；⑤Q-T间期：反映为心室开始除极至心室复极完毕的时间；⑥U波：反映心室后继电位。

2. 常规心电图导联

（1）肢体导联：包括Ⅰ、Ⅱ、Ⅲ标准肢体导联及加压肢体导联aVR、aVL、aVF。肢体导联的电极放置位置为**右臂、左臂和左腿、右腿**。

（2）心前区导联：包括$V_1 \sim V_6$导联。其电极安放位置为：V_1，胸骨右缘第4肋间；V_2，胸骨左缘第4肋间；V_3，V_2与V_4两点连线的中点；V_4，左锁骨中线平第5肋间；V_5，左腋前线平V_4水平处；V_6，左腋中线平V_4水平处。

3. 心电图各波及间期的正常范围 心肌细胞动作电位的主要传导途径为窦房结→心房→

房室交界→房室束及左右束支→浦肯野纤维→心室。

（1）P波：①方向，**在Ⅰ、Ⅱ、aVF、V₄～V₆导联直立，aVR导联倒置，其余导联可直立、倒置或低平**。②时间与振幅，**一般＜0.12秒**。肢体导联振幅＜0.25mV，在心前区导联＜0.2mV。

（2）P-R间期：心率正常时，成人P-R间期为0.12～0.20秒。幼儿及心动过速者P-R间期相应缩短；老年人及心动过缓者P-R间期可略延长，但不超过0.22秒。

（3）QRS波群：①时间，**正常成人为0.06～0.10秒，最宽不超过0.11秒。正常Q波时间应＜0.04秒**。②形态与振幅，Ⅰ、Ⅱ、aVF导联的QRS波群主波向上，aVR导联QRS波群主波向下。Ⅰ导联的R波＜1.5mV，心前区导联V₁～V₆导联R波逐渐升高，S波逐渐变小，V₃及V₄导联的R/S=1。Q波振幅应小于同导联R波的1/4。**正常人V₁、V₂导联中不应有q波，偶有QS型**。

（4）ST段：在任何导联中，**ST段下移不应超过0.05mV**，ST段上移在V₁、V₂导联不应超过0.3mV，V₃导联不应超过0.5mV，V₄～V₆导联和肢导联不超过0.1mV。

（5）T波：①方向，**多与QRS波群的主波方向一致**。通常在Ⅰ、Ⅱ、V₄～V₆导联直立，aVR导联倒置，Ⅲ、aVL、V₁～V₃导联可直立、双向或倒置。如V₁导联的T波直立，V₂～V₆导联就不应方向向下。②振幅，**R波为主的导联中，T波的振幅不应低于同导联R波的1/10**。

（6）Q-T间期：时间为0.32～0.44秒。

（7）U波：见于低血钾者，位于T波之后，一般与T波方向一致。

（二）X线检查

1. X线特性及成像原理　X线是波长极短的**电磁波**，有强穿透力，能穿透人体组织结构；在穿透过程中，因所透过组织结构存在密度和厚度差异，被吸收的量不同，在X线片上形成黑白及明暗的差别。

2. X线检查技术

（1）普通检查：包括**透视**和X线摄影。透视的优点是操作方便、费用低、能动态观察器官的形态和功能变化；缺点是影像清晰度不足。X线摄影的优点是图像对比度、清晰度较好，可留存便于复查时对照和会诊；缺点是常需要做垂直的两个方位的照片，观察不如透视方便和直观。

（2）特殊检查：包括体层摄影、放大摄影、软线摄影、荧光摄影等。

（3）造影检查：是将对比剂人为引入器官内或周围，使之产生对比以显示其形态和功能的方法。

3. 检查前准备　①向病人解释检查的目的、注意事项等，取得病人的配合。②头颈部、四肢检查前一般不需要特殊准备。③钡剂造影，检查前1天晚饭后禁食、水，检查前**3天禁服含钙、铁、铋剂等药物**。④碘剂造影，检查前做**碘过敏试验**。

4. X线检查常用术语及其意义　①充盈缺损：因病变向腔内突出，造影剂不能充盈局部而形成的缺损，称为充盈缺损。**良性病变可见边缘光滑、整齐规则，边缘不整齐、不规则者多为恶性病变**。②龛影：由钡剂涂布的胃肠轮廓局部向外突出的影像，提示病变局部黏膜出现**溃烂缺损**。③肺组织病变的表现：a.密度增高的云絮状、边缘模糊的阴影，为炎症性渗出的表现，见于肺水肿或肺出血；b.边缘清楚、密度高的条索状、网状阴影，为间质性病变的表现，见于慢性支气管炎、肺结核、结缔组织病等；c.透明度增加、肺纹理稀少、肋间隙增宽，见于为肺气肿的表现；d.阴影中有透亮区表示空洞与空腔；e.肿块性阴影，常见于肺部肿瘤、结核球等。

5.新技术的应用

（1）电子计算机体层摄影（CT）

①基本原理：是以X线束从多方向对检查部位各层面进行扫描，测定透过的X线量，数字化后经过计算构成数字矩阵，转换为像素，构成CT图像。

②检查方法：普通CT扫描包括平扫、对比增强扫描、造影扫描；**腹部CT扫描前需禁食6～8小时；盆腔CT扫描前1小时需清洁灌肠**；对比增强扫描需经静脉注入水溶性有机碘后再进行扫描；造影扫描需先做器官或结构造影，然后进行扫描。

③临床应用：CT扫描能更好显示由软组织构成的器官，**如中枢神经系统疾病、肝、胆、胰腺及盆腔内脏器等**。

（2）磁共振成像（MRI）：是利用氢原子核在磁场内共振所产生的信号，重建成像的一种技术。检查方法有平扫检查、MRI对比增强检查、MRI血管造影、水成像、脑功能成像、MRI波谱技术等。**在神经系统疾病检查及心脏、大血管的形态学与动力学研究中应用较广泛**，易于观察纵隔肿瘤及其血管间解剖关系。

（三）超声检查

1.**基本原理**　超声波是频率高于20 000Hz、超出人耳辨别能力的声波。超声探头对人体发射超声，然后收集每一层面产生的反射和散射回波，经过计算机处理形成图像。

2.**检查前准备**　①腹部超声检查**需空腹**，胃检查前需饮水及服胃造影剂。②泌尿生殖系统检查前2小时，病人饮水400～500ml使膀胱充盈。③心脏、大血管及外周血管、浅表器官及组织、颅脑检查前一般不需特殊准备。④婴幼儿或不配合检查者，可予以水合氯醛灌肠，待入睡后再行检查。

（四）放射性核素检查

1.脏器显像及功能检查

（1）准备工作

①脑血流灌注显像：检查前30分钟至1小时给病人口服过氯酸钾400mg，以抑制脉络丛分泌，保证检查结果，服用显像剂后饮水200ml，以稀释、减少药物不良反应。

②心肌灌注显像：检查前48小时停用血管扩张剂及β受体阻滞药；检查前空腹4小时以上；注射显像剂 ^{99m}Tc-MIBI后30分钟进脂肪餐（全脂奶粉、巧克力、荷包蛋2个等），以加速胆汁排空，减少对心肌影像干扰。

③甲状腺摄 ^{131}I 率测定：检查前停服含碘食物（如海带、紫菜等）及药物（如碘含片、海藻等）2～6周；不服用含溴药品、甲状腺素、抗甲状腺药物2周，激素、过氯酸盐和抗结核药；在检查当日晨空腹，服用NaI后，继续禁食2小时。

④肝胆动态显像：检查前禁食4～12小时。

（2）常用检查种类及临床意义：见表2-3。

表 2-3　常用检查种类及临床意义

检查种类	临床意义
脑血流灌注显像	主要用于脑血管疾病早期诊断、血流灌注及功能受损评价；癫痫病灶定位诊断
心肌灌注显像	用于诊断心肌缺血、心肌梗死及辅助介入治疗
甲状腺摄 ^{131}I 率测定	用于诊断甲状腺肿、甲状腺功能亢进或减退及治疗剂量的计算

2. 放射免疫分析检查

（1）准备工作：检查前日晚餐忌油食及饮酒。检查当日晨空腹。采取静脉血，抽血速度不可太快，以防溶血。血液标本应及时送检，以免生物活性物质降解和变质；或置于零下 20℃处密闭保存，注意不可反复冻融。β_2 微球蛋白可准确反映肾小球滤过功能和肾小管重吸收功能，测定时应嘱病人检查日弃晨尿，然后饮水 300ml，间隔 30～60 分钟再留取尿标本及采取静脉血。

（2）常用放射免疫分析项目及临床意义：见表 2-4。

表 2-4　常用放射免疫分析项目与临床意义

项目	临床应用	标本采集
三碘甲状腺原氨酸（FT_3）	甲状腺功能亢进、甲状腺功能减退诊断	血清
甲状腺素（FT_4）	甲状腺功能亢进、甲状腺功能减退诊断	血清
血管紧张素 I（AT-I）	高血压	血浆
血管紧张素 II（AT-II）	高血压	血浆
β_2 微球蛋白（β_2-Mi）	肾功能、血液病、肿瘤	血清、尿
甲胎蛋白（AFP）	原发性肝癌、生殖腺胚胎瘤	血清

第 2 单元　呼吸系统疾病病人的护理

【复习指南】本部分内容历年必考，慢性阻塞性肺病病人的护理历年常考，应重点复习。呼吸系统疾病病人常见症状护理，支气管哮喘、慢性支气管炎和阻塞性肺气肿、慢性肺源性心脏病、支气管扩张症、肺炎、肺结核、气胸、原发性支气管肺癌、慢性呼吸衰竭的临床表现、治疗要点及护理措施应熟练掌握；病因、发病机制、辅助检查应掌握。

一、概论

1. 呼吸系统的结构与功能

（1）呼吸道：是气体进出肺的通道，以环状软骨为界，分为上、下呼吸道。①上呼吸道：由鼻、咽、喉组成。鼻对吸入气体加温、加湿、净化；咽是呼吸系统和消化系统共同通路；喉由甲状软骨和环状软骨等构成，是发音主要器官，在咳嗽反射中起重要作用。环甲膜连接甲状软骨和环状软骨，是喉梗阻时行环甲膜穿刺部位。②下呼吸道：由环状软骨以下气管、支气管组成。气管在隆突处（位于胸骨角）分为左右两主支气管，在肺门处分为肺叶支气管。

右支气管粗、短而陡直，左支气管相对较细长且趋于水平，故异物吸入易进右肺。气管向下分级为主支气管（1级）、肺叶支气管（2级）、肺段支气管（3级）直至终末细支气管（16级）、呼吸性细支气管（17级）以下直到肺泡囊。气管切开术部位是第2～4软骨环处。隆突是支气管镜检时重要标记。

（2）肺泡：肺泡上皮细胞包括Ⅰ型细胞、Ⅱ型细胞和巨噬细胞。Ⅱ型细胞产生表面活性物质，维持肺泡表面张力，防肺萎陷。

（3）肺血液供应：有肺循环和支气管循环双重血供。肺循环有低压、低阻、高血容量特点；支气管静脉收纳各级支气管的静脉血，血量丰富，一旦破裂易咯血。

（4）肺和胸膜：①肺位于胸腔内纵隔两侧，左、右各一。左肺分上、下两叶，右肺分上、中、下3叶，肺表面被胸膜覆盖。肺叶支气管再分为肺段，肺泡是气体交换场所。②胸膜分脏层、壁层，正常胸膜腔内为负压，内有少量浆液起润滑作用，病变累及壁层胸膜时致胸痛。

（5）肺的通气和换气：肺通气是指外环境与肺之间气体交换，呼吸肌运动使胸腔容积改变，气体有效进出肺泡；肺换气是利用肺泡毛细血管与血液之间气体分压差交换，通过肺泡内呼吸膜，以气体弥散方式进行。

上呼吸道加温、加湿及过滤作用能调节和净化吸入的空气；呼吸道黏膜和黏液纤毛运载系统参与净化空气和清除异物；咳嗽反射、喷嚏和支气管收缩等反射性防御功能避免吸入异物；肺泡巨噬细胞为主的防御力量对各种吸入性尘粒、微生物等有吞噬或中和解毒作用。

2. 咳嗽与咳痰的护理　咳嗽与咳痰是呼吸系统疾病最常见症状。咳嗽无痰或痰量甚少称为干性咳嗽；咳嗽伴有咳痰称为湿性咳嗽。

（1）病因：①感染，病毒、细菌感染呼吸道；②机械性刺激，气管异物、支气管肺癌等气管受压或牵拉及痉挛；③胸膜疾病，胸膜炎、自发性气胸；④心血管疾病，肺水肿；⑤理化因素刺激，吸入各种烟雾、过冷或过热空气等。

（2）咳嗽性质：①急性干咳，常因上呼吸道感染、肺部病变早期或理化因素所致；②慢性连续性咳嗽，常见于慢性支气管炎、支气管扩张症等；③刺激性呛咳，常见于呼吸道受刺激、支气管肺癌；④犬吠样咳嗽，见于会厌、喉部疾病和气管异物受压；⑤**金属音调咳嗽**，见于纵隔肿瘤、主动脉瘤或支气管癌压迫气管；⑥变换体位咳嗽，见于支气管扩张症；⑦夜间咳嗽较重，见于左心衰竭、肺结核；⑧咳声嘶哑，见于声带发炎或纵隔肿瘤压迫喉返神经、带金属音咳嗽，提示支气管腔狭窄或受压，疑为肿瘤。

（3）痰液性质、气味和量

①白色泡沫痰或黏稠痰多见于支气管炎、肺炎或支气管哮喘，如痰多黏稠不易咳出，宜用祛痰药。

②黄色脓痰见于呼吸系统化脓性感染，及早用抗生素。

③粉红色浆液泡沫痰见于急性肺水肿，需迅速控制充血性心力衰竭。

④血性痰见于肺结核、支气管肺癌、肺梗死出血，应加强病情观察。

⑤脓稠痰提示厌氧菌感染、肺脓肿。支气管扩张症继发感染痰液亦恶臭，需痰菌培养和药敏试验选用有效抗生素。

⑥**铁锈色痰**见于肺炎球菌性肺炎，大量脓性痰见于肺脓肿。

⑦痰量增减反映病情进展：痰量多提示感染严重；经治疗痰量明显减少表明炎症被控

制；如痰量骤然减少而体温增高，考虑排痰不畅。

（4）护理措施

①作息与环境：保持室内空气新鲜，适宜温度（18～22℃）和湿度（50%～60%）。避免尘埃、烟雾、花粉、香粉、化学原料或刺激性气体。避免剧烈运动及进入空气污浊的公共场所。外出时注意保暖及戴口罩，减少冷空气刺激。教育病人戒烟。保证足够休息，采取合适体位，取侧卧屈膝位、半坐位或坐位，并经常变换体位。

②病情观察：观察咳嗽、咳痰情况，记录痰液量、色、性质。

③促进排痰：a. 深呼吸和有效咳嗽，适用于神志清醒尚能咳嗽者。b. 拍背与胸壁震荡，适用于长期卧床、久病体弱、排痰无力者；禁用于未经引流的气胸、肋骨骨折、咯血及低血压、肺水肿者。方法：病人取侧卧位，护士五指并拢且掌心微弯曲呈空心状（而非扇形张开）自下而上、由外向内迅速而有节律地叩击病人胸壁，120～180次/分，力量适中并鼓励病人咳嗽。c. 湿化和雾化疗法，适用于痰液黏稠不易咳出者。常用蒸汽吸入或超声雾化吸入，气管切开者可于插管内滴液。d. 体位引流，适用于痰量较多、呼吸功能尚好的支气管扩张、肺脓肿者。e. 机械吸痰：适用于肺脓肿、支气管扩张症等痰量较多且咳嗽反射弱者，尤其是昏迷或已气管切开、气管插管者。吸引时间＜15秒/次，两次抽吸间隔时间＞3分。

④饮食护理：慢性咳嗽者应补充营养与水分。可予以高蛋白、高维生素饮食；保持饮水量在1500ml/d以上，以稀释和排出痰液。避免油腻、辛辣刺激食物。

⑤用药护理：遵医嘱给予抗生素、止咳及祛痰药。注意观察药物疗效及不良反应。可待因等强镇咳药会抑制咳嗽反射、加重痰液积聚，切勿自行服用。

⑥预防并发症：对咳脓痰者加强口腔护理。在餐前及排痰后充分漱口；昏迷者每2小时翻身1次，翻身前后吸痰，防窒息。

3. 咯血的护理

（1）病因：常见于呼吸系统疾病，以支气管扩张症、肺癌、肺炎、肺结核最常见；也见于心血管疾病，如风心病二尖瓣狭窄、左心衰竭、肺梗死等。

（2）临床表现：常有胸闷、喉痒和咳嗽等咯血先兆；咯血色多鲜红伴泡沫或痰，呈碱性。咯血量少时仅痰中带血。咯血量分度：＜100ml/d为小量咯血；100～500ml/d为中等量咯血；每次＞300ml或500ml/d为大量咯血。

（3）护理措施

①作息：小量咯血时以静卧休息为主；大咯血时绝对卧床，头偏一侧或患侧卧位，避免搬动，保持安静。

②保持呼吸道通畅：病人取患侧卧位，利于健侧通气；结核病人可防其病灶扩散；对咳嗽无力及老年者，注意其呼吸音变化情况。

③用药护理：a. 止血药，咯血量较大者常用垂体后叶素加入10%葡萄糖液缓慢静脉滴注，观察恶心、心悸、便意、面色苍白等不良反应，禁用于冠心病、高血压及妊娠者（因收缩内脏血管和子宫及肠道平滑肌）。b. 镇静药，烦躁不安者可肌内注射地西泮5～10mg，禁用吗啡、哌替啶等强镇静药（因抑制呼吸中枢和咳嗽反射），注意有无呼吸衰竭和窒息先兆。c. 止咳药，大咯血、精神紧张伴有剧烈咳嗽者口服或皮下注射可待因，年老体弱、肺功能不全者慎用。

④饮食护理：<u>大咯血者暂禁食</u>；小量咯血者宜进少量温凉流食，避免刺激性食物，多饮水、保持大便通畅。

⑤心理护理：恐惧加重出血，护士应陪伴、宽慰，咯血后漱口并清理环境及用具，减少不良刺激。

⑥窒息预防及抢救配合：a. 预防。大口咯血者取患侧卧位。劝告身体放松、勿屏气避免声门痉挛。尽量将血轻轻咯出，保持呼吸道通畅，吸氧。加强病情观察，备好抢救物品。b. 抢救配合。窒息时，置病人于<u>头低足高 45° 俯卧位</u>，面向一侧，轻拍背部，迅速排出气道及口咽部血液或直接刺激咽部咯出血块；迅速经口或鼻腔以鼻导管盲插负压抽吸，清除呼吸道血块，必要时行气管插管或气管镜直视下吸引血块。气道通畅后，无自主呼吸者需人工呼吸、高流量吸氧或遵医嘱予呼吸兴奋剂及其他辅助呼吸措施。继续咯血者警惕再窒息，需严密观察，监测血气分析和凝血机制。

4. 肺源性呼吸困难的护理

（1）类型：各型临床特点及常见病因见表 2-5。

表 2-5　肺源性呼吸困难各型临床特点及常见病因

类型	临床特点	发生机制	常见病因
吸气性呼吸困难	吸气显著困难，重症者出现"三凹征"，伴有干咳及高调吸气性哮鸣音	<u>与大气道狭窄、梗阻有关</u>	喉头水肿痉挛、气管异物、肿瘤压迫上呼吸道
呼气性呼吸困难	呼气明显费力，呼气时间延长伴有广泛哮鸣音	肺组织弹性减弱及小支气管痉挛狭窄	慢性喘息型支气管炎、阻塞性肺气肿、支气管哮喘
混合性呼吸困难	吸气和呼气均感费力，呼吸浅快	广泛肺部病变使呼吸面积减少	严重肺炎、肺结核、大量胸腔积液、气胸

（2）护理措施

①作息与环境：保持病室空气新鲜，温湿度适宜，避免刺激性气体。病人取半坐位或端坐位，必要时设跨床小桌，伏桌休息以减轻消耗。

②保持呼吸道通畅：协助气道分泌物较多者充分排出；张口呼吸者每日清洁口腔 2～3 次，补充呼吸丧失的水分。

③氧疗护理：氧疗是纠正缺氧最有效方法。根据病情及血气分析结果不同，选择合理氧疗方式：缺氧严重而无二氧化碳潴留者用面罩给氧；缺氧并二氧化碳潴留者用鼻导管或鼻塞法给氧。血气分析 PaO_2 6.7～8.0kPa（50～60mmHg）、$PaCO_2$ < 6.7kPa（50mmHg）者用一般流量（2～4L/min）、氧浓度（29%～37%）给氧；PaO_2 5.3～6.7kPa（40～50mmHg）、$PaCO_2$ 正常，应短时间、间歇高流量（4～6L/min）、高浓度（45%～53%）给氧；PaO_2 < 8.0kPa（60mmHg）、$PaCO_2$ > 6.7kPa（50mmHg）时应持续低流量（1～2L/min）、低浓度（25%～29%）给氧，以防纠正缺氧过快、抑制呼吸中枢、加重 CO_2 潴留。密切观察氧疗效果，以防发生氧中毒和 CO_2 麻醉。

④心理护理：加强巡视，适当解释，缓解紧张情绪。

5. 胸痛的护理　胸痛是由于胸内脏器或胸壁组织病变引起的胸部疾病。

（1）常见病因与临床特点：胸膜炎者胸痛呈尖锐刺痛或撕痛，腋下明显，随咳嗽及深呼吸加剧；自发性气胸者胸痛在剧烈咳嗽或劳动中突然发生且较剧烈；肋间神经痛沿肋间神经呈带状分布，为刀割样、触电样或灼痛；冠心病胸痛位于心前区，呈压榨样或窒息样痛。

（2）护理措施

①休息：采取半坐位或坐位，充分休息。胸膜炎病人取患侧卧位，以减少局部胸壁与肺活动，缓解疼痛。

②疼痛护理：若胸部活动致剧烈疼痛，应在呼气末用 15cm 宽胶布固定患侧胸廓（胶布长度超过前后正中线），降低呼吸幅度，以缓解疼痛；也可采用局部热湿敷、冷湿敷或肋间神经封闭疗法止痛。

③病情观察：观察疼痛部位、性质、持续时间等，通知医生。

④用药护理：疼痛剧烈影响休息时，遵医嘱给予镇静药和镇痛药。

⑤心理护理：调整情绪，转移注意力，可减轻疼痛。

二、急性上呼吸道感染病人的护理

急性上呼吸道感染是指鼻腔、咽或喉部急性炎症的总称，具有较强传染性，多数预后良好，少数引起严重并发症。

1. 病因　常见的是**病毒感染**，少数为细菌感染所致，以溶血性链球菌最常见。当机体免疫力下降时，前述病毒或细菌从外界侵入或原驻者繁殖引起。

2. 临床表现

（1）普通感冒：冬春季节好发，成人多见，系**鼻病毒感染**所致。起病较急，主要表现为鼻咽部卡他症状，一般无发热及全身症状，部分病人伴有低热、不适，轻度畏寒、头痛。

（2）病毒性咽炎和喉炎：常由鼻病毒、腺病毒、副流感病毒和呼吸道合胞病毒引起。急性病毒性咽炎以咽部发痒和烧灼感为主，疼痛不明显。急性病毒性喉炎以声音嘶哑为主，伴有发热、咳嗽时疼痛。

（3）疱疹性咽峡炎：多见于儿童。

（4）咽结膜炎：儿童多见，病程 4～6 天。

（5）细菌性咽–腭扁桃体炎：多由溶血性链球菌引起，起病急，有明显咽痛、畏寒、发热。咽部充血，腭扁桃体充血、肿大，有黄色点状渗出物。

3. 辅助检查

（1）病毒感染者：白细胞计数正常或偏低，淋巴细胞计数增高。

（2）细菌感染者：白细胞计数和中性粒细胞均增多、中性粒细胞核左移。

4. 治疗要点　根据病原菌及药敏试验结果选用抗生素，如青霉素、头孢菌素等。

5. 护理措施　①休息与环境：保持室内空气流通，温湿度适宜。充分休息，做好隔离，防止交叉感染。②饮食宜清淡、高热量、高维生素、易消化，做好口腔护理。③高热者予以物理降温。④用药护理：遵医嘱按时用药，观察药物疗效及不良反应。

三、支气管哮喘病人的护理

支气管哮喘是一种以嗜酸粒细胞和肥大细胞反应为主的气道变应性炎症和气道高反应性

为特征的疾病。

1. 病因与发病机制

（1）病因：未完全清楚，一般认为哮喘是多基因遗传病，受遗传和环境因素双重影响。环境因素包括：①过敏原，吸入性为主，如花粉、尘螨、动物毛等。②感染，呼吸道感染（尤其是病毒感染）是哮喘急性发作常见原因。③其他，环境、气候因素；某些食物如鱼、虾、蟹、蛋、牛奶等；某些药物如阿司匹林、β受体阻滞药（普萘洛尔）等；精神因素；剧烈运动均可诱发哮喘。

（2）发病机制：①变态反应，哮喘主要由接触变应原触发或引起，过敏体质者在接触过敏原后立即发作，为速发型哮喘反应，属IgE介导Ⅰ型变态反应。②气道炎症，哮喘实质是气道慢性炎症，病人在接触抗原后数小时哮喘才发作或再发作、加重，称为迟发型哮喘反应。③神经机制，β_2肾上腺素受体功能低下、迷走神经张力增高，α肾上腺素受体功能亢进，引起支气管痉挛。④气道高反应性，气道对各种变应原或非特异性刺激反应性增高。

2. 临床表现

（1）症状：典型表现为发作性**呼气性呼吸困难**或发作性胸闷和咳嗽，伴有**哮鸣音**；重者呈强迫坐位或端坐呼吸，甚至发绀；干咳或咳出大量白色泡沫样痰；常在夜间及凌晨发作和加重。部分病人仅有咳嗽（咳嗽变异性哮喘），一些青少年运动时出现胸闷、咳嗽和呼吸困难（运动性哮喘）。

（2）体征：发作时胸部呈过度充气征象，双肺闻及广泛哮鸣音、呼气音延长。重者心率加快、奇脉、胸腹反常运动和发绀，轻度哮喘发作时可无哮鸣音，称为**寂静胸**。

（3）临床分期：①急性发作期，以喘息为主，症状发作时间及程度各异；②慢性持续期，哮喘非急性发作，病人有不同程度哮喘症状；③缓解期，经治疗或未经治疗，症状和体征消失，肺功能恢复到急性发作前水平并维持4周以上。

（4）重症哮喘：又称哮喘持续状态，严重哮喘发作持续24小时以上，经一般支气管舒张药治疗无效。常因呼吸道感染未控制、持续接触大量过敏原、脱水致痰液黏稠阻塞细支气管、治疗不当或突然停用糖皮质激素所致。表现为极度呼吸困难、端坐呼吸、明显发绀、大汗淋漓、心慌、焦虑不安或意识障碍，甚至呼吸及循环衰竭。哮喘严重发作时有颈静脉怒张、发绀、胸部呈过度充气状态，叩诊呈**过清音**，听诊广泛哮鸣音、呼气时间延长。

（5）并发症：发作时并发气胸、纵隔气肿、肺不张，长期反复发作和感染并发慢性支气管炎、肺气肿、支气管扩张症、间质性肺炎、肺纤维化和肺源性心脏病。

3. 辅助检查

（1）血象：嗜酸性粒细胞常升高；外源性哮喘血清IgE增高；白细胞计数和中性粒细胞比例增高提示感染。

（2）痰液：可见大量嗜酸性粒细胞和黏液栓。

（3）呼吸功能检测：①通气功能检测，发作时呈阻塞性通气功能障碍，FEV_1、FEV_1/FVC和呼气流量峰值（PEF）均减少；用力肺活量减少，残气量、功能残气量和肺总量增加。②支气管激发试验，测定气道反应性，常用吸入激发剂为醋甲胆碱、组胺，适用于FEV_1在正常预计值70%以上者，FEV_1下降大于20%即激发试验阳性。③支气管舒张试验，测定气道气流可逆性。常用吸入舒张药为沙丁胺醇、特布他林等，如FEV_1较用药前增加大于15%

且绝对值增加大于 200ml 为舒张试验阳性。④PEF 及其变异率测定：测定气道通气功能。昼夜 PEF 变异率 ≥ 20% 符合气道气流受限可逆性特点。

（4）血气分析：PaO_2 下降、呼吸性碱中毒，重症哮喘表现为呼吸性酸中毒、$PaCO_2$ 升高。

（5）胸部 X 线：两肺透亮度增加，双肺过度充气。

（6）特异性变应原检测：变应性哮喘病人血清特异性 IgE 明显增高。

4. 治疗要点　旨在消除病因、控制发作及预防复发。目前无特效治疗方法，长期规范化治疗可有效控制哮喘症状，减少复发。控制急性发作首选吸入剂型药物。

（1）消除病因：去除过敏原及引起哮喘因素。

（2）缓解哮喘发作：①β_2 受体激动药：轻症哮喘首选沙丁胺醇（舒喘灵），平喘迅速，可口服制剂、气雾剂吸入或静脉注射。②茶碱类：具有增强呼吸肌收缩力、抗炎、气道纤毛清除功能。常口服，必要时稀释后静脉滴注。急性心肌梗死及低血压者禁用，老年人及心动过速者宜用二羟丙茶碱（喘定）。③抗胆碱能药：如异丙托溴铵，能舒缓支气管、减少气道分泌，与 β_2 受体激动药联用有协同作用，适用于夜间哮喘、痰多者。

（3）控制哮喘发作：用于治疗哮喘气道炎症。①糖皮质激素：是目前控制哮喘发作最有效药物。通过抑制气道变应性炎症而降低气道高反应性，剂型分静脉、口服、吸入制剂，目前推荐最常用方法是吸入治疗，不宜长期应用。②白三烯（LT）拮抗药：具有抗炎、舒张支气管平滑肌作用。③其他：色甘酸钠可稳定肥大细胞膜，有效预防运动和过敏原诱发的哮喘，主要不良反应有呼吸道刺激、恶心、胸闷等；酮替芬和新一代组胺 H_1 受体拮抗药阿司咪唑等对轻症和季节性哮喘有效，可与 β_2 受体激动药合用。酮替芬不良反应有头晕、口干、嗜睡等。

5. 护理措施

（1）病情观察：严密观察生命体征、呼吸型态、血气分析及肺功能情况。重症哮喘专人护理，每 10 ～ 30 分钟测呼吸、脉搏、血压 1 次，及时发现呼吸衰竭及自发性气胸征兆。

（2）保持呼吸道通畅：指导病人咳嗽时坐位前倾、尽量咯出痰。多饮水、定期翻身、拍背，蒸汽吸入或遵医嘱给予祛痰药，不宜用超声雾化吸入（因雾液刺激加重支气管痉挛）。重症哮喘者静脉补液 2500 ～ 3000ml/d，以稀释痰液。若痰液黏稠致明显发绀、神志不清时，需气管插管或气管切开。

（3）氧疗护理：适当给氧 2 ～ 4L/min，重症者缺氧伴有高碳酸血症时给予低流量吸氧。注意湿化呼吸道，防气道痉挛。

（4）作息与环境：保持室内湿度 50% ～ 60%、室温 18 ～ 22℃，避免花草及羽毛制品等。病人取坐位、半坐位或床上置小桌，伏于桌上。哮喘发作大量出汗者应每日温水擦浴，勤换衣物，保持皮肤卫生。

（5）饮食护理：发作时勿讲话及进食。饮食宜富营养、高维生素流食或半流食。忌食过敏性食物。痰液黏稠时多饮水，至少 1500ml/d。保持大便通畅。咳嗽后协助温水漱口，保持口腔清洁。

（6）用药护理：①β_2 受体兴奋剂，不良反应有头痛、头晕、心悸、手指震颤等，指导病人喷气雾剂时应深吸气，使药物吸入细小支气管发挥最佳疗效。②糖皮质激素，刺激胃黏膜，宜饭后口服；用药期间不能自行停药或减量；喷吸后需漱口，防口咽部念珠菌感染。

③氨茶碱，碱性强且有刺激性，不宜肌内注射；用量过大或静脉滴注过快强烈兴奋心脏致头晕、心悸、心律失常、血压剧降，重者心搏骤停；静脉注射浓度不宜过高（需充分稀释）、速度不宜过快（10分钟以上）。

（7）心理护理：耐心解释、陪伴、安慰，必要时遵医嘱给予镇静药。

（8）健康教育：①指导病人增加对哮喘认识，提高治疗依从性。指导用药知识、掌握吸入方法。②预防哮喘发作，避免哮喘发作诱因；保持空气清新；积极参加体育锻炼，预防呼吸道感染；缓解期应用免疫增强药；做好哮喘日记；应用脱敏疗法治疗外源性和混合性哮喘。③指导病人识别哮喘发作先兆和病情加重征象。教会哮喘发作自我简单应急方法及使用峰流速仪来监测最大呼气峰流速。④做好心理疏导，充分利用社会支持系统，保持乐观情绪。

四、慢性阻塞性肺疾病（COPD）病人的护理

1. 病因与发病机制

（1）病因：①吸烟；②病毒感染（鼻病毒、流感病毒、腺病毒及呼吸道合胞病毒）或细菌感染（肺炎球菌和流感嗜血杆菌）；③大气污染；④气候（冷空气刺激）；⑤遗传因素（α_1抗胰蛋白酶缺乏）。

（2）发病机制：①慢性支气管炎，机体抵抗力和气道防御功能减退，气道反复感染和理化因素刺激的结果。②慢性阻塞性肺气肿，多由慢性支气管炎发展而来，其次为支气管哮喘、支气管扩张、肺纤维化等。当慢性支气管炎和阻塞性肺气肿发展到气流受限并且不完全可逆时，临床上称为慢性阻塞性肺疾病。

2. 临床表现

（1）慢支临床特征：慢性咳嗽、咳痰或伴有喘息及反复发作，并发感染肺部伴有啰音。

（2）慢性阻塞性肺气肿特征：桶状胸，语颤减弱，叩诊过清音，听诊呼吸音减弱，呼气延长，并发感染肺部伴有啰音。

（3）慢性阻塞性肺疾病临床特征：除有慢性支气管炎症状外，呼吸困难进行性加重、乏力、食欲缺乏和体重减轻。晚期出现Ⅱ型呼吸衰竭。

3. 辅助检查

（1）血液检查：继发细菌感染时白细胞总数及中性粒细胞比例增多。喘息病人有嗜酸性粒细胞增高。在阻塞性肺气肿感染加重期，有 PaO_2 下降及 $PaCO_2$ 升高。

（2）X线检查：可见肺纹理增多及紊乱。肺气肿时，两肺叶透亮度增加，肋间隙增宽。

（3）肺功能检查：是判断气流受限主要客观指标，第1秒用力呼气容积占用力肺活量的百分比（FEV_1/FVC）是评价气流受限敏感指标，第1秒用力呼气容积占预计值百分比（FEV_1%预计值）是评估 COPD 严重程度良好指标，**当 $FEV_1/FVC < 70\%$ 及 $FEV_1 < 80\%$ 预计值**，可确定为不能完全可逆的气流受限。COPD 伴有肺总量、功能残气量和残气量增高，残气量/肺总量超过40%，肺活量降低。严重程度分级见表2-6。

（4）动脉血气分析：Ⅱ型呼吸衰竭时 PaO_2 降低 < 60mmHg，$PaCO_2$ 升高 > 50mmHg。

表 2-6　COPD 严重程度分级

分级	病史及表现	FEV$_1$/FVC	FEV$_1$ 占预计值 %
0 级	有	正常	正常
I 级	有	< 70%	≥ 80%
II 级	有	< 70%	50% ～ 80%
III 级	有	< 70%	30% ～ 50%
IV 级	有	< 70%	< 30%

4. 治疗要点

（1）慢性支气管炎：控制感染，祛痰镇咳，解痉平喘。

①缓解期：戒烟，避免诱因，加强锻炼，增强体质，应用药物预防和减轻症状，如沙丁胺醇气雾剂和（或）氨茶碱等扩张支气管，羧甲司坦、盐酸氨溴索等祛痰药利于排痰；长期氧疗，一般给予低流量（1 ～ 2L/min）吸氧，吸氧时间＞ 15h/d。

②急性发作期：控制感染，根据致病菌性质及药物敏感程度选择；重者考虑应用糖皮质激素治疗；祛痰止咳，痰液黏稠者采用雾化吸入，雾化液中加抗生素及痰液稀释剂，对老年人、体弱者及痰多者，不用可待因等强镇咳药；合理吸氧，一般给予鼻导管低流量（1 ～ 2L/min）、低浓度（25% ～ 29%）持续吸氧。

（2）慢性阻塞性肺气肿：①对症治疗，止咳、平喘、祛痰；②控制感染；③家庭氧疗，一般给予鼻导管持续低流量（1 ～ 2L/min）、低浓度（25% ～ 29%）吸氧，不少于 10 ～ 15h/d；④呼吸肌功能锻炼，包括腹式呼吸法和缩唇呼气法；⑤手术治疗。

5. 护理措施

（1）病情观察：监测咳嗽、咳痰及呼吸困难程度、血气分析、电解质、酸碱平衡情况等。

（2）合理用氧：呼吸困难伴有低氧血症者，遵医嘱给予氧疗。一般给予鼻导管低流量（1 ～ 2L/min）、低浓度（25% ～ 29%）持续吸氧，尤以夜间为宜，睡眠期间不间歇。

（3）保持呼吸道通畅：多饮水，稀释痰液，可雾化吸入消除炎症，减轻咳嗽；协助翻身、拍背，有效咳嗽，胸部叩击和体位引流，利于分泌物排出。及时清除痰液。

（4）用药护理：遵医嘱用抗生素、支气管舒张药和祛痰药，观察疗效及不良反应。①止咳药，喷托维林不良反应有口干、恶心、腹胀、头痛等。②祛痰药，溴己新偶见恶心、转氨酶增高，消化性溃疡者慎用。

（5）饮食护理：给予高热量、高蛋白、高维生素、易消化饮食，避免产气食品。

（6）作息与环境：①中度以上 COPD 急性发作期病人应卧床休息，病人取舒适体位，极重者取身体前倾位。②视病情安排活动，以不感到疲劳、不加重症状为度。保持室内适宜温湿度，注意保暖，避免直接吸入冷空气。③全身运动锻炼结合呼吸锻炼能有效挖掘呼吸功能潜力，如步行、骑自行车、太极拳、家庭劳动等。

（7）指导呼吸功能锻炼：缩唇呼吸和腹式呼吸。①缩唇呼吸，呼气时口唇缩成吹笛子状，经缩窄口唇缓慢呼出气体，以将口前 20cm 处烛火摇动不灭为度，提高支气管内压力、防止小气道过早陷闭，利于排出肺泡内气体；②腹式呼吸，用鼻吸气、口呼气，呼吸缓慢而均匀。注意吸气时腹肌放松、腹部鼓起，呼气时腹肌收缩、腹部下陷，勿用力。开始训练时，病人一手放腹部，另一只手放胸前，以感知胸腹起伏、保持胸廓最小活动度，呼与吸时间比为（2～3）：1，每日2次，10～15分/次，熟练后增加训练次数和时间，在各种体位下随时练习。加强腹肌训练，减轻呼吸肌疲劳，减低呼吸阻力、增加肺泡通气量。

（8）心理护理：长期呼吸困难者易焦虑、抑郁，护士应分析原因、病人及家属对疾病的认知态度及性格改变等，教会病人缓解焦虑的方法。

（9）健康教育：①向病人及其家属强调 COPD 治疗和锻炼必须持之以恒。②宣传饮食意义和原则，保持和恢复体力重要性，鼓励进食高热量、高蛋白、高维生素饮食，避免产气食物。③教会病人呼吸及功能运动锻炼、家庭氧疗等技术及注意事项，进行凉水洗脸、食醋熏蒸、体育锻炼等，提高机体免疫力。④教会病人自我监测病情及消除负向情绪的方法。

五、慢性肺源性心脏病病人的护理

慢性肺源性心脏病，简称慢性肺心病，是由于肺组织、肺血管或胸廓慢性病变引起肺组织结构和（或）功能异常，产生肺血管阻力增加，肺动脉压力增高，使右心室扩张和（或）肥厚，甚至发生右心衰竭的心脏病。

1.病因与发病机制

（1）病因：支气管炎、肺疾病、胸廓运动障碍性疾病、其他肺血管疾病引起。**以慢性支气管炎伴发 COPD 为最多见。**

（2）发病机制：**缺氧**、高碳酸血症、呼吸性酸中毒使**肺血管痉挛**；支气管慢性炎症引起邻近肺小动脉炎症，致管壁增厚、管腔狭窄甚至闭塞；增高的肺泡内压力压迫周围毛细血管以及肺泡破裂后**肺毛细血管床数目减少**，这些均增加肺血管阻力，导致**肺动脉高压**。低氧血症致红细胞计数增多致血液黏稠；缺氧使醛固酮增加，引起水钠潴留和肾小动脉收缩，导致尿量减少、血容量增多；**血液黏稠度增加**和**血容量增多**，均导致**肺动脉高压**。肺动脉高压增加右心室压力负荷，一旦失代偿则右心室肥大，即可诊断慢性肺心病。

2.临床表现　进展缓慢，除原有肺、胸疾病表现外，主要为逐步出现肺、心功能衰竭及其他器官损害。

（1）肺、心功能代偿期：支气管、肺部及胸廓原发疾病的症状和体征。活动后感心悸、呼吸困难。并发呼吸道感染时咳嗽加剧，痰量增多。明显的肺气肿、肺动脉高压和右心室肥大的体征，可有不同程度的发绀，心音遥远，肺动脉高压体征是肺动脉第二心音（P_2）亢进，其机制是在右心室舒张时，肺动脉高压使肺动脉瓣有力的关闭而表现 P_2 特别响，称 P_2 亢进。右心室肥大时有肺气肿，胸廓呈桶状，剑突下可见心脏冲动，此为 COPD 引起的特殊表现。可出现颈静脉充盈。下肢可有轻度水肿。

（2）肺、心功能失代偿期：是肺功能不全的晚期表现。①呼吸衰竭，呼吸困难加重，夜间尤甚，常有头痛、白天嗜睡、夜间兴奋；严重者出现肺性脑病，如神志恍惚、谵妄、躁动、抽搐、生理反射迟钝等，是慢性肺心病死亡的首要原因。②右心衰竭，心悸、气促加重；体征有发绀，颈静脉怒张，肝颈静脉回流征阳性，肝大和压痛，心率增快，心律失常，剑突下可闻及收缩期杂音或舒张期奔马律，下肢或全身水肿，可有腹水。

（3）并发症：主要有肺性脑病、电解质及酸碱平衡紊乱、心律失常、休克、消化道出血及弥散性血管内凝血。

3. 辅助检查

（1）血液：红细胞和血红蛋白可增高，全血黏度及血浆黏度增加。合并感染时白细胞总数增加或有核左移。

（2）肝肾功能：丙氨酸氨基转移酶和血肌酐、尿素增高。

（3）血气分析：低氧血症、高碳酸血症，早期 pH 正常，重症 pH 下降。呼吸衰竭时 **$PaO_2 < 60mmHg$，$PaCO_2 > 50mmHg$**。

（4）X 线：除肺、胸基础疾病的 X 线征象外，尚有肺动脉高压和右心肥大的征象。如右下肺动脉干扩张，横径 ≥ 15mm；横径与气管横径比值 ≥ 1.07；肺动脉段明显突出或其高度 ≥ 3mm；中央动脉扩张，外周血管纤细，形成"残根"征，为诊断慢性肺心病主要依据。

（5）心电图：显示右心室肥大和右心房肥大。如电轴右偏，额面平均电轴 ≥ + 90°，重度顺钟向转位，$RV_1 + SV_5 ≥ 1.05mV$ 及肺型 P 波。也可见右束支传导阻滞及低电压。V_1、V_2 甚至 V_3 可出现 QS 波。

4. 治疗要点　慢性肺源性心脏病及 Ⅱ 型呼吸衰竭共同病因是 COPD，两者同时显示，故无法分开讲，但此 2 种病为同一病因，其治疗方法也一致，即治疗 COPD 方法是抗炎、祛痰、平喘，慢性肺源性心脏病及 Ⅱ 型呼吸衰竭共同治疗原则是"治肺为主、治心为辅"。

（1）急性加重期：①控制感染，根据感染环境（院内或院外）、痰涂片、痰培养和药敏结果选用抗生素。常用青霉素类、氨基糖苷类、喹诺酮类及头孢菌素类等。②保持呼吸道通畅，纠正缺氧和二氧化碳潴留，合理用氧，改善通气功能，**通常采用低浓度、低流量持续给氧，1 ～ 2L/min，每日不少于 15 小时，持续不间断、夜间不停歇**。③控制心力衰竭，利尿药使用原则为缓慢、小量、间歇；心力衰竭控制不满意时加用强心药，肺心病者长期缺氧易致洋地黄类中毒，洋地黄类药使用原则为快速、小量（常规剂量 1/2 或 2/3）。④抗凝治疗，应用普通肝素或低分子肝素防止肺微小动脉原位血栓的形成。

（2）缓解期：原则上采用中西医结合的综合治疗措施，目的是增强免疫功能，祛除诱因，减少或避免急性加重的发生，使心、肺功能得到部分或全部恢复。

5. 护理措施

（1）作息与环境：代偿期以量力而行、循序渐进为原则，活动以不引起疲劳、不加重症状为度。鼓励呼吸功能锻炼，提高活动耐力。失代偿期应绝对卧床，取半卧位或坐位，减少机体耗氧。协助卧床病人翻身，并指导床上缓慢肌肉松弛活动。做好水肿病人的皮肤护理。

（2）病情观察：观察生命体征、神志、呼吸困难及发绀情况，监测动脉血气分析等。注意观察有无心力衰竭表现，全身水肿者，正确记录 24 小时出入量，观察利尿药疗效。

（3）氧疗护理：持续低流量（1 ～ 2L/min）、低浓度 25% ～ 29% 吸氧，经鼻导管、必要时面罩或呼吸机给氧，吸入氧必须湿化。低浓度给氧的依据是：失代偿期病人多为 Ⅱ 型呼吸衰竭，呼吸中枢对二氧化碳刺激敏感性降低甚至抑制，其兴奋主要依靠缺氧对外周化学感受器的刺激，当吸入氧浓度过高时，缺氧短暂改善解除了对呼吸中枢的兴奋作用，反而使呼吸抑制，加重二氧化碳潴留，甚至诱发肺性脑病。

（4）保持呼吸道通畅：及时清除痰液，改善肺泡通气。体弱卧床、痰多而黏稠者应翻身、拍背，鼓励咳嗽，促进痰液排出。神志不清者行机械吸痰，抽吸时间不超过 15 秒 / 次。

（5）饮食护理：应摄入高蛋白、高维生素、高热量、易消化、低盐饮食，避免高糖食物，以防便秘、腹胀、痰液黏稠而加重呼吸困难。若水肿、腹水或尿少者限制水钠摄入，钠盐＜3g/d，水分＜1500ml/d。少食多餐，保持口腔清洁，促进食欲，必要时静脉补充营养。

（6）用药护理：使用利尿药时，避免大量利尿致血液浓缩、痰液黏稠，加重气道阻塞、缺氧及低血钾，用药期间严格遵医嘱给药，注意补钾、补液、白天给药防夜尿频繁。使用洋地黄类药物时，用药前积极纠正缺氧、低钾血症，用药中观察毒性反应；应用血管扩张药时，注意心率及血压变化。烦躁不安者，禁用麻醉药及强镇静药（如吗啡、哌替啶等），警惕呼吸衰竭、电解质紊乱，必要时地西泮，以防诱发肺性脑病。

（7）健康教育：①讲解慢性肺心病知识，强调祛除病因和诱因的重要性，劝导高危人群戒烟、积极防治 COPD 等原发病。②避免诱因，如吸入尘埃、刺激性气体、公共场所及接触上呼吸道感染者。指导病人适当休息、摄取足够营养和水分。③鼓励病人坚持呼吸锻炼和全身运动锻炼，避免活动过度，如调节呼吸法配合登梯运动等。④指导病人合理用药，保持呼吸道通畅，坚持家庭氧疗。⑤指导病人自我检测，病情变化随诊。

六、支气管扩张症病人的护理

支气管扩张症是由于急、慢性呼吸道感染和支气管阻塞后，反复发生支气管炎症，破坏直径大于 2mm 支气管管壁肌肉和弹性组织，引起慢性异常持久扩张。

1.病因和发病机制

（1）支气管－肺组织感染：儿童期麻疹、百日咳、肺炎等致支气管－肺组织感染，破坏支气管壁平滑肌和弹性纤维，管壁抵抗力减弱，管腔内长期积存大量分泌物，加重炎症和破坏，支气管逐渐扩张变形。

（2）支气管阻塞：肺结核和慢性肺脓肿多伴慢性炎症，纤维组织增生和牵拉等，损伤支气管壁、分泌物阻塞管腔。

（3）支气管先天发育障碍和遗传：如囊性纤维化、纤毛运动障碍和 α_1 抗胰蛋白酶缺乏、软骨缺陷及变应性支气管肺曲霉病等。

2.临床表现　临床上以慢性咳嗽、大量脓痰和反复咯血为特征。

（1）症状：①慢性咳嗽和大量脓性痰，咳嗽多为阵发性，与体位有关，晨起及临睡时咳嗽和咳痰尤多，每日痰量可达数百毫升。以痰量估计严重度：少于 10ml/d 为轻度；10～15ml/d 为中度；多于 15ml/d 为重度。痰静置数小时后分 3 层：上层为泡沫黏液；中层为浆液；下层为脓性物和坏死组织，如合并厌氧菌感染则痰及呼气有臭味。②咯血，反复咯血为本病特点。咯血量可由痰中带血到大咯血。③反复肺部感染，特点是同一肺段反复发生肺炎并迁延不愈。

（2）体征：早期或轻症者可无异常，严重或继发感染者在病变部位，尤其肺下部闻及湿啰音。长期反复感染者伴营养不良和肺功能障碍有**发绀和杵状指（趾）**。

3.辅助检查

（1）X 线：一侧或双侧下肺纹理增多或增粗，典型者可见不规则蜂窝状透亮阴影或沿支气管卷发状阴影，感染时阴影内有液平面。

（2）纤维支气管镜：利于发现出血部位、阻塞原因，还可局部灌洗并行细菌学和细胞学检查。

（3）支气管造影：是诊断支气管扩张的主要依据。

4.治疗原则

（1）保持呼吸道通畅：应用祛痰药及支气管舒张药稀释脓痰、促进排痰，再体位引流清除痰液。痰液引流和抗生素治疗同等重要，通畅气道、减少继发感染和减轻全身中毒症状。①祛痰药，常用复方甘草合剂或氯化铵、溴己新口服。痰液黏稠加用超声雾化吸入。喘息者加入支气管扩张药提高祛痰效果。②体位引流，根据病变部位采取相应体位引流。引流时，尤其是进行头低足高位引流时密切观察心肺功能及咳痰情况，以防发生意外。

（2）控制感染：急性感染时根据病情、痰培养及药敏试验选用合适抗生素。常用阿莫西林、环丙沙星或头孢类抗生素口服，或青霉素或庆大霉素肌内注射。

（3）咯血处理。

（4）手术治疗：病灶较局限且内科治疗无效者考虑手术治疗。

5.护理措施

（1）休息与环境：急性感染或病情严重者应卧床休息，保持室内适宜温湿度，通风，注意保暖。

（2）病情观察：观察并记录 24 小时痰量、颜色、性质、气味、与体位关系；观察咯血量、颜色、性质；严重者观察缺氧情况，注意有无发热、消瘦、贫血等。

（3）清除痰液：先用生理盐水超声雾化吸入或蒸气吸入稀释痰液，辅以叩背，指导有效咳嗽，遵医嘱给予祛痰药。

（4）饮食护理：宜高热量、高蛋白质、富含维生素，保持口腔清洁。

（5）用药护理：遵医嘱给予抗生素、祛痰药和支气管舒张药，观察药物疗效及不良反应。

（6）体位引流：①引流前准备：解释体位引流目的、过程和注意事项；测生命体征，听诊肺部病变部位；宜饭前进行，晨起清醒后进行最佳；引流前 15 分钟遵医嘱予支气管舒张药。②引流时护理：依病变部位不同而取不同体位，原则是抬高患肺位置、引流支气管开口向下，利于潴留分泌物随重力作用排出。先引流上叶，后引流下叶后基底段，及时调整体位。③引流时间：根据病变部位、病情和病人状况，1～3 次 / 日，15～20 分 / 次，嘱病人间歇期深呼吸后用力咳痰，辅以叩患部。引流时护士或家人协助，病人出现咯血、发绀、头晕、出汗、疲劳等，应及时终止引流；痰量较多者引流时痰液应逐渐咳出，以防过多痰液涌出而窒息；高血压、心力衰竭及高龄者禁止体位引流。④引流后处理：引流完毕帮助病人取舒适体位、漱口，观察并记录咳痰性质、量及颜色，听诊肺部呼吸音改变。

（7）咯血护理。

（8）健康教育：①积极防治呼吸道慢性感染病灶，避免受凉及吸入刺激性气体，戒烟，避免到空气污浊场所以及接触呼吸道感染者；②指导病人掌握有效咳嗽、雾化吸入、体位引流方法、自我监测病情及咯血时防窒息的注意事项。③指导病人坚持呼吸运动锻炼，改善呼吸功能，保存和恢复肺功能；④指导摄入高热量、高蛋白、高维生素膳食，增强抗病能力。

七、肺炎病人的护理

肺炎是肺实质（包括终末气道、肺泡腔）和（或）肺间质等的炎症，可由病原微生物、理化因素、免疫损伤、过敏及药物所致。

（一）分类及特点

1. 按解剖位置分类

（1）大叶性肺炎：炎症累及单个、多个肺叶或整个肺段，又称肺泡性肺炎。主要为肺实质炎症，不累及支气管。致病菌多为肺炎链球菌。

（2）小叶性肺炎：炎症累及细支气管、终末细支气管和肺泡，又称支气管肺炎。

（3）间质性肺炎：以肺间质炎症为主，病变累及支气管周围间质组织及肺泡壁，有肺泡壁增生及间质水肿。

2. 按病因学分类

（1）细菌性肺炎：最常见，以肺炎链球菌感染最多见。

（2）病毒性肺炎：如冠状病毒、流感病毒、麻疹病毒等。

（3）非典型病原体肺炎：如支原体、衣原体、军团菌等。

（4）真菌性肺炎：如白色念珠菌。

3. 根据感染来源分类

（1）社区获得性肺炎：也称院外肺炎，指在医院外罹患的感染性肺实质炎症，包括有明确潜伏期的病原体感染而在入院后平均潜伏期内发病的肺炎。**肺炎链球菌**为主要致病菌。

（2）医院获得性肺炎：是指病人入院时既不存在、也不处于潜伏期，而于入院 48 小时后在医院内发生的肺炎。以呼吸机相关肺炎最多见。

（二）肺炎链球菌肺炎的护理

1. 病因　　**肺炎链球菌**是上呼吸道寄居的正常菌群，机体免疫力降低时易罹患肺炎链球菌肺炎。常见诱因有受凉、淋雨、上呼吸道感染、COPD、糖尿病、醉酒、全身麻醉。

2. 临床表现

（1）症状：病前常有上呼吸道感染、受凉、淋雨、疲劳等。典型表现为起病急骤，寒战、高热，数小时内体温高达 $39 \sim 41℃$，呈**稽留热型**。全身肌肉酸痛，患侧胸痛明显，放射至肩部，咳嗽及深呼吸时加剧。干咳，少量黏痰，一般发病 $2 \sim 3$ 天时**咳铁锈色痰**。

（2）休克型肺炎：严重感染者出现神经精神症状，如意识模糊、烦躁不安、嗜睡、谵妄、昏迷等；伴有休克体征，如面色苍白、出冷汗、四肢厥冷、少尿或无尿；可体温不升，常无咳嗽、咳痰。

（3）体征：急性病容，口唇单纯疱疹、面颊绯红、口唇青紫、鼻翼扇动、呼吸浅快。肺实变体征表现为患侧呼吸运动减弱、语颤增强、叩诊浊音，听诊出现支气管呼吸音、干湿啰音，累及胸膜可闻及胸膜摩擦音。

3. 辅助检查

（1）血常规：白细胞增多，达 $(10 \sim 20) \times 10^9/L$，中性粒细胞超过 80%，并有**核左移**或中毒颗粒。

（2）痰液检查：痰涂片检查有大量中性粒细胞和革兰阳性、带夹膜的双球菌或链球菌。大叶性肺炎未明确诊断时，应首选痰培养检查。

（3）X 线检查：早期肺纹理增多或受累肺段、肺叶稍模糊。病情发展，肺段或肺叶出现淡薄、均匀阴影，实变期可见大片均匀致密阴影。消散期可有片状区域吸收较快而呈"假空洞"征，完全消散需 3 ～ 4 周。

4. 治疗原则

（1）肺炎链球菌肺炎首选青霉素治疗。青霉素过敏者，可用红霉素、林可霉素、头孢霉素。如抗生素治疗有效，24 ～ 72 小时后体温即可恢复正常，抗生素疗程一般为 5 ～ 7 天，或热退后 3 天即可停药或改为口服，维持数天。

（2）尽量不用退热药，避免大量出汗而影响临床判断。低氧血症者予以吸氧，发绀明显且病情不断恶化者行机械通气。若病人出现烦躁不安、谵妄、失眠，予以地西泮肌内注射或水合氯醛保留灌肠，禁用强镇静药。如体温 3 天后不降或降而复升时，应考虑并发症或存在其他疾病，如脓胸、心包炎、关节炎等。

（3）感染性休克者，首先应补充血容量，根据中心静脉压调整；使用适量血管活性药物，维持收缩压在 90 ～ 100mmHg；宜选用 2 ～ 3 种广谱抗生素联合、大剂量、静脉给药。病情严重者予以糖皮质激素；纠正水、电解质及酸碱失衡。

5. 护理措施

（1）休息与活动：病人应卧床休息，保持病室安静、阳光充足、空气清新，室温 18 ～ 20℃，湿度 55% ～ 60%。

（2）饮食护理：予以高蛋白质、高热量、高维生素、易消化的流食或半流食，忌高脂饮食，多饮水 2 ～ 3L/d。

（3）高热护理：置冰袋于头部、腋下、腹股沟等处，或乙醇擦浴降温，或遵医嘱给予小剂量退热药。退热时需补充液体，防虚脱。

（4）胸痛时嘱病人患侧卧位。

（5）病情观察：密切观察生命体征、神志、尿量，下列情况提示有休克型肺炎：①出现精神症状；②体温不升或过高；③心率 > 140 次 / 分；④血压逐步下降或降至正常以下；⑤脉搏细弱，四肢厥冷，冷汗多，发绀等；⑥白细胞过高（ > 30×10⁹/L）或过低（ < 4×10⁹/L）。

（6）对症护理：促进排痰，改善呼吸。半卧位，或遵医嘱给予吸氧，流量 2 ～ 4L/min。痰黏不易咳出时，鼓励病人多饮水，给予蒸气或超声雾化吸入，或遵医嘱给予祛痰药，配合翻身拍背，促进痰液排出。

（7）感染性休克的抢救与护理：①绝对卧床，头部抬高 20°，下肢抬高 30°，保温（忌用热水袋保暖）、给氧。②迅速建立两条静脉通路，保证液体及药物输入。③严密观察病情，监测体温、脉搏、呼吸、血压、神志，记录 24 小时出入量；配合医师抢救。④抗休克与抗感染治疗。a. 纠正血容量，补充水分，一般先静脉输 5% 葡萄糖氯化钠溶液或低分子右旋糖酐，以维持血容量，降低血液黏度；b. 遵医嘱给予血管活性药（如异丙基肾上腺素等），或用血管扩张药改善微循环；c. 纠正水、电解质和酸碱失衡，输液不宜太快，以免发生心力衰竭和肺水肿，如血容量已补足而尿量少于 17ml/h，考虑有肾功能不全；d. 监测血气及电解质，维持动脉血氧分压在 60mmHg 以上；e. 抗感染治疗，按医嘱定时给予抗生素，并注意其不良反应。

6. 健康教育　①向病人宣传肺炎基本知识，强调预防的重要性。注意锻炼身体，加强耐寒锻炼。②指导病人增加营养，保证充分休息，以增强机体抵抗力。③纠正吸烟、酗酒等不良习惯，避免受寒、过劳等。④对老年人及原患慢性病病人注意气温变化增减衣服，预防上呼吸道感染。

（三）支原体肺炎

1. 病因　空气中存在肺炎支原体，免疫力低下者吸入后感染。

2. 临床表现　起病缓慢，好发于秋季，典型表现阵发性刺激性呛咳且逐渐加重。伴有低热，咽痛，乏力，食欲缺乏，咳黏痰，偶带血丝。

3. 辅助检查

（1）X线：一般多种形态的浸润影呈节段性分布于下肺野。

（2）血液检查：白细胞计数正常或稍高，以**中性粒细胞增高明显**。血清冷凝集反应呈阳性，滴定效价 1：32 以上，支原体 IgM 抗体阳性可确诊。

4. 治疗要点　首选大环内酯类抗生素。青霉素及头孢菌素类抗生素对本病无效。

5. 护理措施　见"肺炎球菌肺炎"护理。

（四）军团菌肺炎

1. 病因　供水系统、土壤、空调等被嗜肺军团杆菌污染后，引起人体以肺炎为主的全身性疾病。

2. 临床表现

（1）症状：起病急，初期自诉倦怠、乏力、头痛，或经过 2～10 天潜伏期突然出现寒战、高热，继而胸痛、进行性呼吸困难，伴有咳嗽、咳黏痰带血丝；可有呕吐、腹痛、腹泻；严重者定向障碍、谵妄。

（2）体征：急性病容，相对缓脉，肺实变体征或两肺闻及散在干、湿啰音，心率增快。

3. 辅助检查

（1）X线初期为片状或边缘模糊浸润影，继而呈肺实变。

（2）呼吸道分泌物、痰、血或胸腔积液特殊培养基培养，有军团菌生长。

（3）间接免疫荧光抗体检测、血清试管凝集试验和微量凝集试验，前后 2 次抗体滴度呈 4 倍增长，分别达 1：128、1：160 或以上。

4. 治疗要点　红霉素为本病首选药，可口服或静脉滴注。氨基糖苷类、青霉素、头孢菌素类抗生素对本病无效。

5. 护理措施　见"肺炎球菌肺炎"护理。

（五）革兰阴性杆菌肺炎

革兰阴性杆菌肺炎是医院内获得性肺炎主要类型，老年人常见，原有肺部疾病者，或正接受抗生素、激素、细胞毒性药物治疗者，或正行呼吸道创伤性治疗者亦常见。本病病情危重，易并发休克。

1. 病因　常见致病菌有铜绿假单胞菌（绿脓杆菌）、流感嗜血杆菌、大肠杆菌、肺炎杆菌等，均为厌氧菌。

2. 临床表现　起病隐匿，症状不典型，咳嗽、咳痰。肺部一般仅闻及湿啰音。一般存在肺外感染灶。临床特点见表 2-7。

表 2-7　不同革兰阴性杆菌肺炎特点

病原体	临床表现	X 线征象
流感嗜血杆菌	高热、呼吸困难、衰竭	支气管肺炎，肺叶实变，无空洞
克雷伯杆菌	起病急、寒战、高热，衰竭，咳砖红色胶冻状痰	肺叶或肺段实变，蜂窝状脓肿，叶间隙下坠
铜绿假单胞菌	毒血症状明显，痰稠可呈蓝绿色	弥漫性支气管炎，早期肺脓肿

3. 辅助检查

（1）血常规：白细胞升高或不升高，中性粒细胞增多，有核左移。

（2）X 线：两肺下野散在片状浸润阴影，可形成小脓肿。

（3）痰培养：革兰阴性杆菌阳性。

4. 治疗要点

（1）营养支持，补充水分，痰液引流。

（2）目前本病首选药为头孢菌素和氨基糖苷类；β-内酰胺类、氨基糖苷类和喹诺酮类抗生素对铜绿假单胞菌肺炎均有效；流感嗜血杆菌肺炎首选氨苄西林；大肠杆菌、产气杆菌、阴沟杆菌引起的肠杆菌科细菌肺炎，宜选用羧苄西林。

5. 护理措施　见"肺炎球菌肺炎"的护理。

八、肺结核病人的护理

肺结核是结核分枝杆菌引起的肺部慢性传染性疾病。结核分枝杆菌可侵及全身多个脏器，以肺部最常见。排菌肺结核病人为重要传染源。

1. 病因和发病机制

（1）病原体：结核菌属于抗酸分枝杆菌，对人类致病主要是人型菌，其次是牛型菌。此菌为需氧菌，生长缓慢，对外界抵抗力较强，阴湿处生存 5 个月以上，在干燥环境中存活 6～8 个月，甚至数年；烈日暴晒下 2 小时或煮沸 1 分钟能被杀死，煮沸和高压消毒是最有效消毒法，将痰吐纸上直接焚烧是最简易灭菌方法。

（2）感染途径：主要经呼吸道传播，传染源主要是肺结核排菌病人，尤其是未经治疗者；或经被污染食物或食具感染。

（3）结核菌感染和肺结核发生与发展：人体感染结核菌后是否发病，取决于人体免疫状态、变态反应或感染细菌的数量及毒力。

（4）结核基本病理改变：是渗出、增生和干酪样坏死。3 种基本病变可同时存在于一个病灶中，多以某一种病变为主，且可相互转变。

2. 临床类型

（1）原发型肺结核：人体初次感染结核菌后在肺内形成病灶，引起淋巴管炎和淋巴结炎。肺内原发病灶、淋巴管炎和肺门淋巴结炎，统称原发综合征。多见于儿童或边远偏僻山区成人，病灶常位于肺上叶底部、中叶或下叶上部等肺通气量较大部位。症状多轻微而短暂，有微热、咳嗽、食欲缺乏、体重减轻等，数周好转。

（2）血行播散型肺结核：是各型肺结核中较严重者。急性粟粒性肺结核系一次大量结核菌侵入血液循环引起，起病急，全身中毒症状重，常伴高热、呼吸困难及结核性脑膜炎，X线见双肺满布大小及密度均匀粟粒状阴影。亚急性或慢性血行播散型肺结核则由多次少量结核菌入血所致，病情进展缓慢，病人常无明显感觉及中毒症状。

（3）浸润型肺结核：临床最常见，多见于成人。来源多因结核菌原发感染后潜伏肺内，在机体抵抗力下降时重新繁殖，也可因与排菌的结核病病人密切接触，反复呼吸道感染所致。病灶部位多在锁骨上下，症状轻者仅在体检时发现，一般有低热、盗汗等。如人体易过敏，结核菌量大，病灶呈干酪样坏死，即有高热、呼吸困难等明显毒血症症状。X线检查可见片状、絮状阴影，边缘模糊，病灶干酪样坏死；液化形成空洞。浸润型肺结核伴有大片干酪样坏死时，病情呈急性进展，出现高热、呼吸困难等严重中毒症状，临床上称为干酪性肺炎。干酪样坏死灶部分消散后，周围形成纤维包膜；或空洞引流物阻塞支气管而内部干酪物质不能排出，凝成球形病灶，称为**"结核球"**。

（4）慢性纤维空洞型肺结核：肺结核未及时发现或治疗不当，空洞长期不得闭合，洞壁逐渐变厚、病灶广泛纤维化；随着机体免疫力高低变化，病灶吸收、修补与恶化、进展交替发生而形成。常有反复支气管播散、病程迁延、症状起伏，痰中常有结核菌，为结核病重要传染源。X线见肺一侧有单个或多个厚壁空洞，多伴支气管播散病灶和明显胸膜肥厚。严重者肺组织广泛破坏、纤维组织大量增生，形成垂椰状导致肺叶或全肺收缩，形成**毁损肺**。

（5）结核性胸膜炎：结核菌可由肺部病灶直接蔓延，也可经淋巴或血行到胸膜。青少年多见，有干性和渗出性两个阶段。胸痛可为结核性胸膜炎首发或主要症状。X线片显示少量胸腔积液时仅见肋膈角变钝，可闻及胸膜摩擦音；胸腔积液渗出时，胸痛消失，出现逐渐加重的呼吸困难。胸腔积液呈黄绿色渗出液，有时血性，蛋白含量高，体外易凝固。

3. 临床表现

（1）症状：①全身毒性症状。发热最常见，多为长期午后低热。畏寒、高热提示病灶血行播散，部分患者乏力、盗汗、食欲缺乏、体重减轻等。妇女可有月经失调或闭经。②呼吸系统症状。a. 咳嗽、咳痰，早期干咳或仅有少量黏液痰，继而痰量增多，感染时呈黏液脓性或脓性痰。b. 咯血，近半数病人发生不同程度咯血。多为痰中带血或小量咯血，少数重症者大量咯血。③胸痛。炎症波及壁层胸膜时，胸部刺痛或撕裂痛，随咳嗽及深呼吸加重。④呼吸困难。见于慢性重症者，因肺组织广泛破坏或胸膜广泛粘连出现呼吸困难日益加重，并发气胸或大量胸腔积液时突然出现明显呼吸困难。

（2）体征：早期可无任何体征或仅有午后颧部潮红。病变范围大时出现患侧呼吸运动减弱、语颤增强、叩诊呈浊音，听诊有支气管呼吸音和湿啰音。肺结核好发于肺尖，在肩胛间区或锁骨上下部位于咳嗽后闻及湿啰音，具有诊断意义。

（3）并发症：自发性气胸、脓气胸、支气管扩张症、慢性肺源性心脏病及肺外结核。

4. 辅助检查

（1）痰结核分枝杆菌检查：是确诊肺结核、制订化疗方案和考核疗效的主要依据。临床上最常用痰涂片抗酸染色镜检。痰菌阳性表明病灶开放，有传染性。痰培养结核分枝杆菌作为肺结核诊断"金标准"。

（2）X线检查：是早期诊断肺结核主要方法，并用于观察病情及疗效。结果显示：原发综合征呈哑铃状阴影；纤维钙化硬结病灶呈密度高且边缘清晰斑点、条索或结节；干酪样病灶呈密度高、浓淡不一、有环形边界的不规则透光区或空洞形成。

（3）结核菌素试验：测定人体是否感染过结核菌。分旧结素（OT）和纯结素（纯化蛋白衍生物，PPD）两种，常用 PPD。通常取 0.1ml 纯结素，于左前臂屈侧中、上 1/3 交界处皮内注射，注射后 48～72 小时测皮肤硬结直径，以平均直径 =（横径 + 纵径）/2 计算，直径≤4mm 为阴性，5～9mm 为弱阳性，10～19mm 为阳性，≥20mm 或局部有水疱和淋巴管炎为强阳性。

结核菌素试验阳性仅表示结核感染，并不一定患病，对婴幼儿诊断价值大，3 岁以下强阳性者说明有新近感染活动性结核病，需治疗。结核菌素试验阴性反应除提示没有结核菌感染外，尚见于应用糖皮质激素或免疫抑制剂、结核感染 4～8 周内变态反应前期、麻疹、百日咳等感染后，严重营养不良，淋巴细胞免疫系统缺陷，严重结核病和危重症病人等。

5. 治疗要点

（1）抗结核化学药物治疗（以下简称化疗）：凡是活动性肺结核（有结核中毒症状，痰菌阳性，X 线显示病灶进展或好转阶段）病人均需进行化疗。化疗能缩短结核病传染期，降低死亡率、感染率和患病率，使病人达到临床治愈和生物学治愈目的。抗结核化疗原则是早期、联合、适量、规律和全程治疗。常用结核药：杀菌剂（如异烟肼、利福平、链霉素、吡嗪酰胺）；抑菌剂（如乙胺丁醇、对氨水杨酸、氨硫脲、卡那霉素）。

抗结核化疗方案：①标准化疗，分两阶段，即强化治疗和巩固治疗。强化治疗一般 3 个月，需选用 2 种杀菌剂加 1 种抑菌剂，强化治疗后痰菌转阴或病灶吸收好转者进入巩固治疗。巩固治疗一般 9～15 个月，选用 1 种杀菌剂加 1 种抑菌剂。②短程化疗，6～9 个月，联用高效杀菌剂，前 2 个月联用异烟肼、利福平、乙胺丁醇，后 7 个月减去乙胺丁醇。常用抗结核药物的主要不良反应及注意事项见表 2-8。

表 2-8　常用抗结核药物的主要不良反应及注意事项

药名	主要不良反应	注意事项
异烟肼	周围神经炎，偶有肝损害	避免与抗酸药同用
利福平	肝损害，过敏反应	体液及分泌物呈橘黄色，隐形眼镜永久变色
链霉素 / 卡那霉素	听力障碍、眩晕、肾损害	用药前后检查听力、平衡能力、肾功能
吡嗪酰胺	胃肠不适、肝损害、关节痛、高尿酸血症	监测肝功能和血清尿酸，皮疹等
乙胺丁醇	视神经炎	用药前后检查视觉灵敏度和颜色鉴别力
对氨基水杨酸钠	胃肠不适、过敏反应、肝损害	定期复查肝功能

（2）对症处理：①毒性症状，如Ⅲ型肺结核、结核性脑膜炎、结核性心包炎伴有高热等严重毒性症状时，在有效抗结核药基础上短期用糖皮质激素。②咯血，痰中带血或小量咯血者，以休息、止咳、镇静等为主。中等量或大量咯血者绝对卧床、取患侧半卧位，并给予垂体后叶素。注意咯血引起窒息是致死原因之一，及时纠正失血性休克。③胸腔穿刺抽液，

结核性胸膜炎病人需及时抽液，以缓解症状，否则胸膜肥厚影响肺功能，一般抽液量不超过每次 1L。若抽液时出现头晕、出汗、面色苍白、心悸、脉细数、四肢厥冷等"胸膜反应"，立即停止抽液，取平卧位，必要时皮下注射 0.1% 肾上腺素 0.5ml，并密切观察血压变化，预防休克。注意抽液过多则纵隔复位太快可引起循环障碍，抽液过快可发生肺水肿。

6.护理措施

（1）作息：①有严重结核中毒症状伴有咯血者，或结核性胸膜炎伴有大量胸腔积液者，应卧床休息；恢复期适当增加户外活动。②轻症病人避免劳累和重体力劳动，劳逸结合。

（2）病情观察：①若高热持续不退，脉搏快速，呼吸急促，均提示病情较重，密切观察有无咯血窒息先兆表现，一旦发现应及时抢救。②用药过程中注意观察，并询问病人药物不良反应，如链霉素引起耳聋及肾衰竭；利福平致黄疸、转氨酶一过性升高及过敏反应；异烟肼偶引起周围神经炎、中毒反应；对氨基水杨酸可有胃肠道不适、过敏反应；乙胺丁醇可以出现球后视神经炎。

（3）对症护理：高热、盗汗者用温毛巾擦干身体和更换衣被。胸腔穿刺抽液等特殊检查前耐心解释，积极配合，避免产生恐惧心理。

（4）咯血护理：见咯血症状护理。

（5）饮食护理：宜进食高热量、富含维生素、高蛋白质、易消化饮食。忌烟酒及辛辣刺激食物。蛋白质摄入 1.5～2.0g/（kg·d），其中鱼、肉、蛋、奶等优质蛋白摄入量占一半以上；多食新鲜蔬菜和水果，以补充维生素。测量并记录体重每周 1 次以了解营养状况。

（6）用药护理：护士应反复强调抗结核化疗对控制结核病的重要性。督促病人按医嘱服药，坚持完成规则、全程化疗，以提高治愈率、减少复发。说明化疗药用法、疗程、不良反应等，督促病人定期查肝功能及听力情况，不要自行停药，及时联系医生处理不良反应。

（7）心理护理：肺结核病程长、恢复慢、易反复，病人易产生急躁、恐惧心理，护士应耐心讲解疾病知识，助其坚持正规治疗。有效抗结核治疗 4 周以上且痰涂片证实无传染性或传染性极低者，恢复正常家庭和社会生活，减轻孤独感和焦虑情绪。

（8）健康教育：①控制传染源：加强卫生宣教，早发现、早治疗。及时将已确诊结核病人转至结核病防治机构统一管理，实行全程督导化学治疗，必须长期随访。②切断传播途径：通风，保持空气新鲜，有效降低结核病传播。涂阳肺结核病人住院治疗需呼吸道隔离，每天紫外线消毒病室。病人咳嗽或打喷嚏时用双层纸巾遮掩，不随意吐痰，痰液吐入纸巾中后焚烧处理或以等量 1% 消毒灵浸泡 1 小时后弃去；接触痰液后双手以流水清洗。餐具煮沸消毒或消毒液浸泡，共餐时使用公用筷。衣物、书籍等污染物在烈日下暴晒。③保护易感人群：未受感染新生儿、儿童及青少年应接种卡介苗。高危人群，如与涂阳肺结核病人密切接触且结核菌素试验强阳性、HIV 感染、长期使用糖皮质激素及免疫抑制剂者、糖尿病等，可服用异烟肼和利福平。④疾病知识指导：嘱病人合理安排休息；保证营养摄入；戒烟酒；避免情绪波动及呼吸道感染。告知居室通风的重要性、消毒处理痰液及污染物的方法。强调坚持规律、全程、合理用药，定期复查 X 线胸片和肝肾功能。

九、气胸病人的护理

1.病因

（1）继发性气胸：常继发于 COPD 及肺结核等，系肺大疱破裂或病变直接损伤胸膜所致。

（2）原发性气胸：多见于**瘦高体形青壮年男子**，常无肺部明显病变、胸膜下肺大疱破裂形成。

2. 分型　**分为 3 型：闭合性气胸、开放性气胸、张力性气胸**。各型特点详见外科护理学损伤性气胸病理生理。

3. 临床表现

（1）症状：①胸痛，在剧咳、剧烈体力活动时，胸部一侧刀割样或针刺样痛，伴有胸闷、气促；②呼吸困难，主要与胸膜腔积气量和肺萎陷程度有关；③咳嗽。

（2）体征：呼吸增快，发绀，气管向健侧移位；患侧胸部膨隆，呼吸运动和语颤减弱；叩诊呈过清音或鼓音；右侧气胸者肝浊音界下降。有液气胸时，闻及胸腔内振水声。血气胸者失血过多时血压下降，甚至休克。

4. 辅助检查

（1）X 线：患侧透亮度增加，无肺纹理，肺被压向肺门，高密度影，外缘呈弧形或分叶状，是确诊气胸的方法。

（2）肺功能检查：肺活量及肺容量均下降，为限制性通气障碍。

（3）血气分析：不同程度的**低氧血症**。

（4）胸腔穿刺：有助于确诊，抽出气体利于治疗。

5. 治疗要点

（1）一般治疗：休息、吸氧、消除诱因。

（2）对症处理：镇静、镇痛、解痉等，如**氨茶碱**解除支气管痉挛，剧烈刺激性干咳者用可待因。

（3）排气治疗：取决于气胸类型和积气量。①闭合性气胸：气量少于该侧胸腔容积20% 时，气体能自行吸收；气量较多时行胸腔闭式引流。②张力性气胸：迅速将无菌针头经患侧肋间插入胸膜腔，以紧急排气，缓解呼吸困难。③开放性气胸：原则上将开放性气胸变为闭合性气胸，先以无菌凡士林纱布加棉垫盖住伤口，再用绷带包扎固定，行胸腔穿刺抽气。

（4）其他：有手术适应证者行外科手术；对气胸反复发作、肺功能欠佳、不宜手术者宜行胸膜粘连术。

6. 护理措施　遵医嘱予以吸氧，氧流量以 **2 ～ 5L/mi**n，其他护理措施同外科护理学胸部损伤护理。

十、原发性支气管肺癌病人的护理

原发性支气管肺癌简称肺癌，是起源于支气管黏膜或腺体的恶性肿瘤。

1. 病因

（1）吸烟：是肺癌重要危险因素。烟草中含多种致癌物质。吸烟引起支气管上皮细胞增生、纤毛脱落、鳞状上皮化生、异型增生等病理改变。

（2）职业因素：从事石棉、砷、铬、镍、铍、铀暴露及烟尘和沥青等职业者发病率高。

（3）空气污染：主要来自汽车废气、工业废气、公路沥青等，还有烹调时烟雾、室内用煤、装修材料等污染。主要致癌物质为**苯丙芘**。

（4）电离辐射：大剂量电离辐射致肺癌。

（5）饮食与营养：食物中维生素 A 含量低或血清维生素 A 低，易罹患肺癌。

（6）其他：肺结核、病毒感染、真菌毒素、免疫力低下、内分泌失调及遗传因素等对肺癌发生起一定作用。

2. 分类

（1）按解剖部位分类：①中央型肺癌，发生在肺段支气管以上至主支气管；②周围型肺癌，发生在肺段支气管以下。

（2）按组织病理学分类：①非小细胞肺癌。a.鳞状上皮细胞癌（简称鳞癌），最常见，多见于老年男性，与吸烟关系最密切，多为中央型肺癌，生长缓慢、转移晚，适于手术。b.腺癌，多为周围型肺癌，腺癌富有血管、局部浸润和血行转移较鳞癌早，易引起胸腔积液并转移至肝、脑、骨，症状出现晚，多见于女性，对化疗、放疗敏感性较差。c.大细胞未分化癌（大细胞癌），恶性度较高，转移晚于小细胞癌，手术切除机会较大。②小细胞未分化癌（小细胞癌）。恶性度最高，较早出现淋巴转移和血性转移，对化疗、放疗较敏感。

3. 临床表现

（1）呼吸系统症状

①咳嗽：常以阵发性刺激性呛咳为早期首发症状。无痰或有少许白色黏液痰，多见于中央型，肿瘤在气管内。肿瘤肿大引起支气管狭窄，咳嗽呈高调金属音。继发感染时痰量增多。

②咯血：以中央型肺癌多见，多为持续性痰中带血，当癌肿侵犯大血管可引起大咯血。

③胸痛：病变累及胸膜或胸壁时，病人出现持续、固定、剧烈的胸痛。

④呼吸困难：多与癌肿引起支气管狭窄或阻塞气道及并发肺炎、肺不张或胸腔积液等有关。

⑤声音嘶哑：肿瘤或肿大的纵隔淋巴结使喉返神经受压或受累所致，多见于左侧。

⑥Horner 综合征：位于肺尖部的肺癌称肺上沟癌（Pancoast 癌）。若压迫颈部交感神经，可引起病侧眼睑下垂、瞳孔缩小、眼球内陷，同侧额部与胸壁无汗或少汗，即 Horner 综合征。

（2）全身症状：①发热，多由继发感染引起，肿瘤坏死也可引起癌性发热。②食欲缺乏、消瘦、明显乏力。

（3）癌肿压迫与转移：如压迫喉返神经使声音嘶哑；侵犯或压迫食管引起吞咽困难；压迫上腔静脉可引起上腔静脉压迫综合征。

（4）肿瘤作用于其他系统引起的肺外表现，又称副癌综合征。如异位内分泌综合征、神经肌肉综合征及肥大性骨关节病、高钙血症等。

（5）体征：早期可无阳性体征，肺癌部分阻塞支气管时，可有局限性哮鸣音；随癌症进展，病人消瘦，可有声音嘶哑；气管移位、肺不张、肺炎及胸腔积液体征。如肿瘤压迫或阻塞上腔静脉，出现颈部、胸部浅表静脉怒张。可有右锁骨上及腋下淋巴结肿大。部分肺癌病人有杵状指、肥大性骨关节病。

4. 辅助检查

（1）影像学检查：是发现肺癌的重要方法之一。中央型肺癌主要表现为单侧性不规则的肺门肿块；周围型肺癌表现为边界毛糙的结节状或团块状阴影。

（2）痰脱落癌细胞检查：是简单有效的早期诊断肺癌的方法之一。

（3）纤维支气管镜检查：对明确肿瘤的存在和组织学诊断具有重要意义，可直接观察并配合活检等手段诊断肺癌。

5. 治疗原则

（1）早期肺癌首选手术治疗。鳞癌细胞生长缓慢，转移较晚，手术切除机会相对较多。但对化疗、放疗不如小细胞未分化癌敏感。

（2）化学药物治疗对小细胞未分化癌最敏感，鳞癌次之，腺癌治疗效果最差。常用的抗癌药物有环磷酰胺、盐酸氮芥、阿霉素、长春新碱、顺铂等。

（3）放射治疗主要用于不能手术的病人，同时配合化疗，小细胞未分化癌效果最好，鳞癌次之，腺癌效果最差。

6. 护理措施

（1）一般护理：加强营养，据病情予以鼻饲或静脉营养，协助生活护理。

（2）对症护理：①疼痛，采取舒适体位、避免剧烈咳嗽、局部按摩、局部冷敷、使用放松技术、分散注意力等或遵医嘱使用镇痛药，需个体化。②呼吸困难，取半卧位，遵医嘱吸氧，据病情鼓励下床活动，增加肺活量；大量胸腔积液者行胸腔穿刺抽液。

（3）化疗护理：评估化疗药毒性反应，当白细胞降至 $1\times10^9/L$ 时，遵医嘱输入白细胞及抗生素抗感染，做好保护性隔离。出现恶心、呕吐应减慢滴速，并口服或肌内注射甲氧氯普胺 10～20mg。少量多餐，避免刺激性食物，化疗前后 2 小时内避免进食；化疗影响食欲并脱水者，需静脉营养。化疗期间做好口腔护理、保护静脉血管。

（4）放疗护理：评估皮肤有无红斑、表皮脱屑、色素沉着、瘙痒等。嘱勿擦去皮肤照射部位标志，忌涂凡士林、红汞、乙醇或碘酊及贴胶布，洗澡不用肥皂或搓澡，不用化妆品，穿松软衣服，防止摩擦，避免阳光照射或冷热刺激，渗出性皮炎者应暴露局部并涂鱼肝油软膏。长期卧床者防压疮。

（5）心理护理：确诊后应视病人心理承受能力决定是否向其透露实情。为病人创造清静和谐环境，建立良好护患关系，根据病人性格特点，给予心理支持。

（6）健康教育：①宣传肺癌预防保健知识。提倡不吸烟或戒烟；治理大气污染，改善劳动条件；积极防治慢支、结核等慢性疾病。②组织肺癌普查，特别是对 40 岁以上有重度吸烟史者和高危职业人群、高危地区人群。③教育人们，尤其是 40 岁以上吸烟者，若有不明原因咳嗽、咯血等，及时就医，争取早期诊断及治疗。④指导确诊病人尽快脱离应激心理反应，保持良好心态，增强信心。解释治疗可出现的反应，做好准备，消除恐惧，配合治疗。

十一、慢性呼吸衰竭病人的护理

呼吸衰竭（简称呼衰）是由于各种原因引起的肺通气和（或）换气功能严重障碍，以致在静息状态下不能进行有效气体交换，导致缺氧伴有（或不伴有）二氧化碳潴留，出现一系列生理功能和代谢紊乱的临床综合征。静息条件下呼吸大气压空气时，动脉血氧分压 < 60mmHg 伴有或不伴有二氧化碳分压（$PaCO_2$）> 50mmHg 即为呼吸衰竭。

1. 病因　①气道阻塞性病变：气管 - 支气管的炎症、痉挛、肿瘤、异物、纤维瘢痕等阻塞气道。②肺组织病变：COPD、重症肺炎及肺结核等。③肺血管病变：肺血栓栓塞、肺血管炎等。④心脏病变：各种缺血性心脏病、心瓣膜病、心肌病、心包疾病、心律失常等。⑤胸廓及胸膜疾病：胸廓畸形、外伤、手术创伤、大量气胸或胸腔积液等。⑥神经肌肉病变：

脑血管病变、脑炎、脑外伤、重症肌无力、脊髓灰质炎及有机磷中毒等。常见诱因有呼吸道感染、肺栓塞等。

2. 发病机制　与肺泡通气不足、通气／血流比例失调及肺泡膜弥散障碍有关。

3. 分类

（1）按照动脉血气分析分类：临床确诊呼吸衰竭类型主要是根据血气分析结果。I 型呼衰：仅有缺氧，无 CO_2 潴留，血气分析 $PaO_2 < 60mmHg$、$PaCO_2$ 降低或正常；II 型呼衰：既有缺氧，又有 CO_2 潴留，血气分析 $PaO_2 < 60mmHg$，$PaCO_2 > 50mmHg$。

（2）按发病急缓分类：分为急性呼衰和慢性呼衰。

（3）按发病机制分类：分为通气性呼衰和换气性呼衰，也可分为泵衰竭（表现为 II 型呼衰）和肺衰竭（表现为 I 型呼衰）。

4. 临床表现　除原发病表现外，主要为缺氧和 CO_2 潴留所致呼吸困难及多脏器功能障碍。

（1）呼吸困难：**是最早、最突出的**表现，早期呼吸费力、呼气延长，严重时呼吸浅速、并发 CO_2 麻醉时呼吸节律改变，出现浅慢呼吸及潮式呼吸。

（2）**发绀**：是缺氧典型表现。当 $SaO_2 < 90\%$ 时，口唇、指甲和舌发绀，称为中央性发绀；伴严重贫血者发绀不明显。严重休克引起末梢循环障碍者，即使动脉血氧分压正常也发绀，称外周性发绀。

（3）精神－神经症状：大脑对缺氧最敏感，呼衰时最早受损，随 $PaCO_2$ 升高出现先兴奋后抑制症状。兴奋症状如烦躁不安、昼夜颠倒，甚至谵妄，中等 CO_2 潴留出现球结膜水肿，严重 CO_2 潴留时出现表情淡漠、肌肉震颤、间歇抽搐、昏睡、昏迷等肺性脑病表现。

（4）循环系统表现：缺氧早期脑血管扩张致搏动性头痛；CO_2 潴留时出现体表充盈、皮肤潮红、温暖多汗、早期心率加快、血压升高，晚期心率减慢、血压下降、心律失常甚至心脏停搏。

（5）消化系统表现：机体严重缺氧，可导致胃肠黏膜充血水肿、糜烂渗血或应激性溃疡，引起上消化道出血；肝功能损害时出现黄疸。

（6）泌尿系统表现：严重呼衰损害肾功能，表现为蛋白尿、红细胞尿、管型尿、氮质血症及少尿等。

5. 辅助检查

（1）血气分析：是诊断呼吸衰竭最主要的依据。$PaO_2 < 60mmHg$，伴有或不伴有 $PaCO_2 > 50mmHg$。当 $PaCO_2$ 升高、$pH \geq 7.35$ 时，为代偿性呼吸性酸中毒；$pH < 7.35$ 时，为失代偿性呼吸性酸中毒。

（2）肺功能监测：判断通气功能障碍性质，以及通（换）气功能障碍严重程度。

（3）影像学检查：X 线胸片、CT、超声检查、放射性核素肺通气／灌注扫描、肺血管造影等协助分析呼衰原因。

（4）纤维支气管镜检查：明确诊断及取得病理证据。

（5）其他：尿中可见红细胞、蛋白及管型，血清可有低血钾、高血钾、低血钠等。

6. 治疗要点　**治疗原则**是在保持呼吸道通畅基础上，迅速纠正缺氧、CO_2 潴留、酸碱失衡及代谢紊乱；积极治疗原发病和消除诱因；维持重要脏器的功能；防治并发症。

（1）保持呼吸道通畅：是呼衰治疗最基本最重要措施。措施：清除呼吸道分泌物；解除支气管痉挛；必要时建立人工气道如气管插管、气管切开。

（2）氧疗：是呼衰病人的重要治疗措施。吸入氧浓度应使 $PaO_2 > 60mmHg$ 或 $SaO_2 > 90\%$ 以上；一般状态差者需维持 $PaO_2 > 80mmHg$。吸入氧浓度（FiO_2）= 21+4× 吸入氧流量（L/min）。Ⅰ型呼衰者应予高浓度吸氧（> 35%）；Ⅱ型呼衰者应予低浓度（< 35%）持续吸氧。

（3）增加通气量、减少 CO_2 潴留：尼可刹米是最常用的呼吸中枢兴奋剂。应用呼吸兴奋剂必须保持气道通畅前提下使用，否则会促发呼吸肌疲劳，加重 CO_2 潴留。严重呼衰者行机械通气，改善肺通换气功能。

（4）抗感染、纠正酸碱平衡和电解质紊乱。

（5）重要脏器功能监测与支持：重症者需防治肺动脉高压、肺心病、肺性脑病、肾功能不全等，注意预防多器官功能障碍综合征发生。

7. 护理措施

（1）作息：病人需卧床休息，取半卧位或坐位，伏在床桌上。为减少体力消耗，降低耗氧量，并尽量减少自理活动和不必要操作。

（2）病情观察：①估计病情轻重，据血气分析及发绀程度、神志改变，呼吸衰竭分度见表2-9；②观察临床表现（意识、呼吸、心率、血压、尿量、粪便颜色、呕吐物、并发症等），慎用镇静药，以防呼吸抑制。

表 2-9　呼吸衰竭分度

项目	轻度	中度	重度
动脉血氧饱和度	> 0.85	0.75 ~ 0.85	< 0.75
PaO_2（mmHg）	> 50	40 ~ 50	< 40
$PaCO_2$（mmHg）	< 50	> 60	> 90
发绀	无	有或明显	严重
神志	清醒	嗜睡、瞻望	昏迷

（3）氧疗护理：Ⅱ型呼衰病人兴奋呼吸中枢主要依靠缺氧对外周化学感受器的刺激，应给予低浓度（25% ~ 29%）、低流量（1 ~ 2L/min）鼻导管持续吸氧，至少 15h/d，夜间不应停氧。给氧过程中若呼吸困难缓解、心率减慢、发绀减轻，表示氧疗有效；若呼吸过缓或意识障碍加深，警惕二氧化碳潴留。

（4）对症护理：采取各种措施，保持呼吸道通畅。具体包括：①指导病人进行有效咳嗽、咳痰；②协助每 1 ~ 2 小时翻身 1 次，并拍背；③病情严重、意识不清者取仰卧位、头后仰、托起下颌，以多孔导管或经口机械吸引，以清除口咽部分泌物；④多饮水、口服或雾化吸入祛痰药，利于痰液排出。

（5）用药护理：按医嘱合理选择抗生素，控制呼吸道感染。

（6）心理护理：呼衰病人易产生紧张、焦虑等情绪，特别是建立人工气道和使用呼吸机的病人，应经常巡视，了解焦虑因素，指导应用放松、分散注意力等技术，减轻焦虑。

（7）**健康教育**：①讲解疾病诱因、发展、转归及用药知识，若痰多色黄、咳嗽加剧、气急加重或神志改变等，应尽早就医；②教会病人及家属有效咳嗽、咳痰、体位引流、拍背等技术和方法，鼓励病人呼吸运动锻炼及耐寒锻炼；③指导病人加强营养，合理膳食；④指导病人避免诱因，如上呼吸道感染、吸烟、劳累、情绪激动等，少去人群拥挤处，减少感染机会。

第3单元　循环系统疾病病人的护理

【复习指南】本部分内容历年常考，心力衰竭、冠心病、原发性高血压病人的护理应重点复习。循环系统疾病病人常见症状护理，心力衰竭、心瓣膜病、冠心病、病毒性心肌炎的临床表现、治疗要点及护理措施应熟练掌握，病因、发病机制及辅助检查应掌握。房颤的病因、临床表现、治疗要点应熟练掌握，心电图特征应掌握。

一、常见症状及护理

（一）心源性呼吸困难

心源性呼吸困难是由于各种原因的心脏疾病发生左心功能不全时，病人自觉呼吸时空气不足，呼吸费力的状态，伴有呼吸频率、节律与深度异常。

1. 病因与发病机制　见于心力衰竭、先心病、心肌病、心包炎病人，主要因**左心功能不全致肺循环淤血**使毛细血管内压升高，组织液聚集于肺泡和肺组织间隙而形成肺水肿。肺水肿影响肺泡壁毛细血管的气体交换，致肺泡内氧分压降低和二氧化碳分压升高，刺激和兴奋呼吸中枢，病人自觉呼吸费力。

2. 分型与临床表现　按严重程度分为：①**劳力性呼吸困难**，最先出现，在体力活动时发生或加重，休息即缓解。②**夜间阵发性呼吸困难**，常发生在夜间，病人平卧时肺淤血加重，于睡眠中突然憋醒，被迫坐起。轻者经数分钟至数十分钟后症状消失；或伴有咳嗽、咳泡沫样痰；或伴有呼吸深快、支气管痉挛、闻及双肺干啰音，又称**心源性哮喘**；**重症者咳粉红色泡沫痰**，发展成急性肺水肿。③**端坐呼吸**，心功能不全后期病人休息时亦感呼吸困难，不能平卧，被迫采取坐位或半卧位，坐位时膈肌下降，回心血量减少，坐位越高反映病人左心衰竭程度越重。

3. 护理措施

（1）观察病情：观察呼吸困难的特点、程度、发生的时间及伴随症状，及时发现心功能变化情况，加强夜间巡视及护理。

（2）休息、体位与活动：安置病人坐位或半卧位，对已有心力衰竭呼吸困难病人夜间睡眠应保持半卧位。根据心功能情况予以生活护理，减轻心脏负担，减少心肌耗氧量。

（3）供氧：根据缺氧程度，调节氧流量。

（4）用药护理：遵医嘱积极抗心力衰竭、抗感染，观察药物疗效及不良反应。严格控制静脉输液滴速，**20～30滴/分**，防急性肺水肿发生。

（5）心理护理：了解病人心态，安慰和疏导。

（二）心前区疼痛

因各种理化因素刺激支配心脏、主动脉或肋间神经的传入纤维，引起的心前区或胸骨后疼痛。

1.病因及临床表现　见表 2-10。**心绞痛、心肌梗死**是引起心前区疼痛的**最常见**病因，典型疼痛位于**胸骨后、呈阵发性压榨性痛**，常伴有焦虑、濒死感。

表 2-10　心前区疼痛病因及临床表现

病因	临床表现
心绞痛	胸骨后阵发性压榨样痛，有诱因，含药缓解
急性心肌梗死	无诱因，程度重，时限长，药效差
急性主动脉夹层	出现胸骨后或心前区撕裂样剧痛，向背部放射
急性心包炎	因呼吸和咳嗽加剧疼痛，呈刺痛，时限长
心血管神经症	心前区针刺痛，不固定，休息时发生，伴神经衰弱

2.护理措施

（1）病情观察：观察疼痛部位、性质、持续时间、诱因及伴随症状等。

（2）减轻疼痛：胸痛发作时，使病人保持冷静，协助其采取平卧位或舒适体位，解开衣领。

（3）心理护理：观察病人情绪，分析疼痛过程，消除恐惧感。

（4）预防复发：安置病人于良好休息环境，协助满足其生活需要。根据医嘱给予镇静药、镇痛药、扩血管药等。对不同病人做健康指导，指导病人采用行为疗法及放松技术（如深呼吸、全身肌肉放松等）。

（三）心悸

心悸是指病人自觉心跳或心慌，或伴有心前区不适的主观感受，自述心搏强而有力、心脏停搏感或心前区震动感。

1.病因　各种器质性心脏病、甲状腺功能亢进症、严重贫血、高热、低血糖反应等可引起心悸；健康人在强体力活动、精神高度紧张、大量饮酒、饮浓茶和咖啡或使用某些药物（如阿托品、咖啡因、氨茶碱、肾上腺素等）也可引起。

2.护理措施

（1）严密观察病情：注意心律、心率、血压变化，必要时予以心电监护。

（2）心理护理：根据发病原因向病人说明一般心悸并不影响心功能，以免因焦虑而导致交感神经兴奋，产生心率增快、心搏增强，加重心悸。帮助病人通过散步、看书、交谈等方式进行自我情绪调节，增加休息时间。

（3）对症护理：增加休息时间，睡前用小剂量镇静药，指导不进食刺激性食物及饮料。严重心律失常者应卧床休息。如出现呼吸困难、发热、胸痛、晕厥等，应警惕心功能不全、严重心律失常发生，及时遵医嘱用药。

（四）心源性水肿

心源性水肿是因**充血性心力衰竭**等引起的**体循环淤血**，导致组织间隙内积聚过多液体。

1.病因　**右心衰竭**或**全心衰竭**是最常见病因，也见于心包炎。

2.临床表现　心源性水肿的特点是水肿**最初出现在身体低垂部位**、与体位有关，卧床病人常见于背及骶尾部、会阴；立位则先见于足踝部、胫前，重者延及全身，出现胸腔积液、腹水；压陷性水肿；于下午出现或加重，休息一夜后减轻；伴随尿少、体重增加甚至水及电解质紊乱。

3. 护理措施

（1）病情观察：观察尿量、体重及水肿消长情况，记录 24 小时出入液量。

（2）饮食护理：予以低盐、高蛋白、易消化饮食，少量多餐，适当限制液体摄入。说明限制钠盐的重要性。嘱咐病人避免各种腌制品、干海货、发酵面点、含钠饮料及调味品，用糖醋调味增进食欲。

（3）作息：卧床休息、下肢抬高，伴有胸腔积液、腹水者采取半卧位。

（4）用药护理：遵医嘱使用利尿药，注意监测电解质变化、维持体液平衡。

（5）皮肤护理：严重水肿者局部易破损和感染，保持床单、病人内衣及会阴部皮肤清洁、干燥，阴囊水肿者用托带支托阴囊。控制热水袋水温为 40～50℃，以免烫伤。严格无菌操作，水肿液外渗局部以无菌巾包裹防感染；观察有无压疮发生。

（五）心源性晕厥

心源性晕厥是由于心排血量骤减、中断或严重低血压而引起暂时性广泛脑组织**缺血、缺氧**，出现短暂可逆性意识丧失。

1. 病因 严重心律失常、主动脉瓣狭窄、急性心肌梗死、高血压脑病等。

2. 临床表现 近乎晕厥者一过性黑蒙、人体张力降低或丧失，不伴有意识丧失；晕厥者暂时性广泛脑组织缺血、缺氧，出现突然短暂可逆性意识丧失，伴有人体张力丧失而不能维持一定体位。

3. 护理措施

（1）严密观察病情：了解病史，检查病人有无呼吸和脉搏、反射是否存在，注意血压、心率、心律、呼吸、皮肤颜色和温度等。

（2）发作时处理：置病人于通风处，平卧，头低足高位，解松领口，去除口咽异物及分泌物，保持气道通畅。迅速建立静脉通道，遵医嘱应用各种急救药物。

（3）避免诱因：指导病人避免过度疲劳、紧张、恐惧，积极治疗相关疾病，防止晕厥发生。积极治疗原发病。

二、心力衰竭病人的护理

心力衰竭是各种心脏结构或功能性疾病导致**心室充盈和（或）射血功能**受损，**心排血量减少**，不能满足机体代谢需要，以肺循环和（或）体循环淤血，器官、组织血液灌注不足为临床表现的一组综合征。心力衰竭按发生部位分为左心、右心和全心衰竭；按发病速度分为慢性心力衰竭和急性心力衰竭，以慢性居多；按有无舒缩功能障碍分为收缩性和舒张性心力衰竭。

（一）慢性心力衰竭

1. 病因与发病机制

（1）基本病因

①原发性心肌损害：见于各种原发心血管疾病，如冠心病、心肌病、缩窄性心包炎等。

②心脏负荷过重：a. 后负荷（压力负荷）过重，见于高血压、肺动脉高压、主动脉瓣狭窄等；b. 前负荷（容量负荷）过重，见于二尖瓣关闭不全、主动脉瓣关闭不全，伴有全身血容

量增多（甲状腺功能亢进、慢性贫血、妊娠）。

（2）诱因：①感染，**呼吸道感染**是最常见、最重要诱因；②心律失常，心**房颤动**是重要诱因；③生理或心理压力过大，过度劳累、情绪激动等；④循环血量增加或锐减，如输液过多过快、摄入高盐食物或大量失血、严重脱水等；⑤妊娠和分娩；⑥其他，药物治疗不当，合并甲状腺功能亢进症、贫血等。

（3）发病机制：十分复杂，这些发病机制使心脏功能在一定时间内处于代偿期，亦产生负性效应，久之失代偿。①代偿机制，Frank-Starling 机制、心肌肥厚、神经体液代偿机制；②各种体液因子变化，如 BNP 增多；③心肌损害与心室重塑。

2. 临床表现

（1）左心衰竭：主要表现为**肺循环淤血和心排血量降低**。①症状。a.呼吸困难，最早出现**劳力性呼吸困难**，休息后缓解；最典型的是**夜间阵发性呼吸困难**；最严重的是端坐呼吸。b.咳嗽、咳痰、咯血，早期出现咳嗽、咳痰，一般痰呈白色泡沫样，急性肺水肿时则呈大量粉红色泡沫样，系肺泡或支气管黏膜充血、支气管炎所致。c.乏力、头晕、心悸，系心排出量减少所致。d.少尿及肾功损害。②体征。左心室增大为主伴有左心房扩大，心尖搏动增强、向左下移位，心率增加，**舒张期奔马律和交替脉**是左心功能低下的特征性体征，肺底部闻及湿啰音。

（2）右心衰竭：主要表现为**体循环淤血**。①症状。a.最早出现**胃肠道症状**，如食欲缺乏、恶心、呕吐、腹胀；b.少尿、夜尿增多，黄疸等。②体征。a.水肿，早期在**身体低垂部位**出现凹陷性水肿，如卧床病人出现在**腰骶部及会阴部**，立位病人在踝部及胫前，重者全身水肿，伴有胸腔积水、腹水和阴囊水肿；b.右心衰竭时，**颈静脉充盈、怒张**是最重要的体征，**肝颈静脉回流征阳性**是最可靠体征；c.肝大和压痛；d.发绀，系血中还原血红蛋白增多所致。

（3）全心衰竭：同时有左心衰竭和右心衰竭表现，当右心衰竭后，肺淤血临床表现可减轻。

3. 心功能分级　纽约心脏病学会（NYHA）根据病人活动能力主观评价提出方案，**心功能分为 4 级（表 2-11）**。

表 2-11　心功能分级及主观评价

分级	主观评价
心功能Ⅰ级	体力活动不受限制，日常活动不引起疲乏、气急、心悸
心功能Ⅱ级	体力活动轻度受限，休息无症状，日常活动引起气急、心悸
心功能Ⅲ级	体力活动明显受限，休息无症状，稍事活动引起上述症状，轻度脏器淤血征
心功能Ⅳ级	体力活动重度受限，休息时亦气急、心悸，重度脏器淤血征

4. 辅助检查

（1）X 线检查：①心影大小及外形，为病因诊断提供重要依据，根据心脏扩大程度和动态改变间接反映**心功能状态**。②有无肺淤血及其程度直接反映心功能状态。

（2）超声心动图：①提供各心腔大小变化及心瓣膜结构情况，较 X 线检查准确。②评估心脏功能。

（3）有创性血流动力学检查：床边进行漂浮导管，测定各部位压力及血液含氧量，计算心脏指数、肺小动脉楔压，直接反映左心功能。

（4）反射性核素检查：判断心室腔大小，计算射血分数和左心室最大充盈速率。

5. 治疗要点

（1）治疗原发病和消除诱因。

（2）减轻心脏负荷：①休息，根据心功能分级安排活动量，避免精神紧张。②饮食，限制钠盐摄入，水肿明显时限制水摄入量。③吸氧，予以持续氧吸入，流量 2～4L/min。④利尿药应用，利尿药通过排出水、钠，减少体液潴留，减轻心脏前负荷，分为两类：**排钾类**（呋塞米、氢氯噻嗪）和**保钾类**（螺内酯、氨苯蝶啶）。⑤扩血管药应用，通过扩张小动脉，减轻心脏后负荷；通过扩张小静脉，减轻心脏前负荷。常用制剂：硝普钠、硝酸甘油。

（3）增强心肌收缩力：①洋地黄类，正性肌力作用、减慢传导、兴奋迷走神经，常用药有地高辛、毛花苷 C 等。②非洋地黄类。a. β 受体兴奋剂，具有正性肌力作用，如多巴酚丁胺、小剂量多巴胺；b. 磷酸二酯酶抑制药，正性肌力作用、扩张周围血管，如氨力农等。

（4）用药研究进展：①血管紧张素转化酶抑制药，明显改善心力衰竭远期预后。②抗醛固酮制剂，如螺内酯，抑制心血管重构，有效改善慢性心力衰竭远期预后。③**β 受体阻滞药**，抑制交感神经兴奋，提高运动耐力，以小剂量用于舒张功能不全为特征的轻至中度心力衰竭者，**禁用于支气管哮喘、心动过缓、房室传导阻滞者**。常用药有卡维地洛、美托洛尔等。

6. 护理措施

（1）作息：保证充分休息，卧床病人取半卧位或坐位，减轻肺淤血和心脏负荷，病情好转后逐渐增加活动量，避免因长期卧床致肌肉萎缩、静脉血栓形成等。根据心功能分级决定休息与活动原则：①心功能 Ⅰ 级：不限制一般体力活动，避免重体力劳动，增加午休时间；②心功能 Ⅱ 级：多卧床休息，起床稍事轻微活动，增加活动间歇时间和睡眠时间；③心功能 Ⅲ 级：卧床休息、限制体力活动；④心功能 Ⅳ 级：绝对卧床休息。

（2）吸氧：根据缺氧程度调节氧流量，一般 2～4L/min。

（3）饮食护理：予以高蛋白、高维生素、易消化、清淡饮食，少量多餐。限制水、钠摄入量，食盐摄入**少于 5g/d**。避免产气食物、刺激性食物及饱餐。选择含适量纤维素食品，保持大便通畅。

（4）病情观察：观察病人左心衰竭表现（常见护理诊断是**气体交换受损**），如呼吸困难、血气分析及心功能改善情况；观察病人右心衰竭表现（常见护理诊断是**体液过多**），如水肿消长、水和电解质变化情况，每日测体重，记录出入量。

（5）用药护理

①洋地黄类药：a. 适应证。充血性心力衰竭，尤其伴有心房颤动和心室率快者，对室上速、心房颤动和房扑有效。b. **禁忌证。洋地黄中毒或过量、重度二尖瓣狭窄、急性心肌梗死 24 小时内，严重房室传导阻滞、梗阻性肥厚型心肌病。c. 毒性反应。胃肠道反应如食欲缺乏、恶心、呕吐等；心血管系统表现为各种心律失常，以室性期前收缩二联律最常见**，长期心房颤动者则心电图 ST 段呈**鱼钩样改变**；神经系统反应如头痛、头晕、视物模糊、黄绿色视等。d. **毒性反应处理**。停用洋地黄；低钾者停排钾利尿药，补充钾盐；纠正心律失常，缓慢心律

失常用阿托品 0.5～1.0mg 治疗或安置临时起搏器，快速性心律失常可用利多卡因或苯妥英钠，一般**禁用电复律**（因易致室颤）。e.注意事项。洋地黄类药治疗量和中毒量接近，**急性心肌梗死、急性心肌炎、低血钾、严重缺氧、肾衰竭、老年人**等易中毒。不宜与奎尼丁、普罗帕酮、维拉帕米、阿司匹林、肾上腺素等同用，以免增加毒性。给药前需监测心率、心律或教会病人**自测脉搏**，若心率＜60 次 / 分或节律变化，停药并联系医师，及时处理，必要时**监测血地高辛浓度**。

②**利尿药**：应**间断使用利尿药**，定期测体重、记录每日出入量、选择**早晨**或**日间**为宜，避免夜尿过频影响休息。过度利尿致循环血容量减少、血液黏滞度升高，易发生静脉血栓。排钾利尿药致血清低钾、低钠、低氯，应与保钾利尿药同用或补充氯化钾，防低血钾，如补充含钾丰富食物及饭后或进餐时口服钾盐（减轻胃肠不适）。

③**扩血管药**：应用硝酸酯类制剂时需**监测血压变化**，注意有无头晕、头胀、面红、心悸等不良反应，严格控制滴速，嘱病人改变体位时，动作宜慢，以防**直立性低血压**。

（6）对症护理：①防感染，室内通风，注意保暖，长期卧床者鼓励翻身、拍背，防呼吸道感染和坠积性肺炎；勤翻身注意有无局部受压出现皮肤破损；加强口腔护理，防药物所致菌群失调而引起口腔黏膜感染。②防血栓形成，鼓励病人床上活动及协助其做下肢肌肉按摩、温水浸泡等加速血液循环，以减少下肢静脉血栓形成，若肢体远端局部肿胀提示发生静脉血栓，及早联系医师。③防急性肺水肿，输液速度控制在 **20～30 滴 / 分**，减轻容量负荷。

（7）心理护理：予以精神安慰、心理支持，以减轻焦虑，增加安全感。

（二）急性心力衰竭

急性心力衰竭是因心脏急性病变使心排血量急剧下降，导致组织器官灌注不足和淤血的综合征。以急性左心衰竭最为常见。

1. 病因与发病机制

（1）病因：急性广泛前壁心肌梗死、高血压危象、严重心律失常、输液过多过快等。

（2）发病机制：心肌收缩力突然严重减弱，或左心室瓣膜急性反流，心排血量急剧减少，左心室舒张末压迅速升高，肺静脉回流不畅，肺毛细血管压随之升高使血液渗入到肺间质和肺泡内形成急性肺水肿，激活交感神经致早期血压升高，继而逐步下降。

2. 临床表现　**极度呼吸困难**（频率达 **30～40 次 / 分**），**端坐呼吸**、咳嗽、**咳大量粉红色泡沫痰**，烦躁不安、大汗淋漓、口唇青紫、面色苍白；查体见心率、脉率增快，两肺满布湿啰音和哮鸣音、心尖区闻及**舒张期奔马律**。

3. 辅助检查　胸部 X 线显示早期间质水肿时肺门血管影模糊，肺水肿时为**蝶形肺门**；严重肺水肿则弥漫满肺大片阴影。重症者肺毛细血管楔压增高（PCWP＞30mmHg）。

4. 治疗要点　急性左心衰竭出现缺氧和极度呼吸困难威胁生命，必须通过降低心脏负荷、减少心肌耗氧的各项措施（详见护理措施）尽快缓解，待症状缓解后积极治疗诱因及基本病因。

5. 护理措施

（1）体位：患者取坐位，两腿下垂，以**减少静脉回流**。

（2）**吸氧**：湿化瓶内加 **20%～30% 乙醇**（以消除肺泡内泡沫），**高流量（6～8L/min）**鼻导管吸氧，促进气体交换，对抗组织液向肺泡内渗透，维持血氧饱和度在 95% 以上。

（3）吗啡：皮下或静脉注射 5～10mg，以镇静、扩张小血管，减轻心脏负荷，使用时注意呼吸抑制，伴有颅内出血、意识障碍、慢性肺病者禁用。

（4）迅速建立至少两条静脉通路，遵医嘱用药，观察疗效与不良反应。①强心药：毛花苷 C 稀释、缓慢、静脉注射 0.4mg，增强心肌收缩力，注意心电图变化。②利尿药：静脉注射呋塞米 20～40mg，减轻心脏前负荷，还能扩张静脉，缓解肺水肿。**记录 24 小时尿量**，监测水、电解质变化和酸碱平衡状况。③扩血管药：硝普钠能扩张动、静脉，硝酸甘油扩张小静脉，酚妥拉明扩张小动脉为主。用药期间监测血压，调节滴速。应用硝普钠时现用现配、避光滴注、**每 24 小时更换溶液**、用输液泵控制滴速。④解痉药：氨茶碱能有效缓解支气管痉挛并有正性肌力、利尿、扩血管作用，应缓慢静脉滴注，过快则致心律失常、血压骤降甚至猝死。

（5）病情监测：严密监测意识状态、呼吸、血压、心率、血氧饱和度、血气分析等，皮肤颜色及温度等变化。准确记录 24 小时出入水量。

（6）做好基础护理和生活护理。

（7）心理护理：医护人员提供情感支持，抢救中保持镇静、动作稳准快，忙而不乱，给病人以信任与安全感。

三、心律失常病人的护理

正常心脏冲动起源于**窦房结**、频率 **60～100 次 / 分**，沿心脏传导系统按一定顺序传导至心房与心室，使心肌有规律地收缩和舒张，形成正常窦性心律。窦性心律心电图的特征有：窦性 P 波在 Ⅰ、Ⅱ、aVF 导联直立，aVR 导联倒置，P-R 间期 0.12～0.20 秒。心律失常是指心脏冲动的频率、节律、起源部位、传导速度与激动次序的异常。

（一）窦性心律失常

1. **窦性心动过速** 是指成人窦性心律的频率超过 100 次 / 分，大多在 **100～150 次 / 分**，偶有高达 200 次 / 分。

（1）病因：大多属于生理现象，健康人常在吸烟、饮用含咖啡因饮料、剧烈运动、情绪激动等情况下发生；在某些疾病如发热、贫血、甲状腺功能亢进、休克、心肌缺血、心力衰竭等时也可发生。

（2）心电图特征：窦性 P 波规律出现，频率＞ 100 次 / 分，P-P 间期＜ 0.6 秒。

（3）临床表现：大多数病人无自觉症状。少数有心悸、胸闷等不适。

（4）治疗要点：大多不需特殊治疗，少数积极治疗原发病、祛除诱因，必要时应用 β 受体阻滞药如普萘洛尔等，以减慢心率。

2. **窦性心动过缓** 是指成人窦性心律的频率＜ 60 次 / 分，常伴有窦性心律失常。

（1）病因：多为迷走神经张力增高所致，常见于健康青年人、运动员、睡眠状态、老年人；病理情况下见于颅内压增高、器质性心脏病、甲状腺功能减退、阻塞性黄疸等。服用拟胆碱药、胺碘酮、β 受体阻滞药、洋地黄过量或非二氢吡啶类钙通道阻滞药等药物也可出现。

（2）心电图特征：窦性 P 波规律出现，频率＜ 60 次 / 分，P-P 间期＞ 1 秒。

（3）临床表现：大多数病人无自觉症状。当心率过于缓慢（＜ 40 次 / 分）致心排血量不足时，可有胸闷、头晕甚至晕厥等。

（4）治疗要点：无明显症状者不需治疗；因心排血量不足症状明显者可用阿托品、异丙肾上腺素等药物，但不宜长期使用，长期用药不能缓解症状者考虑安装心脏起搏器。

3.窦性心律失常　窦性心律、频率在 60～100 次 / 分、快慢不规则。心电图特征：窦性 P 波，P-P（或 R-R）间期长短不一、相差＞0.12 秒。

4.病态窦房结综合征　简称病窦综合征，系因窦房结病变致功能障碍而产生多种心律失常的综合表现。

（1）病因：众多病变过程，如淀粉样变性、甲状腺功能减退、硬化与退行性变等均可损害窦房结；窦房结周围神经和组织病变，窦房结动脉供血减少，迷走神经张力增高，某些抗心律失常药物等。

（2）临床表现：出现与心动过缓有关心、脑等缺血症状，如发作性头晕、黑矇、乏力，重者晕厥，心动过速发作时出现心悸、心绞痛等。

（3）心电图特征：①持续而显著窦性心动过缓（＜50 次 / 分）；②窦性停搏与窦房传导阻滞；③窦房传导阻滞与房室传导阻滞并存；④心动过缓－心动过速综合征；⑤在未用抗心律失常药物下，房颤的心室率缓慢或其发作前后有窦性心动过缓和（或）一度房室传导阻滞；⑥房室交界区性逸搏心律等。

（4）治疗要点：无症状者不必治疗、定期随诊；有症状者宜安装起搏器。心动过缓－过速综合征病人发生心动过速，不宜单独应用抗心律失常药，经起搏治疗后仍有症状时应用各种抗心律失常药物。

（二）期前收缩

期前收缩是窦房结以外的异位起搏点兴奋性增高，过早发出冲动引起心脏搏动。根据异位起搏点部位不同，分为房性、交界区性和室性期前收缩；根据异位起搏点数目不同，分为**单源性**（一个异位起搏点）和**多源性**（多个异位起搏点）；根据期前收缩发生频率不同，分为偶发性（偶尔出现）和**频发性（期前收缩＞5 次 / 分）**。每一个窦性搏动后出现一个期前收缩，称为二联律；每两个窦性搏动后出现一个期前收缩，称为三联律；每一个窦性搏动后出现两个期前收缩，称为成对期前收缩。

1.病因　各种器质性心脏病；电解质紊乱；药物中毒；健康人在过劳、情绪激动、吸烟、饮酒及咖啡等时，均可引起期前收缩。

2.临床表现　偶发性期前收缩大多无症状，可有心悸、心跳加重感或心跳暂停感；频发期前收缩常有乏力、头晕、胸闷等。查体可见脉律不齐、桡动脉搏动减弱或消失。听诊心律不齐，**室性期前收缩者第二心音减弱**，仅能听到第一心音。

3.心电图特征

（1）房性期前收缩：提早出现 P′ 波，其形态不同于窦性 P 波；P′-R 间期≥0.12 秒。QRS 波群形态与时限通常正常，期前收缩后有不完全代偿间歇。

（2）房室交界性期前收缩：提前出现形态正常 QRS 波群；**逆行 P′ 波**位于 QRS 波群之前（P′-R 间期＜0.12 秒）、之中或之后（R-P′ 间期＜0.20 秒），期前收缩后有完全代偿间歇。

（3）室性期前收缩：QRS 波群提前出现、宽大畸形、时限＞0.12 秒，其前无相关 P 波；ST 段与 T 波的方向与 QRS 波群的主波方向相反；期前收缩后有完全代偿间歇。

4.治疗要点

（1）积极治疗原发病，消除诱因。

（2）房性及交界性期前收缩通常无须治疗，有明显症状或触发室上性心动过速时用 β **受体阻滞药**等抗心律失常药。

（3）室性期前收缩根据临床症状及原有心脏病不同而选择不同治疗。如无器质性心脏病者中，无明显症状不必用药，若症状明显常用 β 受体阻滞药、普罗帕酮等；急性心肌梗死者应早期开通梗死相关血管并用 β 受体阻滞药，减轻室颤危险，降低总病死率；洋地黄中毒引起室性期前收缩应立即停用洋地黄，及时补钾，选用利多卡因或苯妥英钠治疗。

（三）阵发性心动过速

1. 病因

（1）**阵发性室上性心动过速**：常见于**无器质性心脏病的正常人**，也见于各种心脏病病人、甲状腺功能亢进、洋地黄中毒等。

（2）**阵发性室性心动过速**：多见于**器质性心脏病病人**，如冠心病（尤其心肌梗死）、心肌病、心力衰竭等时。

2. 临床表现　症状轻重因发作时心室率、持续时间及原发病严重程度不同而异。

（1）阵发性室上性心动过速：突发突止，持续时间长短不一。发作时乏力、胸闷、心悸等；听诊第一心音强度恒定、心率快（常达 150 ～ 250 次 / 分）、心律规则。

（2）阵发性室性心动过速：非持续性室速（＜ 30 秒）通常无症状；持续性室速（＞ 30 秒）常伴有低血压、少尿、晕厥、心绞痛等血流动力学障碍与心肌缺血表现。听诊心率快、心律轻度不规则、第一心音强弱不一。

3. 心电图特征

（1）阵发性室上性心动过速：连续出现 3 次或以上房性或交界性期前收缩；QRS 波群形态与时限正常；心率 150 ～ 250 次 / 分，节律规则；P 波逆行性（Ⅱ、Ⅲ、aVF 导联倒置）、与 QRS 波保持固定关系；起始突然，常由一个房性期前收缩触发。

（2）阵发性室性心动过速：连续出现 3 次或以上室性期前收缩；QRS 波群宽大畸形、时限＞ 0.12 秒，ST-T 波常与 QRS 波群主波方向相反；心室率 100 ～ 250 次 / 分，节律略规则或略不规则；房室分离；存在心室夺获与室性融合波（确诊室速依据）。

4. 治疗要点

（1）阵发性室上性心动过速：①急性发作期。a. 短时间发作且自行停止者，无须治疗。b. 心功能及血压正常者，先尝试**兴奋迷走神经**方法，如刺激咽部诱导恶心、按摩颈动脉窦、Valsalva 动作、面部浸于冰水内、按压眼球（青光眼除外）等。c. 上述方法无效，药物治疗：首选药为腺苷，无效改为维拉帕米、普罗帕酮、短效 β 受体阻滞药等；合并心力衰竭者，首选洋地黄；低血压者用升压药（如间羟胺，禁用于老年人、高血压、急性心肌梗死）。d. 食管心房调搏术，有效终止发作；e. 上述治疗无效或出现严重心绞痛等立即电复律。②预防复发。首选药为洋地黄、长效钙离子拮抗药及 β 受体阻滞药；导管射频消融术能有效根治。

（2）阵发性室性心动过速：遵循原则为治疗原发病并去除诱因；无器质性心脏病发生非持续性室速但无症状或血流动力学障碍者的处理同室性期前收缩；出现持续性室速均需治疗。①终止发作，先用利多卡因或普鲁卡因胺，其他可用普罗帕酮、胺碘酮等，如药物无效或已低血压、休克、充血性心力衰竭或脑血供不足则立即同步直流电复律（禁用于洋地黄中毒者）；②预防复发，β 受体阻滞药及胺碘酮降低心肌梗死后心律失常或猝死发生率；维拉帕米适于"维拉帕米敏感性室速"病人；合用抗心律失常药与埋藏式心室起搏装置治疗复发性室速；导管射频消融术有效根治无器质性心脏病的特发性、单源性室速。

（四）颤动

1. 心房颤动　简称**房颤，是最常见**心律失常类型，心房无序颤动，丧失有效收缩与舒张，导致心室律（率）紊乱、心功能受损及形成心房附壁血栓。

（1）病因：常发生于原有心血管疾病者，如风心病、冠心病、心肌病、肺心病等；正常人在情绪激动、运动或大量饮酒等情况下也发生；无心脏病变的中青年房颤称为孤立性房颤。

（2）临床表现：房颤症状轻重受心室率快慢的影响。心室率不快时，病人无症状或仅有心悸、气促、心前区不适等；心室率＞150 次 / 分，病人可发生休克、心力衰竭、心绞痛等。心脏听诊第一心音强弱不一、心律极不规则。心室率快时出现脉搏短绌。持久性房颤易形成左心房附壁血栓，一旦脱落易并发体循环栓塞，脑栓塞发生率更高。

（3）心电图特征：窦性 P 波消失，代之以大小、形态及规律不一的 f 波，频率 350～600 次 / 分，QRS 波群形态一般正常，R-R 间期不等，心室率常在 100～160 次 / 分、心律失常。

（4）治疗要点：积极治疗原发病，消除诱因。急性期首选**电复律**治疗。心室率不快且发作时间短暂者不需治疗；心室率快且发作时间长者可用**洋地黄**减慢心率。有转复为窦性心律指征的持续性房颤并无左心房附壁血栓者，可行药物复律或同步直流电复律。具有高栓塞发生率的慢性房颤病人应行长期抗凝治疗。房颤发作频繁、心室率快且药物治疗无效者，行射频消融术。

2. 心室颤动　简称室颤，是最严重的心律失常类型，心室内肌纤维发生快而微弱的、不协调的乱颤，心室完全丧失射血能力。

（1）病因：最常见于急性心肌梗死，洋地黄中毒、严重低血钾、心脏手术、电击伤等也可引起，还常在各种疾病危重阶段临终前发生。

（2）临床表现：病人迅速出现意识丧失、发绀、抽搐，查体可见心音消失、脉搏触不到、血压测不到，继而呼吸停止，瞳孔散大甚至死亡。

（3）心电图特征：无法辨认 P 波、QRS 波群与 T 波，呈形状、频率、振幅高低各异的不规则的波浪状曲线。

（4）治疗要点：一旦发生室颤，立即行**非同步直流电复律，**同时配合胸外心脏按压和人工呼吸，经静脉注射复苏药物和抗心律失常药物如**利多卡因**等。

（五）房室传导阻滞

按传导阻滞严重程度，分 3 度。一度传导阻滞的传导时间延长，全部冲动仍能传导；二度传导阻滞分两型，即莫氏 I 型（文氏型）和莫氏 II 型；三度传导阻滞即完全性传导阻滞，此时全部冲动不能被传导。

1. 病因　多见于器质性心脏病（如冠心病），电解质紊乱，药物中毒及迷走神经功能亢进者。

2. 临床表现　①一度房室传导阻滞病人多无自觉症状。②二度 I 型房室传导阻滞病人常有**心悸和心搏脱落感；**二度 II 型房室传导阻滞病人心室率较慢时，出现心悸、头晕、气急、乏力等，脉搏不规则或慢而规则。③**三度房室传导阻滞**病人易发生**猝死**，若心率 30～50

次 / 分，则病人有心力衰竭和脑供血不足表现，如心悸、头晕、乏力等，脉律不规则或慢而规则；心率＜ 20 次 / 分时引起阿 – 斯综合征，甚至心搏骤停。

3. 心电图特征　①一度房室传导阻滞：P-R 间期＞ 0.20 秒，无 QRS 波群脱落。②二度房室传导阻滞：文氏型特征为 P-R 间期进行性延长，直至 P 波后 QRS 波群脱落，之后 P-R 间期又恢复以前时限，如此周而复始；莫氏Ⅱ型的特征为 P-R 间期固定（正常或延长），每隔 1、2 个或 3 个 P 波后有 QRS 波群脱落。③三度房室传导阻滞：心房和心室独立活动，P 波与 QRS 波群完全无关，P-P 距离和 R-R 距离各自相等，心室率慢于心房率。

4. 治疗要点　①积极治疗原发病，如洋地黄中毒所致者应停药并给予阿托品。②一度及二度文氏型房室传导阻滞者，无症状且心室率不慢者，一般不需要治疗；心室率＜ 40 次 / 分或有明显症状时可选用阿托品或异丙肾上腺素。③二度Ⅱ型或三度房室传导阻滞病人，心室率缓慢伴有血流动力学障碍，出现阿 – 斯综合征时，立即进行心脏电复律及心肺复苏抢救；反复发作者及时安装人工心脏起搏器。

（六）护理措施

1. 休息与活动　①心律失常发作致胸闷、心悸、头晕等时应采取半卧位，避免左侧卧位；②血流动力学改变不大者宜劳逸结合，避免劳累及感染；③严重心律失常影响心脏排血量者应绝对卧床休息，视病情循序渐进增加活动量。

2. 病情观察　①密切观察神志、生命体征及面色变化；②重症者给予心电监护，观察有无引起猝死危险的心律失常，如频发、多源、成对、RonT 的室性期前收缩，阵发性室上速，二度Ⅱ型房室传导阻滞，房扑与房颤等；③注意有无随时猝死危险的心律失常，如阵发性室速、室扑与室颤、三度房室传导阻滞等。

3. 用药护理　正确使用抗心律失常药物，观察疗效及不良反应。①奎尼丁可引起 QT 间期延长与尖端扭转型室速等，用药期间监测血压、心率、心电图，一旦出现前述心脏毒性反应，停药并及时处理；②利多卡因注射不可过快、过量，以防低血压、抽搐、传导阻滞，重者呼吸、心搏停止；③胺碘酮最严重心外毒性为肺纤维化，也可引起转氨酶升高、角膜色素沉着、甲状腺功能亢进或甲状腺功能减退等，用药期间需密切观察呼吸状况、肝功能等，及早处理。

4. 饮食护理　应摄入低脂、易消化、富含膳食纤维的食物，少量多餐，避免饱餐、吸烟及刺激性食物饮料。心律失常伴有水肿者应限制钠盐摄入。

5. 心理护理　介绍心律失常可治性，多与病人沟通，消除其紧张情绪；指导病人采用放松训练；过度烦躁、焦虑及精神敏感者宜酌情使用镇静药。

6. 心脏电复律护理

（1）适应证：非同步直流电复律适用于室扑、室颤。同步直流电复律适用于有 R 波存在的部分快速异位心律失常。

（2）禁忌证：病史长、心脏明显扩大伴二度Ⅱ型或三度房室传导阻滞的房颤和房扑者；洋地黄中毒或低血钾者。

（3）操作配合：准备用物如除颤器、氧气、吸引器、心电监护仪、抢救车等。病人仰卧于绝缘床上，连接心电监护仪，建立静脉通路，静脉注射地西泮。放置电极板，电极板直接用导电糊，若无导电糊则用盐水纱布替代，并紧贴病人皮肤。放电过程中医护人员注意身体任何部位均不能直接接触铁床及病人，以防电击伤。

（4）术后护理：**病人绝对卧床 24 小时**；*严密观察病人生命体征、面色、神志等，每 30 分钟*测量并记录 1 次直至平稳；电击后局部皮肤有烧伤者应及时处理，并遵医嘱给予抗心律失常药维持窦性心律。

7. 心脏起搏器安置术后护理　①**心电监护 24 小时**，注意心率与起搏频率是否一致。②非植入侧平卧位或半卧位，绝对卧床 24 小时，术后 6 周内限制体力活动，避免剧烈咳嗽、植入侧手臂及肩部过度活动，以防电极移位或脱落。③遵医嘱给予抗生素及抗凝治疗，不要按压伤口并注意有无出血、感染。④介绍观察及保证起搏器工作情况的重要性，距离发出电磁辐射物体至少 10m，注意电池使用情况，定期评估仪器效能。强调定期复查、随身携带"心脏起搏器卡"等。

8. 健康教育

（1）知识指导：介绍心律失常防治知识，不要过分关注心悸。无器质性心脏病者积极参加锻炼，调整自主神经功能。器质性心脏病者根据心功能安排活动。有晕厥史者避免从事危险工作，头晕时平卧，以防意外。

（2）避免诱因：病人应生活规律，保证充分休息和大便通畅。快速心律失常者应戒烟酒。避免劳累、感染。心动过缓者避免排便屏气用力。避免精神紧张和情绪激动。

（3）自我护理：教给病人自测脉搏方法，至少 1 次 / 天，每次至少 1 分钟；反复发生严重心律失常危及生命者，教会家属心肺复苏术以应急；告诉病人药物疗效及不良反应，不可自行增减药量、停药或擅自改药，定期接受随访并复查心电图。

四、心脏瓣膜病病人的护理

心脏瓣膜病是由于炎症、退行性改变、黏液样变性、先天性畸形、缺血性坏死、创伤等原因引起单个或多个瓣膜结构的功能或结构异常，导致瓣口狭窄和（或）关闭不全。

（一）病因

慢性风湿性心脏瓣膜病（简称风心病）是指急性风湿性炎症反复发作后遗留的心脏瓣膜病变。**风心病主要与 A 组 β（或称 A 族乙型）溶血性链球菌**反复感染有关，感染后病人对链球菌产生免疫反应，心脏结缔组织发生炎症，急性炎症修复过程中，心脏瓣膜增厚、变硬、畸形，相互粘连致瓣膜开放受限称为瓣膜狭窄；瓣膜缩短而不能完全闭合称为关闭不全。**二尖瓣**最常受累，其次为**主动脉瓣**。

（二）常见临床类型特点

1. 二尖瓣狭窄

（1）病理生理：轻者表现为瓣膜增厚和或交界处粘连，重者腱索、乳头肌粘连缩短致瓣膜活动受限，甚至瓣口呈"鱼口"状，常伴关闭不全。在心室舒张时，二尖瓣狭窄致左心房不能正常排空，引起左心房压力增高，左心房代偿性扩张，一旦失代偿发生左心房衰竭，引起肺淤血，进一步致肺水肿、肺动脉高压及右心室压力增高、右心室肥大甚至右心衰竭，出现体循环淤血，因通过二尖瓣口血流减少，心排血量降低致冠状动脉及外周动脉灌注减少。

（2）临床表现：①左心房受累最早出现劳力性呼吸困难，伴有咳嗽、咯血，心悸、乏力等，随瓣口狭窄加重，严重时出现急性肺水肿、咳大量粉红色泡沫痰。左心房增大压迫喉返神经致声音嘶哑。右心受累时出现食欲缺乏、腹胀、肝区疼痛、下肢水肿等。②体征有**重度**

二尖瓣狭窄者呈"二尖瓣面容"，面颊紫红、口唇发绀；心尖区触及舒张期震颤；听诊心尖区第一心音亢进及开瓣音提示瓣膜弹性及活动度尚好，肺动脉瓣区第二心音亢进伴有分裂、心尖部闻及舒张期隆隆样杂音是最重要的体征。房颤者脉搏短绌、第一心音强弱不等、心律绝对不齐、心室率大于脉率等。右心衰竭时颈静脉怒张、肝大、下肢水肿等。

（3）辅助检查：①X线检查，中、重度二尖瓣狭窄左心房显著增大时，呈"梨形心"（二尖瓣型心），有肺淤血征象，晚期右心室扩大。②心电图，左心房扩大时出现"二尖瓣型P波"，P波宽度＞0.12秒，伴有切迹，QRS波群显示电轴右偏和右心室肥厚。可有各类心律失常，以房颤最常见。③超声心动图，明确诊断和判断二尖瓣狭窄程度的可靠方法，M型超声呈"城墙样"改变。

2. 二尖瓣关闭不全

（1）病理生理：当心室收缩时，因二尖瓣关闭不全，左心室部分血液反流到左心房，左心房充盈增加、左心室排血量降低。心室舒张时，因左心房流入左心室血量较正常增多，致左心房和左心室肥大，引起左心衰竭，进一步发展致肺淤血、肺动脉压力增高，引起右心室肥大和衰竭，最后发展为全心衰竭。

（2）临床表现：①症状。代偿期较长，轻者可终身无症状，无症状期常超过20年；重者心排血量少，最早突出症状是疲乏无力，心源性呼吸困难出现较晚，后期右心衰竭表现。②体征。心尖搏动向左下移位；心尖部第一心音减弱、全收缩期粗糙吹风样杂音向左腋下和左肩胛下区传导是最重要的体征。

（3）辅助检查：①X线检查，慢性者重度反流见左心房、左心室增大，左心衰竭见肺淤血征。②心电图，常有左心房增大，部分左心室肥厚和非特异性ST-T段改变，少数心室肥厚征，心房颤动常见。③超声心动图，确定二尖瓣关闭不全者反流的最敏感方法。④其他，放射性核素心室造影可测定左心室与右心室心搏量的比值，＞2.5提示严重反流；左心室造影观察收缩期造影剂反流入左心房的量，是判定反流程度的"金标准"。

3. 主动脉瓣狭窄

（1）病理生理：因主动脉瓣狭窄，加重左心室后负荷，久之左心室向心性肥厚，终至左心衰竭，进一步发展致肺淤血、肺动脉压力增高，引起右心室肥大和衰竭，最后发展为全心衰竭。

（2）临床表现：①症状。因左心室排血量降低，冠状动脉及脑血供减少，临床出现主动脉瓣狭窄三联症，即呼吸困难、心绞痛、晕厥，重者猝死。②体征。主动脉瓣第一听诊区闻及响亮收缩期喷射性杂音、向颈部传导是最重要的体征，触及收缩期震颤。收缩压和脉压晚期均下降。

（3）辅助检查：①X线检查，心影正常或左心室轻度增大，升主动脉根部狭窄后扩张。②心电图，重度狭窄者左心室肥厚伴有ST-T段继发性改变和左心房大、心律失常。③超声心动图，探测主动脉瓣异常十分敏感，多普勒超声测定跨膜压差及瓣口面积，是明确诊断和判断主动脉瓣狭窄程度的重要方法。

4. 主动脉瓣关闭不全

（1）病理生理：主动脉瓣关闭不全时，左心室舒张期接受左心房流入血液及主动脉反流回的血液，左心室容量增加，使每搏容量增加和主动脉收缩压增加，而有效每搏容量降低。

左心室扩张、离心性肥厚，继而左心室心肌肥大，产生左心衰竭，继后引起右心衰竭。

（2）临床表现：①症状。早期可无症状，或主诉心悸、心前区不适、头部动脉搏动感，常有体位性头晕，亦可出现心绞痛，晚期出现左心衰竭，最后发生全心衰竭。②体征。心尖搏动向左下移位，呈抬举性搏动；**主动脉瓣第二听诊区**闻及**舒张早期高调叹气样**杂音，坐位前倾和深呼气时明显。收缩压增高，舒张压降低，**脉压增大**而产生**周围血管征**，如点头运动、毛细血管搏动征、水冲脉、大动脉枪击音等。颈动脉搏动明显。

（3）辅助检查：①X线检查，左心室增大，升主动脉继发性扩张明显，呈"靴形心"（主动脉型心）。②心电图，重度关闭不全者有左心室肥厚伴有 ST - T 段继发性改变，左心房大，可有心律失常。③超声心动图，脉冲多普勒和彩色多普勒血流显像是确定主动脉瓣关闭不全反流最敏感的方法。④放射性核素心室造影，测定左心室收缩期、舒张期末容量及射血分数，评估心室功能。⑤选择性主动脉造影确诊。

（三）并发症

1. **充血性心力衰竭**　最常见、首要的潜在并发症，是本病就诊和致死的主要原因。常因风湿活动、妊娠、感染、心律失常、洋地黄使用不当和劳累而诱发。

2. 心律失常　以**房颤最多见**，常诱发或加重心力衰竭，左心房易形成附壁血栓。

3. 亚急性感染性心内膜炎　常见致病菌为**草绿色链球菌**。临床常表现为发热、寒战、皮肤黏膜瘀点、进行性贫血，病程长者有脾大、杵状指等全身感染表现。需进行**血培养**确定感染。

4. 栓塞　按栓子来源分为：①二尖瓣狭窄伴房颤病人，左心房附壁血栓脱落引起周围动脉栓塞；②心力衰竭长期卧床者下肢静脉血栓形成时，血栓脱落致肺栓塞；③亚急性感染性心内膜炎者的心内膜赘生物脱落引起周围动脉栓塞。其中以**脑栓塞最多见**。

5. 肺部感染　较常见，是诱发心力衰竭的主要原因之一。

6. 急性肺水肿　是重度二尖瓣狭窄最严重的并发症。

（四）治疗要点

1. 内科治疗　保持和改善心脏代偿功能、积极预防和控制风湿活动及并发症发生。定期随访无症状者。

2. 外科治疗　手术是治疗本病的根本方法。主要有二尖瓣狭窄闭式分离术或直视分离术、人工心瓣膜置换术等。

3. 介入治疗　主要用于**二尖瓣狭窄**，可行球囊瓣膜成形术。

（五）护理措施

1. 休息

（1）合理安排休息和活动，适当活动防止便秘。风湿活动或感染者，急性期应卧床休息、病变关节制动、肢体保持功能位、协助生活护理，减少机体消耗。高热出汗多时，勤换衣裤被褥，以免受凉，待病情好转、实验室检查正常后逐渐增加活动量。并发心力衰竭者，予以半卧位、吸氧，按心功能分级安排活动量。

（2）防止栓塞。左心房内有巨大附壁血栓者，绝对卧床，避免剧烈运动和突然改变体位，以免附壁血栓脱落堵塞动脉。病情允许时鼓励并协助病人翻身、勤换体位、活动下肢、按摩及用温水泡足或下床活动，避免长时间盘腿或蹲坐、穿高弹袜裤，以防下肢深静脉血栓形成。

2. 病情观察

（1）评估风湿活动：观察有无皮肤环形红斑、关节红肿及疼痛等。

（2）评估栓塞危险因素：阅读超声心动图报告有无心房扩大及附壁血栓；心电图有无房颤等异常；是否因心力衰竭而长期卧床等。

（3）观察有无栓塞征象：心房附壁血栓或心内膜赘生物脱落后，**脑栓塞**引起偏瘫、失语甚至意识障碍；肾动脉栓塞引起剧烈腰痛、血尿等；肺动脉栓塞引起突然剧烈胸痛、呼吸困难和咯血等；肢体动脉栓塞引起肢体远端剧烈疼痛、苍白、动脉搏动减弱、无力，重者出现干性坏疽；下肢深静脉血栓形成者，肢体远端发绀、肿胀、疼痛，重者出现湿性坏疽。

（4）观察有无亚急性细菌性心内膜炎表现：发生不明原因发热、进行性贫血、血尿、脾大和皮肤出血点，立即告知医生，护士每4小时测体温一次，观察热型，做血细菌培养，以查明病原菌，协助诊断及处理。

3. 用药护理

（1）合并房颤者，遵医嘱用抗心律失常药，口服华法林抗凝，以防附壁血栓形成，监测出凝血时间、凝血酶原时间等，观察有无出血倾向。

（2）关节肿痛时，遵医嘱给予抗风湿药物、镇痛药治疗。用阿司匹林者应饭后服药，观察有无出血倾向。

（3）亚急性细菌性心内膜炎时，遵医嘱给予足量、足疗程抗生素，根据血培养及药敏试验结果选择抗生素，对体温超过38.5℃者，给予物理降温或药物降温。

4. 对症护理

（1）风湿活动时，病变关节保暖并用软垫固定，避免受压和碰撞，局部热敷或按摩，增加血液循环，减轻疼痛。

（2）严格控制出入量及输液速度，纠正心律失常，监测生命体征，评估病人有无呼吸困难、肺部湿啰音、下肢水肿等，一旦发生按心力衰竭护理。

（3）严格遵守无菌操作原则，积极防控感染。

5. 饮食护理　心力衰竭者应低热量、易消化饮食，少量多餐；缓解后予以高热量、高蛋白、高维生素、易消化饮食，多食蔬菜和水果，促进机体恢复。

6. 心理护理　向病人及家属介绍疾病转归，强调并发症可治性，减轻焦虑、树立信心；对病情重不能妊娠与分娩者进行心理疏导。

7. 健康教育

（1）知识指导：嘱病人按医嘱用药，定期复查。有手术适应证者尽早择期手术，提高生活质量。教会病人及家属自测脉搏，发现异常或有胸闷、心悸，及时就诊。避免过劳、缺氧、营养不良、呼吸道感染、寒冷、酗酒等诱因，育龄妇女在医师指导下选择妊娠与分娩时机。

（2）预防感染：改善居住环境，保持空气流通，防止风湿活动。适当锻炼身体，加强营养，注意防寒保暖，提高机体抵抗力。避免与上呼吸道感染、咽炎病人接触，一旦发生立即用药。在拔牙、内镜检查、导尿术、分娩、人工流产等手术操作前应告诉医生有风心病病史，预防性使用抗生素。劝告反复发生扁桃体炎者在风湿活动控制后2～4个月手术摘除扁桃体。

五、冠状动脉粥样硬化性心脏病病人的护理

冠状动脉粥样硬化性心脏病是指冠状动脉发生粥样硬化引起管腔狭窄或闭塞，导致心肌

缺血缺氧或坏死而引起的心脏病，简称**冠心病**，也称**缺血性心脏病**。根据发病特点及治疗原则分两类：①慢性冠心病，包括稳定型心绞痛、缺血性心肌病、隐匿型冠心病；②急性冠状动脉综合征，包括不稳定型心绞痛、非 ST 段抬高型心肌梗死、ST 段抬高型心肌梗死、猝死。本病基本病变是**动脉粥样硬化**，病因未完全明确，有关危险因素包括：血脂异常、血压增高、糖尿病及糖耐量异常、肥胖、脑力活动紧张、缺少体力活动、吸烟、A 型性格、遗传、微量元素摄入少等。

（一）心绞痛

分稳定型心绞痛与不稳定型心绞痛。本书主要阐述前者。稳定型心绞痛又称**劳力性心绞痛**，是在冠状动脉固定性严重狭窄基础上，因心肌负荷增加引起心肌短暂的、急剧的缺血缺氧的临床综合征。

1. 病因与发病机制

（1）病因：冠状动脉粥样硬化使**冠状动脉管腔狭窄、痉挛**是最主要的原因。

（2）发病机制：冠状动脉粥样硬化致管腔狭窄或扩张性减弱，当心脏负荷突然增加时，冠状动脉不能相应扩张以满足心肌氧耗；或冠状动脉痉挛时，血供减少；或有效循环血量锐减时，心冠状动脉血量也减少，这些均致心肌血液供求失衡。在**缺血、缺氧**的情况下产生心肌代谢产物，刺激心脏内传入神经末梢而**产生心绞痛**。

2. 临床表现

（1）症状：典型特点是**发作性胸痛**和胸部不适。①部位，以胸骨体中段或上段最常见，其次为心前区，波及约手掌大小范围，放射至左肩、左臂内侧，甚至达左手无名指和小指，或放射至颈、咽、下颌、背及上腹部，老年人疼痛部位可不典型；②性质，呈压迫、发闷、紧缩或烧灼感，偶有恐惧伴濒死感；③持续时间，大多在 3～5 分钟，不少于 1 分钟，不超过 15 分钟；④诱因，常于劳累、情绪激动、饱餐、寒冷、吸烟、急性循环衰竭等情况下诱发；⑤缓解方法：休息或舌下含服硝酸甘油后 1～2 分钟缓解。

（2）体征：发作胸痛时，病人神志清楚、强迫停立位、面色苍白、冷汗、心率增快、暂时性血压升高等。

3. 辅助检查

（1）心电图：半数病人静息期心电图正常；胸痛发作时心电图有心肌缺血性改变，即 ST 段压低、T 波低平或倒置，运动负荷试验时呈缺血改变。

（2）放射性核素检查：对心肌缺血诊断有价值。

（3）冠状动脉造影：冠状动脉管腔直径减少 **70%～75%** 严重影响心肌血供，具有确诊价值。

（4）UCG：局限性室壁运动异常提示冠心病。

4. 治疗要点

（1）发作期：①即刻休息。②**硝酸酯类药物**能扩张冠状动脉及外周血管，增加心肌血供并减轻心脏负荷，**终止心绞痛发作最有效且作用最快**；如舌下含服硝酸甘油 0.3～0.6mg，**1～2 分钟**起效，作用持续 **30 分钟**左右。③有条件者吸氧，必要时给予镇静药。

（2）缓解期：①一般治疗，积极治疗与冠心病发病有关的疾病，避免诱因。②药物治疗。a.**硝酸酯制剂禁用于青光眼及低血压者**；b. β 受体阻滞药，与硝酸酯类药物有协同作用而降低血压，禁用于**支气管哮喘、心动过缓**及**低血压**者，停药时应逐渐减量，否则易诱发心肌梗死；c. 钙通道阻滞药，能抑制心肌收缩、扩张冠状动脉和周围血管，停药时宜逐渐减量，以免发生冠状动脉痉挛；d. 抑制血小板聚集药物，防止血栓形成，如阿司匹林。

（3）其他治疗：介入治疗（如 PTCA、支架置入术等），外科手术（如主动脉－冠状动脉旁路移植术）。

5. 护理措施

（1）休息：发作时立即停止活动、就地休息；缓解期适当活动、保持大便通畅。避免竞技性、力量型运动（如快速登楼、追赶汽车），外出注意保暖。

（2）病情观察：①观察疼痛部位、性质、范围、持续时间、诱因、伴随症状及缓解方式等。②心绞痛发作时，宜进行心电监护，重点监测心电图改变，结合症状及血清酶学改变，观察有无心律失常、心肌梗死表现，有条件者送入 CCU 观察。

（3）用药护理及对症护理：观察药物疗效及不良反应。心绞痛发作时，吸氧、舌下含服硝酸甘油（服药后平卧，防低血压发生）；硝酸酯类药物不良反应有心悸、面部潮红、头痛等，一般持续用药数天后可自行好转。长时间应用抗血小板凝集药如肠溶阿司匹林，观察有无出血倾向。吸烟病人应鼓励其戒烟。

（4）饮食护理：予以低热量、低脂肪、低胆固醇、少糖、少盐、适量蛋白质及纤维素、高维生素、易消化饮食，宜少量多餐，避免过饱及辛辣刺激性食物。禁酒、浓茶及咖啡。

（5）心理护理：心绞痛发作时病人烦躁不安甚至恐惧，增加心肌耗氧，护士应耐心解释疾病知识，安慰病人，取得配合，保持情绪稳定。

（6）健康教育：①指导避免诱因，积极治疗高血压、控制血糖和血脂，肥胖者控制体重，强调病人要按医嘱服药。随身携带内有硝酸甘油保健药盒，避光保存，开封后每 6 个月更换一次。②帮助病人合理安排活动和休息。嘱病人冬季勿过早晨练，注意保暖。保持情绪稳定。③嘱病人勿在饱餐或饥饿时洗澡，水温不要过冷或过热，时间不宜过长，不锁门，防意外。④强调定期复查。教会病人自我监测药物不良反应，自测脉率、血压，定期检查心电图、血脂、血糖情况。如发现心动过缓、疼痛加重、用药效果不好等，及时就医。

（二）急性心肌梗死

急性心肌梗死分 **ST 段抬高型心肌梗死（STEMI）**与**非 ST 段抬高型心肌梗死（NSTEMI）**。本书主要阐述前者。STEMI 是急性心肌缺血性坏死，大多系在冠状动脉病变基础上，发生冠状动脉血供急剧减少或中断，使相应的心肌严重而持久缺血导致心肌坏死。

1. 病因与发病机制

（1）病因：基本病因是**冠状动脉粥样硬化**，偶尔系冠状动脉栓塞、炎症、痉挛、先天畸形及冠状动脉口阻塞所致。

（2）发病机制：在冠状动脉严重狭窄（即一支或多支冠状动脉管腔狭窄超过 75%、心肌血供不足且侧支循环未充分建立）基础上，一旦冠状动脉血供锐减或中断，心肌严重而持久地急性缺血达 20～30 分钟以上，即可发生急性心肌梗死。绝大多数系不稳定性粥样斑块破溃、继而出血或管腔内血栓形成致管腔闭塞；少数系粥样斑块内出血或血管持续痉挛致冠状动脉完全闭塞所致。急性心肌梗死后发生的严重心律失常、休克或心力衰竭均可进一步减少冠状动脉血供而扩大心肌梗死面积。

（3）促使斑块破溃出血及血栓形成的诱因：晨起 6～12 时交感神经活动增加；饱餐特别是进食较多高脂饮食后；重体力劳动、情绪激动、血压急剧上升或用力大便；休克、出血、脱水、外科手术或严重心律失常等。

2. 临床表现

（1）先兆：约半数病人发病前数日或数周乏力、胸闷、心悸、心绞痛，发作时伴有恶心、呕吐、大汗、血压波动、心律失常等。其中新发生心绞痛或原有心绞痛加重突出。

（2）症状

①**疼痛：是最早、最突出的症状**，多发生于清晨，其性质和部位与心绞痛相似，但程度剧烈、难以忍受，伴有烦躁、大汗、**恐惧、濒死感**，持续数小时或数天，休息和含服硝酸甘油无效，多无明显诱因。少数病人症状不典型，疼痛位于上腹、下颌、颈部及背部，甚至无疼痛表现。

②全身症状：发病后 **24～48 小时**有发热、心动过速等，系坏死组织被吸收引起。

③胃肠道症状：有上腹胀痛、恶心、呕吐，重者呃逆，系心肌坏死刺激迷走神经及胃肠血液灌注减少致功能障碍所致。

④心律失常：多发生于病后 1～2 天内，**24 小时内发生率最高**，是急性心肌梗死病人死亡的主要原因，以**室性心律失常**最多见。前壁心肌梗死者易发生快速室性心律失常，如频发性、多源性、成对、RonT 的室性期前收缩或短阵室速，常为**室颤先兆**；下壁心肌梗死易发生房室传导阻滞等缓慢性心律失常。

⑤**心源性休克**：常于发病后数小时至 1 周内发生，收缩压低于 80mmHg，出现烦躁不安、面色苍白、四肢厥冷、脉搏细速、尿量减少等，主要因心排血量急剧下降所致。

⑥心力衰竭：主要为**急性左心衰竭**，如呼吸困难、咳嗽等，随后出现右心衰竭表现。

（3）体征：血压下降；心率多数增快或少数变慢；心尖部第一心音减弱或闻及舒张期奔马律；心脏浊音界可正常或增大。

（4）并发症：**乳头肌功能失调或断裂**、心脏破裂、栓塞、心室壁瘤、梗死后综合征。

3. 辅助检查

（1）心电图

①特征性改变：面向透壁坏死区的导联上出现**病理性 Q 波**；面向坏死周围损伤区的导联上 **ST 段呈弓背向上型抬高**；面向损伤区周围心肌缺血区的导联上出现 **T 波倒置**。

上述特征性改变出现在相应导联上，进行定位诊断：Ⅰ、aVL 导联显示**高侧壁**心肌梗死；Ⅱ、Ⅲ、aVF 导联显示**下壁**心肌梗死；V_1～V_3 导联显示**前间壁**心肌梗死；V_3～V_5 导联显示**局限前壁**心肌梗死；V_1～V_5 导联显示**广泛前壁**心肌梗死。

②动态性改变：a. 超急性期，起病数小时出现无异常或异常高大两肢不对称 T 波；b. 急性期，ST 段弓背向上抬高，与 T 波连接成单相曲线，数日内出现病理性 Q 波；c. 亚急性期，数日后 ST 段恢复至基线水平，T 波低平或倒置；d. 慢性期，数周（月）呈冠状 T 波，可逐渐恢复或永久存在。

（2）实验室检查

①血清心肌坏死标志物：包括肌红蛋白、肌钙蛋白 I（cTnI）或 T（cTnT）、肌酸激酶同工酶（CK-MB），其动态变化及临床评价见表 2-12。

表 2-12　血清心肌坏死标志物的动态变化及临床评价

名称	升高时间	高峰时间	持续时间	临床评价
肌红蛋白	起病 2 小时内	12 小时内	24 ～ 48 小时恢复正常	出现最早且敏感，特异性不高
cTnI	起病 3 ～ 4 小时后	11 ～ 24 小时内	7 ～ 10 天恢复正常	出现稍延迟，特异性很高，持续时间过长（不利于判断此期间的新梗死）
cTnT		24 ～ 48 小时内	10 ～ 14 天恢复正常	
CK-MB	起病后 4 小时内	16 ～ 24 小时	3 ～ 4 天恢复正常	不如 cTnI、cTnT 敏感，**适用于梗死早期诊断、判断溶栓效果**

②其他：白细胞计数增高、红细胞沉降率增快、C 反应蛋白增高等。

（3）冠状动脉造影：有确诊价值；放射性核素检查：对心肌缺血诊断有价值。

4. 治疗要点　治疗原则是尽快恢复心肌血液灌注以挽救濒死心肌，保持和维持心功能，防止梗死面积扩大，缩小缺血范围，及时处理各种并发症。具体包括如下。

（1）一般治疗：①休息，急性期绝对卧床，环境安静、减少探视及刺激。②监护，严密监测心率、心律、血压和心功能变化等，避免猝死。③吸氧，间断或持续吸氧 2 ～ 3 天。

（2）解除疼痛：①哌替啶 50 ～ 100mg 肌内注射或吗啡 2 ～ 4mg 静脉注射，减轻濒死感，防低血压和呼吸抑制不良反应；②硝酸酯类药能增加静脉容量和扩张冠状动脉，降低心室前负荷，但收缩压低于 90mmHg 者禁用；③β 受体阻滞药能减少心肌耗氧和改善缺血区氧供，降低病死率，禁用于心力衰竭、低血压、心动过缓及哮喘者。

（3）抗血小板治疗：立即联合应用阿司匹林和 ADP 受体拮抗药。

（4）**再灌注心肌治疗：起病 3 ～ 6 小时**，不超过 12 小时，使冠状动脉再通，减少心肌梗死后重塑。包括经皮冠状动脉介入治疗、溶栓疗法，若前两者失败 6 ～ 8 小时内宜行紧急冠状动脉旁路移植术。

（5）抗心律失常：**室性心律失常者**应立即给予**利多卡因静脉注射**，若反复发作用胺碘酮治疗；室颤时立即实施电复律及 CPR；缓慢性心律 - 高度房室传导阻滞时用阿托品、异丙肾上腺素静脉滴注，严重者需安装临时心脏起搏器。

（6）抗休克：立即补充血容量和应用升压药，若上述处理无效而 PCWP 增高时用血管扩张药，还应纠正酸碱失衡，保护脑肾功能。

（7）抗心力衰竭：以应用吗啡、利尿药为主，也可用血管扩张药以减轻心脏负荷，或用小剂量多巴酚丁胺强心。急性心肌梗死 24 小时内**禁用洋地黄制剂**。

（8）其他：抗凝疗法、极化液、促进心肌代谢药物、调脂药、ACEI 或 ARB 药物等。

5. 护理措施

（1）休息与活动：环境应安静舒适，尽可能减少相关性不大的检查和操作。急性期 **12 小时内**绝对卧床，24 小时内鼓励床上肢体活动，若无低血压，第 3 天可在病房内走动，梗死后 4 ～ 5 天循序渐进增加活动量，直至每日 3 次步行 100 ～ 150m。协助做好生活护理。

（2）吸氧：对呼吸困难或血氧饱和度低者，给予间断或持续鼻导管、面罩吸氧。

（3）病情观察：**严密监护**，观察疼痛部位、性质、程度、持续时间、心律、血压等；

监测心电图、心肌酶学变化及电解质、酸碱平衡情况。

（4）饮食护理：急性期 4～12 小时内给予流食，缓解后过渡到低脂、低胆固醇、高维生素、易消化、清淡饮食，避免过饱，少量多餐。禁食刺激性调味品和饮料及烟酒。

（5）用药护理：迅速建立静脉通路，遵医嘱应用镇痛药、抗凝药、扩血管药，观察药物疗效及不良反应。①硝酸甘油，注意面部潮红、头部胀痛、头晕、心动过速、心悸等不良反应；②应用阿司匹林及抗凝药物时注意出血倾向，阿司匹林有胃肠道症状。

（6）溶栓治疗护理：①治疗前询问溶栓适应证及禁忌证，测定血常规、血型及出凝血时间。②治疗中监护冠状动脉再通指标：a. 胸痛 2 小时内消失；b. 心电图 ST 段于 2 小时内回降大于 50%；c. 2 小时内出现再灌注性心律失常；d. 血清 CK-MB 酶峰值提前出现（14 小时以内）；e. 冠状动脉造影可观察冠状动脉再通迹象。③观察溶栓药不良反应：a. 过敏反应，寒战、发热、皮疹等；b. 低血压（收缩压低于 90mmHg）；c. 出血，伤口、牙龈、皮肤等出血，需严密监测出凝血时间及纤溶酶原。

（7）介入治疗护理：协助医生做好术前、术中和术后护理，注意观察足背动脉搏动情况，术区有无出血、血肿等。

（8）便秘护理：多食富含纤维素食物，保持大便通畅；清晨予以蜂蜜 20ml 加温开水同饮；腹部按顺时针按摩；无腹泻者常规给予缓泻药，切忌用力排便，以防诱发心律失常而猝死；一旦排便困难，可用开塞露或低压肥皂水灌肠。

（9）心理护理：护士主动倾听和亲切地安慰病人，劝导 A 型性格者适当减慢生活节奏，进行腹式呼吸、听音乐等放松训练，避免精神紧张及情绪激动。

（10）健康教育：①疾病知识指导，积极治疗高血压、高血脂、糖尿病等，合理调整饮食和体力活动以控制体重在正常范围。避免饱餐、寒冷刺激等。嘱病人进行自我心理控制，保持情绪稳定。指导病人与家属掌握简易急救方法。②用药指导，随身携带保健盒，告知药物作用和不良反应，教会病人自测脉搏，嘱其定期复查心电图、血脂等。③康复指导，急性心肌梗死 6～8 周后，病情稳定、进入恢复期可进行康复锻炼。宜进行有氧运动，避免竞技性和屏气用力动作，活动中注意有否胸痛、心悸、呼吸困难等，一旦出现应停止锻炼。

六、病毒性心肌炎病人的护理

病毒性心肌炎是指病毒感染引起的心肌局限性或弥散性炎症病变。

1. 病因和发病机制　各种病毒均可引起心肌炎，以肠道和呼吸道病毒感染最常见，尤其是柯萨奇病毒 B。机体因细菌感染、营养不良、劳累、寒冷等免疫力低下时，病毒直接侵犯心肌、同时存在免疫反应，急性期造成心肌细胞溶解、间质水肿、炎性细胞浸润；在病变晚期，免疫反应成为心肌损伤主要因素。

2. 临床表现

（1）症状：病前 1～4 周常有呼吸道或肠道感染病史，如发热、倦怠、呕吐、腹泻等。轻者可无症状，多数病人有乏力、胸闷、心悸、心前区隐痛等心肌受累表现；重症者发生严重心律失常、心力衰竭、心源性休克甚至猝死。

（2）体征：交替脉、心浊音区扩大、闻及第一心音低钝、心尖部舒张期奔马律；与体温不成比例的心动过速、各种心律失常。

3. 辅助检查

（1）实验室检查：血清**心肌酶增高**，病毒中和抗体效价测定恢复期较急性期增高 4 倍，白细胞计数增高、**红细胞沉降率增快**、C 反应蛋白增高。

（2）心电图检查：各种心律失常均可出现，尤其是房室传导阻滞、室性期前收缩，可出现病理性 Q 波、R 波降低、继发性 ST-T 段改变。

（3）X 线检查：心影正常或扩大。

4. 治疗要点

（1）一般治疗：急性期卧床休息，注意营养；使用改善心肌营养与代谢药物，如维生素 C、ATP、辅酶 A、极化液、复方丹参滴丸等；并发休克、心律失常、心力衰竭时才短期应用糖皮质激素以减轻心肌水肿。

（2）对症治疗：心力衰竭者给予利尿药、血管扩张药、强心药；心律失常者给予抗心律失常药；出现**二度 Ⅱ 型以上房室传导阻滞**并反复发生**阿 - 斯综合征**者应安装**心脏起搏器**。

（3）抗病毒治疗：应用抗病毒药（如利巴韦林、阿昔洛韦、干扰素）及免疫增强剂（如黄芪、牛磺酸）中西医结合治疗。

5. 护理措施

（1）休息与活动：急性期需严格卧床休息，无并发症者休息 1 个月，严重者休息 3 个月以上，直至症状消失、心电图好转、心肌酶及红细胞沉降率恢复正常后逐步起床增加活动量，半年至 1 年内避免重体力劳动。

（2）饮食护理：进高蛋白、高维生素、低热量、易消化饮食，少量多餐，避免刺激性食物与饮料；心力衰竭者予以低盐饮食。

（3）病情观察：①急性期心电监护，密切观察生命体征、心率、心律、心电图变化、尿量及末梢循环状况，注意有无心力衰竭、心律失常及心源性休克表现，同时备好抢救仪器及药物。②病情稳定后，制订活动计划并循序渐进增加活动量，活动时观察心率、心律、血压变化，出现胸闷、心悸等不适，立即停止活动。

（4）用药护理：观察抗病毒、抗心律失常等药物的疗效及不良反应。心力衰竭者宜用小剂量洋地黄（因心肌坏死易致洋地黄中毒）；疾病**早期不使用糖皮质激素**（因激素为免疫抑制剂，能抑制干扰素生成，会加重病毒感染致心肌损害）。

（5）心理护理：病人易产生焦虑、悲观等情绪，应对病情突变不知所措，护士应安慰疏导病人并耐心介绍疾病防治知识，增强战胜疾病信心。

（6）健康教育：①保持环境温湿度适宜，空气流通、合理安排休息和活动，定期随访；②适当锻炼身体，注意保暖，避免寒冷、缺氧、过劳；加强营养，禁烟、酒、浓茶、咖啡；③坚持药物治疗，病情变化及时就医；④教会病人及家属测脉率、节律，发现异常或有胸闷、胸痛等不适，及时就诊。

七、原发性高血压病人的护理

中国高血压联盟定义高血压为：未服降压药情况下收缩压 ≥ 140mmHg 和（或）舒张压 ≥ 90mmHg。高血压按病因是否明确分为原发性高血压和继发性高血压两种类型。约 5% 的病人为继发性高血压，血压升高是某些疾病（如肾小球肾炎、肾动脉狭窄、嗜铬细胞瘤等）的表现之一。绝大多数病人为原发性高血压（即病因不明，是以体循环动脉压升高为主要临床表现的心血管综合征）通常简称高血压。根据 2010 年中国高血压防治指南，血压水平分类及高血压分级见表 2-13。

表 2-13　血压水平分类和高血压分级

分类	收缩压（mmHg）		舒张压（mmHg）
正常血压	＜ 120	和	＜ 80
正常高值血压	120 ～ 139	和（或）	80 ～ 89
高血压	≥ 140mmHg	和（或）	≥ 90mmHg
1 级高血压（轻度）	140 ～ 159	和（或）	90 ～ 99
2 级高血压（中度）	160 ～ 179	和（或）	100 ～ 109
3 级高血压（重度）	≥ 180	和（或）	≥ 110
单纯收缩期高血压	≥ 140	和	＜ 90

注：当收缩压和舒张压分属于不同级别时，以较高分级为准

1. 病因与发病机制

（1）病因：目前认为高血压是**遗传因素**与**环境因素**相互作用的结果。本病与多基因遗传有关，具有家族聚集现象。环境因素包括：①饮食，摄入高盐、低钾、低钙、高饱和脂肪酸、饱和脂肪酸与不饱和脂肪酸比值高饮食；②精神应激，从事脑力劳动、长期紧张及噪声中生活；③吸烟；④体重超重或肥胖（体重指数 ≥ 28），尤其腹型肥胖；⑤口服避孕药；⑥睡眠呼吸暂停低通气综合征。

（2）发病机制：尚无完整、统一认识，目前认为存在交感神经系统活性亢进、肾素-血管紧张素-醛固酮系统激活、肾性水钠潴留、细胞膜离子转运异常、胰岛素抵抗、血管内皮功能异常等，其中交感神经系统活性亢进最重要。

（3）危险因素：①年龄，男性＞ 55 岁，女性＞ 65 岁；②吸烟；③糖耐量受损和（或）空腹血糖受损；④血脂异常，总胆固醇 ≥ 5.7mmol/L 或低密度脂蛋白＞ 3.3mmol/L 或高密度脂蛋白＜ 1.0mmol/L；⑤早发心血管病家族史（一级亲属发病男性＜ 55 岁，女性＜ 65 岁）。

2. 临床表现

（1）一般表现：①症状，大多起病隐匿、进展缓慢，缺乏特异性，轻者头晕、头痛、心悸、耳鸣、眼花、乏力、失眠，重者视物模糊、鼻出血等，症状不与血压水平呈正相关。偶于体检或出现并发症后才被发现。②体征，血压升高，随季节、昼夜、情绪等因素有较大波动，听诊时可有主动脉瓣区第二心音亢进，收缩期杂音，少数在腹部或颈部听到血管杂音。

（2）高血压急症：是指原发性或继发性高血压病人在某些诱因作用下，血压突然明显升高（超过 180/120mmHg），伴有心、脑、肾等重要靶器官进行性功能不全的表现。①**恶性或急进性高血压**，中青年男性多见，起病急骤，舒张压持续 ≥ 130mmHg，头痛、视物模糊、眼底出血和视盘水肿，**肾损害突出**（持续蛋白尿、血尿、管型尿伴有肾功能不全），进展迅速，常死于**肾衰竭**、脑卒中或心力衰竭。②**高血压危象**，紧张、劳累、寒冷、**突然停服降压**

药等致血压显著升高，以**收缩压升高**为主，出现头痛、烦躁、眩晕、心悸、气急、恶心、呕吐、视物模糊等，伴有靶器官缺血表现。③**高血压脑病**，重症者血压极度升高，突破脑血流自动调节范围，引起**脑血管痉挛或充血**而致脑水肿，临床以**脑病症状与体征**为特点，如严重头痛、呕吐及意识障碍等，血压降低即可逆转。

（3）并发症：①脑血管病，如脑出血、短暂脑缺血发作、脑血栓形成、腔隙性脑梗死；②心力衰竭；③慢性肾衰竭；④眼底病变，如视网膜小动脉硬化、出血、视神经盘水肿；⑤主动脉夹层。

老年人高血压（即年龄**超过60岁**而**达高血压诊断标准**者），临床特点：①大多为单纯收缩期高血压；②部分系中年原发性高血压发展而来，为收缩压及舒张压均升高的混合型；③常伴有心、脑、肾等器官并发症；④易出现血压波动及直立性低血压。

3. 辅助检查

（1）常规检查：血糖、血尿酸、尿常规、血电解质、血脂、肾功能等。

（2）心电图：左心室肥大、扩大。

（3）X线检查：主动脉弓迂曲延长，左心室增大。

（4）超声心动图：了解心室壁厚度、心腔大小、心脏收缩和舒张功能、瓣膜情况等。

（5）眼底检查：有助于了解高血压严重程度，目前采用 Keith-Wagener 分级法，分级标准如下。Ⅰ级，视网膜动脉变细，反光增强；Ⅱ级，视网膜动脉变窄，动静脉交叉压迫；Ⅲ级，眼底出血或棉絮状渗出；Ⅳ级，视盘水肿。

（6）动态血压监测：连续监测24小时或更长时间血压，有助于诊断"**白大衣性高血压**"（即诊所内血压升高、诊所外血压正常）；判断高血压严重程度；了解血压变异性和血压昼夜节律；指导降压治疗和评价药效。

（7）定期准确测血压：是诊断高血压的关键，以**未服降压药**情况下 **2次或2次以上**非同日血压测量**平均值**或动态血压监测为依据，可疑者重复多次测量，排除**继发性高血压**。

4. 治疗要点　治疗目标为血压降至正常范围、防治并发症、降低病死率和致残率。

（1）非药物治疗：适于各级高血压病人，Ⅰ级高血压无危险因素者以此为主。改善生活方式，以**促进身心休息为主**。限制钠盐摄入（**<6g/d**），补充钙、镁和钾盐，减少脂肪摄入，补充适量蛋白质，增加粗纤维摄入，保持大便通畅，戒烟限酒，减轻体重，减少精神压力、保持心态平衡，增加运动。

（2）药物治疗

①有效指标：一般血压降至< 140/90mmHg；糖尿病、中青年及肾病者血压降至< 130/80mmHg；老年收缩期高血压者降压目标：收缩压 140～150mmHg，舒张压< 90mmHg 但不低于 60～70mmHg。

②药物种类：**a.利尿药**（氢氯噻嗪、呋塞米等，主要不良反应有电解质紊乱和高尿酸血症，合并糖尿病、痛风或高血脂者不用噻嗪类利尿药）；**b.β 受体阻滞药**（阿替洛尔等，主要不良反应有心动过缓、支气管收缩，合并哮喘、阻塞性支气管疾病者禁用）；**c.钙离子拮抗药**（硝苯地平等，主要不良反应有颜面潮红、头痛、心悸，长期服用出现胫前水肿、牙龈肿胀）；**d.血管紧张素转化酶抑制药**（卡托普利等，主要不良反应有干咳、味觉异常、皮疹等）；e.血管紧张素Ⅱ受体阻滞药（氯沙坦等，不良反应同 ACEI 类，但明显减小、无干咳）；

f. α_1 受体阻滞药（哌唑嗪，主要不良反应有心悸、头痛、嗜睡）。

③用药原则：一旦确诊则要**长期终身**用药；**平稳降压**；尊重**个体化**原则；尽量单一用药、**小剂量开始**，不满意则**联合**用药。

（3）高血压急症的治疗

①迅速降压：采取控制性降压方式至正常水平：1～4 小时降低血压 25% 达安全范围；24 小时降压至 160/100mmHg 以内；48 小时降至（140～150）/（90～95）mmHg 以下。常用药物包括：**硝普钠**（为首选药，避光静脉滴注，密切观察血压变化，根据血压调节剂量，降压至安全范围）；硝酸甘油（主要用于高血压急症伴有急性心力衰竭或急性冠状动脉综合征）；尼卡地平（主要用于高血压急症伴有急性脑血管病）；地尔硫草（主要用于高血压危象伴有急性冠状动脉综合征）；拉贝洛尔（主要用于高血压急症伴有妊娠或肾衰竭）。

②处理靶器官功能障碍和损害：a.**高血压脑病**，给予**脱水药**如甘露醇，也可用利尿药如呋塞米；b. 烦躁、抽搐者，给予镇静药，如地西泮、巴比妥类药物肌内注射或水合氯醛保留灌肠；c. 脑出血，急性期实施血压监控管理，血压＞ 200/130mmHg 时严密监测血压并控制目标值不低于 160/100mmHg 水平；d. 急性冠状动脉综合征：目标疼痛消失，舒张压＜ 100mmHg。

5. 护理措施

（1）休息与活动：环境安静，避免噪声。初期劳逸结合，避免重体力活动，保证足够睡眠。血压较高、症状较多或有并发症者卧床休息，若治疗后血压保持一般水平、脏器功能尚好者，参加力所能及的工作及体育锻炼，避免长期静坐或休养。

（2）病情观察：①在固定条件下测量血压，测前静坐（或卧）30 分钟；②当收缩压超过 200mmHg，联系医师及时处理；如发现血压急剧升高，出现头痛、呕吐、视物模糊及神志改变等，考虑发生高血压脑病或高血压危象，通知医师并准备快速降压药、脱水药和止惊药。

（3）用药护理：遵医嘱调整药物剂量，不能随意增减药量和撤换药物、不可漏服或补服漏下的剂量。休息时服降压药，服药后平卧半小时再活动，以防直立性低血压。老年人降压不可过低过快，否则影响脑部供血。

（4）对症护理

①头痛：卧床休息、保证睡眠时间、指导使用放松技术如深呼吸等。避免诱因如劳累、情绪激动、不规律服药等，遵医嘱给予降压药并观察疗效及不良反应。

②**直立性低血压：**表现为乏力、头晕、眼花、心悸、出汗、耳鸣等，应**立即平卧，抬高下肢，**增加脑部血供。避免沐浴水温不可过热、蒸气浴及长时间站立，不宜大量饮酒，改变体位动作宜缓。

③**高血压急症：**a.**迅速建立静脉通路，首选硝普钠**；b. 绝对卧床，抬高床头，避免一切不良刺激，协助生活护理；c. 保持呼吸道通畅，吸氧 4～5L/min；d. 心电监护，严密监测生命体征变化，每 5～10 分钟测一次血压；e. 出现头晕、烦躁不安等提示脑血供不足，降低床头或头低足高位，必要时遵医嘱用升压药。

（5）**饮食护理：**以**低盐、低脂、低胆固醇**饮食为宜，多食含维生素和蛋白质食物，食油选用豆油、菜油、玉米油，避免进食花生油和椰子油。对体重超标准者饮食宜清淡（限制钠盐摄入＜**6g/d**）、适当控制食量和总热量。戒烟限酒。

（6）心理护理：了解病人性格特征和有无引起精神紧张的心理社会因素，帮助病人理解精神刺激和有害性格与原发性高血压的关系。训练自己善于控制情绪，养成开朗的性格。有心事向亲人或知心朋友倾诉，以分忧解难，减轻心理压力和矛盾冲突。

6. 健康教育

（1）疾病知识指导：①讲解高血压病的病因及危害，强调坚持长期饮食、药物、运动治疗的重要性，提高依从性。②告知药物名称、剂量、用法、作用及不良反应。③教会病人及家属自测血压，每日定时、定位测血压，病情变化立即就医。

（2）改善生活方式：①指导病人坚持低盐、低脂、低胆固醇饮食，养成细嚼慢咽、少量多餐、少吃零食的饮食习惯。减少每日总热量摄入，控制体重指数（BMI）＜25kg/m^2（尤其是腹型肥胖）；限制钠摄入＜6g/d；限制摄入动物脂肪、内脏、鱼子、软体动物、甲壳类食物；多食含钾丰富食物，防便秘。②戒烟限酒。③避免竞技性及力量型运动。根据病情及年龄选择非竞技性运动方式，如散步、慢跑、太极拳等。运动强度：靶心率=170－年龄，3～5次/周，持续30～60分/次。寒冷季节不宜过早晨练、注意保暖。室内外温差不宜过大。④学会自我心理调节，保持乐观情绪。

第4单元　消化系统疾病病人的护理

【复习指南】本部分内容历年常考，消化性溃疡、肝硬化、上消化道大量出血病人的护理应重点复习。消化系统疾病病人常见症状护理，胃炎、溃疡性结肠炎、原发性肝癌、急性胰腺炎、结核性腹膜炎的临床表现、护理措施应熟练掌握；病因、发病机制及治疗要点应掌握。消化性溃疡、肝硬化、肝性脑病、上消化道大量出血的病因、发病机制、临床表现、辅助检查、治疗要点及护理措施均应熟练掌握。

一、常见症状及护理

1. 恶心与呕吐

（1）病因：①中枢性呕吐，见于颅内压增高；尿毒症、代谢性酸中毒；洋地黄类中毒；神经衰弱，感受到不卫生的环境、气味等。②周围性呕吐，见于胃黏膜受刺激、幽门梗阻等；腹腔脏器急性炎症、肠梗阻等；晕动病、梅尼埃综合征等。

（2）临床表现：恶心时常伴有面色苍白、出汗、流涎、血压下降、心动过缓等迷走神经兴奋症状。**上消化道出血**时，呕吐物呈**咖啡色甚至鲜红色**，伴有心率加快、呼吸急促、血压下降等；急性胰腺炎者呕吐频繁剧烈，吐出胃内容物甚至胆汁；低位肠梗阻者呕吐物有**粪臭味**；**消化性溃疡并发幽门梗阻**时，常在餐后呕吐**大量酸酵宿食**，引起**代谢性碱中毒**；频繁呕吐者致严重脱水时出现烦躁、口渴、皮肤弹性降低，尿量减少及比重增高等。

（3）护理措施：①病情观察。观察神志、生命体征及腹部情况，如呕吐特点及呕吐物的量、色、性状；有无脱水现象；准确记录每天出入量、体重，以及血清电解质等，预防**直立性低血压**及**代谢性碱中毒**。②作息。恶心、呕吐者应卧床休息。呕吐时取坐位或侧卧，头偏一侧，以防误吸致肺部感染、窒息，停止呕吐后及时漱口、清理呕吐物、更换被污染衣物，保持环境安静。③用药护理。a.剧烈呕吐而禁食者或脱水者静脉补充水分和电解质；非禁食者应少量多次口服补液。b.遵医嘱使用止吐药，密切观察防掩盖其他病情。部分止吐药抑制中枢神经系统，出现头晕、嗜睡等，用后需卧床休息。④对症护理。根据呕吐原因选择内关、外关、足三里、中脘等穴位针灸或艾灸。⑤饮食护理。剧烈呕吐暂禁食者，缓解后给予清淡易消化食物；呕吐不严重者进少量易消化食物。⑥心理护理。解释疾病知识及紧张、焦虑等不良情绪的危害，指导病人反复深呼吸，用安慰、交谈、听音乐等方式转移注意力，消除不安情绪、保持乐观心态，必要时遵医嘱给予镇静药。

2. 腹胀

（1）病因：各种胃肠炎症、消化性溃疡、肠梗阻、低钾血症等导致肠内气体运行障碍，以及腹腔积液或腹腔内脏器占位性病变等，均可引起腹胀。

（2）临床表现：病人腹部膨隆不适、胀满感、嗳气、肛门排气过多。严重腹胀者可胀痛，伴有恶心、呕吐、畏食等。

（3）护理措施：①鼓励病人少食多餐，多摄入蔬菜、高纤维素食物，限制易产气和致便秘食物（如豆类、牛奶、坚果、干果等）。腹水者应摄入高蛋白、高热量、高维生素、低钠饮食。②鼓励病人多活动。③采用肛管排气、灌肠或软便剂导泻等减轻腹胀。④严重腹胀时应禁食，行间歇性胃肠减压，以减轻腹胀症状。⑤腹水者应监测并记录每日腹围和体重情况；实施腹腔穿刺时护士观察病人生命体征、神志和面色，一旦虚脱，立即停止，及时处理。

3. 腹痛

（1）病因：①急性腹痛，多因腹腔脏器急性炎症、扭转或破裂，空腔脏器梗阻或扩张，腹腔内血管阻塞等；②慢性腹痛，常因腹腔脏器慢性炎症、包膜张力增加、肿瘤压迫及浸润、消化性溃疡、胃肠神经功能紊乱；③腹外脏器疾病，某些全身性疾病、泌尿生殖系统疾病、急性心肌梗死和下叶肺炎等。

（2）临床表现：胃、十二指肠疾病者多中上腹部隐痛、灼痛或不适感，伴有畏食、恶心、呕吐、嗳气、反酸等；小肠疾病多呈脐周痛，伴有腹泻、腹胀等；大肠病变者腹部一侧或双侧疼痛；急性胰腺炎常为上腹部剧痛，呈持续性钝痛、钻痛或绞痛，向腰背部带状放射；急性腹膜炎疼痛弥漫全腹，伴有肌紧张、压痛、反跳痛。炎症性病变伴有发热，泌尿系统疾病伴有血尿，胆胰疾病伴有黄疸，与腹腔脏器破裂、急性胃肠穿孔、急性心肌梗死等有关者伴有休克。剧烈腹痛病人出现精神紧张、焦虑不安等心理。

（3）护理措施：①病情观察。观察神志、生命体征及腹部情况，如腹痛部位、性质及程度、发作及持续时间，伴随症状等。②休息。保持病室整洁。剧烈腹痛者卧床休息，协助其取舒适体位，做好生活护理。保护疼痛致烦躁不安者，防坠床。③用药护理。遵医嘱给予镇痛药，观察镇痛效果和不良反应，如山莨菪碱引起的口干、面红、视物模糊、心动过速等。诊断未明者慎用镇痛药，以免掩盖症状。癌性疼痛者按 WHO 推荐的三阶梯疗法，尽量口服给药、定时给药及个性化用药。④对症护理。除急腹症外，局部可热敷，解除肌肉痉挛。根据不同疾病和疼痛部位选择针灸、艾灸和按摩等方法。运用心理行为疗法，如指导式想象、深呼吸、冥想、音乐疗法、生物反馈等，分散病人注意力。⑤饮食护理。慢性腹痛者以易消化、富有营养、无刺激性食物为宜。急性腹痛者暂禁食，疼痛缓解后根据病情从小量流食逐渐变为普食。⑥心理护理。全面评估，取得家属配合，讲解疾病知识，予以心理疏导，减轻紧张、恐惧。

4. 腹泻　是指正常排便形态改变，频繁排出松散稀薄的粪便甚至水样便，或粪便中带有黏液、脓血、未消化的食物。

（1）病因：①急性腹泻。食物中毒、急性传染病最常见，还有饮食不当、变态反应性疾病、化学药品和毒物刺激。②慢性腹泻。a.肠道炎症、溃疡、肿瘤；b.胃、胰及肝胆疾病；c.功能性腹泻，如结肠过敏。

（2）临床表现：腹泻常伴有**腹痛，小肠病变**所致腹泻**粪便呈糊状或水样，含未完全消化食物**，大量水泻易导致脱水和电解质丢失，部分慢性腹泻病人有营养不良；大肠病变所致腹泻粪便含有脓、血、黏液，累及直肠出现里急后重。病人可伴有恶心、呕吐、腹痛、腹胀、肠鸣音亢进或减弱等表现。严重腹泻者脱水时，表现为口唇干燥、皮肤弹性下降、尿量减少、神志淡漠等。

（3）护理措施：①病情观察。观察病人神志、生命体征、排泄物（量、色、性状）、腹部及肛周皮肤情况、有无脱水征象，准确记录出入量。②作息。全身症状明显者卧床休息，慢性腹泻者减少活动。肠道传染病致腹泻者严格消毒隔离。提供便捷用厕条件，及时更换被污染衣物、通风，保持环境整洁。③用药护理。a.遵医嘱补充水分和电解质，一般经口补液，严重腹泻伴有呕吐、禁食或全身症状显著者经静脉补液，注意输液速度。b.止泻，诊断明确者，遵医嘱用止泻药，观察药效及不良反应；诊断不明者，审慎使用止泻药，防贻误病情。c.应用解痉镇痛药，观察镇痛效果。d.选择中药汤剂或艾灸、针灸、热敷腹部等，减弱肠蠕动，缓解腹痛。④肛周皮肤护理。排便频繁和稀水样便者，排便后以温水清洁肛周皮肤，并涂凡士林油或鞣酸软膏。⑤饮食护理。以低脂、少渣、易消化、富营养食物为主，避免生冷、油腻、粗纤维、辛辣刺激性食物。严重腹泻者禁食。⑥心理护理。急性腹泻者易紧张、焦虑，护士安慰、陪伴，保持情绪稳定；长期慢性腹泻者易担心预后，应及时干预、助其树立信心。

5.呕血和黑粪　详见上消化道大量出血病人的护理。

6.黄疸　黄疸系因血清胆红素浓度超过正常水平，致巩膜、黏膜和皮肤发黄的症状和体征。正常血清胆红素浓度为**3.4～17.1μmol/L**。临床可见黄疸时的血清胆红素**超过34.2μmol/L**。

（1）病因：体内胆红素主要源于血红蛋白，衰老红细胞经单核－吞噬细胞系统破坏后产生游离胆红素，经肝处理后形成结合胆红素。正常情况下，胆红素的进入与离开血液循环保持动态平衡，故其浓度相对恒定。凡引起胆红素生成过多、肝细胞对胆红素的摄取、结合、排泄障碍，肝内或肝外胆道阻塞等均可致血清胆红素增高如各种**溶血性疾病、肝细胞损害**及肝内外**胆汁淤积疾病，**均可引起黄疸。

（2）临床表现：黄染先在巩膜、软腭黏膜，后在皮肤，可伴有全身皮肤瘙痒。

（3）护理措施：①作息。保证充足睡眠，生活规律，避免过劳。②皮肤护理。病人皮肤易破损并继发感染，加强保护，如皮肤瘙痒者及时用止痒药并嘱其勿用手搔抓、沐浴时水温不可过高、勿用刺激性皂类和浴液、沐浴后使用性质柔和的护肤品等。

二、胃炎病人的护理

（一）急性单纯性胃炎

1.病因　**急性单纯性胃炎**临床常见，短期可治愈，少数有后遗症。主要由**外源性刺激性因子**引起。包括：①化学因素，长期服药、饮浓茶、烈酒等；②物理因素，进食生冷、粗糙、辛辣刺激、过热食物及暴饮暴食；③微生物感染或细菌毒素：以**金黄色葡萄球菌毒素**最多见。

2. 临床表现　起病较急，轻者仅有食欲缺乏、腹痛、恶心、呕吐等消化不良症状；严重者出现呕血、黑粪、脱水、电解质及酸碱平衡紊乱。细菌感染者伴有全身中毒症状，表现为进食污染食物后**数小时至 24 小时**发病，症状轻重不一，常有腹部绞痛，呕吐物为**不消化食物**，伴有肠炎而腹泻呈水样便等。查体时上腹部或脐周压痛，肠鸣音亢进。

3. 辅助检查　急性胃肠炎者粪便检查常有阳性发现。

4. 治疗要点　①一般治疗：消除病因，卧床休息，暂禁食或给予清淡流食、多饮水、腹泻较重时饮糖盐水。②对症治疗：腹痛者给予局部热敷或解痉镇痛药；剧烈呕吐时给予止吐药，也可针刺足三里、内关等穴位；频繁呕吐或腹泻致脱水和电解质紊乱者，及时静脉补液纠正水、电解质紊乱，注意补钾。③抗感染治疗：由细菌引起伴有肠炎腹泻者，选用小檗碱、喹诺酮制剂等。④抑酸和保护胃黏膜：给予制酸药（中和胃酸如铝碳酸镁）、抑酸药（如 H_2 受体拮抗药）；保护胃黏膜用硫糖铝、胶体铋等。

（二）急性糜烂性胃炎

1. 病因与发病机制　①摄入大量乙醇；②长期服用非甾体抗炎药（如吲哚美辛）等破坏胃黏膜屏障；③应激状态，如严重创伤、大面积烧伤、大手术后、颅内病变、休克及重要器官功能衰竭等引起急性胃黏膜缺血、缺氧、黏膜屏障受损。

2. 临床表现　**上消化道出血**是急性糜烂性胃炎的**最突出**症状。特点：①起病急，于服用药物、酗酒或应激状态后数小时或数日，突然呕血、黑粪；②出血量多，呈间歇性，反复多次，常致出血性休克；③伴有上腹部不适、烧灼感、疼痛、恶心、呕吐及反酸等。

3. 辅助检查　①粪便检查：大便隐血试验阳性；②**急诊胃镜：出血后 24～48 小时内进行，见胃黏膜多发糜烂、出血和水肿**。

4. 治疗要点　①一般治疗，消除诱因；积极治疗致应激状态的原发病；卧床休息；流食，必要时禁食。②补充血容量，必要时输血。③止血，口服止血药如三七粉或经胃管用 8% 去甲肾上腺素冰盐水洗胃；亦可胃镜下行局部喷洒止血药或电凝、激光微波等止血。④抑酸和保护胃黏膜，给予制酸药（中和胃酸如铝-镁合剂）、抑酸药（如 H_2 受体拮抗药）；保护胃黏膜用硫糖铝、胶体铋等。

（三）急性腐蚀性胃炎

1. 病因　由于自服或误服硫酸、盐酸、硝酸、醋酸、来苏等强酸，氢氧化钠、氢氧化钾等强碱，或其他腐蚀剂引起胃黏膜发生变性、糜烂、溃疡或坏死性病变。

2. 临床表现　服腐蚀剂后早期病人感到口、咽、胸骨后及上腹部剧痛、烧灼感，频繁恶心、呕吐，呕吐物为血性或黏稠分泌物，伴有吞咽困难、呼吸困难；口、唇及咽喉部有颜色灼痂系因腐蚀剂不同，如硫酸致黑色、盐酸致灰棕色、硝酸致深黄色、醋酸致白色、强碱致黏膜水肿呈透明性。重者食管、胃广泛腐蚀性坏死致出血休克、食管及胃穿孔致纵隔炎、胸膜炎和弥漫性腹膜炎，若继发感染则伴有高热。晚期食管、贲门或幽门瘢痕性狭窄。

3. 治疗要点　①保持呼吸道通畅，尽快静脉补液、纠正电解质和酸碱失衡并了解口服腐蚀剂种类。②防穿孔，禁食，一般禁忌洗胃。③减轻腐蚀剂继发损害，口服氢氧化铝凝胶、牛乳、蛋清或植物油；吞服强碱者服稀释食醋或果汁，再服少量蛋清、牛乳或植物油。④对症治疗，剧痛者给予镇痛药；呼吸困难者给予吸氧；避免或减轻喉头水肿并减少胶原及瘢痕形成应给予激素；已有喉头水肿、呼吸阻塞者及早气管切开；防继发感染给予广谱抗生素。

⑤治疗并发症，食管狭窄、幽门梗阻者行内镜下气囊扩张治疗；食管局部狭窄可置入支架治疗；不宜行扩张或支架治疗者行手术治疗。

（四）慢性胃炎

慢性胃炎系不同病因引起胃黏膜慢性炎性病变。在慢性胃炎病程中，炎性细胞仅浸润在胃小凹、黏膜固有层表层，腺体未破坏，称为**慢性浅表性胃炎**；乃至腺体萎缩、消失，胃黏膜变薄，称为**慢性萎缩性胃炎**；肠腺化生或假性幽门腺化生、增生，增生上皮和肠化上皮发育异常，异型／不典型增生达中度以上，视为癌前病变。依据主要受累部位不同，慢性胃炎分慢性胃窦胃炎和慢性胃体胃炎。

1. 病因及发病机制　①**幽门螺杆菌（Hp）感染**，是**慢性胃炎**的最主要病因。②十二指肠－胃反流，如动力异常。③自身免疫反应，病人血液中存在自身抗体（如壁细胞抗体、抗内因子抗体）攻击靶细胞，致壁细胞总数减少，胃体黏膜萎缩为主，胃酸分泌减少，内因子减少影响维生素 B_{12} 吸收而发生巨幼红细胞性贫血（恶性贫血）。④增龄和胃黏膜营养因子缺乏，见于老年人退行性病变。⑤理化因素，长期服用非甾体抗炎药、烟酒、浓茶或咖啡及食物过冷、过热或过粗糙等引起。

2. 临床表现　慢性胃炎进展缓慢，**大多无明显症状**。部分病人表现为上腹中部饱胀不适、钝痛及烧灼感，嗳气、反酸、食欲缺乏、恶心等消化不良症状。多无明显体征，部分病人上腹部轻压痛。恶性贫血者全身衰弱、疲乏、畏食、消瘦、贫血。

3. 辅助检查

（1）胃镜及组织学检查：**胃镜是最可靠**的检查方法；活组织检查用于病理诊断，同时检测 Hp。

（2）Hp 检测：$^{13}C-$**尿素呼气试验**、血抗 Hp 抗体等检测有助于诊断和选择治疗方案。

（3）血清抗胃壁细胞抗体（APCA）、抗内因子抗体（AIFA）、促胃液素／胃泌素测定及胃液分析：有助于诊断自身免疫性胃炎，见表 2-14。

表 2-14　慢性胃窦炎及慢性胃体炎鉴别

项目	慢性胃窦炎	慢性胃体炎
病变部位	胃窦为主，胃体散发	胃体为主，胃窦散发
发病率	多见	极少见
病因	Hp 感染，胆汁反流	自身免疫反应
泌酸功能	正常或稍减少	明显减少或严重障碍
恶性贫血	无	有
癌变	2.5%	无
胃泌素	稍降或正常	明显升高
APCA	阳性（30%）	阳性（90%）
AIFA	阴性	阳性（75%）
维生素 B_{12}	正常	下降

4. 治疗要点

（1）病因治疗：①祛除诱因，如长期服用非甾体抗炎药、饮用咖啡或浓茶及进食霉变、粗糙、刺激性食物等，因服药引起者立即停服，并用制酸剂或硫糖铝等胃黏膜保护药，硫糖铝在餐前 1 小时与睡前服用效果最好，如需同时使用制酸药，制酸药应在硫糖铝服前半小时或服后 1 小时给予。②Hp 感染者，给予三联或四联疗法根除灭菌，常用方案见表 2-15。③十二指肠－胃反流者，给予助消化、胃肠动力药（如多潘立酮或西沙必利）加速胃排空，应饭前服用，**不宜**与**阿托品等解痉药**合用；胆汁反流者用考来烯胺或氢氧化铝凝胶吸附。④自身免疫性胃炎者，可给予激素。⑤胃黏膜营养因子缺乏者，宜补充复合维生素，增加营养。

表 2-15　推荐的根除幽门螺杆菌的治疗方案

方案一：铋剂＋两种抗生素			
铋剂标准剂量＋	阿莫西林 0.5 g	＋甲硝唑 0.4 g	均 2 次/日，持续 2 周
	四环素 0.5 g		
	克拉霉素 0.25 g		
方案二：PPI＋两种抗生素			
PPI 标准剂量＋	阿莫西林 1.0 g	＋克拉霉素 0.5 g	均 2 次/日，持续 1 周
	阿莫西林 1.0 g	＋甲硝唑 0.4 g	
	克拉霉素 0.25 g	＋甲硝唑 0.4 g	
方案三：①雷尼替丁枸橼酸铋 0.4 g，替代推荐方案二的 PPI　②H$_2$RA 或 PPI＋方案一，组成四联疗法			

（2）对症治疗：给予抑酸药、制酸药、胃黏膜保护药，以缓解症状、保护胃黏膜。恶性贫血者需终身注射维生素 B$_{12}$。

（3）处理癌前病变：口服选择性环氧合酶抑制药塞来昔布逆转胃黏膜肠化生、萎缩及异型增生，适量补充复合维生素及含硒食物等。药物不能逆转者，根据病情行胃镜下黏膜下剥离术并定期随访或手术治疗。

（五）急、慢性胃炎的护理措施

1. 休息与活动　发作期应卧床休息，腹部保暖，避免噪声及不良气味，增加病人食欲。恢复期生活规律、避免过劳，劳逸结合，适当锻炼，提高机体免疫力。

2. 病情观察　观察腹痛部位、性质、诱因，有无反酸、嗳气、恶心、呕吐、腹胀、贫血等；测量生命体征、体重及上臂围；观察有无失眠、焦虑及抑郁情绪。

3. 疼痛护理　遵医嘱予以局部热敷、按摩、针灸或解痉镇痛药等，缓解疼痛。

4. 饮食护理　发作期病人进温热无渣半流食，少量出血者给予**牛奶、米汤等**中和胃酸，以促进黏膜修复。剧烈呕吐、呕血者应禁食并静脉补充营养。恢复期病人应定时进餐、少量多餐、细嚼慢咽，养成良好饮食习惯，以高热量、高蛋白、高维生素、易消化饮食为宜，避免摄入生冷、粗糙、辛辣刺激性食物。胃酸缺乏者，食物需完全煮熟，给予肉汤等刺激胃酸分泌，酌情食用酸性食物（如山楂）。高胃酸者，避免酸性、高脂饮食。胃黏膜肠化和异型增生者，多食用含胡萝卜素、维生素 C、维生素 E、叶酸等抗氧化食物。

5.用药护理　枸橼酸铋钾应在餐前30分钟服用，用吸管吸入（因该药使舌、齿变黑），部分病人服药后出现便秘和黑粪在停药后自行消失，应监测肝肾功能，因有一过性转氨酶增高、肾功能损害。

6.心理护理　安慰、陪伴病人，消除紧张，保持情绪稳定，增强病人对疾病的耐受性。与之交谈，关心鼓励病人，指导放松训练，如深呼吸、按摩、沐浴等转移注意力，必要时遵医嘱用镇静药。

7.健康教育　①讲明病因，避免病因及诱因，介绍常用药物名称、作用、剂量、方法及时间。强调饮食调理对预防慢性胃炎反复发作的重要性。②说明嗜烟酒的危害，与病人及家属共同制订戒烟酒计划，让家属监督该计划实施。③告知病人及家属急性胃炎及时治疗，以免发展为慢性胃炎。慢性胃炎病人应定期复查，及早发现癌前病变。

三、消化性溃疡病人的护理

消化性溃疡主要是指发生在**胃和十二指肠球部**的慢性溃疡。临床上十二指肠溃疡（DU）较胃溃疡为（GU）多见，前者可见于任何年龄，以青壮年居多，后者发病年龄较晚。

1.病因和发病机制

（1）损害因素增强：①**幽门螺杆菌（Hp）感染**为消化性溃疡的重要发病原因。②胃蛋白酶的蛋白水解作用与胃酸腐蚀作用具有黏膜侵袭力，尤其是**胃酸作用占主导地位**。③非甾体抗炎药（如阿司匹林、布洛芬、吲哚美辛等），直接损伤胃黏膜，还抑制前列腺素和依前列醇合成，从而削弱黏膜保护。④粗糙和刺激性食物及饮料损伤黏膜。⑤吸烟。⑥持久和过度精神紧张、情绪激动等引起大脑皮质功能紊乱，迷走神经兴奋和肾上腺皮质激素分泌增加，导致胃酸和胃蛋白酶分泌增多，促使溃疡形成。⑦遗传因素，DU 发病人群的壁细胞总数增多，胃酸增多起主导作用。

（2）保护因素削弱：①过多的胃酸、酒、阿司匹林、胆汁反流等破坏**胃黏液－黏膜屏障**致胃腔内 H^+ 反弥散入黏膜。②胃、十二指肠黏膜的血液循环不良和上皮细胞更新变慢。③各种原因致细胞分泌前列腺素减少，破坏维持黏膜完整性。

（3）发病机制：损害因素与保护因素失衡。

2.临床表现　消化性溃疡以**慢性病程、周期性发作、节律性上腹痛**为特点。

（1）症状：①**上腹痛，节律性上腹痛**是消化性溃疡**主要症状**和**特征**表现。a.**慢性病**病史，平均6～7年，重者30年以上。b.**周期性发作**，多在初秋至次年早春，紧张、过劳、饮食不调或服致溃疡药常可诱发，发作持续数日至数周。c.**疼痛部位**，胃溃疡疼痛多位于上腹正中或偏左；十二指肠溃疡疼痛则位于上腹正中或偏右。d.**疼痛性质**，胃溃疡为**烧灼**或**痉挛感**；十二指肠溃疡为灼痛、胀痛、钝痛或剧痛。e.**疼痛节律**，胃溃疡疼痛多在**餐后0.5～1小时**出现至下餐前缓解，即"**进餐—疼痛—缓解**"；十二指肠溃疡则多在**餐后3～4小时**出现至下次餐后缓解，即"**疼痛—进餐—缓解**"（又称**空腹痛**），常伴有"**午夜痛**"。一般溃疡疼痛可经服**制酸药**、休息、手按压腹部或呕吐而减轻。②其他胃肠道症状，如嗳气、反酸、恶心、呕吐等。③全身症状，失眠、缓脉、多汗等自主神经功能失调表现，以及消瘦、贫血。

（2）体征：缓解期一般无明显体征，发作期有**剑突下偏右（DU）或偏左（GU）压痛**。

（3）特殊类型消化性溃疡：①复合型溃疡，胃和十二指肠同时存在溃疡，多数 DU 先于 GU，幽门梗阻发生率高。②球后溃疡，溃疡多位于十二指肠乳头近端，夜间痛和背部放射性疼痛多见，常并发大量出血，药物治疗效果差。③幽门管溃疡，为餐后立即出现较为剧烈而无节律性中上腹部疼痛，伴有胃酸分泌过高，药物治疗效果差，易并发幽门梗阻。④巨大溃疡，溃疡大于 2cm，药物治疗效果差，愈合慢，易慢性穿孔。⑤老年人消化性溃疡，常为较大溃疡，无任何症状或症状不明显，疼痛多无规律，食欲缺乏、恶心、呕吐、贫血等较突出。⑥无症状性溃疡，无任何症状，以老年服非甾体抗炎药者多见，以出血、穿孔首发。

（4）并发症：①**出血**，是消化性溃疡**最常见**的并发症，DU 比 GU 易发生。表现为**呕血与排柏油样便**，出血量大时可排鲜血便，出血量小时粪便隐血试验阳性。②**穿孔**，常发生于 DU，表现为腹部剧痛和急性腹膜炎体征。当溃疡腹痛变为**持续性**，进食或用制酸药后长时间不缓解，并向背部或两侧上腹部放射时，常提示出现**穿孔**。③**幽门梗阻**，表现为餐后上腹饱胀，频繁呕吐宿食，严重时引起水和电解质紊乱，伴有消瘦、贫血。④**癌变**，少数 GU 发生**癌变**，常见于 45 岁以上溃疡病病人，疼痛失去节律性，粪便隐血试验持续阳性，经严格内科治疗 1 个月仍无效。

3. 辅助检查

（1）**胃镜和黏膜活组织检查**：是确诊消化性溃疡的首选方法。胃镜检查可见溃疡呈圆形或椭圆形、底部平整、边缘整齐、深浅不一。

（2）X 线钡剂：**溃疡 X 线下**直接征象为**龛影**，间接征象为局部压痛、胃大弯侧痉挛性切迹，十二指肠溃疡球部激惹变形。

（3）Hp 检测：确定有无 Hp 感染，作为选择根除 Hp 治疗方案的依据。

（4）胃液分析：GU 者胃酸分泌正常或稍低于正常；DU 则多胃酸增高，空腹和夜间尤甚。

（5）粪便隐血试验：阳性提示溃疡活动、合并出血。

4. 治疗要点　治疗目标在于消除病因，控制症状，促进愈合，预防复发和防治并发症。

（1）药物治疗：①抑制胃酸分泌。a.H_2 受体拮抗药（H_2RA），选择性竞争结合组胺 H_2 受体，使壁细胞分泌胃酸减少，常用药有雷尼替丁、法莫替丁等。b.**质子泵抑制药（PPI）**，使壁细胞分泌胃酸关键酶 H^+-K^+-ATP 酶失去活性，增强抗 Hp 抗生素的杀菌作用，是**目前最强的抑酸药**，常用药有**奥美拉唑、兰索拉唑、泮托拉唑**。②根除 Hp。无论溃疡是初发或复发、活动与否、有无并发症，Hp 检测阳性者均应抗 Hp 治疗，药物选用及疗程见表 2-15。③保护胃黏膜。a.**铋剂**，覆于溃疡面，与溃疡基底渗出蛋白形成复合物，阻断胃酸和胃蛋白酶对黏膜自身消化，常见不良反应为舌苔和粪便变黑，主要经肾排泄，肾功能不良者忌用。b.**弱碱性抗酸药**，常用铝碳酸镁、硫糖铝、氢氧化铝凝胶等，能中和胃酸、缓解疼痛，促进前列腺素合成，增加黏膜血流量、刺激胃黏膜分泌 HCO_3^- 和黏液。c.**前列腺素类药**，如米索前列醇。

（2）病人教育：注意休息、饮食、用药等见本节护理措施。

（3）维持治疗：溃疡愈合后大多停药。需较长时间用 H_2RA 或 PPI 维持治疗的人群包括：①不能停用 NSAID 药物的溃疡者；②Hp 阳性未转阴性的溃疡；③Hp 转阴但有严重并发症或老年者；④不明原因难治性溃疡。

（4）手术治疗：大量出血经药物/胃镜/介入治疗无效者，急性穿孔、慢性穿透溃疡、瘢痕性幽门梗阻、GU 疑癌变者，可选择手术治疗。

5. 护理措施

（1）病情观察：观察腹痛部位、性质、程度、持续时间、诱因、伴随症状，与饮食、服药等关系；观察病人神志、生命体征、腹部外形、胃/肠型及蠕动波、听诊肠鸣音、震水音，以及并发症表现等。

（2）休息：溃疡活动且症状较重或粪便隐血试验阳性者，应卧床休息 1～2 周，鼓励轻症者活动、劳逸结合、分散注意力；缓解期病人应规律生活、适当锻炼、避免紧张及过劳。

（3）饮食护理：急性期出血伴有腹痛者应禁食，24 小时后进温凉流食，3～5 天后过渡到半流食；病情稳定后进高热量、高糖、适量蛋白质及脂肪、易消化软食。嘱溃疡活动期病人**定时定量、少量多餐、细嚼慢咽，不宜过快过饱。避免粗糙、过冷、过热、刺激性食物或饮料**。两餐间适量饮用脱脂牛奶。

（4）用药护理：观察疗效及不良反应，慎用/勿用致溃疡药（如阿司匹林、咖啡因、泼尼松、利血平等）。①**抑酸药**，护理要点见表 2-16。②**胃黏膜保护药**，护理要点见表 2-17。③制酸药，即抗酸药，可中和胃酸。常用药物有氢氧化铝凝胶、铝碳酸镁等。用药注意：a. 抗酸药宜餐后 1 小时和睡前服、片剂嚼服、乳剂摇匀，避免与奶制品（因形成络合物）、酸性食物饮料同服。b. 氢氧化铝凝胶阻碍磷吸收，表现为食欲缺乏、软弱无力，甚至骨质疏松，长期服用致便秘、代谢性碱中毒甚至肾损害。c. 镁制剂引起腹泻。④**胃肠动力药**，如甲氧氯普胺（胃复安）、多潘立酮（吗丁啉）、莫沙比利等在餐前服用，加速胃排空，不宜与阿托品等解痉药合用。⑤**抗生素**，用于杀灭 Hp，一般餐后服。a. 甲硝唑，服用甲氧氯普胺、维生素 B_6 等以拮抗恶心、呕吐等反应。b. 阿莫西林，部分人有迟发过敏反应如皮疹，用前询问有无青霉素过敏史。

表 2-16　抑酸药用药护理要点

种类	药理机制	不良反应	注意事项
H_2RA：			**餐中/后即刻服或睡前服一日剂量**
西咪替丁	与壁细胞膜 H_2 受体结合，抑制胃酸分泌	肝肾损害、头晕、头痛、疲乏、腹泻、皮疹、粒细胞减少等	①与抗酸药同用间隔 1 小时以上 ②经母乳排药，哺乳期停药 ③静脉给药不可过快，否则血压下降、心律失常 ④定期监测肝、肾功能
雷尼替丁		不良反应少，无抗雄激素作用	
法莫替丁		极少头晕、头痛、腹泻和便秘	
PPI：			**餐中或餐后即刻服用**
奥美拉唑	抑制壁细胞膜 H^+-K^+-ATP 酶，减少胃酸分泌；杀灭 Hp	头晕（初期尤重）	①避免开车、游泳、高空等作业 ②与苯妥英钠、地西泮合用酌减
兰索拉唑		皮疹、瘙痒、头痛、口苦、肝功能异常	不良反应轻者续用，重者停药
泮托拉唑		不良反应少，偶有头痛、腹泻	

续表

种类	药理机制	不良反应	注意事项
抗胆碱能药：			餐前服、睡前服
消旋山莨菪碱 山莨菪碱（654-2）	拮抗壁细胞膜乙酰胆碱受体	口干、面红、闭汗、视物模糊。量大时心率快、排尿困难、抽搐甚至昏迷	禁用：出血性疾病、脑出血急性期、青光眼、前列腺肥大、尿潴留、急腹症诊断未明

表 2-17　胃黏膜保护药用药护理要点

药物	药理机制	不良反应	注意事项
铋剂：			早晚餐前半小时服
枸橼酸铋钾（CBS） 果胶铋	**与溃疡面蛋白质结合成保护膜**；促进黏液及 HCO_3^- 分泌及前列腺素分泌；吸附表皮生长因子促溃疡愈合；**杀灭 Hp**	舌齿变黑、黑粪、便秘、停药后消失，少数恶心、转氨酶高，极少肾衰竭	①乳剂可吸管直接吸入防齿、舌变黑 ②不与碱性药物同服
硫糖铝：			片剂嚼服，餐前 1 小时、睡前服用
硫糖铝片	与溃疡面渗出蛋白质结合形成保护膜；促进内源性前列腺素合成；刺激表皮生长因子分泌	便秘、口干、皮疹、眩晕、嗜睡，糖尿病者血糖升高	①与抑酸剂同用时，抑酸药应在硫糖铝服前半小时或服后 1 小时用 ②不与多酶片同服
前列腺素类：			餐前半小时服
米索前列醇 恩前列腺素	促进上皮细胞 DNA 合成、黏液和 HCO_3^- 分泌、黏膜血供；干扰壁细胞制造第二信使 cAMP，减少胃酸分泌	腹胀、便秘、口渴、头晕、烧灼感、嗳气、喉部异物感，重者肝功能异常、白细胞减少等	孕妇、哺乳期妇女、儿童、过敏者均禁用

（5）心理护理：安慰病人，保持乐观情绪，以积极态度表达内心感受；学会放松训练，悦纳自己。人际关系处理上学会顺其自然，不过分关注自己及迎合别人，以致委曲求全。

（6）健康教育：①疾病知识指导。消化性溃疡发病与生活方式、生活习惯密切相关。指导病人及家属做好自我保健。注意规律进餐、饥饱适中、细嚼慢咽。戒酒，循序渐进戒烟，避免共用餐具等。若疼痛持续加重、规律性消失、有黑粪等疑癌变应立即复查胃镜。②用药指导。避免服用损害胃黏膜的药物如阿司匹林、吲哚美辛等，如疾病需要可在饭后服用或遵医嘱辅助胃黏膜保护药，嘱其坚持按疗程治疗，不擅自停药。

四、溃疡性结肠炎病人的护理

溃疡性结肠炎（UC）是一种病因不明的直肠和结肠慢性非特异性炎症性疾病。病变主要位于结肠，呈连续性、弥漫性分布。范围多自肛端直肠逆行向近端发展，重者累及全结肠及回肠末端，故又称"倒灌性肠炎"。

1.病因与发病机制　迄今未完全阐明，多认为与肠道黏膜免疫系统异常反应所导致的炎症反应有关，下列因素相互作用可致病：①环境因素，如饮食、吸烟、卫生条件等；②遗传因素，本病具有家族聚集现象；③感染因素，如**痢疾杆菌感染**；④免疫因素。本病系环境因素作用于遗传易感者，在肠道菌群参与下，启动肠道天然免疫与获得性非免疫反应，最后导致免疫反应损伤和炎症过程。由于抗原的持续刺激及（或）免疫调节紊乱，机体可呈现过于亢进和难以自限的免疫炎症反应。

2.临床表现　起病多数缓慢、少数较急，偶见急性暴发。慢性病程，多为发作期与缓解期交替，少数症状迁延且因过劳、感染等加重。

（1）症状

①消化系统表现：a.腹泻，最常见，**为本病主要症状。黏液脓血便**是本病**活动期**重要表现。排便次数和便血程度反映病变程度。轻者排便**2～4次/天**，粪便呈糊状，混有少量黏液、脓血，便血轻或无；**重者腹泻10次/天以上**，大量脓血甚至血水样粪便。病变限于直肠和乙状结肠者，出现腹泻与便秘交替。b.腹痛，活动期一般有轻或中度腹痛，为左下腹或下腹阵痛，可累及全腹。呈"疼痛—便意—便后缓解"规律，常伴有里急后重（系因炎症刺激直肠）。并发**中毒性巨结肠**或腹膜炎者呈**持续剧烈腹痛**。c.其他，腹胀、食欲缺乏、恶心、呕吐等。

②全身表现：低热或中度发热见于中、重型病人活动期，有并发症或急性暴发型者呈高热。重症者出现消瘦、贫血、低蛋白血症、水和电解质平衡紊乱等。

③肠外表现：口腔黏膜溃疡，结节性红斑，外周关节炎，虹膜睫状体炎等。

（2）体征：病人呈慢性病容，精神萎靡，轻者仅有左下腹部轻压痛，有时触及痉挛的降结肠和乙状结肠。重者呈贫血貌、消瘦，有明显腹部压痛和鼓肠。出现**反跳痛、肌紧张、肠鸣音减弱**等考虑并发**中毒性巨结肠、肠穿孔**等。

（3）并发症：中毒性巨结肠、直肠结肠癌变、肠穿孔、肠梗阻、大出血等。

3.辅助检查

（1）血液检查：红细胞和血红蛋白减少。活动期白细胞计数增高，**红细胞沉降率加快和C反应蛋白增高是活动期**的标志。重症者可有血清蛋白下降、凝血酶原时间延长和电解质紊乱。

（2）粪便检查：肉眼可见黏液脓血，显微镜下可见大量红细胞和脓细胞，急性发作期有巨噬细胞。本病诊断的重要步骤是进行**至少连续3次粪便病原学检查，以排除感染性结肠炎**。

（3）自身抗体检查：血中外周型抗中性粒细胞胞浆抗体具有相对特异性，有助于诊断。

（4）**结肠镜检查：是本病诊断最重要的手段**之一，可直接观察病变黏膜并行活检。内镜下可见黏膜充血、水肿、出血及脓性分泌物附着，黏膜粗糙呈细颗粒状或多发浅溃疡等。

（5）X线钡剂灌肠检查：可见黏膜粗乱，细颗粒改变，多发龛影或充盈缺损；肠管缩短，肠壁变硬，呈铅管状。重型或暴发型不宜行此检查，以免加重病情或诱发中毒性巨结肠。

4.治疗要点　治疗目的是控制急性发作，缓解病情，减少复发，防治并发症。

（1）一般治疗：休息及饮食见本病"护理措施"。

（2）药物治疗：①氨基水杨酸制剂，**柳氮磺吡啶（SASP）**是本病的常用药，适用于轻型、中型或重型经糖皮质激素治疗已有缓解者。②糖皮质激素，对重型活动期者、急性暴发型者及对氨基水杨酸制剂疗效不佳的轻型和中型者均有较好疗效，其作用机制为非特异性抗炎和抑制免疫反应。③免疫抑制药，硫唑嘌呤或巯嘌呤适用于对糖皮质激素治疗效果不佳或对激素依赖慢性持续性病例，加用此类药后应减少激素用量甚至停药。

（3）手术治疗：并发大出血、肠穿孔、中毒性巨结肠、结肠癌或经积极内科治疗无效且伴有严重毒血症状者可行手术治疗。

5.护理措施

（1）作息：①轻症者注意休息，注意劳逸结合；②重症者应卧床休息，减少肠蠕动。

（2）病情监测：观察病人腹泻次数、性质、伴随症状，腹痛性质、部位，以及生命体征、有无脱水表现等。

（3）对症护理：对采用保留灌肠疗法的病人，指导其适当抬高臀部，延长药物在肠道内的停留时间。腹痛、腹泻护理详见本单元"腹痛、腹泻"护理。

（4）用药护理：说明药物用法、作用、不良反应等。①告知患者柳氮磺吡啶常见不良反应有恶心、呕吐、皮疹、粒细胞减少、再生障碍性贫血等；宜餐后服药以减轻胃肠道反应；服药期间定期复查血象。②应用糖皮质激素者，病情缓解后以每 $1 \sim 2$ 周减少 $5 \sim 10mg$，直至好转后停药，切不可随意停药，防止反跳。③应用硫唑嘌呤或巯嘌呤等药时，病人可出现骨髓抑制，需监测白细胞计数。④某些抗菌药物、如甲硝唑、喹诺酮类，长期应用不良反应大，一般与其他药物联合短期应用。⑤病情严重者，按医嘱给予静脉高营养，纠正营养状况。⑥腹痛明显时，遵医嘱可用阿托品。

（5）饮食护理：定期测体重，监测血红蛋白、血清蛋白的变化，了解营养状态。措施：①急性发作期病情重者应禁食，病情稳定后进流质或半流质食，指导食用高营养、易消化、少纤维素食物，减轻对肠黏膜刺激。②忌烟酒，避免食用冷饮、水果、多纤维及其他刺激性食物，忌食牛乳和乳制品。

（6）心理护理：告知病人保持平和心态对本病重要性，鼓励病人树立信心，配合治疗，以减轻自卑、忧虑等负向情绪。

（7）健康教育：①疾病知识指导。做好卫生宣教，防治肠道感染；饮食有节，生活规律，避免劳累；急性发作期应卧床休息，缓解期适当活动及运动锻炼。②用药指导。告知患者坚持治疗，按时服药，教会病人识别药物不良反应。③加强营养，少食多餐，必要时可通过胃管注入。多补充维生素，维持肠道内菌群平衡。

五、肝硬化病人的护理

1.病因及发病机制

（1）病因：我国**病毒性肝炎**为肝硬化主要原因。①病毒性肝炎，有乙型、丙型、丁型肝炎，乙型加丁/丙型肝炎病毒重叠感染加速发展。**甲型、戊型肝炎**一般不演变为肝硬化。②慢性酒精中毒，乙醇及其中间代谢产物（乙醛）直接损伤肝细胞及长期酗酒者致肝细胞代谢障碍。③化学毒物或药物，长期接触四氯化碳、磷、砷等化学毒物或服用异烟肼、四环素等药物，引起中毒性肝炎并演变为肝硬化。④胆汁淤积，肝内或肝外胆汁淤积持续存在时，高浓度胆酸和胆红素损伤肝细胞逐渐发展为肝硬化。⑤循环障碍，慢性充血性心力衰竭、缩窄性心包炎致肝长期淤血，细胞缺氧、坏死，纤维组织增生，逐渐发展为肝硬化。⑥遗传代谢性疾病，**肝豆状核变性（铜沉积）、血色病（铁沉积）**、α_1-抗胰蛋白酶缺乏症、半乳糖血症等疾病，体内某些酶先天缺陷致物质不能被正常代谢而沉积并损害肝。⑦营养失调，慢性炎症性肠病及食物中长期缺乏蛋白质、维生素、胆碱等，引起营养不良和吸收不良，降低肝细胞对致病因素抵抗力。肥胖、2型糖尿病、高脂血症等单独或共同存在导致脂肪肝可发展为肝硬化。⑧免疫紊乱，病毒、药物等致自身免疫慢性肝炎，进展为肝硬化。⑨寄生虫感染，日本血吸虫病者因长期虫卵及其产物沉积在汇管区刺激大量纤维组织增生，致血吸虫病性肝纤维化。⑩病因不明，难以确定病因称隐源性肝硬化。

（2）发病机制：各种致病因素均使肝细胞变性、坏死，再生结节形成，结缔组织增生形成假小叶。肝纤维化是肝硬化发展重要阶段。早期肝纤维化可逆，后期假小叶形成不可逆。肝功能减退和门静脉高压是肝硬化发展两大后果，现重点阐述两者形成机制。

①门静脉高压：肝硬化病理改变使肝内血管扭曲、受压、闭塞、血管床减少，肝内门静脉、肝静脉和肝动脉三者分支间失去正常关系并形成交通支。肝内血液循环紊乱是形成门脉高压的病理基础；肝纤维化及再生结节压迫肝窦及肝静脉是门静脉高压始因；肝功能减退及多种血管活性因子失调，维持并加重门静脉高压。a.**脾大**，脾脏因长期淤血而肿大，发生**脾功能亢进**。b.**门-腔侧支循环开放**，是门静脉高压的特征性标志。当门静脉压力超过200mmH$_2$O，其回流受阻致交通支开放，**主要侧支循环**包括：**食管下段和胃底静脉曲张**（胃左、胃短静脉和奇静脉间胃底和食管黏膜下静脉开放，胃黏膜充血、水肿、糜烂，呈马赛克或蛇皮样改变，即门脉高压性胃病）；**腹壁静脉曲张**（脐静脉开放与附脐静脉、腹壁静脉相通，向腹壁上延伸静脉回流至上腔静脉，向腹壁下延伸静脉回流至下腔静脉）；**痔核形成**（直肠上静脉与直肠中/下静脉吻合扩张）；**腹膜后交通支**。侧支循环开放引起消化道出血，并使肠内吸收毒物回流后不经肝代谢而直接入体循环，诱发肝性脑病。

②**腹水形成**：是肝硬化肝功能**失代偿期最突出**临床表现，主要形成机制是水钠潴留，影响因素包括：a.门静脉高压，当门静脉压力高至2.94kPa以上时，内脏血管床静水压增高致组织液漏入腹腔，肝窦内压增高致大量液体进入Disse间隙，肝淋巴液生成增加，增至7～11L/d，超过胸导管引流能力；b.血浆胶体渗透压降低，肝功能下降，白蛋白合成减少，低白蛋白血症（＜30g/L）时，血浆外渗至组织间隙；c.有效循环血量不足，肝功减退及多种血管活性因子失调，增加心排血量、降低外周血管阻力，内脏器官血液滞留，有效循环血容量下降，激活交感神经系统和肾素-血管紧张素-醛固酮系统，使肾小球滤过率下降、水钠重吸收增加；d.其他，肝功减退时，继发性醛固酮和抗利尿激素增多，心房钠尿肽相对不足及机体对其敏感性下降，均致水钠潴留。

2.临床表现　起病隐匿，病程缓慢，可隐伏3～5年或10年以上。根据肝功能情况，临床上分代偿期和失代偿期肝硬化。

（1）**代偿期肝硬化**：早期无症状或症状轻微，以乏力、**食欲缺乏**、腹胀为主要表现，伴有恶心、轻微腹泻等。劳累或发生其他疾病时症状明显，休息或治疗后缓解。查体营养状况一般，肝轻度大、质偏硬，脾轻度大，肝功能多正常或轻度酶学异常。

（2）**失代偿期肝硬化**：主要为肝功能减退和门静脉高压症表现，累及全身多系统。

①肝功能减退表现：a.**全身症状和体征**，病人精神萎靡，营养状况差，呈慢性肝病面容，

乏力突出，消瘦，伴有夜盲、舌炎、口角炎、毛发干枯粗糙等，少数病人不规则低热，肝细胞广泛性坏死时出现持续或进行性加深黄疸。b. **消化道症状，食欲缺乏**最常见，重者畏食，伴有恶心、呕吐、**厌油**，稍进油食即腹泻，反复**腹胀**，进食后明显饱胀不适，部分病人肝区隐痛，若合并肝癌、胆道感染等则腹痛明显。c. **出血倾向和贫血**，因肝合成凝血因子减少、脾功能亢进、毛细血管脆性增加，表现牙龈出血、鼻出血、**皮肤紫癜**或胃肠出血等，女性常月经过多。d. **内分泌紊乱**，因肝对雌激素灭活能力减退，体内雌激素增多，通过下丘脑－垂体－性腺轴负反馈，抑制腺垂体分泌促性腺激素及促肾上腺皮质激素，致雄激素和肾上腺糖皮质激素减少。病人有蜘蛛痣、肝掌、男性乳房发育。蜘蛛痣分布在上腔静脉引流区域（面、颈、手背、上臂、前胸、肩部等）；男患乳房发育、睾丸萎缩等；女患月经失调、闭经等。肾上腺皮质低功能者皮肤色素沉着，见于面部、眼眶周围、胫前及其他暴露部位。肝功能减退时，对胰岛素灭活减少，存在胰岛素抵抗。肝病者易患糖尿病，严重时易低血糖。

②**门静脉高压表现**：a. **脾**，一般脾轻、中度肿大，少数重度肿大；血吸虫病性肝纤维化者多见巨脾；上消化道大量出血时脾暂时缩小，出血停止或补充血容量后恢复肿大。b. **出血及贫血貌**，因进食粗糙质硬食物或剧烈咳嗽、负重等致曲张静脉破裂，发生呕血、黑粪及休克体征；同时因胃肠失血、脾功能亢进及营养不良、肠道吸收障碍等，呈贫血貌如皮肤黏膜苍白等。c. **腹部**，腹水伴有/不伴有下肢水肿。腹部呈蛙形腹，重者腹部高度膨隆、皮肤张紧发亮，甚至脐疝。**腹水量超过1000ml时，移动性浊音阳性**。腹壁静脉以脐为中心向四周放射，重者脐周静脉突起称为水母/海蛇头。部分病人伴有肝性胸腔积液，以右侧多见。

③**肝的情况**：早期肿大，表面光滑，中等硬度；在晚期，因肝炎后肝硬化则肝明显缩小而触不到，因酒精性肝硬化则纤维结缔组织明显增生可触及增大的肝，**质地坚硬；肝区一般无压痛**。

（3）并发症：①**上消化道出血**，本病是肝硬化**最常见**并发症。常突然发生大量呕血和（或）黑粪，引起**失血性休克**，诱发**肝性疾病**。②**肝性脑病**，是本病**最严重**并发症及常见死亡原因。③感染，易并发细菌感染，如呼吸道、胃肠道、泌尿道、皮肤等处，腹水者易并发**自发性细菌性腹膜炎（SBP）**。④**肝肾综合征（HRS）**，又称**功能性肾衰竭**，是严重肝病基础上**肾本身并无器质性损害**的肾衰竭，表现为自发性少尿或无尿、氮质血症和血肌酐升高、稀释性**低钠血症、低尿钠**。⑤原发性肝癌，病人短期内肝增大，持续性肝区疼痛，腹水增多且血性，不明原因发热等，考虑并发原发性肝癌。⑥电解质和酸碱平衡紊乱，常有低钠血症、低钾血症、低氯血症、低钙血症、代谢性碱中毒、呼吸性碱中毒或呼吸性碱中毒合并代谢性碱中毒。⑦肝肺综合征，临床特征为严重肝病、肺内血管扩张、低氧血症三联症，表现为呼吸困难、立位加重。⑧门静脉血栓形成，急性和慢性门脉血栓形成，前者出现剧烈腹痛、腹胀、腹水迅速增加；后者无明显临床症状或仅有腹部隐痛及腹胀。

3. 辅助检查

（1）血常规：代偿期多正常，失代偿期有贫血，感染时白细胞增高。**脾功能亢进**时，血中红细胞、白细胞和血小板计数均**减少**，若合并感染则白细胞计数可正常。

（2）尿常规：一般正常，并发肝肾综合征时，尿有管型、血尿、蛋白尿，黄疸时尿胆红素阳性，尿胆原增加。

（3）粪便隐血试验：门静脉高压性胃病慢性出血者粪便隐血试验阳性。

（4）肝功能检查：失代偿期转氨酶轻、中度增高，肝细胞受损时 ALT 增高较显著，严重坏死时 AST 升高更明显。血清总胆固醇特别是胆固醇酯下降。血清总蛋白可正常、降低或增高，其中**白蛋白明显降低，球蛋白增高，A/G 比例降低或倒置**。凝血酶原时间不同程度延长，血中总胆红素、直接胆红素和间接胆红素均升高。Ⅲ型前胶原肽、透明质酸、层粘连蛋白等肝纤维化指标显著增高。

（5）免疫功能检查：出现抗核抗体、抗平滑肌抗体、抗线粒体抗体等；病毒性肝炎致肝硬化者，肝炎病毒标记呈阳性，血浆 **IgG 显著增高**，T 淋巴细胞数常低于正常。

（6）**腹水检查**：一般呈**漏出液**，若合并 SBP 或结核性腹膜炎时，可呈渗出液或中间型，细菌培养阳性。血性腹水疑癌变。

（7）内镜及腹腔镜检查：①**内镜检查**，明确上消化道出血者的出血原因和部位，行止血治疗。②腹腔镜检查，观察腹腔脏器及组织情况，直视下行穿刺活检。

（8）影像检查：① X 线检查，**食管静脉曲张示虫蚀样或蚯蚓状充盈缺损，胃底静脉曲张示菊花样充盈缺损**。② B 超，常用于初步筛查肝硬化合并肝癌。③ CT 和 MRI，B 超疑有癌变需行 CT，仍有疑问配合 MRI。

（9）**肝穿刺活组织检查**：有假小叶形成**用于肝硬化早期诊断**，与小肝癌鉴别。

（10）门静脉压力测定：经颈静脉插管测定肝静脉楔入压与游离压之差，大于 10 mmHg 提示门静脉高压。

4. **治疗要点** 本病治疗关键在于早期诊断，强调病因治疗和一般治疗，以延长代偿期，积极防治并发症，终末期宜行肝移植。

（1）一般治疗：强调休息和饮食，详见护理措施。

（2）病因治疗：治疗原发病有一定抗纤维化作用，可用活血化瘀药中医辨证施治。选用保肝药不宜盲目过多，慎用损伤肝药物。肝炎后肝硬化且病毒复制活跃者进行抗病毒治疗（如拉米夫定、干扰素等），以改善肝功能，延缓病程。

（3）腹水治疗：①限制钠、水摄入。限制钠盐在 **1.2～2.0 g/d**，限制进水在 **1000 ml/d**。②增加钠、水排泄。a. 利尿药，使用原则是排钾类和保钾类利尿药联合或交替使用；先用保钾类利尿药，无效时加用排钾类利尿药，根据疗效逐渐加大剂量；利尿不可过快，以体重减轻 0.3～0.5 kg/d（无水肿者）或 0.8～1 kg/d（有水肿者）或不超过每周 2 kg 为宜；用药期间监测体重及电解质，及时补钾。b. 导泻，如甘露醇 20 mg，1～2 次／日。c. **排放腹水加输注白蛋白**，一般**每放腹水 1 L，输注白蛋白 80 g**。③提高血浆胶体渗透压，定期输注新鲜血或白蛋白、血浆。④腹水浓缩回输，适用于顽固性腹水。放出的腹水经浓缩处理（超滤或透析）后再静脉回输，提高血浆白蛋白浓度及有效循环血容量。⑤经颈静脉肝内门体分流术（TIPS），适用于难治性腹水，易诱发肝性脑病。

（4）手术治疗：行各种分流术、断流术和脾切除术等，以降低门静脉压，消除脾功能亢进。

（5）并发症治疗：① SBP，主要针对革兰阴性杆菌兼顾阳性球菌抗生素，早期、足量、足疗程、联合静脉应用，用药时间不少于 2 周，至腹水常规白细胞恢复正常后数日停药。② HRS，有一定疗效，肝移植是有效疗法，可应用血管升压素、输注白蛋白、TIPS、血液透析或人工肝支持等。③肝肺综合征，吸氧及高压氧舱适用轻型、早期病人，肝移植是最有效的疗法。

（6）肝移植：是晚期肝硬化治疗的最佳选择，顽固性腹水者首选。

5. 护理措施

（1）病情观察：观察腹水情况，记录每日出入液量，测量腹围、体重，有无出血倾向、皮肤黏膜黄染；腹胀、乏力、心律失常等提示**低血钾**；口周和指尖麻木、手足抽搐、腹部绞痛等提示**低血钙**；头晕、手足麻木、视物模糊、肌肉痉挛抽搐等提示**低血钠**；观察有无呼吸浅慢、嗜睡、谵妄等代谢性碱中毒表现，及时通知医生。

（2）休息与活动：病人代偿期应劳逸结合，平卧位增加肝肾回流，促进肝细胞修复；失代偿期以卧床休息为主。重症者绝对卧床。**大量腹水**者取**半卧位**，减轻呼吸困难；避免腹内压骤增如剧烈咳嗽、用力排便等，防止出血或脐疝。

（3）饮食护理：予以高热量、高蛋白质、高维生素、适量脂肪、低盐、易消化软食。忌饮酒及避免食入粗糙刺激性食物，避免损伤曲张静脉。剧烈恶心、呕吐及禁食者，遵医嘱给予静脉补充足够营养，如高渗葡萄糖液、白蛋白等。病人能量供应主要源自复合糖类，血氨偏高者应限制或禁食蛋白质，病情好转再逐渐增加蛋白质摄入，应以**植物性蛋白**为主（植物性蛋白主要源于**豆制品**，动物性蛋白源于鱼、肉、奶、蛋等）。根据腹水程度给予低盐或无盐饮食。

（4）用药护理：禁用一切损害肝的药物。遵循利尿药使用原则，密切观察疗效和不良反应。观察利尿药有效指标为：①尿量大于 1500ml/d；②体重逐渐减轻，**不超过 0.5kg/d**；③腹围日益减小。使用利尿药期间严密监测水、电解质及酸碱平衡失调。每日记录尿量、腹围、出入液量。

（5）腹腔穿刺放腹水的护理：①术前护理说明注意事项，测量腹围、体重及生命体征，嘱病人排空膀胱，协助平卧或稍左侧卧位；②术中监测病人意识、生命体征及面色；③术毕无菌敷料覆盖穿刺处，缚上腹带，防腹内压骤降，测量生命体征、腹围、体重，记录腹水量、颜色、性状，标本及时送检。

（6）对症护理：①低钙抽搐者给予 10% 葡萄糖酸钙 10ml 静脉注射纠正。②皮肤护理，抬高水肿下肢、托带托起水肿阴囊。温水擦浴，避免用力。沐浴水温不宜过高，不用刺激性皂类，沐浴后用柔和润肤品。皮肤瘙痒明显及时用药止痒，嘱病人勿搔抓。水肿者热水袋温度 40～50℃。任何侵入性操作严格遵守无菌操作原则。床铺干燥平整，病人穿着宽松衣物。

（7）心理护理：介绍肝硬化为慢性病程，疾病反复是诱因造成的、诱因可控，关键在于坚持正确治疗和自我护理。帮助病人分析并发症诱因，减轻焦虑，树立战胜疾病信心。

（8）健康教育：①疾病知识指导。指导自我护理方法，增强个人应对疾病能力。注意保暖，预防呼吸、消化、泌尿系等感染。②用药指导。向病人介绍用药知识，如药物种类、用药时间、方法及不良反应，定期门诊随访。门静脉高压性胃病者避免使用损害胃黏膜药物。

六、原发性肝癌病人护理

原发性肝癌简称肝癌，是指肝细胞或肝内胆管上皮细胞发生的恶性肿瘤。肝癌死亡率居消化系统恶性肿瘤第三位。

1. 病因及发病机制

（1）**病毒性肝炎**：约 1/3 的肝癌病人有慢性肝炎史，目前认为乙 / 丙型肝炎病毒肯定是促癌因素。我国慢性病毒性肝炎是原发性肝癌的最主要致病因素。

（2）**肝硬化**：肝硬化并发原发性肝癌者占 **50% ～ 90%**，我国多为乙型肝炎后肝硬化，欧美国家多为酒精性肝硬化，肝细胞再生过程中发生恶变。

（3）黄曲霉毒素：黄曲霉菌污染农作物后的代谢产物**黄曲霉毒素 B₁**有强烈致肝癌作用。

（4）饮用水污染：饮池塘水肝癌发病率明显高于饮井水，因池塘中蓝绿藻产生藻类毒素污染水源。饮用六氯苯、氯仿等有机致癌物污染的地面水后易致肝癌。

（5）遗传：不同种族及同一种族不同地域人群，肝癌发病率均不同，有家族聚集现象。

（6）其他：亚硝胺类、有机磷农药、乙醇等疑为致肝癌物。华支睾吸虫寄生于肝小胆管中，刺激上皮增生，致原发性胆管细胞癌。

组织学上肝癌分 3 型：肝细胞型（约 90%）、胆管细胞型（较少见）或混合型（最少见）。单个癌结节直径小于 3cm 或相邻两个癌结节直径之和小于 3cm 者称为小肝癌。

2. **临床表现**　起病隐匿，早期无典型表现，以肝硬化为基础，或以转移灶症状首发。病人就诊时多属于中晚期。

（1）肝区疼痛：最常见。常局限于右上腹部，呈持续性胀痛或钝痛，系肿瘤增长迅速牵拉肝包膜所致；病变侵及横膈则疼痛放散至**右肩**或背部；癌结节破裂则**突然剧烈腹痛**，由肝区至全腹，产生急腹症甚至失血性休克。

（2）肝硬化征象：原发于肝硬化者有肝功能失代偿期临床表现，腹水迅速增加且难治，一般为漏出液，血性腹水系因肝癌侵及肝包膜或破溃至腹腔或癌肿转移至腹膜。

（3）全身表现：进行性消瘦、发热、乏力、营养不良、晚期恶病质等。

（4）转移灶症状：肝癌最早在肝内转移，侵犯门静脉及其分支，癌栓脱落在肝内形成多发转移灶，通过多种途径向肝外转移，血行转移最常见部位是肺；淋巴转移至肝门淋巴结最常见；癌细胞从肝表面脱落而种植在腹膜、盆腔等处。转移至肺、骨、胸腔等处产生相应部位症状，胸腔转移以右侧多见。出现突然门静脉高压表现考虑肝内血行转移和静脉癌栓阻塞；咳嗽、咯血症状考虑肺转移；骨骼疼痛提示骨转移；神经定位体征提示颅内转移。

（5）肝大：肝进行性增大。触诊时肝质地硬，表面凹凸不平，呈结节状，边缘不规则。

（6）黄疸：晚期出现，多数为阻塞性黄疸，少数为肝细胞性黄疸。

（7）伴癌综合征：系因癌肿本身代谢异常或癌组织对机体影响致内分泌或代谢异常而出现一组临床综合征，如自发性低血糖、高血钙、高血脂、红细胞增多症、类癌综合征等。

（8）**并发症**：①上消化道出血，约占肝癌死亡原因的 15%。②肝性脑病，系肝癌终末期最严重的并发症，约 1/3 的病人死于此病。③癌结节破裂出血，癌结节破裂若仅限于肝包膜下者局部疼痛，若破入腹膜引起急性弥漫性腹膜炎，约 10% 的肝癌病人因此死亡。④继发感染，系肿瘤长期消耗、放 / 化疗引起白细胞减少致免疫力低下。

3. **辅助检查**

（1）肝癌标志物检测：①**甲胎蛋白（AFP）**测定，是肝细胞癌早期诊断特异方法，广泛用于肝癌普查、诊断、判断疗效、预测复发。肝癌者 AFP 阳性率为 70% ～ 90%。AFP 假阳性见于生殖腺胚胎瘤、少数转移性肿瘤（胃癌）、妊娠、活动性肝炎、肝硬化炎症活动期。AFP 诊断肝癌标准：**AFP > 500μg/L**，持续 4 周以上；由低逐渐升高；AFP > 200μg/L，持续 8 周以上。②其他肝癌标志物，γ- 谷氨酰转肽酶同工酶 II（GGT₂）在原发性和转移性肝癌者阳性率达 90%，血清异常凝血酶原（APT）、α₁- 抗胰蛋白酶等活性增高。

（2）影像学检查：①超声，显示直径为 2cm 以上肿瘤，可早期定位诊断，B 超实时检测是目前肝癌筛查首选方法；②CT，是目前诊断**小肝癌和微小肝癌**最佳方法，对 1 cm 以下肿瘤检出率达 80% 以上；③X 线肝血管造影，腹腔动脉和选择性肝动脉造影显示直径 1 cm 以上癌结节，有助确诊肝癌；④其他，放射性核素扫描确诊肝内占位病变，MRI 显示癌内部结构，判断子瘤、瘤栓。

（3）肝穿刺活组织检查：在超声或 CT 引导下以**细针穿刺癌结节**，是确诊肝癌最可靠方法。

4. 治疗要点　早期肝癌尽量采取手术切除。综合治疗模式适用于不能切除者，目前是中晚期肝癌主要治疗方法。

（1）**手术治疗**：是目前根治肝癌最好方法，凡有手术指征者均应及早切除。

（2）局部治疗：①**肝动脉化疗栓塞治疗（TACE）**，原发性肝癌**非手术疗法中首选**方法。②无水乙醇注射疗法（PEI）。③物理疗法，冷冻疗法和直流电疗法杀伤癌细胞；微波组织凝固技术、射频消融、高功率聚焦超声治疗、激光等局部高温疗法使癌细胞变性坏死，增强癌细胞对放疗敏感性。

（3）放射治疗：目前趋向放疗联合化疗，结合中药和其他支持疗法。

（4）化学治疗：常用阿霉素、顺铂（DDP）、丝裂霉素、5-FU 等药物，一般用 CDDP 方案。

（5）生物和免疫治疗：单克隆抗体和酪氨酸激酶抑制药类靶向治疗已应用于临床。

（6）中医治疗：配合手术、化疗和放疗以增强免疫力，减少不良反应，提高疗效。

5. 护理措施

（1）病情观察：观察有无肝区疼痛加重、发热、腹泻、黄疸、呕血等；有无转移灶症状、肝性脑病或癌结节破裂，备好降血氨药、升压药，做好输血及术前准备。

（2）疼痛护理：观察疼痛部位、性质；营造安全舒适环境；鼓励病人采用非药物镇痛方法镇痛，如听录音机、冥想等，以转移注意力；疼痛加剧时，用镇痛药及少量地西泮，不宜使用强镇静／麻醉药，防诱发肝性脑病。

（3）作息：腹水、黄疸病人应卧床休息，腹胀不适者取适当体位、放松腹部、协助活动。注意不可突然改变体位或用力触摸肝区结节部位，防癌结节破裂出血。

（4）肝动脉化疗栓塞术护理：①术前护理，术前检查肝功能、出凝血时间、血型、超声、足背动脉搏动等情况。行碘过敏试验、普鲁卡因过敏试验及抗生素过敏试验。术区备皮。术前 6 小时禁食水，术前 30 分钟给予镇静药，测量生命体征。②术中配合，监测生命体征及腹痛情况，安慰并指导放松训练；观察有无造影剂过敏现象；注射化疗药时，一旦出现恶心、呕吐，立即头偏一侧，嘱深呼吸，必要时注药前给予止吐药。③术后护理，肝动脉栓塞术后因肝动脉血供突然减少，产生栓塞后综合征，出现腹痛、发热、恶心、呕吐、血清白蛋白降低、肝功能异常等改变。措施包括：a. 穿刺部位压迫止血**15 分钟**，加压包扎、沙袋压迫**6 小时**，患肢伸直 24 小时，观察穿刺部位有无血肿及渗血，保持敷料干燥并及时更换。b. 术后 48 小时内腹痛者遵医嘱注射哌替啶、阿法罗定。c. 术后 **4～8 小时**体温升高，持续 1 周左右，中等热不需要处理，高热予以降温措施，以物理降温为主，注意保暖，防肺部感染。d. 观察有无肝性脑病先兆，及时处理。e. 术后禁食 **2～3 天**，减轻恶心、呕吐，逐步过渡到流食、半流食、软食，注意少食多餐。f.鼓励深呼吸、排痰、吸氧，促进肝细胞修复。g.栓塞术后1周，补充葡萄糖和蛋白质。

（5）用药护理：a.化疗前讲解药物不良反应，采取适当措施避免或减轻不良反应，如少量多餐、深呼吸等方法缓解恶心、呕吐。化疗时避免化疗药外渗至血管外。b.发热时，继发性感染者遵医嘱给予抗生素；肿瘤组织坏死者以物理降温为主。

（6）饮食护理：按肝病饮食原则补充营养，提供适量蛋白、高维生素饮食，增加肝血流。进食少者，给予支持疗法，如白蛋白。腹水者限制水钠摄入。肝性脑病者应禁止或限制蛋白质摄入。

（7）心理护理：肝癌病人具有共同性格特征，即"C型行为模式"，如习惯自我克制、情绪压抑、善于忍耐、多思多虑、内向而不稳定。护士应鼓励其说出内心感受，适当保护病人运用的否认、退化等心理防御机制。对极度恐惧、绝望甚至自杀倾向者，加强监护并取得其社会支持系统合作，防意外发生。对临终阶段病人，强调减轻其身体不适，维护尊严，鼓励家人陪伴，稳定情绪。

（8）健康教育：①疾病预防指导。保管好花生、粮油等粮食作物，防黄曲霉毒素污染；防水源污染，尽量饮用地下水；应用乙型/丙型肝炎疫苗；定期普查肝癌高发区人群，及早防治。②病人一般指导。介绍肝癌知识，识别并发症，及时就诊；指导按医嘱服药，忌服损害肝的药物，建立健康生活方式，戒烟酒；保持情绪乐观，以调动机体免疫功能；注意劳逸结合，以减少肝糖原分解和血氨产生。

七、肝性脑病病人的护理

肝性脑病（HE），又称肝昏迷，是严重肝病引起的以代谢紊乱为基础的中枢神经系统功能失调的综合征。有严重肝病尚无肝性脑病的临床表现及生化异常，经精细智力测验和（或）电生理检测发现异常者，称为轻微肝性脑病，又称亚临床肝性脑病（SHE）。

1. 病因和发病机制

（1）病因：①原发病因，**各型肝硬化及门-体分流手术**是本病**最常见的**原因，其中**肝炎后肝硬化**最多见，重症肝炎（如重症病毒性肝炎、中毒性肝炎和药物性肝炎），原发性肝癌，妊娠期急性脂肪肝，严重胆道感染等，均可致肝性脑病。②常见诱因，如上消化道出血、大量排钾利尿和放腹水，外科手术，高蛋白饮食，感染，药物（催眠镇静药、麻醉药、含氮药物、抗结核药），便秘，尿毒症，低血糖等。

（2）发病机制：迄今不完全明确，病理生理基础是肝细胞功能衰竭和门腔静脉之间有侧支循环，来自肠道的毒性代谢产物不能被肝完全解毒和清除，经侧支循环入体循环，透过血-脑屏障至脑部，引起大脑功能紊乱。发病机制有许多学说，如氨中毒学说、假性神经递质学说、γ-氨基丁酸/苯二氮䓬（GABA/BZ）复合体学说、氨基酸代谢不平衡学说、锰的毒性。其中氨代谢紊乱致**氨中毒**是肝性脑病（特别是门-体分流性脑病）的重要发病机制。

2. 临床表现　因原有肝病性质、肝功能损害轻重缓急、诱因的不同而不同。急性肝性脑病见于重症肝炎者所致急性肝衰竭，常无明显诱因而在起病数周即昏迷直至死亡。**慢性肝性脑病**见于肝硬化及门-体分流术后者，常有**明显诱因**且以**慢性反复发作性木僵与昏迷**为主要表现。根据意识障碍程度、神经系统表现和脑电图改变，将肝性脑病由轻至重分为4期。

（1）一期（前驱期）：轻度性格改变和行为失常，应答尚准确，但反应迟钝，有时吐词不清，欣快激动或淡漠少言，衣冠不整，随地便溺。可有扑翼样震颤。脑电图多正常。

（2）二期（昏迷前期）：以意识模糊、睡眠障碍、行为失常为主。一期症状加重，定向力、计算力均障碍，言语不清，举止反常，多有昼睡夜醒、谵妄、狂躁等精神病表现。明显腱反射亢进、肌张力增高、踝阵挛及病理反射阳性等。扑翼样震颤存在，脑电图异常。

（3）三期（昏睡期）：以昏睡、精神错乱为主。各种神经体征持续存在或加重，大部分时间昏睡，唤之能醒，醒时尚能答话，但神志不清、有幻觉，肌张力增高，四肢被动运动有抗力、锥体束征呈阳性。扑翼样震颤可有可无，脑电图明显异常。

（4）四期（昏迷期）：意识丧失，不能唤醒。浅昏迷者，对刺激有反应、腱反射亢进、肌张力增加、无扑翼样震颤；深昏迷者各种反射消失、肌张力降低、瞳孔散大，出现阵发性惊厥、踝阵挛和换气过度。脑电图明显异常。部分病人呼气有特殊气味，称为"肝臭"。肝性脑病临床分期及各期主要表现见表 2-18。

表 2-18　肝性脑病临床分期及各期主要表现

项目	前驱期	昏迷前期	昏睡期	昏迷期	
主要表现	轻度性格改变，行为失常	意识模糊，睡眠障碍	昏睡，精神错乱	浅昏迷	深昏迷
扑翼样震颤	有	有	有	无	无
腱反射亢进	无	有	有	有	无
锥体束征阳性	无	有	有	有	无
脑电图改变	无	有	有	有	有

3. 辅助检查

（1）血氨：正常人空腹血氨 23.5 ～ 41.1 μmol/L（**40 ～ 70 μg/dl**）。慢性肝性脑病者血氨多升高。急性起病者血氨多正常。

（2）脑电图：有诊断价值和预后意义。昏迷前期到昏迷期典型改变为节律变慢。

（3）心理智能测试：主要用于肝性脑病，尤其是 SHE 的早期诊断。

（4）影像学检查：急性 HE 者见脑水肿，慢性 HE 者有不同程度的脑萎缩。

（5）诱发电位：用于 SHE 的诊断和研究。

（6）临界视觉闪烁频率：观察大脑胶质星形细胞情况，用于检测 SHE。

4. 治疗要点　目前尚无特效治疗，多采用综合措施。

（1）识别及消除诱因：防治感染、上消化道出血，避免快速、大量排钾利尿和放腹水，纠正电解质和酸碱平衡紊乱。不用或慎用镇静、催眠、镇痛药及麻醉药。保持大便通畅，2 ～ 3 次 / 日软便为宜。

（2）减少肠内氨生成和吸收：①调整饮食结构、禁止或限制蛋白质饮食。②抑制细菌生长。a. 口服新霉素、甲硝唑等抗生素抑制肠内产尿素酶细菌，促进乳酸杆菌繁殖，能减少氨生成和吸收。b. 口服乳果糖或乳梨醇等，使肠内呈酸性，减少氨产生。c. 口服有益菌制剂抑制有害菌生长。③灌肠或导泻。用生理盐水或**弱酸性溶液灌肠**或 25% 硫酸镁 30 ～ 50 ml 导泻，清除肠内含氮物质或积血。忌肥皂水灌肠（因碱性增加氨吸收）。

（3）促进体内有毒物质代谢清除：①降氨药。L-鸟氨酸-L-门冬氨酸、鸟氨酸-α-酮戊二酸能促进体内尿素合成；谷氨酸钾或谷氨酸钠能与游离氨结合形成谷氨酰胺；精氨酸与氨合成尿素和鸟氨酸，均降低血氨。②调节神经递质。a. GABA/BZ 复合体受体拮抗药，氟马西尼系该受体拮抗药，促进部分Ⅲ～Ⅳ期病人清醒；b. 支链氨基酸（BCAA）制剂，是以亮氨酸、异亮氨酸、缬氨酸等为主的复合氨基酸，与芳香族氨基酸竞争入脑，减少或拮抗假性神经递质。③人工肝，运用分子吸附剂再循环系统，以血液灌流等方法清除有毒物质。

（4）对症治疗：①纠正水、电解质和酸碱失衡，入液量不超过 2500ml/d。②保持呼吸道通畅。③保护脑功能，戴冰帽。④防治脑水肿，应用脱水药，注意滴速和尿量。

（5）肝移植：治疗各种终末期肝病，有肝移植指征者可用。

5. 护理措施　最重要的环节是祛除和避免一切诱因。

（1）病情观察：注意病人性格、情绪和行为改变等肝性脑病先兆，原发肝病有无加重，记录出入量，注意有无低钾、碱中毒、血氨增高等。

（2）休息与活动：合理安排肝病病人生活作息，及时发现肝性脑病早期征象；避免病人生活在高温环境或过度劳累，注意劳逸结合，保持住所良好通风、温度湿度适宜。

（3）用药护理：①防止大量输注葡萄糖等液体，警惕低血钾、心力衰竭和脑水肿，加重肝性脑病。②一般禁用安眠药和镇静药物。③谷氨酸钠（钾）偏碱性，碱中毒时慎用；肾衰竭时慎用或禁用钾盐，水肿、腹水、心力衰竭、脑水肿时慎用或禁用钠盐。④精氨酸呈酸性，碱中毒适用，不宜与碱性溶液配伍，静脉滴注不宜过快，注意流涎、面色潮红、呕吐、尿少等不良反应，肾衰竭者禁用。⑤新霉素有耳毒性和肾毒性，用药不宜超过 1 个月并监测听力和肾功能。⑥乳果糖产气多，引起腹胀、腹痛、恶心及电解质紊乱等，宜从小剂量开始。⑦硫酸镁刺激肠蠕动，诱发出血，观察脉搏、血压、粪便颜色等。

（4）饮食护理：饮食原则为高热量、高糖、高维生素、限制蛋白质、适量脂肪、易消化。①蛋白质，限制病人蛋白质摄入。发病开始数日内禁食蛋白质；清醒后逐渐增加蛋白质，肝性脑病者首选植物蛋白，如豆制品。②糖类，病人以糖类供能为主，如稀饭等。昏迷者以鼻饲 25% 葡萄糖液供能，减少体内蛋白质分解。需长期静脉内补充则经锁骨下静脉或颈静脉穿刺插管提供营养。③维生素，进食富含维生素食物，不宜用维生素 B_6，因其使多巴在周围神经处转为多巴胺，影响多巴进入脑组织，减少中枢神经的正常传导递质产生。④脂肪，尽量少食用。

（5）对症护理：①昏迷者，取仰卧位，头偏一侧，保证呼吸道通畅。做好口腔、眼部护理。对眼睑闭合不全、角膜外露者，给予生理盐水纱布覆盖眼部，防止感染。②躁动不安者，取下义齿，注意安全，加床档或约束带，防止坠床，临床确实需要镇静则用地西泮、氯苯那敏等，剂量为常量的 1/3～1/2。③出血倾向者，保护皮肤、黏膜免受损伤，宜多次少量输入新鲜血。④感染者，遵医嘱按时给予抗生素。

（6）心理护理：加强临床护理，提供情感支持。

（7）健康教育：①疾病知识指导。向病人及家属讲解疾病知识，指导家属识别肝性脑病诱因及早期征象。②心理指导。嘱病人树立信心、配合治疗、保持乐观情绪，鼓励家属给病人精神支持和生活照顾。③饮食指导。坚持合理饮食原则，讲解限制蛋白质饮食意义。

④用药指导。避免使用镇静催眠药、含氮药和对肝功能有损害的药物，防诱发肝性脑病。讲解药物不良反应，定期随访。

八、急性胰腺炎病人的护理

急性胰腺炎是由多种病因导致胰酶在胰腺内被激活后引起胰腺组织自身消化、水肿、出血甚至坏死的**化学性炎症**。分型包括急性水肿型（轻症）和出血坏死性型（重症）胰腺炎，临床上前者多见。

1. 病因和发病机制

（1）病因：我国常见的病因是**胆道疾病**，西方国家以**大量饮酒**致病多见。包括：①胆道疾病，约 50% 的病人因胆结石、胆道感染和胆道蛔虫致病，以**胆石症**最常见，系因胆胰管共同通道基础上、Oddi 括约肌痉挛致胆道内压增高、胆汁反流所致。②十二指肠乳头邻近部位病变，如十二指肠球部溃疡、炎症等。③胰管阻塞，胰管结石、肿瘤、狭窄等致胰液排泄障碍、胰管内压增高、胰腺腺泡破裂所致。④**酗酒和暴饮暴食**，酗酒和暴饮暴食均使胰液分泌旺盛，酗酒引起十二指肠乳头水肿、Oddi 括约肌痉挛，伴有剧烈呕吐则十二指肠内压力骤增，致胰管内压增高；慢性饮酒者有胰液蛋白沉淀，形成蛋白栓堵塞胰管，致胰液排泄障碍。⑤其他。a. 手术与创伤，直接或间接损伤胰腺组织和血供；b. 内分泌与代谢障碍，各种高血钙或高脂血症致胰管钙化或胰液内脂质沉着；c. 感染，流行性腮腺炎、柯萨奇病毒等急性传染病增加胰液分泌；d. 药物，噻嗪类利尿药、硫唑嘌呤等直接损伤胰腺组织，并增加胰液分泌或黏稠度；e. 特发性胰腺炎，8% ～ 25% 的病人病因不明。

（2）发病机制：正常胰腺能分泌多种酶，如胰淀粉酶、胰蛋白酶、胰脂肪酶等，这些酶通常以不活动的酶原形式存在。上述多种病因引起急性胰腺炎，无活性的酶原被激活成具有活性的酶，使胰腺及其周围组织发生自身消化。

2. 临床表现

（1）症状

①**腹痛**：为本病**主要表现**和**首发症状**。多在胆石症发作不久、暴饮暴食或饮酒后突然发作。腹痛常位于上腹正中、偏左或偏右，向**腰背部**呈**带状放射**，弯腰或上身前倾位可减轻疼痛；呈钝痛、绞痛、钻痛或刀割样痛，疼痛剧烈而持续，有阵发性加剧，进食后加重，且不易被解痉药所缓解。轻症者腹痛 3 ～ 5 天可缓解，重症者疼痛持续时间较长，发生腹膜炎则疼痛波及全腹。

②恶心、呕吐与腹胀：起病后大多伴有恶心、呕吐，频繁而持久。剧烈呕吐者吐出胆汁或咖啡渣样液体，呕吐后腹痛并不减轻。同时有腹胀，重症者出现麻痹性肠梗阻。

③发热：多为中度以上发热，一般持续 3 ～ 5 天；若持续 1 周以上不退或逐日升高，呈弛张高热，伴有白细胞升高，考虑继发感染如胰腺脓肿、胆道炎症等。

④水、电解质及酸碱平衡紊乱：频繁呕吐者可有**代谢性碱中毒**。重症者常有脱水和**代谢性酸中毒**，并常伴有高血糖、低血钾、低血镁、低血钙。**低钙血症**引起手足抽搐，是**重症与预后不良的征兆**，一因大量脂肪组织坏死时分解出脂肪酸与血中游离钙离子结合成脂肪酸钙，二因胰腺炎致胰高血糖素释放，刺激甲状腺分泌降钙素所致。

⑤低血压或休克：见于重症者。可在起病数小时突然出现，提示胰腺有大片坏死。也可

逐渐出现，或有并发症时发生。

⑥其他：重症者出现呼吸衰竭、胰性脑病等表现。

（2）体征

①轻型：一般情况尚好，有不同程度腹胀，腹部体征较轻，如肠鸣音减弱、上腹压痛，但无腹肌紧张和反跳痛。

②重症：病人呈急性病容，痛苦表情，伴有呼吸急促、脉搏增快、血压下降、上腹压痛明显。并发急性腹膜炎时有全腹压痛、反跳痛与肌紧张，伴有麻痹性肠梗阻者明显腹胀、肠鸣音减弱或消失。并发胰源性腹水时有移动性浊音，腹水呈**血性**。胰酶或坏死组织液及出血沿腹膜后间隙及肌层渗到腹壁下致**两侧胁腹部**皮肤**呈暗灰蓝色（Grey-Turner 征）**或**脐周**皮肤青紫（**Cullen 征**）。胰头炎症水肿压迫胆总管或 Oddi 括约肌痉挛则引起黄疸。胰腺脓肿或假性脓肿形成时上腹部可扪及肿块。

（3）并发症：主要见于重症胰腺炎。局部并发症包括胰腺脓肿和假性囊肿。全身并发症包括急性肾衰竭、急性呼吸窘迫综合征、消化道出血、败血症、皮下骨髓脂肪坏死、心力衰竭、弥散性血管内凝血等。

3. 辅助检查

（1）血象：白细胞计数升高，中性粒细胞明显增高，核左移。

（2）酶学改变：①淀粉酶，**血清淀粉酶超过正常值 3 倍**可确诊本病，血中淀粉酶升高早于尿中（表 2-19），尿淀粉酶受病人尿量影响，胰源性腹水和胸腔积液中的淀粉酶值亦明显升高。②脂肪酶，特异性较高且对就诊较晚者有诊断价值。

表 2-19 急性胰腺炎血、尿淀粉酶及血脂肪酶发病后动态变化

项目	开始升高（小时）	高峰（小时）	开始下降（小时）	持续时间（天）
血淀粉酶	6～12	12～24	48～72	3～5
尿淀粉酶	12～14			7～14
脂肪酶	24～72			7～10

（3）C 反应蛋白（CRP）：是组织损伤和炎症非特异性标志物，胰腺坏死时 CRP 明显升高。

（4）生化检查：暂时性**血糖升高**常见，持久空腹血糖高于 10mmol/L 反映胰腺坏死。重症病人低血钙程度与临床严重程度平行，低于 1.5mmol/L 提示预后不良。

（5）影像学检查：腹部 X 线平片可见"**哨兵襻**"和"**结肠切割征**"，为胰腺炎间接指征，可有麻痹性肠梗阻征象。B 超与 CT 可了解胰腺大小，有无胆道疾病及并发脓肿或假性囊肿。

4. 治疗要点　治疗旨在减轻腹痛，减少胰腺分泌，防治并发症。

（1）轻症者治疗：①禁食及胃肠减压；②积极补充液体和电解质，维持有效循环血容量，以及水、电解质和酸碱平衡；③解痉镇痛，肌内注射阿托品或山莨菪碱，剧烈腹痛者给予哌替啶；④合并感染者需用抗生素；⑤静脉给予 H_2 受体拮抗药或质子泵抑制药抑酸。

（2）重症者治疗：采取综合措施积极抢救。除轻症治疗措施外，还包括：①重症监护；②予以清蛋白、全血及血浆代用品，休克者在扩容基础上用血管活性药、纠正酸碱失衡；③营养支持，早期用全胃肠外营养，无肠梗阻则尽早过渡到肠内营养；④减少胰液分泌，持

续静脉滴注生长抑素及其类似物奥曲肽，均具有抑制胰液、胰酶的分泌及合成作用；⑤抑制胰酶活性，用于重症胰腺炎早期，常用抑肽酶、加贝酯。

（3）并发症治疗：重症伴有腹腔大量渗液者或急性肾衰竭者采用**腹膜透析**治疗；急性呼吸窘迫综合征者除药物治疗外，应行气管切开和上呼吸机；并发糖尿病者给予胰岛素。

（4）内镜下 Oddi 括约肌切开术（EST）：适用于胆源性胰腺炎合并胆道梗阻或胆道感染者，可置鼻胆管引流。

（5）手术治疗：若重症者经内科治疗无效，或并发脓肿、假性囊肿、弥漫性腹膜炎、肠穿孔、肠梗阻及肠麻痹坏死时，需外科手术治疗。

5. 护理措施

（1）休息与活动：①急性期病人应绝对卧床休息，协助病人选择舒适的卧位，如弯腰、屈膝侧卧位等，以减轻疼痛。②剧痛辗转不安者，应保证安全，防止坠床。

（2）病情观察：监测生命体征、疼痛特点、呕吐物量及性质、胃肠减压引流量及性质。准确记录 24 小时出入量，作为补液的依据。注意有无多器官功能衰竭的表现，病情危重者需严密监护。

（3）对症护理：①疼痛护理。a. 指导病人采用松弛疗法、皮肤针刺疗法等减轻腹痛。b. 腹痛剧烈者，遵医嘱给予解痉镇痛药如阿托品，若效果不佳用哌替啶。c. 监测用药前后疼痛情况，若疼痛持续存在伴有高热，考虑可能并发胰腺脓肿；若疼痛剧烈、腹肌紧张、压痛和反跳痛明显，提示并发**腹膜炎**。②发热护理。a. 密切监测体温及热型；b. 高热者行物理降温如头部冰敷、乙醇擦浴等，物理降温效果欠佳时，遵医嘱给予退热药和抗生素；c. 协助做好皮肤、口腔护理；d. 定期消毒病房空气，减少探视。③低血容量性休克。a. 备好抢救用物；b. 严密监测病人生命体征、神志、尿量变化；c. 尽快建立静脉通路，遵医嘱输液、血浆或全血，补充血容量；d. 平卧位，注意保暖、吸氧；e. 若循环衰竭持续存在，按医嘱给予升压药。④ ARDS，配合气管切开与应用人工呼吸器。

（4）用药护理：反复应用阿托品引起心动过速、肠麻痹等不良反应。腹痛剧烈者若反复使用哌替啶可成瘾。**禁用吗啡**，以防引起 Oddi 括约肌痉挛，加重病情。

（5）饮食护理：急性期禁食 1～3 天，行胃肠减压，以减轻腹胀和腹痛，此期间静脉补液，入液量需达 **3000ml/d**。重症者行全胃肠外营养，做好口腔护理。血尿淀粉酶显著下降且无肠梗阻者在胃镜直视下经鼻置入鼻肠营养管行肠内营养。待腹痛和呕吐基本消失后，予以少量糖类流食，**忌高脂、高蛋白饮食**。

（6）心理护理：解释禁食意义，适当安慰病人，帮助病人采用减轻或祛除加重疼痛的因素，指导病人减轻疼痛方法，如松弛疗法、皮肤刺激疗法等。

（7）健康教育：①疾病知识指导。告知病人**积极治疗胆道疾病**、十二指肠疾病、肥胖、高血脂等原发病。向病人介绍本病诱因及转归、积极配合治疗。②饮食指导。嘱病人养成良好饮食习惯，**避免暴饮暴食**、刺激性强和产气多的食物，戒除烟酒。

九、结核性腹膜炎病人的护理

1. 病因和发病机制　结核性腹膜炎是因结核分枝杆菌侵袭腹膜所致慢性弥漫性腹膜感染，多继发于肺或体内其他部位结核病变。感染腹膜途径大多以腹腔脏器的活动性结核病灶直接蔓延为主；少数由血行播散引起。本病的**病理类型**表现为 **3 种**，即**渗出型**、**粘连型**及**干**

<u>酪型</u>，以<u>粘连型</u>最多见，本病在病理变化过程中常呈现出2种或3种病变类型共存，即混合型。

2. 临床表现　多数起病缓慢，少数起病急骤者以急性腹痛、高热为主，极少数起病隐匿者无明显症状、仅腹部手术时偶然发现。

（1）症状：①全身症状，**结核毒血症状常见，**主要是**发热和盗汗**。以低热或中等热多见，约1/3弛张热，少数呈稽留热。渗出型、干酪型或伴有粟粒型肺结核、干酪型肺炎结核病者，呈高热伴有明显毒血症状。大多伴有食欲缺乏、营养不良。②腹胀、腹痛，常见。腹痛多位于脐周或右下腹、间歇性发作，常为痉挛性阵痛、进餐后加重、排便或排气后缓解，若腹痛呈阵发性加剧者考虑不完全性肠梗阻，出现急腹症考虑为肠系膜淋巴结结核、腹腔其他结核干酪样坏死灶破溃或肠结核急性穿孔。③排便异常，**腹泻常见，一般2～4次/日**，粪便呈糊状，不伴有里急后重，有时腹泻与便秘交替出现。

（2）体征：①一般状态，慢性病容，后期消瘦、贫血、水肿等。②腹部体征。a. 视诊，伴有腹水或肠梗阻时，腹部膨隆，可呈蛙形腹；b. 触诊，**腹部柔韧感（揉面感）**是结核性腹膜炎的临床特征；干酪型多有轻微压痛且有反跳痛；腹部包块见于粘连型或干酪型，多位于脐周、大小不一、边缘不整，表面粗糙呈结节感、不易推动；c. 叩诊，多为少量至中量腹水，若超过1000ml时移动性浊音阳性；d. 听诊，腹泻时肠鸣音活跃、便秘时肠鸣音减弱。

（3）并发症：**肠梗阻多见**，主要见于粘连型者。也可有急性肠穿孔、肠瘘及腹腔脓肿等并发症。

3. 辅助检查

（1）结核菌素试验：判断标准详见"肺结核病人护理"部分。

（2）血液检查：50%以上病人有轻至中度贫血，多为正细胞正色素性贫血。白细胞计数大多正常，腹腔结核病灶扩散则白细胞计数和中性粒细胞值明显增高。多数病人**红细胞沉降率增快，**常与结核病变活动程度相平行。

（3）**腹水**检查：外观多为**草黄色**，性质常呈**渗出液**，静置后自然凝固。少数为淡红色，偶见乳糜样。

（4）X线检查：可见全腹密度增高、腹腔积液征、结核<u>钙化影</u>、肠梗阻等征象。

（5）腹腔镜检查：确诊早期渗出型病例，活组织检查有确诊价值。适用于有游离腹水者，禁用于腹膜广泛粘连者。

4. 治疗要点　治疗旨在消除症状，改善全身情况，避免复发和防止并发症。

（1）抗结核化学药物治疗：及早给予规则、全程抗结核化学药物治疗是治疗本病关键，详见"肺结核病人护理"部分。注意事项包括：①对一般渗出型病人，强调全程规则治疗，由于该类病人常因用药后起效较快而自行停药致复发；②对粘连型或干酪型病人，强调联合用药及延长用药疗程，系因该类患者病灶处大量纤维增生致药物不易到达。

（2）腹腔穿刺放液治疗：用于大量腹水者减轻症状。

（3）手术治疗：适用于经内科治疗未见好转的肠梗阻、急性肠穿孔及腹腔脓肿、肠瘘病人。

5. 护理措施

（1）休息与活动：全身毒血症状严重者需卧床休息，减少活动。

（2）病情观察：监测结核毒血症状，观察生命体征、腹痛、排便情况及全身营养情况如每周测体重、血常规等。

（3）疼痛护理：密切观察腹痛部位、性质及持续时间，慢性腹痛通过放松技巧、热敷、艾灸足三里等方法减轻疼痛。

（4）用药护理：强调抗结核药物早期、联合、适量、规律、全程治疗重要性，观察疗效及不良反应。腹泻者可选择中药汤剂或辅以艾灸神阙穴、热敷、针灸等；便秘者可采用中药保留灌肠。

（5）饮食护理：给予高热量、高蛋白、高维生素易消化食物。腹泻者少食乳制品及富含脂肪和粗纤维的食物。注意饮食卫生，养成良好生活习惯。重症者进食少、严重营养不良时可予以静脉补充营养，满足机体代谢需要。

（6）心理护理：慢性消耗性疾病迁延不愈，鼓励、安慰病人保持良好心态。

（7）消毒隔离：病人用过的餐具等用品进行消毒处理。对开放性肺结核病人采取隔离措施，做好排泄物消毒处理。

（8）健康教育：①加强结核病卫生宣教，肺结核者不吞咽痰液、随地吐痰，打喷嚏用手纸捂住口鼻，戴口罩到公共场所；餐具、被褥单独使用并定期消毒，被褥放在日光下暴晒。注意个人卫生，提倡用公筷进餐及分餐制。②指导抗结核药规律、全程治疗，按医嘱服药，不自行停药，直到治愈。③合理膳食，加强营养；生活规律，劳逸结合；定期复查。

十、上消化道大量出血病人的护理

上消化道出血是指<u>屈氏（Treitz）韧带以上消化道</u>，包括食管、胃、十二指肠、胰、胆道、胃空肠吻合术后的空肠等病变引起的出血。<u>大量出血是指在数小时内失血量超过**1000ml**或循环血容量**20%**，主要表现为**呕血和（或）黑粪**</u>，常伴有急性周围循环衰竭。

1. 病因

（1）上消化道疾病：①胃、十二指肠疾病，**消化性溃疡**最常见；②食管、空肠疾病。

（2）门静脉高压：引起**食管下段和胃底静脉曲张破裂**，是**上消化道大量出血**最常见的原因。

（3）上消化道邻近器官或组织疾病：胆道出血；胰腺疾病；主动脉瘤破入消化道；纵隔肿瘤或脓肿破入食管。

（4）全身性疾病：血液病；血管性疾病；尿毒症；结缔组织病；急性感染；应激相关胃黏膜损伤。

2. 临床表现

（1）**呕血与黑粪**：是上消化道出血的**特征性**表现。出血部位在幽门以上，常呕血，出血量少而慢，可无呕血，仅见黑粪。出血部位在幽门以下，若出血量大而快，血液反流入胃而呕血。胃内积血量大未经胃酸充分混合而呕出者为鲜红色或有血块；呕吐物为**棕褐色咖啡渣样**，系血液在胃内经胃酸作用形成**正铁血红素**所致。**黑粪**呈柏油样，**黏稠而发亮**，系血红蛋白的铁与肠内硫化物作用形成**硫化铁**所致。

（2）失血性周围循环衰竭表现：急性大量出血致有效循环血量骤减，心排血量迅速降低，心、脑、肾等重要脏器血供不足而功能障碍，出现头昏、心悸、乏力、晕厥、肢体冷感等表现。

（3）发热：多数病人大量出血 24 小时内发热，一般不超过 38.5℃，持续 3～5 天。

（4）氮质血症：分为肾前性、肾性、肠源性氮质血症。上消化道大量出血后，血液进入肠道，其蛋白质消化产物被吸收，血中尿素氮浓度增高，称为**肠源性氮质血症**。一次出血后数小时血尿素氮开始上升，24～48小时达高峰，大多不**超过14.3 mmol/L**，3～4天后降至正常。

（5）血象：红细胞、血小板计数、血红蛋白浓度均下降。出血后3～4小时可有贫血。白细胞在出血后2～5小时升高，止血后2～3天恢复正常。**出血24小时内网织红细胞增高**，至出血后4～7天高达5%～15%，以后逐渐降至正常。

3. 辅助检查

（1）实验室检查：测定血象、肾功能变化及粪便检查，以明确出血情况、判断疗效。

（2）**胃镜检查**：是上消化道出血病因诊断首选检查方法。在出血后**24～48小时**内直视下行急诊内镜检查，以明确病因、确定出血部位及止血治疗。

（3）X线钡剂造影检查：适用于禁忌或不愿进行胃镜检查者，出血停止和病情基本稳定后数天进行。

（4）其他：选择性腹腔动脉造影、放射性核素扫描、胶囊内镜及小肠镜检查等，适用于胃镜及□线钡剂造影未能确诊而反复出血者。

4. 治疗要点　旨在迅速补充血容量、止血、纠正水和电解质紊乱、进行病因诊断及治疗。

（1）**补充血容量**：**迅速建立静脉通路**，立即交叉配血、紧急输血。保持血红蛋白在**90～100g/L**为佳。肝硬化病人需输入**新鲜血**，**因库存血中血氨高易诱发肝性脑病**。

（2）止血措施

①食管下段胃底静脉曲张破裂出血的止血措施：a.药物止血。经静脉进入体内常用药有：**血管升压素（即垂体后叶素）**及其拟似物（降低门静脉压）；**生长抑素及其拟似物**（明显减少内脏血流量、广泛用于临床）。经口或经胃管注入消化道内常用药有去甲肾上腺素、凝血酶等。b.三（四）腔二囊管压迫止血，用于食管下段胃底静脉破裂出血者。c.**内镜治疗，是目前治疗本病的重要手段**，可在内镜直视下注射硬化剂于食管曲张静脉或组织黏合剂于胃底曲张静脉，或用皮圈套扎曲张静脉。d.手术治疗。内科治疗无效时，考虑外科手术或经颈静脉肝内门－体静脉分流术。e.介入手术，如脾动脉栓塞术等。

②非曲张静脉上消化道大出血的止血措施：a.药物止血，经静脉可用**垂体后叶素**，同时用抑酸药如H_2RA或PPI提高胃内pH。b.内镜治疗，适用于有活动性出血或暴露血管的溃疡，包括激光光凝、高频电凝、微波或局部喷洒去甲肾上腺素、凝血酶等，注射硬化剂（如乙醇）等。c.介入治疗，若无法内镜治疗且不能耐受手术时，行血管栓塞术。

5. 护理措施

（1）作息：急性期绝对卧床，**大出血**者取**平卧位**并**略抬高下肢**，保证脑血供。头偏一侧，防误吸或窒息，保持呼吸道通畅并吸氧。改变体位动作宜缓慢。

（2）饮食护理：①急性大出血伴有恶心、呕吐者应**禁食**。②消化性溃疡出血，少量出血无呕吐者，摄入**少量清淡流食**，3～5天后逐渐过渡到营养丰富、易消化、无刺激性半流食再至软食。③食管下段和胃底静脉曲张破裂出血，禁食时间较长，一般于出血停止48～72小时后先给予试验性半量冷流食，逐渐高热量、高维生素流食，**限制钠和蛋白质摄入**，避免粗糙、坚硬、刺激性食物，进食应细嚼慢咽、少量多餐。

（3）病情观察：①评估出血量。**粪便隐血试验阳性**提示出血量**5～10 ml/d**；黑粪提示出血量**50～100 ml/d**；胃内积血量达**250～300 ml**引起呕血；一次出血量<**400 ml**不

引起头昏、心悸、乏力等全身症状；**出血量＞ 400 ～ 500ml** 有全身症状；短期内出血量**超过 1000ml**，表现为失血性周围循环衰竭。②判断继续 / 再出血征象。a. 反复呕血，甚至呕出物由咖啡色转为鲜红色，黑便次数增多且粪质稀薄、转为暗红色，伴有肠鸣音亢进；b. 周围循环衰竭表现经补液输血而未见改善，或好转又恶化，血压波动，中心静脉压不稳定；c. 红细胞计数、血细胞比容、血红蛋白测定不断下降，网织红细胞计数持续增高；d. 在补液足够、尿量正常情况下，血尿素氮持续或再次增高；e. 门静脉高压者原有脾大，出血后暂时缩小而后恢复肿大。

（4）用药护理：①积极补充血容量。**立即建立静脉通路**，配血期间先输平衡液或葡萄糖盐水。活动大出血时输全血。根据病人周围循环动力学及贫血改善情况、参考尿量等，决定输血量。根据病情调整补液速度，输液开始宜快，必要时据中心静脉压调整输液量及速度。避免输液 / 血过快 / 多致肺水肿。②使用**血管升压素**。a. 不良反应：腹痛、呕吐、血压高、心律失常、心绞痛、心肌梗死等。b. **禁忌证：孕妇、冠心病、高血压者**。

（5）**三（四）腔二囊管压迫止血护理**：适用于食管下段和胃底静脉曲张破裂出血者。措施包括：①插管前。解释操作目的、配合要点；检查气囊性能。②插管时。a. 插管至 65cm 时抽胃液，检查确认在胃内后，向胃囊注气 **150 ～ 200ml**（压力约 50mmHg）并封闭管口，缓慢向外牵拉固定；b. 未能止血者继续向食管囊注气 **80 ～ 100ml**（压力约 40mmHg）并封闭管口；c. 经胃管用冰水或冰盐水洗胃，以清除积血、减少毒物在肠道吸收，防肝性脑病。③置管期。a. 气囊充气加压 12 ～ 24 小时应放松牵引，放气 15 ～ 30 分钟，未止血者再注气加压，**持续压迫最长不超过 24 小时**，以免长时间压迫致黏膜缺血坏死，一般气囊压迫 3 ～ 4 日。b. 监测囊内压：每隔 4 ～ 6 小时监测 1 次囊内压力。c. 做好口腔、鼻部护理。④拔管：出血停止后，遵医嘱气囊放气后保留管道继续观察 24 小时，未再出血嘱病人**口服液状石蜡 20 ～ 30ml** 后轻柔缓慢拔管。

（6）心理护理：大出血时护士应陪伴并巡视病人，抢救工作忙而不乱，及时清除血迹或污物，减少不良刺激。留置气囊压迫止血期间，护士多与病人非语言沟通。

（7）健康教育：①帮助病人和家属掌握有关疾病病因、诱因、预防、治疗和护理知识，以减少再度出血的危险，并应学会早期识别出血征象及应急措施。②指导病人用药方法，讲解药物作用及不良反应，嘱病人定时定量服药。禁用或用阿司匹林、保泰松等解热镇痛药。③生活起居规律、劳逸结合、保持乐观情绪。戒烟酒。饮食规律卫生、细嚼慢咽、少量多餐。

第 5 单元　泌尿系统疾病病人的护理

【复习指南】本部分内容历年必考，慢性肾小球肾炎、肾盂肾炎及慢性肾衰竭病人的护理历年常考，应重点复习。慢性肾小球肾炎、肾盂肾炎及慢性肾衰竭的病因与发病机制、护理措施应熟练掌握；临床表现、辅助检查及治疗要点应掌握。原发性肾病综合征的临床表现、治疗要点与护理措施应熟练掌握；病因和发病机制、辅助检查应掌握。

一、概论

（一）泌尿系统的解剖生理

泌尿系统由肾、输尿管、膀胱、尿道及有关血管和神经组成。

1. 肾　肾为实质性器官，位于腹膜后脊柱两侧的脂肪囊中，左右各一，右肾位置略低。

肾实质包括外层皮质和内层髓质。每个肾由约100万个肾单位组成，每个肾单位由肾小体及肾小管组成。

（1）肾小体：是由肾小球及肾小囊构成的球状结构。肾小球是一团毛细血管网丛，与稍粗的入球小动脉和稍细的出球小动脉相连于血管极。肾小囊由内外2层组成，内层为肾小囊的脏层，包在肾小球毛细血管及球内血管系膜区的周围，在脏层和毛细血管内皮间有共同的基膜；外层为肾小囊壁层，与近端小管曲部的管壁相连接。内外2层之间为一囊腔，与近端肾小管的管腔相连通，正常成人安静时双肾血流量为1L/min，血流过肾小球时，除血细胞和大分子蛋白外，几乎所有血浆成分均可通过肾小球滤过膜进入肾小囊而形成原尿。原尿经肾小球滤出后经该囊腔进入肾小管。影响肾滤过的作用因素如下。

①肾小球滤过膜的通透性及面积：滤过膜的通透性增加，滤过率增加，可致蛋白尿、血尿；滤过膜滤过面积少，滤过率下降，可致少尿甚至无尿；滤过膜上带负电荷减少或消失，清蛋白滤过增加，从而形成蛋白尿。

②肾小球毛细血管压改变：当血压＜80mmHg时，肾小球毛细血管压下降，滤过减少，出现少尿；当血压＜40～50mmHg时，肾小球滤过率降至零，出现无尿。

③其他：血浆胶体渗透压下降时，有效滤过率增高，尿量增多；肾小囊内压升高时，有效滤过率降低，可出现少尿或无尿；肾血流量较少时，尿量减少。

（2）肾小管：由近端小管、细段和远端小管3部分组成。肾小管的主要功能有：①重吸收。原尿流经肾小管时，绝大部分的葡萄糖、氨基酸、蛋白质、维生素、钾、钙、钠、水、无机磷等物质被选择性地重吸收而回到肾小管周围的毛细血管，其中近曲小管的重吸收量最大。②分泌和排泄。肾小管上皮细胞将本身产生的或血液内的H^+、NH_3和肌酐等物质分泌或排泄到尿中，调节人体电解质和酸碱平衡。③浓缩和稀释。正常人在机体缺水时，组织渗透压升高，通过渗透压感受器促进抗利尿激素的分泌，使远端小管和集合管对水的重吸收增加，尿液浓缩，尿比重上升；反之，尿液稀释而排出机体多余的水分，尿比重降低。

（3）肾小球旁器：位于皮质肾单位内，由球旁细胞、致密斑和球外系膜细胞组成。

（4）肾的内分泌功能：①肾素，主要由肾小球旁器的球旁细胞分泌，肾灌注压下降、交感神经兴奋及体内钠含量的减少均可刺激其分泌，从而升高血压。②前列腺素，大部分由肾髓质的间质细胞分泌，能扩张肾血管，增加肾血流量和水钠排出，使血压降低。③激肽释放酶，肾皮质内所含的缓激肽释放酶可促使激肽原生成激肽，作用与前列腺素相似。④1α-羟化酶，在维生素D代谢时，肾皮质可产生1α-羟化酶，使其生成有活性的1,25-二羟维生素D_3，从而调节钙、磷代谢。慢性肾衰竭时，因肾实质损害导致1,25-二羟维生素D_3生成减少，可出现低钙血症。⑤促红细胞生成素，具有促进骨髓造血细胞和原红细胞的分化成熟，促进网织红细胞释放入血和加速血红蛋白合成的作用，与肾衰竭病人出现贫血有关。

2. 输尿管　起于肾盂、止于并开口于膀胱，是一对细长的肌性管道，位于腹膜后，全长25～30cm。输尿管全长粗细不等，有3个狭窄部，即输尿管的起始部、跨越髂血管处、膀胱壁内，是结石、血块及坏死组织易滞留之处。

3. 膀胱　是储存尿液的肌性囊状结构，位于盆腔内，后端开后与尿道相通。膀胱有较大的伸缩性，成人一般容量为300～500ml。膀胱的肌层为平滑肌纤维组成，也称逼尿肌，在尿道口有较厚的平滑肌，形成膀胱括约肌。

4. **尿道**　是从膀胱通向体外的管道。男性尿道，平均长 18cm，起始于膀胱的尿道内口，终于尿道外口，尿道全程有尿道内口、尿道膜部、尿道外口 3 处狭窄，是尿路结石最易滞留处。女性尿道宽、短、直，长 3～5cm，起于尿道内口，经阴道前方，开口于阴道前庭，因女性尿道宽、短、直，后方邻近肛门，易患尿路逆行感染。

（二）常见的症状及护理

1. **肾性水肿**

（1）分类：肾性水肿是肾小球疾病最常见的症状。按发病机制分为：①肾炎性水肿，由于肾小球滤过率下降，而肾小管重吸收功能基本正常，引起球 - 管失衡和肾小球滤过分数下降，导致水钠潴留，出现水肿。同时，毛细血管通透性增高可进一步加重水肿。肾炎性水肿多从**颜面部疏松组织**开始，重者波及全身，指压凹陷不明显。②肾病性水肿，由于长期大量蛋白尿造成低蛋白血症，血浆胶体渗透压降低，导致液体从血管内进入组织间隙，产生水肿。同时，继发性有效血容量减少可激活肾素 - 血管紧张素 - 醛固酮系统，导致抗利尿激素分泌增多，进而加重水肿。肾病性水肿多从**下肢部位**开始，具有凹陷性、全身性和体位性的特点。

（2）护理措施

①休息与活动：严重水肿者应卧床休息；下肢明显水肿者，应抬高下肢；阴囊水肿者可用吊带托起。水肿减轻后可适当活动，但应避免劳累。

②病情观察：记录 24 小时出入量；定期测量病人体重；观察水肿消长的情况，观察有无胸腔、腹腔和心包积液，必要时测腹围；监测病人生命体征的变化；密切监测实验室检查结果，如尿常规、肾小球滤过率等。

③饮食护理：限制水、钠及蛋白质的摄入。a. 水、钠摄入：给予低盐（＜2～3g/d）饮食。若每天尿量＞1000ml，则不严格限水，但不可过多饮水。若每天尿量小于 500ml 或有严重水肿者，需限制水的摄入。b. 蛋白质：低蛋白血症所致水肿者，若无氮质潴留，可给予 0.8～1.0g/（kg·d）的**优质蛋白质**，但不宜给予高蛋白饮食。有氮质血症的水肿病人，则应限制蛋白质的摄入，一般给予 0.6～0.8g/（kg·d）的优质蛋白质，慢性肾衰竭病人需根据 GFR 调节蛋白质的摄入量。给予蛋白质的同时补充足够热量，每天摄入热量不应低于 126kJ/（kg·d）或 30kcal/（kg·d），并注意补充多种维生素和矿物质。

④用药护理：遵医嘱使用利尿药、糖皮质激素或其他免疫抑制药等，注意观察疗效及不良反应。应用糖皮质激素或其他免疫抑制药时，应注意不可擅自加量、减量或停药。

⑤皮肤护理：嘱病人应注意衣着柔软、宽松；长期卧床者应嘱其经常变换体位，防止压疮发生；同时协助病人做好全身皮肤清洁，避免感染；注意防止皮肤破损。

⑥心理护理：安慰病人及家属，缓解其焦虑情绪。

2. **尿路刺激征**

（1）临床表现：尿路刺激征是指膀胱三角区及膀胱颈受炎症或机械刺激而引起的尿频、尿急、尿痛，可伴有排尿不尽感及下腹坠痛。

（2）护理措施

①休息与活动：急性发作期应卧床休息，尽量不站立或坐位。

②病情观察：询问病人排尿情况和尿频、尿急、尿痛等发生时间，有无发热、腰痛等伴随症状，并做好记录。

③饮食护理：进食清淡、易消化营养丰富的食物，补充多种维生素。在无禁忌证的情况下，多饮水，勤排尿，以增加尿液的冲洗，促进细菌和炎性物质从尿道排出，降低肾的高渗状态，抑制细菌的生长。

④用药护理：遵医嘱给予抗菌药物和口服碳酸氢钠，注意药物疗效及不良反应。尿路刺激征明显者可遵医嘱给予阿托品、普鲁苯辛等抗胆碱能药物。

⑤对症护理：a.疼痛的护理，指导病人进行膀胱区热敷或按摩以缓解疼痛。对高热、头痛及腰痛病人可遵医嘱给予退热镇痛药。b.皮肤黏膜护理，加强个人卫生，保持会阴部清洁，洗澡应选择淋浴方式。

⑥心理护理：指导病人放松心情，避免过分紧张而加重尿频。病人可从事一些感兴趣的活动，以分散病人注意力，减轻焦虑。

3.**肾性高血压** 按发病机制分为：①**容量依赖型高血压**，各种因素致水钠潴留，引起血容量增加，见于急慢性肾炎、尿毒症早期等。②**肾素依赖型高血压**，由于肾实质缺血，致肾素－血管紧张素－醛固酮系统激活或体内扩张血管物质活性降低等引起。

4.**尿异常**

（1）尿量异常：①正常成人24小时尿量为1000～2000ml。②少尿和无尿，少尿是指每日尿量少于400ml，或每小时尿量少于17ml，无尿是指每天尿量少于100ml。③多尿，是指每日尿量超过2500ml。④夜尿增多，是指夜尿量超过白天尿量或夜尿量持续超过750ml。

（2）蛋白尿：每日尿蛋白量持续超过150mg，蛋白质定性试验呈阳性反应，称为蛋白尿。按发病机制可分为肾小球性蛋白尿、肾小管性蛋白尿、混合性蛋白尿、溢出性蛋白尿、组织性蛋白尿、功能性蛋白尿6类。

（3）血尿：新鲜尿离心沉渣后每高倍镜视野红细胞＞**3个**，或1小时排泄的尿红细胞计数＞10万个，称为镜下血尿。尿液外观为洗肉水样、血样或有血凝块时，称为肉眼血尿。1000ml尿含1ml血液即呈现肉眼血尿。尿中有变形的红细胞，提示有肾小球病变。

（4）白细胞尿：新鲜离心尿液每高倍视野红细胞＞5个，或新鲜尿液白细胞计数＞40万个，称为白细胞尿或脓尿。常见于尿路感染。

（5）管型尿：尿中管型是由蛋白质、细胞或其碎片在肾小管内凝聚而成，包括透明管型、上皮细胞管型、颗粒管型、细胞管型等。

5.**肾区痛** 急、慢性肾疾病常表现单侧或双侧肾区持续或间歇性隐痛或钝痛，多由于肾盂、输尿管内张力增高或肾包膜牵拉所致。查体时可有肾区压痛和叩击痛。输尿管结石可表现为病侧发作性绞痛，疼痛常突然发作，并向**下腹、大腿内侧、会阴**放射，多伴有血尿。

二、慢性肾小球肾炎病人的护理

慢性肾小球肾炎简称慢性肾炎，是一组以血尿、蛋白尿、水肿和高血压为主要临床表现的肾小球疾病。病程长，病变进展缓慢，起病初期常无明显症状，以后缓慢持续进行性发展，最终可至慢性肾衰竭。

1.**病因和发病机制** 病因尚不明确，仅少数病人由急性肾炎迁延不愈转变而来。发病起始因素为免疫介导性炎症，多数病例肾小球内有免疫复合物沉积。非免疫性因素在慢性肾炎的发生与发展中也可能起重要作用，如高血压、超负荷的蛋白质饮食。

2. 临床表现

（1）轻、中度蛋白尿：是本病必有的表现，多数尿蛋白（+ ~ +++）24 小时尿蛋白定量 **1 ~ 3g**。

（2）血尿：多为镜下血尿，也可出现肉眼血尿及管型尿。

（3）轻、中度水肿：系水钠潴留和低蛋白血症所致。晨起多为眼睑、颜面水肿，下午双下肢水肿明显。

（4）高血压：多为轻、中度，严重者可致高血压脑病、高血压性心脏病及高血压危象，中度以上的高血压如控制不好，肾功能恶化较快，预后较差。

（5）肾功能呈进行性损害：可因感染、劳累、血压升高或肾毒性药物而急剧恶化，祛除诱因后肾功能可在一定程度上缓解。

3. 辅助检查

（1）尿液检查：尿蛋白（+ ~ +++），24 小时尿蛋白定量 1 ~ 3g。有肉眼血尿、镜下血尿及管型尿。

（2）血常规：早期正常或轻度贫血。晚期红细胞和血红蛋白明显下降。

（3）肾功能检查：晚期血肌酐和血尿素氮增高，肾功能不全的病人可有**内生肌酐清除率下降**。

（4）肾活检组织病理学检查：可确定慢性肾炎的病理类型。

（5）B 超检查：晚期双肾缩小、皮质变薄。

4. 治疗原则　以利尿、降压、抗凝治疗为主，防止和延缓肾功能进行性恶化。

（1）优质蛋白饮食：饮食宜低蛋白、低磷饮食，以减轻肾小球毛细血管高灌注、高压力和高滤过的状态，延缓肾小球硬化和肾功能进一步恶化。可选优质蛋白食物，水肿、高血压病人应限制盐＜ 3g/d。

（2）降压治疗：肾素依赖型高血压首选血管紧张素转换酶抑制药（ACEI）和血管紧张素Ⅱ受体拮抗药（ARB）。容量依赖型高血压可选用**噻嗪类**、呋塞米等利尿药。

（3）应用抗血小板药物：对于有高凝状态或某些易引起高凝状态的病理改变时使用抗血小板药，可有一定的降低尿蛋白的作用，但目前尚无明确的循证医学研究证据表明该类药的确切疗效。临床常用的抗血小板药物有双嘧达莫和阿司匹林。

（4）防止肾功能损害：应避免劳累、感染、妊娠、应用毒性药物等。

5. 护理措施

（1）休息与活动：急性期卧床休息。轻度水肿病人卧床休息与活动可交替进行，限制活动量，严重水肿者应以卧床休息为主。水肿减轻后可适当活动。

（2）病情观察：①密切观察血压和体重变化，必要时测腹围；②监测实验室检查结果，如尿常规、肾小球滤过率、血肌酐等。③记录 24 小时出入量；④注意有无尿毒症、心脏损害、高血压脑病早期征象，若出现异常情况应及时通知医生。

（3）饮食护理：蛋白质的摄入量为 0.6 ~ 0.8g/（kg·d），其中 50% 以上为优质蛋白，肾功损害者限制蛋白质及磷的摄入。低盐（＜ **2 ~ 3g/d**）饮食，严重水肿、高血压、心力衰竭者应无盐（1 ~ 2g/d）饮食。补充各种必需氨基酸，同时补充多种维生素及锌元素。

（4）用药护理：指导病人遵医嘱坚持长期用药，以延缓或阻止肾功能恶化。使用降压药时不宜降压过快、过低；用利尿药后注意观察疗效及不良反应；避免使用肾毒性药物。

（5）心理护理：安慰病人及家属，缓解其焦虑情绪。

（6）健康教育：①指导病人注意生活规律，避免过劳，防止受凉，注意个人卫生，预防感染。②按医嘱坚持用药，不得自行停药或减量。③女性病人不宜妊娠。④指导病人优质低蛋白、低磷、低盐、高热量饮食，禁烟，戒酒。⑤告知病人避免加重肾功能损害的因素。

三、原发性肾病综合征病人的护理

肾病综合征是指由各种肾疾病所致的以大量蛋白尿、低蛋白血症、水肿、高脂血症为临床表现的一组综合征。肾病综合征是多种疾病的共同表现，不是一种独立疾病。

1. 病因和发病机制　肾病综合征由多种肾小球疾病引起，按病因分为原发性和继发性。原发性肾病综合征是指原发于肾本身的疾病，如急性肾炎、急进性肾炎等，**其发病机制为免疫介导**性炎症所致的肾损害。引发原发性肾病综合征的肾小球疾病的主要病理类型有微小病变、系膜增生性肾小球肾炎、膜性肾病、局灶节段性肾小球硬化、系膜毛细血管性肾小球肾炎等。继发性肾病综合征多为糖尿病肾病、肾淀粉样变、狼疮性肾炎、过敏性紫癜、感染及药物等引起。

2. 临床表现

（1）水肿：为最突出体征，是病人入院后护理评估最重要的内容。低白蛋白血症导致血浆胶体渗透压减低，水分外渗进入组织间隙。另外，部分水肿病人循环血容量不足，激活肾素-血管紧张素-醛固酮系统，水钠潴留加重，产生水肿。水肿部位常随体位而移动，晨起眼睑、头枕部及腰骶部水肿较显著，起床后则逐渐以下肢为主，呈凹陷性。重者全身水肿，出现胸腔、腹腔、心包积液。

（2）大量蛋白尿：典型病例有大量选择性蛋白尿，尿蛋白（+++～++++）。由于肾小球滤过膜通透性增加，大量血浆蛋白漏出，远远超过近曲小管的回吸收能力，形成大量蛋白尿。

（3）低蛋白血症：血清白蛋白低于30g/L。因血浆蛋白从尿中丢失，肾小管对重吸收的白蛋白进行分解，即出现低蛋白血症。白蛋白分子量小，易从滤过膜漏出，故其血浆浓度最易降低。

（4）高脂血症：由于低蛋白血症刺激肝代偿合成蛋白质的同时，脂蛋白合成亦随之增加，导致高脂血症。以高胆固醇血症最多见。

（5）并发症：①继发感染，最常见并发症，也是导致本病复发和疗效不佳的主要原因。感染部位以呼吸道、尿路、皮肤最多见。其发生与蛋白质营养不良、免疫功能紊乱、使用大量糖皮质激素等有关。②血栓及栓塞，多数肾病综合征病人血液呈高凝状态。由于有效循环血量减少，血液浓缩使血液黏稠度增加；此外高脂血症、强力利尿药也可加重高凝状态，多见于肾静脉、下肢静脉血栓。③肾衰竭，有效循环血容量减少时可诱发肾前性肾衰竭，少数可发展为肾性肾衰竭。④其他，心血管疾病如动脉粥样硬化、冠心病等心血管并发症。

3. 辅助检查

（1）尿液检查：尿蛋白定性一般为（+++～++++），24小时尿蛋白定量＞**3.5g**，尿沉渣常见颗粒管型及红细胞。

（2）血液检查：血清白蛋白＜30g/L，血清胆固醇及三酰甘油可升高，血IgG下降。

（3）肾功能检查：内生肌酐清除率可正常或降低，血尿素氮、肌酐可正常或升高。

（4）肾活组织病理检查：可确定肾小球病变的病理类型。

（5）肾 B 超检查：双肾正常或缩小，肾静脉血栓形成时可增大。

4. 治疗要点

（1）一般治疗：①休息，严重水肿、体腔积液时需卧床休息，保持适度床上及床旁活动，防止血栓形成。水肿消退、一般状况好转后，可逐渐增加活动量。②饮食，选择优质蛋白，摄入量应为 1.0g/（kg·d）。热量要保证充分，不少于 126 ～ 147kJ/（kg·d）或 30 ～ 35kcal/（kg·d）。多吃含不饱和脂肪酸的食物（如植物油、鱼油）。水肿时应低盐饮食（＜ 3g/d）。

（2）对症治疗：①利尿、消肿。a. 噻嗪类利尿药与保钾利尿药合用，可增强利尿效果，减少钾代谢紊乱，为利尿治疗基础药物。b. 襻利尿药，常用药物为呋塞米，在用药过程中防止低钠血症、低钾血症等发生。c. 渗透性利尿药，常用不含钠的低分子右旋糖酐，静脉滴注后加入襻利尿药，利尿效果更佳，但少尿时应慎用。d. 提高血浆胶体渗透压，如右旋糖酐、白蛋白。对于严重的肾病综合征病人，在必须利尿的情况下方可考虑应用，避免过频过多。心力衰竭者慎用。②减少尿蛋白。应用血管紧张素转化酶抑制药（ACEI）或血管紧张素 Ⅱ 受体拮抗药（ARB）。③降血脂。高脂血症可增高肾病综合征病人发生心、脑血管病的风险，因此可考虑降脂治疗。常用有他汀类降脂药物和氯贝丁酯类。

（3）抑制免疫与炎症反应：是最主要的治疗方法。①糖皮质激素，应用的基本原则是起始用量要足、足疗程、减量慢、维持时间长，服半年至 1 年或更久。常用药物为泼尼松，用量为 1mg/（kg·d），口服 8 周，必要时可延长至 12 周。激素的服用方法为全天顿服，或在服药期间两日量隔天顿服，以减轻激素的不良反应。糖皮质激素的治疗反应可分为"激素敏感型""激素依赖型"和"激素抵抗型"。②细胞毒类药物，常应用于"激素依赖型"和"激素抵抗型"肾病综合征病人。**环磷酰胺**为最常用药物，每天 100 ～ 200mg，分次口服或隔天静注，累积量到 6 ～ 8g 后停药。③环孢素，用于激素抵抗和细胞毒药物无效的难治性肾病综合征。常用量为 3 ～ 5mg/（kg·d），分两次口服，宜空腹服用，服药 2 ～ 3 个月后减量，疗程 1 年左右。

（4）防治并发症：①感染，不主张抗生素预防感染，不仅达不到预防目的，更容易引起二次感染。若发生感染，应选择敏感、强效及无肾毒性的抗生素进行治疗。②血栓及栓塞，给予抗凝药如肝素，并辅以抗血小板药如双嘧达莫。对已发生血栓、栓塞者，给予尿激酶或链激酶溶栓治疗，同时配合抗凝治疗。③急性肾衰竭，利尿无效且符合透析指标要求时予透析治疗。

5. 护理措施

（1）休息和活动：全身严重水肿，合并胸腔积液、腹水，有严重呼吸困难者应绝对卧床休息，取半坐卧位，必要时给予吸氧。病情缓解后逐渐增加活动量。高血压病人限制活动量。老年病人改变体位时不可过快，以防止直立性低血压。卧床期间注意肢体适度活动与被动运动，防止血栓形成。

（2）病情观察：观察生命体征，记录 24 小时出入量，监测体重和水肿消长情况。定期测量血浆白蛋白、血红蛋白等评估机体营养状态，同时密切监测实验室检查结果。

（3）饮食护理：①蛋白质，给予高生物效价的优质蛋白（优质蛋白＞ 50%）。②供能，限制动物脂肪。脂肪占供能的 30%～40%，饱和脂肪酸和非饱和脂肪酸比为 1：1，其余热量由糖供给。③增加富含可溶性纤维的食物，如燕麦、豆类等。④钠的摄入量不超过 3g/d，水量依病情而定。高度水肿而尿量少者应严格控制入量，入量＜1000ml/d。⑤补充各种维生素及微量元素。

（4）对症护理：①皮肤护理。②感染的护理。预防交叉感染、限制探视，尤其在使用激素期间，房间每日紫外线消毒，病人应戴口罩；加强皮肤、口腔及会阴部护理；加强营养和休息，增强抵抗力；护理操作中应严格无菌操作。

（5）用药护理：①激素药物，观察激素不良反应，如类似库欣综合征的表现（向心性肥胖、代谢障碍等）、感染、骨质疏松、加重水钠潴留及高血压、诱发糖尿病及精神异常等不良反应。②细胞毒药物，服药期间应注意监测血药浓度，观察有无不良反应的出现，如骨髓抑制、中毒性肝炎、出血性膀胱炎等。③利尿药，观察利尿药的治疗效果及有无出现不良反应，如低钾、低钠、低氯性碱中毒等。④输注血浆制品不可过多、过频。

（6）心理护理：了解病人的心理反应和社会支持状况，给予适当安慰。

（7）健康教育：①注意休息，适度活动，做好"四防"即防潮、防凉、防劳累、防感染；②指导病人合理饮食，给予低盐、低脂、优质蛋白饮食；③增加抵抗力，预防感染；④遵医嘱服药，勿自行减量或停用激素；⑤自我病情监测、定期随访。

四、肾盂肾炎病人的护理

肾盂肾炎为尿路感染中最常见的临床类型。主要是细菌引起的肾盂肾盏和肾实质的感染性炎症，临床上分为急性和慢性。肾盂肾炎大多伴有下尿路感染。多见于女性，尤其是育龄女性、女幼婴及老年妇女。

1.病因和发病机制

（1）病因：主要是细菌感染引起，以大肠埃希菌最为多见。此外，副大肠杆菌、变形杆菌、葡萄球菌、铜绿假单胞菌、粪链球菌等，偶见厌氧菌、真菌、原虫及病毒等也可引起尿路感染的发生。

（2）发病机制

①感染途径：a.上行感染，最常见。正常情况下，尿道口及其周围有细菌寄生，但一般不引起感染。当机体抵抗力下降或尿道黏膜有损伤时，或者细菌毒力大，细菌可沿尿路上行至膀胱、输尿管、肾，引起感染。b.血行感染，少见，致病菌多为金黄色葡萄球菌。多为体内感染灶的细菌侵入血液循环到达肾所致。c.淋巴感染，更少见，多因盆腔、肠道炎症时，细菌经该处淋巴管与肾周围淋巴管交通支进入肾所致。d.直接感染，偶见外伤或肾周围器官发生感染时，该处细菌直接侵入肾引起感染。

②机体防御能力：细菌进入膀胱后能否发生尿路感染取决于细菌的数量、毒力及机体的防御能力。其中，细菌毒力在发病过程中发挥重要作用。机体的防御机制为：尿液的冲刷作用；尿路黏膜及其分泌的 IgA 和 IgG 可抵御细菌侵入；尿液高浓度尿素和高渗透压不利于细菌生长；前列腺分泌物的抗菌成分可抑制细菌生长。

③易感因素：a.女性，女性尿道短、直、宽，括约肌收缩力弱，尿道口与肛门、阴道相近，女性经期、妊娠期、绝经期因内分泌等因素改变而更易发病。b.尿道梗阻，如结石、肿瘤。c.泌尿系统结构异常，肾盂输尿管畸形、肾发育不良等。d.医源性损伤，如外伤、手术、

导尿致黏膜损伤。e. 全身抵抗力下降，全身性疾病，如糖尿病或长期应用糖皮质激素的病人可使机体免疫力下降，易发生尿路感染。f. 尿道口周围及盆腔有炎症等。

2. 临床表现

（1）急性肾盂肾炎：各年龄阶段均可发生，多见于育龄女性。①全身症状，起病急骤、畏寒、发热、体温可达 40℃。常伴有头痛、全身不适、疲乏无力、食欲缺乏、恶心、呕吐等。②泌尿系统症状，如尿频、尿急、尿痛等膀胱刺激症状，多伴有下腹部不适，可有腰痛、肾区及输尿管走行区压痛，脓尿或血尿。部分病人可无膀胱刺激症状或症状不典型。

（2）慢性肾盂肾炎：大多数因急性肾盂肾炎治疗不彻底发展而来。临床表现多不典型，病程长，迁延不愈，反复发作。急性发作时可有全身及尿路刺激症状，与急性肾盂肾炎相似。部分病人仅有低热乏力，多次尿细菌培养阳性，称为**"无症状性菌尿"**。还有病人以高血压、轻度水肿为首发表现。慢性肾盂肾炎后期出现肾功能减退，病情持续可发展为慢性肾衰竭。

（3）并发症：多见于严重急性肾盂肾炎，可有肾周围炎、肾脓肿、败血症等。

3. 辅助检查

（1）尿常规：尿蛋白少量（肾盂肾炎不会出现大量蛋白尿）；尿中白细胞显著增加，若见白细胞（或脓细胞）管型，对肾盂肾炎有诊断价值；可有红细胞、微量蛋白。极少数急性膀胱炎病人可见肉眼血尿。

（2）血常规：急性期血白细胞计数和中性粒细胞可增高，慢性期血红蛋白可降低。

（3）尿细菌学检查：临床常用清洁中段尿做细菌培养、菌落计数，尿细菌定量培养的临床意义为：菌落计数 $\geq 10^5/ml$ 为有意义，$10^4 \sim 10^5/ml$ 为可疑阳性，$< 10^4/ml$ 则可能是污染。如临床上无尿路感染症状，则要求两次清洁中段尿定量培养均 $\geq 10^5/ml$，且为同一菌种。

（4）肾功能检查：慢性期可出现持续性功能损害，肾浓缩功能减退，如夜尿多，尿渗透浓度下降，肌酐清除率降低，血尿素氮、肌酐增高。

（5）影像学检查：慢性、反复发作的肾盂肾炎可做腹部平片、静脉尿路造影检查。但急性期不宜做静脉尿路造影检查。男性病人排除前列腺炎或前列腺肥大后，可行尿路 X 线检查。

4. 诊断要点　根据临床表现、尿液改变和尿细菌学检查加以确诊。如有真性细菌尿应诊断此病。

5. 治疗原则　治疗目的是纠正诱因，合理用药，辅以全身支持疗法。

（1）急性肾盂肾炎：①休息，多饮水；②应按尿培养和药物敏感试验结果选择应用抗菌药物，如磺胺类、喹诺酮类、氨基糖苷类、头孢类等。同时口服碳酸氢钠片（每次 1.0g，每日 3 次）以碱化尿液。待症状完全消失，尿检查阴性后，继续用药 3 ～ 5 天，然后停药观察，以后每周复查尿常规和尿细菌培养 1 次，共 2 ～ 3 周，若均为阴性，可认为临床治愈。

（2）慢性肾盂肾炎：急性发作者，按急性肾盂肾炎治疗。反复发作者，在急性发作控制后应积极寻找易感因素，并予以祛除。有严重感染或全身中毒明显者需入院接受治疗，静脉滴注氨苄西林、头孢曲松钠、左氧氟沙星等，症状好转后口服抗生素。

（3）无症状菌尿：妊娠女性和学龄前儿童应行抗菌治疗。根据药物过敏试验结果选择抗生素，尽量选用肾毒性小的抗菌药，如头孢类，不宜选用氨基糖苷类、磺胺类药物等。

6.护理措施

（1）休息与活动：急性或慢性急性发作第1周应卧床休息，病情缓解可适当活动，但避免劳累；慢性肾盂肾炎病人不宜从事重体力劳动。

（2）病情观察：监测体温、尿液性状变化，如高热持续不退或体温进一步升高，且出现腰痛加剧等，应考虑是否出现肾周脓肿、肾乳头坏死等，应及时通知医生。

（3）饮食护理：进食清淡、易消化且营养丰富的食物，补充多种维生素。多饮水，一般每日饮水量要在**2500ml**以上，勤排尿，每2小时排尿1次，以增加尿液的冲洗，促进细菌和炎性物质从尿道排出，降低肾的高渗状态，抑制细菌的生长。

（4）用药护理：遵医嘱给予抗菌药物，喹诺酮类可引起轻度消化道反应、皮肤瘙痒等；氨基糖苷类抗生素对肾和听神经均有毒性，使用期间注意询问病人的听力。

（5）对症护理：①疼痛的护理，卧床休息、采取**屈曲位**，尽量不站立或坐位，同时指导病人进行膀胱区热敷或按摩，以缓解疼痛。②皮肤黏膜护理，发热病人出汗后及时更换衣物和床单；保持会阴部清洁；洗澡应选择淋浴方式。

（6）尿细菌学检查护理：①应用抗生素前或停药5天后收集标本；②选取晨起第1次清洁、新鲜中段尿；③留取标本前用肥皂水清洗外阴，不宜使用消毒剂，严格无菌操作；④尿在1小时内送检，否则应冷藏保存。

（7）心理护理：及时给予病人安慰，缓解其焦虑情绪。

（8）健康教育：①保持规律生活，避免劳累，坚持锻炼，增加抵抗力。②多饮水、勤排尿是预防尿路感染简单有效的护理措施。③注意个人卫生，尤其是女性，应注意会阴部及肛周皮肤清洁，特别是女性经期、妊娠期、产褥期卫生；女婴注意尿布及会阴部清洁。④性生活后立即排尿，并口服1次抗菌药。⑤严格掌握尿路器械检查指征，检查后多饮水，遵医嘱用药。⑥定期复查，积极治疗全身疾病。

五、慢性肾衰竭病人的护理

慢性肾衰竭简称慢性肾衰，是在各种慢性肾疾病（原发性和继发性）的基础上，缓慢出现肾功能进行性减退，**代谢产物**潴留引起全身各系统症状，水、电解质紊乱，酸碱平衡紊乱为主要表现的一组临床综合征。

1.病因和发病机制

（1）病因：①原发性肾疾病，如肾小球肾炎、慢性肾盂肾炎等，其中慢性肾小球肾炎是我国最常见导致慢性肾衰竭的病因；②继发于全身疾病的肾病变，如高血压肾小动脉硬化症、系统性红斑狼疮、过敏性紫癜、糖尿病等；③慢性尿路梗阻性肾病，如结石、前列腺肥大等；④先天性疾病，如多囊肾、遗传性肾炎、肾发育不良等。我国以慢性肾小球肾炎、梗阻性肾病、糖尿病肾病、狼疮肾炎、高血压肾小动脉硬化症等较多见。

（2）发病机制：发病机制尚不明确，目前有以下学说：①肾小球高滤过学说；②矫枉失衡学说；③肾小管高代谢学说；④其他，脂质代谢紊乱、细胞因子和生长因子介导肾损害、尿蛋白和高蛋白饮食等均可加速肾小球的硬化。

（3）分期：我国将慢性肾衰竭根据肾功能损害程度分为4期：肾功能代偿期、肾功能失代偿期、肾衰竭期、尿毒症期（表2-20）。

表 2-20　中国慢性肾衰竭分期

各期名称	内生肌酐清除率（ml/min）	肾小球滤过率	血肌酐（μmol/L）	症状
肾功能代偿期	$50\sim80$	$50\%\sim80\%$	$133\sim177$	无
肾功能失代偿期	$25\sim50$	$25\%\sim50\%$	$186\sim442$	轻
肾衰竭期	$10\sim25$	$10\%\sim25\%$	$451\sim706$	全身症状
尿毒症期	<10	$<10\%$	$\geqslant707$	严重

2. 临床表现　起病隐匿，肾功能不全早期除氮质血症外仅有原发病表现，进入慢性肾衰竭时，才会出现中毒症状。

（1）消化系统：**胃肠道症状**最早、最常出现，初期表现为食欲缺乏、腹部不适。此外，病人多有恶心、呕吐、呃逆、腹泻、消化道出血、口腔尿臭味。上述症状的产生与体内毒素刺激胃肠黏膜，水、电解质平衡紊乱，代谢性酸中毒等因素有关。

（2）循环系统：①高血压、左心室肥大，尿毒症时约 80% 以上有**高血压**，主要与水钠潴留有关，部分也与肾素活性增高有关。②心力衰竭，是常见的死亡原因之一，以左心衰竭为主，与高血压、水钠潴留、贫血、尿毒症性心肌病等有关。③尿毒症性心包炎，可为干性心包炎，表现为胸痛、心前区可听到心包摩擦音，少数病人可为心包积液，多与尿毒症毒素沉着有关。尿毒症性心包炎是病情危重的表现之一。④动脉粥样硬化，病人常有高三酰甘油血症及轻度胆固醇升高，动脉粥样硬化发展迅速，也是主要的致死原因。

（3）血液系统：①贫血，是尿毒症必有症状，为正色素正细胞性贫血。导致贫血的主要原因是由于肾促红细胞生成素（EPO）生成减少，致使**红细胞**生成减少和破坏增多。②出血倾向，常表现为皮肤瘀斑、鼻出血、呕血和便血，重者出现消化道出血和颅内出血，与血小板功能障碍及凝血因子缺乏有关。③白细胞异常，白细胞功能下降，易发生感染。

（4）神经、肌肉系统：①中枢神经系统，肾衰竭早期常出现精神萎靡、疲乏、失眠，逐渐出现精神异常，性格改变、幻觉、抑郁、淡漠，严重者昏迷。②周围神经病变，常发生于肾衰竭晚期，可出现下肢远端麻木、疼痛、感觉异常等。尿毒症时可出现肌肉震颤、痉挛、肌无力和肌肉萎缩等。

（5）内分泌系统：①营养失调，表现为低蛋白血症和消瘦。②脂肪代谢紊乱，表现为高脂血症。③糖代谢紊乱，表现为空腹血糖轻度升高，糖耐量异常。④性功能障碍，女性病人常表现为月经不规则甚至闭经、不孕。男性病人常有阳痿、不育等。

（6）呼吸系统：酸中毒时表现为深大呼吸，代谢产物潴留可引起尿毒症性支气管炎、肺炎、胸膜炎等。

（7）皮肤表现：尿毒症病人因贫血出现面色苍白或黑色素沉着呈黄褐色、失去光泽，称为尿毒症面容。同时伴有皮肤干燥、脱屑，后期皮肤瘙痒。

（8）水、电解质、酸碱平衡紊乱：脱水或水肿、高钠或低钠血症、低钾或高钾血症、低钙血症与高磷血症、高镁血症、代谢性酸中毒等。

（9）感染：以**肺部、泌尿系统**感染多见，且不易控制，是慢性肾衰竭病人的主要死因之一。其发生与机体免疫功能低下、白细胞功能异常、淋巴细胞减少和功能障碍等有关。

3. 辅助检查

（1）血常规：红细胞数目下降，血红蛋白多在 80 g/L 以下，最低达 20 g/L，白细胞与血小板正常或偏低。

（2）尿液检查：尿蛋白（+ ～ +++），晚期可呈阴性。尿沉渣检查中可见颗粒管型和蜡样管型，对本病有诊断意义。可见红细胞、白细胞，若数量增多表示病情活动或有感染。尿量可正常，但夜尿多，尿渗透压、尿比重低，严重者尿比重固定在 1.010 ～ 1.012。

（3）血生化检查：血钙偏低，血磷增高，血清钾、钠浓度可正常、降低或增高，可有代谢性酸中毒等。

（4）肾功能检查：血肌酐、尿素氮升高，内生肌酐清除率降低。

（5）影像学检查：可见双肾体积小，肾萎缩。

4. 诊断要点　根据慢性肾衰竭的症状体征，GFR 下降，血肌酐、尿素氮升高，影像学检查显示双肾缩小，即可初步诊断，应进一步查明原因。

5. 治疗要点

（1）治疗原发病、纠正加重肾衰竭可逆因素：防止水、电解质紊乱，感染，尿路梗阻，心力衰竭等，是防止肾功能进一步恶化，促使肾功能不同程度恢复的重要措施。

（2）延缓慢性肾衰竭的发展：①必需氨基酸或 α- 酮酸。慢性肾衰竭时，低蛋白饮食虽可降低血中含氮的代谢产物，但如摄入低蛋白饮食的时间超过 2 周，则发生蛋白质营养不良，所以需要加用必需氨基酸。②增加肾血流量。遵医嘱给予前列地尔等。

（3）对症治疗：①控制高血压。容量依赖型高血压，应限水钠、配合利尿药及降压药等综合治疗；肾素依赖型高血压，应首选血管紧张素转换酶抑制药（ACEI）或血管紧张素 II 受体拮抗药（ARB）。②纠正贫血。肾性贫血者给予促红细胞生成素（常用重组人类促红细胞生成素），同时静脉补充铁剂，严重贫血者可适当输新鲜血。③纠正水、电解质和酸碱平衡失调。a. 水、钠平衡失调，明显水肿、高血压时，使用利尿药；严重水钠潴留、急性左心衰竭者，尽早透析治疗。b. 高钾血症，密切监测血钾的浓度及心电图表现，发生异常变化时，应在透析前给予紧急处理。c. 代谢性酸中毒，酸中毒不严重可口服碳酸氢钠。当 CO_2 结合力 ＜13.5 mmol/L 时，酸中毒明显，应静脉补碱。在纠正酸中毒过程中同时补钙，必要时透析治疗。d. 钙、磷代谢紊乱，对于高血磷、低血钙者应口服葡萄糖酸钙，同时限制磷的摄入。对于血磷正常、低血钙或继发性甲状旁腺功能亢进者，给予 1,25-$(OH)_2D_3$ 口服。④肾性骨病。骨化三醇能提高血钙，对骨软化的效果最佳。

（4）透析治疗：可代替失去功能的肾排泄各种毒物，能减轻症状，维持生命。

（5）肾移植：慢性肾衰竭的病人经非手术治疗无效时，应考虑做肾移植手术。

6. 护理措施

（1）休息与活动：尿毒症期应卧床休息，减轻肾的负担。

（2）病情观察：观察病人生命体征、意识状态、尿量变化、电解质紊乱等。注意有无消化道出血症状；监测血压、心率与心律等。

（3）饮食护理：高维生素、高热量、优质低蛋白，低磷、高钙饮食。①蛋白质，限制蛋白质的摄入，优质蛋白占 50% 以上，以鱼、瘦肉、鸡蛋、牛奶为主。豆制品蛋白含量高，必需氨基酸含量高于谷类，对肾无不良影响，故优质蛋白不列为纯动物蛋白。②热量，供给病人足够热量，一般每日 126 ～ 147kJ/kg（30 ～ 35kcal/kg），主食最好采用麦淀粉、藕粉、薯类等。同时注意补充多种维生素。已开始透析者，应改为透析饮食。③改善食欲，提供色、香、味俱全的食物，少量多餐。④水肿时，限制液体摄入量，＜ 1500ml/d，低盐饮食（＜ **2g/d**）。

（4）对症护理：①胃肠道症状，注意口腔护理和饮食调节。②神经系统症状，置病人于光线较暗病室，注意安全，适量使用镇静药。③心血管系统症状，高血压脑病、急性肺水肿或严重心律失常时，积极抢救。④造血系统症状，有出血倾向者应避免应用抑制凝血药物，以免诱发出血，必要时可输鲜血。⑤少尿、高钾血症，监测血钾和心电图；忌进食含钾高的食物和药物；忌输库存血。

（5）用药护理：遵医嘱用药，注意药物不良反应。嘱慎用肾毒性药物，防止肾功能损害。

（6）预防感染：①评估感染的危险因素及部位；②保持皮肤、口腔、外阴卫生；③注意保暖，避免着凉；④注意保护和有计划的使用血管，尽量选用**前臂、肘部**等大动脉。血液透析者注意**保护动静脉瘘管**，腹膜透析者保护腹膜透析管道。

（7）心理护理：应鼓励病人参加力所能及的社会活动，出现焦虑情绪时给予安慰。

（8）健康教育：①注意做到"四防"，即防潮、防凉、防劳累、防感染；②保持乐观情绪；③低盐、低优质蛋白饮食，保证足够热量供给；④维持出入液平衡，控制血压；⑤告知病人必须遵医嘱用药，避免使用肾毒性药物；⑥鼓励病人坚持透析或做肾移植；⑦定期复查。

六、透析疗法的护理

（一）血液透析

1. 原理　利用弥散和对流作用，使半透膜两侧不同浓度及性质的溶液发生物质交换。半透膜是人工合成膜，小分子可自由通过，大分子如**多肽、蛋白质**等则不能通过。血液透析能部分替代肾功能，清除血液中蓄积的毒素，纠正体内水、电解质紊乱，维持酸碱平衡。

2. 适应证　①急性肾衰竭；②慢性肾衰竭；③急性药物或毒物中毒；④其他，如严重水、电解质及酸碱平衡紊乱，经常规治疗难以纠正者。

3. 禁忌证　血透无绝对禁忌，相对禁忌证为：严重低血压、休克、严重出血或感染、心力衰竭、心律失常、心肌梗死、恶性肿瘤晚期、极度衰竭、精神失常等。

4. 血液透析病人的护理

（1）透析前护理：①病人心理准备。②观察病人生命体征、透析机各项指标、相关数值并记录。③了解病人透析方法、透析次数、透析时间及抗凝药的应用情况。检查血管通路是否通畅，局部有无感染、渗血、渗液等。④透析前取血标本送检，监测指标及频率。

（2）透析过程中的护理

①建立血液透析的血管通路。

②透析开始时速度宜慢（50ml/min），后逐渐增快，15分钟左右才可使血流量达到200ml/min。

③观察生命体征。

④并发症的预防及处理

a. 低血压：是透析过程中最常见的并发症之一。预防：严格掌握脱水量；避免透析前服用降压药；透析期间只可少量进食，有低血压倾向者尽量不在透析时进食；改用序贯透析，即单纯超滤与透析序贯进行；对醋酸盐透析液不能耐受者改为碳酸氢盐透析液。处理：减慢血流速度，停止超滤，给予吸氧；在血管通路输注生理盐水或静推高渗葡萄糖液或高渗盐水。必要时加用升压药。

b. 失衡综合征：表现为头痛、恶心、呕吐、躁动，严重者出现抽搐、昏迷等。预防：缩短首次透析时间，控制在 2 ～ 3 小时，透析脱水速度不宜太快，适当提高透析液钠与葡萄糖浓度，血清尿素氮下降水平控制在 30% ～ 40%。处理：轻者减慢血流速度、吸氧，静脉输注高渗葡萄糖溶液、高渗盐水，严重者立即终止透析，静脉滴注甘露醇并进行相应抢救。

c. 肌肉痉挛：多出现在透析中后期，主要表现为足部肌肉、腓肠肌痉挛疼痛。预防：严格控制透析间期体重增加水平；采用高钠透析、碳酸氢盐透析；纠正电解质紊乱；加强肌肉锻炼。处理：降低超滤速度，快速输入生理盐水、高渗葡萄糖液或甘露醇。

d. 透析器反应：又称首次使用综合征。表现为透析开始 1 小时内出现皮肤瘙痒、荨麻疹、流涕、腹痛、胸痛等，严重者可发生呼吸困难，甚至休克或死亡。预防及处理措施：一般给予吸氧、抗组胺药物、镇痛药物等对症处理，无须停止透析。

e. 其他：如心律失常、栓塞、溶血、出血、发热等。

（3）透析后及透析间期的护理：穿刺部位压迫止血；观察并询问病人有无头晕、出冷汗等不适反应；测量并记录体重、血压；透析间期加强病人的管理和指导，监测指标及频率。

（二）腹膜透析

1. 原理　同血液透析。是指利用腹膜的半透膜特性，将适量透析液引入腹腔并停留一段时间，借助腹膜毛细血管内血液及腹腔内透析液中的溶质浓度梯度和渗透度进行水和溶质交换，腹透液具有相对的高渗透性，可引起血液中水的超滤，同时伴有溶质的转运。

2. 适应证　同血液透析。尤其对于老年人、幼儿、儿童，原有心、脑血管疾病或心血管系统功能不稳定，血管条件差或反复血管造瘘失败，凝血功能障碍及有明显出血倾向者更适用。

3. 禁忌证　①绝对禁忌证：腹膜有严重缺损者，各种腹部病变导致腹膜的超滤和溶质转运功能降低。②相对禁忌证：腹腔内有新鲜异物；腹部手术 3 天内，腹腔置外科引流管；腹腔有局限性炎症病灶；肠梗阻；椎间盘疾病；严重全身性血管病变致腹膜滤过功能降低；晚期妊娠、腹腔内巨大肿瘤、巨大多囊肾；慢性阻塞性肺疾病等。

4. 腹膜透析的护理

（1）饮食护理：由于腹透可致体内大量蛋白质及其他营养成分丢失，故应通过食物补充。病人蛋白质的摄入量为 1.2 ～ 1.3g/（kg·d），其中 50% 以上为优质蛋白；热量摄入为 147kJ/（kg·d），即 35kcal/（kg·d）；水的摄入量应根据每日的出量而定，每日水摄入量 = 500ml + 前一日尿量 + 前一日腹透超滤量。

（2）操作注意事项：腹膜透析液的场所应清洁、相对独立、光线充足，定期紫外线消毒；分离和连接管道时要严格无菌操作；掌握各种管道连接系统；透析液摄入腹腔前要干加热至37℃；每日测量和记录体重、血压、尿量、饮水量，透析液每次进出腹腔时间和液量，定期检查；观察透析管皮肤出口处有无渗血、漏液及红肿；保持导管和出口处清洁、干燥。鼓励病人变换体位，增加**肠蠕动**。

（3）并发症护理

①透析液引流不畅：常见，表现为透析液流出总量减少、流入和（或）流出时不通畅。常见原因包括腹膜透析管移位、受压、扭曲、纤维蛋白堵塞、大网膜包裹等。预防及处理措施：改变病人体位；排空膀胱；增加活动，保持大便通畅，促使肠蠕动；腹膜透析管内注入尿激酶、肝素、生理盐水、透析液等，去除堵塞透析管的纤维素、血块等；调整透析管的位置；手术重新置管。

②腹膜炎：主要表现为腹痛、发热、腹部压痛、反跳痛、腹膜透析液浑浊等。预防及处理措施：密切观察透出液的颜色、性质、量、超滤量，及时对透出液常规检查和进行细菌培养并记录 24 小时出入液量；用 2000ml 透析液连续腹腔冲洗 3～4 次，腹膜透析液内加入抗生素及肝素，或全身应用抗生素，上述处理无效时应考虑拔除透析管。

③导管出口处感染和隧道感染：表现为导管出口周围发红、肿胀、疼痛，甚至伴有脓性分泌物，沿隧道移行处压痛。预防及处理措施：a.导管妥善固定，末端放入腰带内，避免牵拉。b.保持局部清洁干燥，腹透管置入 6 周内暂不沐浴，改为擦身，6 周后沐浴时用人工肛袋保护导管出口及腹外段导管以免淋湿，切勿盆浴，沐浴后立即更换导管出口敷料。c.接触导管前洗手。d.出口处局部涂抹抗生素软膏或清创处理。e.使用抗生素。上述处理无效时应考虑拔管。

④腹痛、腹胀：多与腹透液的温度过高或过低、渗透压过高、腹透液流入或流出的速度过快、腹透管置入位置过深、腹膜炎等因素有关。护理时应注意调节适宜的腹透液温度、渗透压，控制腹透液进出的速度，腹透管置入位置过深时应由置管医生对腹透管进行适当调整，积极治疗腹膜炎。

⑤其他：腹透超滤过多引起的脱水、低血压、腹腔出血、腹透管周或腹壁渗漏、营养不良、慢性并发症如肠粘连等。

第 6 单元　血液及造血系统疾病病人的护理

【复习指南】本部分内容历年必考，缺铁性贫血病人护理应重点复习。血液及造血系统疾病常见症状及慢性粒细胞性白血病护理应熟练掌握。缺铁性贫血的病因与发病机制、临床表现、辅助检查与护理措施应熟练掌握。再生障碍性贫血、特发性血小板减少性紫癜、急性白血病的临床表现、辅助检查与护理措施应熟练掌握；病因和发病机制与治疗要点应掌握。

一、概论

（一）血液系统和血液病的分类

1.血液系统　血液及造血系统由血液及造血器官组成。血液由血细胞及血浆组成。造血器官有骨髓、胸腺、肝、脾和淋巴结。

（1）血细胞的生成及造血器官：血细胞主要在骨髓生成。骨髓源源不断地输出新生细胞，补充血液中衰老死亡的血细胞，形成动态平衡。

胚胎成形后造血干细胞随血流移居肝和脾，最后种植于红骨髓内。所以，在胚胎期 24 周前，肝为主要造血器官。婴儿出生后，肝、脾造血功能迅速停止，红骨髓成为主要造血器官，5～7 岁以前的儿童全身骨髓都参与造血，随着年龄的增长，长骨的红骨髓逐渐被无造血功能的黄骨髓替代，仅留下髂骨、胸骨、肋骨、脊椎骨、颅骨和长骨近端骨骺处有活跃的造血功能，当机体需要时，黄骨髓又可转变为红骨髓恢复造血功能。在骨髓造血不能完全代偿时，肝、脾可恢复部分造血功能，称为髓外造血。

（2）血液组成及血细胞生理功能：血液由血浆及血细胞组成。血细胞有红细胞、白细胞及血小板3种。①红细胞，主要成分为血红蛋白，主要功能是结合和运输氧和二氧化碳。正常人红细胞计数，男性：$(4 \sim 5.5) \times 10^{12}/L$，女性：$(3.5 \sim 5.0) \times 10^{12}/L$；血红蛋白，男性：$120 \sim 160g/L$，女性：$110 \sim 150g/L$。②白细胞，功能复杂，中性粒细胞具有杀菌或抑菌作用；嗜酸粒细胞具有抗过敏、抗寄生虫作用；嗜碱粒细胞主要与变态反应有关；单核细胞具有吞噬功能；淋巴细胞在免疫应答反应中起核心作用。白细胞的正常值为$(4 \sim 10) \times 10^9/L$。③血小板，参与机体止血和凝血过程，其正常范围为$(100 \sim 300) \times 10^9/L$。④网织红细胞，正常成人网织红细胞绝对值为$(54 \sim 100) \times 10^9/L$，其增减反映骨髓造血功能。

2.血液病的分类

（1）红细胞疾病：如各类贫血、红细胞增多症等。

（2）粒细胞疾病：如白细胞减少、白细胞增多、粒细胞缺乏症等。

（3）单核细胞和吞噬细胞疾病：如单核细胞增多症、组织细胞增多症等。

（4）淋巴细胞和浆细胞疾病：如淋巴细胞白血病、浆细胞病等。

（5）造血干细胞疾病：如再生障碍性贫血、阵发性睡眠性血红蛋白尿、骨髓增生异常综合征、急性非淋巴细胞白血病以及骨髓增生性疾病等。

（6）脾功能亢进。

（7）出血性疾病：如原发性血小板减少性紫癜、血管性紫癜、凝血功能障碍性疾病、血小板无力症、血友病、弥散性血管内凝血（DIC）等。

（8）其他：血栓形成与血流、血液成分、血液高凝状态、血管壁等多种因素有关。

（二）血液系统常见症状体征的护理

1.贫血（最常见）　贫血是外周血液单位容积内血红蛋白量、红细胞数和（或）红细胞比容低于同年龄、同性别、同地区正常值的低限。以血红蛋白浓度最为重要。判断是否贫血时应注意血液稀释和浓缩的影响。

（1）分类：①按病因和发病机制分类，红细胞生成减少性贫血（如造血干祖细胞异常所致贫血、造血调节异常所致贫血、造血原料不足或利用障碍所致贫血）、红细胞破坏增多性贫血、失血性贫血。②按细胞形态学分类，大细胞性贫血（如巨幼细胞贫血、骨髓增生异常综合征等）、正常细胞性贫血（如再生障碍性贫血、急性失血性贫血等）、小细胞低色素性贫血（缺铁性贫血、铁粒幼细胞性贫血等）。③按照血红蛋白浓度分类，根据Hb下降程度分为轻度：Hb＜参考值低限；中度：Hb $60 \sim 90g/L$；重度：Hb $30 \sim 59g/L$；极重度：Hb＜$30g/L$。④按骨髓增生程度分类，增生不良性贫血（如再生障碍性贫血）和增生性贫血（除再障以外的其他贫血）。

（2）临床表现：轻度贫血多无症状，中、重度贫血可见甲床、口唇及睑结膜苍白，甚至面色苍白。神经系统对缺氧最敏感，常出现头晕、耳鸣、头痛、记忆力减退，注意力不集中。呼吸、循环系统表现为活动后心悸、气短，严重贫血可诱发心绞痛、发生贫血性心脏病。由于胃肠道缺血、缺氧，消化液分泌减少及胃肠蠕动功能紊乱，多表现为食欲缺乏、恶心、呕吐、腹胀、腹泻或便秘。肾、生殖系统缺氧，可出现多尿、低比重尿、蛋白尿及性功能减退，女性常伴有月经不调或继发性闭经等。皮肤黏膜苍白是贫血最突出的体征，由于环境温度、皮肤色素及水肿等因素会影响皮肤的颜色，贫血时一般以观察甲床、口唇黏膜、睑结膜较为可靠。

（3）辅助检查：包括血常规，Hb、红细胞计数；MCV、MCHC；骨髓检查（涂片和活检）；病因相关检查。

（4）治疗原则：积极寻找和祛除病因是治疗贫血的首要原则。严重贫血者可以给予输血；同时注意预防控制感染。

2. 发热　多见于急性白血病、淋巴瘤、再生障碍性贫血、粒细胞缺乏症等血液病。持续时间长，热型不一，一般抗生素治疗效果不佳。

（1）原因：由白细胞数减少和质量改变、免疫抑制药的应用及贫血或营养不良等，导致机体抵抗力下降、继发感染所致。感染部位多为呼吸道、皮肤、泌尿道，严重者可发生败血症。急性白血病易发生肛周感染或脓肿。轻度或早期感染多为低热或不规则热，严重感染如败血症可为弛张热。少数老年人或机体免疫功能极差者，即使严重感染也可能无明显发热反应。

（2）护理措施：①休息与活动。卧床休息，取舒适体位，室内温湿度适宜，经常通风。②病情观察。观察病人生命体征、意识状态及进食情况等。③预防感染。每日用紫外线消毒，限制探视人员，白细胞＜1.0×10^9/L 时应进行保护性隔离。④饮食护理。高蛋白、高热量、高维生素易消化饮食，多饮水，出汗多时注意补充含盐饮料，必要时遵医嘱静脉补充，发热时每日液体入量在 3000ml 左右为宜。⑤降温。体温 38.5℃以上应物理降温（在头颈、腋下及腹肌沟等大血管处放置冰袋，血液病病人不宜用乙醇擦浴以免造成皮下出血），或药物降温，药量不宜过大，以免引起大量出汗、血压下降，甚至虚脱。保持皮肤、口腔卫生。⑥寒战与大量出汗的护理。寒战时全身保暖，并饮用温开水。大量出汗时勤换内衣，减少不适。⑦用药护理。遵医嘱使用抗生素，观察药物不良反应。⑧保持皮肤、口腔卫生。定期洗澡换衣；饭前饭后定时用漱口液漱口，有真菌感染者漱口液选用碳酸氢钠溶液；每次便后用 1∶5000 高锰酸钾溶液坐浴，女性病人尤应注意会阴部清洁。⑨出院指导。向病人及家属说明发热的原因，并介绍简单物理降温方法及发热时的饮食要求等。

3. 出血倾向　止血和凝血功能障碍而引起自发性出血或轻微创伤后出血不易停止的一种症状。

（1）常见原因：血小板下降及功能异常（如原发性血小板紫癜、再生障碍性贫血），血管壁异常（过敏性紫癜，老年性紫癜），凝血因子减少或缺乏（血友病、维生素 K 缺乏症）。

（2）临床表现：常见出血部位为皮肤黏膜（口腔、鼻腔、牙龈），关节腔，内脏出血（咯血、呕血、便血、血尿及阴道出血）。严重时可发生颅内出血，危及生命。

（3）护理措施：①休息与活动。血小板计数低于 50×10^9/L 时应减少活动，增加卧床休息以防再次出血。被血液沾污的衣物、地面应迅速处理，避免病人受惊吓。防止身体受外伤，如跌倒、碰撞，保证充足睡眠，避免情绪激动。②病情观察。注意病人皮肤、黏膜有无损伤，有无内脏或颅内出血的症状和体征。③饮食护理。给予高热量、高蛋白、高维生素、少渣软食。用餐前后可用冷的苏打漱口水含漱。④对症护理。a.皮肤出血的护理，保持床单位整洁，衣着宽松；肢体皮肤或深层组织出血可抬高肢体，以减少出血，深部组织血肿也可应用局部压迫方法。促进止血。避免搔抓皮肤，保持皮肤清洁。尽量少用注射药物，必须使用时在注射后用消毒棉球充分压迫局部直至止血。b. 鼻出血的护理，嘱病人不要用手挖鼻痂及用力擤鼻，可用液状石蜡油滴鼻，防止黏膜干裂出血；少量出血可用干棉球或1：1000肾上腺素棉球塞鼻腔压迫止血，并局部冷敷；若出血不止，用油纱条做后鼻孔填塞，压迫出血部位促进凝血。c. 口腔、牙龈出血护理，嘱病人用软毛牙刷刷牙，忌用牙签剔牙；尽量避免食用煎炸、带刺或坚硬的食物；牙龈渗血时，可用肾上腺素棉球或明胶海绵片贴敷牙龈或局部压迫止血。牙龈出血时易引起口臭，可用1%过氧化氢溶液漱口。d. 内脏出血的护理，建立静脉通路、配血和做好输血的准备，保证液体、止血药物和血液制品的输入。⑤输血及血液制品。出血明显者，遵医嘱输入浓缩血小板、血浆或新鲜全血，输注前要认真核对血型、姓名，输入后注意观察有无输血反应与过敏反应。⑥出院指导。向病人说明以上处理的必要，指导病人学会自我护理。

4. 骨、关节疼痛　多见于多发性骨髓瘤病人，如白血病、多发性骨髓瘤和淋巴瘤等。主要与肿瘤细胞的过度增生或局部浸润，导致骨髓腔压力增高、局部瘤块形成及压迫、骨质疏松或溶骨性破坏、病理性骨折等有关。可表现为局部或全身骨、关节疼痛及牙痛或叩击痛；发生骨折者，局部还可出现畸形等临床表现。多发性骨髓瘤的病人多以骨痛为首发症状。

二、贫血病人的护理

（一）缺铁性贫血病人的护理

缺铁性贫血是由于体内贮存铁缺乏，**血红蛋白**合成不足，红细胞生成受到障碍引起的一种小细胞、低色素性贫血。缺铁性贫血是最常见的一种贫血，各年龄组均可发生，以育龄妇女和婴幼儿多见。

1. 铁的代谢

（1）铁的来源和吸收：正常成人每日用于造血的需铁量为20～25mg，主要来源于衰老红细胞破坏后释放的铁，食物中的铁也是重要来源，每天从食物中摄取1～2mg可满足机体需要。含铁量丰富的食物有动物肝，瘦肉类，蛋黄，豆类，蔬菜（紫菜、海带及香菇等），谷类，水果含铁较低，乳类（如牛奶）含铁最低。铁的主要吸收部位在**十二指肠及空肠上段**，亚铁离子被小肠吸收后，大部分进入血液。小部分与肠黏膜上皮细胞内去铁铁蛋白结合形成铁蛋白。胃肠功能、体内铁贮存量、骨髓造血功能及某些药物（如维生素C）等是影响铁吸收的主要因素。

（2）铁的转运：经肠黏膜进入血流的亚铁大部分被氧化为高铁，高铁与血浆转铁蛋白（肝产生的球蛋白）相结合成为血清铁，将铁运送到全身各组织中，主要是骨髓。

（3）铁的贮存及排泄：正常成人体内铁总量的67%组成血红蛋白，贮存铁约占29%。贮存铁主要以铁蛋白和含铁血黄素形式贮存在肝、脾和骨髓、肠黏膜等组织中。正常男性每日排泄铁不超过1mg，**女性每日排泄铁1～1.5mg**。

2. 病因和发病机制

（1）需要增加而摄入不足：婴幼儿、青少年生长快，需铁量多，如果铁摄入不足，可导致缺铁。育龄期女性需铁量亦增加，如哺乳期妇女每天从乳汁中丢失铁0.5～1mg；妊娠妇女需供给胎儿每千克体重80mg的铁。育龄妇女若饮食中供铁不足，易发生缺铁性贫血。

（2）铁吸收不良：胃大部切除或胃空肠吻合术后，因胃酸缺乏、肠道功能紊乱、小肠黏膜病变等均可导致铁吸收障碍。

（3）铁丢失过多：**慢性失血**是缺铁性贫血的主要病因，由于反复多次小量失血（消化性溃疡、痔、月经过多等），使体内贮存铁耗竭而引起缺铁性贫血。

3. 临床表现　多呈慢性经过，缺铁加重时才出现贫血及含铁酶活性降低的表现。

（1）一般贫血的表现：如面色苍白、疲乏无力、头晕、耳鸣、心悸气短、严重者可发生贫血性心脏病。

（2）缺铁性贫血的特殊表现：舌炎、口角炎及胃炎，表现为舌乳头萎缩、舌痛、舌质淡而光滑，口角皲裂，慢性萎缩性胃炎胃酸缺乏等。由于咽部、食管黏膜萎缩、变性可引起吞咽困难。神经、精神系统表现为易激动、烦躁、兴奋、头痛，多见小儿。少数病人有异食癖，喜吃泥土、石子等。

（3）体征：除皮肤黏膜苍白外，常表现为皮肤干燥、皱缩，毛发干枯易脱落，指（趾）甲变平，指甲条纹隆起，严重者呈"反甲"、薄脆易裂等。

4. 辅助检查

（1）血象：为小细胞、低色素性贫血，血红蛋白与红细胞降低不成比例，血红蛋白较红细胞减少明显。红细胞体积较小且大小不一，中心淡染区扩大。白细胞、血小板一般正常。

（2）骨髓象：骨髓中度增生，主要是**中晚幼红细胞**增生活跃。骨髓铁染色可反映体内贮存铁的情况，缺铁性贫血常表现骨髓细胞外含铁血黄素消失，幼红细胞内含铁颗粒减少或消失。

（3）生化检查：血清铁＜8.95μmol/L，血清铁蛋白＜12μmol/L，转铁蛋白饱和度＜15%，总铁结合力＞64.44μmol/L，游离原卟啉＞0.9μmol/L。血清铁蛋白检查可准确反映体内贮存铁情况，可作为缺铁依据。

5. 治疗要点

（1）病因治疗：查明缺铁病因后积极治疗，是纠正贫血、防止复发的关键。

（2）补充铁剂：包括含铁丰富的食物及药物。药物首选**口服铁剂**，常用药物有硫酸亚铁、富马酸亚铁、多糖铁复合物、速力菲等。口服铁剂不能耐受者，注射铁剂，常用右旋糖酐铁肌内注射，成人首次50mg。铁剂治疗有效者用药后1周左右网织红细胞数开始上升，10天左右渐达高峰；2周左右血红蛋白开始升高，1～2个月恢复至正常。在血红蛋白恢复正常后，仍需继续服用铁剂3～6个月，或待血清铁蛋白＞50μg/L后停药。口服铁剂不能耐受，或病情要求迅速纠正贫血等情况可使用注射铁剂。计算公式为：注射铁总量（mg）=[150－病人Hb（g/L）]×体重（kg）×0.33，常用药物有科莫非。

6. 护理措施

（1）休息与活动：根据贫血程度、发生速度及身体情况，为病人制订活动计划。

（2）病情观察：了解病人治疗的依从性、治疗效果及药物的不良反应，关注病人的自觉症状，特别是原发病及贫血的症状和体征；饮食疗法和药物应用的状况；红细胞计数及血红蛋白浓度、网织红细胞计数等；铁代谢的有关实验室指标等。

（3）用药护理

①**口服铁剂护理**：a. 口服铁剂可引起恶心、呕吐等胃肠道刺激症状，故应在饭后服用并

从小剂量开始；b.应避免铁剂与牛奶、茶、咖啡同服，为促进铁的吸收，还应避免同时服用抗酸药及H_2受体拮抗药；c.可与维生素C、稀盐酸、橙汁同服，助于铁的吸收；d.对液体铁剂应经稀释后用吸管，以防破坏牙釉；e.向病人解释服用铁剂后会使大便发黑，避免紧张情绪；f.强调按计量、按疗程服药。

②注射铁剂护理：宜深部肌内注射，并经常更换注射部位。注射过程中应密切观察病人反应，如局部有无发热、头痛、荨麻疹、低血压及过敏性休克等。注射时注意：a.不在皮肤暴露部位注射。b.抽取药液后，更换注射针头。c.采用"Z"字形注射法或留空气注射法。

③观察铁剂疗效：应用铁剂治疗至血红蛋白正常后，仍需继续服用铁剂**3～6个月**，目的补足体内的储存铁。

（4）饮食护理：①纠正不良饮食习惯，指导病人保持均衡饮食，避免挑食或偏食等。②鼓励病人多食含铁丰富且吸收率较高的食物，如动物肝、肉类、动物血、蛋黄、海带、黑木耳、紫菜、绿叶蔬菜等。③指导病人多吃富含维生素C的食物，餐后不要立即喝浓茶、牛奶、咖啡。

（5）健康教育：①鼓励病人及其家属主动参与疾病的预防和治疗；②提倡饮食均衡，荤素结合，以保证足够热量、蛋白质、维生素及相关营养素的摄入；③重视在易患人群中开展防止缺铁的卫生知识教育，如改进婴儿哺育方法，及时增添辅食，世界卫生组织提出在孕妇和婴儿食品中加入少量铁剂。均衡饮食，荤素结合，烹饪建议使用生铁制器皿；④说明贫血的病因及积极根治原发病的重要意义，以提高自我保护意识；⑤指导病人自我监测病情，监测内容包括自觉症状、静息状态下呼吸、心率变化、能否平卧、有无水肿及尿量变化等。

（二）再生障碍性贫血病人的护理

再生障碍性贫血简称再障，是由多种原因引起的骨髓干细胞数量减少、功能障碍所引起的一类贫血，又称骨髓造血功能衰竭症。出现以全血细胞（红细胞、粒细胞、血小板）减少为主要表现的疾病。

1.病因和发病机制

（1）病因：尚不明确。①药物及化学物质，与剂量有关，最常见的是氯霉素，其毒性可引起骨髓造血细胞受抑制及损害骨髓微环境。**苯是重要的骨髓抑制毒物，长期与苯接触危害性大。**②物理因素，长期接触电离辐射如X线、γ射线等，可干扰DNA的复制，使造血干细胞数量减少，骨髓微环境亦受损害。③生物因素，各型肝炎病毒均能损伤骨髓造血。EB病毒、流感病毒、风疹病毒等也可引起再障。

（2）发病机制：再障发生可能与下述因素有关。①造血干细胞缺陷（"种子"学说），各种病因损伤造血干细胞使骨骼各系造血细胞明显减少，导致外周血全血细胞减少。②造血微环境受损（"土壤"学说），造血微环境由巨噬细胞、网状组织及微血管构成。造血微环境的结构与功能异常，是再障病人骨髓移植失败或效果不佳的重要原因。③免疫机制（"虫子"学说），研究发现骨髓体外培养时，再障病人骨髓或血的淋巴细胞能抑制红、粒细胞生长，表明再障发生可能与免疫机制有关。临床应用免疫抑制药治疗再障有确切效果。

2.临床表现　表现为进行性贫血、出血、反复感染，而肝、脾、淋巴结多无肿大。临床分为重型和非重型再障，具体见表2-21。

表 2-21　重型再障与非重型再障的鉴别

项目	重型再障	非重型再障
首发症状	**感染、出血**为主	**贫血**为主
起病及进展	起病急，进展快，病情重	起病慢，进展慢，病情轻
贫血	重，易发生心力衰竭	轻，少发生心力衰竭
出血	广泛，较重，皮肤黏膜、便血、血尿、子宫出血或**颅内出血**	出血较轻，以皮肤黏膜为主，女性有子宫出血，很少有内脏出血
感染	感染重，部位依次为呼吸道、消化道、泌尿生殖道和皮肤黏膜，甚至发生败血症	呼吸道多见，合并严重感染者少
中性粒细胞绝对值	$< 0.5 \times 10^9 / \text{L}$	$> 0.5 \times 10^9 / \text{L}$
血小板	$< 20 \times 10^9 / \text{L}$	$> 20 \times 10^9 / \text{L}$
网织红细胞绝对值	$< 15 \times 10^9 / \text{L}$	$> 15 \times 10^9 / \text{L}$
骨髓象	多部位增生低下	增生低下或活跃，可有增生灶
预后	不良，1 年内死亡	较好，病程长，少数死亡

3. 辅助检查

（1）血象：全血细胞减少，重型较明显，呈正常细胞正常色素贫血。网织红细胞绝对值低于正常。白细胞计数减少，以中性粒细胞减少为主。血小板减少，出血时间延长。

（2）骨髓象：为确诊再障的主要依据。①重型再障，增生低下或极度低下，粒、红二系明显减少，无巨核细胞。淋巴细胞比例增多，非造血细胞如浆细胞、组织细胞增多。②非重型再障，骨髓增生减低或呈灶性增生，三系细胞均不同程度减少，淋巴细胞相对增多，共同点是**巨核细胞**减少。

4. 治疗要点

（1）对症治疗：①控制感染，对于感染性高热的病人，应反复多次进行血液、分泌物和排泄物的细菌培养及药物敏感试验，并根据结果选择敏感的抗生素。②控制出血，除应用一般止血药物外，可根据病人的具体情况选用不同的治学方法或药物皮肤黏膜出血可用**糖皮质激素**。出血严重者可输注浓缩血小板或新鲜冷冻血浆。③纠正贫血，血红蛋白低于 60g/L 伴明显缺氧症状者，可输入浓缩红细胞。

（2）针对不同发病机制的治疗

①免疫抑制药：抗胸腺细胞球蛋白、抗淋巴细胞球蛋白及环孢素联合应用，被认为是重型再障非移植治疗的一线方案。

②促进骨髓造血：a. **雄激素**，为治疗慢性再障首选药物，作用机制是刺激肾产生**促红细胞生成素**。对骨髓有直接刺激红细胞生成作用。目前常用丙酸睾酮衍生物司坦唑醇，需治疗 3 ～ 6 个月。判断指标为网织红细胞或血红蛋白升高。b. 造血细胞因子，主要用于重型再障，

多为辅助性药物，在免疫抑制药治疗后应用，有促进骨髓恢复的作用。c.骨髓移植，40岁以下，未接受输血，未发生感染的病人，有供髓者可考虑。

5.护理措施

（1）休息与活动：根据贫血程度与目前活动耐力，决定病人活动量。重度以上贫血（Hb < 60g/L）以卧床休息为主，中度贫血应休息与活动交替进行，应防止碰撞、跌倒等。

（2）病情观察：①注意发热情况、出血程度，尤应观察有无颅内出血和严重感染，做好物理降温、止血、输血和输血小板及预防和控制感染的护理。粒细胞绝对值 ≤ 0.5×10^9/L 者，应给予保护性隔离。②注意贫血的严重程度和有无急性发作的表现，做好休息、活动、给氧及饮食等方面护理。预防各器官系统的感染。

（3）对症护理：①呼吸道感染预防。保持室内空气清新，定期消毒。注意保暖，防止受凉。严格限时探视人数及时间。严格无菌操作，粒细胞过低者实施保护性隔离。②口腔感染预防。加强口腔护理，督促病人养成进餐前后、睡前、晨起漱口的习惯。若口腔黏膜发生溃疡，可增加漱口次数，并局部用药。③皮肤感染预防。保持皮肤清洁、干燥、勤沐浴，严格无菌操作。女性病人要注意会阴部的清洁卫生，适当增加局部皮肤的清洗。

（4）用药护理：丙酸睾酮为油剂，需深部缓慢分层注射，轮换部位。雄激素治疗慢性再障有效，2～3个月才见效。注意观察药物的不良反应，长期用雄激素后可出现毛须增多、痤疮、水肿、体重增加、毛发增多等，长期应用免疫抑制药对肝有毒性反应。长期应用免疫抑制药对肝有毒性反应；应加强观察并及时与医师取得联系，给予相应处理。通常药物治疗1个月左右网织红细胞开始上升，随之血红蛋白升高，经3个月后红细胞开始上升，血小板上升需要较长时间。

（5）饮食护理：给予高蛋白、高热量、富含维生素饮食，必要时遵医嘱静脉补充营养素，对有感染或发热的病人，应鼓励其多饮水。

（6）心理护理：给予病人安慰，缓解其焦虑情绪。

（7）健康教育：①向病人及家属介绍本病常见病因；②指导病人注意职业防护；③指导病人加强营养，注意个人卫生；④向病人说明疾病长期性，自我调整的重要性。

三、特发性血小板减少性紫癜病人的护理

特发性血小板减少性紫癜（ITP）又称自身免疫性血小板减少性紫癜，是最常见的一种血小板减少性疾病。临床上以自发性皮肤、黏膜及内脏出血，血小板计数减少、生存时间缩短和抗血小板自身抗体形成，骨髓巨核细胞发育、成熟障碍等为主要特征。

1.病因和发病机制

（1）感染：约80%的急性ITP病人，在发病前2周左右有上呼吸道感染史；慢性ITP病人常因感染加重病情。

（2）免疫因素：病人体内有病理性免疫所产生的抗血小板抗体，血小板与抗体结合后易受破坏。抗体不仅导致血小板破坏，同时影响巨核细胞成熟，使血小板生成减少。

（3）肝、脾与骨髓因素：肝、脾与骨髓不但是血小板相关抗体和抗血小板抗体产生的主要部位，也是血小板被破坏的主要场所。其中以脾最为重要。正常血小板平均寿命为7～11天，ITP病人血小板寿命明显缩短，为1～3天。另外，病人做脾切除术后，多数血小板计数上升，表明脾在发病机制中可能起重要作用。

（4）其他因素：慢性型多见于女性，青春期后及绝经期前易发病，可能与雌激素抑制血小板生成及增强单核－吞噬细胞系统对与自体抗体结合的血小板破坏有关。

2. 临床表现　分为急性型、慢性型，具体特点见表 2-22。

表 2-22　急性型、慢性型 ITP 的鉴别

项目	急性型	慢性型
好发人群	儿童多见	青年女性多见
起病形式	起病急，起病前 1 ～ 2 周常有上呼吸道或病毒感染史	起病缓慢隐匿，一般无前驱症状
出血症状	症状重，皮肤可有大片瘀斑，甚至血肿，多见于四肢，尤以下肢为多常见，血小板低于 20×10^9/L 时，可发生内脏出血。**颅内出血**为主要致死原因	出血症状较轻，表现为皮肤及黏膜瘀点、瘀斑，女性病人常以**月经增多**为主要表现
血小板	$< 20 \times 10^9$/L	（30 ～ 80）$\times 10^9$/L
巨核细胞	增加或异常，体积小	明显增高或正常
病程	4 ～ 6 周，呈自限性	反复发作，迁徙数年，有肝脾大

3. 辅助检查

（1）血象：血小板计数减少程度不一，急性型常低于 20×10^9/L，慢性型多为（30 ～ 80）$\times 10^9$/L。失血多可出现贫血，白细胞计数多正常，嗜酸粒细胞可增多。

（2）骨髓象：骨髓巨核细胞数量增多或正常，形成血小板的巨核细胞减少（< 30%）。

（3）其他：束臂试验阳性，出血时间延长，血块回缩不良，而凝血机制和纤溶机制检查正常。血小板寿命明显缩短，血小板相关免疫球蛋白（PAIgG）升高。

4. 治疗要点

（1）一般疗法：避免应用降低血小板数量及抑制功能的药物。血小板明显减少，出血严重者应卧床休息，感染时应使用抗生素。

（2）糖皮质激素：为首选药物，可降低血管壁通透性，抑制血小板与抗体结合并阻滞单核－吞噬细胞系统吞噬破坏血小板。常用泼尼松口服，病情重可静脉滴注氢化可的松或地塞米松。待血小板接近正常后，可逐渐减量，维持 3 ～ 6 个月。

（3）脾切除：可减少血小板破坏及抗体的产生，70% ～ 90% 脾切除的病人可获疗效。适应证：①糖皮质激素治疗 6 个月以上无效者；②糖皮质激素治疗有效，但维持量必须大于 30mg/d。

（4）免疫抑制药：一般不作首选。以上治疗方法无效、疗效差或不能进行脾切除者，可与糖皮质激素合用提高疗效或减少激素剂量，或单独使用免疫抑制药。长春新碱最常用，环孢素用于难治性 ITP 的病人。免疫抑制药有抑制骨髓造血功能的不良反应，使用时应慎重。

（5）输血和输血小板：适用于危重出血者、血小板低于 20×10^9/L 者，脾切除术前准备或其他手术及严重并发症，输新鲜血或浓缩血小板悬液止血效果较好。

5.护理措施

（1）休息与活动：血小板计数＞（30～40）×10⁹/L，出血不重，可适当活动。血小板＜（30～40）×10⁹/L，应少活动，卧床休息。

（2）病情观察：严密观察出血部位、出血症状、出血量及出血程度；遵医嘱给予止血药，做好输血护理，准备一切抢救用品，做好抢救配合。

（3）对症护理：①皮肤出血，不可搔抓皮肤；鼻腔出血不止，用油纱条填塞；便血、呕血、阴道出血时需卧床休息。②预防脑出血，血小板计数＜20×10⁹/L应警惕脑出血，便秘、情绪激动或剧烈咳嗽会诱发脑出血，故嘱病人保持心情平静，便秘时要用泻药或开塞露，剧咳者可用镇咳药。

（4）用药护理：①糖皮质激素，注意库欣综合征、高血压、高血糖、感染等不良反应；②长春新碱可致病人骨髓造血功能抑制，末梢神经炎；③环磷酰胺可致出血性膀胱炎；④大剂量免疫球蛋白静脉滴注可有恶心、头痛、出汗、肌肉痉挛、发热等不良反应。

（5）饮食护理：尽量选择富含高蛋白、高维生素、少渣饮食，以减少出血。

（6）心理护理：帮助病人寻找诱因，消除病人恐惧和紧张情况，增加战胜疾病的信心。

（7）健康教育：①讲解疾病相关知识，指导病人避免人为损伤而诱发或加重出血；②慢性病人适当限制活动；③避免使用损伤血小板的药物；④定期门诊复查，坚持治疗。

四、白血病病人的护理

白血病是一类造血干细胞的恶性克隆性疾病，克隆的白血病细胞增殖失控、分化障碍、凋亡受阻，停止在细胞发育的不同阶段。在骨髓和其他造血组织中，白血病细胞大量增生积累，并浸润其他器官和组织，而正常的造血功能受抑制。临床上以进行性贫血、持续发热或反复感染、出血和组织器官浸润等为主要表现，外周血中出现幼稚细胞为特征。

（一）分类

（1）根据白血病细胞成熟程度和白血病自然病程，分为急性和慢性两类：①急性白血病，起病急，进展快，病程仅数月。细胞分化停滞在较早阶段，骨髓及外周血多为原始细胞及早幼细胞。②慢性白血病，起病缓慢，发展慢，病程一般在1年以上。细胞分化停滞在较晚阶段，白血病细胞多为成熟和较成熟的细胞。临床常见的类型有慢性粒细胞白血病及慢性淋巴细胞性白血病。

（2）按照细胞形态学分类：急性白血病分为急性淋巴细胞白血病（L_1型、L_2型、L_3型）与急性非淋巴细胞白血病（M_0～M_7）。

我国急性白血病比慢性白血病多见，成人急性粒细胞白血病多见，儿童中急性淋巴细胞白血病多见。

（二）病因和发病机制

病因尚不明确，可能的发病因素有：①病毒：人类T淋巴细胞病毒能引起成人T细胞白血病，从恶性T细胞中分离出病毒，就是一种C型反转录RNA病毒。②放射：X线、γ射线及电离辐射，一次大剂量或多次小剂量照射均可诱发白血病。③化学因素：苯及有衍生物、氯霉素、保泰松、烷化剂及细胞毒药物等可导致本病发生。④遗传因素：与染色体异常有关。

（三）急性白血病病人的护理

1.临床表现　多数起病急，常突然高热或有明显出血倾向；也可起病缓慢，出现进行性疲乏、苍白、低热、轻微出血等。

（1）发热：本病常见的症状之一。可低热，也可体温高达 **39～40℃**。①继发感染，是发热主要原因，也是急性白血病最常见的死亡原因之一，感染最主要原因是成熟粒细胞缺乏，其次是人体免疫力降低。口腔炎、牙龈炎、咽峡炎最常见，其次是肺部感染及肛周炎、肛周脓肿。严重时可致菌血症或败血症。常见致病菌为铜绿假单胞菌、大肠埃希菌及金黄色葡萄球菌等。②肿瘤性发热，与白血病细胞的高代谢状态及其内源性致热原类物质的产生等有关，常规抗生素治疗无效。

（2）出血：最主要原因是**血小板**减少。多数病人有出血表现，但出血程度不同。出血可发生于身体任何部位，常见皮肤瘀点、瘀斑、鼻出血、齿龈出血、子宫出血，眼底出血可影响视力，严重者发生颅内出血而导致死亡。此外，急性早幼粒细胞白血病者易并发 DIC，而出现全身广泛性出血，是急性白血病亚型中出血倾向最为明显的一种。

（3）贫血：贫血常为首发症状，呈进行性加重，贫血原因主要是正常红细胞生成减少。此外溶血、出血、无效红细胞生成等也可导致贫血。

（4）白血病细胞浸润不同部位的表现：①骨骼和关节，胸骨下段常有局部压痛，四肢关节痛和骨痛以儿童多见。急性粒细胞白血病细胞病人由于骨膜受累，还可在眼眶、肋骨及其他扁平骨的骨面形成粒细胞肉瘤（绿色瘤），可引起眼球突出、复视或失明。②肝脾及淋巴结肿大。③中枢神经系统白血病，轻者头痛、头晕，重者出现呕吐、颈强直、抽搐、昏迷等。④其他部位，皮肤浸润表现为弥漫性斑丘疹、结节性红斑等；口腔黏膜浸润表现为齿龈肿胀或巨舌等；睾丸浸润表现为无痛性肿大，多为一侧性。

2. 辅助检查

（1）血象：多数病人白细胞（10～50）×10⁹/L，少数低于 $4×10^9/L$ 或大于 **100×10⁹/L**。分类中可发现**原始细胞及早幼细胞**。贫血程度不同，一般为正细胞正色素性贫血。约 50% 的病人血小板降低，晚期极度减少。

（2）骨髓象：骨髓检查是确诊的重要依据，多数病人骨髓象呈增生明显或极度活跃，以白血病原始细胞和幼稚细胞为主，而较成熟中间阶段细胞缺如，并残留少量成熟粒细胞，形成所谓"裂孔"现象。正常粒系、红系细胞及巨核细胞系均显著减少。奥尔（Auer）小体仅见于急非淋白血病，有独立诊断的意义。

（3）细胞化学染色：用于急淋、急粒及急单白血病的诊断与鉴别诊断。

（4）免疫学检查：区分急淋与急非淋及其各自的亚型。

（5）其他：白血病病人血液中尿酸浓度及尿液中尿酸排泄均增加，在化疗期可更显著，这是由于大量白血病细胞被破坏所致。

3. 治疗要点

（1）对症支持治疗：①处理高白细胞血症。当循环血液中白细胞＞ $200×10^9/L$ 时发生白细胞淤滞症，表现为呼吸窘迫、低氧血症、头晕、言语不清、反应迟钝、颅内出血等，一旦发生可使用血细胞分离机，单采清除过高白细胞，同时予以化疗和碱化尿液，预防高尿酸血症、酸中毒等并发症。②防治感染。病情较重的病人需卧床休息，最好将病人安置在隔离病室或无菌层流室进行治疗；做咽拭子血培养和药敏试验，同时应用广谱抗生素治疗，待阳性培养结果出来后选择敏感抗生素。有条件可多次输注浓缩细胞。③控制出血。出血严重，血小板计数＜ $20×10^9$/L 时应输浓缩血小板悬液或新鲜血。轻度出血可使用止血药。④纠正贫血。严重贫血可吸氧，输浓缩红细胞或全血。⑤预防尿酸肾病。因大量白血病细胞被破坏，可产生尿酸肾结石，引起肾小管阻塞，严重者致肾衰竭，表现为少尿无尿。鼓励病人多饮水，给予别嘌醇以抑制尿酸合成。

（2）化学治疗：是目前治疗白血病最主要的方法，也是造血干细胞移植的基础。急性白血病的化疗过程分为：①诱导缓解。从化疗开始到完全缓解。完全缓解的标准：病人的症状和体征消失；外周血象的白细胞分类中无幼稚细胞；骨髓象中相关系列的原始细胞与幼稚细胞之和＜ 5%。急淋白血病首选 VP 方案，即长春新碱、泼尼松、疗效不佳时，可改用 VDP 方案或 VAP 方案。急非淋白血病首选 DA 方案，即柔红霉素、阿糖胞苷，或使用 HOAP 方案或其他方案。②缓解后治疗。通过进一步的巩固与强化治疗，彻底消灭残存的白血病细胞，防止病情复发。

常用化疗药物见表 2-23。

表 2-23 治疗急性白血病常用化疗药物

种类	药名	药理作用	不良反应
抗叶酸代谢	甲氨蝶呤	干扰 DNA 合成	口腔、胃肠道黏膜溃疡，肝损害，骨髓抑制
抗嘌呤代谢	巯嘌呤	阻碍 DNA 合成	骨髓抑制，胃肠反应，肝损害
	氟达拉滨	阻碍 DNA 合成	神经毒性，骨骼抑制，自身免疫现象
抗嘧啶代谢	阿糖胞苷	阻碍 DNA 合成	消化道反应，肝功能异常，骨髓抑制，巨幼变
	环胞苷	阻碍 DNA 合成	骨髓抑制，唾液腺肿大
烷化剂	环磷酰胺	破坏 DNA	骨髓抑制，恶心呕吐，脱发，出血性膀胱炎
	苯丁酸氮芥	破坏 DNA	骨髓抑制，胃肠反应
	白消安	破坏 DNA	皮肤色素沉着，精液缺乏，停经，肺纤维化
生物碱类	长春新碱	抑制有丝分裂	末梢神经炎，腹痛，脱发
	高三尖杉酯碱	抑制有丝分裂	骨髓抑制，心脏损害，消化道反应
	依托泊苷	干扰 DNA、RNA 合成	骨髓抑制，脱发，消化道反应
抗生素类	柔红霉素	抑制 DNA、RNA 合成	骨髓抑制，心脏损害，消化道反应
酶类	门冬酰胺酶	影响瘤细胞蛋白质合成	肝损害，过敏反应，高尿酸血症，高血糖，胰腺炎，氮质血症
激素类	泼尼松	破坏淋巴细胞	类库欣综合征，高血压，糖尿病
抗嘧啶、嘌呤代谢	羟基脲	阻碍 DNA 合成	消化道反应，骨髓抑制
肿瘤细胞诱导分化剂	维 A 酸	使白血病细胞分化为具有正常表型功能的血细胞	皮肤黏膜干燥，口角破裂，消化道反应，头晕，关节痛，肝损害

（3）中枢神经系统白血病的防治：常用药物是**甲氨蝶呤**，在缓解前或后鞘内注射，可同时加地塞米松，也可用阿糖胞苷鞘内注射。需同时做头颅和脊髓放射治疗。

（4）骨髓或外周干细胞移植。

4. 护理措施

（1）休息与活动：根据病人体力，活动与休息可以交替进行，以休息为主。

（2）病情观察：寻找有无感染病灶；观察体温、脉率、神志、出血部位、血象及骨髓象等；记录出入液量。

（3）对症护理：①贫血、乏力，在床上用餐、排便，避免多说话和消耗体力。②发热，中度发热不需要特殊处理，高热可用冷敷，不宜用乙醇擦洗，必要时给予退热药。③出血，参考"出血及出血倾向"的护理。④骨骼、关节疼痛，帮助病人取舒适卧位，放松肢体，疼痛关节用枕头支托，局部按摩，胸骨疼痛剧烈时，按医嘱给予镇痛药。

（4）化疗不良反应的护理

①局部反应：某些化疗药物，如柔红霉素、氮芥、阿霉素等多次静脉注射可引起静脉炎，药物静脉注射速度要慢，在静脉注射后要用生理盐水冲洗静脉，以减轻其刺激。当有数种药物给予时，要先用刺激性强的药物。若发生静脉炎需及时使用普鲁卡因局部封闭，或冷敷；静脉注射时，血管要轮换使用。药液外溢皮下可引起局部组织的炎症甚至坏死，疑有或发生化疗药物外渗，立即停止注入，边回抽边退针，不宜立即拔针；局部使用生理盐水加地塞米松做多处皮下注射，范围需大于渗漏区域。

②骨髓抑制：抗白血病药物在杀伤白血病细胞的同时也会损害正常细胞，在化疗中需定期查血象、骨髓象，以便观察疗效及骨髓受抑制情况。

③胃肠道反应：化疗期间给予病人清淡、易消化且营养丰富的食物，少量多餐。避免进食高糖、高脂、产气过多和辛辣的食物。必要时可有止吐镇静药。

④脱发的护理：鼓励病人表达内心的感受，参与正常的社交活动。指导病人使用假发或戴帽子。

⑤口腔溃疡的护理：对发生口腔溃疡者，应加强口腔护理，每日 2 次，并教会病人漱口液及溃疡药物的使用方法。

⑥其他：长春新碱能引起**末梢神经炎**、手足麻木感，停药后可逐渐消失。柔红霉素、三尖杉酯碱类药物可引起心肌及心脏传导损害，用药时要缓慢静脉滴注，注意心率、心律，复查心电图。甲氨蝶呤可引起口腔黏膜溃疡，可用 0.5% 普鲁卡因含漱，减轻疼痛，便于进食和休息，甲酰四氢叶酸钙可对抗其毒性作用，应遵医嘱使用。环磷酰胺可引起脱发及出血性膀胱炎所致血尿，嘱病人多饮水，每日饮水 4000 ml，有血尿必须停药。

（四）慢性粒细胞性白血病病人的护理

1. 临床表现

（1）慢性期：起病缓，早期常无自觉症状，随着病情的发展可出现乏力、消瘦、低热、多汗或盗汗等代谢亢进表现。**脾大**为最突出体征，可达脐平面甚至入盆腔，质地坚实，无压痛。若发生脾梗死时，压痛明显。多数病例可有胸骨中下段压痛。慢性期可持续 **1 ～ 4 年**。

（2）加速期及急变期：起病后 1 ～ 4 年，约 70% 的慢粒病人进入加速期。主要表现为不明原因的发热，骨关节痛，贫血，出血加重，脾迅速肿大。加速期从几个月至 1 ～ 2 年即进入急变期，急变期表现与急性白血病相似。

2. 辅助检查

（1）血象：白细胞计数明显增高，各阶段中性粒细胞增多，以中幼、晚幼和杆状核粒细胞为主，且数量显著增多，常高于 20×10^9/L，晚期可达 100×10^9/L 以上。早期血小板多正常，部分病人增多；晚期血小板逐渐减少，并出现贫血。

（2）骨髓象：骨髓增生明显或极度活跃，以粒细胞为主，其中中性中幼、晚幼和杆状核细胞明显增多；原粒细胞＜10%；粒/红比例明显增高；嗜酸、嗜碱粒细胞增多；红系细胞相对减少。

（3）染色体检查及其他：90% 以上慢粒病人血细胞中出现 Ph 染色体。少数病人 Ph 染色体呈阴性，此类病人预后差。因化疗后大量白细胞破坏，血及尿中尿酸浓度可增高。

3. 治疗要点

（1）化学治疗：①羟基脲，为首选药物，药效作用迅速，持续时间短，常用剂量每日 3g，分 2 次口服，用药期间需查血象。②白消安，起效慢，持续时间长，始用剂量为每日 4～6mg，口服，缓解率在 95% 以上。③靛玉红，从青黛中提取的主要成分，剂量为 150～300mg/d，分 3 次口服，对慢粒有效率为 87.3%。

（2）α-干扰素：与羟基脲或小剂量阿糖胞苷联合应用，可提高疗效。

（3）骨髓移植：慢粒慢性期缓解后尽早进行异基因骨髓移植，移植成功者可获得长期生存或治愈。

（4）慢粒急性变治疗：按急性白血病的化疗方法治疗。

（5）其他：脾大明显而化疗效果不佳时，可做脾区放射治疗；服用别嘌醇且每日饮水 1500ml 以上，预防尿酸肾病。

4. 护理措施

（1）休息与活动：注意休息，尤其贫血较重病人（Hb＜60g/L），以休息为主，不可过度劳累。

（2）病情观察：每日测量病人脾的大小、质地并做好记录。若病人突感脾区疼痛，发热、多汗以致休克，脾区拒按，有明显触痛，进行性肿大，脾区可闻及摩擦音，甚至产生血性腹水，提示可能发生脾栓塞或脾破裂，应立即通知医生。

（3）对症护理：①缓解脾胀痛，尽量卧床休息，左侧卧位，鼓励病人少量多次进食、进水；尽量避免弯腰和碰撞腹部，以避免脾破裂。②尿酸性肾病，化疗期间定期检查白细胞计数、血尿酸等，记录 24 小时出入量，注意观察有无血尿或腰痛发生，同时检查肾功能。鼓励病人多饮水，化疗期间每日饮水量为 3000ml 以上。

（4）用药护理：①白消安的不良反应主要是骨髓抑制、血小板或全血细胞减少及皮肤色素沉着、阳痿、停经，用药期间经常复查血象，不断调整剂量。②靛玉红，不良反应有腹泻、腹痛、便血等，注意观察病人大便的性质。③α-干扰素，不良反应有发热、恶心、食欲缺乏、血小板减少及肝功能异常，应定期检查血象和肝功能。

（5）健康教育：①指导病人避免接触对造血系统有损害的理化因素如 X 线、电离辐射、含苯物质等；②合理用药，注意化疗药的不良反应；③预防感染；④饮食宜清淡、易消化且营养丰富，多饮水；⑤定期门诊复查。

第 7 单元　内分泌与代谢性疾病病人的护理

【复习指南】本部分内容历年必考，甲状腺功能亢进症及糖尿病病人护理应重点复习。内分泌系统常见症状及护理应掌握。弥漫性甲状腺肿伴甲状腺功能亢进症的临床表现、辅助检查及护理措施应熟练掌握；治疗要点应掌握。糖尿病的病因及发病机制、临床表现、辅助检查及护理措施均应熟练掌握。

一、概论

1. 内分泌系统的结构　内分泌系统是由**内分泌腺**（包括下丘脑、垂体、甲状腺、甲状旁腺、肾上腺、性腺、胰岛等）和弥散分布于某些组织器官中的神经内分泌细胞及它们所分泌的激素组成一个体液调节系统。

2. 内分泌系统的功能　内分泌系统在**神经支配**和**物质代谢**反馈调节基础上释放激素，调节人体代谢过程、脏器功能、生长发育、生殖衰老等许多生理活动和生命现象，维持人体内环境的相对稳定性。下丘脑是人体最重要的神经内分泌器官，是联系神经系统和内分泌系统的枢纽，与垂体之间构成一个神经内分泌轴。腺垂体一方面受下丘脑分泌的垂体激素的释放促激素和释放抑制激素影响；另一方面通过其自身分泌的各种促激素调节相关靶腺合成各类激素。靶腺激素又对垂体和下丘脑进行反馈，从而保持动态平衡。

3. 疾病分类　内分泌与代谢性疾病主要包括内分泌系统疾病、代谢疾病及营养疾病。内分泌系统疾病包括下丘脑、垂体、甲状腺、肾上腺等疾病，其他系统疾病或激素药物的使用等也可能引起内分泌疾病；代谢疾病是指机体新陈代谢过程中某一环节障碍引起的相关疾病；营养疾病则是营养物质不足、过剩或比例失调引起的。各种病因引起内分泌腺的病变，根据功能可分为功能亢进、功能减退和功能正常 3 类。根据其病变发生部位在下丘脑、垂体或周围靶腺，可分为原发性和继发性两类。内分泌腺或靶组织对激素的敏感性或应答反应降低也可导致疾病。非内分泌组织恶性肿瘤如异常地产生过多激素，或治疗过程应用激素和某些药物，也可导致内分泌疾病。

4. 常见症状和体征及护理

（1）常见症状和体征：①身体外形的改变。a. 身材过高或矮小，矮小常见于侏儒症、呆小症，过高见于肢端肥大症、巨人症。b. 肥胖或消瘦，肥胖多见于甲状腺功能减退症、2 型糖尿病（肥胖型）、库欣综合征、性功能减退症等；消瘦多见于甲状腺功能亢进、肾上腺皮质功能减退症（甲减）等。c. 躯体及面部毛发增多或脱发。d. 面容改变，眼球突出，颈部肿大（见于甲状腺功能亢进症），满月脸、水牛背（见于库欣综合征）等。e. 皮肤改变，皮肤黏膜色素沉着（常见于肾上腺皮质功能减退症）及紫纹、痤疮（库欣综合征）等。②生殖发育及性功能异常，包括生殖器官发育迟缓或过早，性欲减退或丧失，女性月经紊乱、溢乳、闭经或不孕，男性勃起功能障碍或乳房发育。③进食或营养异常，表现为食欲亢进或减退、营养不良、消瘦或肥胖。④血压升高，是内分泌疾病常见伴随症状，见于原发性醛固酮增多症、库欣综合征等。⑤疲乏，是一种无法抵御的持续的精力衰竭感及体力、脑力下降，是内分泌与代谢性疾病的常见伴随症状。⑥排泄功能异常，多尿见于糖尿病，多汗、便次多、排稀软便见于甲亢，便秘多见于甲减。⑦骨痛与自发性骨折，骨痛常见于代谢性骨病，重者常发生自发性骨折，或轻微外伤即骨折。

（2）护理措施：结合病人的自身特点与病人共同制订护理计划。以身体外形改变为例，具体措施包括：①观察身体外形的改变；②指导病人改善自身形象，告知恰当修饰可增加心理舒适及美感，指导修饰技巧；③心理支持、安慰、鼓励病人参加社交活动。

二、弥漫性毒性甲状腺肿伴甲状腺功能亢进症病人的护理

甲状腺毒症是指血循环中 TH 过多，引起以神经、循环、消化等系统兴奋性增高和代谢亢进为主要表现的一组临床综合征。根据甲状腺的功能状态，甲状腺毒症可分类为甲状腺功能亢进（甲亢）类型和非甲状腺功能亢进类型。非甲状腺功能亢进类型包括破坏性甲状腺毒症和服用外源性甲状腺激素。甲亢是指由多种病因导致甲状腺腺体本身产生甲状腺激素（TH）过多而引起的甲状腺毒症。各种原因所致的甲亢中，以弥漫性毒性甲状腺肿（Graves 病）最多见。本文重点讲解 Graves 病（GD）所致甲亢。

1. 病因和发病机制

（1）病因：GD 是甲亢最常见病因，有家族遗传倾向，在感染、创伤、精神刺激、劳累等诱因作用下，机体免疫稳定性被破坏，使有遗传性免疫监护和调节功能缺陷者发病。

（2）发病机制：尚未完全阐明，公认 GD 发生与自身免疫有关，属于 TH 分泌增多的自身免疫性甲状腺病。

2. 临床表现

（1）好发人群：成年女性多见，多缓慢起病。

（2）典型表现

① T_3、T_4 过多综合征：a. 高代谢综合征，怕热、多汗、疲乏、低热、消瘦等。b. 精神神经系统，神经过敏，好言多动，焦虑易怒、失眠健忘等。腱反射亢进，伸舌和双手向前平伸时有细震颤。c. 心血管系统，心悸、胸闷、气短，重则出现甲状腺毒症性心脏病。d. 肌肉与骨骼系统，部分病人慢性肌无力、萎缩，周期性瘫痪多见于青年男性，伴有重症肌无力。e. 消化系统，食欲亢进、多食消瘦，重者呈现恶病质、肝功能异常。f. 血液系统，白细胞计数偏低、血小板寿命短出现紫癜、轻度贫血。g. 生殖系统，女性月经少、闭经；男性阳痿、乳房发育。h. 皮肤、毛发及肢端表现，皮肤缺少皱纹、温暖湿润、颜面潮红，部分病人出现白癜风；毛发脱落或斑秃；少数杵状指，指端粗厚症也为 GD 特征性表现之一。

②甲状腺肿大：呈弥漫性、对称性肿大，随吞咽上下移动；质软、无压痛；触及震颤，闻及血管杂音，为本病重要体征。

③眼征：按病变程度分单纯性突眼（良性突眼）、浸润性突眼（恶性突眼）。

良性突眼系交感神经兴奋性增加引起眼外肌群及上睑肌张力增高所致，随着治疗可恢复，具体表现：a. 轻度突眼，一般不超过 18mm。b. Stellwag 征，瞬目减少和凝视。c. 上睑挛缩、睑裂增宽。d. Von Graefe 征，上眼睑移动滞缓，向下看时上眼睑不能随眼球向下移动、在角膜上缘看到白色巩膜。e. Joffroy 征，向上看时前额皮肤不能皱起。f. Mobius 征，看近物时两眼球辐辏不良。

恶性突眼与自身免疫导致眼球后水肿、淋巴细胞浸润有关。其具体表现：除上眼征外，眼球高度突出（超过正常值上限 4mm），一般在 23mm 以上，角膜外露易受外界刺激，引起充血、水肿、感染，重则失明；病人怕光、复视、视力减退，可合并眼肌麻痹。

（3）甲状腺危象：发生原因可能与交感神经兴奋，垂体－肾上腺皮质轴反应减弱，大

量 T_3、T_4 释放入血有关。①诱因，如感染、手术、^{131}I 治疗等应激状态；如心力衰竭、低血糖症、败血症、脑卒中、急腹症或严重创伤等严重躯体疾病；口服过量 TH 制剂；严重精神创伤；手术中过度挤压甲状腺。②临床表现，体温 ≥ 39℃；心率 ≥ 140 次 / 分；恶心、畏食、呕吐、腹泻、大汗、休克；神情焦虑、烦躁、嗜睡或谵妄、昏迷；可合并心力衰竭、肺水肿等。甲亢危象病人死亡原因多为高热虚脱、心力衰竭、肺水肿及严重水、电解质代谢紊乱。

3. 辅助检查

（1）血清甲状腺激素测定：①血清游离甲状腺素（FT_4）、游离三碘甲状腺原氨酸（FT_3）均不受血清甲状腺结合球蛋白（TBG）影响，是诊断甲亢的首选指标。②血清总甲状腺素（TT_4）是判定甲状腺功能最基本筛选指标，正常值 74 ～ 146mmol/L。③血清总三碘甲状腺原氨酸（TT_3）受 TBG 影响，是早期 GD 治疗中疗效观察及停药后复发的敏感指标，也是诊断 T_3 型甲亢的特异指标，正常值 1.0 ～ 2.6mmol/L。

（2）促甲状腺激素（TSH）测定：血 TSH 浓度变化是反映甲状腺功能最敏感指标，甲亢时 TSH 降低。

（3）基础代谢率（BMR）：计算公式：BMR% ＝ 脉压 + 脉率 － 111。正常 BMR 为 -10% ～ +15%，约 95% 的病人增高。测定应在禁食 12 小时、睡眠 8 小时以上、静卧空腹状态下进行。

（4）甲状腺摄 ^{131}I 率：诊断甲亢符合率达 90%，可鉴别不同病因的甲亢，不能反映病情严重程度与治疗中的病情变化。正常甲状腺部位 3 小时及 24 小时摄 ^{131}I 率为 5% ～ 25%、20% ～ 45%（近距离法）。甲亢时病人摄碘率增高且高峰前移，3 小时及 24 小时摄 ^{131}I 率分别 > 25%、> 45%。

（5）T_3 抑制试验：机体口服一定剂量 T_3 后再做摄 ^{131}I 率试验，甲状腺功能正常者受明显抑制，甲亢时则不受抑制。甲状腺肿病人以此试验鉴别其系甲亢或单纯性甲状腺肿所致。

（6）促甲状腺激素释放激素（TRH）兴奋试验：甲亢时 T_3、T_4 增高，反馈抑制 TSH，故 TSH 不受 TRH 兴奋，若 TRH 给药后 TSH 增高则排除甲亢。

（7）甲状腺自身抗体（TRAb）测定：用于鉴别甲亢病因、早期诊断 GD、判断病情活动治疗后停药的重要指标。

（8）影像学检查：超声、放射性核素扫描、CT 或 MRI 等有助于甲状腺、异位甲状腺肿和眼球后病变性质的诊断，结合病情选用。

4. 治疗要点

（1）一般治疗：保证休息及营养，避免情绪波动。精神紧张不安、失眠者可给予镇静催眠药、β 受体阻滞药等。

（2）抗甲状腺药物治疗：适用于所有甲亢病人的初始治疗。常用药物包括：硫脲类（甲硫氧嘧啶、丙硫氧嘧啶）和咪唑类（甲巯咪唑、卡比马唑）。甲硫氧嘧啶阻断 T_3 和 T_4 的合成；丙硫氧嘧啶阻断 T_4 转变成 T_3。不良反应主要是粒细胞减少和药疹，丙硫氧嘧啶比甲硫氧嘧啶不良反应轻。

（3）放射性 ^{131}I 治疗：利用 ^{131}I 释放的 β 射线破坏甲状腺腺泡上皮，减少甲状腺素合成与释放。

（4）手术治疗：甲状腺次全切除术的治愈率可达 95% 左右，并发症主要是甲状旁腺功能减退，喉返神经损伤。

（5）甲状腺危象的治疗：①消除诱因。积极治疗甲亢是预防甲状腺危象的关键，尤其是防治感染和充分术前准备。②首选药是**丙硫氧嘧啶**（抑制甲状腺激素合成及 T_4 转变 T_3），口服或胃管灌入，可用碘化钠或卢戈液（抑制已合成甲状腺激素释放入血）。③对症处理。高热时给予药物或物理降温，必要时人工冬眠，禁用阿司匹林。上述治疗效果不佳时，选用血液透析或血浆置换等。

（6）浸润性突眼的治疗：严重突眼不宜行**甲状腺次全切除术**，慎用 ^{131}I 治疗。措施：①轻度突眼者，以保护眼睛和控制甲亢为主；②控制甲亢首选抗甲状腺药，以防甲状腺功能低下；③早期选用免疫抑制药及非特异性抗炎药；④对近期的软组织炎症和近期发生的眼肌功能障碍者，行眶部放疗；⑤对重症突眼者，行眼眶减压术。

5. 护理措施

（1）休息与活动：避免强光、噪声等各种刺激，保持病室安静、室温适宜。避免有精神刺激的言行，轻者劳逸结合、重者卧床休息。

（2）病情观察：监测生命体征、基础代谢率、甲状腺肿大程度、饮食量、手指震颤等。

（3）饮食护理：给予高热量、高蛋白、高维生素及矿物质饮食，勿进食高纤维素食物，注意每日补充水分 **2000～3000ml**，禁止摄入刺激性食物及饮料（如酒、咖啡、浓茶等），以免引起病人精神兴奋。应食用无碘盐，避免进食含碘丰富的食物（如海带、紫菜等），慎食卷心菜、甘蓝等引起甲状腺肿的食物。

（4）用药护理：抗甲状腺药物治疗分为初始期、减量期和维持期 3 个阶段。药效显露往往需要 2 周左右，维持时间长至 1.5～2 年，嘱病人不可自行减量或停药，密切观察药物的疗效和不良反应，及时遵医嘱处理。抗甲状腺药物不良反应包括药疹（皮肤瘙痒、团块等，较常见），粒细胞减少，中毒性肝炎，血管神经性水肿，急性关节痛等。

（5）眼部护理：经常用眼药水湿润眼睛，避免干燥。睡前涂抗生素眼药膏，眼睑不能闭合者加盖眼罩或无菌纱布。不要用手揉搓眼睛。外出时戴茶色眼镜，避免强光、异物与灰尘刺激。观察球后水肿消长情况，给予利尿药，限制钠盐摄入，睡觉或休息抬高头部，减轻水肿。

（6）甲状腺危象的护理：①避免感染、精神刺激、创伤等诱因。②病情监测。观察神志及生命体征变化，准确记录 24 小时出入液量。若原有甲亢症状加重，出现发热（体温＞39℃），严重乏力、烦躁、多汗、心悸、心率（≥140 次/分），食欲缺乏，恶心、呕吐、腹泻、脱水等，警惕甲状腺危象发生，立即报告医师并协助处理。③紧急处理。a.绝对卧床休息，呼吸困难时半卧位、吸氧；b.迅速建立静脉通路，遵医嘱予以 PTU、复方碘溶液等药物，观察有无碘剂过敏反应，准备抢救物品；c.对症护理，高热者予以物理降温，如冰敷、乙醇擦浴，对人工冬眠者观察并记录降温效果；烦躁不安者予床栏保护；对昏迷者做好皮肤、口腔的护理，防止压疮、肺炎的发生。

（7）健康教育：教育病人保持身心愉快，避免过度劳累和精神刺激。指导有关甲亢的疾病知识。嘱其按时按量服药、不随意减量和停药，每日晨起自测脉搏、定期测体重和甲状腺功能，脉搏减慢、体重增加是治疗有效标志。一旦出现甲状腺危象表现，及时就诊。对妊娠期甲亢病人，禁用 ^{131}I 治疗，慎用普萘洛尔，产后如需继续服药则不宜哺乳。

三、糖尿病病人的护理

糖尿病是由不同原因引起胰岛素分泌绝对或相对不足，以及靶细胞对胰岛素敏感性降低，致使体内糖、蛋白质和脂肪代谢异常，以**慢性高血糖**为突出表现的**内分泌代谢**疾病。

1. 病因和发病机制　复杂，迄今未明。目前认为糖尿病是复杂遗传因素和环境因素共同作用的结果，与遗传因素、环境因素及自身免疫因素有关。糖尿病主要以 1 型、2 型最为常见。①1 型糖尿病：因胰岛 B 细胞破坏引起胰岛素绝对缺乏，胰岛呈病毒性炎症或自身免疫破坏，产生胰岛细胞抗体，其发病与遗传、自身免疫和环境因素有关，主要见于年轻人，易发生酮症酸中毒。1 型糖尿病是多基因、多因素共同相互作用的结果；环境因素中病毒感染最重要；目前发现约 90% 新发病病人循环血中至少有 10 种胰岛 B 细胞自身抗体。②2 型糖尿病：主要与遗传有关，有家族史，多见于 40 岁以上的成人，超体重者占多数。肥胖、高热量饮食、体力活动不足及人口老龄化是 2 型糖尿病最主要的环境因素；生命早期营养不良可致 2 型糖尿病；胰岛素抵抗和胰岛 B 细胞功能缺陷是 2 型糖尿病的基本特征和发病机制要素。

2. 临床表现

（1）代谢紊乱综合征：典型症状为"三多一少"，即**多尿、多饮、多食**和**体重减轻**。皮肤瘙痒；视物模糊、四肢酸痛、麻木、腰痛、阳痿不育、性欲减退、月经失调、便秘等。部分病人无明显"三多一少"症状，仅在体检、就医或妊娠偶见高血糖。

（2）急性并发症

①糖尿病酮症酸中毒（DKA）：最常见。糖尿病代谢紊乱加重时，脂肪分解产生大量酮体（包括乙酰乙酸、β-羟丁酸、丙酮），引起血酮体水平升高（酮血症）及尿酮体排出增多（酮尿），临床上称为酮症。血酮体升高超过机体酸碱平衡调节能力时，则出现酮症酸中毒（代谢性酸中毒）。a. 诱因。1 型糖尿病有自发 DKA 倾向。2 型糖尿病在感染、胰岛素（口服降糖药）剂量不足或治疗中断、饮食不当及应激状态（如妊娠、分娩、创伤、麻醉、手术、严重精神刺激等）下可发生 DKA。b. 临床表现。在意识障碍发生前，多数病人的糖尿病症状加重。早期仅有多尿、多饮、疲乏、极度口渴等；酮症酸中毒时，出现食欲缺乏、恶心、呕吐，伴有头痛、烦躁甚至嗜睡、呼吸深快，呼气烂苹果味（丙酮味）；后期严重脱水、尿少、血压下降、休克、昏迷以致死亡。

②高渗高血糖综合征：临床以严重高血糖、高血浆渗透压、脱水为特点，无明显酮症，常有不同程度的意识障碍，多见于 50～70 岁老年 2 型糖尿病者。a. 诱因。各种急性感染最常见；严重的急性应激状态；急性全身性疾病（如尿毒症、大面积烧伤等）；少数因使用高渗葡萄糖、免疫抑制药等诱发。b. 临床表现。起病缓慢，早期有多尿、多饮，多食不明显或食欲缺乏；脱水症状逐渐加重。晚期尿少甚至尿闭，出现外周循环衰竭表现。神经精神症状更突出，表现为反应迟钝、烦躁或淡漠、嗜睡、幻觉、定向力障碍等，最后昏迷。

③感染：皮肤瘙痒症、湿疹、疖痈等皮肤化脓性感染多见，可致败血症或脓毒血症；足癣、体癣等真菌感染也常见。口腔易致牙周病和龋齿。肺炎、肺结核发病率高，进展快，易形成空洞。女性常并发真菌性阴道炎、肾盂肾炎等，常反复发作。

（3）慢性并发症

①大血管病变：是糖尿病最严重和突出的并发症，也是2型糖尿病最主要的死因。主要表现为动脉粥样硬化，侵犯大、中动脉等，引起冠心病、脑血管病、肾动脉硬化，下肢供血不足出现间歇性跛行甚至坏疽等。

②微血管病变：病变主要累及肾、视网膜、神经、心肌组织，尤以肾和视网膜病变最重要。a.糖尿病肾病，是指糖尿病性肾小球硬化症，多见于糖尿病病史超过10年者，是1型糖尿病病人主要死因。临床表现包括贫血、恶心、呕吐、食欲缺乏、高血压、水肿、蛋白尿、肾功能不全、电解质紊乱、酸中毒等，最终死于尿毒症、昏迷、继发感染、心力衰竭或脑血管意外。b.糖尿病性视网膜病变，系视网膜血管硬化、脆弱、出血、纤维增生，最终视网膜脱离，为失明主要原因。

③神经病变：a.周围神经病变，以双侧对称性周围神经病变最常见，一般初起时两侧对称远端感觉障碍，如袜套、手套状分布，下肢较上肢严重；后期肌力减弱甚至瘫痪。b.自主神经病变，多累及胃肠、心血管、泌尿生殖系统、瞳孔、汗腺等。起病隐匿，病人多无主诉，可有胃排空延迟、无痛性心肌梗死、尿潴留、瞳孔缩小及对光反射消失、汗腺分泌异常等。c.中枢神经病变，糖尿病性脊髓病可出现踩棉花感、共济失调等；缺血性脑血管可发生智力障碍、血管性痴呆及帕金森病等。

④糖尿病足（DF）：与下肢远端神经异常和不同程度的周围血管病变相关的足部感染、溃疡和（或）深层组织破坏，成为糖尿病病人截肢、致残主要原因。

⑤其他：白内障、青光眼均易发生；口腔最常见牙周病；乳腺癌、胰腺癌等患病率升高；认知功能常损害。

3. 辅助检查

（1）血糖测定：血糖升高是诊断糖尿病主要依据，也是评价疗效主要指标。空腹血糖正常值为 **3.9～6.0mmol/L**，空腹血糖 ≥ 7.0mmol/L（126mg/dl），和（或）餐后2小时血糖 ≥ 11.1mmol/L（200mg/dl）可确诊本病。

（2）尿糖测定：尿糖阳性是诊断糖尿病重要线索。若用班氏法测定尿糖，其结果判断及记号分别为：混合液呈蓝色或蓝灰色（-）；浅黄绿色沉淀（+）；黄绿色沉淀（++）；黄色沉淀（+++）；橘黄色沉淀（++++）。

（3）**口服葡萄糖耐量试验（OGTT）**：适用于血糖高于正常范围但又未达糖尿病诊断标准者，或疑有DM倾向者。此试验步骤为：取空腹血标本后，成人饮用含有75g葡萄糖粉或82.5g含1分子水葡萄糖水溶液250～300ml，5分钟内饮完，服糖后0.5小时、1小时、2小时和3小时分别采取血标本。若服用一定量葡萄糖后，血糖升高急剧，2～3小时恢复服糖前水平则为异常。

（4）糖化血红蛋白：反映取血前8～12周血糖水平。

（5）血浆胰岛素和C-肽释放试验：主要用于评价胰岛B细胞功能。

（6）血脂和血、尿酮体：多有血脂异常，如高胆固醇、高三酰甘油及高密度脂蛋白降低等；血尿酮体阳性见于酮症。

（7）血气分析：酮症酸中毒时，pH < 7.30，HCO_3^- < 15mmol/L。

4. 治疗要点　糖尿病治疗包括糖尿病教育、饮食治疗、运动锻炼、药物治疗和自我监测，其中**饮食治疗**和**运动锻炼**是基础。

（1）糖尿病教育：糖尿病需终身治疗，取决于病人主动性。向病人及家属讲解糖尿病知识及自我保健方法，使其了解治疗不达标危害，防止并发症的发生和发展，提高病人的生存质量。

（2）饮食治疗：是糖尿病最基本治疗措施，目的在于维持标准体重，保证未成年人的正常生长发育、减轻胰岛负担、降低血糖。饮食治疗以控制总热量为原则，实行低糖、低脂、适当蛋白质、高纤维素、高维生素饮食。特别强调定时、定量。所有糖尿病病人都应严格和长期执行。

（3）运动治疗：适当运动增加胰岛素敏感性，减轻体重，对肥胖 2 型糖尿病尤佳。循序渐进、长期坚持、规律运动是控制糖尿病的基本措施。胰岛素相对不足时运动使肝糖输出增加、血糖升高；胰岛素相对过多时运动使肌肉摄取和利用葡萄糖增加，可诱发低血糖反应。运动宜在餐后，运动量不宜过多，时间不宜过长。

（4）口服降糖药治疗：分类见表 2-24。

表 2-24　口服降糖药分类、作用机制、不良反应

类别	常用药	作用机制	适应证	不良反应	注意事项
磺脲类	格列苯脲；格列喹酮	刺激有功能的胰岛 B 细胞分泌胰岛素	2 型糖尿病非肥胖者，饮食和运动控制血糖不理想时	低血糖反应（最常见）、体重增加、皮肤过敏、胃肠道反应	1 型糖尿病禁用，从小剂量开始
双胍类	二甲双胍（格华止）	增加靶组织对胰岛素敏感性，抑制肝糖异生及分解，延缓肠道吸收葡萄糖，促进糖酵解	2 型糖尿病，尤其肥胖及血脂异常、高血压或高胰岛素血症者	乳酸性酸中毒、胃肠道反应、过敏反应	1 型糖尿病不宜单独使用，与胰岛素联合应用减少胰岛素用量和血糖波动
α 葡萄糖苷酶抑制药	阿卡波糖；伏格列波糖	抑制小肠黏膜上皮表面 α 葡萄糖苷酶而延缓糖类吸收	2 型糖尿病，尤其空腹血糖正常（或偏高）而餐后血糖升高者	胃肠道反应	在进食第一口食物后嚼服

（5）胰岛素治疗：①适应证。1 型糖尿病；糖尿病急、慢性并发症者；口服降糖药无效的 2 型糖尿病者；糖尿病合并应激或其他情况（如手术、妊娠、分娩、严重感染、心脑血管急症、肝肾疾病等）。②剂型。各类胰岛素制剂类型及作用时间见表 2-25。速效和短效胰岛素主要控制一餐饭后高血糖；中效胰岛素主要控制两餐饭后高血糖，以第二餐为主；长效胰岛素无明显作用高峰，主要提供基础水平胰岛素；预混胰岛素是短效和中效的预混物或速效和长效的混合制剂。③使用原则。胰岛素剂量取决于血糖水平、胰岛 B 细胞功能缺陷程度、胰岛素抵抗程度、饮食和运动状况等。一般小剂量开始，根据血糖水平逐渐调整。

表 2-25　胰岛素制剂类型、药名及注射时间

制剂类型	药名	注射时间
速效	门冬胰岛素、赖脯胰岛素	三餐前 15 分钟
短效	普通胰岛素（R）	三餐前 30 分钟
中效	低精蛋白胰岛素、慢胰岛素锌混悬液	早晚餐前 1 小时或睡前
长效	甘精胰岛素、地特胰岛素	睡前或任一时刻
预混	优泌林 30R，诺和灵 30R、50R 诺和锐 30 优泌乐 25、50	餐前 / 后即注射

（6）胰腺和胰岛细胞移植。

（7）糖尿病酮症酸中毒的治疗：①补液；②胰岛素治疗；③纠正电解质和酸碱平衡失调，补钾及纠正酸中毒；④避免诱因及防治并发症，如积极抗感染、纠正脱水、休克、心力衰竭、脑水肿等。

5. 护理措施

（1）病情观察：密切观察病人有无皮肤、肺部等感染，酮症酸中毒、低血糖等表现。

（2）运动锻炼：原则强调因人而异、循序渐进、相对定时、定量、适可而止。注意：避免空腹及感觉不适时运动，随身携带糖果；运动时携带糖尿病救助卡。运动应在餐后 1 小时，3～4 次 / 周，30～40 分钟 / 次，运动量以运动后脉率＝170 一年龄为宜。

（3）饮食护理：①热量计算。按照病人年龄、性别、身高查表或计算理想体重，根据理想体重结合病人年龄、生理需要、劳动强度等计算每日总热量。生长发育期、孕妇、哺乳期妇女、营养不良及消耗性疾病病人热量增加 10%～20%，过重或肥胖者减少 10%～20%。②热量分配。选择 1/5、2/5、2/5 或 1/3、1/3、1/3 等，要基本固定，少食多餐，防止血糖波动。③营养成分分配。糖类占总热量 50%～60%，脂肪约占 30%，蛋白质不超过总热量的 15%，特殊情况可酌情增减蛋白质。④注意事项。控制饮食的关键是控制总热量；遵守饮食规定，不进其他食物和甜食；定期测量体重；定期更换食品，促进食欲。指导病人严格定时进餐，切勿提前或推后。

（4）用药护理：护士应掌握各类口服降糖药及胰岛素的作用、剂量、用法、注意事项，不良反应及处理方法，指导病人正确使用。定期监测血糖、尿糖、尿量、体重的变化，以评价药效。胰岛素治疗的护理还包括：①未开封胰岛素制剂于 4～8℃冰箱中冷藏，切勿冰冻保存。使用中胰岛素置于 28℃以下室温阴凉干燥处，避免过冷、过热和光照。②注意胰岛素有效期、剂量换算必须准确，用 1ml 注射器抽药，避免振荡。③两种胰岛素合用时，先抽吸短效胰岛素，后抽长效胰岛素。④胰岛素用皮下注射法，普通胰岛素在饭前半小时注射，宜选择腹部、上臂三角肌、大腿前侧等部位。⑤观察并处理不良反应。低血糖反应（最常发生）；局部过敏反应（如注射部位红肿、瘙痒、荨麻疹）；水肿（颜面与四肢多见）；视物模糊；注射部位皮下脂肪营养不良（如注射部位凹陷或硬结，应采取交替使用注射部位、及时更换

针头及高纯度胰岛素、局部理疗等）。

（5）对症护理：①糖尿病足。足部观察与检查；促进足底血液循环；保持足部清洁，避免感染；指导病人勤换鞋袜；预防外伤。②皮肤。保持皮肤清洁，以防感染；内衣应质地柔软宽松；伤口处不能随便用药，避免刺激性药物，宜经细菌培养后使用敏感抗生素；严格无菌操作。③加强呼吸道、口鼻腔、泌尿道的护理。④低血糖反应。病人在使用胰岛素或降糖药时，若未及时进餐，可低血糖反应，如疲乏、饥饿感、出冷汗、脉速、恶心、呕吐、重者昏迷，甚至死亡。低血糖反应轻者，可饮用温白糖水；较严重者需静脉注射50% 葡萄糖溶液 40ml，待其清醒后及时进餐，以防昏迷。⑤酮症酸中毒的护理。立即开放两条静脉通路（一条快速输入生理盐水 1000 ～ 2000ml；另一条给予小剂量短效胰岛素加入生理盐水中持续静滴）；绝对卧床休息，注意保暖，给予低流量吸氧；加强生活护理，昏迷者按昏迷常规护理。

（6）健康教育：①糖尿病教育的重点是让病人知晓糖尿病的心理、饮食、运动、药物治疗和病情监测的原则和重要性。采取多种教育方法，提高病人治疗依从性。②指导病人外出随身携带识别卡。定时进行病情监测与随访，每 3 ～ 6 个月复查糖化血红蛋白，每 1 ～ 2 个月监测血脂，每 1 ～ 3 个月测体重，每年全面体检 1 ～ 2 次，防治慢性并发症。

第 8 单元　风湿性疾病病人的护理

【复习指南】本部分内容历年常考，系统性红斑狼疮及类风湿关节炎的护理应重点复习。风湿性疾病常见症状护理应熟练掌握；系统性红斑狼疮及类风湿关节炎护理措施应熟练掌握、临床表现、辅助检查及治疗要点应掌握。

一、概论

（一）风湿性疾病的特点

风湿性疾病泛指病变累及骨、关节及其周围软组织，如肌肉、滑膜、肌腱、筋膜、神经等的一组疾病。其共同临床特点：①多为慢性起病，病程较长，甚至终身；②病程中发作与缓解交替出现；③同一疾病的临床表现在个体间差异较大；④有较复杂的生物化学及免疫学变化；⑤对治疗的个体差异较大。

（二）风湿性疾病的常见症状护理

1. 关节疼痛、肿胀及功能障碍

（1）临床特点：关节及周围肌肉、软组织、神经的疼痛是风湿性疾病的主要症状。其疼痛特点：①除痛风发作急骤外，其余类风湿疾病多缓慢起病；②疼痛性质、表现各不相同，与关节活动有特征性关系；③疼痛部位对疾病诊断有意义；④关节痛的伴随症状及演变对评价预后有价值。

（2）护理措施

①疼痛护理：为病人创造适宜的环境，避免嘈杂、吵闹，或过于寂静，以免病人因感觉超负荷或感觉剥夺而加重疼痛；合理应用非药物性镇痛措施，如松弛术、分散注意力、超短波、磁疗等。也可按摩肌肉、活动关节，防止肌肉萎缩和关节活动障碍。遵医嘱应用镇痛药物，常用非甾体抗炎药，告知病人服药的重要性和药物不良反应。

②康复训练：向病人及家属讲解活动对恢复和维持关节功能的作用，鼓励缓解期病人多参

与各种力所能及的活动；根据受累关节的不同部位及病变特点，指导病人有规律地进行具有针对性的功能锻炼，特别要注意配合日常居家生活活动的需要。运动的方式要循序渐进，先使用适当的方法减轻关节的疼痛，再慢慢增加关节活动度，然后再做肌力训练，最后再加强耐力训练。

③心理护理：鼓励病人说出自身感受，与病人一起分析原因，并评估其焦虑程度，在协助病人认识自身焦虑表现的同时，向病人说明不良情绪对身体状况可能产生的影响，帮助其提高解决问题的能力，重点强调出现焦虑时应采取积极的应对措施。劝导病人家属多给予关心、理解及心理支持。

2. 关节僵硬与活动受限

（1）临床特点：关节僵硬常在晨起时表现最明显，故又称晨僵，即造成起床后自觉病变关节僵硬，如胶黏着样感觉，难以达到平时关节活动的范围，日间长时间静止不动也可出现此征象。晨僵是判断滑膜关节炎症活动性的客观指标，其持续时间与炎症的严重程度相一致，临床上出现晨僵持续时间 1 小时以上者意义较大。

（2）护理措施

①病情观察：鼓励卧床病人有效咳嗽和深呼吸，防肺部感染。协助病人定时翻身、适当使用气垫等抗压力器材，预防压疮。评估病人有无负氮平衡，严密观察患肢情况。

②康复训练：夜间睡眠时注意对病变关节保暖，预防晨僵。关节肿痛时，限制活动。急性期后，鼓励病人坚持每天定时进行主动和被动关节活动，以逐步恢复受累关节功能。同时注意加强邻近肌肉力量与耐力训练。活动量以病人能够忍受为度，必要时给予帮助或提供适当的辅助工具，避免活动时损伤。

③生活护理：根据病人活动受限程度，协助洗漱、进食、大小便护理等，尽力帮助其恢复生活自理能力。预防便秘应保证液体摄入量、多食富含纤维素、适当活动。

④心理护理：帮助病人接受活动受限事实和重视发挥自身活动能力，允许并鼓励其以自己速度完成工作，增进病人自我照顾能力和信心。

3. 皮肤损害　风湿性疾病常见皮损有皮疹、红斑、水肿、溃疡及皮下结节等，多由血管炎症反应引起。皮肤护理措施包括：①保持皮肤清洁干燥，每日用温水冲洗或擦洗，忌用碱性肥皂；②皮疹、红斑或光敏感者外出时采取遮阳措施，穿长袖衣服、戴帽子，避免阳光直射裸露皮肤，忌日光浴；③皮疹或红斑处避免涂用各种化妆品或护肤品，局部应涂药物性软膏；④局部溃疡合并感染者在抗生素治疗同时，应局部清创换药；⑤避免接触刺激性物品，如各种烫发或染发剂、定型发胶、农药等；⑥避免服用容易诱发风湿病的药物。

4. 多器官系统损害症状　风湿性疾病可累及皮肤、肺、胃肠道、肾、心脏、神经、血液等各器官系统，如系统性红斑狼疮病人多数面部有对称皮疹，部分有狼疮性肾炎，还可累及消化道导致吞咽困难、便秘，累及肺而出现呼吸困难等。

二、系统性红斑狼疮病人的护理

系统性红斑狼疮（SLE）是病变可以累及全身多个系统的自身免疫性疾病。典型症状是面部出现蝶形红斑，反复发作，迁延不愈，并伴有多脏器受累。

1. 病因和发病机制

（1）病因：尚不明确，目前认为可能与遗传，病毒，性激素（雌激素水平高），环境因素（阳光照射），药物（普鲁卡因胺、肼屈嗪、氯丙嗪等），食物（芹菜、香菜、无花果、蘑菇及烟熏食物）和精神刺激等有关。

（2）发病机制：在上述因素作用下，易感机体丧失正常免疫耐受性，触发了异常自身免疫反应，而持续产生大量免疫复合物和致病性自身抗体，体液及细胞免疫紊乱，致组织炎症性损伤。

2. 临床表现　SLE 临床表现为病程迁徙，反复发作。起病可为暴发性、急性或隐匿性，开始可为单一器官受累，也可多个系统同时受累，除关节痛、皮疹及脏器受累的相应症状外，常伴有发热、乏力、体重下降等全身症状，几乎所有病人均有不同程度的肾损害，肾衰竭和感染是 SLE 的主要致死原因。

（1）发热：无一定热型，以长期的低、中度热多见，病初仅有低热，急性活动期可有高热。

（2）皮肤黏膜损害：80% 的病人有皮肤黏膜损害，常见于暴露部位出现对称的皮疹，典型者在双面颊和鼻梁部有深红色或紫红色**蝶形红斑**。表面光滑，有时可见鳞屑，病情缓解时红斑可消退，留有棕黑色色素沉着。在手掌的大小鱼际、指端及指（趾）甲周围也可出现红斑，这些都是血管炎的表现。活动期病人有脱发、口腔溃疡。

（3）关节与肌肉疼痛：90% 以上病人有关节受累，大多数关节肿痛是首发症状，受累关节常是近端指间关节、腕、足部、膝和踝关节，呈对称分布，较少引起畸形；50% 的病人有肌痛，有时为肌炎，很少引起肌肉萎缩。

（4）脏器损害：几乎所有 SLE 病人均有肾损害。约半数病人有狼疮性肾炎，表现为肾小球肾炎或肾病综合征，尿毒症为其常见死因。部分病人可有肺部感染、各种急腹症、慢性正色素细胞性贫血，20% 的病人出现神经系统损伤预示病变活动、病情危重、预后不良。

3. 辅助检查

（1）血液检查：多数病人有轻至中度贫血，病情活动时红细胞沉降率多增快，1/3 的病人有血小板减少，白细胞计数减少。

（2）免疫学检查：①狼疮细胞。②抗核抗体，是目前 SLE 首选筛查项目，几乎见于所有 SLE 病人，阳性率达 95%，特异性仅为 65%。③抗 Sm 抗体，是 SLE 的标志性抗体，特异性高达 99%，但敏感性仅为 25%。④抗双链 DNA 抗体（抗 dsDNA 抗体），是 SLE 标志性抗体，多出现在 SLE 活动期。特异性高达 95%，敏感性仅 70%，对确诊 SLE 和判断狼疮的活动性参考价值大。⑤免疫球蛋白与补体。

（3）免疫病理检查：肾穿刺活组织检查对治疗狼疮性肾炎和估计预后有价值。

（4）其他：X 线、超声心动图及 CT 分别有助于早期发现肺、心血管、脑的病变。

4. 治疗要点

（1）一般治疗：活动期病人应卧床休息，慢性期或病情稳定者可适当活动，劳逸结合；预防感染；夏天避免日晒。

（2）药物治疗：①糖皮质激素，是目前治疗 SLE 首选药。通常采用泼尼松，每日或隔日**顿服**，根据病情调整剂量，病情好转后逐渐减量，防止反跳。②非甾体抗炎药，用于无明显血液病变的轻症病人发热、关节、肌肉酸痛时，常用阿司匹林、布洛芬等。③抗疟药，主要治疗盘状狼疮。④其他免疫抑制药，用于易复发而不能使用激素者，常用环磷酰胺、硫唑嘌呤等。

5. 护理措施

（1）病情观察：观察病人受累关节及肌肉部位、疼痛性质和程度；监测生命体征、意识、瞳孔变化，评估口腔、皮肤黏膜等部位情况，观察有无感染迹象。

（2）休息与活动：急性期及疾病活动期应卧床休息，卧床期间应注意翻身、被动活动，防止压疮，缓解期可适当活动。

（3）皮肤黏膜护理：病人应避免在烈日下活动，穿长袖衣裤，戴遮阳帽、打伞，禁忌日光浴。保持皮肤清洁卫生，可用清水冲洗皮损处，每日3次用30℃左右温水湿敷红斑处，每次30分钟。忌用碱性肥皂，避免化妆品及化学药品。晨起、睡前、餐后均用消毒液漱口，保持口腔清洁及黏膜完整。细菌感染者用1：5000呋喃西林液漱口，局部涂以碘甘油；真菌感染者用1%～4%碳酸氢钠液漱口，或用2.5%制霉菌素甘油涂敷患处。口腔溃疡者在漱口后用中药冰硼散或锡类散涂敷。脱发者减少洗头次数，每周温水洗头2次，边洗边按摩，也可用梅花针轻叩头皮，避免脱发加重。忌染发、烫发、卷发。鼓励病人采用适当方法如戴帽子、假发等遮盖脱发。

（4）预防感染：SLE病人抵抗力差，易发生感染。病人宜住单间，减少探视；护士严格无菌操作，监测生命体征及白细胞变化，若体温达到38℃以上，局部皮肤黏膜红肿，出现咳嗽、咳痰、胸痛等征象应报告医生，并协助处理。保持皮肤干燥，注意卫生。

（5）用药护理：指导病人遵医嘱用药，勿随意减药、停药，尤其是激素类药物。非甾体抗炎药胃肠道反应多，宜饭后服，肾炎者禁用。抗疟药衍生物致视网膜退行性病变，应定期查眼底。免疫抑制药毒性较大，致胃肠不适、脱发、肝病、神经炎、骨髓抑制等，应定期查血象、肝功能。

（6）饮食护理：给予高蛋白、富含维生素、营养丰富、易消化的食物，避免食用刺激性食物。忌食含有补骨脂素的食物，如芹菜、香菜、无花果、蘑菇、烟熏食物及辛辣等刺激性食物。肾功能损害者，应给予低盐饮食，适当限水，并记录24小时出入量；尿毒症病人应限制蛋白的摄入量；心脏明显受累者，应给予低盐饮食，消化功能障碍者应给予无渣饮食。

（7）心理护理：疾病迁延及身体损害均带给病人心理压力。加强沟通，鼓励倾诉，防止发生意外。

（8）健康教育：介绍预防感染方法。指导病人正确严格遵医嘱用药，不可擅自改变药物剂量或突然停药，保证治疗计划得到落实。向育龄女性宣教疾病活动期应避孕，病情稳定后在医生指导下妊娠。

三、类风湿关节炎病人的护理

类风湿关节炎是一种以慢性、对称性、周围性多关节炎性病变为主要特征的多系统炎症性的自身免疫性疾病。本病的基本病理改变是慢性滑膜炎。

1.病因与发病机制

（1）病因：尚不明确，与某些细菌、病毒、支原体等感染、遗传和激素有关。

（2）发病机制：上述因素作用于易感人体，在潮湿、寒冷等诱因作用下，侵及滑膜和淋巴细胞，引发自身免疫反应，产生一种自身抗体IgM，称为类风湿因子（RF）。RF作为一种自身抗原与体内变性的IgM形成抗原抗体复合物沉积在滑膜组织上，引起一系列免疫反应。

2.临床表现

（1）全身症状：多数病人起病缓慢，明显关节症状出现前的一段时间多表现为乏力、全身不适、发热、食欲缺乏、手足发冷等。

（2）关节症状：①晨僵，见于 95% 以上类风湿关节炎病人，晨僵的程度和持续时间是判断病情活动度的指标。②关节疼痛和肿胀，关节痛往往是最早的关节症状，最常出现的部位为腕关节、掌指关节，近端指关节，大关节也常受累。多呈对称性、持续性，常伴有压痛。③关节畸形及功能障碍，多见于较晚期病人。

（3）关节外表现：①类风湿结节，是本病最常见的特异性皮肤表现，其存在表示本病活动。多位于关节隆突部及受压部位皮下，如上肢鹰嘴突、腕、踝等，大小不一，坚硬如橡皮，无压痛，呈对称分布。②眼部小血管炎，巩膜炎、结膜炎及脉络膜炎。③胸膜炎、胸腔积液。④心脏损害，如心包炎。⑤神经系统损害，如周围神经病变。

3. 辅助检查

（1）血液：轻至中度贫血，白细胞及分类多正常。活动期红细胞沉降率增快、血小板增多。

（2）免疫学检查：C 反应蛋白增高说明本病的活动性。类风湿因子（RF）在 80% 的病人中呈阳性，其滴度与本病活动性和严重性成正比。

（3）关节滑液：炎症时滑液增多，滑液中白细胞也增多。

（4）X 线：早期表现为关节周围软组织肿胀，关节附近骨质疏松，稍后关节间隙因软骨的破坏而变得狭窄，晚期则出现关节半脱位和骨性强直畸形。以手指和腕关节的 X 线片最有价值。本项检查对本病的诊断，对关节病变的分期及判断病情变化均很重要。

4. 治疗要点　早期诊断和尽早合理治疗是本病治疗的关键。

（1）一般治疗：急性期病人应卧床休息，恢复期进行适当的关节功能锻炼，或做理疗，避免关节畸形。

（2）药物治疗：①非甾体抗炎药，常用药物有阿司匹林、吲哚美辛、布洛芬。②慢作用抗风湿药，常用药物有甲氨蝶呤、雷公藤、硫唑嘌呤、环磷酰胺等。③肾上腺皮质激素，常用泼尼松 30 ～ 40mg/d，症状控制后递减，以 10mg/d 维持，逐渐以非甾体抗炎药代替。

（3）外科手术治疗：关节置换术适用于晚期关节畸形并失去正常功能的大关节。滑膜切除术在一定程度上能缓解病情。

5. 护理措施

（1）病情观察：观察病人关节疼痛程度、自理能力、心理状况等，评估并制订计划。

（2）休息与活动：强调休息与治疗性锻炼两者兼顾的重要性。活动期发热或关节肿胀明显时应卧床休息，保持正确体位，避免长时间抬高头部和膝部，以免屈曲姿势造成关节挛缩致残。病情缓解时，指导病人进行功能锻炼，锻炼适量、循序渐进。运动后热敷、热水浴、红外线等改善血液循环，缓解肌肉挛缩。病变发展至关节强直时，保持关节功能位，保持一定生活自理能力。

（3）疼痛护理：夜间睡眠对病变关节保暖，预防晨僵。关节肿胀、疼痛剧烈时，遵医嘱给予消炎镇痛药。缓解期指导病人功能锻炼。采取解除或减轻疼痛的措施，如晨起温水浴或用 15 分钟热水泡手，也可用谈话、听音乐等形式分散注意力。

（4）保持病人自理能力：评估个人卫生、穿衣，进食等如厕等自理能力，制订可行护理计划。营造利于病人自理环境：穿防滑鞋子；起床活动时提供拐杖以保证安全；提供稍高轮椅、厕所内放置较高马桶或便器，以减少病人起立坐下时膝、髋关节的受力；物品的码放应方便病人取用，病人在改变体位时应先活动一下关节。对已经造成关节功能障碍的病人，在指导关节锻炼的同时，应有针对性地进行日常生活能力的训练。

（5）用药护理：指导病人按照治疗计划定时、定量服药，不可随意增减药量或停药。观察药物疗效和不良反应，非甾体抗炎药有胃肠道反应、消化道出血、白细胞减少、肾损害等不良反应，应饭后服药、多饮水。

（6）心理护理：以友好态度与病人交流，指导其自我调整心态，亲朋多关心理解以获得感情支持与生活需求。强调疾病进展缓慢、合理治疗与锻炼延缓致残，鼓励病人自强。

（7）健康教育：介绍疾病知识，养成良好生活方式和习惯。避免感染、寒冷、潮湿、过劳等各种诱因，注意保暖。指导病人按照计划锻炼，保持关节适当活动，提高病人自理能力，增强机体抗病能力，保护关节功能。严密观察疗效及不良反应，定期监测血、尿常规及肝、肾功能等，一旦发现严重不良反应，应立即停药并及时就医。

第9单元　理化因素所致疾病病人的护理

【复习指南】本部分内容历年偶考，但急性有机磷农药中毒护理历年必考，急性一氧化碳中毒护理历年常考，应重点复习。急性中毒病人的处理应熟练掌握。急性有机磷农药中毒及中暑的病因及发病机制、临床表现、护理措施应熟练掌握；辅助检查应掌握。急性一氧化碳中毒的病因及发病机制、护理措施应熟练掌握；临床表现应掌握。

一、概论

1. 疾病特点　理化因素所致疾病是指由外界环境中的某些物理性、化学性危险因子等对人体损伤所致的疾病。该类疾病往往在特殊情况下发生且可发生在原本健康的人群，其特点是病因较明确且与环境有关，多有特定临床表现、病情危急、变化迅速，需紧急处理。

2. 急性中毒病人的处理

（1）迅速确定病人是否中毒及其中毒程度的主要依据

①毒物接触史：评估病人职业和中毒史、毒物种类、中毒的过程、表现及治疗经过等。

②临床表现：病人突然出现原因不明的症状，如发绀、呕吐、昏迷、休克、晕厥、呼吸困难等，考虑可能中毒；同时评估各系统阳性体征。

③毒物检验：尽快直接采集剩余毒物、药物、食物及各种标本，如呕吐物、流涎、胃内容物、血液、尿液、粪便及其他可疑物品等并送检。

④辅助检查：监测生化、电解质、血气分析等，行心电图、X线等检查。

⑤鉴别诊断：急性中毒的昏迷需与低血糖反应、糖尿病酮症酸中毒、脑血管意外、癫痫大发作、肝性脑病、尿毒症、脑膜炎、电解质紊乱、脑外伤所致昏迷相鉴别。

（2）立即处理危及生命的情况，如深昏迷、癫痫发作、高热或体温过低、高血压或休克、肺水肿、严重心律失常等。

（3）有效排毒

①清除尚未吸收的毒物：a. 食入性中毒。常用的方法有催吐、洗胃、导泻等。催吐用于

神志清醒、合作者；休克、昏迷、服用中枢抑制药或腐蚀性毒物者、严重心脏病、有消化道出血倾向者禁用。洗胃时间一般在服毒后 6 小时内。强酸或强碱中毒、近期有上消化道出血、胃穿孔者或有此倾向、严重心脏病者、休克者禁用此法。常用胃管洗胃法，病人一般取头低位并左侧卧位，防洗液误入气管。每次注入洗液量 300～500ml，过多可使毒物入肠。一般洗液总量至少 2～5L。注意洗胃液的选用。洗胃后，拔管前由胃管注入导泻药，导泻目的是快速排出已进入肠道毒物，常用 25% 硫酸钠 30～60ml 或 50% 硫酸镁 40～80ml 由胃管灌入，腐蚀性毒物中毒或严重脱水时禁用导泻。b. 接触性中毒时立即使病人脱离中毒现场。皮肤染毒者用大量清水或肥皂水反复冲洗与毒物接触部位，切忌乙醇擦拭或冲洗液水温过高，以防皮肤血管扩张，加速毒物吸收。眼睛接触毒物时用大量清水或等渗盐水冲洗，冲洗时间不少于 5 分钟，不可用中和性溶液冲洗，以免发生化学反应损伤角膜、结膜，然后给予抗生素眼药水或眼膏，防继发感染。c. 吸入性中毒。立即脱离现场，移至上风或侧风方向，呼吸新鲜空气，及时清除其呼吸道分泌物，保持呼吸道通畅，吸氧等。

②促进已吸收毒物排泄：常用方法有利尿、吸氧、血液透析、血液灌流和血浆置换。

③阻止毒物吸收：常用特效解毒药。有机磷农药中毒解毒用碘解磷定、氯解磷定；吗啡等阿片类中毒解毒药为纳洛酮；亚硝酸盐、苯胺中毒解毒用亚甲蓝（美蓝）；急性氰化物中毒解毒用亚硝酸钠；急性砷、汞等重金属中毒的解毒药是二巯丙醇等。

（4）对症处理及支持治疗：针对当时临床表现及时给予对症支持治疗，如给氧、输液、维持电解质及酸碱平衡、抗感染、抗休克等。

二、急性有机磷农药中毒病人的护理

有机磷农药是我国目前使用最广、用量最大的一类农药。一般难溶于水，不易溶于多种有机溶剂，在酸性环境中稳定，在碱性环境中易分解，但敌百虫遇碱则变成毒性更强的敌敌畏。

1. 病因与发病机制

（1）病因：①职业性中毒。慢性中毒多见，由于生产设备密闭不严，毒物污染空气或在包装过程中手套破损、污染衣裤和口罩，或在使用中违反操作规定、防护不完善而造成。②生活性中毒。急性中毒常见，多因误食、误服或自服、食用被毒物污染的水源和食物等引起。

（2）发病机制：有机磷农药大多数属于**磷酸酯类**或**硫代酸酯类**化合物，化学结构似乙酰胆碱，进入人体后与胆碱酯酶结合形成磷酰化胆碱酯酶，不能分解乙酰胆碱，即**抑制胆碱酯酶活性**，引起乙酰胆碱蓄积，胆碱能神经持续冲动，导致先兴奋后衰竭的一系列中毒症状。

2. 临床特点

（1）临床表现

①发病情况：急性中毒的发病时间与有机磷农药的种类、剂量、侵入途径及机体状况密切相关。皮肤接触中毒可在 2～6 小时发病。自呼吸道吸入或口服中毒则在 10 分钟至 2 小时内出现症状。一旦中毒，病情发展迅速。有机磷农药中毒者呼吸有特殊的**大蒜味**。

②主要症状：a. 毒蕈碱样症状，即 M 样症状，出现最早，主要是副交感神经末梢兴奋

所致，主要表现为腺体分泌增加（如多汗、流涎、流泪、口吐白沫），平滑肌痉挛（如瞳孔缩小、恶心呕吐、腹痛、大小便失禁、呼吸困难），血管功能受抑（如心动过缓、血压下降、心律失常）。b.烟碱样症状，即N样症状，因乙酰胆碱在横纹肌神经肌肉接头处蓄积持续刺激突出后膜上烟碱受体，表现为**肌纤维颤动**，常先从眼睑、面部、舌肌开始，逐渐发展至四肢，甚至强直性痉挛。病人常有肌束颤动、牙关紧闭、抽搐、全身紧束压迫感，继而肌力减退和瘫痪，如发生呼吸肌麻痹可诱发呼吸衰竭。乙酰胆碱还刺激交感神经节使节后纤维释放儿茶酚胺，引起血压升高和心律失常。c.中枢神经系统症状，早期头晕、头痛、乏力，逐渐出现烦躁不安、共济失调、谵妄、抽搐和昏迷等，严重时发生呼吸、循环衰竭或脑水肿而死亡。

（2）中毒程度：为便于观察及治疗，临床上急性中毒分为3度，见表2-26。

表 2-26　有机磷中毒分度

分度	症状	胆碱酯酶活性
轻度	仅有M样症状：头痛、头晕、乏力、视物模糊、多汗、恶心、呕吐、胸闷、麻木、瞳孔缩小	70%～50%
中度	M样症状加重，出现N样症状：说话困难、不能行走、流涎、腹痛、瞳孔缩小、肌束纤颤、轻度呼吸困难、意识清楚	50%～30%
重度	具有M、N样症状，伴有肺水肿、抽搐、昏迷、呼吸肌麻痹和脑水肿	＜30%

（3）晚发症和并发症：①"反跳"现象，表现为急性中毒病人急救好转数日至1周后，突然再次昏迷，甚至发生肺水肿而死亡。其发生与皮肤、毛发和胃肠道的毒物去除不彻底或过早停药有关。②迟发性多发性神经病，重度中毒症状消失后**2～3周**发生，表现为肢端麻木、疼痛、腿软、无力，甚至下肢瘫痪、四肢肌肉萎缩等，系有机磷农药抑制神经靶酯酶并使之老化所致。③中间型综合征，在急性中毒症状缓解后和迟发性神经病发生前，多在急性中毒后**24～96小时**突然出现呼吸困难进行性加重，救治不及时可迅速死亡，系因胆碱酯酶长期受抑、影响神经肌肉接头处突触后功能。④并发症，如肺水肿、脑水肿、呼吸衰竭等。

3. 辅助检查　①全血胆碱酯酶活力测定，胆碱酯酶活力降至**70%以下**；②尿中有机磷农药代谢产物测定；③毒物检测，呕吐物、首次洗胃液、血等。

4. 治疗要点

（1）迅速清除毒物：①皮肤黏膜吸收者，脱去其被污染衣服，用清水或肥皂水（忌用热水或乙醇）清洗。若毒物溅入眼内，除敌百虫污染必须用清水冲洗外，其他用2%碳酸氢钠溶液或3%硼酸溶液清洗，再用生理盐水彻底冲洗，至少持续10分钟，再滴入1%阿托品1～2滴。②呼吸道吸入性者，尽快将其移至空气新鲜处，防止吸入毒物。③口服中毒者用清水、生理盐水、2%的碳酸氢钠溶液（敌百虫禁用）或1：5000的高锰酸钾溶液（对硫磷、乐果、马拉硫磷禁用），反复洗胃。

（2）特效解毒药：①抗胆碱能药，最常用**阿托品**。阿托品能阻断乙酰胆碱对副交感神经和中枢神经毒蕈碱样受体的作用，能缓解毒蕈碱样症状、解除平滑肌痉挛、抑制腺体分泌，保持呼吸道通畅，兴奋呼吸中枢，防止肺水肿；但不能恢复胆碱酯酶活力，对烟碱样症状及晚期呼吸肌麻痹无效。使用原则：**早期、适量、快速、反复给药**，直至毒蕈碱样症状消失，迅速达到"阿托品化"，继而予维持量，逐渐减量或停药，一旦发生阿托品中毒应及时停药并用毛果芸香碱或新斯的明拮抗。②胆碱酯酶复能剂，常用氯解磷定、碘解磷定和双复磷。该类药物能分解磷酰化胆碱酯酶，恢复胆碱酯酶活力，改善烟碱样症状（如肌束震颤），促苏醒，但对解除毒蕈碱样症状和呼吸中枢的抑制效果差。因此，轻度中毒时，可仅用胆碱酯酶复能剂；中度以上中毒时，必须联合应用阿托品和复能剂，联用时减少阿托品用量，防止阿托品中毒。

（3）对症治疗：有机磷农药中毒者常因肺水肿、呼吸肌麻痹或呼吸中枢抑制而死于**呼吸衰竭**。对呼吸衰竭者应用机械通气辅助呼吸；心搏骤停时立即进行胸外心脏按压、除颤；脑水肿者用脱水药、糖皮质激素和冬眠治疗等；危重病人可予输血。宜尽早应用抗生素防感染。重度中毒者症状消失后至少继续观察 3～5 天，一旦症状反复，及时抢救。

5. 护理措施

（1）保持呼吸道通畅：清醒者采取半卧位，昏迷者仰卧、头偏一侧，肩部垫高，松开上衣领口和裤带，随时吸痰、清除呕吐物，备好气管切开包、呼吸机，一旦呼吸肌麻痹行机械通气。

（2）清除未吸收毒物的护理：①皮肤黏膜吸收者除脱去衣服用清水或肥皂水彻底清洗皮肤外，注意彻底清洗毛发、指甲缝隙等处，避免毒物再吸收。②口服中毒者洗胃直至洗胃液清亮、无大蒜味为止。经胃管注入活性炭吸附肠道内的毒物，同时注入硫酸镁或硫酸钠进行导泻，必要时进行灌肠，尽快排出肠道内未吸收毒物。

（3）病情观察：监测生命体征，严密观察病人神志、瞳孔变化、肺部啰音、尿量、呼吸困难情况及全血胆碱酯酶活力测定结果等。

（4）吸氧：据呼吸困难程度调节氧流量，持续吸氧。

（5）用药护理：遵医嘱给予阿托品及胆碱酯酶复能剂，观察药效及不良反应。①胆碱酯酶复能剂，常有短暂眩晕、视物模糊、复视、血压升高等，碘解磷定大剂量引起口苦、咽痛、恶心、注射过快则抑制呼吸，双复磷不良反应明显，大剂量引起心律失常。注意事项：a. 中毒后 72 小时内使用才有效。b. 不与碱性药物配伍。c. 稀释后缓慢静脉推注或静脉滴注（因过量、未经稀释或注射过快致中毒）。d. 足量的指征是肌颤消失和全血胆碱酯酶活力恢复至正常 50%～60% 及以上。e. 病情好转后不能减量过快或骤然停药，继续观察使用 3～5 天，防病情反复。②阿托品，区分"阿托品化"及阿托品中毒表现见表 2-27，及时报告医生并做好记录。

表 2-27　阿托品化与阿托品中毒的主要区别

项目	阿托品化	阿托品中毒
神经系统	意识清楚或模糊	谵妄、躁动、幻觉、双手乱抓、抽搐、昏迷
皮肤黏膜	颜面潮红、口干、黏膜干燥	紫红、干燥
瞳孔	由小扩大后不再缩小	极度散大
体温	正常或轻度升高	高热 > 40℃
心率	≤ 120 次 / 分，脉搏快而有力	心动过速，甚至室颤

（6）预防感染：对清醒者，鼓励咳嗽、协助翻身拍背、雾化吸入等；对昏迷者，做好口腔、皮肤护理并定时翻身。吸痰时使用一次性吸痰管并定期更换连接管，避免**交叉感染**。注意补充营养。

（7）健康教育：普及有机磷农药中毒的防治知识，提高自我保护意识。病人出院后在家休息 2 ～ 3 周，按时服药不单独外出，防迟发性神经病。一般无后遗症。对自杀致中毒者，教会其应对压力方法并获取社会支持。

三、急性一氧化碳（CO，煤气）中毒病人的护理

1. 病因与发病机制

（1）病因：①职业性中毒。煤气、炼钢、炼焦、烧窑等生产过程中煤气管道漏气而造成。②生活性中毒。家庭室内通风不良情况下使用煤气取暖及加热淋浴器等引起 CO 中毒。

（2）发病机制：CO 通过呼吸道进入血液，与红细胞内的血红蛋白结合，形成稳定的碳氧血红蛋白（HbCO），因 CO 与 Hb 的亲和力比 O_2 和 Hb 的亲和力大 200 ～ 300 倍，且 HbCO 解离速度较 HbO_2 的解离慢 3600 倍，易造成 HbCO 在体内蓄积，致机体急性缺氧。人体的脑、心对缺氧最敏感、最先受害。缺氧引起脑血管先痉挛后扩张，脑细胞内 ATP 生成不足使钠泵失灵，引起细胞内水肿，同时血管通透性增加引起细胞间质水肿，导致脑血液循环障碍，造成缺血性坏死及脑白质广泛脱髓鞘病变。缺氧也引起心肌细胞坏死。

2. 临床表现　急性 CO 中毒程度与空气中 CO、血中 HbCO 的浓度密切相关。空气中 CO 浓度越高、接触时间越长，则血中 HbCO 浓度越高。根据临床表现及 HbCO 含量，中毒程度分 3 级。

（1）轻度中毒：表现为头痛、头晕、全身乏力、胸闷、耳鸣、恶心、呕吐、嗜睡或意识模糊等。血液 HbCO 浓度在 **10% ～ 20%**。此时及时脱离中毒环境，吸入新鲜空气或者行氧疗，症状可迅速消失。

（2）中度中毒：除上述症状加重以外，常出现浅昏迷，角膜反射、瞳孔对光反射等迟钝，呼吸、脉搏加快，皮肤多汗，颜面潮红，口唇、甲床呈樱桃红色（特征性改变）。血液 HbCO 浓度在 **30% ～ 40%**。此时若及时脱离中毒环境，给予加压吸氧，积极抢救，数小时后可清醒，且无明显并发症。

（3）重度中毒：病人进入深昏迷，各种反射消失，呼吸困难、脉搏微弱、血压下降、四肢厥冷、大小便失禁。常并发脑水肿、肺水肿、脑梗死等；部分出现压迫性肌肉坏死、皮肤红斑、水疱（横纹肌溶解症）。常有后遗症。血液 HbCO 浓度大于 **50%**。

此外，约 50% 重症 CO 中毒者苏醒后经 2 ～ 60 天的"假愈期"，可出现中枢神经系统损害症状，如痴呆木僵、帕金森病、偏瘫、癫痫、周围神经病变、大小便失禁等，称为迟发性脑病（神经精神后发症）。

3. 辅助检查　①血液 HbCO 测定：是确诊 CO 中毒特异性指标；②脑电图：可见弥漫性低波幅慢波，以额部显著。

4. 治疗要点

（1）立即脱离中毒环境：将中毒者移至空气新鲜处，保持呼吸道通畅。

（2）纠正缺氧：治疗 CO 中毒最有效的方法是氧疗，最好的给氧方式是**高压氧舱**。危

重病人考虑换血疗法或血浆置换。

（3）对症治疗：①治疗脑水肿，常用 20% 甘露醇 250ml 快速静脉滴注，每日 2 次，也可用呋塞米、肾上腺皮质激素等药。②降低脑代谢率，对高热者采用各种物理降温方法使肛温保持在 37.5℃左右，必要时行**冬眠疗法**。③促进脑细胞功能恢复。④防惊厥，对频繁抽搐者首选**地西泮**，亦可用苯巴比妥钠、水合氯醛等，禁用吗啡。⑤防治并发症及迟发型脑病，纠正休克、水与电解质代谢失衡等，病人从昏迷苏醒后继续休息观察 **2 周**，以防**迟发性脑病**和心脏并发症的发生。

5. 护理措施

（1）迅速转移病人至空气新鲜处，松解衣领，注意保暖。

（2）对轻至中度中毒病人采用面罩或鼻导管予以 8 ～ 10L/min 高流量吸氧，严重中毒者立即进行高压氧治疗；呼吸停止者及早行气管插管或切开，行人工加压给氧。

（3）昏迷者应头偏一侧，保持呼吸道通畅，防窒息或吸入性肺炎。做好口腔护理；定时翻身、拍背，做好皮肤护理。

（4）惊厥者应在臼齿间置压舌板，防舌咬伤，加床档、约束带，防止坠床或自伤。对高热病人物理降温时注意保暖。

（5）向家属及病人讲解迟发性脑病的病因及表现，使之主动配合清醒后继续休息 2 周。

（6）注意补充营养，满足机体代谢需要，必要时进行鼻饲。

（7）健康教育。加强宣传预防 CO 中毒知识。家用火炉、煤炉要安装烟囱或排气扇，定期开窗通风。厂矿应加强劳动防护措施，经常维修煤气发生炉和管道，专人定期测定空气中 CO 浓度（我国规定车间空气中最高容许浓度为 **30mg/m³**）。进入高浓度 CO 环境内执行任务时应戴好防毒面具及安全带。

四、中暑病人的护理

中暑是指在暑热天气、湿度大和通风不良环境中，机体因体温调节中枢功能障碍、汗腺功能衰竭和水、电解质丧失过多而引起的以中枢神经和（或）心血管功能障碍为主要表现的急性疾病。

1. 病因与发病机制

（1）病因：①机体产热过多，劳动强度大、时间长且无足够防暑降温措施致机体不能及时散热而热量蓄积，是主要中暑致病因素。②机体散热减少，高温高湿、高热辐射、低气压、低风速环境下作业且着透气不良或紧身衣裤致使机体散热障碍，是中暑的基础因素，其中高温（如室温 **35℃**）尤为常见。③机体热适应能力下降，年老体弱、患有心脑血管病、糖尿病或应用阿托品等影响汗腺分泌的药物，热调节能力下降，是中暑的诱发因素。

（2）发病机制：正常人体在下丘脑体温调节中枢控制下，通过辐射、传导、对流及蒸发方式散热，使产热和散热处于动态平衡，体温维持在 37℃左右。当环境温度超过皮肤温度（一般为 32 ～ 35℃）或空气中湿度过高且通风不良时，机体散热能力下降。以上情况均造成体内热的蓄积，高温对人体系统影响如下：①体温调节障碍。高温环境下，产热过多散热不足，体温调节功能障碍，汗腺疲劳致汗闭，导致体温迅速升高发生热射病。②中枢神经系统抑制。高温损害中枢神经系统脑功能，病人注意力不集中、反应迟钝、四肢无力。若烈日或高热长时间作用于头部，可穿透头皮及颅骨致脑组织损伤、充血，大脑温度达 **40～42℃**，体温不一定升高称为日射病。③增加心脏负荷。散热时皮肤血管扩张，血液重新分配，血流加速，心排血量增加，大量出汗引起血液浓缩，造成心排血量降低。④水、盐代谢紊乱。高温**出汗**是主要散热途径，长时间大量出汗引起失水、失盐，使血容量明显减少，且伴有血管扩张，血容量不足导致**周围器官循环衰竭**称为热衰竭；若失盐过多不能及时补足或只注意饮水，会造成低钠血症，引起热痉挛。⑤其他，如持续高热使机体代谢加快，耗氧增加，心排血量不足致肾血流量减少、胃肠功能紊乱、肺等脏器受损。

2. 临床表现

（1）先兆中暑：在高温环境下劳动或活动一定时间后，出现头昏、多汗、口渴、恶心、呕吐、视物模糊、乏力等，体温正常或略高，不超过38℃。此时及时转移至通风处休息，适当补充水盐，短时间可恢复正常。

（2）轻度中暑：除以上症状加重外，体温升高至38.5℃以上，出现面色潮红、皮肤灼热或苍白，大汗，脉速、皮肤湿冷、血压下降等早期周围循环衰竭表现。若能及时有效治疗可在数小时内恢复。

（3）重度中暑：①热衰竭（中暑衰竭），最常见。多见于产妇、年老体弱及未能适应高温作业者。表现为头晕、头痛、口渴，继而面色苍白、皮肤湿冷、脉搏细速、血压下降，甚至手足抽搐、晕厥，体温基本正常。②热痉挛（中暑痉挛），多见于高温下重体力劳动未及时补充钠盐的青壮年。先大量出汗，继而出现肌肉无力、疼痛、痉挛，以**腓肠肌痉挛**最多见，呈对称性，轻者不影响工作，重者疼痛甚剧，体温多正常。③日射病，见于烈日曝晒或强热辐射于头部者，表现为剧烈头痛、头晕、眼花、耳鸣、烦躁不安，甚者昏迷、惊厥。体温多不升高。④热射病（中暑高热），是一种致命性急症。多见于老年人、体弱和有慢性疾病者，在高温下工作数小时或在夏季气温持续高热数天后发生。先兆为全身乏力、头昏、恶心、汗多，继而体温迅速增高，可达40℃以上，出现颜面潮红、皮肤干燥无汗，出现不同程度意识障碍、木僵甚至昏迷，严重者并发休克、脑水肿、肺水肿、肝肾衰竭等。本型典型表现为**高热、无汗和意识障碍**的"三联症"。

3. 辅助检查　热射病白细胞总数和中性粒细胞比例增高，尿中见蛋白、管型，血尿素氮增高。热痉挛血清氯、钾、钠降低。热衰竭者出现血液浓缩、高钠血症。

4. 治疗要点

（1）先兆中暑与轻症中暑：立即脱离高温环境，转移至阴凉通风处休息，予以清凉含盐饮料或口服仁丹等。

（2）重症中暑：①热衰竭。纠正血容量不足，静脉滴注生理盐水或葡萄糖液、氯化钾，一般数小时可恢复。②热痉挛。给予**含盐饮料**，肌肉痉挛反复发作时静脉滴注生理盐水或葡萄糖盐水。③热射病。迅速降温是抢救关键，若抢救不及时死亡率高达**5%～30%**。必须物理降温及药物降温并用，降温速度是以1小时内病人体温降到肛温38.0℃左右为宜。纠正水、电解质和酸碱平衡紊乱，抽搐时肌内注射地西泮，酌情用抗生素，积极防治脑水肿、肺水肿等并发症。

5. 护理措施

（1）室温应保持在 20～25℃，通风良好。

（2）降温期间每 10 ～ 15 分钟测一次体温、血压、脉搏、呼吸。

（3）物理降温：①头部降温。用冰帽、冰槽或在颈部置冰袋，降低入颅血液温度。②全身擦浴。用 25% ～ 35% 乙醇或温水擦拭全身皮肤，边擦边按摩。③冰水浴。置病人于 4℃冰水中浸浴，每 10 ～ 15 分钟测肛温一次，肛温降至 **38℃** 时，暂停降温；体温回升到 39℃时再行浸浴。

（4）药物降温：①氯丙嗪。能抑制**体温调节中枢**，扩张血管，降低代谢，低血压者禁用。②地塞米松。既能改善机体反应性，又有助于降温，并能预防脑水肿，对轻度脑水肿尚有脱水作用。③人工冬眠。遵医嘱予氯丙嗪 8mg ＋哌替啶 25mg ＋异丙嗪 8mg，从墨菲滴管内滴入，1 小时无反应，可重复一次，注意观察血压和呼吸变化。

（5）体内中心降温：适用于重度中暑、体外降温无效者。用 4℃生理盐水 200 ～ 500ml 进行胃灌洗和（或）直肠灌肠；或用 4℃ 5% 葡萄糖盐水 1000 ～ 2000ml 静脉滴注，循环衰竭或原有心脏病者静脉滴速不可过快，30 ～ 40 滴 / 分，适应低温后再增快速度，以防发生**肺水肿**。有条件者可用低温透析液（10℃）进行血液透析。

（6）重症病人：给予吸氧，应做好皮肤护理、口腔护理。大量出汗时及时更换衣被。双下肢腓肠肌痉挛发作时，协助病人按摩局部以减轻疼痛。昏迷病人要保持气道通畅，及时清除鼻咽分泌物，充分供氧，必要时机械通气治疗。

（7）健康教育：加强宣传防暑降温知识。高温作业部门应按规定改善劳动条件，实施安全保护措施。年老体弱、原有心脏疾病及肝肾疾病等慢性病病人，注意合理调节生活作息，补充水和电解质。夏季室外活动采取防晒措施，防止热源直接照射，尽量避免在室外高温时外出，一旦出现先兆症状，立即到阴凉和通风处休息，补充含盐饮料。

第 10 单元　神经系统疾病病人的护理

【复习指南】本部分内容历年常考，急性脑血管疾病病人护理近年常考，应重点复习。神经系统疾病病人常见症状的护理、腰椎穿刺术护理应熟练掌握。急性脑血管疾病的病因和发病机制、临床表现及护理措施应熟练掌握，辅助检查、治疗要点应掌握。癫痫的护理措施应熟练掌握；临床表现、辅助检查、治疗要点应掌握。

一、概论

1.头痛的护理　头痛是指从眉以上至下枕部之间的头颅疼痛。

（1）休息与活动：居室保持安静，光线暗淡，温湿度适宜。对于器质性头痛者应绝对卧床休息，头部减少活动。对于非器质性头痛者休息或睡眠后头痛症状可减轻。脑梗死病人头部禁用冷敷及冰袋，以免影响脑部供血；脑出血病人可头部降温，起到减少脑组织耗氧量，减轻脑水肿保护脑细胞作用；头部冷敷也可以缓解因血管扩张引起的头痛。

（2）心理护理：理解病人并耐心解释，缓解焦虑情绪。指导病人进行缓慢深呼吸、听轻音乐、引导式想象等方法，使身心放松。

（3）病情观察：观察头痛性质、强度的变化，是否伴有其他症状或体征，如呕吐、视力下降、肢体抽搐或瘫痪，及时通知医生进行处理。

（4）用药护理：告知病人镇痛药的不良反应，了解药物成瘾性的特点。偏头痛病人遵医嘱口服麦角胺制剂，头痛可缓解。

2. 感觉障碍的护理

（1）休息与活动：深感觉障碍者外出行走特别是在晚间要有人陪伴及搀扶，防止病人发生意外。

（2）心理护理：对病人抱以同情、关怀的态度，加强与病人的沟通，耐心解释病情，缓解焦急情绪。

（3）生活护理：注意保暖，特别要防止烫伤，对有感觉障碍的患肢慎用热水袋或冰袋。对偏瘫有感觉障碍的病人避免局部长期受压，防止压疮的发生。以减少对皮肤刺激，避免搔抓、重压患肢，衣服应柔软宽松。学会用健肢对患肢擦浴、按摩、处理日常生活。

（4）知觉训练：①本体感觉训练，对病人进行肢体的拍打、按摩、理疗、针灸、被动运动及冷、热、电刺激。②在感觉训练中让病人注视患肢并认真体会其位置、方向及运动感觉。③上肢运动感觉训练，使用木钉盘，如使用棉布、毛织物等缠绕在木钉外侧，当病人抓木钉时，通过各种材料对病人肢体末梢的感觉刺激，提高中枢神经的感知能力。还可进行上肢的负重训练。

3. 运动障碍的护理　人体运动功能受限（过少或消失）称为瘫痪。运动功能的执行是由上运动神经元和下运动神经元两部分组成。上、下运动神经元损害时所引起的随意运动功能障碍，分别称为上运动神经元瘫痪（中枢性瘫痪）和下运动神经元瘫痪（周围性瘫痪）。随意运动是评估肢体是否瘫痪的重要检查。

（1）性质：中枢性瘫痪无肌萎缩、肌张力增强、腱反射亢进、病理反射阳性。周围性瘫痪有明显肌萎缩、肌张力减退、腱反射消失、无病理反射。

（2）病变部位：①内囊病变，表现为一侧上、下肢瘫痪，称为偏瘫。②一侧脑干病变，表现为一侧脑神经下运动神经元瘫痪及对侧上、下肢上运动神经元瘫痪，称为交叉瘫。③脊髓横贯性损伤，表现为双下肢瘫痪，称为截瘫。④颈段脊髓横贯性损伤，表现为双侧上、下肢均瘫痪，称为四肢瘫。⑤肌肉病变，单肌或一组肌肉瘫痪，称为肌肉性瘫痪。

（3）护理措施

①安全护理：走路不稳、运动障碍者最重要的护理措施是防止跌倒。病房应安静、整洁，温湿度适宜，床铺有保护性护栏。地面应平整干燥、防湿滑。病人穿防滑软底鞋，在行走时，他人不要在其身边擦身而过或突然呼唤其名，以防分散注意力而摔倒。上肢肌力下降者，不要自行用热水瓶倒水，以防烫伤。为病人选择合适手杖等助步工具，并有人陪伴，防止跌伤。

②生活护理：评估病人生活自理能力缺陷的程度，向病人提供生活支持；病情稳定后，鼓励病人用健侧肢体取物、洗漱、移动身体等。对卧床病人要保持床褥清洁、干燥，每2小时协助病人翻身1次，对突出容易受压部位用气垫或气圈保护。尽量避免半卧位及不舒适的体位。注意保暖，鼓励病人多咳嗽，必要时吸痰，做好口腔护理，防止吸入性肺炎。

③饮食护理：给病人高热量、高蛋白、易消化且营养丰富的食物。进食应缓慢、防止呛入气管，吞咽困难时用鼻饲。

④对症护理：排尿困难的病人可按摩膀胱以助排尿，训练病人自主解小便，留置尿管的病人每4小时开放1次，保持外阴尿道口清洁、干燥；鼓励病人多饮水，每日饮水达2000ml以上，多排尿，达到自行冲洗；每周更换导尿管1次。如已有膀胱感染者应遵医嘱使用药物

进行膀胱冲洗；便秘者应添加含纤维素多的食物，每天应按摩腹部，养成定时排便习惯，必要时可遵医嘱使用开塞露或缓泻药。

⑤康复护理：向病人及家属说明进行锻炼能改善肢体功能，根据病人肢体瘫痪程度，与家属及病人讨论制订功能锻炼计划，强调合理、适度、**循序渐进、主动运动与被动运动相结合**的原则。瘫痪病人肌力训练应从助力运动开始，鼓励主动运动，逐步进行抗阻力训练。

⑥心理护理：护士对家属应给予同情和理解，告知病人功能锻炼对肢体功能康复的重要性，并耐心解释，增强病人战胜疾病的信心。

4. 昏迷的护理

（1）病情观察：密切观察病人生命体征、昏迷程度、瞳孔变化、肢体有无瘫痪、有无脑膜刺激征及抽搐等。若有异常，及时通知医生并进行相应处理。

（2）保持呼吸道通畅：病人取平卧位，肩下垫高并使颈部伸展，防止舌根后坠，以免阻塞气道；头偏向一侧防止呕吐物被误吸入呼吸道；准备好吸引器，痰多时应随时吸痰，以免发生窒息；做好气管切开和使用呼吸机的准备。

（3）生活护理：床铺保持平整、清洁、干燥，每 2 小时翻身 1 次，局部按摩。肢体关节置于功能位，受压部位放置气圈、棉垫，发现皮肤红、肿、热等及时处理。对大小便失禁、呕吐、汗多者应及时擦洗，保持皮肤清洁干燥，预防压疮。保持外阴部皮肤清洁干燥，做好会阴护理，预防泌尿系感染。每日口腔护理 2 次，张口呼吸者覆盖沾有温水的纱布，长期卧床者应预防**坠积性肺炎**。昏迷病人如有不安表情及轻微躁动应考虑有便意，可提供便器。便秘 3 天可使用开塞露或缓泻药，保持大便通畅，防病人排便用力时导致颅内压高。

（4）饮食护理：不能经口进食予鼻饲饮食。给予鼻饲高蛋白、高维生素的流质饮食，保证每天热量供应。

附：腰椎穿刺术的护理

腰椎穿刺术是在第 3 ~ 4 腰椎或第 4 ~ 5 腰椎间隙穿刺进入蛛网膜下腔放出脑脊液的技术。

1. **目的**　①测脑脊液压力，检查椎管有无阻塞现象，检查脑脊液成分，以协助中枢神经系统疾病的病因诊断。②向鞘内注射药物，治疗中枢神经系统感染、恶性肿瘤等。③放脑脊液和腰椎麻醉。

2. **禁忌证**　①穿刺部位皮肤软组织或脊柱有感染者。②颅底骨折有脑脊液漏出者。③颅内有占位性病变，伴有颅内压增高，尤其有脑疝迹象者。④高颈位脊髓病变，如肿瘤或脊髓外伤急性期等。⑤病情危重或有躁动者。

3. **术前准备**　①评估病人的生命体征、瞳孔、意识状态等，并向病人说明穿刺目的、过程及注意事项及穿刺时所采取的特殊体位，消除病人的恐惧心理，征得病人和家属的同意。②做好普鲁卡因过敏试验。③备好穿刺包、压力表包、无菌手套、所需药物、氧气等。④穿刺前嘱病人排尿便，在床上静卧 15 ~ 30 分钟。

4. **方法**

（1）体位：病人取侧卧位，背部接近床沿；头部垫枕、俯屈，使其贴近胸部；双手紧抱膝部，使其紧贴腹部，脊背弯成弓形使椎间隙增大，便于穿刺。协助病人摆放体位时动作应轻柔，勿过度弯曲以免影响病人呼吸。

（2）穿刺点：腰椎穿刺一般取第 3 ～ 4 或第 4 ～ 5 腰椎间隙作为穿刺点。首先确定第 4 腰椎棘突（两侧髂嵴最高点连线与脊柱中线相交处），其上为第 3 ～ 4 腰椎间隙，其下为第 4 ～ 5 腰椎间隙。

（3）方法：打开无菌包，术者戴无菌手套，常规消毒穿刺部位皮肤（范围 10cm×10cm），铺洞巾，行局部麻醉。当术者进针时护士协助病人保持上述正确体位，防止乱动，以免发生断针、软组织损伤及手术野被污染。穿刺针由穿刺点垂直于脊平面刺入 4 ～ 6cm（儿童 2 ～ 3cm）深度时，可感到阻力突然消失，表明已穿过硬脊膜进入蛛网膜下腔，此时拔出针芯，脑脊液可自动滴出。如需测脑脊液压力，应嘱病人全身放松，自然侧卧，然后协助术者接上测压管进行测压。如压力明显增高，则针芯不应完全拔出，使脑脊液缓慢滴出，以防脑疝形成。若颅内压不高，可拔出针芯放出脑脊液 3 ～ 5ml 留做检查。如怀疑椎管梗阻，可协助术者做脑脊液动力学检查。方法是在测出脑脊液初压后，先分别压迫病人左右侧颈静脉，然后同时压迫双侧颈静脉共 15 秒，此时脑回心的血流受阻，导致颅内压上升，测压管水柱上升。若椎管内无梗阻，压双侧颈静脉时测压管水柱立即上升 1 倍，松压后于 20 秒内降至原来水平，如压双侧颈静脉时测压管水柱不升为椎管完全梗阻，如升降均缓慢为不全梗阻。在整个操作过程中应随时观察病人面色、呼吸及脉搏等，如有异常立即告知医师做出处理。放液及测压完毕后，插入针芯，拔出穿刺针，穿刺点消毒后覆盖无菌纱布，用胶布固定。

5.术后护理　①术后去枕平卧 4 ～ 6 小时，最好 24 小时内勿下床活动，不可抬高头部。②鼓励病人多饮水，以防穿刺后反应如头痛、恶心、呕吐、眩晕等发生，但颅内压较高者则不宜多饮水。③严格卧床的同时应密切观察意识、瞳孔及生命体征的变化，以及早发现脑疝前驱症状，如意识障碍、剧烈头痛、频繁呕吐、呼吸深慢、血压上升、体温升高等。④保持穿刺部位的纱布干燥，观察穿刺部位有无渗液、渗血，24 小时内不宜淋浴。

二、急性脑血管疾病病人的护理

1.病因和发病机制

（1）缺血性脑血管疾病的病因和发病机制：①短暂性脑缺血发作，主要病因是**脑动脉粥样硬化**。发病机制有微栓子学说、血流动力学改变、脑血管痉挛学说。其他可有颈部动脉扭结、受压、心功能障碍、血液高凝状态等。②脑血栓形成，最常见病因为**脑动脉粥样硬化**。动脉粥样硬化斑块形成脱落后，血小板黏附聚集，形成血栓，致动脉管腔闭塞。所有导致心排血量减少、血压下降、血流缓慢的因素均促进血栓形成。此外脑动脉炎症、真性红细胞增多症、血小板增多症等也可导致脑血栓形成。③脑栓塞，颅外其他部位病变形成栓子，最常见的是心房颤动、心脏瓣膜病等**心源性栓子栓塞**脂肪、空气等非心源性栓子亦可引起脑栓塞，栓子随血液入颅内血管，导致脑血管闭塞，发生脑缺血、缺氧性坏死。

（2）出血性脑血管疾病的病因和发病机制：①脑出血，最常见的病因是**高血压合并细小动脉硬化**，其他颅内动脉瘤、动静脉畸形、脑动脉炎、血液病、脑底异常血管网病、抗凝及溶栓治疗等。高血压性脑出血发病机制是高血压基础上系动脉硬化致脑动脉血管弹性下降或形成微小动脉瘤，当情绪激动、用力过度等时，血压突然升高致血管破裂，以大脑中动脉分支**豆纹动脉**最常见。非高血压性脑出血，由于病因不同，发病机制也各不相同。②蛛网膜下腔出血，最常见的病因是**先天性脑动脉瘤**、脑血管畸形、白血病、恶性贫血等。发病机制主要由动脉壁先天性肌层缺陷或后天内弹力层变性或两者的联合作用，在用力、情绪激动等诱因下易破裂。

2.临床表现

（1）缺血性脑血管疾病

①短暂性脑缺血发作（TIA）：又称小中风，多见于中老年男性，常有动脉硬化、高血脂、糖尿病病史，体位改变、体力活动等情况突然起病。表现为脑某一局部神经功能缺失，症状一般持续 10 ～ 15 分钟，最多不超过 24 小时，反复发作，不遗留后遗症。发生于颈内动脉系统者出现瘫痪、失语、一过性黑蒙等，发生于椎－基底动脉系统者出现眩晕、复视、跌倒发作等。

②脑血栓形成、脑栓塞：临床特点区别见表 2-28。

表 2-28　短暂性脑缺血发作、脑血栓形成和脑栓塞临床特点区别

项目	脑血栓形成	脑栓塞
好发人群	50 岁以上中老年人多见，常有动脉硬化、高血脂、糖尿病病史	任何年龄均可发病，青壮年多见，常有风心病病史、骨折等
起病缓急	缓慢	急骤
发病状态	安静或休息时发病	安静及活动时均可发病，活动时多见
进展速度	发病 10 小时或 1 ～ 2 天达高峰	在数秒或数分钟发展到最高峰
前驱症状	多有头痛、眩晕、肢体麻木等	多无
具体表现	常见各种类型偏瘫、失语等，多无意识障碍	常见局限性抽搐、偏瘫、失语等，伴脑栓塞原发病表现，意识障碍轻且恢复快

（2）出血性脑血管疾病

①脑出血：多见于 50 岁以上男性，多有高血压病史，寒冷季节高发。多在白天活动或情绪激动时突然发病，起病急，多无前驱症状，症状于数分钟至数小时达高峰，一般表现为头痛、呕吐、肢体瘫痪、失语等。不同部位出血表现取决于出血量和出血部位，具体如下：a.内囊出血，最多见。典型表现为"三偏征"，即对侧偏瘫、偏身感觉障碍和对侧同向偏盲。b.脑桥出血，少见。起病较急，多为一侧出血，意识障碍较轻，表现为交叉瘫，即出血灶侧周围性面瘫、对侧肢体中枢性瘫痪；若出血波及两侧则立即昏迷、瞳孔缩小呈针尖样，重症者持续高热、呼吸不规则，多于 24 小时内死亡。c.小脑出血，少见。轻者眩晕、眼球震颤、共济失调、构音障碍等，重者发病 12 ～ 24 小时内即可出现颅内压增高、昏迷、枕骨大孔疝形成而死亡。

②蛛网膜下腔出血：见于各年龄组，青壮年多见，常有情绪激动、用力咳嗽、排便等诱因，无前驱症状，在活动时突然起病，起病急骤，剧烈头痛、喷射性呕吐和特征性脑膜刺激征，多无意识障碍及肢体瘫痪。再发率最高时期在首次出血后的 **2 周**。

3.辅助检查　①头颅 CT 或 MRI：头颅 CT 为急性脑血管病首选检查项目。脑血栓形成 24 小时后可出现低密度梗死灶，但小病灶、脑干及小脑梗死，CT 检查可为阴性。脑出血病后立即出现**高密度**影像。MRI 进一步明确诊断。②脑脊液检查：缺血性脑血管病者脑脊液检查正常。出血性脑血管病者的脑脊液压力增高可至 200mmH$_2$O 以上，脑出血者血液破入脑室可为血性，蛛网膜下腔出血者为血性。③脑血管造影（DSA）：可显示脑血管的形态、位置及分布等。DSA 是确诊蛛网膜下腔出血病因（尤其是颅内动脉瘤）最有价值的检查方法。④经颅多普勒 TCD：可见动脉狭窄、粥样硬化斑块等。⑤其他：如血常规、血脂、血糖等，有助于病因诊断。

4. 治疗要点

（1）缺血性脑血管疾病：以**抗凝**治疗为主，同时用血管扩张药，扩容药以改善微循环。

① TIA：a. 病因治疗。b. 药物治疗，抗血小板聚集药如阿司匹林、双嘧达莫、氯吡格雷等；抗凝药如华法林、低分子肝素等；钙拮抗药如尼莫地平等；中药治疗如丹参、三七等。c. 手术和介入治疗，包括动脉血管成形术（PTA）和颈动脉内膜切除术（CEA）等。

②脑血栓形成：a. 早期溶栓，在发病后 6 小时以内进行，尽快恢复脑缺血区的**血液供应**是急性期主要治疗原则。b. 调整血压，急性期血压维持在较平时稍高水平，以改善缺血脑组织灌注。c. 防治脑水肿，大面积梗死者发病后 3 ～ 5 天脑水肿常达高峰，应用 20% 甘露醇 125 ～ 250ml 静脉滴注降低颅内压。d. 抗凝和抗血小板聚集治疗。e. 脑保护治疗，应用血管扩张药、钙拮抗药、脑代谢活化剂等。f. 高压氧舱治疗。g. 中医治疗。h. 外科或介入治疗。i. 恢复期，目的是促进神经功能恢复。

③脑栓塞：治疗同脑血栓形成，尚需治疗引起栓塞的原发病。

（2）出血性脑血管疾病：主要为**降低颅内压和减轻脑水肿**、调整血压、止血、防治并发症等。

①脑出血：急性期治疗原则是防止再出血、控制脑水肿、维持生命功能及防治并发症。a. 降颅内压，目的是控制脑水肿，常用有 20% **甘露醇** 125 ～ 250ml 静脉滴注，30 分钟滴完，或用甘油果糖等。b. 调控血压，急性期一般不予以降压治疗，当收缩压 ≥ 200mmHg 或舒张压 ≥ 120mmHg 时才适当降压。c. 止血和凝血治疗，对并发消化道出血或凝血障碍者常用 6- 氨基己酸、氨甲环酸等。d. 手术治疗，包括开颅血肿清除、脑室穿刺引流等。

②蛛网膜下腔出血：治疗原则主要是**防止再出血、复发**和血管痉挛，降低颅内压，降低死亡率和致残率。

5. 护理措施

（1）病情观察：密切监测生命体征、意识、瞳孔变化，观察脑出血者有无颅内压增高表现，若出现则遵医嘱快速静脉滴注甘露醇。若病人剧烈头痛、频繁呕吐、烦躁不安、意识障碍突然加重、血压进行性升高、脉搏先快后慢、呼吸先快后慢而不规则、瞳孔两侧不等大，常提示脑疝，立即通知医生，配合抢救。

（2）休息与体位：①脑出血病人急性期绝对卧床，发病 24 ～ 48 小时内避免搬动，病室安静。病人侧卧位，头部抬高 15° ～ 30°，头部放置冰袋或冰帽。②蛛网膜下腔出血病人绝对**卧床休息 4 ～ 6 周**，病室安静、避免各种刺激。③脑梗死病人采取**平卧位**，头部禁用冰袋或冷敷。

（3）饮食护理：①脑出血病人发病 **24 小时**内禁食，2 ～ 3 天后病情平稳、无颅内压增高及消化道出血者可鼻饲流食，宜摄入高蛋白、高维生素饮食，保持体液及电解质平衡。

②病人进餐前保持舒适就餐环境，进餐时不要讲话，以免呛咳。③进餐时病人取坐位或高侧卧位（健侧在下），缓慢进食，食物从健侧送至舌根处，以利于吞咽。予以充足进餐时间，充分咀嚼。进餐后保持坐位 30 ～ 60 分钟。④吞咽困难者不能用吸管喝水或汤。若用水杯喝水宜喝至半杯处，防水位过低致病人仰头误吸。

（4）生活护理：做好皮肤、口腔、排便护理，防止出现并发症。床旁备吸引装置，随时吸痰，保持呼吸道通畅，预防坠积性肺炎。

（5）康复护理：①肢体功能训练。发病早期肢体摆放功能位，病情稳定后尽早进行功能锻炼、理疗、针灸等，促进神经功能恢复。②言语训练。失语病人进行肌群运动、发音、复述、命名等训练，训练应由少到多、由易到难、循序渐进。

（6）健康教育：①告知病人养成良好的生活习惯，克服不良嗜好（戒烟、戒酒）。指导病人低盐、低脂、高维生素饮食，忌食辛辣刺激食物和暴饮暴食。②指导出血性脑血管病病人保持情绪稳定，注意劳逸结合。高血压者按规律长期服药，避免诱因，防再出血。③指导缺血性脑血管病病人积极防治糖尿病、高血脂、冠心病、肥胖症等，控制血压时降压不可过低，长期行抗凝及抗血小板治疗防血栓形成，定期监测出、凝血功能。④肢体瘫痪及言语障碍者功能锻炼应持之以恒。

三、癫痫病人的护理

癫痫是指大脑神经元高度同步化异常放电所导致的以短暂中枢神经系统功能失常为特征的中枢神经系统慢性疾病，具有短暂性、刻板性、间歇性和反复发作的特点。

1. 病因和发病机制

（1）病因：①原发性癫痫，又称特发性癫痫，与遗传因素密切相关，多在儿童期或青年期首发，药物治疗效果好。②继发性癫痫，又称症状性癫痫，由脑部器质性疾病和全身代谢性疾病所致。③隐源性癫痫，病因不明，临床表现为症状性癫痫。

（2）发病机制：复杂，迄今不明，与遗传、环境因素有关。

2. 临床表现

（1）部分性发作：最常见，分 3 种。①单纯部分性发作：一般发作不超过 1 分钟，无意识障碍。a.部分运动发作，以身体局部不自主节律性抽动为特征。若抽搐发作自手指、腕、前臂、肘、上臂、肩、口、面部扩展，称为 Jackson 发作。b.部分感觉性发作，肢体麻木感、针刺感、坠落感、闪光黑蒙等。c.自主神经发作，潮红、多汗、流涎等。d.精神发作，遗忘、强迫思维、复杂幻觉等。②复杂部分性发作：主要特征是**意识障碍**，多为意识模糊，常出现精神症状和自动症。③部分性发作继发全面性发作。

（2）全面性发作：分 6 种。①失神发作，又称小发作，常于儿童起病，意识短暂丧失，持续 5 ～ 10 秒，表现为突然活动中断、呼之不应、两目瞪视，发作后无记忆，继续原动作。②肌阵挛发作，突然、快速、短暂触电样肌肉收缩，多无意识障碍。③阵挛性发作，仅见于婴幼儿。以全身反复阵挛性抽搐、伴意识障碍为特征，持续数分钟，恢复较快。④强直性发作，常见于儿童，多在睡眠中发作，全身骨骼肌强直收缩，常伴有自主神经症状。⑤强直－阵挛发作，又称大发作，临床最常见。以意识丧失、全身对称性肌肉抽搐为主要特征。发作前多有瞬间疲乏、恐惧、局部轻微抽动、无意识动作等先兆。发作过程分 3 期：a.强直期，意识丧失，全身骨骼肌持续收缩，表现为眼球上翻、先张口后牙关紧闭，可出现舌咬伤、喉部痉挛发出尖叫、上肢屈曲、下肢伸直、呼吸暂停、瞳孔散大等，此期持续 10 ～ 20 秒。b.阵挛期，全身肌肉呈节律性抽动、阵挛频率逐渐减慢，松弛期逐渐延长，最后一次剧烈阵挛后抽搐突然停止，此期持续 30 ～ 60 秒。c.发作后期，仍可出现牙关紧闭和大小便失禁。生命体征、意识逐渐恢复正常（呼吸最先恢复）。醒后病人常感头痛、头晕和疲乏无力，对抽搐过程不能回忆。⑥失张力发作，部分或全身肌肉张力突然降低，持续数秒至 1 分钟，意识障碍不明显，发作后即刻清醒并站起。

（3）癫痫持续状态：是指一次癫痫发作持续 30 分钟以上，或连续多次发作、发作间期意识未恢复正常。多因突然停用抗癫痫药（最常见）、饮酒、感染、情绪激动等诱发，常伴有高热、脱水和酸中毒，造成多脏器功能衰竭而致死。

3.辅助检查 ①脑电图：是癫痫的首选检查项目，对其诊断及分型均有重要意义。典型表现为棘波、尖波、尖‐慢波等波形。②实验室检查：血常规、血糖、寄生虫检查等。③影像学检查：头部放射性核素、CT 及 MRI 检查可发现脑部器质性病变、占位性病变及脑萎缩等；脑血管造影（DSA）可发现颅内血管畸形、动脉瘤、颅内占位病变等，有助于病因诊断。

4.治疗要点

（1）发作期治疗：保持呼吸道通畅是抢救成功关键，原则上应预防外伤，防止并发症。镇静首选地西泮静脉注射。脑水肿者给予甘露醇、呋塞米，高热时降温，防治感染。

（2）发作间歇治疗：按时服用抗癫痫药物。用药原则：①半年内发作 2 次以上者，确诊后立即用药。首次发作或半年以上发作 1 次者，酌情选用或不用药。②单一用药，一种药物达到最大有效血药浓度仍不能控制发作时加第二种药物。③小剂量开始，逐渐增加至最低有效量。④根据癫痫发作的类型、药物不良反应的大小等选择药物。⑤长期规律服药，不可随意减量或停药。一般全面强直‐阵挛发作、强直性发作、阵挛性发作停止 4 ～ 5 年后，失神发作完全控制半年后可考虑停药，且停药前应有一个缓慢的减量过程，1 ～ 1.5 年以上不发作者可停药。

（3）常用的抗癫痫药：包括卡马西平、苯妥英钠、苯巴比妥、丙戊酸钠、氯硝西泮、拉莫三嗪、奥卡西平、左乙拉西坦、加巴喷丁等。强直性发作、部分性发作首选卡马西平，全面强直‐阵挛性发作、典型失神发作、肌阵挛发作、阵挛发作首选丙戊酸钠。

（4）癫痫持续状态治疗：①迅速控制发作，首选地西泮 10 ～ 20mg 静脉注射，依次还可用 10% 水合氯醛灌肠或静脉注射苯妥英钠或异戊巴比妥钠。②吸氧，保持呼吸道通畅。③保护病人，避免受伤。④防治并发症，脑水肿者快速静脉滴注甘露醇；纠正水、电解质及酸碱平衡紊乱；防控感染；高热者降温；加强营养等。

（5）病因治疗：对继发性癫痫有明确病因者应积极治疗原发病，如手术清除颅内血肿、控制感染等。

5.护理措施

（1）病情观察：观察发作类型、诱因、持续时间、频率及发作时呼吸频率及意识等。

（2）保持呼吸道通畅：先兆发作时，立即平卧，头偏一侧；解开衣扣、裤带，取下活动义齿；床边备吸引器，及时吸痰；不可强行喂食，必要时行气管切开。

（3）保护病人安全：①防跌伤，扶持、保护病人，加床档，必要时用约束带。②防舌咬伤，及时用牙垫或压舌板垫在齿间，不可强行硬塞。③防骨折，抽搐时切不可用力按压身体，用棉垫或软垫保护跌倒时擦伤的关节，背后垫一被卷，防椎骨骨折。④防烫伤、划伤，清除床旁热水瓶、玻璃杯等危险物品。

（4）用药护理：向病人讲解药物治疗原则及不良反应，嘱其不可随意增减剂量、停药、换药，并定期监测血药浓度、检查肝肾功能及脑电图。

（5）癫痫持续状态护理：①保持病室安静、避免强光等；②遵医嘱缓慢静脉注射地西泮、苯妥英钠或异戊巴比妥钠控制发作；③予以心电监护，严密观察生命体征、神志、瞳孔等变化；④连续抽搐者防脑水肿，严格控制入液量，遵医嘱静脉滴注甘露醇，同时吸氧；⑤保持口腔清洁和呼吸道通畅，预防口腔感染。

（6）心理护理：同情和理解病人，帮助其正确对待疾病，积极参加有益的社会活动，增强自信心、自尊感，保持乐观心态。

（7）健康教育：①指导病人养成良好生活习惯，劳逸结合。饮食宜清淡，少量多餐。戒烟酒。②避免着凉、淋雨、劳累、饱餐、饥饿、饮酒、情绪激动、阅读、心算、下棋、便秘、睡眠不足、过度换气、过度饮水及强烈声光刺激等，以免诱发癫痫发作。③指导病人长期按规律服药，避免突然停药、减药、漏服或自行换药。每月做血常规和每季做肝、肾功能化验。④禁止从事高风险活动，如攀高、游泳、驾驶、在炉火旁或高压电旁作业，以免发作时危及生命。⑤随身携带个人信息卡（如姓名、住址、联系电话等），以备发作时及时联系和处理。

四、急性感染性多发性神经炎病人的护理

急性感染性多发性神经炎又称吉兰－巴雷综合征（GBS），是一种自身免疫介导性疾病，主要损害脊神经根、脊神经和脑神经，病理改变主要是周围神经广泛的炎症节段性脱髓鞘。

1. 病因和发病机制　　尚不明确。发病多与细菌、病毒感染有关，目前认为，本病是由自身免疫介导的迟发型超敏反应。

2. 临床表现

（1）诱因：多见于青少年，男性略多，夏秋季发病率高。劳累、淋雨等常为诱因。多数病人在发病前 1～4 周有上呼吸道或消化道感染史，少数有流感疫苗接种史。

（2）运动障碍：四肢对称性迟缓性瘫痪为首发症状，从下肢开始，下肢重于上肢，逐渐从远端向近端发展，表现为双侧对称下运动神经元性瘫痪，严重者累及肋间肌和膈肌造成呼吸麻痹。病人主要死于急性呼吸衰竭。

（3）感觉障碍：肢体远端感觉异常，如麻木、针刺感等。部分病人伴有肌肉酸痛，以腓肠肌压痛多见。部分病人末梢型感觉障碍呈手套、袜子样分布。

（4）脑神经损害：双侧周围性面瘫多见于成人；儿童常有延髓麻痹，表现为吞咽障碍、构音障碍、呛咳等。

（5）自主神经损害：皮肤潮红、多汗、流涎、手足肿胀等。严重者出现心动过速、直立性低血压等。

3. 辅助检查　　脑脊液**蛋白－细胞分离现象**是 GBS 重要特征，即表现为**细胞数正常**而**蛋白质显著增高**，在病后第 3 周最明显。

4. 治疗要点　　①抢救呼吸麻痹，是提高本病治愈率、降低死亡率的关键，及时采取气管插管、气管切开和人工辅助呼吸治疗，正确使用呼吸机。②血浆置换疗法，去除血浆中炎性物质、抗体等。③有条件者尽早滴注免疫球蛋白。④应用糖皮质激素。⑤应用免疫抑制药，

如环磷酰胺。⑥预防感染等并发症。

5. 护理措施

（1）病情观察：密切观察病人的生命体征、神志、意识的变化，肺部呼吸音，痰性状和量，躯体活动能力、吞咽能力及皮肤情况等。

（2）保持呼吸道通畅：采取半卧位，鼓励病人深呼吸、有效咳痰，定时翻身叩背，及时吸痰，加强气道管理。

（3）饮食护理：给予病人高热量、高蛋白、高维生素、易消化软食，特别是维生素 B_{12}。

（4）用药护理：用糖皮质激素治疗时，注意有无消化性溃疡并发出血及发生真菌感染。免疫球蛋白治疗常有面红、发热，宜减慢滴速。慎用镇静安眠药，以免呼吸抑制掩盖或加重病情。

（5）康复护理：急性期保持瘫痪肢体功能位，病情稳定后尽早行针刺、按摩、主动及被动功能训练等，促进功能恢复，预防关节挛缩。

（6）生活护理：做好皮肤、口腔、大小便护理，防感染。

（7）心理护理：告知病人本病大多预后较好，提供自我调适方法，树立战胜疾病信心。

（8）健康教育：①指导病人避免感冒、受凉，防止复发。②告知压疮、下肢静脉血栓形成、肢体挛缩等并发症表现，出现腹痛、柏油样便、肢体疼痛等立即就医。③鼓励病人加强肢体功能锻炼和日常生活能力训练，促进功能康复。

第 3 部分

外科护理学

第 1 单元　水、电解质、酸碱代谢平衡失调病人的护理

【复习指南】本部分内历年必考，钾代谢异常、酸碱失衡临床表现及护理应重点复习。钾代谢异常的病因病理、临床表现、护理措施，酸碱失衡的临床表现、液体疗法及护理，水、钠代谢紊乱及钙代谢异常的病因、临床表现应熟练掌握；辅助检查、治疗要点应掌握。

一、正常体液平衡

体液由水、电解质、有机化合物和蛋白质等组成。

1. 水的平衡　成年男性体液总量约占体重的 60%，女性因脂肪组织多，约为 50%，婴幼儿因脂肪较少，体液占体重比例为 70% ~ 80%。

体液由细胞内液和细胞外液组成，其中细胞内液约占男性体重的 40%，女性约占 35%；细胞外液均约占 20%，细胞外液中组织间液量约占 15%，血浆量约占 5%。

正常成人 24 小时液体出入量为 2000 ~ 2500ml（表 3-1）。

表 3-1　正常成人 24 小时水分出入量

摄入量（ml）	排出量（ml）
饮水 1600	尿液 1500
食物含水 700	粪便 200
内生水 200	呼吸蒸发 300
	皮肤蒸发 500
总入量 2500	总出量 2500

（1）无形失水：人体正常生理条件下，皮肤和呼吸蒸发的水分，每日约 800ml，因为是不显的，又称不显性失水。在异常情况下，失水量可能更多，如体温升高可增加水分蒸发，体温每升高 1℃，每日每千克体重将增加失水 3 ~ 5ml，成人体温达 40℃时，需多补充 600 ~ 1000ml 液体；中度出汗丧失 500 ~ 1000ml 体液，严重时汗液湿透一身衬衣裤约失体液 1000ml；气管切开病人经呼吸道蒸发的水分每日 800 ~ 1200ml；大面积烧伤和肉芽创面的病人水分丢失则更为惊人。

（2）尿液：正常人每日尿量为 1000 ~ 2000ml，平均在 1500ml 左右，正常尿比重波动于 1.010 ~ 1.030 之间。肾每日排泄体内固体代谢物为 30 ~ 40g，每溶解 1g 溶质需 15ml 水分，故每日尿量至少需 450 ~ 600ml，才能将体内固体代谢产物全部排出体外。

（3）粪便：成人消化道每日分泌消化液 8000ml 以上，仅有约 200ml 的水分从粪便中排出，其余均经消化道被重新吸收。病理情况下，如频繁的呕吐、严重的腹泻、肠瘘等水分丢失过多时，可导致脱水。

（4）内生水：机体在新陈代谢过程中，物质氧化最终生成 CO_2 和水，约 200ml。因数量不多，对机体整体影响不大。但在急性肾衰竭时，需严格限制入液量，必须将内生水计入出入量。

人体体液的相对恒定是由神经－内分泌系统和肾进行调节，体液失调时机体通过下丘

脑－神经垂体－抗利尿激素系统恢复和维持体液的渗透压平衡。

2. 电解质的平衡　维持体液平衡的主要电解质是 Na⁺ 和 K⁺。细胞外液的主要阳离子是 Na⁺，**正常血清钠浓度为 135～145mmol/L**，平均142mmol/L。钠主要来自食盐，正常成人每日需氯化钠 5～9g，由尿、粪和汗液排出，其中肾是排出和调节的主要器官。钠盐摄入过多时，肾排出量增加；摄入过少时，肾排出量减少；禁食时，尿钠可减少至最低限度。细胞内液的主要阳离子是 **K⁺ 和 Mg²⁺**，正常血清钾浓度为 **3.5～5.5mmol/L**。钾来源于含钾的食物，80% 经肾排出，肾对钾的调节能力低，在禁食和低血钾时，肾仍继续排钾。因此，病人禁食 2 天以上，应补充钾，否则将出现低钾血症。细胞外液中的主要阴离子是 Cl⁻、HCO₃⁻ 和**蛋白质**，与钠共同维持体液渗透压和含水量。碳酸氢根离子与氯离子的含量互补，当碳酸氢根离子增多时，则氯离子含量减少，反之，碳酸氢根离子减少时，氯离子的含量增多，维持细胞外液阴离子的平衡。当病人频繁呕吐，丢失大量胃液的同时，氯离子也大量丢失，碳酸氢根离子代偿性增加，则引起低氯性碱中毒。如病人输入大量氯化钠时，由于氯离子增多碳酸氢根离子减少，则引起高氯性酸中毒。

3. 酸碱平衡　人体正常情况下需要一个酸碱度适宜的体液环境，人体通过**缓冲系统**、肺和肾调节酸碱平衡，使动脉血浆 pH 维持在 7.35～7.45。血液缓冲系统最重要缓冲对是 **HCO₃⁻/H₂CO₃**，其正常比值为 **20：1**。肺是调节体内挥发性酸（**H₂CO₃**）的主要器官；肾通过改变排出固定酸及保留碱性物质的量来维持血浆的 HCO₃⁻ 浓度，一切非挥发性酸和过剩的碳酸氢盐都经肾排泄。以缓冲系统、肺脏和肾脏调节为主的 3 种机制相互配合，在酸碱平衡的调节和代偿中发挥重要作用。

二、水和钠代谢紊乱的护理

1. 等渗性缺水　外科**最常见**的缺水类型。

（1）病因病理：①消化液的急性丧失（如大量呕吐、肠外瘘等）；②体液丧失（如急性腹膜炎、肠梗阻等）。**水和钠呈比例丧失**，细胞外液渗透压无明显变化。如不及时补充液体，由于无形水丧失，可转化为高渗性缺水。若大量补充无盐溶液，又可转化为低渗性缺水。

（2）临床表现：**既有缺水症状，又有缺钠症状**。表现有恶心、呕吐、乏力、口唇干燥**但不口渴**、眼窝凹陷、皮肤弹性降低、少尿和血压下降等，严重者出现休克伴有代谢性酸中毒，若丧失大量胃液可伴发代谢性碱中毒。

（3）辅助检查与治疗要点：**血清钠多在正常范围**，尿比重增高，动脉血气分析判别酸（碱）中毒。治疗要点为消除原发病，用等**渗盐水和平衡盐溶液**补充血容量，严格遵循定性、定量、定时原则，此外还应补充日需水量 2000ml 和氯化钠 4.5g。**尽量选用平衡盐溶液，并注意预防低钾血症**。

2. 高渗性缺水

（1）病因病理：主要病因为**摄水不足**（如长期禁食、吞咽困难、高温下劳动饮水不足等）和**失水过多**（如高热病人大量出汗、大剂量使用利尿药、大面积烧伤暴露疗法等）。**体液失水多于失钠**，细胞外液呈高渗状态，因此细胞内水分向细胞外渗出，导致细胞内脱水，严重时出现脑细胞功能障碍。体液渗透压升高时，肾重吸收水分增加，病人出现尿量减少、尿比重增高。

（2）临床表现：**轻度缺水以口渴为主要表现**，伴有少尿，缺水量占体重 2%～4%；中度缺水病人极度口渴、黏膜干燥、皮肤弹性减低、眼窝凹陷、尿少，尿比重增高，缺水量占体重的 4%～6%。重度缺水除上述症状外还有脑功能障碍，如狂躁、谵妄，甚至昏迷等神经精神症状，缺水量大于体重的 6%。

（3）辅助检查与治疗要点：血红蛋白量、血细胞比容、尿比重均升高，**血清钠＞150mmol/L** 有助于诊断。治疗要点是尽早祛除病因，**鼓励病人饮水**；不能口服者静脉滴注 **5% 葡萄糖溶液或 0.45% 低渗盐水**。脱水症状改善，血清钠降低后可适量补充等渗盐水。

3. 低渗性缺水

（1）病因病理：消化液持续丢失（如反复呕吐、长期胃肠减压等），大创面的慢性渗液（如大面积烧伤等），治疗性原因（如应用排钠利尿药、治疗中过多补充水分等）是引起低渗性缺水的常见病因。**病人失钠多于失水，细胞外液呈低渗状态**。缺水早期，细胞外液渗透压降低，抗利尿激素分泌减少，肾小管对水的重吸收减少，导致尿量不减，反而增多，使细胞外液进一步减少。当细胞外液减少影响循环血容量时，醛固酮和抗利尿激素分泌均增加，水的重吸收增加，尿量减少。

（2）临床表现：病人一般无口渴，低渗性脱水根据**缺钠程度分为轻、中、重 3 度**（表3-2）。

表 3-2　不同类型缺钠的特征

低渗性缺水分度	血清钠范围	临床表现
轻度缺钠	＜ 135mmol/L	疲乏、头晕、手足麻木；尿量增多等
中度缺钠	＜ 130mmol/L	除轻度缺钠表现外，伴有恶心、呕吐、脉搏细速、浅静脉塌陷、站立性晕倒、尿量减少等
重度缺钠	＜ 120mmol/L	常发生休克，病人神志不清、木僵、昏迷或四肢痉挛性抽搐，腱反射减弱或消失等

（3）辅助检查与治疗要点：**血清钠＜ 135mmol/L，尿比重＜ 1.010**，尿中 Na^+、Cl^- 明显减少。治疗要点为积极治疗原发病，**轻、中度缺钠者静脉补充 5% 葡萄糖盐溶液，重度缺钠者先滴注晶体溶液**（如等渗盐水），**后输胶体溶液**（如右旋糖酐溶液），**再给高渗盐水**（如5% 氯化钠溶液）200～300ml，以进一步恢复细胞外液的渗透压。大量输注氯化钠时，防止 Cl^- 输注过多，**尽量选用平衡盐溶液**。

4. 水中毒

（1）病因病理：①各种原因导致的**抗利尿激素增多**；②**肾功能不全**；③**摄入水分或补液过多**。因水分摄入过多，细胞外液量增加，血清钠被稀释，因此细胞外液渗透压降低，细胞外液向细胞内转移，使细胞内、外液均增加，渗透压均降低。

（2）临床表现：急性水中毒发病急骤，因脑细胞肿胀、脑组织水肿引起**颅内压增高**，出现头痛、躁动、昏迷等神经、精神症状；严重者发生脑疝；慢性水中毒常被原发病的症状所掩盖，可出现**软弱无力、恶心、呕吐、嗜睡、口水增多、体重明显增加**等症状。

（3）辅助检查与治疗要点：血红细胞数、血红蛋白量、血细胞比容及血浆渗透压均降低。治疗要点为**立即停止水分摄入，严重者需酌情使用渗透性利尿药促进水排出**。

三、电解质代谢异常的护理

1. 钾代谢异常

（1）病因病理

①低钾血症：a. **钾摄入不足**，如长期不能进食。b. **钾丢失过多**，如严重呕吐、腹泻，持续胃肠减压，长期应用利尿药等。c. **体内钾分布异常**，如大量注射葡萄糖，尤其与胰岛素合用时，可使血清钾降低；**碱中毒**，细胞内 H^+ 移出，细胞外 K^+ 移入，同时 K^+-Na^+ 交换较 H^+-Na^+ 交换占优势，K^+ 排出增多，引起低钾血症。

②高钾血症：a. **钾排出减少**，如急性肾衰竭、应用保钾利尿药；b. **体内钾分布异常**，如溶血、严重组织损伤；c. **钾摄入**过多，输入大量库存血、口服或静脉输入钾过多等。

（2）临床表现

①低钾血症：a. **肌无力**，为最早的临床表现，一般先出现四肢软弱无力，后累及躯干和呼吸肌，出现吞咽困难、呼吸困难或窒息；严重者腱反射减弱甚至消失。b. **代谢性碱中毒**，血清钾过低时，病人可出现头晕、手足搐搦、口周及手足麻木等症状。c. 消化系统功能障碍，如腹胀、恶心、呕吐等肠麻痹症状。d. 循环系统异常，传导阻滞和节律异常，如心律不齐、血压下降等，严重者可出现室颤或停搏。e. 其他，如反常性酸尿、嗜睡、神志不清等，严重低血钾者有微循环障碍表现，如皮肤苍白、湿冷、青紫及低血压等。

②高钾血症：高钾血症临床表现多无特异性。a. 神志，由兴奋快速转为抑制状态，表现为神志淡漠。b. 肌力，肌肉乏力、四肢软瘫、腹胀、腹泻；**影响到呼吸肌时，可发生窒息**；心肌收缩力降低，心律失常，严重者表现为**心搏骤停**于舒张期。

（3）辅助检查

①低钾血症：血清钾低于 **3.5mmol/L**，如存在失钾性肾病，尿中可见蛋白和管型；心电图改变：T 波低平，Q ～ T 间期延长，可见 U 波。

②高钾血症：血清钾高于 **5.5mmol/L**；心电图改变：早期 T 波高尖，Q-T 间期延长，随后出现 QRS 波增宽，P-R 间期延长。

（4）治疗要点

①低钾血症：重在预防；祛除病因；分次补钾；10% 氯化钾静脉补给。

②高钾血症：病因治疗；禁钾；降低血清钾浓度；对抗心律失常。

（5）护理措施

①低钾血症：a. **尽量口服补钾**。10% 氯化钾或枸橼酸钾溶液口服；b. **静脉补钾**。补钾浓度不宜超过 0.3%，成人静脉滴注不超过 **60 滴 / 分（20mmol/h）**，一般日补钾 40 ～ 80mmol，每日补充氯化钾不宜超过 **3 ～ 6g/d**；禁止静脉推注补钾；c. **见尿补钾**，尿量在 **40ml/h** 以上时方可补钾。

②高钾血症：a. **立即停用一切含钾药物和溶液，避免进食含钾高食物**；b. **静脉推注 10% 葡萄糖酸钙 20ml**，对抗 K^+ 对心肌的毒性作用；c. 转钾治疗，输注 5% 碳酸氢钠或葡萄糖加胰岛素，促进 K^+ 转入细胞内；d. 排 K^+ 治疗，静脉推注呋塞米或口服阳离子交换树脂，从消化道排出大量 K^+；e. **透析疗法**，是最有效的方法，常用腹膜透析和血液透析。

2. 钙代谢异常　人体内钙 99% 存在于骨骼中，有维持神经肌肉稳定性的作用。细胞外液中含钙很少，只占总钙量的 0.1%，血清钙浓度为 **2.25 ～ 2.75mmol/L**，相对恒定，其中

50% 的钙以离子形式存在，离子钙与非离子钙的比率受血 pH 影响，pH 下降时离子钙量增加，pH 升高时离子钙量下降。

（1）病因

①低钙血症：急性重症胰腺炎、甲状旁腺功能减退、假性甲状旁腺功能减退、维生素 D 缺乏、肾衰竭和小肠吸收不良等均可造成低钙血症。

②高钙血症：甲状旁腺功能亢进、骨转移癌及过量服用维生素 D、肾功能不全等可引起高钙血症。

（2）临床表现

①低钙血症：血钙浓度低于 **2.25mmol/L**，病人易激动、口周及指（趾）尖麻木伴有针刺感、手足抽搐、肌肉抽动、腱反射亢进及 Chvostek 征阳性。

②高钙血症：血钙浓度高于 **2.75mmol/L**，主要表现为便秘、多尿。初期病人自感疲乏、食欲缺乏、恶心、呕吐、体重下降等；随血钙浓度升高，可有头痛、周身疼痛、口渴多尿症状，严重者出现室性期前收缩和自发性室性节律。

（3）治疗要点

①低钙血症：处理原发病，补充钙剂。给予 10% 葡萄糖酸钙 10 ～ 20ml 或 5% 氯化钙 10ml 静脉注射；需长期补钙时，可口服钙剂和维生素 D；纠正碱中毒有利于提高血中离子钙含量。

②高钙血症：处理原发病，促进钙排泄。给予低钙饮食、补液、类固醇等降低血清钙含量。

3. 磷代谢异常

（1）病因

①低磷血症：a. 磷摄入过少，吸收不良及长期胃肠外补充不含磷营养物的病人。b. 磷排出过多，慢性腹泻，尤其是脂肪泻，会使磷排出过多。c. 磷转入细胞内，大量输注葡萄糖和胰岛素时，磷转入细胞内导致血磷降低。d. 其他，如严重烧伤、感染等。

②高磷血症：a. 磷摄入或吸收过多，如服用过量维生素 D。b. 磷排出减少，如甲状旁腺功能减退、急性肾衰竭等。c. 磷转出细胞外，如酸中毒或应用细胞毒类药物。

（2）临床表现

①低磷血症：无特异性，可见头晕、厌食、肌无力等神经肌肉症状。严重时可有抽搐、昏迷等症状。实验室检查血清无机磷浓度低于 0.96mmol/L。

②高磷血症：表现不典型，主要出现低钙血症的一系列表现。实验室检查血清无机磷浓度高于 1.62mmol/L。

（3）治疗要点

①低磷血症：a. 治疗原发病，甲状旁腺功能亢进病人应手术治疗；b. 补磷，长期外科营养的病人需重视磷制剂的补充；c. 长期禁食时，每日需静脉补磷 10mmol 以预防低磷。

②高磷血症：处理原发病，如治疗肾衰竭等；应用利尿药加速磷排出，同时应纠正低钙血症。

四、酸碱平衡失调的护理

1. 代谢性酸中毒

（1）病因病理：a. **酸性代谢物质产生过多**，如高热、腹膜炎、严重损伤、休克等。b. **H^+**

排出减少，如肾小管功能障碍。**c.碱性物质丢失过多**，如腹泻、肠瘘等。**d.酸性物质摄入过多**，如过多应用酸性药物或进食酸性食物引起。

（2）临床表现

①呼吸系统：是最典型的表现，**呼吸深而快，呼气有酮味（烂苹果味）**。

②神经系统：头痛、眩晕、嗜睡等，严重者出现昏迷。

③神经肌肉系统：肌张力减弱、腱反射减弱或消失。

④其他：心率加快、血压下降，**面色潮红，口唇樱红**；休克病人酸中毒时，可因缺氧而发绀。

（3）辅助检查：失代偿期 pH < 7.35，血 HCO_3^- 下降；代偿期 pH 正常，HCO_3^-、$PaCO_2$、碱剩余（BE）均下降，伴有血钾升高。

（4）治疗要点：处理原发病；消除病因、纠正缺水后，轻度酸中毒病人可自行纠正，无须应用碱剂；重症酸中毒病人需应用碱剂，**5% 碳酸氢钠最为常用**。也可给予 11.2% 乳酸钠。

2. 代谢性碱中毒

（1）病因病理：①胃液丢失过多，**是最常见的原因**。如大量呕吐 H^+、Cl^-、Na^+ 一同丢失，造成碱中毒；②碱性物质摄入过多，如长期应用碱性药物或**大量输入库存血**；③低钾血症；④应用利尿药，呋塞米等可引起低氯性碱中毒。

（2）临床表现：代谢性碱中毒时**呼吸浅而慢**，伴有低钾血症及缺水表现，也会出现精神症状，如头晕、嗜睡、精神错乱甚至昏迷。

（3）辅助检查：失代偿期，pH 和 HCO_3^- 增高；代偿期：血浆 pH 正常，HCO_3^-、BE 均增高，可伴有血清钾、氯降低。

（4）治疗要点：积极治疗原发病，解除病因是关键。胃液丢失所致的碱中毒可给予等渗盐水和葡萄糖盐水，已纠正低氯性碱中毒；适当补钾；pH > 7.65 的严重病人，及时应用稀释的盐酸溶液或氯化铵溶液。

3. 呼吸性酸中毒

（1）病因病理：任何影响肺泡通气不足的因素均可引起呼吸性酸中毒。例如：①呼吸中枢受抑制；②胸部活动受限；③呼吸道阻塞或肺部疾病；④呼吸机管理不当。

（2）临床表现：呼吸困难、胸闷、气促、发绀，头痛、躁动等；重者可有谵妄、昏迷等症状。

（3）辅助检查：pH 降低，$PaCO_2$ 增高。

（4）治疗要点：控制病因，改善通气功能；及时解除梗阻，必要时气管切开；重症病人应适当给予氨丁三醇，增加 HCO_3^- 浓度的同时降低 $PaCO_2$。

4. 呼吸性碱中毒

（1）病因病理：所有引起过度换气的因素均可导致呼吸性碱中毒。过度换气时，体内 CO_2 排出过多，使血中 $PaCO_2$ 降低，引起低碳酸血症。

（2）临床表现：多为呼吸急促，手足、面部肌肉麻木，手足抽搐，常伴有心率加快。

（3）辅助检查：pH 增高，$PaCO_2$、HCO_3^- 降低，$PaCO_2$ < 35mmHg。

（4）治疗要点：治疗原发病；采用面罩吸氧，增加 CO_2 吸入，减少 CO_2 呼出；手足抽搐者给予 10% 葡萄糖酸钙注射液缓慢静脉推注。

五、液体疗法及护理

1. 护理评估

（1）健康史：①一般资料，如年龄、性别、体重、饮食习惯等；②既往史，有无慢性疾病，尤其是易出现水、电解质、酸碱失衡的疾病，如糖尿病、肾疾病等。

（2）身体状况：①生命体征是否平稳；②评估液体出入量，有无缺水的表现，如皮肤黏膜干燥，眼窝凹陷等；③有无神经精神症状，如烦躁、惊厥等。

（3）辅助检查：①血浆 pH，$PaCO_2$、K^+、Na^+、Ca^{2+} 等电解质变化；②心电图检查；③血容量和心功能：中心静脉正常值为 $5 \sim 12cmH_2O$。

（4）心理状况：评估病人及其家属对体液失衡是否能正确认识、心理反应及其疾病承受能力。

2. 护理措施

（1）纠正体液不足：补液应遵循以下原则。

①定量：**包括生理需要量、已损失量、继续损失量 3 部分。**正常人每日生理需要量为 2000 ～ 2500ml。**第 1 日补液量 = 生理需要量 +1/2 累积损失量。**第 2 日补液量 = 生理需要量 + 前 1 日继续损失量 +1/2 累积损失量。第 3 日补液量 = 生理需要量 + 前 1 日继续损失量。

②定性：视具体情况而定。尽量口服补液，不能口服者静脉补液并注意：**先盐后糖，先晶后胶，先快后慢，液种交替，尿畅补钾。等渗性缺水时应补充等渗盐溶液；低渗性缺水时，轻者给予等渗盐水，中度或重度病人需补充高渗盐水；高渗性缺水应鼓励病人饮水或静脉输入 5% 葡萄糖溶液。**

③定时：若各脏器功能良好，**按先快后慢原则分配，**即第 1 个 8 小时补充总量的 1/2，剩余 1/2 在后 16 小时均匀输入。避免输液过量、过快引发急性肺水肿。

（2）准确记录液体出入量：发现体液过多，及时纠正：严格限制液体入量，必要时给予高渗性溶液和利尿药。

（3）加强病情监测：生命体征观察；精神状态和缺水征象的观察；观察皮肤黏膜情况，预防压疮；避免受伤；预防营养不良和便秘；预防并发症等。

第 2 单元 外科营养支持病人的护理

【复习指南】本部分内容历年偶考，营养疗法应重点复习。营养疗法的适应证应熟练掌握；手术创伤、严重感染后营养代谢特点、营养不良分类及诊断、肠内营养及肠外营养的方法及护理措施、肠内营养剂分类、肠外营养素及制剂的用法应掌握。

一、概述

1. 外科病人营养代谢特点 机体能量供应主要依靠糖原、脂肪和蛋白质三大营养素。糖原储备有限，饥饿状态下仅可供能 12 小时；蛋白质没有储备，一旦消耗会损伤其结构、功能；脂肪是饥饿时的主要能源。在手术、创伤、感染等应激状态下，体内营养素处于分解代谢加强，合成减少的状态。**应激早期，人体对葡萄糖的利用率下降，糖原分解增强而合成并未增加，表现为高血糖。**应激状态下储备的糖原耗尽后，**肌肉蛋白进行性分解，出现氮的负平衡；**同时，在儿茶酚胺作用下，脂肪分解增强，机体出现营养障碍，病死率升高。

除糖原、脂肪和蛋白质外，电解质、微量元素和各种维生素等，也是人体组织构成和生命活动必不可少的物质，在应激状态下也尤为重要。

2.营养状态的评定

（1）健康史：有无慢性消耗性疾病、严重损伤、感染、大手术后等应激状态；有无进食困难、长期禁食或消化吸收障碍。

（2）人体指标测量：①体重，综合反映蛋白质、能量的摄入、利用和储备情况，3～6个月体重下降5%～10%就有意义；②体质指数（BMI），BMI=体重（kg）/[身高（m）]^2，<18.5kg/m^{2}为消瘦，≥24kg/m^{2}为超重；③三头肌皮褶厚度、上臂肌围，两者临床不常用。

（3）实验室检查：肌酐，内脏蛋白（包括白蛋白、转铁蛋白及前蛋白），氮平衡，免疫指标等。

3.营养不良的分类

（1）消瘦型营养不良：能量缺乏，又称能量缺乏型营养不良。

（2）低蛋白型营养不良：蛋白质缺乏，多表现为低蛋白水肿，又称水肿型营养不良。

（3）混合型营养不良：能量和蛋白质均有不足表现，可致器官功能损害、感染等。

4.营养疗法适应证　近期体重下降超过正常体重10%、血清白蛋白<30g/L、连续1周以上不能进食者、确诊营养不良者等均是营养疗法的适应证；但如病人有体液失调、出凝血功能障碍以及休克等危重病情时，应优先处理病情，暂不宜行营养疗法。

二、肠内营养

1.适应证及禁忌证

（1）适应证：胃肠功能正常，可经消化道给予营养素者，例如：①不能经口进食者。②处于高分解状态者。③处于慢性消耗状态者。④肝、肾、肺功能不全及糖不耐受者。⑤经肠外营养至病情稳定者，可逐步过渡到肠内营养。

（2）禁忌证：肠梗阻、消化道活动性出血、严重腹腔感染或肠道炎症、重症腹泻及休克等病人不可进行肠内营养。

2.肠内营养制剂分类

（1）以整蛋白为主的制剂：适用于消化和吸收功能正常或基本正常者。

（2）以蛋白水解产物为主的要素制剂：营养成分明确，可不经消化直接吸收，胃肠有吸收功能即可，适用于消化和吸收功能不良者。

（3）特殊配方制剂：依据病人需要、对常用配方加以调整而制成的营养制剂，主要有高支链氨基酸配方、必需氨基酸配方、组件配方；也有特殊治疗用制剂如肝衰竭专用制剂，肾病专用制剂等。

3.肠内营养给予途径和方式　肠内营养分为经口摄入和管饲两种途径，管饲有经鼻插管或造口途径。鼻胃管用于短期（1个月内）肠内营养支持，且胃肠功能基本正常的病人；胃造口适合长期肠内营养的病人；经鼻肠管（用于1个月内）或空肠造口则适用于胃功能不良、误吸危险较大的病人。

给予方式有按时分次给予、间隙重力滴注和连续输注3种。按时分次给予适用于喂养管端位于胃内和胃肠功能良好者，每次给予100～300ml，10～20分钟完成，每次2～3小时；间隙重力滴注多数病人可耐受；连续输注尤其适用于病情危重、胃肠功能较差、耐受能力差或肠内置管病人。

4. 护理措施

（1）营养液的配制与保存：**营养液现配现用，配制遵循无菌原则，暂不输注时应置于4℃的冰箱内暂存，24小时内用完。**

（2）营养液的合理输入：①经空肠输注营养液**从低浓度开始逐渐增至全浓度**，营养液浓度及渗透压过高易引起恶心、呕吐、腹痛和腹泻。②**营养液输注量从少量开始，初起量为500～1000ml/d，5～7天逐渐达到全量（2000ml）；输注速度从50ml/h开始，逐渐增加到100ml/h**，用肠内营养专用输注泵控制输注速度最佳。③营养液的温度适宜，控制在**38～40℃**，过高易引起胃肠黏膜烫伤，过低易引起腹痛、腹泻。

（3）加强营养管道护理：妥善固定；保持清洁、无污染；定时冲洗，保持通畅。**此外，每日需更换输注管或专用泵管。**

（4）避免黏膜、皮肤损伤：保持造口周围皮肤清洁、干燥，避免皮肤损伤。

（5）预防并发症：①预防吸入性肺炎，病人宜取**半卧位**，每**4小时抽吸1次胃内残余量**，如超过100～150ml应暂停输注，输注过程中密切观察病人反应，避免胃潴留等并发症。②预防急性腹膜炎，注意观察腹痛、营养液渗出等症状，怀疑饲管移位，立即停输；遵医嘱合理应用抗生素。③预防代谢性并发症，如高血糖、低血糖及电解质紊乱等。

三、肠外营养

1. 适应证 ①**不能经胃肠道进食者**；②**处于高分解代谢状态**，如大面积烧伤、严重感染者；③**消化道需要休息或消化不良者**，如肠道炎性疾病等；④**需要改善营养状况者**，如放化疗期间胃肠道反应重者。

2. 肠外营养制剂

（1）葡萄糖：是肠外营养的主要能源物质，机体每日消耗葡萄糖约120g。输入过多过快，多余糖将转化为脂肪沉积于肝，造成肝脂肪浸润。

（2）脂肪乳：是肠外营养的重要能源，脂肪供能占总热量的**20%～30%**。

（3）复方氨基酸：是肠外营养的唯一氮源，正常需要量为0.8～1.0g/（kg·d），应激状态下可按1.2～1.5g/（kg·d）供给。

（4）电解质、维生素及微量元素：根据需要补充钾、钠、氯、钙、镁等电解质；维生素分为水溶性和脂溶性两大类，水溶性维生素体内无储备，需每日给予，脂溶性维生素体内有一定的储备，禁食2～3周才需补充；超过2周时应补充微量元素。

3. 输注方法

（1）全营养混合液（TNA）：又称全合一，优点有增加节氮效果、简化输液过程、减少不良反应及代谢并发症的发生、减少污染和空气栓塞的机会。

（2）单瓶输注：不具备全营养混合液（TNA）条件时采用。不利于所供营养素的有效利用。

4. 输注途径 ①**经周围静脉肠外营养支持**：适用于营养支持**时间＜2周**、部分补充营养素的病人。②**经中心静脉肠外营养支持**：经锁骨下静脉或颈内静脉置管，适用于营养支持**时间＞2周**、营养素需要较多的病人。

5. 并发症及其预防

（1）置管相关并发症：气胸、胸导管损伤、空气栓塞、导管移位和血栓性静脉炎等，

空气栓塞是肠外营养最严重的技术性并发症。

（2）感染性并发症：包括导管性脓毒症和肠源性感染。

（3）代谢性并发症：糖代谢紊乱，如低血糖、高血糖、高渗性非酮性昏迷，后两者较常见。

6. 护理措施

（1）营养液的配制、保存：营养液需在无菌环境下配制，保存在**4℃**冰箱内，**24 小时内输完**。

（2）合理输注：葡萄糖输注速度应控制在 5mg/（kg·min）；脂肪乳输注速度应从 1ml/min 开始，20% 的脂肪乳剂 250ml 需要 4～5 小时；肠外营养输注不超过 200ml/h，应保持连续，输液速度不可大幅波动。营养液中禁止加入其他药物或给予片剂、丸剂等。

（3）合理补液：依据 24 小时出入量，合理补液，维持水、电解质平衡。

（4）导管护理：每日消毒、更换敷料，保持通畅，注意观察感染征象；输液完毕，防止回血凝固导致管腔阻塞，可正压封管，保持通畅。

（5）心理护理：向病人及家属做好解释，减轻其忧虑、恐惧情绪。

第 3 单元　外科休克病人的护理

【复习指南】本部分内容历年常考，休克应重点复习。休克的临床表现、护理措施应熟练掌握；病因与分类、治疗要点、低血容量性休克及感染性休克的病因病理、临床表现应掌握。

一、概述

1. 病因与分类　机体受到各种致病因素的侵袭引起全身有效循环血容量锐减，组织灌流不足，出现微循环障碍、代谢障碍和细胞受损为特征的病理综合征成为休克，可分为低血容量性休克、感染性休克、心源性休克、神经性休克和过敏性休克五大类。**低血容量性休克**和**感染性休克**在外科疾病中最常见，其中低血容量性休克包括失血性休克和创伤性休克两类。

2. 病理生理　**有效循环血量锐减及组织灌注不足**是休克共同的病理生理基础，由此可导致微循环障碍、代谢改变及内脏器官的继发性损害。休克的微循环障碍分为 3 期，即**微循环收缩期、微循环扩张期及微循环衰竭期**，分别对应临床休克代偿期、休克抑制期和休克失代偿期。

（1）微循环收缩期：此期特点"少灌多流"。休克早期，有效循环血量锐减，血压下降，刺激主动脉弓与颈动脉窦压力感受器，引起血管舒缩中枢加压反射，交感神经肾上腺轴兴奋，心跳加快、心排血量增加，选择性地使外周（皮肤、骨骼肌等）和内脏（肝、脾等）小血管、微血管平滑肌收缩，来保证心、脑、肾等重要器官的血供。此期特点"少灌多流"，此期应采取积极复苏措施，休克较易被纠正。

（2）微循环扩张期：此期特点"多灌少流"。早期休克未及时纠正，毛细血管的血流量持续减少，组织处于无氧代谢状态，产生较多酸性代谢产物，使毛细血管后括约肌收缩，血液淤滞于毛细血管网内，使其通透性增加，血液黏稠度增加，回心血量持续减少，血压下降，心、脑等重要脏器灌注不足，休克进入抑制期。

（3）微循环衰竭期：此期特点"不灌不流"。微循环内血液浓缩、酸性环境中血液处于高凝状态，血管内微血栓形成，最终可发生弥散性血管内凝血（DIC）。随着凝血因子的消耗，纤维蛋白溶解系统被激活，可出现严重的出血倾向。

3. 临床表现

（1）休克代偿期：失血量少于循环血量的 20%（800 ml），由于机体的代偿功能，交感 - 肾上腺轴兴奋，病人表现为精神紧张、兴奋或烦躁不安，口渴，面色苍白，四肢湿冷，呼吸增快，尿量正常或减少；血压变化不大，脉压缩小。

（2）休克抑制期：病人意识改变明显，反应迟钝，表情淡漠，意识模糊甚至昏迷。可有肢端发绀、脉搏细速、血压进行性下降，严重者血压测不出；尿少，可减少至 0 ~ 15 ml/h，甚至无尿；CVP < 5 cmH$_2$O 或 > 20 cmH$_2$O。如有黏膜、牙龈等出血表现，提示并发弥散性血管内凝血；当出现呼吸困难，给氧不能缓解时，提示并发急性呼吸窘迫综合征。此期病人常发生多器官功能障碍综合征而死亡。

4. 治疗要点

（1）一般急救措施：①立即控制大出血；②保持呼吸道通畅；③取休克体位或使用抗休克裤，以增加回心血量及减轻呼吸困难；④注意保暖、减少搬动、骨折处妥善固定，必要时应用镇痛药。

（2）迅速补充血容量：是纠正组织低灌注和缺氧的关键，原则是早期、及时、快速、足量。迅速建立 1 ~ 2 条静脉通路，必要时中心静脉插管，同时测定中心静脉压，根据其变化调节补液量及速度，先输晶体液，增加回心血量，而后输胶体液。

（3）积极处理原发病，需手术者必要时与抗休克同时进行。

（4）纠正酸碱平衡失调。

（5）应用血管活性药物：包括血管扩张药、血管收缩药及强心药等，其中血管扩张药必须在血容量充足的前提下使用。

（6）预防及治疗 DIC：加强血管内凝血的监测，包括出凝血时间延长、3P 试验阳性、血小板减少、凝血酶原时间延长、纤维蛋白减少等。DIC 时，需应即用肝素抗凝治疗，用量为 1.0 mg/kg，每 6 小时 1 次。

（7）应用皮质类固醇：对于严重休克病人，可使用糖皮质激素如地塞米松。

二、低血容量性休克

1. 病因病理　低血容量性休克，是外科最常见的休克，包括失血性休克和创伤性休克，当迅速失血量超过总血量 20% 时，即发生休克。短时间内大量出血所引起的休克称为失血性休克；严重创伤使血液或血浆丢失所引起的休克称为创伤性休克，多见于各类严重外伤，如大血管、实质性脏器损伤、大范围组织挫伤、大面积撕脱伤、多发性骨折或大手术等。

2. 临床表现　低血容量性休克表现为中心静脉压（CVP）下降、回心血量减少、血压下降、心率加快，同时伴有微循环障碍引起的各种组织器官功能不全的症状。

3. 治疗要点　及时补充血容量，快速输入平衡盐溶液，再输入适量胶体溶液，积极治疗病因，控制出血。迅速建立 2 条以上静脉通路，积极快速补充血容量是治疗的关键措施。对存在活动性出血的病人，应迅速控制出血，出血未控制前，平均动脉压维持 50 ~ 60 mmHg 即可，避免补液过多稀释血液而不利于止血；创伤性休克病人应密切监测其症状和体征，疼痛严重时，适当使用镇痛药，同时应早期使用抗生素预防感染；骨折病人妥善固定，预防继发损伤；紧急处理危及生命的损伤，如张力性气胸、连枷胸等。

三、感染性休克

1. 病因病理　感染性休克常继发于**革兰阴性杆菌为主的**感染。革兰阴性杆菌释放的内毒素与体内的抗原抗体复合物作用，引起血管痉挛与血管内皮细胞损伤；同时，内毒素进一步促使体内多种炎性介质释放，引起全身炎症反应综合征（SIRS），最终导致微循环障碍，出现呼吸窘迫综合征，心、肾功能障碍，弥散性血管内凝血、脑水肿等并发症。

2. 临床表现　分为冷休克和暖休克两种。冷休克表现为体温降低，烦躁不安，表情淡漠、嗜睡，面色苍白，脉细数，脉压减小，尿量骤减；暖休克表现为意识清醒，乏力，面色潮红，手足温暖干燥，血压下降，脉搏慢而有力；休克晚期，暖休克可转变为冷休克。

3. 治疗要点　补充血容量与控制感染并重：快速输入平衡盐溶液扩容，遵医嘱应用抗生素。

四、休克的护理措施

1. 补充血容量，维持体液平衡　迅速建立2条以上静脉通路，快速输入晶体溶液（心源性休克除外），输液速度根据血压和中心静脉压调节（表3-3）。中心静脉压代表右心房或胸腔段静脉内的压力，正常值为**5～12 cmH₂O**。中心静脉压过低反映血容量不足，过高反映心功能不全。中心静脉压零点调节方法：将测压管刻度上的"0"调到与右心房相平行（相当于平卧时腋中线第4肋间）水平处。记录出入量，严密观察病情变化，尿量＞30 ml/h提示休克好转。

表3-3　血压、中心静脉压与补液的关系

血压（BP）	中心静脉压（CVP）	原因	处理原则
低	低	血容量严重不足	充分补液
正常	低	血容量不足	适当补液
低	高	心功能不全或血容量相对过多	给予强心药，纠正酸中毒，舒张血管
正常	高	容量血管过度收缩	舒张血管
低	正常	心功能不全或血容量不足	补液试验*

*补液试验：取等渗盐水250ml于5～10分钟内静脉滴入，若血压升高而CVP不变，提示血容量不足；若血压不变而CVP升高3～5 cmH₂O，提示心功能不全。

2. 改善组织灌注　采取**休克体位，头和躯干分别抬高20°～30°，下肢抬高15°～20°**；使用抗休克裤时，抗休克裤充气后在腹部与腿部加压，使血液回流入心，并控制腹部和下肢出血。休克纠正后，从腹部开始慢慢放气，每15秒测1次血压，如血压下降超过5mmHg，停止放气，并重新注气；使用血管活性药物时，应从**低浓度、慢速度开始**，防止药液外渗，血压平稳后，**逐渐降低浓度、减慢速度后撤药**。发现穿刺部位发生红肿、疼痛，应立即更换穿刺部位，患处用0.25%普鲁卡因局部封闭，防止发生皮下组织坏死。心功能不全者，遵医嘱给予增强心肌功能药物。

3. 维持有效气体交换　严密监测呼吸功能，必要时给予吸氧，保持呼吸通畅，呼吸困难严重者，行气管插管或切开，尽早使用呼吸机辅助呼吸。

4. 维持体温正常　密切监测体温，每 **4 小时**测量 1 次；保持室温在 20℃ 左右，加盖棉被或毛毯进行保暖，**切忌应用热水袋、电热毯等进行体表加温**，以免引起烫伤、增加局部组织耗氧量而加重缺氧，不利于纠正休克；输血前将**库存血复温后再输入**；高热者，应给予物理降温，必要时药物降温。

5. 预防感染　严格按照无菌原则执行各项操作、遵医嘱合理应用抗生素、避免继发感染。

6. 预防意外受伤　对于烦躁、意识不清的患者，加床旁护栏，防止坠床；必要时，四肢约束固定，避免病人将输液管或引流管拔出。

第 4 单元　多器官功能障碍综合征病人的护理

【复习指南】本部分内容历年常考，急性呼吸窘迫综合征及急性肾衰竭应重点复习。急性呼吸窘迫综合征和急性肾衰竭的临床表现、护理措施应熟练掌握；病因病理、辅助检查及治疗要点应掌握。弥散性血管内凝血的治疗和护理要点应熟练掌握；病因和病理应掌握。多器官功能障碍综合征的病因、临床类型和预防应掌握。

一、概述

多器官功能障碍综合征（MODS）是指机体在严重创伤、休克、感染等急性损伤因素作用超过 24 小时后，同时或序贯出现 2 个或 2 个以上系统或器官的可逆性功能障碍。

1. 病因　任何能够引起全身炎症反应的疾病均可引发多器官功能障碍综合征（MODS）。最常见病因为感染，如肺部感染、腹腔脓肿等；非感染因素包括严重创伤、心搏骤停复苏后、休克、急性中毒等。此外，大量输血、慢性疾病、营养不良也是造成 MODS 的高危因素。机体对严重损伤的典型反应过程表现为：损伤→全身性炎症反应综合征→脓毒症→严重脓毒症→脓毒性休克→多器官功能障碍综合征→多器官功能衰竭。

2. 临床类型　**一期速发型**：原发急症发病 24 小时后出现两个或多个器官功能障碍。**二期迟发型**：一个重要器官或系统出现功能障碍后，经一段近似稳定期后，继而又发生多器官系统功能障碍。多器官功能衰竭中最常见的器官是**肺**。

3. 预防

（1）处理急症应根据病情的轻重缓急，全面监测并客观衡量病情变化。

（2）积极改善各器官、系统的功能、微循环血供，避免诱发或加重某些器官或系统的病变。

（3）防治感染，纠正水、电解质、酸碱失衡。

（4）全身营养支持。

（5）积极治疗原发急症，阻断病理连锁反应。

二、急性呼吸窘迫综合征（ARDS）

急性呼吸窘迫综合征（ARDS）是急性肺损伤的严重阶段，是一种临床上以**进行性呼吸困难和难以纠正的低氧血症**为特征的急性呼吸衰竭。

1. 病因病理

（1）病因：①肺内因素，吸入胃内容物或毒气、肺挫伤、淹溺、重症肺炎等；②肺外因素，各型休克、败血症、严重的非胸部创伤、药物或麻醉品中毒等。

（2）病理：疾病或损伤引起肺泡和（或）肺血管内皮损伤，在介质和炎症因子作用下，肺间质和肺泡水肿，肺顺应性降低，造成换气功能受损严重的低氧血症。

2. 临床表现　通常在严重创伤、感染后突然发病，表现为呼吸困难、发绀、烦躁、憋气严重且一般氧疗无法改善。进行性呼吸困难及顽固性低氧血症为其临床特征，但早期体格检查时除呼吸音稍弱外，肺内常无明显变化。依据病程变化分为以下 3 期。①初期：病人出现呼吸困难，气促，有窘迫感，常规给氧方法无法缓解症状，动脉血氧分压下降。②进展期：病人呼吸困难逐渐加重，发绀，听诊双肺闻及中小水泡音，呼吸音变化，可有管状呼吸音，伴有呼吸性及代谢性酸中毒。③末期：病人深度昏迷，缺氧更为严重，酸中毒症状明显加重，可伴有心律失常。

3. 辅助检查

（1）动脉血气分析：$PaO_2 < 8kPa$（60mmHg），$PaCO_2 < 4.7kPa$（35mmHg）。

（2）X 线：早期无异常或肺纹理增多，进展期出现双肺斑点状或大片状浸润阴影，末期出现肺间质纤维化表现。

4. 治疗要点

（1）**快速纠正低氧血症，改善肺泡换气功能**：主要方法为**机械通气**，选用呼气末正压通气（PEEP）和小潮气量通气治疗。

（2）**维持有效循环，防止液体过量**：准确记录出入量，以较低的循环容量维持机体有效循环，防止肺水肿的发生。

（3）抗感染治疗：全身严重感染及肺部感染会诱发 ARDS，或使已发生的 ARDS 病情加重，因此抗感染治疗非常重要。

（4）充足的营养支持：ARDS 时机体处于高代谢状态，需要补充足够的营养。

5. 预防　危重病人做好肺部护理，控制输液速度，防止肺水肿；避免高浓度氧气的长期吸入。避免输入大量库存血引发 DIC。

6. 护理措施

（1）**呼吸道护理**：保持呼吸道通畅是呼吸道护理的关键。①密切评估病人的呼吸状况，及时清理呼吸道分泌物。②叩背，指导病人有效咳嗽和深呼吸，勤更换体位，每 2 小时 1 次。吸痰过程中注意氧气供给，密切监测病人的生命体征及血气分析结果。气管插管和气管切开是常用的**人工气道**方法，应保持气道湿化，封闭气管内插管或气管切开管的气囊压力应维持在 $20cmH_2O$，正常保持充气状态。

（2）**维持循环功能**：持续监测病人心率、血压、尿量变化，监测中心静脉压，并依据其变化合理补液。

（3）营养支持与**预防感染**：经肠外或鼻胃管提供营养，严格执行无菌操作。**气管插管每天更换位置，气管切开处每日换药**，注意预防感染。

（4）心理护理：给予病人鼓励与支持。

三、急性肾衰竭

急性肾衰竭是多种原因引起的短时间内（数小时至数周）肾功能急剧下降而出现的临床综合征。

1. 病因病理

（1）病因：急性肾衰竭按病因分为肾前性、肾性和肾后性 3 种。①肾前性：主要因脱水、休克、出血等血容量减少或心排血量减少引起；②肾性：为肾实质病变引起，常见的原因包括急性肾小管坏死、急性间质性肾炎、肾小球或肾微血管疾病、肾大血管疾病等。③肾后性：系尿路梗阻所致，常见病因有前列腺增生、输尿管结石、腹膜后肿瘤压迫等。

（2）病理：因病变严重程度不同，病理改变有明显差异。缺血性急性肾衰竭光镜检查可见肾小管上皮细胞片状和灶性坏死。

2. 临床表现

（1）少尿或无尿期：可持续 7 ～ 14 天，病人表现为尿少或无尿（正常人 24 小时尿量＜ 400ml 为少尿，＜ 100ml 为无尿）、尿比重低且固定在 1.010 ～ 1.014，尿中可见蛋白、红细胞和管型，伴有恶心、呕吐、烦躁、意识障碍、出血倾向、感染等表现，其中感染是少尿期常见且严重的并发症，此外，可有水中毒、高钾血症、低钠血症、代谢性酸中毒等电解质和酸碱平衡失调表现，高钾血症、感染是肾衰竭病人早期常见死亡原因，同时，高钾血症也是急性肾小管坏死（ATN）中最严重的并发症之一，可导致心律失常，严重者发生心室颤动或心搏骤停。

（2）多尿期：病人每日尿量＞ 400ml，最多可达 3000ml 以上。此期一般持续 1 ～ 2 周，多尿期早期肾功能未恢复，仍有氮质血症、高钾血症，但后期则可转为低钾血症。此期患者出现体重减轻、内环境紊乱、抵抗力降低，易继发感染。

（3）恢复期：病人血肌酐、尿素氮开始逐步下降，尿素氮值稳定后即进入恢复期，常需 3 ～ 6 个月恢复正常，部分病人遗留不同程度的损伤或转化为慢性肾衰竭。

3. 辅助检查

（1）血液检查：可有轻、中度贫血，血尿素氮、肌酐呈进行性升高。血清钾高于 5.5mmol/L，pH ＜ 7.35；血钠正常或偏低，血钙、血氯降低，血清磷升高。

（2）尿液检查：外观多浑浊，尿色深，尿蛋白定性（＋ ～ +++），呈酸性尿；尿比重多在 1.015 以下，且固定。尿沉渣镜检可见肾小管上皮细胞、颗粒管型、上皮细胞管型及少量红细胞、白细胞。

4. 治疗与护理要点

（1）少尿期或无尿期

①严密观察病人的意识及生命体征。

②严格限制入液量，并准确记录液体出入量，补液原则："量出为入，宁少勿多"。每日大致入液量可按前一天尿量加 500ml 计算。理想体重控制标准为每天减轻 0.5kg，血清钠应维持在 130mmol/L 以上，中心静脉压正常，无肺水肿、脑水肿、心功能不全等并发症发生。

③肾功能监测：留置导尿，准确记录尿量及监测尿比重，监测各项肾功能、血清电解质，找到电解质失衡的原因并及时纠正。

④控制饮食：急性肾衰竭病人的血肌酐升高，在少尿期 3 天内，不宜摄入蛋白质，禁食含钾的食物，如白菜、橘子、香蕉等。少尿期 3 ～ 4 天之后，可适当摄入少量的蛋白质，但仍严禁摄入含钾食物或药物。由于机体处于高分解代谢状态，应给予低蛋白 [0.8g/（kg·d）] 饮食以充足热量、高维生素、优质蛋白如肉、蛋、奶等为主；不能进食者可用鼻饲或肠外营养。

透析治疗期间可适当补充蛋白质。

⑤维持电解质平衡，纠正高血钾、酸中毒。密切监测血钾浓度，如出现高血钾（超过5.5mmol/L），应及时通知医生协助处理。

⑥预防感染：合理应用抗生素，做好呼吸道及留置导尿的护理。

⑦透析护理：常用方法有**血液透析**和**腹膜透析**。透析治疗时严格执行无菌操作。血液透析时：a.保持体液平衡，准确记录每小时出入量，监测电解质变化并调整每小时的置换液量；b.监测凝血时间及血小板功能，及时发现出血倾向，并调整肝素用量；c.动、静脉管道的护理，保持管路通畅，防止打折、堵塞，保证三通管的位置正确，预防并控制感染，穿刺处每日换药。

（2）多尿期：①准确记录出入量，合理补液，若体重每日增加0.5kg以上，提示补液过多。②监测血钾、血钠，维持电解质平衡。③预防感染，合理应用抗生素。④加强营养支持，增强病人抵抗力。

（3）恢复期：此期持续较长，加强营养，摄入易消化的高蛋白饮食，避免接触各种肾毒性的物质，避免劳累、定期复查。

四、弥散性血管内凝血

弥散性血管内凝血（DIC）是由多种致病因素作用于机体凝血系统，引起全身性出血、微循环障碍甚至多器官功能衰竭的一种临床综合征。

1. 病因病理　最常见的病因为**感染性疾病**；另外，手术及严重创伤，如大面积烧伤；恶性肿瘤；病理产科，如胎盘早剥、羊水栓塞；休克等可促使DIC形成。

弥散性血管内凝血病理上分为高凝期、消耗性低凝期、继发性纤溶亢进期3期。正常情况下，血管内有纤维蛋白形成，纤维蛋白溶解酶通过裂解使纤维蛋白溶解，以此保持血管通畅。在上述病因作用下，凝血因子被激活，外源或内源性凝血途径启动，导致弥散性微血栓形成，随后纤溶系统激活，继发纤溶亢进，形成过多的纤维蛋白，已形成的微血栓不能及时溶解，即可发生DIC。

2. 治疗与护理要点

（1）**治疗原发病**是DIC治疗的关键措施，若原发病不能控制，极易导致治疗失败。

（2）及时纠正同时存在的血容量减少、缺氧、休克等症状，以提高治疗效果。

（3）肝素，DIC早期（高凝期）首选抗凝疗法；低凝血期时，应用肝素并补充凝血因子；根据治疗反应调整应用剂量。当肝素使用过量时，可静脉滴注鱼精蛋白中和或输新鲜血液。

肝素应用注意事项：①用药前需先测定凝血时间，用药后2小时再次测定。若凝血时间＜12分钟，提示肝素用量不足；若＞30分钟，则提示过量，凝血时间在20分钟左右，提示肝素用量合适；②密切观察有无过敏反应发生，轻者出现鼻炎、流眼泪和荨麻疹等，严重者可发生支气管痉挛，甚至过敏性休克；③肝素应用过量会引起消化道、泌尿系等出血，此时需用等量鱼精蛋白进行拮抗，注射鱼精蛋白时速度宜慢，避免抑制心肌而引起血压下降、心动过缓和呼吸困难等。

（4）抗血小板药物治疗时可单独使用，也可与肝素合用，增强疗效，降低停药后血栓发生率。

（5）补充血小板和凝血因子，适用于基础病变及抗凝治疗后，DIC仍未能有效控制者。

（6）抗纤溶药物，适用于继发性纤溶亢进为主的DIC晚期病人。

第 5 单元　麻醉病人的护理

【复习指南】本部分内容历年必考，吸入麻醉、静脉麻醉及其护理应重点复习。全身麻醉的吸入麻醉、静脉麻醉及其护理，局部麻醉药物中毒及局部麻醉的护理、硬脊膜外麻醉及其护理、围麻醉期护理和术后并发症及处理要求，均应熟练掌握；静脉复合麻醉、蛛网膜下腔阻滞、麻醉术后镇痛方法应掌握。

一、概述

1. **麻醉目的**　通过药物或其他方法，使病人整个或部分机体暂时失去感觉，达到无痛的目的。麻醉的主要作用有镇痛、医疗检查、控制性降压等。

2. **分类**　根据麻醉作用部位和所用药物的不同，分为以下几类。

（1）**全身麻醉**：简称全麻，是目前临床上最常用的麻醉方法。麻醉药经呼吸道吸入或静脉、肌内注射到人体，使中枢神经产生一过性抑制，出现意识消失、无痛、遗忘、一定程度的肌松弛和反射抑制，包括吸入麻醉和静脉麻醉。

（2）**局部麻醉**：简称局麻，麻醉药作用于周围神经系统，使身体某一部位的痛觉消失，出现运动障碍，但病人神志清醒。根据阻滞部位不同分为神经及神经丛麻醉、区域阻滞麻醉、局部浸润麻醉和表面麻醉。

（3）**椎管内麻醉**：包括蛛网膜下隙阻滞和硬脊膜外阻滞。

（4）**复合麻醉**：包括静吸复合麻醉、全麻与非全麻复合麻醉等。

（5）**基础麻醉**：麻醉前使病人进入类似睡眠状态，利于后续麻醉处理。

二、全身麻醉

1. **吸入麻醉**　将麻醉药经呼吸道吸入肺内后经肺泡毛细血管进入血液循环，作用于**中枢神经系统**产生全身麻醉效应，称为吸入麻醉。常用的吸入麻醉药有氧化亚氮（笑气）、七氟烷、恩氟烷、异氟烷等。**阿托品可减少呼吸道分泌物，是吸入性麻醉必不可少的术前用药。**

2. **静脉麻醉**　将麻醉药经静脉注入，通过血液循环作用中枢神经系统产生和维持全身麻醉的方法，称为静脉麻醉。优点是诱导速度快、对呼吸道无刺激、操作简便、作用时间短。缺点是麻醉深度不容易调节，无肌肉松弛作用，故临床上多用于吸入麻醉前的诱导或单纯用于小型手术。常用药物有硫喷妥钠、氯胺酮和丙泊酚（异丙酚）等。其中氯胺酮有使眼压、颅内压升高的不良反应，因此，有颅内压增高、高血压、严重冠心病的病人慎用。

3. **复合麻醉**　为弥补单一的麻醉药及方法的不足，用 2 种或 2 种以上麻醉药物或方法，取长补短，以达到最佳麻醉效果。

4. **全身麻醉的护理**

（1）麻醉前护理：吸入麻醉前应特别评估病人呼吸道和呼吸功能，有呼吸道疾病者应及时治疗。评估病人既往史，特别是吸烟史。遵医嘱术前用药，禁食、禁水等。

（2）麻醉中护理：巡回护士协助麻醉师观察病人生命体征变化，执行医嘱，预防并处理术中并发症。

（3）麻醉恢复期的护理：①密切观察生命体征，每 15 ～ 30 分钟测 1 次血压、脉搏、呼吸，直到病人完全清醒。能够认清事物和正确回答问题标志麻醉病人完全清醒。②维持呼吸功能，**术后去枕平卧位，头偏一侧**，防止呕吐、误吸引起窒息。常规给氧，预防呼吸抑制、气道梗阻、舌后坠（病人可出现鼾声）、误吸、肺不张、肺炎等呼吸系统并发症。③维持循环功能。④注意保暖。⑤适当约束，防止发生意外。⑥清醒后，非消化道手术病人无恶心、呕吐即可进食；消化道手术病人，需禁食24～48小时，待肠蠕动恢复、肛门排气后开始少量流质饮食。

三、椎管内麻醉

1.蛛网膜下隙阻滞　简称**腰麻**，将局麻药注入蛛网膜下腔，作用于脊神经根，适用于2～3小时内下腹、盆腔及肛门会阴等部位手术。蛛网膜下腔阻滞术后并发症有**头痛**，发生率为**4%～37%**，多发生在麻醉消退后的**6～24小时**，**主要因腰椎穿刺时刺破硬脊膜及蛛网膜，脑脊液漏出，引起颅内压下降和颅内血管扩张刺激所致**；此外，还可发生尿潴留，粘连性蛛网膜炎。

2.硬脊膜外阻滞　又称硬膜外麻醉，将局麻药注入硬脊膜外间隙，阻滞脊神经根，使其所支配躯干的某一节段产生麻醉作用。硬膜外麻醉通常采用连续给药法，可根据手术需要分次给药。适用于各种腹部、腰部、下肢手术。

3.椎管内麻醉的护理

（1）一般护理：**腰麻后去枕平卧6～8小时**，硬膜外阻滞平卧**4～6小时**，不必去枕；密切观察病人的意识及瞳孔变化，及时发现脑疝的前驱症状；监测生命体征直到平稳；给予心理护理。

（2）并发症的预防和护理

①蛛网膜下腔阻滞：术中常见并发症有血压下降（原因为脊神经被阻滞后血管扩张）或心率减慢、恶心、呕吐、呼吸抑制。血压下降者可加快输液速度，必要时用麻黄碱；呼吸抑制一旦发生，立即行气管插管。术后常见并发症有头痛和尿潴留。**术后常规去枕平卧6～8小时可预防头痛的发生**，指导病人床上排尿，必要时留置导尿可预防尿潴留发生。

②硬膜外麻醉：术中并发症包括全脊髓麻醉、局麻药毒性反应、血压下降和呼吸抑制，**其中最危险的并发症是全脊髓麻醉**，其原因是麻醉药进入蛛网膜下腔，引起呼吸困难、血压下降、意识模糊或消失，一旦发生，应立即停药，行面罩正压通气；血压下降处理同蛛网膜下腔阻滞；使用小剂量低浓度局麻药可减轻呼吸抑制。术后常见并发症有脊神经根损伤、硬膜外血肿等，出现血肿的病人，及早穿刺抽除血液、清除血肿。

四、局部麻醉

简称局麻，将局麻药应用于身体局部组织，阻断该部位感觉神经传导，而运动神经完好或有不同程度阻滞状态。

1.常用局麻药　普鲁卡因、丁卡因、利多卡因等。

2.常用局麻方法　根据注射的神经所在部位分为5类。

（1）表面麻醉：用于**黏膜和浅表部位**的手术或检查。对于滴入眼部及注入尿道者，由于局麻药较长时间与黏膜接触，宜用低浓度或小剂量，防止吸收过快引起全身中毒。表面麻醉常用局麻药为0.5%～1%丁卡因或2%～4%利多卡因。

（2）局部浸润麻醉：用于各种浅表部位的手术，沿手术切口线分层注入局麻药，阻滞局部神经末梢，感染及癌肿部位禁用。常用局麻药为0.5%普鲁卡因或0.25%～0.5%利多卡因，加入适量肾上腺素，可减缓药液吸收，延长作用时间。

（3）神经及神经丛阻滞：将局麻药注入某神经干、丛、节的周围，阻滞该区域神经传导，产生麻醉作用。

（4）区域阻滞：适用于局部肿块切除术，如乳腺良性腺瘤切除术。

3.局麻药毒性反应的原因与护理

（1）原因：①局麻药过量；②误入血管；③注射部位血管丰富或未加肾上腺素导致吸收过快；④药物相互作用，如同时使用两种局麻药却未减量；⑤病人全身情况差，机体耐受力降低。

（2）症状：主要为中枢神经及心血管系统的表现。中枢神经毒性表现为口唇舌麻木，头晕耳鸣、视物模糊等；心血管毒性表现为传导阻滞，出现心律失常、血压下降，甚至心脏停搏。

（3）护理：①一旦发生，立即停药，氧气吸入，加强通气，必要时气管插管；②循环功能支持，如尽早使用升压药，心跳骤停时应立即心肺复苏；③抗惊厥，静脉注射地西泮（安定）5～10mg，抽搐者加用 2.5% 硫喷妥钠缓慢静脉注射。

（4）预防：①一次用药不超过限量；②注药前抽回血；③根据病人情况及部位确定用药量；④如无禁忌，局麻药内可加适量肾上腺素减缓药液吸收；⑤麻醉前给予苯二氮䓬类或巴比妥类药物，减少局麻药中毒反应的发生。

4.局部麻醉的护理

（1）加强局麻药毒性反应的观察：病人若有不适，及时就诊。

（2）用药护理：为避免局部毒性反应的发生，局麻药应遵循的使用原则是**最小有效剂量和最低有效浓度**；全身不良反应包括高敏、变态、中枢神经毒性反应、心脏毒性反应，一旦出现，立即停药，及时治疗。

五、围麻醉期护理

1.麻醉前准备　评估病人病情和麻醉耐受力，解答病人疑问，缓解病人焦虑紧张的情绪。成人遵医嘱禁食 8～12 小时、禁饮 4～6 小时。做好麻醉设备、用品及药品的准备。

2.术前用药

（1）目的：①**镇静、催眠**，使病人情绪稳定，减轻焦虑、恐惧；②**抑制腺体分泌**，保持呼吸道通畅，减少唾液和腺体分泌，预防术后肺部并发症；③**抑制不良反射**，对抗某些麻醉药的毒副作用和一些不良神经反射；④**镇痛**，缓解疼痛，增强麻醉镇痛效果。

（2）常用药物：①**镇静药和催眠药**，如巴比妥类，苯二氮䓬类等，麻醉前用药一般为术前 30 分钟肌内注射；②**抗组胺药**，常用药物为异丙嗪；③**镇痛药**，常用药物为吗啡、哌替啶等；④**抗胆碱能药**，如阿托品、东莨菪碱等。

（3）给药方法：一般术前晚应用催眠药，术前 3 分钟选用抗胆碱药和其他类药物各一种配伍，肌内注射。

3.麻醉恢复期护理

（1）密切监测病情：监测生命体征，血压易波动，发现异常，及时处理；监测意识和肌力，全麻苏醒后意识、肌力恢复，可根据指令睁眼、开口；上肢可抬高 10 秒以上是肌力恢复指标；监测术后出血情况。

（2）常规吸氧，保持呼吸道通畅，防止口腔内呕吐物和气道内分泌物误吸。

（3）其他：提高室温，注意保暖，保持各管道通畅；保持床铺干燥、清洁；帮助病人翻身、按摩受压部位，预防压疮，病人可出现躁动，抬高床档，防坠床。

六、术后镇痛

1. **方法** ①传统方法。需要时肌内注射吗啡或哌替啶等阿片类镇痛药。②现代疗法。a.镇痛泵持续镇痛；b.病人自控镇痛。包括病人自控静脉镇痛、自控皮下镇痛、自控硬膜外镇痛等方法。

2. **并发症及处理**

（1）恶心呕吐：避免长时间禁食、适量使用止吐药，甲氧氯普胺可促进胃肠运动，同时减轻恶心呕吐及胃潴留，条件允许可采用针灸穴位改善症状。

（2）呼吸抑制：阿片类药物会降低病人的呼吸频率及幅度，使用时应加强呼吸的监测，一旦有呼吸抑制，立即处理。

3. **护理措施** 监测并准确记录术后病人的生命体征变化。及时评价镇痛效果。镇痛效果不理想或病人需调整剂量时，与麻醉医师联系。密切观察有无麻醉后并发症。一旦出现呼吸抑制、心搏骤停等紧急情况，应立即抢救。

第6单元　复苏病人的护理

【复习指南】本部分内容历年必考，应重点复习。心跳、呼吸骤停诊断，心肺复苏的初期复苏和二期复苏及脑复苏后的治疗和护理，均应熟练掌握。

一、概述

1. **心跳、呼吸骤停的原因** ①突发事故，以重度创伤最为常见；②循环及神经系统疾病，如冠心病、急性心肌梗死、脑出血等，其中冠心病是猝死的最常见原因；③麻醉、手术意外及各种原因导致的呼吸停止；④严重的电解质与酸碱平衡失调，如血钾过高或过低、严重酸中毒等；⑤其他，如药物过敏、中毒等。

2. **心跳、呼吸骤停的类型**

（1）停搏：心室停搏，心室无电活动，心电图呈一条直线。

（2）心室颤动：心室肌发生快速、不规则、不协调的颤动，心电图可见大小不等、形态各异的颤动波。

（3）无脉性电活动：心电图表现为不同种类或节律的电活动，但常常测不到脉搏。

（4）无脉性室性心动多速：出现连续3个或3个以上的室性期前收缩，QRS波群形态畸形，ST-T波方向与QRS主波方向相反，是心室颤动猝死前的常见波形。

3. **心搏呼吸骤停的临床表现与诊断**

（1）意识突然丧失。

（2）大动脉（颈动脉或股动脉）搏动消失。

（3）呼吸停止。

（4）面色苍白或发绀。

（5）瞳孔散大、固定。只要具备3项即可诊断。判断必须迅速准确，心搏骤停出现最早且可靠的临床征象是**意识丧失伴大动脉搏动消失**。成人检查颈动脉搏动，儿童可检查肱动脉。检查时间不应超过 10 秒，如果 10 秒内没有明确测到脉搏，应开始心肺复苏。

当心跳呼吸停止后，短时间内机体的细胞还有代谢功能，称为临床死亡，及时抢救仍有回生希望。复苏的目的不仅是恢复患者的自主心跳和呼吸，更主要是恢复中枢神经系统的功能，减轻脑损伤。大脑缺血缺氧超过 **4～6 分钟**，脑组织即可遭受不可逆的损害。因此心搏骤停后必须争分夺秒，在 **5 分钟** 内建立人工呼吸和人工循环，迅速有效地恢复器官的血液灌注和供氧。

二、心肺复苏

心肺复苏原则上越早越好，黄金时间是心跳呼吸骤停后 4～6 分钟。

1. 初期复苏（C、A、B 基本步骤复苏）

（1）**胸外按压（C）**：对胸骨下段有节律的按压，现场抢救多采用此法。方法：病人仰卧在硬质平板上，头部位置尽量低于心脏，下肢抬高以利静脉血回流，抢救者采取跪式或脚凳立于病人一侧。按压部位在胸骨下段，两乳头连线之间的胸骨处。双手掌根部相叠，手指交叉紧扣，手指尽量向上翘，两臂绷紧伸直按压，使胸骨下陷至少 **5cm**，频率至少 **100 次/分**。心脏按压应与人工呼吸相结合。两人操作与单人操作均每次按压 30 次吹气 2 次（30：2）。小于 8 岁以下儿童按压用单手掌根按压胸骨中段，深度至少为胸廓前后径的 1/3，婴儿大约 4cm，新生儿用两拇指按压胸骨中点，下压深度为 1～2cm，按压频率为 100～120 次/分。

（2）**开放气道（A）**：维持气道通畅是复苏的关键。安置病人仰卧于地上或硬板上，取仰头抬颏或托颏法使呼吸道处于通气的最佳位置，同时清理病人口、鼻腔内的异物。

（3）**人工呼吸（B）**：最及时、有效的方法是口对口人工呼吸，即抢救者一手捏住病人鼻孔，另一手托下颌使病人口唇张开，气道通畅，捏闭患者口鼻，深吸气后紧贴病人口部用力缓慢吹气，首次人工通气为 2 次，见到胸廓有明显起伏，如自主循环存在，人工呼吸频率为 10～12 次/分。

复苏成功的标志：颈动脉出现搏动；收缩压＞8kPa（60mmHg）以上；瞳孔由散大开始回缩；面色及口唇转为红润；自主呼吸出现，甚至出现意识恢复。

2. 二期复苏

（1）内容包括：输血、输液、用药、控制气道、人工通气及循环支持。

（2）复苏常用药物：迅速建立静脉通路或骨内通路给药，或可用气管内、心内直接给药。常用药物：①**肾上腺素**，是心脏复苏的首选药，能收缩外周血管，升高血压，并使电除颤易于生效，心肺复苏成功后，应维持血压略高水平，常规吸氧，保证心脑灌注及用氧需求。每次剂量为 1.0mg 静脉或骨内推注，必要时每 3～5 分钟重复 1 次。②**阿托品**，可减弱心肌迷走神经反射，促进心房和房室结的传导，加快心率，适用于心动过缓的病人。用量每次 0.5mg 静脉推注，每隔 3～5 分钟可重复一次，最大总量 3mg。③**利多卡因**，是抗心律失常的首选药，有治疗心室颤动的作用。首量 1～1.5m/kg 体重，静脉推注，必要时以 3mg/min 的速度静脉滴注。④**碳酸氢钠**，复苏初期不是首选药，仅作为纠正代谢性酸中毒的首选药物，一般主张静脉均匀输注。⑤**呼吸兴奋药**，如洛贝林、尼可刹米等，待心跳恢复后静脉给药，以免引起中枢衰竭。

三、脑复苏与复苏后护理

1. 脑复苏及护理　心搏骤停后易出现**脑缺氧和脑水肿**，是造成病人死亡的最常见原因。脑复苏的主要措施如下。

（1）低温：将体温降至 32～34℃ 为宜，可减少脑组织耗氧量。降温不宜太低，低温维持 **12～24 小时**。降温时应先用药物降温，再用物理降温。复温应先逐渐撤除冰袋等物理降温措施，再逐渐停用辅助药物。

（2）脱水疗法：常用 **20% 甘露醇**，每次 125～250ml，联合呋塞米、地塞米松等静脉内快速（**15～30 分钟**）滴注。

（3）激素治疗：常用地塞米松或氢化可的松，用药期间注意感染征象。

（4）高压氧治疗。

（5）镇静解痉：因癫痫可增加耗氧量。

2. 脑复苏后的治疗与护理

（1）维持正常呼吸形态：及时清理呼吸道分泌物，保持呼吸道通畅，常规吸氧。

（2）防治肾衰竭：**维持循环稳定**，保证肾的灌流量是最有效的办法。复苏后密切监测尿量。

（3）维持有效循环：维持循环功能稳定，可保证重要器官如**心和脑的灌流量**。复苏后血压应维持在略高水平，因血压过低会影响心脑供血，血压过低时注意观察是否存在血容量不足表现，应格外警惕再次出现心搏、呼吸停止。

（4）预防并发症：①预防感染，复苏后病人需遵医嘱合理使用抗生素；②增加营养摄入，不能进食者可采用 TPN，待胃肠功能恢复正常后可鼻饲流质饮食；③体位护理，头部抬高 10°～30°，以利于静脉回流；勤翻身预防压疮；④注意观察有无神经系统的变化。

第7单元　外科重症监护（ICU）

【复习指南】本部分内容历年偶考，重症病人血流动力学监测和护理应重点复习。重症病人血流动力学监测和护理应熟练掌握；呼吸功能和其他系统及脏器功能的监护，ICU 的设置、仪器设备及收治对象应掌握。

一、概述

1. ICU 的设置及仪器设备

（1）ICU 的设置应根据医院规模、病种、技术及设备等条件而定。一般病床在 500 张以下的综合性医院可设综合性 ICU，为各专科服务，其床位数可占医院总病床数的 2%～8%；500 张床位以上的医院应开设专科 ICU；专科医院，如心脏外科、脑外科，其 ICU 床位可按比例适当增加。一个 ICU 设立 **6～8 张床为宜，病床之间距离应 >1m**，多采用分隔式或开放式病室，至少配置 1～2 个单间病室。

（2）ICU 的基本设备仪器：包括设备带、病床、监护系统、呼吸机、注射泵、多功能监测仪、血气分析仪、心电图机、除颤器、输液泵、心肺复苏抢救设备、信息管理系统、辅助检查设备等。

2. ICU 的人员结构及要求　重症监护病房人员要求有较丰富的专科工作经验，能够对多种危重病及突发病的病情变化全面掌控，又要有成熟的应变能力和处理能力，并熟练掌握 ICU 各种仪器的使用。ICU 医生与病人的比例 **0.8：1** 以上，护士与病人的比例 **（2.5～3）：1** 以上。合格的 ICU 护士应具备的条件有：①专业技术，经过 ICU 培训熟练掌握各项重症监护的专业技术；②具有独立工作和处理应急问题的能力；③身体健康、较强的责任心、准确的判断力及工作沉着冷静、动作敏捷；④理论知识，掌握重要脏器和系统疾病的护理理论，通过相应考核。

3. ICU 收治对象外科所有危重症患者　①术后重症或年龄较大的病人，术后有可能发生意外的高危病人；②严重的多发伤、复合伤；③物理、化学因素导致危急病症者；④有严重并发症的心脑血管急症；⑤全身麻醉后及其他麻醉术中曾出现麻醉中毒的严重创伤病人；⑥严重水、电解质、酸碱失衡的病人；⑦各种原因引起的大出血、昏迷、抽搐等器官系统功能不全者；⑧脏器移植术后需加强护理者；⑨心肺脑复苏后需较长时间支持者等。

二、重症病人的监测和护理

1. 血流动力学监测　包括无创血流动力学监测和有创血流动力学监测，可以对循环系统血液运行的规律进行定量、动态、连续的测量和分析，特别是有创血流动力学监测，可以实时反映病人的循环状态。基础监测包括持续心电图、血压、脉搏及血氧饱和度监测。

（1）心电图：①持续观察心电活动；②监测心率、心律变化，发现有无心律失常；③观察心电波形变化；④监测药物对心脏的影响；⑤判断起搏器的功能。

（2）血压：用多普勒效应无创血压计连续监测血压为宜。

（3）脉搏：脉搏的节律、脉率、强弱、充盈度、血管壁弹性可反映外周循环状况。

（4）平均动脉压（MAP）：是指心动周期的平均血压值，正常 10.9～13.6kPa。平均动脉压 = 舒张压 +1/3（收缩压—舒张压）。

（5）**中心静脉压（CVP）：正常值 0.49～1.18kPa（5～12cmH$_2$O）**，是腔静脉与右心房交界处的压力，反映右心前负荷。CVP 过低表示血容量严重不足，应给予充分补液；CVP 过高提示液体输入量过多或心功能不全。

（6）肺动脉楔压（PAWP）：正常值为 0.8～1.6kPa。当 PAWP＞2.4kPa 时，说明左心功能不全；PAWP＜0.8kPa 表示心脏前负荷降低。

（7）心排血量：是指每分钟射血量，是反映左心功能最重要的指标。

（8）心脏指数：正常值为 2.8～4.2L/（min·m^2），反映心肌收缩力。

2. 血流动力学监测静脉置管病人的护理

（1）心理护理：病人缺少对静脉置管术的认知与了解，操作前，需向病人详细介绍操作目的、过程及配合方法，消除病人顾虑，更好配合操作。

（2）预防感染：严格按照无菌原则进行操作；导管穿刺点周围需定期更换无菌敷料，若敷料被浸湿或污染立即更换。

（3）妥善固定并保持管腔通畅：妥善固定导管及各连接处，防止导管脱出引起出血或空气进入。

（4）中心静脉导管（CVP）的护理：每日更换输液管道，并准确记录 24 小时出入量；不可在置管处进行输液、静脉采血等操作。

（5）拔管后护理：局部加压固定后用敷料覆盖，必要时沙袋压迫 6～8 小时，拔管后的 24 小时内，注意观察局部有无渗血及肢体肿胀等情况发生。

3.呼吸功能的监测

（1）潮气量（VT）：是指平静呼吸时，一次吸入或呼出的气体容量，正常值为 8 ～ 12ml/kg，男性略大于女性，是呼吸容量测定中最常用的指标之一。

（2）肺活量：是指平静时，一次呼吸末吸气至不能吸为止，然后呼气至不能再呼出为止的有效气体容量。正常值 65 ～ 75ml/kg。主要用于判断肺和胸廓的膨胀度。

（3）生理无效腔容积（VD）：是解剖无效腔与肺泡无效腔的容积之和。VD/VT 的比值反应通气效率。

（4）肺内分流量：正常人分流值为 3% ～ 5%。

（5）常用血气分析指标

①血 pH：正常值 **7.35 ～ 7.45**，是监测酸碱平衡的主要指标。

②动脉血氧分压（PaO_2）：正常值 **80 ～ 100mmHg**。PaO_2 < 60mmHg 可诊断低氧血症。

③动脉 CO_2 分压（$PaCO_2$）：正常值 **35 ～ 45mmHg**。$PaCO_2$ > 50mmHg 是判断呼吸衰竭的必要条件。

④动脉血氧饱和度（SaO_2）：正常值 0.96 ～ 1，反映血液中血红蛋白浓度。

⑤标准碳酸氢盐（SB）和实际碳酸氢盐（AB）：若 AB < SB，即 PaO_2 < 5.3kPa，提示有过度换气；若 AB > SB 即 PaO_2 > 5.3kPa，提示有 CO_2 潴留。

4.其他系统及脏器功能的监护

（1）中枢神经系统监测：①生命体征；②瞳孔；③意识状态；④颅内压监测、脑电图、脑血流率图等；⑤肢体活动、语言、视听等。

（2）肝功能监测：包括意识、黄疸、腹水、血清胆红素、血清白蛋白、球蛋白、血氨及谷丙转氨酶监测。

（3）肾功能监测：包括尿量、尿比重、尿常规检查、肌酐、尿素氮、尿蛋白定量分析、代谢废物清除率等。①尿量：正常成人每天尿量为 **1000 ～ 2000ml**，24 小时 < 400ml 为少尿，< 100ml 为无尿，> 2500ml 为多尿。②尿比重：正常值 **1.010 ～ 1.030**，是测定尿浓缩与稀释功能的方法。③内生肌酐清除率（Ccr）：**正常值 80 ～ 100ml/min**。如降至 51 ～ 70ml/min，提示轻度肾小球功能减退；31 ～ 50ml/min，提示中度减退；< 30ml/min 提示重度减退。Ccr 作为肾小球滤过功能的重要指标，可早期判断肾小球的损害程度。

第8单元　手术前后病人的护理

【复习指南】本部分内容难度一般，历年常考，应作为重点复习。熟练掌握手术前后病人的护理评估和护理措施。

围术期：从确定手术开始，到手术后痊愈出院为止的这段时间称为围术期。

手术分类如下。

（1）按手术目的：①诊断性手术，诊断疾病，如活体组织检查；②根治性手术，彻底治愈疾病；③姑息性手术，减轻症状。

（2）按手术时限：①急症手术：病情危急，如脾破裂；②限期手术：时间可选择，但是有限制，如恶性肿瘤根治术；③择期手术：无时间限制，如疝修补术。

一、手术前病人的护理

1. *护理评估*

（1）评估病人一般状况：①一般资料，包括性别、年龄、职业等；②现病史；③既往史；④药物过敏史等。

（2）评估病人身体状况：①呼吸系统、循环系统、神经系统等全身各系统功能状况；②术前各项检查的指标与结果；③对手术的了解程度及耐受能力。

（3）评估病人手术前心理社会状况：是否存在术前焦虑、恐惧情绪、了解其经济承受能力。

2. *护理措施*

（1）心理护理：术前与病人建立良好的医患、护患关系，帮助病人及其家属缓解不良情绪。让病人对自身疾病及手术有所了解，消除其恐惧心理。

（2）环境准备：病室适宜温度为 18 ～ 20 ℃，湿度为 50% ～ 60%。

（3）协助病人完成各项术前检查。

（4）皮肤准备：术前 1 日下午或晚上洗浴。术区备皮原则：应包括切口周围至少 **15 cm** 的范围。如上腹部手术，皮肤准备上自乳头水平，下至耻骨联合，两侧至腋后线。

（5）呼吸道准备：戒烟，进行深呼吸、有效咳嗽等训练。预防感冒。

（6）胃肠道准备：①**禁食禁饮**。成人择期手术前 **8 ～ 12 小时禁食**，术前 **4 小时禁饮**，目的是防止麻醉或术中呕吐发生窒息或吸入性肺炎，也可预防消化道手术中的污染。②消化道手术者，术前 1 ～ 2 日进流食。③留置胃管。**消化道手术**或某些特殊疾病**手术前应放置胃管**。④**灌肠**。**消化道手术**除急诊手术病人严禁灌肠外，择期限期手术病人于术前 1 日晚行清洁灌肠；肠道手术前 3 日开始做肠道准备。⑤**练习床上大小便**。

（7）预防术后感染：遵医嘱合理应用抗生素。

（8）其他：加强饮食指导，促进休息和睡眠，病情允许者可适当增加日间活动。

二、手术后病人的护理

1. *护理评估*

（1）评估术中情况，了解手术对病人机体活动的影响。

（2）评估术后病人身体状况：①生命体征；②手术切口情况；③引流管；④肢体运动功能；⑤营养状态等。

（3）评估术后不适及并发症情况。

（4）评估手术后心理状况：病人和家属对手术的认识、了解程度。

2. *护理措施*

（1）交接病人：与手术室护士做好床旁交接，搬运病人动作轻稳，保护好头部和周身管路。正确连接各引流管，注意保暖。

（2）病情观察：密切观察患者的生命体征、切口疼痛、愈合情况、术后不适及术后并发症的表现。

（3）术后体位：根据麻醉类型及手术方式安置病人。①全身麻醉未清醒病人，采取**平卧位，头偏向一侧**。②蛛网膜下腔阻滞病人，应去枕平卧或头低卧位 **6 ～ 8 小时**，以防头痛，硬脊膜外阻滞病人需**平卧 6 小时**。③**麻醉清醒血压平稳后，颈、胸、腹部手术病人可取半卧位，**

有利于呼吸和血液循环，减轻切口处张力，使炎症局限在盆腔，避免形成膈下脓肿。④颅脑手术后，如无休克或昏迷者取 **15°～30° 头高足低卧位**，利于脑部静脉回流。⑤脊柱或臀部手术者，取俯卧位或仰卧位。⑥休克病人取**中凹卧位**或**平卧位**。

（4）维持正常生理功能

①保持呼吸道通畅，及时吸痰，清除口腔内过多分泌物。

②维持有效循环血容量和水、电解质平衡。

③术后饮食护理：局部麻醉的小手术，体表或肢体手术，全身反应较轻的病人，术后即可进食；椎管内麻醉者，术后 3～6 小时即可进食；消化道手术后，一般需禁食 24～48 小时，待肠蠕动功能恢复、肛门排气后可开始进食少量流食，逐步过渡到半流食、普食等。术后留置空肠营养管者，于术后第 2 日自营养管滴入营养液。

④活动：应早期活动，原则上多数病人术后 24～48 小时内可尝试下床活动。但有休克、心力衰竭、重度感染、出血、极度衰弱或需特殊制动的病人则不宜早期活动。早期活动有利于增加肺活量，减少肺部并发症的发生，改善全身血液循环，减少下肢静脉血流缓慢所致深静脉血栓，促进切口愈合，促进肠蠕动，减少术后尿潴留的发生。

⑤引流管护理：做好标记，妥善固定引流管，保持通畅，每日观察并记录引流液的颜色、性状和量。拔管时间：置于皮下等浅表部位的乳胶片于**术后 1～2 日拔除**；烟卷引流术后 **3日拔除**；预防性引流渗血的腹腔引流管，引流量极少，术后 1～2 日即可拔除，引流量较多，则**需放置 5～7 日**；胸腔引流管待胸部透视证实肺膨胀良好后拔除；胃肠减压管一般在**胃肠道功能恢复、肛门排气后**拔除。

（5）术后不适的护理

①**切口疼痛**：术后 24 小时内疼痛最明显，2～3 天后逐渐减轻。护理措施：向病人解释伤口疼痛的原因；评估疼痛，根据疼痛原因及程度，采取有效护理措施；分散病人注意力；遵医嘱给予镇静、镇痛药；观察病人疼痛规律，下一次剂量在前次给药效果消失之前给予效果好。满足病人对舒适的要求，协助病人变换体位。

②**恶心、呕吐**：常因麻醉反应引起。护理措施：注意病人的体位，呕吐时应头偏向一侧，防止误吸；观察并记录呕吐的次数、颜色、性状和呕吐量，加强口腔护理；遵医嘱给予止吐、解痉药物，也可针灸镇痛；呕吐不止者，应查明原因并处理原发病。

③**腹胀**：因麻醉或手术引起胃肠功能受抑制，肠腔内积气过多造成腹胀。护理措施：协助病人勤翻身，早期下床活动；腹部热敷；也可行肛管排气或低压灌肠；非胃肠道的手术，可遵医嘱给予新斯的明肌内注射，缓解腹胀和尿潴留。

④**尿潴留**：较为常见，因腰麻使排尿反射受抑制及盆腔、肛门、会阴部手术后或因环境改变而引起。护理措施：为病人提供隐蔽的如厕环境，稳定病人的情绪，诱导排尿；病情允许可协助其下床排尿；或遵医嘱采用针灸治疗等；以上措施无效时，在无菌操作下导尿，一次放尿不超过 1000ml。

（6）术后并发症的观察与护理

①**出血**：常发生在术后 1～2 天，尤其是麻醉清醒后数小时内。常见原因：术中止血不完善、创面渗液未完全控制、凝血功能障碍、活动幅度过大等。护理措施：密切观察病人的生命体征、手术切口渗液、敷料状况及引流液的性状、颜色和引流量等，一旦确诊术后出血，

及时通知医生，积极做好再次手术的准备。

②肺部感染：常发生在胸、腹部大手术后，特别是老年人或长期吸烟、急（慢）性呼吸道感染者。多由术后呼吸运动受限，痰液等分泌物排除不畅所致。护理措施：术后协助病人翻身、扣背，指导病人深呼吸、有效咳嗽，促进分泌物排出；取半卧位，病情允许时尽早下床活动；保持室内空气新鲜，温湿度适宜，保证每日足够的液体摄入量；痰液黏稠者予超声雾化吸入，必要时吸痰；遵医嘱应用抗生素及祛痰药物。

预防措施：a. 术前戒烟及治疗原有呼吸系统疾病，进行深呼吸和有效咳嗽训练；b. 全麻手术拔管前注意吸净支气管内的分泌物；c. 术后取平卧位，头偏一侧，避免呕吐物和分泌物误吸；d. 胸、腹带包扎松紧适度，防止太紧限制呼吸；e. 术后鼓励病人深呼吸、有效咳嗽或给予化痰药物，以利于支气管内分泌物排出。

③尿路感染：常继发于尿潴留、长期留置尿管或多次反复导尿。护理措施：术前练习床上排尿；指导病人自主排尿，因疼痛引起排尿不畅时应适当镇痛；鼓励病人饮水，保持尿量＞1500ml/d；留置导尿的病人，操作时要严格执行无菌技术；观察尿液并及时送检。

④**切口感染或切口裂开**

a. 切口感染：常发生在术后 3～5 天。表现为切口局部有红肿、疼痛加剧或体温升高等。护理措施：术中严格遵循无菌原则，防止无效腔、血肿或异物残留；观察切口情况，保持伤口敷料的清洁干燥；局部理疗；必要时拆除缝线引流，定时换药；遵医嘱使用有效抗生素；加强营养支持，增强病人抗感染能力。

b. 切口裂开：见于年老体弱、营养状况不良、肢体邻近关节部位、切口缝合不当或腹压突然增加（如起床，用力大小便，咳嗽）的病人。常发生于拆除皮肤缝线后 24 小时内或腹部手术后 7 天左右。护理措施：术前改善营养状况，术中仔细缝合，术后预防感染，避免用力排便、咳嗽、打喷嚏等引起腹内压骤升的因素；稳定病人情绪。切口部分裂开时，用蝶形胶布固定伤口，并以腹带加压包扎；切口全层裂开时，用无菌生理盐水纱布覆盖切口及脱出的脏器，通知医生处理，切忌将脱出的脏器回纳腹腔，以免引起腹腔感染。

⑤深静脉血栓形成：多见于下肢。形成原因包括手术后长时间制动、卧床，下肢静脉多次输注高渗性液体、刺激性药物，手术导致组织破坏等。护理措施：加强预防，患肢抬高、制动，遵医嘱应用低分子右旋糖酐及复方丹参溶液，改善微循环、首选尿激酶和抗凝药溶栓，禁忌患肢静脉滴注及按摩。

⑥消化道并发症：常见为急性胃扩张、肠梗阻等。预防措施：胃肠道术前灌肠、留置胃管；行胃肠减压术；术后禁食、取半卧位，按摩腹部、鼓励病人早期下床活动；维持水、电解质平衡；术后 3～4 天仍无肠蠕动，遵医嘱给予开塞露、肛管排气或灌肠。

⑦**皮肤并发症：以压疮**最常见。原因：术后长期卧床，病人局部组织长期受压，同时汗液、尿液等各种体液刺激皮肤、水肿等。预防护理措施：保持病人皮肤清洁及床单位平整、干燥；每隔 2 小时翻身 1 次，并做好每班记录；鼓励早期下床活动；增加营养支持。祛除致病因素：小水疱未破溃可自行吸收；大水疱在无菌操作下用注射器抽出疱内液体，无菌包扎；浅度溃疡用透气性好的保湿敷料覆盖；坏死溃疡者，清洁创面、去除坏死组织、彻底引流。

第 9 单元　手术室护理工作

【复习指南】本部分内容难度系数较小，历年偶考，重点知识应熟练掌握。掌握手术室的管理、手术物品准备和无菌处理；熟练掌握手术人员准备、病人的准备、手术配合和手术中的无菌原则。

一、概述

1. 手术室的设置、布局和配备

（1）位置：应设置在医院内空气洁净处、自然环境较好的地方，低层建筑的较高层，高层建筑尽量避免顶层或首层，同时要求靠近手术科室，方便接送病人，与医辅科室相邻如化验室、血库等。

（2）手术室分区及设施：①**非洁净区**，设在外侧（污染区），**包括**接收病人区、更衣室、标本室、污物室等。②**准洁净区**，设在中间（清洁区），包括器械室、敷料室、清洁走廊等。③**洁净区**，设在内侧（无菌区），包括手术间、洗手间、无菌物品间、备品间。

（3）手术室的配备：手术间的基本配备包括多功能手术床、大小器械桌、升降台、麻醉机、无影灯、器械药品柜、观片灯、输液轨、脚踏凳、各种扶托及固定病人的物品。

（4）手术间的种类：①分类。手术间分无菌手术间、相对无菌手术间、污染手术间 3 类，按照细菌浓度又分成 I ～Ⅳ级。②大小。根据手术用途手术间应在 20 ～ 60m²。

（5）手术间的温、湿度：**温度保持在 22 ～ 25℃；湿度保持在 40% ～ 60%**。

2. 手术室的管理　手术室定期清洁消毒。每日手术前 1 小时开启净化空调系统，术中持续净化，直至恢复该手术间的洁净级别。每日一个手术室做数台手术时，应先做无菌手术，后做感染手术；同一手术间的两台手术之间自净时间为 30 分钟。每次手术完毕后和每日工作结束后，均应彻底洗刷地面，清除污染的敷料和杂物等。每周彻底大扫除 1 次。进入手术室的人员，必须更换手术室的清洁鞋帽、衣裤和口罩，中途离开需穿外出服，换外出鞋。

二、手术物品准备和无菌处理

1. 布单类　包括**手术衣**和各种**手术单**，均采用高压蒸气灭菌消毒方式。

2. 敷料类　包括吸水性强的**脱脂纱布**和**脱脂棉花**。纱布类敷料包括纱布垫、纱布块、纱布球及纱布条，适用于耳鼻喉手术。棉花类敷料包括棉垫、带线棉片、棉球、棉签，用于术中止血、压迫、包扎、拭血等。各种敷料均需高压蒸汽灭菌。

3. 器械类　手术器械是外科手术操作的必备物品，应专人保管。包括基本器械和特殊器械，基本器械包括切割及解剖器械、夹持及钳制器械、牵拉器械、探查及扩张器和取拿异物钳，多由不锈钢制成。特殊器械有内镜类、吻合器类及其他精密仪器。器械管理要求：器械台保持干燥、整齐、无菌，各类物品分类放置，器械按使用次序先后放置，吸引器头用后及时用生理盐水冲洗以免堵塞。

4. 缝线和缝针　缝线类分为可吸收和不可吸收线两类，可吸收线分为天然缝线和合成缝线两类。不可吸收线指不能被组织酶消化的缝线。缝针按用途分三角针和圆针两类，三角针用于缝合皮肤或韧带等坚硬组织，圆针可缝合血管、神经、脏器、肌肉等。

5. 引流物　常用的引流物包括乳胶片引流条、烟卷式引流条、纱布引流条、引流管等。

三、手术人员的准备

1. 一般准备　手术人员在手术室入口处更换专用鞋，进入更衣室更衣，上衣应扎入裤中，不得外露自身衣物，专用手术帽遮住头发，口罩遮住口鼻，方可进入限制区进行手消毒。

2. 外科手消毒　外科手消毒是指手术人员通过机械刷洗和化学消毒方法消毒皮肤，以达到除去双手和前臂的暂居菌和部分常驻菌的目的，包括肥皂水刷手法、碘伏刷手法、灭菌王刷手法 3 类。用肥皂水刷手时若乙醇过敏，可用 1∶5000 氯己定或 1∶1000 苯扎溴铵浸泡。具体步骤如下。

（1）洗手前先修剪指甲，去除指甲沟内污垢，将衣袖卷至上臂上 1/3 处。

（2）按照七步洗手法用流动水洗净手臂及肘部。

（3）用消毒海绵蘸刷手液，从指尖至手腕、手腕至肘部、肘部至肘上，左右手臂交替进行，有顺序地刷洗共 10 分钟。

（4）用两条小毛巾（纱布代替）分别从指尖至上臂擦干，擦过肘部以上的毛巾不可回擦手部。

（5）浸泡。双手及前臂浸泡在 75% 乙醇内 3～5 分钟，浸泡范围至肘上 6cm。

（6）消毒后，保持拱手姿势待干，此后双手不得下垂，不能接触未经消毒物品。

四、病人的准备

1. 一般准备　准备手术的病人提前送达手术室，手术室护士应仔细核对各项内容并对其进行心理护理。

2. 手术体位　巡回护士根据手术部位进行安排。

（1）仰卧位：最常见。适用于胸、腹、乳房、上肢及下肢手术。

（2）侧卧位：适用于颅脑、肺、气管、侧胸壁、侧腰部（肾及输尿管中上段）手术。

（3）俯卧位：适用于颈椎后路、脊柱后入路、骶尾部、背部手术。

（4）截石位：适用于肛门、尿道、会阴、阴道手术、阴式子宫镜检查、膀胱镜检查、经尿道前列腺电气切术等。

（5）半坐卧位：适用于鼻咽部手术。

3. 手术区皮肤消毒

（1）目的：杀灭手术切口及周围皮肤上的病原微生物。

（2）消毒剂及消毒范围：目前国内常用碘伏（0.2% 安尔碘），范围包括手术切口周围 15～20cm 的区域，如有延长切口的可能，则应再扩大消毒范围。

（3）消毒原则：①由手术切口向四周涂擦。②感染伤口或肛门会阴部等处手术，则应自手术区外周涂向感染伤口或会阴肛门处。③接触污染部位的纱球不可回擦。

4. 手术区铺单法　术区皮肤消毒后，铺无菌布，其目的是建立无菌安全区，除显露手术切口所必需的最小皮肤区以外，遮盖住其他部位，以避免和减少术中污染。铺单原则是除术野区外，周围要有 4～6 层无菌布单遮盖，外周最少 2 层。大单的头端应超过麻醉架，两侧和足端应垂下手术台边缘＞30cm。手术区铺切口巾时，用 4 块无菌巾遮盖切口周围皮肤，每块巾的内侧缘距切口线 3cm 以内，用四把布巾钳固定。

五、手术配合

1. 器械护士

（1）术前1日评估病人手术类型及医生对该手术有无特殊要求。

（2）术前与巡回护士共同清点纱布、纱布垫、器械、缝针及线的数目，协助术者做好病人的皮肤消毒，铺巾，严格执行无菌操作技术，提前15分钟洗手并检查该手术所需的所有用品。器械护士经无菌准备后应保持的无菌区域有双手、前臂、上臂下1/3，腰以上前胸部。

（3）术中集中精力观察手术进行情况，准确而迅速地传递器械，保留术中标本及时送病理检查。

（4）清点器械、敷料，在术前和术中关闭体腔及缝合伤口前，与巡回护士共同准确清点各种器械、敷料、缝针等数目，核对并登记。

（5）手术结束后，将一般器械和精细器械洗净后，擦干上油后放回原处。

（6）无特殊原因手术全过程不许换人。

（7）实习护生担任器械护士应明确带教人并签名器械护士职责。

2. 巡回护士

（1）准备术前所需的各种物品，检查手术间内电源吸引器，手术台的零件，保证可以正常使用。保持手术室室温在22～25℃，湿度保持在40%～60%。

（2）核对病人，术前了解病人的身心状况，检查手术区皮肤准备是否达到要求，检查各种药物试验结果，及术中有无特殊需要。

（3）协助病人摆好手术体位，充分显露术野，防止肢体受压。接台手术更换手术衣和手套时，先穿无菌手术衣，戴手套；脱衣时先脱手术衣，后脱手套。

（4）负责术中物品的供应，配合麻醉师做好输血输液工作和病情观察。

（5）手术完毕后包扎伤口。

六、手术中的无菌操作原则

1. 无菌器械台的准备 手术器械台用于术中放置各种无菌物品及手术器械，要求结构简单、整齐、无菌，易于清洁、轻便灵活。准备无菌台时，应根据手术需要，选择不同规格的器械台，铺在台面上的无菌巾共6层，无菌单应下垂30cm，四周距离均匀，各类物品分类放置。铺无菌台时身体与台边保持10cm的距离，无菌台应为手术当日晨准备，备用的无菌台有效期4小时。

2. 手术中的无菌原则 所有参加手术的人员必须充分认识无菌操作的重要性并认真遵守无菌原则。

（1）**明确无菌范围**：手术人员穿好无菌手术衣、戴好无菌手套后，背部、腰部以下和肩部以上都应视为有菌区，不能再用手触摸。双手臂应在腰部水平以上，靠近身体，不可高举过肩或下垂过腰或交叉腋下。手术床边缘及无菌桌桌缘以下的布单不可接触，超过手术床边缘以下的物品一概不可再取回使用。无菌桌仅桌缘平面以上属于无菌，参加手术的人员不得扶持无菌桌的边缘。

（2）**保持无菌物品无菌**：无菌区内所有物品都必须严格灭菌，若无菌包被破损、潮湿、污染均应视为有菌。手术中前臂或肘部若受污染应立即更换手术衣，若手套破损或接触到有菌物品后，应立即更换无菌手套。无菌区的布单若被水或血湿透，应加盖干无菌巾或更换新无菌单。1 份无菌物品仅限 1 个病人使用，打开后即使没用，也不能再给其他病人使用，必须待灭菌后再用。

（3）**保护皮肤切口**：皮肤虽经消毒，但只能达到相对无菌。因此在切开皮肤前，先粘贴无菌塑料薄膜，再经薄膜切开皮肤，以保护切口。切开皮肤和皮下脂肪层后，切口边缘应用无菌大纱布垫或手术巾遮盖并固定，仅显露手术野。凡与皮肤接触过的刀片和器械不能再用，延长切口或缝合前需用 75% 乙醇消毒皮肤 1 次。

（4）**正确传递物品和调换位置**：术者或助手需要器械时应由器械护士从器械升降台侧**正面方向传递**，不可经手术人员背后或头顶方向传递器械及手术用品。手术过程中，同侧手术人员如需调换位置，一人先退后一步，转过身背对背地转至另一位置，以防触及对方背部不洁区。

（5）**沾染手术的隔离技术**：进行呼吸道、胃肠道、宫颈等沾染手术时，先用纱布垫保护周围组织，然后再切开空腔脏器，并随时吸除外流的内容物。被污染的器械及其他物品应放在污染器械的盘内，避免与其他器械接触，污染的缝针及持针器应在等渗盐水中刷洗。当全部沾染步骤完成后，应用无菌水冲洗或更换无菌手套，尽量减少污染。

（6）**减少空气污染**：手术时应关闭门窗，减少人员走动。手术过程中保持安静，避免不必要的交谈。口罩若潮湿，应及时更换。请护士擦汗时，头应转向一侧。尽量避免咳嗽、打喷嚏，不得已时需将头转离无菌区。每个手术间参观的人数不应超过 2 人，且不可太过靠近手术人员，不可站得太高，禁止在室内频繁走动。

第 10 单元　外科感染病人的护理

【复习指南】本部分内容有一定难度，历年必考，应熟练掌握。掌握外科感染的分类、病因与常见致病菌、病理生理、辅助检查和治疗要点；熟练掌握外科感染的临床表现。掌握浅部软组织的化脓性感染、手部急性化脓性感染的病因、临床表现和治疗要点。掌握全身性感染的病因、病理生理、辅助检查和治疗要点；熟练掌握其临床表现和护理措施。掌握特异性感染的病因、病理生理和治疗要点；熟练掌握其临床表现和护理措施。

一、概述

感染是由病原微生物侵入人体生长繁殖引起的炎症反应，包括局部和全身感染。外科感染的特点：①感染大多与手术、损伤有关；②多为多种细菌引起的混合感染；③大部分感染病人有明显而突出的局部症状和体征；④当感染严重，药物不能控制时，需采取手术治疗。

1. 分类　①按致病菌种和病变性质分为**非特异性感染**和**特异性感染**。非特异性感染又称一般性感染，常见的有疖、痈、丹毒、急性淋巴结炎、急性阑尾炎等；特异性感染由结核分枝杆菌、破伤风梭菌、产气荚膜杆菌、白色念珠菌、炭疽杆菌等引起，常见的疾病有结核、破伤风、气性坏疽等。②按**感染病程**分为急性感染、亚急性感染、慢性感染。

2. 病因

（1）病菌的致病因素：与入侵人体的黏附因子、病菌毒素和病菌的数量及增殖速度有关。

（2）机体的易感因素：①局部因素，包括皮肤或黏膜破损；血管或体腔内留置的导管护理不当；管腔堵塞；异物或坏死组织的存在；局部组织血液供应障碍或水肿。②全身因素，包括严重损伤或休克；严重营养不良；糖尿病、尿毒症、肝硬化等慢性消耗性疾病；长期应用免疫抑制药。③条件因素，机体局部或全身抗感染能力下降时，体内的条件致病菌变成致病菌而引起条件性感染。

外科感染常见致病菌：①金黄色葡萄球菌，革兰阳性，感染的脓液稠厚、黄色、无臭味，能发生转移性脓肿。②链球菌，革兰阴性，脓液稀薄、量多、呈淡红色，感染易扩散。③大肠埃希菌，革兰阴性，如为单纯感染，则脓液无臭味，如混合感染，尤其是合并厌氧菌感染时，脓液气味恶臭。④变形杆菌，革兰阴性，脓液有特殊的恶臭。感染可由单一病菌引起，也可由几种病菌共同作用形成。

3. 病理生理　感染的过程中可有脓液形成。感染的转归与结局取决于致病菌的数量、种类、毒性、机体的抵抗能力、感染的部位与治疗、护理是否得当。常见的感染结局有炎症消退、炎症局限、炎症扩散或转为慢性炎症。

4. 临床表现　①局部表现：**红、肿、热、痛和功能障碍**，是化脓性感染的典型症状；②全身症状：感染轻微时无全身症状，感染较重时常有发热、呼吸心跳加快、头痛、乏力、食欲减退等，严重感染可出现代谢紊乱、神志异常，甚至出现感染性休克；③特殊表现：特异性感染病人有特殊的临床表现，如破伤风病人可出现强直性肌痉挛、抽搐，气性坏疽病人出现局部皮下捻发音等。

5. 辅助检查　①实验室检查：白细胞计数及中性粒细胞计数增加，若白细胞总数 $> 12 \times 10^9/L$ 或 $< 4 \times 10^9/L$ 提示重症感染；②影像学检查：包括 X 线、CT、B 超及 MRI 等。

6. 治疗要点

（1）局部治疗：①患处局部制动、避免受压，抬高患肢，减轻肿胀和疼痛，使炎症局限；②外敷 50% 硫酸镁，减轻肿胀；③局部热敷、理疗或红外线照射；④手术治疗。当脓肿形成后及时切开引流使脓液排出。部分感染虽未形成脓肿，但局部炎症重、全身中毒症状明显，也需做局部切开减压并引流，避免感染的扩散。

（2）全身治疗：①应用抗菌药物及清热解毒类中药；②支持疗法；③对症治疗。

二、浅部软组织的化脓性感染

1. 疖　是指单个毛囊及其周围组织的急性化脓性感染，好发于毛囊与皮脂腺丰富的部位，致病菌大多数为金黄色葡萄球菌或表皮葡萄球菌。在身体不同部位，多个疖同时或反复发生称为疖病，常见于免疫力低下的糖尿病病人和小儿。

（1）病因：皮肤不洁、局部擦伤、机体抵抗力降低等引起细菌繁殖产生毒素。

（2）临床表现：初起时局部皮肤表现为红、肿、痛的小硬结，以后逐渐变大形成圆锥形的小隆起；化脓后，结节中央组织坏死软化，中心出现黄白色的脓栓，触之有波动感；脓栓脱落后排出少许脓液，炎症逐渐消失而愈合。

（3）治疗要点：①尽早促使炎症消退，早期未破溃的炎性结节可采用局部理疗、热敷、外涂药物。发生在上唇周围和鼻部"**危险三角区**"的疖，禁忌挤压，因病菌易沿内眦静脉和眼静脉进入颅内海绵状静脉窦，引起颅内化脓性海绵状静脉窦炎，病情危重，可危及生命。②脓肿形成后应尽早切开排脓。③合理选用抗菌药物，消除全身炎症反应；同时加强营养支持，注意休息，提高机体抵抗力。④积极治疗相关疾病。

2. 痈　是指相邻近的多个毛囊及其周围组织的急性化脓性感染，也可由多个疖融合形成。

多见于免疫力差的成人和糖尿病病人，好发于皮肤较厚的颈部和背部，也可见于上唇、腹壁的软组织。主要致病菌为金黄色葡萄球菌。

（1）病因：与皮肤不洁、擦伤、机体抵抗力下降有关。

（2）临床表现：早期皮肤局部出现小片暗红色硬结，其中可见数个脓点，疼痛较轻；随病情进展，中央区皮肤坏死，呈"火山口"状，有多个脓栓，局部疼痛加剧，有明显的全身症状，如寒战、高热、食欲缺乏、乏力等症状，严重者可因脓毒症或全身化脓性感染而危及生命。

（3）治疗要点：①早期局部可湿敷50%硫酸镁；②当局部出现多个脓点，可触及波动感或形成蜂窝状或破溃时，应及时切开引流，采用"+"或"++"形切口，清除坏死组织，伤口内填纱布填塞止血，唇痈一般不采用此法；③保证充足休息，加强营养支持；④及时使用抗菌药物，后期根据细菌培养及药物敏感试验结果选用抗菌药；⑤综合治疗糖尿病。

3.急性蜂窝织炎　是指皮下、筋膜下、肌间隙或深部疏松结缔组织的急性弥漫性化脓性感染，致病菌多为**溶血性链球菌和金黄色葡萄球菌**，少数由厌氧菌和大肠埃希菌引起。

（1）病因病理：常因皮肤、黏膜损伤或结缔组织感染引起。病理改变是急性化脓性炎症，因病菌有毒性较强的溶血素、透明质酸酶等，病变不易局限，迅速扩散，导致毒血症或菌血症。

（2）临床表现：①一般性皮下蜂窝织炎，表现为局部皮肤组织红肿、疼痛，向四周扩散，不局限；②产气性皮下蜂窝织炎，以厌氧菌为主，进展快，局部可触及皮下捻发音，组织筋膜坏死，脓液恶臭，全身症状严重；③颌下急性蜂窝织炎，可出现喉头水肿和气管受压，严重者发生窒息。

（3）治疗要点：①局部治疗：中西药局部湿热敷、理疗；②脓肿尽早切开引流；③及时根据药物敏感试验结果，选用有效抗生素；④给予营养支持；⑤产气性蜂窝织炎，用**3%过氧化氢**冲洗伤口和湿敷。

4.丹毒　是指皮内网状淋巴管被**乙型溶血性链球菌**侵袭所致的淋巴管炎，好发于面部和下肢。

（1）病因：致病菌多来源于皮肤或黏膜破损，如足癣、口咽部炎症等。

（2）临床表现：起病急，初始症状有发热、畏寒、头痛、周身不适等。皮肤出现鲜红色片状红疹，略隆起，中间颜色浅，周围较深，烧灼样疼痛，边界清楚。面部丹毒可伴有颈淋巴结肿大，下肢丹毒可伴有腹股沟淋巴结肿大，病变少见化脓。丹毒可复发，下肢丹毒反复发作，可引起淋巴水肿，严重者可导致下肢象皮肿。

（3）治疗要点：针对原发病的处理；全身应用抗菌药物，如青霉素、黄连解毒汤等；局部可用红外线照射，或用50%硫酸镁湿敷，抬高患肢。**丹毒属接触性传染病，须采取接触隔离措施**。

5.管状淋巴管炎及淋巴结炎　急性淋巴管炎是指病菌经破损的皮肤、黏膜，或其他感染灶进入淋巴管引起淋巴管及其周围组织的急性炎症，分为网状淋巴管炎和管状淋巴管炎，前者即为丹毒。致病菌为金**黄色葡萄球菌和溶血性链球菌**。

（1）病因：皮内或皮下淋巴管的急性炎症，致病菌可来源于口咽部炎症、皮肤损伤、足癣、皮下化脓性感染灶等。

（2）临床表现：①管状淋巴管炎分深、浅两种。a.浅层：皮下有一至多条"红线"，质硬伴有压痛；b.深层：无"红线"，有下肢肿胀及条形压痛区。②淋巴结炎，轻者局部淋巴结肿大、触痛，重者疼痛加重伴有全身症状。

（3）治疗要点：休息，抬高患肢，理疗，脓肿形成后需切开引流，应用抗菌药物。

三、手部急性化脓性感染

1. 甲沟炎和脓性指头炎　临床常见的手部急性化脓性感染包括甲沟炎、指头炎、腱鞘炎、滑囊炎和掌间隙感染。主要致病菌为皮肤表面的**金黄色葡萄球菌**。

（1）病因：甲沟炎多由于手部微小擦伤引起，如剪指甲过深、逆拔皮刺、刺伤、挫伤和切伤等引起。脓性指头炎可由甲沟炎扩展、蔓延形成，也可在指尖或手指末节皮肤损伤后引起。

（2）临床表现：①甲沟炎，多无全身症状；早期一侧甲沟皮肤出现红、肿、痛，炎症能自行消退，也可迅速发展形成脓肿，感染可波及甲根部甚至对侧甲沟，形成半环形脓肿；感染继续向深蔓延可形成指头炎或指甲下脓肿。如处理不当，可演变为慢性甲沟炎或指骨骨髓炎。②脓性指头炎，早期指头发红，轻微肿胀，伴有针刺样疼痛，后期疼痛逐渐加重伴有全身症状，甚至出现组织缺血坏死。

（3）治疗要点：①缓解疼痛，患指制动并抬高，减轻局部充血。②脓肿未形成时，给予热敷、理疗、外敷中西药等；甲沟炎脓肿形成应早期切开引流，指头炎一旦出现跳痛、明显肿胀也应及时切开减压，保持引流通畅并合理应用抗生素，不能等到波动出现再手术。③甲下积脓时需剪去脓腔上的指甲或拔除指甲，同时注意避免新生指甲畸形。④保证休息、睡眠及充足营养。

2. 急性化脓性腱鞘炎、滑囊炎和手掌深部间隙感染

（1）病因：由手掌面的损伤或邻近组织的感染蔓延所致，均为手掌深部的化脓性感染，致病菌多为**金黄色葡萄球菌**。

（2）临床表现：病情发展迅速，病人有发热、头痛、食欲缺乏、脉搏增快、呼吸急促、全身不适等症状。局部表现：①腱鞘炎，患指出现明显的均匀性肿胀、疼痛，尤以中指节为甚，治疗不及时可导致肌腱坏死而丧失手指功能；②滑囊炎，常继发于腱鞘炎，表现为患指肿胀、压痛，手指不能伸直、外展或被动伸指引发剧痛；③掌深间隙感染，分为掌中间隙感染和鱼际间隙感染。掌中间隙感染表现为掌心凹陷消失，皮肤发白、疼痛明显，中指、无名指、小指半屈曲，伸直时伴有剧痛。鱼际间隙感染时掌心凹存在，大鱼际和拇指指蹼肿胀、压痛，示指半屈，拇指外展微屈、伸直时剧痛。

（3）治疗要点：早期局部理疗，外敷鱼石脂软膏及金黄散等，患肢前臂和手平置或抬高，以减轻疼痛。感染严重时给予切开引流，并积极应用抗菌药物。

四、全身性感染

全身性感染是指由致病菌进入人体血液循环后，在体内生长繁殖或产生毒素引起的严重的全身感染中毒症状，包括脓毒症和菌血症。脓毒症是因致病菌引起的全身性炎症反应。细菌侵入人体后血培养检出病原菌者，称为菌血症。

1. 病因　致病菌数量多、毒力强和（或）机体抵抗力低下是引起全身性感染的主要诱因，临床多见于抵抗力低下、长期静脉内置管、局部病灶处理不当及长期应用免疫抑制药和糖皮

质激素、大量长期使用广谱抗生素的病人。常见致病菌包括：①**革兰阴性杆菌最常见**，主要有大肠埃希菌、铜绿假单胞菌、变形杆菌等；②革兰阳性球菌，包括**金黄色葡萄球菌**、溶血性链球菌、表皮葡萄球菌和肠球菌等；③无芽孢厌氧菌，常见有拟杆菌等；④真菌，常见有白色念珠菌、曲霉菌等。

2. 病理生理　全身性感染对机体的损害不仅是病原菌，还因其内毒素、外毒素等毒性产物及其介导的多种炎症介质，导致机体的组织、脏器受损，功能障碍，代谢紊乱，严重者早期即出现感染性休克。

3. 临床表现　脓毒症和菌血症共同表现：①起病急、病情重、病人骤起寒战、高热或体温高达 40～41℃；②头痛、头晕、恶心、呕吐、腹胀、面色苍白或潮红、出冷汗、神志淡漠、烦躁、谵妄、昏迷；③心率加快、脉搏细速、呼吸困难、肝脾大、皮下淤血等；④代谢紊乱，出现多器官功能障碍或衰竭；⑤严重可导致感染性休克。

不同表现：①菌血症，热型呈稽留热；血细菌培养常为阳性；一般不出现转移性脓肿；②脓毒症，热型呈弛张热；在寒战高热时采血送细菌培养常为阳性；体温正常时，血细菌培养可为阴性。随病情进展，转移性脓肿可不断出现。

4. 辅助检查　血常规白细胞计数明显增高＞（20～30）×10^9/L 或降低，生化检查可见肝肾功能受损，尿常规可见蛋白、血细胞、酮体等，有不同程度的酸中毒，发热时采血进行菌培养，易发现致病菌。

5. 治疗要点　①积极彻底处理原发感染灶；②早期、足量应用抗生素；③支持疗法，补充血容量、输血、纠正代谢紊乱、充足营养支持、提高机体免疫力；④对症处理，对于高热、烦躁、休克的病人给予积极的处理。

6. 护理措施　①控制感染，维持体温正常；②补充营养，增强机体抵抗力；③积极治疗原发病，预防并发症；④及时做血培养，依据其结果，遵医嘱选用合适的抗生素；⑤加强心理护理和健康教育。

五、特异性感染

1. 破伤风

（1）病因：由破伤风梭菌经皮肤或黏膜侵入人体伤口，**在缺氧条件下生长繁殖**，产生毒素所导致的特异性感染。**伤口窄而深**，常发生于各种创伤后、不洁条件下分娩的产妇和新生儿等。

（2）病理生理：破伤风梭菌是一种革兰阳性厌氧性芽孢梭菌。存在于灰尘、粪便和土壤里。该病菌的主要致病因素是**外毒素，即痉挛毒素和溶血毒素**，痉挛毒素可引起血压升高、心率增快、体温升高和大汗及肌肉阵发性痉挛、抽搐，而溶血毒素引起局部组织坏死和心肌损害。

（3）临床表现：分为**潜伏期、前驱期**和**发作期** 3 期。

①潜伏期：无症状，长短不一，通常为 7～8 天，个别病人伤后 24 小时内发病，最长可达数月甚至数年。潜伏期越短，预后越差，病死率越高。

②前驱期：乏力、头痛、头晕、烦躁不安、咀嚼无力、张口不便、打哈欠，局部肌肉发紧、酸痛和反射亢进。

③发作期：典型的症状是肌紧张性收缩的基础上呈现阵发性强烈痉挛。通常**最先受累的**

是咀嚼肌，以后依次为表情肌、颈、背、腹、四肢肌，最后为膈肌。表现为咀嚼不便、张口困难、牙关紧闭，苦笑面容，颈部肌群呈持续收缩状态，颈项强直，角弓反张；任何轻微刺激，如声音、光线、疼痛、触碰、饮水等均可诱发强烈的阵发性痉挛。病人表现为口唇发绀、呼吸急促、大汗淋漓、头颈频频后仰、手足抽搐不止，口吐白沫，呼吸肌痉挛可导致呼吸停止，发作时病人意识始终清醒。强烈肌痉挛可致骨折，膀胱括约肌痉挛可引起尿潴留，呼吸肌痉挛可致呼吸骤停，病人主要死因为窒息、心力衰竭和肺部感染。

（4）治疗要点

①清除毒素来源：注射破伤风抗毒素后彻底清创、敞开伤口、充分引流，并用3%过氧化氢溶液冲洗。

②中和游离毒素：早期注射破伤风抗毒素（TAT），用量为2万～5万U，避免剂量过大，用药前应做皮内过敏试验，以免引起过敏反应或血清病。早期肌内注射破伤风人体免疫球蛋白（TIG）有效，剂量为3000～6000U，一般只用一次。

③控制并解除肌痉挛：是治疗的关键，目的是使病人镇静，降低其对外界刺激的敏感性，减少痉挛发作。根据病情交替使用镇静药及解痉药。常用药物有10%水合氯醛、苯巴比妥钠、地西泮等。

④防治并发症：是降低病人死亡率的重要措施。保持呼吸道通畅，预防窒息，严重者尽早行气管切开，防止代谢紊乱和感染。

（5）护理措施：①保持呼吸道通畅。②创造良好的环境，将病人安置于单人隔离病房，专人护理，保持安静，限制探视，减少任何不必要的刺激，避光，防止噪声，减少抽搐发作。③支起床档，保护病人，防止外伤。④加强基础护理。⑤做好接触隔离，病人的排泄物和使用过的物品需按要求处理和消毒。⑥加强营养，协助病人进食高热量、高维生素饮食，少量多餐。⑦健康教育，宣传破伤风的发病原因和预防知识，保持皮肤清洁、避免损伤、积极治疗原发病及全身性疾病；加强自我保护意识，儿童应定期注射破伤风类毒素，获得主动免疫。⑧出现下列情况应及时就诊，清创并注射破伤风抗毒素：a.任何较深的外伤伤口，如木刺、锈钉刺伤；b.伤口虽浅但沾染了人、畜的粪便；c.院外的急产或流产，未经消毒处理者；d.陈旧性异物摘除术前。

2.气性坏疽　是指梭状芽孢杆菌感染引起的以肌坏死为特征的急性特异性感染。病情进展快，预后差。致病菌是革兰阳性的厌氧梭状芽孢杆菌，该菌仅能在无氧的环境中生存。

（1）病因：主要的致病菌有产气荚膜杆菌、腐败杆菌和溶杆菌等，常为多种致病菌的混合感染。机体抵抗力降低合并有缺氧环境时易感染。

（2）病理生理：梭状芽孢杆菌的致病因素为外毒素和酶。病变一旦开始，迅速沿肌束或肌群向上、下扩散，肌组织变成砖红色，外观形似熟肉，失去弹性，当感染侵犯皮下组织时，病变迅速沿筋膜蔓延。

（3）临床表现：病情发展急速，预后差。病人全身情况在12～24小时迅速恶化。潜伏期一般为1～4天，最短6～8小时。早期病人常自觉为伤肢沉重，有包扎过紧或疼痛感。伤处出现"胀裂样"剧痛，一般镇痛药不能缓解。皮肤肿胀进行性加重，颜色由苍白迅速转为紫红色，继而呈紫黑色；伤口中有大量浆液性或血性渗出物流出，皮下如有积气，轻压可有捻发感；病人意识清楚，表情淡漠或烦躁不安，高热，脉速，大汗，呼吸急促，伴有进行性贫血；晚期可出现溶血性黄疸、外周循环障碍和多器官功能衰竭等。X 线检查显示软组织肌群有积气。

（4）治疗要点：一旦确诊，积极治疗，以挽救病人生命，减少组织坏死，降低截肢率。①彻底手术清创，积极抗休克、防止严重并发症的同时，应彻底清创，广泛、多处病变应切开，创口敞开不予缝合；②抗生素应用，首选大剂量青霉素静脉滴注，其次是大环内酯类、甲硝唑类；③高压氧治疗，提高组织间和血液内的含氧量，增强治疗效果；④全身支持治疗，输血，纠正水及电解质紊乱，给予营养支持等。

（5）护理措施：①缓解疼痛、控制感染、维持正常体温。②加强伤口护理，促进组织修复。详细记录伤口情况，更换下的敷料焚烧处理，敞开的创口应用 **3% 过氧化氢溶液**或 **0.01% 高锰酸钾溶液冲洗**。③截肢病人应进行专科护理及心理护理。④对症治疗，病情观察、防治并发症的发生。⑤严格执行接触隔离消毒制度。⑥加强预防气性坏疽知识宣教。

第 11 单元　损伤病人的护理

【复习指南】本部分内容历年必考，烧伤应重点复习。熟练掌握烧伤的临床表现、诊断及护理措施；损伤的临床表现、并发症防治及护理；清创术与更换敷料术，均应熟练掌握；损伤的分类、病理生理及治疗要点应掌握。

一、概述

1. 分类

（1）按伤后皮肤完整性分类：分为**闭合性损伤和开放性损伤**。**闭合性损伤是指**损伤部位的皮肤黏膜完整，部分可合并深层组织及脏器的严重损伤。如挫伤，最常见，是钝器或钝性暴力直接作用于软组织而引起的损伤，扭伤、挤压伤、震荡伤、关节脱位或半脱位和闭合性骨折和闭合性内脏伤。**开放性损伤**是指损伤部位的皮肤或黏膜破损，可有体腔或骨面与外界相通，或伤口出血。包括：擦伤、切割伤、刺伤、撕裂伤和火器伤。

（2）按伤情轻重分类：可分为轻度、中度和重度。

（3）按受伤部位分类：可分为颅脑、颌面部、胸部、腹部、脊柱、骨盆和四肢伤等。

2. 病理生理　局部炎症反应；全身性应激反应；组织修复和创伤愈合。

3. 创伤的修复与愈合

（1）创伤的修复过程：分为炎症反应阶段、组织增生和肉芽形成阶段、组织塑型阶段。

（2）创伤愈合类型：一期愈合（原发愈合）和二期愈合（瘢痕愈合）。

（3）影响创伤愈合的因素：年龄、慢性疾病（如糖尿病等）、伤口特点、感染和异物、局部制动、营养不良、低蛋白血症、维生素缺乏、大量使用细胞增生抑制药（如糖皮质激素）、缝合技术、心理压力等。

4. 临床表现

（1）局部症状：**疼痛、肿胀、功能障碍、创口和出血**（开放性损伤特有征象）。

（2）全身症状：体温升高、全身炎症反应综合征。

5. 治疗要点

（1）全身治疗：维持呼吸和循环功能、镇静镇痛、合理使用抗生素、预防继发性感染，加强营养支持和心理支持。

（2）局部治疗：①闭合性损伤，单纯软组织损伤者，局部制动、抬高患肢，局部冷敷，12 小时改为热敷，即可自行恢复。如骨折脱位，及时进行复位固定，逐步功能锻炼；如发生重要脏器和组织损伤，应紧急手术。②开放性损伤，及早清创缝合。根据伤口情况选择治疗方法。

伤口按清洁程度分为 3 类。①清洁伤口：通常是指无菌手术切口。损伤的伤口经清创处理后污染减少，变为清洁伤口，可以直接缝合，一期愈合。②污染伤口：是指被异物或细菌沾染，但未构成感染的伤口。伤后 6～8 小时内清创是最佳时间，清创越早越好，及时清创可达一期愈合。③感染伤口：先引流，再更换敷料，是处理感染伤口的基本措施，目的是争取二期愈合。

6. 并发症及其防治

（1）局部并发症：伤口出血，伤口裂开，伤口感染。

（2）全身并发症：休克、急性肾衰竭、挤压综合征、急性呼吸窘迫综合征（ARDS）。

7. 护理措施

（1）损伤的现场急救：若发生心搏呼吸骤停，应立即心肺复苏，抢救生命。优先抢救窒息、大出血、张力性气胸、休克、腹腔内脏脱出等急危重症的病人。

（2）损伤病人的护理

①紧急救护：保持呼吸道通畅；心肺复苏；控制外出血；迅速恢复血容量；包扎、封闭体腔伤口；有效固定骨折、脱位；严密监测生命体征和创伤评估。

②一般护理：体位和制动；防治感染；镇静镇痛；维持体液平衡和营养支持。

③软组织闭合性损伤的护理：小范围创伤后 24 小时内局部冷敷，以减少渗血和肿胀。12 小时后采取热敷和理疗，促进炎症吸收和消退。

二、清创术及更换敷料

1. 清创术　伤后 6～8 小时是清创最佳时机。若伤口污染轻，早期应用抗生素后，清创缝合时间可延长至伤后 12 小时或更迟；特殊部位伤口如面部、关节附近及有神经、内脏、大血管等重要组织或有器官暴露的伤口，虽无明显感染征象，即使伤后时间较长，原则上也应进行清创、缝合。

2. 更换敷料

（1）换药室管理：①严格遵守无菌操作原则。②换药时室内光线充足，空气清洁，温湿度适宜。③换药顺序。先换清洁伤口，再换污染伤口，最后换感染伤口。特异性感染伤口换药时应注意隔离，换药后按要求处理废物。④换药次数。根据不同伤口类型进行换药。清洁伤口缝合后第 3 天换药 1 次，至伤口愈合或拆线时，再次换药；肉芽组织生长良好、分泌物较少的伤口，每日或隔日更换 1 次；放置引流的伤口，渗出液较多应及时换药；脓肿切开引流者次日可不换药，以免引起出血，加重感染。脓液多时，1 日需多次更换，注意保持外层敷料不被分泌物浸湿。

（2）换药方法

①换药前准备：向病人解释操作目的和方法，取得配合；按无菌操作原则戴口罩、帽子，洗手；评估伤口；准备物品。

②操作：去除伤口敷料，彻底清创，处理伤口，包扎固定，换药后用物整理。

（3）不同伤口的处理

①缝合伤口的处理：无引流物的缝合伤口，如无感染征象，可至拆线时更换敷料。对于术中渗血较多或污染的伤口，伤口内放置引流物，引流物一般于术后 24～48 小时后取出，若外层敷料有渗血、渗液，应用 75% 乙醇消毒后随时更换。术后 3～4 天若病人自觉伤口疼痛或发热，应评估是否发生感染。病人如出现缝线反应，即针眼周围皮肤发红、瘙痒，可用 75% 乙醇湿敷或红外线照射，使炎症吸收。**线眼处出现小脓疱时，即刻拆去此针的缝线并清除伤处脓液**，再涂以碘酊。伤口感染初期应用物理疗法，化脓时需进行引流。

②伤口拆线时间：一般头、面、颈部切口术后 **4～5 天**拆线，四肢切口术后 **10～12 天**拆线，其他部位手术 7～8 天拆线，减张缝线需 14 天拆除。青少年病人可适当缩短拆线时间，年老体弱或营养不良者，应适当推迟。

③肉芽创面的处理：a. 健康肉芽应先用生理盐水棉球蘸吸除去分泌物，然后外敷等渗盐水纱布或凡士林纱布；b. 如肉芽生长过度应将其剪平整后，用棉球压迫止血，或用**硝酸银**烧灼后用生理盐水湿敷，再将创缘拉拢或植皮；c. 肉芽水肿宜选用 **3%～5% 高渗氯化钠溶液**湿敷，并注意病人全身营养状况；d. 创面脓液量多而稀薄时用**含有抗菌溶液的纱布**湿敷；e. 创面脓液稠厚，组织坏死多，且有臭味者，应用**含氯石灰硼酸溶液**（氯胺 T 钠）湿敷。

④脓肿伤口的处理：脓液多而伤口深者，应保持引流通畅，必要时用过氧化氢溶液冲洗脓腔。浅部伤口常用凡士林或液状石蜡纱布覆盖。伤口较小而深者，应将凡士林纱布条送达创口基底部，但不可将外口堵塞，引流口过小时需再扩大切开。

三、烧伤

1. 病理生理　根据烧伤病理生理特点，病程大致分为以下 4 期。

（1）**急性体液渗出期**：严重烧伤后，立即出现体液渗出，可在烧伤后数分钟开始，**2～3 小时最急剧，8 小时达高峰，伤后 48 小时开始回吸收渗液**。此期最大的危险是发生**低血容量性休克**。

（2）**急性感染期**：从烧伤后 **48 小时**渗出液开始回吸收时开始，至创面完全愈合，均可发生感染。严重烧伤所致的全身应激性反应及休克的打击，使全身免疫功能下降，对致病菌易感性增加，早期即并发全身性感染。

（3）**创面修复期**：烧伤后组织修复在早期炎症反应时即已开始。创面修复与烧伤的深度、面积及感染的程度有关。浅度烧伤无瘢痕，Ⅱ度烧伤有瘢痕，Ⅲ度以上烧伤需做皮肤移植修复。

（4）**康复期**：创面愈合需要锻炼、体疗、工疗和整形恢复，某些脏器功能损害和心理异常也需要恢复过程，此期持续时间因伤深度、面积、程度而异。夏季，烧伤病人因汗腺被毁常感不适，康复过程需 2～3 年。

2. 临床表现与诊断

（1）烧伤面积：①**手掌法**。病人自己五指并拢后的手掌面积约为体表总面积的 1%，五指自然分开的手掌面积约为 1.25%，此法适用于小面积烧伤的估计；②**中国新九分法**。将人体体表面积划分为 11 个 9% 的等份，另加 1%，构成 100%。可简记为**头、面、颈 3、3、3；双手、双前臂、双上臂 5、6、7；双臀、双足、双小腿、双大腿 5、7、13、21；躯干前、后 13、13；会阴 1**。儿童头大，下肢相对较小，可计算为：头颈部面积 = [9+（12 —年龄）]%，

双下肢面积 = [46 — （12 —年龄）]%。

（2）烧伤深度：目前普遍采用3度4分法，即Ⅰ度、浅Ⅱ度、深Ⅱ度和Ⅲ度（表3-4）。

表3-4 烧伤分度与临床特点

烧伤深度		组织损伤	局部表现	预后
Ⅰ度 （红斑性）		表皮浅层	表现为皮肤红斑，灼痛，干燥无水疱	3～7天脱屑愈合，脱屑后初期有色素加深，后逐渐消退，**无瘢痕和色素沉着**
Ⅱ度 （水疱性）	浅Ⅱ度	表皮全层、真皮浅层	红肿明显，有大小不一的水疱，疱壁薄、内含黄色澄清液体、基底创面潮红湿润，疼痛剧烈	1～2周愈合，**多有色素沉着，无瘢痕**
	深Ⅱ度	真皮深层	水疱较小、疱壁较厚、基底发白或白红相间、痛觉迟钝，有拔毛痛	3～4周愈合，**留有瘢痕和色素沉着**
Ⅲ度 （焦痂性）		皮肤全层、皮下、肌肉或骨骼	痛觉消失，创面无水疱，无弹性，干燥如皮革样坚硬或呈蜡白、焦黄，甚至炭化成焦痂，痂下可见树枝状栓塞的血管	3～4周焦痂脱落，**愈合后有瘢痕或畸形**

（3）烧伤严重程度

轻度烧伤：Ⅱ度烧伤总面积在10%以下。

中度烧伤：Ⅱ度烧伤面积为11%～30%或Ⅲ度烧伤面积在10%以下。

重度烧伤：烧伤总面积达31%～50%或Ⅲ度烧伤面积达11%～20%，或虽然Ⅱ度、Ⅲ度烧伤面积不足上述范围，但病人已合并休克、吸入性损伤或较重的复合伤。

特重烧伤：总烧伤面积在50%以上或Ⅲ度烧伤面积在20%以上或存在较重吸入性损伤、复合伤等。

（4）吸入性损伤：又称呼吸道烧伤。致病原因不仅包括热力本身，还包括热力作用（燃烧)时产生的具有损害性化学物质的蒸汽、化学性烟尘、气体等有害物质吸入支气管和肺泡后，引起局部腐蚀和全身性中毒，病人出现呼吸道刺激症状，声嘶、呛咳、呼吸困难、咳炭末样痰，口鼻有黑色分泌物，肺部闻及哮鸣音等表现，多死于窒息。

3. 治疗要点

（1）**现场救护**：迅速脱离致热源、保护创面、保持呼吸道通畅和补液、镇痛等措施。

（2）**防止休克**：液体疗法是防止休克的主要措施。补液遵循先晶后胶、先快后慢、交替输入的原则，补液总量的一半在伤后8小时内输入。尽量避免口服补液，若病情平稳，口渴明显，在密切监测下，适量服用每升含氯化钠0.3g淡盐水、含碳酸氢钠0.15g的烧伤饮料，防止发生呕吐和水中毒。

（3）**防治感染**：正确处理烧伤创面，严格执行无菌操作技术，合理应用抗菌药物。

（4）**处理创面**：包括初期清创、包扎疗法、暴露疗法和手术疗法。

4. 护理措施

（1）吸入性损伤的护理

①**保持呼吸道通畅**。鼓励病人深呼吸，有效咳嗽及咳痰。定时翻身，及时清理口鼻腔分泌物。对于衰弱无力、咳痰困难、气道分泌物多、有坏死组织脱落的病人，应及时经口鼻或气管插管吸净；必要时气管切开行机械辅助通气。

②**吸氧**。氧浓度一般维持在 40%，氧流量 4～5L/min，鼻导管或面罩给氧。

③**严格掌握并观察记录液体入量及速度**，控制补液速度，防止急性肺水肿的发生。

④动态评估、监测生命体征，特别是呼吸功能。

（2）休克期护理：大面积烧伤病人 24 小时内主要护理措施是保证液体输入，以迅速恢复有效循环血量。常用的烧伤补液方法计算：第一个 24 小时补液量＝体重（kg）×烧伤面积（%）×1.5ml，另加每日生理量 2000ml，即为补液总量。总量的一半，在伤后 8 小时内输完，另一半在其后 16 小时内输完。监测每小时尿量是评估休克是否纠正的重要指征，也是调整输液速度最有效的客观指标。尿量一般婴儿维持在 10ml/h，小儿 20ml/h，成人 30ml/h 以上；老年人或心血管疾病、吸入性损伤、合并颅脑损伤的病人，尿量应维持在 20ml/h 左右；有血红蛋白尿时尿量要维持在 50ml/h 以上。

（3）创面处理：①初期清创：清洗、消毒、清理创面，在休克控制后尽早进行；②包扎疗法：适用于四肢、面积小的浅Ⅱ度烧伤者；③暴露疗法：适用于头面部、会阴部、大面积烧伤或创面严重感染者；④手术疗法：深度烧伤创面，应及早手术治疗；⑤创面用药：磺胺嘧啶银可用于治疗烧烫伤创面感染，可控制感染，促使创面干燥、结痂和愈合。

第 12 单元　器官移植病人的护理

【复习指南】本部分内容历年偶考，器官移植术前准备及皮肤移植护理应熟练掌握。

一、概述

1. 概念　通过手术的方法将自体或异体活性器官，移植到身体的某一部位，以恢复原有器官或组织的解剖结构和功能，代偿受者相应器官因致命性疾病而丧失的功能，称为器官移植。提供移植器官的个体称为供体；接受移植器官的个体称为受体。除此之外，还有细胞移植（肝细胞移植、造血干细胞移植等）和组织移植（如皮肤移植、组织移植等）。

2. 分类　①自体移植术：是指供、受者为同一个体，移植后不会引起排斥反应。如自体皮肤移植。②同质移植术：相同遗传素质（基因）的不同个体间的移植，移植后不会发生排斥反应。如同卵双生胎之间的器官移植。③同种异体移植术：是指供、受者属于同一种族但遗传基因不同的个体间的移植，如人与人之间的器官移植。由于抗原结构不同，移植后会出现排斥反应。④异种移植术：不同种族之间的组织或器官移植，移植后可出现强烈的排斥反应。

二、器官移植的术前准备

1. 供者的选择　①供者免疫学方法：ABO 血型相容试验，预存抗体的检测，人类白细胞抗原配型。②供者的非免疫学要求：供者年龄应在 50 岁以下，无心血管、肾和肝等疾病，无全身性感染及局部化脓性疾病。

2. 移植器官的保存　安全有效的器官保存是移植成功的先决条件，因此应遵循低温、预防细胞肿胀和避免生化损伤的原则，可将其置于软性容器中，冷保存液浸没，并以冰块维持 **1～4℃** 的保存温度。

3. 受者的准备　①心理准备：了解器官移植相关知识，解除思想顾虑，增强手术成功的信心。②完善术前检查：根据不同移植器官进行相关检查和免疫学检测。③免疫抑制药的应用：根据移植器官种类和受者情况选用免疫抑制药。④预防感染：遵医嘱预防性应用抗菌药物。⑤其他准备：保持皮肤清洁，预防呼吸道感染；做好饮食和肠道准备；保证充足的睡眠；加强营养，术前测量体重并记录。

4. 病室准备　①病室设施：光线及照明、通风良好，室内备空调、中心供氧及负压吸引、空气层流设备或其他空气消毒设施。②物品准备：灭菌仪器、物品等。③专用药柜：根据移植器官的种类配备相关药品，如止血药、抗生素等。④做好消毒与隔离措施。

5. 排斥反应　排斥反应是受体免疫系统对移植器官抗原的特异性免疫应答反应。根据其发生时间、组织形态、免疫机制的不同，分为以下4类。

（1）超急性排斥反应：一旦发生，只能切除移植物，进行再次移植。该反应常于移植术后 **24 小时** 内或更短时间内发生，如误输异型血液，即可在数分钟内发生溶血反应。因体内早已具有对抗该种抗原的抗体，故一旦移植，反应很快发生。

（2）加速血管排斥反应：也称体液免疫反应。常发生在手术后的 3～5 天，病情进展快，移植物功能逐渐恶化并最终发生衰竭。

（3）急性排斥反应：**最常见**。多发生在术后5天至6个月内。表现为发热，寒战，局部出现炎性反应，如肿胀、疼痛、白细胞增多、移植的器官功能减弱或丧失等。

（4）慢性排斥反应：在移植后数月至数年内出现，移植器官的功能逐渐减退，最后功能完全丧失，唯一有效方法是再次移植。

三、皮肤移植病人的护理

皮肤移植又称植皮术，利用自体或异体皮片移植到相应皮肤缺损区，使创面愈合，或因整形需要再造体表器官的一种方法。

1. 分类

（1）按皮片的来源：①自体皮肤移植；②同种异体皮肤移植；③异种异体皮肤移植。

（2）按移植方法分类：①带蒂移植术；②游离植皮术；③吻合移植术。

游离植皮术根据皮片厚度分为4种。①表层皮片：表皮及少量真皮乳头层，移植的成活率高，用于消灭肉芽组织创面；会有色素沉着，因此不宜植入面部、手掌、足底等处；②中厚皮片：含表皮及部分真皮层，用途最广，存活率高，不易收缩，色素沉着不大；③全厚皮片：包括全层皮肤，需在新鲜创面上移植，愈合后组织功能良好；④点状植皮：移植皮片面积小，很容易存活，用于肉芽创面移植，术后效果较好。

2. 护理措施

（1）术后护理：①植皮的肢体要 **制动** 并 **抬高**。②保持敷料清洁和干燥。③告知病人不可随意抓挠创面，小儿为防止抓坏皮瓣，双手可适当约束。④密切观察创面，如皮下有积脓，应立即用尖头剪刀剪开小口引流脓液，但切勿挤压。如皮片坏死，应及时剪除坏死部分。⑤供皮区若未感染，可在术后2周更换敷料，创面一般愈合良好。

（2）术后并发症及护理：①感染。机体防御反应下降，长时间应用大量的抗生素后易发生真菌感染，多见于伤口、肺部、尿路、皮肤、口腔等处。细菌在口腔内容易繁殖，溃疡面易引起严重感染，除定时口腔护理外，每周做 1～2 次咽拭子培养，真菌阳性时可用制霉菌素。②消化道出血。术后大量应用肾上腺皮质激素可诱发胃肠道黏膜发生应激性溃疡，严重者引起胃黏膜出血、穿孔。因此，移植术前应做钡剂检查排除胃溃疡；移植后用保护胃黏膜及抗酸药物。③精神症状。用大量抗排斥反应药物后可出现一系列精神症状，如兴奋、情绪波动、多疑、烦躁等。护士应做好心理护理，出现精神症状时需严密观察，防止意外发生。

第 13 单元　肿瘤病人的护理

【复习指南】本部分内容历年常考，肿瘤的临床表现、预防及护理措施应熟练掌握；肿瘤的分类和病理、分期和治疗要点应掌握。

一、肿瘤概述

1. 分类　肿瘤是机体的新生物，是各种致瘤因素引起的细胞异常分化与过度增生的结果，以肿块形成为主要临床特征的一种常见病、多发病，可发生在任何年龄和身体的任何部位。依据肿瘤的形态学及肿瘤对机体的影响，将肿瘤分为良性肿瘤、恶性肿瘤及交界性肿瘤 3 类，主要鉴别方式是分化程度。良性肿瘤一般称为"瘤"，无浸润能力；恶性肿瘤中来自上皮组织的称为"癌"，来源于间叶组织的称为"肉瘤"，恶性肿瘤有浸润和转移能力。交界性肿瘤，形态上属良性，但常呈浸润性生长，切除后容易复发。

2. 病因　肿瘤的病因尚不明确，由环境、遗传、病毒感染和生活方式等多种因素相互作用而引起。可能与以下因素有关。

（1）环境因素（致癌因素）：①物理因素；②化学因素；③生物因素。

（2）机体因素（促癌因素）：①遗传因素；②内分泌因素；③免疫因素；④心理 – 社会因素。

3. 病理　恶性肿瘤的发生发展过程分为癌前期、原位癌（局限于上皮层、未突破基底膜）和浸润癌（突破基底膜，向周围组织浸润）3 个阶段。肿瘤细胞的分化分为高分化、中分化和低分化 3 类。生长方式主要是浸润生长；恶性肿瘤生长快、发展迅速、病程较短。转移方式包括：直接蔓延、淋巴转移、血行转移和种植性转移。

4. 临床表现

（1）局部表现　①肿块：常是体表或浅在肿瘤的首要症状，是瘤细胞不断增殖所形成的，为诊断肿瘤的重要依据。②疼痛：为恶性肿瘤中晚期的常见症状之一，表现为局部刺痛、跳痛、烧灼痛、隐痛等，空腔脏器肿瘤可产生绞痛。③溃疡：发生于口、鼻、鼻咽腔、消化道、呼吸道及泌尿生殖器官的肿瘤，一旦肿瘤向腔内溃破或并发感染时，可有恶臭及血性分泌物。④出血：肿瘤破溃或侵蚀血管可有出血症状。⑤梗阻：肿瘤压迫邻近器官会导致梗阻。⑥转移与浸润症状。

（2）全身表现：早期无明显症状，非特异性表现可见消瘦、乏力、低热、体重下降、贫血等，癌症晚期常出现恶病质，全身衰竭。

5. 肿瘤分期　目前临床较常采用的为国际抗癌联盟组织提出的 TNM 分期法：① T 是指原发肿瘤，无原发肿瘤为 T_0，有原发肿瘤，依其肿瘤大小分为 T_1、T_2、T_3、T_4；② N 是指淋巴结，无区域淋巴结转移为 N_0，有区域淋巴结转移，依其范围分为 N_1、N_2、N_3、N_4；③ M 是指远处转移，有远处转移为 M_1，无远处转移记为 M_0，临床无法判断肿瘤体积时用 T_x 表示；

④不同 TNM 组合，确定了肿瘤的不同期别。

6. 辅助检查　**病理学检查是目前肿瘤确诊的最直接而可靠的方法**，包括细胞学检查和活体组织检查。其他方法还有实验室检查、影像学检查、内镜检查等。

7. 治疗要点　治疗肿瘤有手术治疗、化学治疗、放射治疗、生物治疗、免疫及中医中药治疗等多种方法。**恶性肿瘤应根据病情采取综合治疗，可取得较好疗效**。

（1）良性肿瘤：一般采取手术切除方法。切除的病变组织进行病理检查可确诊。

（2）恶性肿瘤：根据肿瘤部位、来源、分期与病理学检查结果，选择有效合理的综合治疗方法。原则上：①癌前期或原位癌，可用局部手术疗法消除癌组织，绝大多数行切除术；②肿瘤已有转移，但仅局限于附近区域淋巴结时，仍以手术切除为主，辅以放疗和化疗；③肿瘤已有远处转移者，可行姑息性手术治疗，综合应用抗肿瘤药物及其他方法。抗肿瘤药物按传统分类法分为细胞毒素类、抗代谢类、抗生素类、生物碱类、激素类、分子靶向药物及其他如羟基脲和铂类。

8. 预防　国际抗癌联盟认为 1/3 的恶性肿瘤是可以预防的，1/3 的恶性肿瘤可以通过早期诊断来治愈，1/3 的恶性肿瘤可以减轻痛苦，延长生命，因此提出了三级预防的概念。

（1）**一级预防**：病因预防，目的是消除或减少可能致癌的因素，降低癌症的发病率。

（2）**二级预防**：是指临床前预防，即"三早"预防，**早发现、早诊断**和**早治疗**。目标是提高生存率，降低死亡率。对高危人群进行选择性筛查属于二级预防。

（3）**三级预防**：是指治疗后的康复，包括提高生存质量、减轻痛苦和延长生命。其目标是防止病情恶化，降低残障率。三级预防的主要手段是对症治疗。

二、常见的体表肿瘤

1. 皮肤乳头状瘤　表皮乳头样结构的上皮增生形成许多手指样或乳头状的突起，外观呈菜花状或绒毛状，单发或多发，表面常角化，伴溃疡，好发于躯干、四肢、会阴等部位，易恶变成为皮肤癌，手术切除是首选治疗方法。

2. 黑痣与黑色素瘤

（1）皮肤黑痣：来源于表皮基底层的黑色素细胞，是良性增生性病变，但有的也可恶变成为黑色素瘤。根据其在皮肤组织内发生部位不同，分为交界痣、皮内痣和混合痣 3 种，其中交界痣易恶变，皮内痣临床最常见。

（2）黑色素瘤：一种能产生黑色素的高度恶性肿瘤，以足底部和外阴及肛门周围皮肤处多见，部分初始即为恶性，但通常是由交界痣恶变而来。凡出现黑痣色素加深、体积增大、生长过快、瘙痒、疼痛、溃破、发炎及出血等，可能为恶变，应及时完整切除。

3. 脂肪瘤　脂肪样组织的瘤状物。女性常见，好发于躯干、四肢；边界清晰，质地柔软，可有假囊性感，无痛、生长缓慢。深部者可发生恶变，应手术彻底切除。

4. 纤维瘤　皮肤及皮下纤维结缔组织内发生的良性肿瘤。多呈圆形或卵圆形、质硬、易于推动、生长缓慢、无痛，极少恶变，可手术切除。

5. 血管瘤　由血管组织构成的一种良性肿瘤，多属于先天性。按血管瘤结构分为如下。

（1）毛细血管瘤：好发于颜面、肩、头皮和颈部，女性多见。

（2）海绵状血管瘤：由小静脉和脂肪组织构成，应及早手术切除。

（3）蔓状血管瘤：由较粗的迂曲血管构成，大多来自静脉，常发生在皮下和肌肉内，也能侵入骨组织，病变范围较大。

三、护理

1.肿瘤病人的心理特点　因病情程度和对肿瘤的认知不同，病人会产生不同的心理反应。肿瘤病人常见的心理变化分为 5 期，包括**震惊否认期、愤怒期、磋商期、抑郁期**和**接受期**。病人积极乐观的态度能增强战胜疾病的信心。

2.肿瘤手术治疗病人的护理

（1）手术前准备：①心理准备。医护人员向病人介绍疾病相关知识，增强其对手术的了解和治疗的信心。②术前纠正营养不良。术前给予病人高热量、高蛋白、高维生素的低脂饮食。③皮肤准备。术前 1 天洗澡、清洁皮肤，根据手术部位要求进行备皮。④胃肠道准备。对消化系统肿瘤一般在术前 3 天进食无渣饮食，术前 1 天进流食。术前 8～12 小时禁食，4 小时禁饮。⑤呼吸道准备。术前 2 周戒烟，以减少呼吸道分泌物；术前深呼吸和有效咳嗽训练。

（2）手术后护理：①体位。全麻病人取平卧位，头偏向一侧，避免吸入性肺炎的发生。②严密观察病情变化。监测生命体征、意识状态及瞳孔变化。③加强营养支持、补液、抗感染。遵医嘱补充水、电解质，预防性使用抗生素。④做好尿管护理，防止泌尿系统感染。⑤腹胀及便秘的处理。术后 48～72 小时内，病人常发生腹胀，可行胃肠减压或肛管排气。⑥术后并发症预防。术后常见并发症有尿潴留、肺部感染、术后出血、切口感染、切口裂开、血栓性静脉炎等。⑦疼痛管理。应采取阶梯给药镇痛方法。疼痛较轻的肿瘤病人镇痛方法为口服阿司匹林等非阿片类镇痛药，中度持续性疼痛可用可待因镇痛。⑧健康教育。肿瘤术后 3 年之内每 3 个月随访一次。

3.肿瘤放射治疗病人的护理

（1）放疗前的准备：放疗前向病人解释说明放疗的目的及可能出现的不良反应。

（2）放疗期间的护理

①**防止皮肤、黏膜的损伤**：放疗引起的皮肤反应可分为 3 度。一度：红斑，有烧灼感；二度：高度充血、水肿，可有水疱形成；三度：溃疡形成，出现坏死。放疗期间做好皮肤护理：a.照射部位皮肤忌摩擦、抓挠，保持皮肤清洁干燥；b.穿着柔软舒适衣服，及时更换；c.局部皮肤出现红斑时忌用乙醇与碘伏涂擦；d.照射部位脱皮时忌撕脱，让其自然脱落；e.减少阳光对照射部位的刺激。

②**感染的预防**：监测病人的感染症状和体征，监测血常规；所有操作严格执行无菌技术；指导并督促病人注意个人卫生；外出时注意保暖，避免肺部感染的发生；保证营养的摄入。

③**照射器官功能障碍的预防和护理**：照射野的器官受射线影响可发生一系列反应，如胃肠道受损后出血等，因此放疗期间应加强照射野器官的病情观察，对症护理，有严重病变要报告医生，暂停放疗。

（3）放疗中常见急症及护理

①**鼻咽部大出血**：病人立刻取平卧位，头偏向一侧，遵医嘱给予镇静药物，迅速建立静脉通路补充血容量及给予止血药物，前、后鼻孔用 1% 麻黄碱或 1% 肾上腺素棉球填塞来压迫止血，评估出血量，必要时输血。

②**大咯血**：保持呼吸道通畅，病人平卧，头偏一侧，避免翻动、搬运病人。给予镇静镇咳药和止血药，镇咳药首选可待因。床旁备气管切开包。密切监测病人生命体征的变化。

③**喉头水肿、窒息**：病人取半坐卧位，给予高浓度、高流量吸氧。严密监护下静脉滴注激素及抗生素。可给予呋塞米等脱水药。紧急情况下行气管切开。

④**颅内高压性昏迷**：严密观察生命体征及瞳孔变化。注意保持呼吸道通畅，及时吸痰。

⑤**放射性癫痫**：密切观察病情，注意病人安全，防止发生坠床。必要时给予抗癫痫治疗。

⑥**急性放射性肺炎**：一旦发生，立刻停止放射治疗。卧床休息，给予高热量、高蛋白、易消化的饮食。高热者给予物理或药物降温。

4. 肿瘤化学治疗病人的护理

（1）常见化疗药毒性作用和护理

①**静脉炎、静脉栓塞**：正确的给药途径，通常使用深静脉或中心静脉置管给药；适宜的稀释浓度，药物按比例稀释，以减轻对血管壁的刺激；长期治疗时需制定静脉使用计划，合理使用静脉，从远心端向近心端，同时两臂交替使用，如出现静脉炎应停止滴注，用硫酸镁湿敷；药液不慎溢出后，立即停止输液，保留针头接注射器回抽药液后，注入解毒药后再拔针；局部涂氢化可的松，冷敷 24 小时。

②**骨髓抑制**：骨髓抑制，是最常见、最严重的不良反应，对肿瘤化疗病人进行护理时，要严格执行无菌操作，预防感染，同时密切观察病人有无皮肤瘀斑、齿龈出血、血尿和血便等全身出血倾向，每周查血常规 1 ～ 2 次，白细胞降至 3.5×10^9/L 时，需暂停药或减量，白细胞降至 1×10^9/L，做好保护性隔离，预防交叉性感染；血小板低于 50×10^9/L 时，避免外出；低于 20×10^9/L 时，绝对卧床，限制活动。

③**胃肠道反应**：病人常有恶心、呕吐、食欲缺乏等胃肠道反应。鼓励其摄入少油、易消化、无刺激性的食物，严重呕吐时应给予部分肠内营养支持，鼓励病人多饮水，化疗前 1 小时禁食并遵医嘱使用止吐药。

④**口腔黏膜反应**：注意保持口腔清洁，口腔溃疡合并真菌感染时，用 3% 苏打水漱口。

⑤**皮肤反应**：指导病人保持皮肤清洁、干燥，不用刺激性肥皂及护肤品。

⑥**脱发**：采用头皮降温方法，注药前 5 ～ 10 分钟，头部放置冰帽，注药后维持 30 ～ 40 分钟，可减少药物对毛囊的刺激。

（2）化疗的禁忌证：老年人、体质虚弱、全身营养状况差、有出血倾向、贫血、血浆蛋白低下、心肺功能严重障碍等病人禁用化疗。

第14单元　颅内压增高病人的护理

【复习指南】本部分内容历年常考，颅内压增高和脑疝护理应重点复习。颅内压增高和急性脑疝的病因、临床表现和护理措施应熟练掌握；病理生理、辅助检查和治疗要点应掌握。

一、颅内压增高

成人正常颅内压为 0.7 ～ 2.0kPa（**70 ～ 200mmH$_2$O**），儿童为 0.5 ～ 1.0kPa（50 ～ 100mmH$_2$O）。成人颅腔容积为 **1400 ～ 1500ml**，颅内容物包括脑组织、脑脊液、血液。颅内压主要依靠脑脊液量的增减来调节。颅脑疾病使颅腔内容物体积增加或颅腔容积缩小，超过颅腔可代偿的容量，导致颅内压持续高于 200mmH$_2$O（2.0kPa），并出现**头痛、呕吐、视盘水肿**称为颅内压增高。

1. 病因　**颅腔内容物体积或量增大及颅内空间或颅腔容积缩小**是导致颅内压增高的两大主要原因。

（1）颅腔内容物体积或量增大：①脑体积增加，如脑缺血缺氧、中毒引起脑水肿；②脑脊液增多，如脑脊液分泌增多；③脑血流量增加，如高碳酸血症使脑血管扩张致血容量增加；④占位性病变，如颅内血肿、肿瘤等。

（2）颅腔容积缩小：①先天畸形；②外伤致凹陷性骨折。

2. 病理生理　颅内压增高引起一系列中枢神经系统功能紊乱，包括脑血流量减少、脑水肿、脑移位和脑疝或全身血管加压反应。

3. 临床表现

（1）**头痛**：是最常见的症状，以晨起和晚间较重，多位于**前额**及**颞部**，以胀痛和撕裂痛多见，为持续性头痛，伴有阵发性加剧。程度可随颅内压增高而进行性加重，咳嗽、打喷嚏、用力、弯腰低头时头痛加重。

（2）**呕吐**：多呈喷射状，常见于剧烈头痛时，因迷走神经受激惹病人可伴有恶心，呕吐后头痛有所缓解，但呕吐与进食无关。

（3）**视盘水肿**：颅内压增高的客观体征之一。表现为视盘充血、隆起、边缘模糊、中央凹陷变浅或消失，视网膜静脉怒张、迂曲、搏动消失，严重时乳头周围可见火焰状出血。长期、慢性颅内压增高可引起视神经萎缩而致失明。

头痛、呕吐、视盘水肿合称颅内压增高的"三主征"。

（4）意识障碍：急性颅内压增高者有明显的进行性意识障碍甚至昏迷；慢性颅内压增高的病人常常出现意识淡漠，反应迟钝。

（5）其他症状和体征：病人可出现**库欣综合征**；即血压升高，尤其是收缩压增高、脉压增大；脉搏缓慢、洪大有力；呼吸深慢等（即**"两慢一高"**），严重者因呼吸循环衰竭而死亡。颅内压增高还可出现复视、头晕、猝倒等表现。婴幼儿颅内压增高时可见头皮静脉怒张、囟门隆起、张力增高和骨缝增宽或分离，脑疝是颅内压增高晚期并发症，也是造成病人死亡的主要原因。

4. 辅助检查　①头颅 X 线片：慢性颅内压增高者，可见脑回压迹增多、加深，蝶鞍扩大，颅骨局部被破坏或增生。小儿可见骨缝分离。② CT 或 MRI：对判断颅内压增高病因有重要参考价值。③脑血管造影或数字减影血管造影：主要用于疑有脑血管畸形的疾病。④腰椎穿刺：用于测定颅内压，但有明显颅内压增高症状和体征的病人禁忌腰椎穿刺，因易引发脑疝。

5. 治疗要点

（1）手术治疗：是最根本、最有效的方法，如手术切除颅内肿瘤、清除颅内血肿、处理大片凹陷性骨折等。

（2）非手术治疗：①限制入液量：摄入量应控制在 1500～2000ml/d；②脱水治疗：高渗性脱水剂，可减轻脑水肿、降低颅内压，如 20% 甘露醇注射液；③激素治疗：肾上腺皮质激素可稳定血－脑脊液屏障，改善血管通透性，预防和缓解脑水肿，降低颅内压；④抗感染：伴有颅内感染者，应遵医嘱使用抗菌药；⑤冬眠低温疗法：可降低脑新陈代谢率，减少耗氧。

6. 护理措施

（1）降低颅内压，维持脑脊液正常灌注

①一般护理：a. 体位：抬高床头 15°～30°，利于颅内静脉回流，减轻脑水肿，昏迷患者取侧卧位；b. 吸氧：持续或间断吸氧，改善脑组织缺氧，使脑血管收缩，减少血流量；c. 限制液体入量：不能进食者，成人每日补液量控制在 1500～2000ml，其中等渗盐水不超过 500ml，保持尿量不少于 600ml/d，并且控制输液速度，防止大量快速输液加重水肿；d. 高热者采取降温措施，注意防治感染。

②防止颅内压骤然升高：a. 卧床休息，避免情绪激动，以免血压骤升促使颅内压升高；b. 保持呼吸道通畅；c. 避免剧烈咳嗽、打喷嚏和用力排便等引起腹压升高的因素；d. 及时控制癫痫发作；e. 躁动的病人，适当给予约束保护。

③用药护理：a. 脱水治疗。20% 甘露醇，成人每次 250ml，15～30 分钟内滴完，每日 2～4 次，可重复使用。使用脱水药呋塞米时记录 24 小时出入液量。注意观察脱水治疗效果。停药前应逐渐减量或延长给药间隔时间，防止反跳现象。b. 激素治疗护理。常用地塞米松 5～10mg 静脉或肌内注射。注意观察有无应激性溃疡、感染等不良反应。

④冬眠低温治疗的护理

a. 降温时室内光线宜暗，室温 18～20℃，先给予足量冬眠药物，如冬眠 Ⅰ 号或 Ⅱ 号合剂，待病人御寒反应消失后方可加用物理降温措施。降温速度以每小时下降 1℃为宜，体温降至肛温 32～34℃、腋温 31～33℃较为理想。体温过低易出现心律失常、凝血障碍、低血压等并发症。

b. 严密观察病情：治疗期间若脉搏＞100 次/分，收缩压＜100mmHg（13.3kPa），出现呼吸次数减少或不规则时，立刻通知医生，停止冬眠疗法或更换药物。

c. 饮食：治疗期间机体代谢率低，每日液体入量不应超过 1500ml。鼻饲者，流食或肠内营养液温度应与当时体温一致，注意观察病人有无胃潴留、便秘、腹胀、消化道出血等症状，注意防止反流和误吸。

d. 预防并发症：冬眠病人易出现舌后坠、吞咽及咳嗽反射减弱等并发症，应严密观察，加强护理。

e. 缓慢复温：冬眠低温治疗一般为 2～3 天，停止治疗时应先停物理降温，再逐渐停用冬眠药物，注意保暖，自然复温。

⑤脑室引流的护理：引流管开口高于侧脑室平面 10～15cm，以维持正常颅内压。术后早期先适当减慢流速，待颅内压力平衡后再降低引流瓶高度。每日引流量不超过 500ml，颅内感染病人引流量可适当增加，但注意补液，以免水、电解质紊乱。观察并记录脑脊液的颜色、量及性状，脑室引流放置时间一般为 3～4 天，不宜超过 5～7 天，以免时间过长发生颅内感染。更换及拔除引流管时应严格执行无菌操作原则，拔管后应注意观察病人是否有颅内压增高症状，若出现及时报告医生。

（2）密切观察病情变化

①意识：格拉斯哥（Glasgow）昏迷评分法，评定睁眼、语言及运动反应，三者得分相加后可依据数值判断意识障碍程度，最高 15 分，表示意识清醒，8 分以下为昏迷，最低为 3 分，分数越低表示意识障碍越严重。

②瞳孔：正常瞳孔为等大等圆，自然光线下直径 3～4mm，直接、间接对光反射灵敏。

③生命体征：注意呼吸深度、节律的变化，脉搏强弱、快慢，血压和脉压的波动。

④颅内压：监测过程应严格无菌操作，时间不宜超过 1 周，以防感染。

二、急性脑疝

1. 解剖概要　颅腔被小脑幕分成幕上腔和幕下腔。幕上腔被大脑镰分成左右两分腔，容纳大脑左右半球，幕下腔容纳脑桥、小脑、延髓。颅腔与脊髓腔相连处出口为枕骨大孔，延髓下端经此孔与脊髓相连，小脑扁桃体在枕骨大孔位置之上，位于延髓下端背侧。

2. 病因及分类

（1）病因：颅腔占位性病变发展到一定程度，导致颅内压增高，颅内各分腔内压力不平衡，引起脑组织、血管和脑神经等移位受压，产生一系列临床表现即为脑疝。

（2）分类：根据解剖结构将脑疝分为：小脑幕切迹疝（颞叶沟回疝）、枕骨大孔疝（小脑扁桃体疝）、大脑镰下疝（扣带回疝）3 类。

3. 临床表现

（1）小脑幕切迹疝：①颅内压增高症状，头痛剧烈，进行性加重，烦躁不安，呕吐频繁；②进行性意识障碍，依次出现嗜睡、浅昏迷、深昏迷；③瞳孔改变，脑疝初期因患侧动眼神经受刺激导致患侧瞳孔缩小，随后，动眼神经麻痹导致患侧瞳孔散大，直接、间接对光反射消失，上眼睑下垂及眼球外斜。晚期相继出现双侧瞳孔散大；④运动障碍，沟回压迫大脑脚，锥体束受累，病变对侧肢体肌力减退或麻痹，腱反射亢进，病理征阳性；⑤生命体征变化，先出现库欣反应综合征，随着病情进一步发展，病人出现血压忽高忽低，心律失常，脉搏快弱，呼吸浅且不规则，终因呼吸循环衰竭而死亡。

（2）枕骨大孔疝：病情变化快，进行性颅内压增高，头痛剧烈、呕吐频繁，颈项强直或强迫头位，生命体征紊乱出现早，意识障碍出现晚。病人早期突发呼吸骤停导致死亡。

4. 治疗要点　关键在于及时发现脑疝症状，立即给予脱水利尿治疗，确诊后尽快手术，祛除病因。

5. 急救护理

（1）纠正脑组织灌注不足：①确诊脑疝后，立即脱水治疗，快速静脉滴注甘露醇、呋塞米等脱水药，并观察脱水效果；②维持呼吸功能：保持呼吸道通畅，吸氧；呼吸功能障碍者，行气管插管辅助呼吸。

（2）密切观察病情变化：观察体温、呼吸、脉搏、血压、瞳孔、意识及肢体活动变化。

（3）确诊后积极做好术前检查和术前准备。

第 15 单元　颅脑损伤病人的护理

【复习指南】本部分内容历年常考，颅骨骨折和颅脑损伤护理应重点复习。颅骨骨折和颅脑损伤的临床表现、护理措施应熟练掌握；治疗要点应掌握。

一、颅骨骨折

1. 解剖概要　颅骨分成颅脑和面颅两部分，颅脑围成颅腔容纳脑。颅腔的顶部为颅盖颅盖骨质坚实，由内、外骨板和板障构成，内、外骨板表面有骨膜，内骨板是硬脑膜外层，与颅骨板结合不紧密，颅顶部骨折时易形成硬脑膜外血肿；颅底内面凹凸不平，由前向后形成颅前窝、颅中窝及颅后窝。颅底部的硬脑膜与颅骨贴附紧密，颅底骨折时易形成脑脊液漏，也可导致颅内感染。颅骨骨折按骨折部位分为：颅盖骨折、颅底骨折；按骨折形态分为线性骨折和凹陷性骨折；按骨折与外界相通与否分为开放性骨折、闭合性骨折。

2. 临床表现

（1）颅盖骨折：①线性骨折发生率最高，局部压痛、肿胀，常伴有局部骨膜下血肿；②凹陷性骨折多发生于额、顶部，可扪及局部下陷区，也可出现偏瘫、失语等神经定位体征。

（2）颅底骨折：见表 3-5。

表 3-5　颅底骨折的临床表现

骨折部位	脑脊液漏	瘀斑部位	可能损伤的脑神经
颅前窝	鼻漏	眶周、球结膜下（**熊猫眼征**）	嗅神经、视神经
颅中窝	鼻漏和耳漏	乳突征（**Battle 征**）	面神经、听神经
颅后窝	无	乳突部、枕下部、咽后壁	第IX～XII对脑神经

诊断颅底骨折最可靠的临床表现是**脑脊液漏**。

3. 治疗要点

（1）颅盖骨折：单纯颅盖骨线形骨折或凹陷性骨折下陷较轻，一般不需要特殊处理。出现下述情况需手术治疗：①颅内压增高，CT 检查时中线结构移位、有脑疝可能；②骨折片压迫脑重要部位；③凹陷深度超过 1cm；④开放性粉碎性凹陷骨折。

（2）颅底骨折：本身无须特殊处理，重点是预防**颅内感染**。脑脊液漏属开放性损伤，应使用 TAT 及抗菌药预防感染，若 4 周以上未自行愈合，需行硬脑膜修补术。

4. 护理措施

（1）**预防颅内感染**，促进漏口闭合

①体位：颅前窝骨折病人意识清楚者，取半坐位；昏迷病人床头抬高30°，头偏向患侧；颅中窝、颅后窝骨折病人，采取患侧卧位；维持上述体位至脑脊液漏停止后3～5天，目的是借重力作用使脑组织移向颅底，使脑膜逐渐粘连而封闭脑膜破口。

②保持局部清洁：每日 2 次清洁和消毒鼻前庭、外耳道或口腔，注意避免棉球过湿导致液体逆流颅内；劝告病人勿挖鼻、抠耳，不要堵塞鼻腔；**禁忌鼻腔、耳道的冲洗和滴药**。

③避免颅内压骤升：嘱病人勿用力屏气咳嗽、排便、擤鼻涕和打喷嚏等，以免颅内压骤然升高导致气颅。

④**脑脊液鼻漏者，严禁经鼻腔置胃管、吸痰及鼻导管给氧，预防颅内感染，禁止腰椎穿刺**。

⑤注意有无颅内感染迹象。

⑥遵医嘱使用抗菌药及 TAT。

（2）病情观察：①观察有无脑脊液外漏，如鼻腔、耳道流出淡红色液体，可用尿糖试纸区别血性脑脊液与鼻腔分泌物；②准确估计脑脊液外漏量；③评估有无颅内继发性损伤；④注意颅内低压综合征：表现为突然出现剧烈头痛、呕吐、眩晕、厌食、反应迟钝、脉搏细弱、血压下降等；头痛在立位时加重，卧位时缓解。

二、脑损伤

1. 脑震荡　头部受到撞击后发生一过性脑功能障碍，无肉眼可见神经病理改变。

（1）临床表现：伤后出现短暂意识障碍，持续时间一般**不超过 30 分钟**，有逆行性遗忘，同时伴有皮肤苍白、出汗、血压下降、心动缓慢、呼吸微弱、肌张力下降、各生理反射迟钝或消失，常有头痛、头昏、恶心、呕吐、记忆力减退等症状。

（2）诊断：神经系统检查无阳性体征，脑脊液中无红细胞，CT 检查无异常，可结合病史和临床表现确诊。

（3）治疗要点：卧床休息 1～2 周，多数病人可恢复正常。适当给予镇静镇痛药物。

2. 脑挫裂伤

（1）临床表现：①**意识障碍**是脑挫伤最突出的症状之一，多数病人**超过半小时**，严重者长期持续昏迷；继发颅内血肿或脑水肿引起颅内压增高和脑疝，加重早期意识障碍或偏瘫程度，或意识障碍好转后又加重，**原发性脑干损伤**是脑挫裂伤中最严重的特殊类型，病人常出现持久性昏迷；②局灶症状和体征：根据损伤部位和程度不同临床表现也不同；③伴有头痛、呕吐。

（2）诊断：CT 是首选项目，可明确脑挫裂伤的部位和范围、周围脑水肿的程度、有无脑室受压及中线结构移位等。MRI 有助于明确诊断。

（3）治疗要点：①严密观察病情变化，吸氧、保持呼吸道通畅，营养支持，应用抗生素，对症处理；②防治脑水肿，预防并发症；③促进脑功能恢复；④手术治疗。

3. 颅内血肿　颅内血肿是颅脑损伤中最多见、最严重、可逆的继发性病变。

（1）临床表现：不同部位血肿的特点不同。①硬膜外血肿，**多发生于颞部**，表现为**进行性意识障碍，有些病人出现中间清醒期**，还可伴有颅内压增高和脑疝的表现。②**硬膜下血肿，是颅内血肿最常见的类型**。脑挫裂伤和脑水肿同时存在，原发性昏迷时间长，少有中间清醒期；发病后 1～3 天进行性加重出现颅内压增高与脑疝等征象。③脑内血肿，以进行性加重的意识障碍为主，若血肿累及重要脑功能区，可出现失语、偏瘫等症状。

（2）诊断：CT 是首选。**硬膜外血肿：CT 显示双凸镜形或弓形密度增高影**；硬膜下血肿：CT 显示新月形或半月形高密度、等密度、混合密度影；脑内血肿：CT 显示圆形或不规则形高密度血肿影，周围有低密度水肿区。

（3）治疗要点：**确诊后立即手术治疗，清除血肿**，彻底止血。

三、颅脑损伤的护理

1. 护理评估

（1）健康史：了解受伤史，急救处理及重要疾病史。

（2）身体状况：评估意识障碍情况，有无中间清醒期、逆行性遗忘、脑脊液漏的发生，是否伴随头痛、恶心、呕吐等症状；全面检查判断病人脑损伤的严重程度及类型。

（3）心理 – 社会支持状况：脑损伤多有不同程度的意识、肢体运动功能等障碍，病人清醒后，会有一定心理负担，表现为焦虑、抑郁等；病人家属也会表现出类似的心理状态。

2. 护理措施

（1）现场急救：优先抢救心搏骤停、窒息、开放性气胸等危及生命的损伤；保持呼吸道通畅；处理伤口；密切观察病情变化，警惕脑疝发生。

（2）一般护理

①体位：意识清醒病人，取**斜坡卧位**，利于颅内静脉回流；深昏迷病人取**去枕侧卧位或侧俯卧位**；及时清除呼吸道分泌物，防止误吸。

②加强营养：昏迷病人需禁食，早期肠外营养，待胃肠功能恢复，过渡为肠内营养。

③保持呼吸道通畅：及时清除咽部血块和分泌物，注意吸痰，并观察有无舌后坠现象。

④严密监测病情变化并准确记录：监测生命体征、瞳孔、意识和锥体束征等。判断意识变化时采用格拉斯哥昏迷评分表评估意识障碍程度，分别对**睁眼**（满分4分）、**语言**（满分5分）和**运动**（满分6分）3个方面评分，再累计；最高为15分，低于8分表示昏迷状态，最低3分，分数越低意识障碍越严重（表3-6）。

表3-6　格拉斯哥昏迷评分

睁眼反应	语言反应	运动反应
自动睁眼 4	回答正确 5	按吩咐动作 6
呼唤睁眼 3	回答错误 4	*刺痛能定位 5
痛时睁眼 2	吐词不清 3	*刺痛时回缩 4
不能睁眼 1	有音无语 2	*刺痛时屈曲 3
	不能发音 1	*刺痛时过伸 2
		*无动作 1

*指刺激时的肢体运动反应

⑤**减轻脑水肿，预防和处理颅内压增高和脑疝**：遵医嘱应用脱水药、利尿药等，术中放置创腔引流管，保持引流通畅，术后护理操作严格遵守无菌原则，加强病情观察和记录。

⑥避免造成颅内压骤然升高的因素：如剧烈咳嗽和便秘，防治感染和营养支持；注意休息；保持呼吸道通畅；及时控制癫痫发作，合理处理病人躁动。

⑦并发症预防及护理：a.**压疮**，每隔2小时翻身一次，按摩受压部位，促进血液循环；b.**泌尿系统感染**，长期留置尿管是引起泌尿系统感染的主要原因，加强尿道口护理和导尿管护理，尿管留置时间不宜超过3～5天；c.**肺部感染**；d.**暴露性角膜炎**，眼睑不能闭合者涂抗生素眼膏或用生理盐水纱布覆盖眼睑上，预防角膜炎或角膜溃疡；e.**失用综合征**，对已发生的关节挛缩和肌萎缩，每日做2～3次四肢关节被动运动和肌肉按摩。

第16单元　颈部疾病病人的护理

【复习指南】本部分内容历年常考，甲状腺功能亢进（甲亢）治疗及护理应重点复习。甲亢外科治疗、护理措施，单纯性甲状腺肿预防、护理措施，甲状腺肿瘤护理措施均应熟练掌握；甲亢病因、分类，甲状腺肿病因病理、治疗要点应掌握。

一、颈部解剖生理概要

1.解剖　甲状腺分左、右两叶，**位于甲状软骨**下方气管两侧，中间以**峡部相连**。4个甲状旁腺紧密附于甲状腺左右二叶**背面**。甲状腺血液供应丰富，主要有来自两侧的甲状腺上动脉和甲状腺下动脉。喉返神经来自迷走神经，支配声带运动。喉上神经也起自迷走神经，分内、外两支，内支为感觉支，外支为运动支，支配环甲肌，使声带紧张。

2. 生理　甲状腺有合成、贮存、分泌甲状腺素的功能。甲状腺素主要包括四碘甲状腺原氨酸（T_4）和三碘甲状腺原氨酸（T_3）。甲状腺激素可以增加全身组织细胞氧消耗及产热；促进能源物质分解；促进生长发育和分化；影响体内水和电解质代谢。

二、甲状腺功能亢进症

1. 病因　原发性甲亢是一种自身免疫性疾病。继发性甲亢和高功能腺瘤病因尚不明确。

2. 分类　按引起甲亢的原因可分为 3 类。

（1）原发性甲亢：最常见，腺体多呈双侧对称弥漫性肿大，常伴有眼球突出，又称"突眼性甲状腺肿"，可伴胫前黏液性水肿。

（2）继发性甲亢：较少见，在结节性甲状腺肿基础上发生的甲亢。无眼球突出，腺体呈结节状肿大，易发生心肌损害。

（3）高功能腺瘤：临床少见，腺体内有单个自主性高功能结节，无眼球突出。

3. 临床表现　20 ～ 40 岁女性最多见。

（1）甲状腺素分泌过多综合征：脾气急躁、易激惹、双手颤动、失眠、怕热多汗、疲乏无力、皮肤潮湿；食欲亢进而体重降低、肠蠕动亢进、腹泻、男性出现阳痿、女性月经失调；心悸、脉快有力（休息、睡眠时心率仍＞100 次 / 分）、脉压增大；合并甲亢性心脏病时，出现心律失常、心脏增大，甚至心力衰竭。

（2）甲状腺肿大：弥漫性、对称性肿大，质地不等，触之无压痛，扪诊时可有震颤，听诊可闻血管杂音。

（3）眼征：分为单纯性和浸润性突眼两类。典型表现为双侧眼球突出、眼裂增宽，眼睑闭合不全，甚至不能盖住角膜、瞬目减少，眼球活动度差，上视无额纹，双眼内聚差；严重者出现眼睑肿胀、结膜充血水肿。

（4）基础代谢率异常：基础代谢率（%）=（脉率＋脉压）－ 111。正常值为 ±10%；+20% ～ +30% 为轻度甲亢；+30% ～ +60% 为中度甲亢；+60% 以上为重度甲亢，须在清晨、空腹、静卧时测定。

4. 外科治疗

（1）甲状腺大部切除术：是治疗甲亢的有效方法。①适应证：继发性甲亢或高功能腺瘤；中度以上原发性甲亢；腺体较大，尤其是有压迫症状的病人；药物治疗效果不好或不能坚持用药的病人。②禁忌证：症状较轻者；青少年；老年人或有严重器质性疾病，无法耐受手术治疗者。

（2）妊娠妇女：妊娠早、中期具有上述指征者，应考虑手术治疗；妊娠晚期，甲亢与妊娠的相互影响已不大，可待分娩后再行手术治疗。

5. 护理措施

（1）术前护理：充分术前准备可保证手术顺利进行并可预防术后并发症。**甲状腺术后出现甲状腺危象的主要原因是术前准备不充分**。①心理护理：讲解疾病相关知识，取得其配合；指导病人自我调节方法，鼓励其表达内心感受，消除焦虑和恐惧，增强战胜疾病信心。②术前检查：除常规检查外，还包括基础代谢率测定、颈部摄片、心电图检查和喉镜检查等。

③**药物准备：是术前降低基础代谢率的重要环节，可提高病人手术耐受性，预防术后并发症发生，也是甲亢术前最重要的护理措施。**常用方法如下：a.单用碘剂，口服碘剂2～3周，控制甲亢症状，当病人情绪稳定、睡眠好转、体重增加，脉率＜90次/分，脉压正常，基础代谢率在20%以下方可手术。碘剂能抑制甲状腺素释放，减少甲状腺血流，使其变小变硬。b.应用硫脲类加用碘剂、普萘洛尔单用或合用碘剂。④饮食护理：给予高热量、高蛋白、富含维生素的食物，禁饮造成中枢神经兴奋的浓茶、咖啡等，忌烟酒和富含粗纤维的食物。
⑤突眼护理：保护眼睛，常滴眼药水，外出戴墨镜，睡前抗生素滴眼，戴眼罩或油纱布遮盖。
⑥其他：术前体位训练，指导深呼吸，准备麻醉床等。

（2）术后护理：①监测病情、保持引流通畅。监测生命体征并注意观察切口愈合情况，麻醉清醒后改半坐卧位，利于呼吸和引流，防止切口内积血；起身、咳嗽、床上变换体位要用手掌固定颈部来减少震动；引流管应保持通畅，术后24～48小时拔除。②并发症观察与护理。a.出血：术后24小时内发生，需立即压迫或拆除缝合线，清除积血。b.**呼吸困难和窒息：是最危急的并发症，多发生于术后48小时内，表现为进行性呼吸困难、烦躁、发绀，甚至窒息。**可因切口内出血压迫气管、双侧喉返神经损伤、喉头水肿、气管塌陷等引起。术后应注意观察呼吸是否通畅，轻度呼吸困难及时给氧，紧急情况下行气管切开。c.**手足抽搐：**多于术后1～2天出现，为甲状旁腺损伤导致血钙降低引起，可用10%葡萄糖酸钙或氯化钙10～20ml静脉注射。d.甲状腺危象：常在术后12～36小时发生，是甲亢术后严重的并发症之一。表现为高热（＞39℃）、大汗，脉快而弱（＞120次/分），烦躁不安、谵妄，甚至昏迷，应立即镇静降温给氧，应用碘化钾及氢化可的松等。e.**喉返神经损伤：一侧喉返神经损伤，多引起声音嘶哑，**可代偿恢复发音但不能恢复原音色；两侧喉返神经损伤可导致失声、呼吸困难、窒息，严重呼吸困难需立即气管切开。f.**喉上神经损伤：**外支损伤，引起声带松弛、声调降低；内支损伤，进食特别是**饮水时，容易误咽或呛咳，**理疗后可恢复正常。
③饮食护理。术后清醒病人，给予少量温水或凉水，无呛咳后逐渐过渡到微温流质，半流质和软食，给予高热量、高蛋白和富含维生素的食物，少食多餐，保证足够液体入量。

三、单纯性甲状腺肿

1.病因病理　分为3类。①碘缺乏：环境缺碘是主要原因，常发生在水土流失山区；②甲状腺素需求量增多：见于青春期、妊娠期、围绝经期前后女性；③甲状腺素合成和分泌障碍：多由食物或药物引发。

2.预防　日常饮食中食用加碘盐和含碘食物，如海带、紫菜等。

3.治疗要点　20岁以下弥漫性单纯性甲状腺肿，一般不行手术治疗，给予小剂量甲状腺素治疗。当病人出现压迫症状、胸骨后甲状腺肿、巨大甲状腺肿等影响工作生活，结节性甲状腺肿继发甲状腺功能亢进，结节性甲状腺肿疑有癌变需进行甲状腺大部切除术。

4.护理措施　详见甲亢病人的护理。

四、甲状腺癌

1.概述　甲状腺肿瘤包括甲状腺腺瘤和甲状腺癌两类，前者为最常见的甲状腺良性肿瘤，后者为最常见的甲状腺恶性肿瘤。甲状腺癌病人早期无明显症状，仅甲状腺内出现单发、固定、质硬、高低不平的结节，吞咽时肿块移动度减小；晚期多压迫喉返神经、气管或食管而产生声音嘶哑、呼吸困难或吞咽困难等，压迫颈交感神经，可产生霍纳综合征；可出现局部转移，颈部出现硬而固定的淋巴结，远处转移多见于扁骨和肺。手术是除未分化癌以外各类型甲状腺癌的基本治疗方法。

2. 护理措施

（1）术前护理：手术体位训练，指导病人练习头颈过伸位。

（2）术后护理：①病情观察：监测病人的生命体征；注意引流液量和颜色；了解病人发音和吞咽情况，判断有无声音嘶哑或音调降低、呛咳、误咽等症状。②体位和引流：取半坐卧位；正确连接颈部引流装置，保持引流通畅。③保持呼吸道通畅：指导病人深呼吸、有效咳嗽，行超声雾化帮助病人及时排痰。④饮食：病情稳定或麻醉清醒后，可口服少量温或凉水，因过热使手术部位血管扩张，加重渗血；无不适和呛咳，可逐步过渡到半流食和软食。⑤功能锻炼：行颈淋巴结清扫术病人，斜方肌不同程度受损，行肩关节和颈部功能锻炼，以纠正肩下垂。⑥药物指导：遵医嘱坚持服用甲状腺素制剂。

五、常见颈部肿块

1. 甲状舌管囊肿　多见于 15 岁以下儿童，由未完全退化的甲状舌管或上皮引起。表现为颈前区中线、舌骨下方 1～2cm 肿块，呈圆形，表面光滑、边界清楚，无压痛。检查时囊肿固定，不能向周围推移，但随吞咽或伸、缩舌时肿块向上下移动为其特征。治疗方法是将囊肿或瘘管彻底切除。

2. 颈淋巴结结核　多见于儿童和青年。表现为一侧或双侧多个大小不等的肿大淋巴结，初发时，肿大的淋巴结较硬、无痛、可推动；随疾病发展可融合成团块、固定、不能推动；最后发生干酪样坏死，形成寒性脓肿，破溃后形成窦道或慢性溃疡。少数病人有低热、盗汗、食欲缺乏等表现。

3. 慢性淋巴结炎　多继发于头、面、颈部的炎症病灶。肿大的淋巴结散在分布于颈侧区、颌下区，多如绿豆至蚕豆般大小，略硬，表面光滑，能活动，有轻度压痛或无压痛。注意寻找原发病灶，控制炎症发展。

4. 恶性淋巴瘤　多见男性青壮年，淋巴组织恶性增生实体瘤，包括霍奇金病和非霍奇金淋巴瘤。肿大淋巴结首先出现于一侧或两侧的颈侧区，散在、稍硬、无压痛、尚可活动，后期肿大的淋巴粘连成团，生长迅速，伴有腋窝、腹股沟淋巴结和肝脾大，病情进展迅速。

5. 转移性肿瘤　约占颈部恶性肿瘤的 3/4，最常见为鼻咽癌和甲状腺癌的转移，起初为单发、坚硬、无痛、可推动，后期肿块呈结节状，表面不平、固定，晚期可发生溃烂、坏死。

第 17 单元　乳房疾病病人的护理

【复习指南】本部分内容历年常考，乳腺癌的急性乳腺炎的护理应重点复习。乳腺癌和急性乳腺炎的临床表现、护理措施应熟练掌握；病因、治疗要点应掌握；乳房良性肿块的病因病理、临床特点和治疗要点应掌握。

一、解剖生理概要

1. 乳房的解剖　乳房位于胸大肌浅表，第 2～6 肋骨水平的浅筋膜浅、深层之间，内达胸骨旁，外至腋前线，乳房外上方形成乳腺腺尾部伸向腋窝。乳房中央为乳头，乳头周围为乳晕。乳腺有 15 ～ 20 个腺叶，腺叶间上连皮肤及浅筋膜浅层，下连浅筋膜深层的纤维束称为乳房悬韧带（Cooper 韧带），有支撑和固定乳房作用。

2. 乳腺的生理　乳腺生理受垂体前叶、肾上腺皮质和卵巢等分泌的激素影响和调节。乳腺淋巴回流途径：胸大肌外缘淋巴管流至腋窝淋巴结（大部分）、肋间淋巴结至胸骨旁淋巴结、腹直肌鞘淋巴管至肝、肝镰状韧带淋巴管至肝。

二、急性乳腺炎

1. 病因

（1）乳汁淤积：是引起急性乳腺炎的主要原因。当乳头发育不良；乳汁过多、婴儿吸乳少，乳汁不能完全排空；或者乳管不通时，可引起乳汁淤积。

（2）细菌入侵：乳头破损或皲裂，细菌沿淋巴管入侵，其中以金黄色葡萄球菌为主。

2. 临床表现和诊断

（1）临床表现：多为初产妇，产后 3 ～ 4 周出现。患侧乳房胀痛，局部红肿、发热、有压痛性肿块，伴有患侧腋窝淋巴结肿大和触痛。

（2）诊断：①有乳头创伤或乳头发育不良史；②乳房肿胀，局部硬结，进而红、肿、热、压痛，形成脓肿则有波动感，患侧腋窝淋巴肿大、压痛；③全身反应，起初发冷，后高热、寒战、头痛、食欲缺乏，可并发脓毒血症。

3. 辅助检查　白细胞总数及中性粒细胞均明显升高；在波动感明显的部位穿刺有脓性液体，即可确诊。

4. 治疗要点

（1）局部处理：停止患侧乳房哺乳，清洁乳头、乳晕，促进排乳（用吸乳器或吸吮）。脓肿形成应切开引流：切口一般以乳头、乳晕为中心呈发散状；乳晕下浅脓肿可沿乳晕做弧形切口；脓肿位于乳房后时，在乳房下部皮肤皱襞 1 ～ 2cm 做弧形切口。凡需切开引流者应终止哺乳，可口服溴隐亭、己烯雌酚或肌内注射苯甲酸雌二醇，至乳汁停止分泌为止。

（2）局部用药：可用 25% 硫酸镁湿热敷、理疗。

（3）抗生素治疗：根据细菌培养及药敏选用抗生素治疗，注意用药后不可继续哺乳。

（4）中药治疗：服用清热解毒的中药。

5. 护理措施　①早期按摩和吸吮：是避免形成脓肿的关键。哺乳期要保持乳头清洁，常用温水清洗乳头，定时哺乳，每次应尽可能将乳汁排空，如乳汁过多，应借助吸乳器排空，或病人或家属可用手指顺乳头方向按摩，使乳汁流向开口，尽量排空乳汁；不宜让婴儿含乳头睡觉；②缓解疼痛：中药外敷；哺乳后用胸罩将乳房托起；③发热病人：体温达 39℃时不宜吸乳，应及时控制感染和降温处理；④饮食指导：高蛋白、高热量、高维生素、低脂肪食物，少吃荤食，忌辛辣；⑤加强心理护理：心理因素与本病有关，帮助病人消除不良情绪。

三、乳房良性肿块

1. 乳房纤维腺瘤

（1）病因病理：本病的发生与机体对雌激素敏感性增高有关，好发年龄为 20 ～ 25 岁。

（2）临床特点：多为单发乳房肿块，好发于外上象限，特征是肿块增长缓慢、表面光滑、易于推动，病人多无明显自觉症状。

（3）治疗要点：手术切除是唯一有效的方法。

2. 乳管内乳头状瘤

（1）病因病理：多见于 40～50 岁经产妇。瘤体甚小，带蒂并有许多绒毛，血管丰富且壁薄、质脆，极易出血。本病属良性，但 6%～8% 有发生恶变的可能。

（2）临床特点：乳头溢液为主要表现，通常为血性，肿块小不易触及。

（3）治疗要点：乳管内乳头状瘤因易恶变，应尽快手术切除。

3. 乳腺囊性增生病　本病是乳腺组织的良性增生，是女性常见病和多发病，多见于中年女性。

（1）病因病理：病因为内分泌失调，黄体素分泌减少，雌激素相对增多。病理改变主要为乳腺组织的良性增生，可发生于腺管周围并伴有大小不等的囊肿形成，也可发生在腺管内而表现为上皮的乳头样增生伴有乳管囊性扩张。

（2）临床特点：主要是**乳房胀痛**，部分病人**周期性疼痛，与月经周期有关**，多数为月经前疼痛加重，月经来潮后减轻或消失；患侧乳房有弥漫性增厚，与周围组织分界不明显，与皮肤无粘连；少数病人有乳头溢液。

（3）治疗要点：**定期复查和药物治疗为主**。可口服中药，若怀疑癌变可能，应切除并做快速病理检查，切片查到癌细胞者，应按乳腺癌处理。

四、乳腺癌

1. 病因　乳腺癌是女性发病率最高的恶性肿瘤之一，病因尚不清晰，目前认为**雌激素**在乳腺癌发病中有重要作用；此外，饮食与营养中，进食高脂肪饮食和肥胖的妇女，乳腺癌患病率较高；某些乳房良性疾病，如乳房囊性增生病、纤维腺瘤、乳管内乳头状瘤也与乳腺癌的发生有一定关系。

2. 病理　病理分型包括：①非浸润性癌，是早期病变，预后较好，包括导管内癌、小叶原位癌、乳头湿疹样乳腺癌。②早期浸润性癌，是指早期浸润性导管内癌、早期浸润性小叶原位癌。预后较好。③浸润性特殊癌，分化较高，预后尚好，包括乳头状癌、髓样癌等。④浸润性非特殊癌，约占 80%，分化低、预后较差，包括浸润性小叶癌、浸润性导管癌等。乳腺癌主要转移途径有局部浸润、淋巴转移、血行转移。

3. 临床表现

（1）乳房肿块：45%～50% 乳腺癌原发于**乳房外上象限**，其次是乳头、乳晕和内上象限。早期表现为无痛、单发肿块，表面粗糙、质硬，与周围组织分界不明显、不易推动。

（2）乳房外形改变：①"酒窝征"：癌细胞累及乳房悬韧带（Cooper 韧带）所致；②"橘皮样"改变：癌细胞阻塞皮下淋巴管，可引起淋巴回流障碍，出现真皮水肿；③乳头改变：**癌肿侵入乳管使之缩短**，把乳头牵向癌肿方向使**乳头内陷**；外上象限癌肿可使乳头抬高，导致两侧乳头不对称；④**卫星结节、铠甲胸**：晚期，乳房表面出现多个坚硬小结节或条索，呈卫星样围绕原发病灶，结节融合成片、延伸至背部和对侧胸壁，使胸壁紧缩成铠甲状，可限制呼吸；⑤皮肤破溃：形成溃疡，易出血。

（3）乳头溢液：少数病人出现乳头溢液，多为血性。

（4）淋巴结转移：**最常见为患侧腋窝淋巴结转移**。腋窝淋巴管被大量癌细胞堵塞可致上肢淋巴水肿。晚期可有锁骨上淋巴结肿大、变硬。偶有对侧腋窝淋巴结转移。

（5）血行转移：最常见的血行转移依次为肺、骨、肝。肺转移时出现胸痛、咳嗽；骨骼转移时出现腰背痛、病理性骨折；肝转移时出现肝大、黄疸。

4. 分期　乳腺癌的 **TNM 分期法：原发癌肿（T）、区域淋巴结（N）、远处转移（M）**。

5. 治疗要点　**手术治疗为主**，辅以放疗、化疗、内分泌治疗等措施。

（1）手术治疗：**手术治疗是乳腺癌治疗的主要手段**，常见术式：①根治术是将整个患侧乳房、胸大肌、胸小肌及同侧腋窝淋巴脂肪组织整块切除；②扩大根治术是在根治术的基础上，切除患侧的第 2～4 肋软骨及相应的肋间肌，将胸廓内动、静脉及胸骨旁淋巴结一并清除；③改良根治术可保留胸大肌、胸小肌，是目前最常用方式；④全乳切除术：切除整个乳腺，包括腋尾部及胸大肌筋膜；⑤保留乳房的乳腺癌切除术：完整切除肿块及周围 1cm 组织，并行腋窝淋巴结清扫。手术皮肤准备范围为：上自锁骨上，下至脐水平，两侧至腋后线，包括患侧上臂 1/3 和腋窝部，剃腋毛。

（2）放射治疗：手术后进行，防止局部复发。

（3）内分泌治疗：雌激素受体阳性者，可单独或合并内分泌治疗。

（4）化学药物治疗：乳腺癌是实体肿瘤中应用化疗最有效的肿瘤之一。化疗期间应复查肝功能和白细胞，如白细胞计数降至 $3\times10^9/L$ 以下，应延长化疗间隔时间，必要时停药。

6. 护理措施

（1）术前护理：①心理护理。对女性乳腺极为重要，术后病人自我形象改变，应加强病人及家属的心理疏导；②饮食。进食高营养、易消化食物，满足机体营养需要，并储备能量，达到耐受手术并为术后创面愈合提供支持；③术前准备。完善相关检查；保护健侧静脉，因术后患侧肢体不宜行静脉穿刺；做好手术区备皮。

（2）术后护理：①病情监测。监测生命体征变化。②体位。血压平稳后取半卧位，抬高患侧上肢。③伤口护理。注意伤口有无渗血、渗液，保持敷料干燥、及时更换，注意患肢皮肤颜色。④引流护理。妥善固定，防止滑脱，观察引流液颜色、性状、量，术后 1～2 天引流血性液为 50～200ml。⑤皮瓣护理。给予半卧位、伤口加压包扎、局部用沙袋压迫、引流管持续负压吸引。

（3）乳腺癌术后常见并发症：**出血、气胸、皮下积血积液、皮瓣边缘坏死**。

（4）患侧上肢肿胀的预防与护理：术后病人患侧上肢肿胀是由于患肢淋巴回流障碍所致。术后应用软枕垫高患肢，并进行按摩，指导病人进行握拳、屈、伸肘运动，以促进淋巴回流；严重者，可戴弹力袖或使用弹力绷带以利于回流。禁忌患侧手臂测血压、注射或抽血，以免加重循环障碍。

（5）皮瓣护理：术后切口覆盖多层敷料并用绷带包扎，使胸壁与皮瓣紧密贴合；松紧适宜，过紧会影响皮瓣血液循环，若患侧上肢脉搏摸不清、手指发麻、皮温降低，提示腋部血管受压，及时调整绷带。术后 3 天内患侧肩部制动，避免腋窝皮瓣移动影响愈合，指导病人平卧时用软枕抬高患侧上肢，下床活动时用吊带或健侧手托扶患肢，需他人扶持时选择健侧，以防皮瓣滑动影响创面愈合。

（6）气胸：乳腺癌扩大根治术有损伤胸膜可能，术后应加强观察，若病人出现胸闷、呼吸困难，应做肺部听诊及 X 线检查，早诊断、早治疗。

（7）功能锻炼：患侧肢体术后 24 小时内，活动手指和腕部，做伸直、握拳、屈腕等锻炼；术后 1 ～ 3 天，进行上肢肌肉等长收缩运动，上肢屈肘、伸臂，促进血液、淋巴回流，并逐渐过渡到肩关节小范围活动；术后 4 ～ 7 天，病人可坐起，尝试自行洗脸、刷牙、进食，锻炼以患侧手摸到对侧肩部或同侧耳朵；术后 1 ～ 2 周，待皮瓣基本愈合后可进行肩关节活动；10 天左右，皮瓣较牢固时，可抬高患侧上肢，手掌触摸对侧肩部，手指爬墙运动（幅度逐渐递增，直至患侧手指能高举过头），自行梳理头发或摸到对侧耳朵等锻炼。患肢 7 天内不上举，10 天内不外展肩关节，患肢负重不宜过大或过久。

术后 5 年内避免妊娠，防止乳腺癌复发。乳腺检查的最好时机是月经周期第 7 ～ 10 天或月经结束后 2 ～ 3 天，绝经妇女应选择每月固定日期检查。乳房自检的正确检查顺序是外上、外下、内下、内上、中央各区。钼靶 X 线摄片用于乳腺癌的普查。

第 18 单元　胸部损伤病人的护理

【复习指南】本部分内容历年必考。损伤性气胸和肋骨骨折的护理应重点复习。损伤性气胸和肋骨骨折的临床表现、治疗要点，胸部损伤和胸膜腔闭式引流病人的护理，均应熟练掌握；肋骨骨折的病因、病理生理及损伤性气胸的病理生理应掌握。

一、胸部解剖生理概要

胸部由胸壁、胸膜和胸腔及腔内器官组成。胸壁包括胸椎、胸骨和肋骨构成的骨性胸廓及附着在其外面的肌群、软组织和皮肤。胸膜分为脏层胸膜和壁层胸膜，两者构成胸膜腔，胸膜腔内为负压，吸气时负压增大，呼气时负压缩小，胸腔负压能防止肺萎缩。胸腔内脏器包括肺脏、心脏和心包、大血管、食管和气管。

二、肋骨骨折

1. 病因　外来暴力和恶性肿瘤肋骨转移的病人或严重骨质疏松者引起的病理因素可导致肋骨骨折，其中**第 4 ～ 7 肋骨长而薄，易骨折**。

2. 病理生理　多根、多处肋骨骨折使局部胸壁失去完整支撑而软化，出现**反常呼吸运动**，即吸气时软化区的胸壁内陷，呼气时，胸壁外突，称为**连枷胸**。若软化区范围较广泛，可使纵隔随着呼吸左右扑动，导致缺氧和二氧化碳滞留，甚至发生呼吸和循环衰竭。

3. 临床表现与诊断

（1）临床表现：局部疼痛，咳嗽、深呼吸时加剧，部分病人有咯血。受伤的胸壁局部压痛明显、肿胀、畸形，甚至有骨擦音。多根多处肋骨骨折者可有气促、呼吸困难、发绀或休克等伤处可有反常呼吸，部分病人有皮下气肿。

（2）诊断：胸部 X 线、CT 检查显示肋骨骨折断裂线或断端错位，还可显示出有无气胸、血胸。结合病因、临床表现和胸部 X 线可确诊。

4. 治疗要点

（1）闭合性单处肋骨骨折：重点是**镇痛，呼气末固定胸廓和防治并发症**。

（2）闭合性多根多处肋骨骨折：①镇痛、消除或减轻反常呼吸，必要时口服布洛芬、可待因、吗啡等，促使患侧肺复张；②局部固定，加压包扎，可采用牵引固定或厚棉垫加压包扎以消除或减轻反常呼吸；③建立人工气道，不能有效排痰或呼吸衰竭者，行气管插管或气管切开；④应用抗生素，预防感染。

（3）开放性肋骨骨折：除上述处理外，还需彻底清创与分层包扎固定，必要时行胸腔闭式引流术。

三、损伤性气胸

1. **病理生理**　胸膜腔内积气称为气胸，根据胸膜腔压力情况分为如下。

（1）闭合性气胸：气体进入胸膜腔后，伤口立即闭合，气体不再继续进入胸膜腔，**胸膜腔内负压被部分抵消，但仍然低于大气压**，使患侧肺部分萎陷、气体有效交换面积减少，影响肺通气和换气功能。

（2）开放性气胸：患侧胸腔与外界大气直接相通，气体自由进出胸膜腔，当伤口直径＞3cm时**胸膜腔内压几乎等于外界大气压**，患侧肺完全萎陷，致呼吸功能障碍；因两侧胸膜腔压力不均衡，可出现纵隔随呼吸左右摆动，即吸气时纵隔向健侧移位，呼气时又移回患侧，称为**纵隔扑动**，纵隔扑动可影响静脉回心血流，加重病人缺氧。

（3）张力性气胸：损伤裂口与胸膜腔相通，形成活瓣，**气体只进不出，患侧**胸膜腔内的压力不断增大，**高于大气压**，使伤侧肺严重萎缩，纵隔明显向健侧移位，健侧肺受压，产生呼吸和循环功能严重障碍。严重时胸膜腔的高压将积气挤入纵隔，形成纵隔气肿，甚至扩散至颈部、面部、胸部等处形成皮下气肿。

2. **临床表现**

（1）闭合性气胸：①症状。肺萎陷30%以下的小量气胸，多无明显症状。肺萎陷大于50%的大量气胸者，可出现呼吸困难、胸闷、胸痛、气促和低氧血症。②体征。**气管向健侧移位**，患侧胸壁饱满，胸部叩诊呈鼓音，听诊呼吸音减弱或消失。③胸部X线。显示不同程度肺萎陷和胸膜腔积气，可伴有少量胸腔积液。

（2）开放性气胸：①症状。呼吸困难明显、鼻翼扇动、发绀，重者出现休克症状。②体征。**气管、心脏向健侧移位**，胸部可见患侧胸壁伤口，颈静脉怒张，呼吸时闻及空气进出胸腔伤口的吸吮样响声，称为**胸部吸吮伤口**；胸部及颈部皮下可触及捻发音，患侧胸部叩诊呈鼓音，听诊呼吸音减弱或消失；③胸部X线检查。患侧肺明显萎陷、气胸，气管、心脏及纵隔移向健侧。

（3）张力性气胸：①症状。严重呼吸困难、发绀、烦躁、大汗淋漓、昏迷、休克，甚至窒息。②体征。气管向健侧移位，患侧胸部饱满，叩诊呈鼓音、**听诊呼吸音消失**，多有皮下气肿。③胸部X线检查。胸腔大量积气、肺完全萎缩，气管和心影移至健侧。胸膜腔穿刺有高压气体向外冲出。

3. **治疗要点**　抢救生命为首要原则。

（1）闭合性气胸：①小量气胸可于1～2周自行吸收，无须特殊处理；②中量或大量气胸应行胸膜腔穿刺抽尽积气以减轻肺萎陷，必要时行胸腔闭式引流术，排除积气，促进肺及早膨胀；③应用抗生素。

（2）开放性气胸：①**紧急封闭伤口，变开放性气胸为闭合性气胸**；②安全转运；③住院处理：清创、缝合胸壁伤口，并行胸膜穿刺抽气减压；④预防和处理并发症，纠正休克；⑤剖胸探查：适用于疑有胸腔内器官损伤或进行性出血者。

（3）张力性气胸：①**迅速排气减压**。紧急时在患侧**第2肋间与锁骨中点连线处**用一粗针头穿刺排气减压，并外接单向活瓣装置或紧急时外接小口塑料袋、气球等。②安置胸腔闭式引流。③开胸探查。适用于胸腔闭式引流持续有大量气体溢出、呼吸困难未改善者。

四、损伤性血胸

1. 病因病理　胸部损伤引起胸膜腔积血称血胸。血胸可与气胸同时存在。

心脏、大血管受损可导致大量血胸。血胸时伤侧肺萎陷，纵隔移向健侧，阻碍静脉血液回流，严重影响呼吸和循环。心包、肺和膈肌的运动具有去纤维蛋白作用，使胸腔内血液不易凝固，但出血量大时去纤维蛋白作用不完善，血液迅速凝固，称为凝固性血胸，凝血块形成纤维板，损害呼吸功能。并发感染时，形成感染性血胸，最终形成脓血胸。

2. 临床表现　与出血量相关。①小量血胸（成人出血量在 0.5L 以下）无明显症状；②中量（0.5～1L）和大量（1L 以上）血胸，病人可出现低血容量性休克症状，同时伴有呼吸急促等胸膜腔积液征象。查体：气管向健侧移位，患侧胸部肋间隙饱满，叩诊浊音，呼吸音减弱或消失，心界移向健侧；③并发感染时有高热、寒战等症状。

3. 辅助检查　血细胞和血细胞比容下降，感染者白细胞计数升高；胸部 X 线检查：小量血胸，仅有肋膈角消失；大量血胸时，胸膜腔有大片阴影，纵隔向健侧移位，合并气胸者则显示液平面。胸膜腔穿刺抽得血性液体可确诊。

4. 治疗要点

（1）非进行性血胸：小量积血可自行吸收，不必穿刺抽吸；中、大量血胸时行胸膜腔穿刺，抽出积血，必要时安置胸膜腔闭式引流，促进肺膨胀，改善呼吸。

（2）进行性血胸：立即补充血容量，积极防治低血容量性休克，同时剖胸探查、止血。当出现以下征象：①脉搏逐渐增快；②血压短暂回升，又迅速下降；③血红蛋白、红细胞计数、血细胞比容持续降低；④胸腔闭式引流血量≥200ml/h，持续时间＞3 小时，提示病人出现进行性出血。

（3）凝固性血胸：在出血停止后数日内手术清除积液和血块，防止感染或血块机化；已机化的血块应在病情稳定后，早期行血块和纤维组织剥除术；已感染的血胸按脓胸处理。

五、护理

1. 胸部损伤病人的护理

（1）维持呼吸功能：①及时清理口腔、呼吸道分泌物，保持呼吸道通畅；②吸氧；③病情稳定者取半坐卧位。

（2）加强病情观察：①密切观察病人生命体征，有无气促、发绀、呼吸困难等症状；②有无气管移位、皮下气肿等体征；③病情无明显好转且出现胸膜腔内活动性出血者，需做好术前准备进行剖胸止血。

（3）缓解疼痛：①指导病人咳嗽时双手掌按压患侧胸壁，以减轻疼痛；②遵医嘱应用镇痛药。

（4）预防感染：①监测体温；②协助并指导病人有效咳嗽、排痰、深呼吸，促进肺膨胀，预防肺部并发症的发生；③严格执行无菌操作；④遵医嘱合理使用抗生素。

2. 胸腔闭式引流病人的护理

（1）胸腔闭式引流目的：①引流胸膜腔内渗液、血液及积气；②重建胸膜腔内负压，维持纵隔的正常位置；③促进肺复张；④防止感染。

（2）引流管安置部位：由于积气多向上聚集，气胸一般在锁骨中线**第2肋间插管**；积液一般在腋中线和腋后线之间的第**6或7肋间插管**；脓胸常选在**脓液积聚的最低位置插管**。

（3）**封闭式引流护理**：确保引流装置密闭及引流管无脱落；水封瓶长玻璃管没入水中**3～4cm**并保持直立；引流管周围用油纱布严密包盖；搬动病人或更换引流瓶时，先双向夹闭引流管，以防空气进入；放松止血钳时，先将引流瓶位置低于胸壁引流口平面的位置；引流管连接处脱落或引流瓶损坏，应立即双钳夹闭引流管，更换引流装置；若引流管从胸腔内滑脱，立即用手捏闭伤口处皮肤，消毒处理后，用凡士林纱布封闭伤口，并协助医师进一步处理。

（4）**严格无菌操作，防止逆行感染**：保持引流装置无菌；保持胸壁引流口处敷料清洁、干燥，一旦渗湿，立即更换；引流瓶应低于胸壁引流口平面**60～100cm**；定时更换引流瓶。

（5）**保持引流通畅**：观察并记录引流液颜色、性质和量。引流管通畅时有气体或液体排出，或引流瓶长管中水柱随呼吸上下波动；病人可取半坐卧位，鼓励其深呼吸和咳嗽，有助于气体排出和引流，促进肺扩张；定时挤压引流管，防止引流管阻塞、扭曲、受压；观察玻璃管中水柱随呼吸上下波动的情况，其波动范围为4～6cm；若波动幅度过大，提示肺不张；若无波动，提示引流管不通畅或肺已完全扩张；若病人表现为气促、胸闷、气管向健侧偏移等肺受压症状时，提示血块阻塞引流管，通过捏挤或负压间断抽吸引流瓶的短玻璃管促进其通畅，并通知医生处理。

（6）拔管：①拔管指征。置管**48～72**小时后，引流管内无气体溢出且引流颜色变浅，24小时引流液量少于**50ml，脓液少于10ml，X线片显示肺复张良好**，无漏气、**无呼吸困难或气促**时，考虑拔管。②拔管时嘱病人先深吸一口气，在**吸气末迅速拔管**，并立即用凡士林纱布和厚敷料封闭伤口，包扎固定。③观察。拔管后24小时内病人如出现胸闷、呼吸困难、发绀、切口漏气、渗液、出血和皮下气肿等症状时，及时通知医师协助处理。

第19单元　脓胸病人的护理

【复习指南】本部分内容历年偶考。急、慢性脓胸的病因、诊断和临床表现及护理措施应熟练掌握，病理生理和治疗要点应掌握。

一、急性脓胸

1.病因　急性脓胸多为继发性，最主要的原发病灶来自**肺部**。感染途径：①直接侵入，由化脓病灶侵入或破入胸膜腔；外伤、异物存留、手术污染、食管或支气管胸膜瘘或血肿等引起的继发感染。②淋巴途径，如肝脓肿、化脓性心包炎等。③血源性播散，败血症或脓毒血症时，致病菌经血液循环进入胸膜腔。

2.病理生理　感染侵犯胸膜后，引起大量炎性胸腔积液渗出，随病情发展，渗出液逐渐由浆液性转为脓性，纤维组织增厚易引起粘连，形成局限性或包裹性脓胸。

3.临床表现和诊断

（1）临床表现：常有高热、脉速、胸痛、呼吸急促、食欲缺乏、全身乏力等，重者有胸闷、咳嗽、咳痰，甚至发绀、休克。患侧呼吸运动减弱，肋间隙饱满，叩诊浊音，脓气胸者上胸部呈鼓音，下胸部呈浊音。听诊呼吸音减弱甚至消失。血白细胞和中性粒细胞计数升高。

（2）诊断：X 线片可显示胸腔积液，少量胸腔积液显示肋膈角变钝，中等量显示内高外低弧形致密影，典型的 S 形（Ellis 线）；胸膜腔穿刺抽出脓液即可确诊。

4.治疗要点　①消除病因；②行胸腔穿刺、胸腔闭式引流，尽早排净脓液，促使肺复张；③控制感染；④降温、镇痛、补液等全身支持治疗。

二、慢性脓胸

1.病因　急性脓胸处理不当，病程超过 3 个月为慢性脓胸。常见原因：①脓腔内有异物如死骨、弹片等，使感染难以控制；②合并支气管或食管瘘未及时处理；③邻近慢性病灶及特殊病原菌存在，使脓腔长期不愈。

2.病理生理　慢性脓胸是在急性脓胸基础上发展形成脓腔壁，机化限制胸廓活动，降低呼吸功能。

3.临床表现和诊断

（1）临床表现：慢性脓胸常有长期低热、食欲缺乏、消瘦、贫血、低蛋白血症等慢性全身中毒症状，伴有气促、咳嗽、咳脓痰等症状。体征可见胸廓内陷，呼吸运动减弱，肋间隙变窄，支气管及纵隔偏向患侧；听诊呼吸音减弱或消失，**杵状指（趾）**；严重者有脊椎侧弯。

（2）诊断：胸部 X 线显示胸壁及肺表面均有增厚阴影或钙化，纵隔移向患侧。脓腔造影或瘘管造影可明确脓腔范围和部位，支气管胸膜瘘病人禁用。

4.治疗要点

（1）非手术治疗：改善病人全身情况，消除中毒症状、纠正营养不良；积极治疗病因，清除脓腔；使受压的肺复张，恢复肺功能。

（2）手术治疗：目的是清除异物、消灭脓腔、尽力保全和恢复肺功能。常见术式：胸膜纤维板剥除术；胸廓成形术；胸膜肺切除术；改进引流术等。

三、护理措施

1.改善呼吸功能　①协助病人取半坐卧位，以利呼吸和引流，**有支气管胸膜瘘者取患侧卧位**，以免脓液流向健侧或发生窒息。②保持呼吸道通畅，酌情给氧 2 ～ 4L/min。③呼吸功能训练，有效咳嗽、排痰、深呼吸等。④保证持续引流，引流管不能过细，引流位置适当，勿插入太深，以免影响脓液排出。

2.病情观察　①急性脓胸：每日或隔日 1 次行胸腔穿刺抽脓，每次抽脓量不超过**1000ml**，穿刺过程中及穿刺后应注意观察病人有无不良反应。②慢性脓胸：严密观察生命体征及引流液性状、量和颜色。若血压下降、脉搏增快、尿量减少、烦躁不安，出现贫血貌，或术后 2 ～ 3 小时内，每小时引流液量＞ 100 ～ 200ml，且呈鲜红色时，提示活动性出血，应立即报告医生协助处理。

3.缓解疼痛　指导病人腹式呼吸，减少胸廓运动，必要时可遵医嘱使用镇痛药。

4.加强营养　进食高蛋白、高热量和富含维生素的易消化饮食。

5.保持皮肤清洁　①定时翻身、活动肢体、按摩背部和骶尾部皮肤，促进血液循环，增加机体抵抗力；②保持床单位清洁、平整，减少摩擦及不良刺激；③引流口周围皮肤涂氧化锌软膏，防止皮炎发生。

6.降温　高热者给予冰敷、乙醇拭浴等物理降温方法，鼓励病人多饮水。

第20单元　肺癌病人外科治疗的护理

【复习指南】本部分内容历年偶考。肺癌的临床表现和护理应熟练掌握；病因、辅助检查及治疗要点应掌握。

一、概述

肺癌多数起源于**支气管黏膜**上皮，因此也称支气管肺癌。

1. 病因　**长期大量吸烟**（最重要致病因素），接触化学和放射性物质，空气污染和人体内在因素（如免疫状态、遗传、肺部慢性感染）有关。

2. 病理和分类

（1）病理：肺癌起源于支气管黏膜上皮，局限于基底膜内者称为原位癌。癌肿可向支气管腔内和（或）邻近肺组织生长，并通过淋巴、血行转移或直接向支气管转移扩散。

（2）分类

①根据解剖学部位分为中心型和周围型。中心型肺癌起源于**主支气管**、肺叶支气管的癌肿，位置**靠近肺门**；周围型肺癌起源于**肺段支气管以下**的癌肿，位置在肺周围部分。

②根据组织学分为4种类型：**鳞状细胞癌、腺癌、大细胞癌和小细胞癌**（表3-7）。

表3-7　4种组织学类型肺癌的区别

类型	发病概率	好发人群	分型	特点
鳞状细胞癌	约50%（最常见）	老年男性	中心型多见	生长缓慢，恶性程度低，病程较长，转移晚
腺癌	约25%	女性	周围型多见	生长慢，血行转移发生早（易转移至肝），淋巴转移发生晚
大细胞癌	约1%		中心型多见	生长快，分化程度低，恶性程度高，预后差
小细胞癌	约20%	40岁左右有吸烟史男性	中心型多见	生长快，恶性程度高，远处转移出现早，预后差

3. 临床表现　**早期多无症状**。癌肿增大后出现**刺激性咳嗽**（最常见），**血痰**（中心型多见），少数病人出现支气管阻塞症状，如胸闷、胸痛、气促、发热等；晚期除全身症状，如发热、食欲缺乏、体重减轻、乏力等，还可出现癌肿压迫、侵犯邻近器官、组织或发生远处转移征象。表现如下：①压迫或侵犯膈神经，引起同侧膈肌麻痹。②压迫或侵犯喉返神经，引起声带麻痹、声音嘶哑。③压迫上腔静脉，出现上腔静脉压迫综合征，表现为面部、颈部、上肢和上胸部静脉怒张，皮下组织水肿。④侵犯胸膜及胸壁，可引起持续性剧烈胸痛和胸腔积液。⑤侵入纵隔、压迫食管，可引起吞咽困难，支气管–食管瘘。⑥远处转移，脑转移时，头痛最常见，还会出现呕吐、眩晕等；骨转移时，局部压痛较明显；肝转移，肝区痛最明显；淋巴转移时则淋巴结肿大。

4. 辅助检查

①痰细胞学检查：是**肺癌普查和诊断**一种简便有效的方法。痰中找到癌细胞即可明确诊断。

②胸部 X 线和 CT 检查：肺部可见块状阴影，边缘不清，周围有毛刺。

③纤维支气管镜检查：诊断中心型肺癌阳性率较高，可直接观察到肿瘤，并可取病理学检查及细胞学检查。

④纵隔镜及胸腔积液检查。

5. 治疗要点　以手术治疗为主的综合治疗，结合放射、化学药物、中医中药及免疫治疗等方法。

（1）手术治疗：目的是彻底切除肺部原发癌肿病灶及局部和纵隔淋巴结，尽可能保留健康的肺组织。目前基本手术方式是肺切除术加淋巴结清扫。

（2）放射治疗：是从局部消除肺癌病灶的一种手段，主要用于处理术后残留病灶和配合化学治疗。小细胞癌对放射疗法敏感性较高，鳞癌次之，腺癌最差。

（3）化学治疗：对小细胞癌疗效较好，鳞癌次之，腺癌最差。与手术、放射疗法综合应用，防止转移，提高治愈率。

（4）中医中药治疗和免疫治疗。

二、护理措施

1. 术前护理

（1）改善呼吸功能：术前戒烟 2 周以上；指导病人有效咳嗽、深呼吸；促进排痰，若分泌物较多，体位引流，痰液黏稠不易咳出，行雾化吸入；注意口腔卫生，预防和控制感染。

（2）加强营养支持：提供高蛋白、高营养均衡饮食。若出现营养不良者，经肠内或肠外进行营养支持。

（3）心理护理：向病人及家属解释说明各种治疗护理的意义、方法、过程及注意事项，改善病人心理状态，减轻病人焦虑和恐惧。

2. 术后护理

（1）观察病情变化：监测生命体征，注意血压波动及有无呼吸窘迫、循环障碍表现。

（2）安置合适体位：麻醉未清醒前取平卧位，头偏向一侧，以防呕吐物误吸；清醒且血压稳定后，采用半坐卧位，以利于呼吸和引流；避免采用头低足高仰卧位，以防横膈上升，妨碍通气。一侧肺叶切除者，呼吸功能尚可，取健侧卧位，以利于术侧残余肺组织的复张，若呼吸功能较差，取平卧位，避免健侧肺受压影响肺的通气功能；肺段切除者或楔形切除术者，应避免患侧卧位，选择健侧卧位，以促进患侧肺组织扩张；全肺切除者，可取 1/4 患侧卧位，以防纵隔移位压迫健侧肺。

（3）呼吸道护理：观察呼吸频率、幅度及节律，及时清除呼吸道分泌物；常规吸氧 2～4L/min；每 1～2 小时给病人叩背，进行深呼吸、有效咳嗽训练。

（4）维持体液平衡和补充营养：全肺切除后 24 小时补液量应控制在 2000ml 内，速度宜慢，以 20～30 滴 / 分为宜。术后禁食 1～2 天，待肠蠕动恢复后进清淡流质、半流质饮食，控制钠盐摄入量。

（5）活动与休息：鼓励病人术后早期活动，先床上运动，逐渐增加活动量，至离床运动，预防肺不张。

（6）维持胸腔引流通畅：观察引流液量、色和性状。一侧全肺切除术后的病人，术后胸腔引流管一般呈钳闭状态，因手术切除使两侧胸膜腔内压力不平衡易导致纵隔移位，为减轻和纠正纵隔移位，保证患侧胸膜腔内有一定的渗液。

（7）随访：出院后，如出现伤口疼痛、剧烈咳嗽及咯血等症状，应尽快返院治疗。

第 21 单元　食管癌病人的护理

【复习指南】本部分内容历年偶考。食管癌病人的临床表现、护理措施应熟练掌握；病因、病理分型、辅助检查及治疗要点应掌握。

一、食管解剖生理概要

食管为一长管状肌性器官，成人 **25～30cm**。食管分为 4 段：①颈段；②上胸段；③中胸段；④下胸段。食管壁自管腔向外由黏膜、黏膜下层、肌层和外膜层构成。食管**无浆膜层**，是术后易发生吻合口瘘的因素之一。食管的血液供应来自不同的动脉，**呈节段性**，尽管这些动脉间有交通支，但不丰富，故食管血液供应差，术后愈合能力较差。

食管有 3 处生理性狭窄：第 1 处狭窄在环状软骨下缘平面，即食管入口处；第 2 处狭窄在主动脉弓水平处，有主动脉和左支气管横跨食管；第 3 处狭窄在食管穿过膈肌裂孔处。该 3 处狭窄虽属生理性，但常为瘢痕性狭窄、憩室、肿瘤等病变所在的区域。

二、食管癌

1. 病因　与下列因素有关：①亚硝胺与真菌；②缺乏某些微量元素及维生素；③遗传易感因素；④饮食习惯，如嗜好吸烟、长期饮烈性酒、进食过烫过快；⑤食管慢性炎症、黏膜损伤及慢性刺激等。

2. 病理和分型　食管癌 95% 以上为**鳞状上皮癌**，好发于食管**中胸段**，下胸段次之，上胸段较少。按病理分型为：①髓质型（最常见）；②蕈伞型；③溃疡型；④缩窄型。食管癌转移主要途径为**淋巴转移**。

3. 临床表现

（1）早期：无明显症状，在吞咽粗硬食物时出现**哽噎感、停滞感或异物感**，胸骨后烧灼样、针刺样或牵拉摩擦样**疼痛**（三感一痛）。

（2）中晚期：典型症状是**进行性吞咽困难**，先是难咽干硬食物，继而只能进半流质、流质，最后滴水难进。随着癌肿发展，侵犯喉返神经者，出现声音嘶哑；侵入主动脉可发生大呕血；侵入气管，可形成食管 – 支气管瘘；食管梗阻致使食物反流入呼吸道，引起进食呛咳及肺部感染。晚期出现持续胸痛或背痛，可见锁骨上淋巴结肿大。病人逐渐消瘦、贫血、无力及营养不良，甚至恶病质。

4. 辅助检查

（1）影像学检查：①食管吞钡造影检查是主要诊断手段。②CT 及超声内镜检查，可用于判断食管癌的浸润层次、向外扩展深度及有无转移等。

（2）脱落细胞学检查：适用于普查，早期病变阳性率可达 90%～95%。

（3）纤维食管镜检查：可直视肿块**部位、大小**及取活组织做病理学检查。

5. 治疗要点

（1）**手术治疗：首选方法**。全身情况和心肺功能良好、无明显远处转移征象者，可考虑手术治疗。对晚期食管癌、不能根治或放射治疗、进食有困难者，可行姑息性减状手术。

（2）放射疗法：与手术治疗综合应用。术前放疗使瘤体缩小后，间隔 2～3 周再手术。单独应用适用于食管颈段、胸上段癌或有手术禁忌，尚可耐受放疗的病人。

（3）化学药物治疗：食管癌对化疗药物敏感性差，与其他方法联合应用，可增强疗效。

6. 护理措施

（1）术前护理措施

①营养支持：能进食者，给予高热量、高蛋白、高维生素的流质或半流质饮食；若病人仅能进流食而营养状况较差，可补充液体、电解质或提供肠内、外营养。

②胃肠道准备：**术前 3 日进流质饮食，术前 1 日晚禁食水**；术前 1 周遵医嘱分次口服抗生素溶液，起到局部抗感染作用；对进食后有滞留或反流者，术前 1 日晚遵医嘱给予生理盐水 100ml 加抗生素冲洗食管，减轻局部充血水肿；术前 2 日进食无渣流质，术前晚行清洁灌肠后禁食禁饮；术前置胃管通过梗阻部位时不可强行插入，以免穿破食管，可置于梗阻部位之上，待手术中直视下再置于胃中。

③呼吸系统准备：术前 **2** 周戒烟；指导并训练病人**有效咳嗽**和**腹式深呼吸**，以预防术后肺炎和肺不张。

（2）术后护理措施

①饮食护理：**术后早期 3～4 天禁食禁饮**，禁食期间持续胃肠减压，静脉补充营养。停止胃肠减压 24 小时后，若无吻合口瘘症状可进食。先试饮少量水，术后 **5～6 天**给予**全清流质，术后 3 周**病人无特殊不适可进普食，应少量多餐，不宜过快，避免进食生、硬、冷食物。食管癌、贲门癌切除术后，可因胃液反流引起呕吐，嘱病人饭后 2 小时内勿平卧，睡眠时将床头抬高。

②呼吸道护理：观察呼吸形态、频率和节律；术后第 1 天开始每 1～2 小时鼓励病人深呼吸、吹气球，促进肺部膨胀。

③胸腔闭式引流护理：保持引流管通畅，观察引流液颜色、性质、量并记录。

④胃肠减压护理：术后持续胃肠减压 3～4 天，妥善固定，防止脱出；观察引流液的量、性状、颜色并准确记录。术后 6～12 小时可从胃管内抽吸出少量暗红色或咖啡色液体，颜色逐渐变浅，若引流出大量鲜红色血性液，病人出现烦躁、血压下降、脉搏增快，考虑活动性出血，立即通知医生；引流不畅时，可用少量生理盐水冲洗并及时回抽；胃管脱出后不应盲目再插入，以免造成吻合口瘘；待肛门排气，胃肠减压量减少可拔出胃管。

⑤胃肠造口术后的护理：妥善固定暂时性或永久性造瘘管，防止阻塞或脱出；密切观察造口周围有无渗液，及时更换敷料，保护局部皮肤，必要时涂擦氧化锌软膏，防止发生皮炎。

⑥术后反流症状严重者：可采用半卧位，并服用抑制胃酸分泌的药物。

（3）并发症预防及护理

①吻合口瘘：是食管癌术后最严重并发症，多发生在术后**5～10 天**，由于食管解剖学特点、血液供应节段性、吻合口张力大及感染等原因造成。表现为呼吸困难、胸腔积液和全身中毒症状；一旦出现，立即通知医生并配合处理。护理措施包括：a. 立即禁食；b. 行胸腔闭式引流并常规护理；c. 抗感染治疗及肠外营养支持；d. 观察生命体征，若出现休克症状，应积极抗休克治疗；e. 需再次手术者，积极配合医生完善术前准备。

②乳糜胸：胸导管损伤所致，多发生在术后 **2～10 天**，少数病人可在 2～3 周后出现。由于乳糜液中 95% 以上是水，且含有大量脂肪、蛋白质等，如不及时治疗，可在短时间内

造成全身消耗、衰竭死亡。治疗主要行胸腔闭式引流及时引流胸腔内乳糜液，促使肺复张；加强营养支持，必要时行胸导管结扎术。

第22单元　心脏疾病病人的护理

【复习指南】本部分内容历年必考，冠心病及体外循环病人的护理措施应重点复习。冠心病的临床表现、护理措施，体外循环病人的护理措施，均应熟练掌握；冠心病病因、病理生理、治疗要点应掌握。

一、概述

1.解剖生理　心脏位于胸腔纵隔内，被心包覆盖，心包由壁层心包和脏层心包组成，两层间隙称为心包腔。心脏被房室间隔分隔为左、右心房及左、右心室。心脏有4个瓣膜，分别是肺动脉瓣、主动脉瓣、二尖瓣和三尖瓣。二尖瓣和三尖瓣统称为房室瓣，房室瓣使血液由心房单向流向心室，动脉瓣使血液由心室单向流向动脉，当它们损伤时可能会形成关闭不全或狭窄。冠状动脉为心脏供应血液。

2.心脏疾病的特殊检查方法

（1）心导管检查术：目的如下。①诊断心内畸形；②测量心血管各部位的压力；③在各部位采血标本，测量血氧饱和度，以明确异常分流；④其他，可行心血管造影、计算心排出量等。

（2）心血管造影术：可显示心脏和大血管的**形态**及其**缺损情况**。

（3）冠状动脉造影术：可明确冠状动脉分支是否有**畸形**和**狭窄**，了解交通支分布情况，是诊断冠心病及明确有无手术指征的重要检查方法。**检查前，做好碘过敏试验。**

二、冠状动脉粥样硬化性心脏病

1.病因　中老年人多见，男性多于女性。主要危险因素有高脂血症、高血压、吸烟、糖尿病、肥胖及遗传因素等。

2.病理生理　由于冠状动脉内粥样硬化斑块形成，造成冠状动脉管壁增厚、管腔狭窄或阻塞，冠状动脉血流量减少，心肌供氧和需氧失衡，引起局部心肌缺血、缺氧。

3.临床表现

（1）心绞痛：为胸骨后**压榨样**疼痛，向左**放射至左肩、左臂甚至小指和无名指**，常在体力劳动、情绪激动、饱餐时突感心前区疼痛，休息或口服硝酸甘油，疼痛可数分钟后缓解。

（2）心肌梗死：**突发剧烈、长时间持续**心绞痛，个别病人也可表现为不典型或无痛型心肌梗死，伴有恶心、呕吐、大汗、血压下降、休克、心力衰竭等，甚至猝死。

4.治疗要点　**冠状动脉造影**是冠心病外科诊疗的主要依据。**冠状动脉旁路移植术（CABG）为常用的手术方式**，可重建血流通道，改善心肌供血。

5.护理措施

（1）讲解疾病相关知识：进行冠心病围术期的知识宣教，消除紧张情绪。告知合理搭配饮食，给予清淡、低脂、低胆固醇饮食，心功能不良者限制水钠摄入。

（2）疼痛护理：密切观察胸痛症状、性质、持续时间及心电图变化；嘱病人卧床休息；应用扩张冠状动脉药物。

（3）术前 **2周**戒烟：练习深呼吸及有效咳嗽，预防术后肺部并发症。

（4）加强病情监测：术后易出现血压波动，警惕心律失常和心肌梗死的发生。

（5）预防出血和血栓形成：术前3天停用抗凝药，防止术中出血不止；术后应用阿司匹林等进行抗凝治疗，以防旁路移植的血管发生**梗死**，同时观察凝血酶原时间；**抬高**患肢，局部加压包扎。

（6）功能锻炼：术后2小时手术肢体即可开始被动活动，行患侧下肢、足掌和足趾功能锻炼；坐位时，抬高患肢，避免足下垂。根据病情，鼓励病人适当活动，勿长时间站立。

（7）加强肾功能监护：限制水、钠及高钾食物的摄入，密切观察尿量、尿比重、尿素氮和血清肌酐等指标变化。

三、体外循环

1. 概述　体外循环（CPB）是指将体内静脉血利用特殊人工装置引出体外，在人工心肺机内进行氧合并排出二氧化碳，经过调节温度和过滤后，再由人工心肺机输回体内动脉继续血液循环的生命支持技术。

2. 护理措施

（1）心理护理：针对病人恐惧、焦虑心理，给予心理疏导。

（2）维持有效循环：①持续心电监护：监测心率、血压、中心静脉压等；②观察周围循环情况，包括皮肤色泽、温度等；③应用血管活性药物时，应使用输液泵控制输液速度和用量；④维持水、电解质、酸碱平衡，监测和记录24小时液体出入量；⑤体外循环结束时，可选用鱼精蛋白中和肝素。

（3）维持有效通气：①密切观察有无发绀、鼻翼扇动；注意病人呼吸频率、节律；②保持呼吸道通畅，及时清理呼吸道分泌物和呕吐物；吸痰前后充分给氧，每次吸痰时间不超过15秒，以免机体缺氧；③妥善固定气管插管；④给予雾化吸入减轻喉头水肿、稀释痰液，促进排痰。

（4）并发症的预防和护理：①**急性心脏压塞**，病人表现为静脉压升高、心搏微弱、心音遥远，脉压小、动脉压降低的 **Beck 三联征**。严密监测病情变化，监测中心静脉压，做好引流管的护理，一旦出现上述症状，立即通知医生协助处理。②肾功能不全，主要表现为少尿、无尿、高血钾、尿素氮和血清肌酐升高等，及时停用肾毒性药物，严重时透析治疗。③感染，术前指导病人戒烟，注意保暖，合理使用抗生素，加强营养支持，严格无菌操作。④脑功能障碍，术后密切观察病人意识、瞳孔及肢体活动情况，出现神经系统阳性体征时，通知医生协助处理。

第23单元　腹外疝病人的护理

【复习指南】本部分内容历年必考，腹外疝临床表现及护理应重点复习。各种类型的腹外疝的临床表现及护理应熟练掌握；治疗要点应掌握。腹外疝定义、病因、病理解剖及临床类型应掌握。

一、概述

1. 概念　腹外疝是指腹腔内脏器或组织连同壁腹膜，经腹壁薄弱点或孔隙，向体表突出而形成。

2. 病因　腹壁强度降低（某些组织穿过腹壁部位，如精索或子宫圆韧带穿过腹股沟管，股动静脉穿过股管处，腹白线发育不全，手术切口愈合不良，外伤，感染，肥胖等）和腹内压增高（如慢性便秘，慢性咳嗽，排尿困难，腹水，妊娠，举重，搬运重物，婴儿经常啼哭等）是常见原因。

3. 病理解剖　典型腹外疝由疝环、疝囊、疝内容物和疝外被盖组成。疝环是疝突向体表的门户，是腹壁薄弱区所在，又称疝门；疝囊包括疝囊颈、疝囊体和疝囊底；疝内容物是进入疝囊的腹内脏器或组织，以小肠最多见，其次是大网膜；疝外被盖是指疝囊以外的各层组织，通常由筋膜、皮下组织和皮肤等组成。

4. 临床类型　按照疝内容物进入疝囊的情况，腹外疝分为以下4种类型。

（1）易复性疝：最常见，疝内容物很容易回纳入腹腔。

（2）难复性疝：疝内容物不能或不能完全回纳入腹腔，但不引起严重症状者。

（3）嵌顿性疝：疝环较小而腹内压突然增高时，疝内容物强行扩张疝囊颈进入疝囊，而后疝囊颈弹性收缩，将疝内容物卡住，使其不能回纳，称为嵌顿性疝。

（4）绞窄性疝：嵌顿若未能及时解除，肠管及其系膜受压程度不断加重，使动脉血流减少，最终完全阻断。

5. 治疗要点　手术治疗为主。

二、腹股沟疝

1. 腹股沟斜疝

（1）定义：疝囊经过腹壁下动脉外侧的腹股沟管内环（深环）突出，沿腹股沟管向内、向下、向前斜行从腹股沟管外环（浅环）穿出，进入阴囊，称为腹股沟斜疝，是最常见的腹外疝。

（2）临床特点

①易复性斜疝：腹股沟区有肿块和偶有胀痛，病人在站立、行走、咳嗽或用力时出现肿块，可降至阴囊或大阴唇。

②难复性斜疝：胀痛较重，并且疝块不能完全回纳，伴有消化不良和便秘等症状。

③嵌顿性疝：在腹内压骤增时出现，表现为疝块突然增大，伴有明显疼痛，平卧或用手推送不能回纳；肿块紧张发硬，有明显触痛。

④绞窄性疝：疼痛明显，症状较严重，肠袢坏死穿孔时，疼痛暂时缓解。绞窄时间较长时，疝内容物感染，引起疝块周围软组织的急性炎症和腹膜炎，甚至脓毒症。

（3）治疗要点

①非手术治疗：采用棉线束带法或绷带压深环法，防止疝块突出，适用于1岁以下的婴儿；医用疝带压迫法适用于年老体弱或伴有其他严重疾病而不能手术者。

②嵌顿性疝的处理：手法复位适用于嵌顿时间在3～4小时，无腹部局部压痛或腹肌紧张等腹膜刺激征者、年老体弱或伴有其他严重疾病而估计肠袢尚未绞窄坏死者。除以上情况，均需立即手术治疗。若手法复位失败或发生绞窄性疝，也需立即手术治疗。

③手术治疗：包括传统疝修补术（疝囊高位结扎术、加强或修补腹股沟管管壁），无张力疝修补术和经腹腔镜疝修补术。

2. 腹股沟直疝

（1）定义：疝囊经腹壁下动脉内侧的直疝三角直接由后向前突出，不进入阴囊，称为腹股沟直疝。

（2）临床特点：病人站立时，在腹股沟内侧、耻骨结节外上方出现一**半球形**肿块，不伴有疼痛，平卧后肿块自行回纳。直疝不进入阴囊，极少发生嵌顿。常见于年老体弱者。

（3）治疗要点：主要是手术修补。

腹股沟斜疝与直疝的鉴别见表 3-8。

表 3-8　斜疝与直疝的鉴别

要点	斜疝	直疝
发病年龄	多见于儿童、青壮年	多见于老年
突出途径	经腹股沟管，可进阴囊	经直疝三角，不进阴囊
疝块外形	椭圆或梨形，上部呈蒂柄状	半球形，基底较宽
回纳疝块后压住深环	疝块不再突出	疝块仍突出
精索与疝囊关系	精索在疝囊后方	精索在疝囊前外方
疝囊颈与腹壁下动脉关系	疝囊颈在腹壁下动脉外侧	疝囊颈在腹壁下动脉内侧
嵌顿机会	较多	极少

三、股疝

1. 定义　腹腔内器官或组织通过股环、经股管向卵圆窝突出形成股疝，**多见于 40 岁以上的妇女，股疝**最易发生嵌顿，一旦嵌顿，可迅速发展为绞窄性疝。

2. 临床特点　疝块不大、多在腹股沟韧带下方卵圆窝处有一**半球形**突起，因疝囊外常有脂肪堆积，故平卧回纳内容物后，疝块可消失或不完全消失。股疝嵌顿后，局部疼痛明显，常伴有急性机械性肠梗阻表现。

3. 治疗要点　确诊为股疝后应及时手术治疗。对于嵌顿性或绞窄性股疝，需紧急手术。

四、其他腹外疝

1. 脐疝

（1）临床表现：小儿脐疝为先天性，多属于易复性疝。表现为啼哭时疝块脱出，安静时消失。疝囊颈一般不大，但极少发生嵌顿和绞窄。成人脐疝为后天性，多见于中年经产妇。由于疝环狭小，成人脐疝发生嵌顿或绞窄较多。

（2）治疗要点：小儿 2 岁之前可采取非手术治疗。满 2 岁后，若脐环直径仍 > 1.5cm，则可手术治疗。原则上，5 岁以上儿童脐疝及成人脐疝均采取手术疗法。

2. 切口疝

（1）临床表现：腹腔内器官或组织自手术切口突出，出现大小不一肿块，病人多无不适，站立和用力时明显，平卧时缩小或消失。较大的切口疝有腹部牵拉感，伴有食欲缺乏、恶心、便秘等，疝内容物易与腹壁组织粘连而成为难复性疝。

（2）治疗要点：以手术修补为主。

五、护理

1. 术前护理　①疝块较大者减少活动，多卧床休息，防止造成嵌顿；②消除导致腹内压升高的因素，如慢性咳嗽、便秘、排尿困难等，给予对症处理；多饮水、多吃蔬菜，保持大便通畅；③观察腹部症状，如发现异常，进行紧急处理；④便秘者术前1日晚灌肠，清洁肠道；⑤嵌顿性和绞窄性疝，引起肠梗阻，应禁食、胃肠减压；⑥术前2周戒烟，术前7日停用阿司匹林等抗凝药。

2. 术后护理　①体位：术后24小时取平卧位，膝下垫软枕，髋关节微屈，减轻腹股沟切口的张力，利于切口愈合和减轻伤口疼痛；24小时后可改为半卧位。②饮食：术后6～12小时，无恶心、呕吐可进流食，次日可进软食或普食。③活动：传统疝修补术后3～5天病人开始离床活动；无张力疝修补术病人一般术后次日即可下床活动；年老体弱、复发性疝、绞窄性疝、巨大性疝的病人可适当延长下床活动时间。④防止腹内压升高：注意保暖，防止受凉引起咳嗽，咳嗽时指导病人用手掌按压、保护切口；保持排便通畅，防止用力排便，必要时使用通便药物。⑤预防阴囊水肿和切开感染：因阴囊比较松弛、位置低，渗血、渗液易集聚于此，术后用丁字带将阴囊托起；切口感染是疝复发的主要原因之一，术后合理应用抗生素预防感染；密切观察切口情况，保持切口敷料清洁干燥，敷料污染或脱落，及时更换。⑥尿潴留的护理：针灸或药物治疗促进排尿，必要时进行导尿。

3. 健康教育

（1）活动：出院后应逐渐增加活动量，3个月内避免重体力劳动或提举重物。

（2）避免腹内压升高因素：注意保暖，防止受凉而引起咳嗽；调整饮食习惯，多饮水，多吃绿色蔬菜，保持排便通畅，必要时给予通便药物，嘱病人勿用力排便。

（3）复诊和随诊：定期门诊复查。若疝复发，及早就诊。

第24单元　急性腹膜炎病人的护理

【复习指南】本部分内容历年常考，急性腹膜炎的护理应重点复习。急性腹膜炎的病因、临床表现、护理，腹腔脓肿的临床表现，应熟练掌握；急性腹膜炎的分类、病理生理、辅助检查和治疗要点，腹腔脓肿的病因病理、治疗要点应掌握。

一、解剖生理概要

1. 解剖　腹膜是一层很薄的浆膜，分为相互连续的壁腹膜和脏腹膜两部分。腹膜腔是壁腹膜和脏腹膜之间的潜在腔隙，是人体最大的体腔。正常情况下，腹膜腔内有少量液体。腹膜的动脉来自肋间动脉和腹主动脉分支，静脉汇入门静脉和下腔静脉。壁腹膜主要受体神经支配，对各种刺激敏感，痛觉定位准确；脏腹膜受自主神经支配，对牵拉、炎症和压迫等刺激敏感，定位较差。

2. 生理　腹膜生理作用主要有润滑、吸收、渗出、防御和修复。

二、急性腹膜炎

腹膜炎是指发生于腹腔壁腹膜与脏腹膜的炎症，可由细菌感染、化学或物理损伤引起。

1. 分类　腹膜炎按发病机制分为原发性与继发性两类，腹腔内有无原发病灶是两者的主要区别；按病因分为细菌性与非细菌性两类；按临床经过可分为急性、亚急性和慢性 3 类；按累及范围分为弥漫性与局限性两类。

2.病因　急性腹膜炎多指**继发性化脓性腹膜炎**，是一种常见的外科急腹症。主要致病菌为**大肠埃希菌**等胃肠道常驻菌群，多由腹内脏器穿孔或破裂（**急性继发性化脓性腹膜炎最常见的原因**）、缺血和炎症扩散引起。原发性腹膜炎少见，儿童发病较多，由血行播散或泌尿系统上行感染至腹腔而发病。原发性腹膜炎致病菌多为溶血性链球菌。

3.病理生理　细菌或胃肠道内容物刺激腹膜，发生充血、水肿等反应，产生大量渗出液稀释毒素，出现大量吞噬细胞、坏死组织，使渗出液变为脓液。腹膜炎的转归主要为 3 种情况：炎症趋于恶化、炎症局限和消散、粘连性肠梗阻形成。

4.临床表现

（1）症状：根据病因不同，腹膜炎可以是突发的，也可能是先有原发病，之后逐渐出现腹膜炎表现。①**腹痛，是最主要的症状**，一般呈持续性剧烈腹痛，难以忍受；②恶心、呕吐；③体温逐渐升高，速脉；④感染、中毒症状：寒战、高热、呼吸浅快等，病情进一步发展，可出现感染性休克。

（2）体征：急性病容，喜仰卧位，双下肢屈曲，不愿意改变体位，腹部拒按。腹胀明显，腹式呼吸运动减弱或消失，肠鸣音减弱。**腹部压痛、反跳痛、腹肌紧张**是腹膜炎的标志性体征，称为腹膜刺激征。

5.辅助检查　白细胞计数及中性粒细胞比例升高；腹部 X 线检查可见多个**小液平面**为肠麻痹征象，空腔脏器穿孔时立位平片可见膈下游离气体；B 超显示腹腔内有不等量的积液。

6.治疗要点　绝大多数继发性腹膜炎病人需进行手术治疗；病情较轻或病程超过24小时，腹部症状减轻或炎症局限或有严重心、肺等脏器疾病，出现休克、不能耐受手术者，给予半卧位，禁食和胃肠减压，纠正水、电解质紊乱，镇静镇痛，吸氧，应用抗生素和营养支持等非手术治疗措施。

三、腹腔脓肿

1.膈下脓肿　脓液积聚于一侧或两侧膈肌下、横结肠及其系膜的间隙内，统称膈下脓肿。

（1）病因、病理：平卧时膈下位置最低，急性腹膜炎时，**腹腔内感染**的脓液易积聚于此形成脓肿，或细菌经门静脉或淋巴系统到达膈下形成脓肿。膈下感染可引起胸腔积液、肠瘘、胃瘘，病人抵抗力低时，还可扩散引起脓毒症。

（2）临床表现：①全身症状，发热，起初为弛张热，脓肿形成后，持续高热，逐渐出现乏力、盗汗、厌食、消瘦等表现。②局部症状，脓肿部位可有持续性钝痛，深呼吸时加重，常位于近锁骨中线的肋缘下或剑突下。脓肿刺激膈肌可引起呃逆。③白细胞计数及中性粒细胞比例升高；胸部 X 线检查可见患侧膈肌升高、肋膈角模糊、积液，膈下可见占位阴影。B超和 CT 检查对膈下脓肿的诊断帮助较大。

（3）治疗要点：小的膈下脓肿采用非手术治疗方法可吸收；脓肿较大者，行手术或定位引流治疗。

2.盆腔脓肿　盆腔处于腹腔最低位，腹腔内炎性渗出物及脓液，积聚于此形成盆腔脓肿。

（1）病因病理：盆腔脓肿常发生于阑尾穿孔，结直肠手术后。盆腔腹膜面积小，吸收毒素能力较低，故全身症状较轻。

（2）临床表现：有典型的直肠或膀胱刺激征，如里急后重、大便频而量少、尿频、排尿困难等，**体温改变，下降后又升高**。直肠指检可有触痛或波动感。下腹部 B 超检查可明确脓肿大小及位置。

（3）治疗要点：脓肿较小或未形成前可应用抗生素，辅以热水坐浴等非手术治疗的方法，脓肿较大者需手术切开引流。

3. **肠间脓肿** 肠液被包围在肠管、肠系膜与网膜之间的脓肿称为肠间脓肿，可为单个或多个大小不等的脓肿。

（1）临床表现：若脓肿周围有广泛粘连，表现为轻重不一的粘连性肠梗阻。病人可出现化脓感染症状，并伴有腹胀、腹痛，腹部可触及包块。立位腹部 X 线片可见肠壁间距增宽及局部肠管积气，也可见小肠气－液平面。

（2）治疗要点：①非手术治疗：应用抗生素、物理热透及全身支持治疗，如脓肿炎症较局限并与腹壁贴近时，可采用 B 超引导下经皮穿刺置管引流术；②手术治疗：非手术治疗无效或已发生肠梗阻时，应考虑手术治疗解除梗阻，清除脓液并行引流术。

四、护理措施

1. **术前护理**

（1）心理支持：讲解疾病相关知识，稳定病人情绪；提高其对疾病的认知并配合医护人员治疗和护理。

（2）体位：**取半卧位**，促使腹腔内渗出液流向盆腔，有利于炎症局限，减少吸收，减轻中毒症状并利于引流，同时膈肌下移，腹肌松弛，减轻腹胀对呼吸和循环的影响。鼓励病人适当运动，防止下肢深静脉血栓形成。

（3）**禁食、胃肠减压**：胃肠道穿孔病人需禁食，持续胃肠减压。目的是可抽出胃肠道内容物和气体；减少消化道内容物继续流入腹腔；减少胃肠内积气、积液；改善胃肠壁的血液循环；有利于炎症局限吸收；促进胃肠功能恢复。

（4）纠正水、电解质紊乱：建立静脉通路，根据病人丢失液体量和生理需要量计算需补充液体总量，遵医嘱补充液体和电解质等。

（5）合理应用抗生素：继发性腹膜炎多为混合性感染，抗感染治疗时需根据细菌培养及药敏结果选用抗生素。

（6）加强营养支持：长期禁食时，可考虑肠外营养，提高机体抵抗力、修复力。

（7）镇静镇痛：病人确诊后可用镇痛药，以缓解疼痛。诊断不明或病情观察期间，暂不用镇痛药物，以免掩盖病情。

2. **术后护理**

（1）病情观察：密切监测生命体征、液体出入量和尿量；注意腹部体征变化，观察有无膈下或盆腔脓肿的表现等，及时发现异常予以处理；观察引流及伤口愈合情况。

（2）体位：全身麻醉未清醒者给予平卧位，头偏一侧，保持呼吸道通畅；麻醉清醒，生命体征平稳后改半卧位，并鼓励病人早期下床活动。

（3）饮食：术后继续**禁食、胃肠减压**，待肛管排气、肠蠕动恢复后，拔除胃管，逐步恢复正常饮食。

（4）补液和营养支持：遵医嘱合理补充水、电解质，必要时输全血、血浆并给予肠内、外营养支持。

（5）保证有效引流：正确连接各引流装置；有多根引流管时，贴上标签标明名称、引流部位等，以免混淆；妥善固定，防止脱出、打折或受压；经常挤捏引流管以防血块或脓痂堵塞，保持引流通畅；对负压引流者，根据情况及时调整负压，维持有效引流；观察并准确记录引流液颜色、性质和量；一般引流量小于 10ml/d 且无发热、腹胀及白细胞计数恢复正常时，可考虑拔出腹腔引流管。

（6）加强并发症的观察和护理：加强病情观察，防止腹腔脓肿和切口感染等并发症的发生。

第 25 单元　腹部损伤病人的护理

【复习指南】本部分内容历年常考，腹部损伤病人的护理措施应重点复习。腹部损伤病人临床表现、护理措施应熟练掌握；常见实质性和空腔脏器损伤的临床表现、治疗要点，腹部损伤分类、病因、辅助检查及治疗要点，均应掌握。

一、概述

1. 分类　分为**开放性**损伤和**闭合性**损伤两大类。**开放性损伤**最常受损的腹腔脏器依次为**肝、小肠、胃、结肠**等。**闭合性损伤**最常受损的腹腔脏器依次为**脾、肾、小肠、肝**等。

2. 病因　腹部开放性损伤由各种锐器或火器伤引起，闭合性损伤多由钝性暴力引起。腹部损伤的严重程度及范围除取决于暴力的强度、速度、着力部位和作用方向等外在因素，也受腹部解剖特点、内脏原有病理情况和功能状态等内在因素的影响。

3. 临床表现　肝、脾、肾等实质性脏器损伤时主要以腹腔**内出血**为主要临床表现。病人面色苍白、脉搏加快，血压不稳，尿量减少甚至出现**失血性休克**，持续性轻度腹痛，腹膜刺激征不严重，晚期可出现移动性浊音。胆汁和胰液溢入腹腔可出现剧烈腹痛和腹膜刺激征。胃肠、胆道、膀胱等空腔脏器损伤时，主要表现为**弥漫性腹膜炎**。病人出现持续性剧烈腹痛，伴恶心呕吐，逐渐体温升高，脉快，呼吸急促，严重者发生**感染性休克**。有典型的腹膜刺激征、可有气腹征。

4. 辅助检查

（1）实验室检查：实质脏器损伤时红细胞、血红蛋白、血细胞比容等数值下降；空腔脏器损伤时白细胞、中性粒细胞比例明显升高；胰腺、胃、十二指肠损伤时血尿淀粉酶可升高；泌尿系损伤时有血尿。

（2）影像学检查：B 超是诊断腹部实质性脏器损伤的检查方法；X 线检查可辨别有无空腔脏器损伤；CT 检查对实质脏器损伤的诊断比 B 超更准确。

（3）诊断性腹腔穿刺术：是对穿刺抽得液体观察其性状，借以判断受损脏器的性质，诊断阳性率可达 90% 左右。①若抽出不凝固血液，提示为实质性脏器或大血管破裂，因腹膜的脱纤维作用使血液不凝固；②若抽得血液迅速凝固，多为误入血管所致；③胰腺或胃、十二指肠受损，穿刺液中淀粉酶含量增高。

5. 治疗要点　现场急救：首先处理威胁生命的损伤。危急病人先进行心肺复苏，其次要控制明显的外出血、开放性气胸等，并保持气道通畅、输液、抗休克。**腹部损伤内脏脱出时**

不能强行还纳回腹腔；病情不明时禁用**镇痛药**，确诊后使用镇痛药减轻损伤导致的不良刺激，防止疼痛剧烈引起神经源性休克。

治疗分为手术治疗和非手术治疗两类。非手术治疗措施包括：不随便搬动伤者，以免加重伤情，密切观察病情变化；输血、补液，防治休克；应用广谱抗生素，预防腹腔感染；禁食、胃肠减压。已确诊为腹腔脏器破裂者，应及时手术治疗，未能确诊者可行剖腹探查，必要时在积极抗休克的同时进行手术。

二、常见实质性脏器损伤

1.脾破裂

（1）临床表现：脾是腹部内脏中最容易受损伤的器官，一旦破裂，出血量较大，主要表现为**腹腔内出血**和**失血性休克**，未及时抢救而死亡。

（2）治疗要点：非手术治疗适用于未发生休克或发生易纠正的一过性休克、损伤比较局限、无其他腹腔脏器合并伤者，需在严密观察血压、脉搏、腹部体征等指标下进行。若观察中如发现继发性出血或有其他脏器损伤，应紧急手术处理。

2.肝破裂

（1）临床表现：主要表现为**腹腔内出血**，出血量较大可出现**失血性休克**。肝破裂可能有胆汁进入腹腔，故**腹痛**和**腹膜刺激征**较脾破裂更为明显，血液若通过胆管进入十二指肠，可出现呕血或黑粪。B超检查为首选方法，腹腔穿刺可抽得不凝血。

（2）治疗要点：**肝破裂以手术治疗为主**，原则是彻底清创、止血、消除胆汁外漏和建立通畅的引流。

三、常见空腔脏器损伤

1.小肠破裂

（1）临床表现：小肠破裂肠液流入腹腔，早期即产生明显的腹膜炎。部分小肠裂口不大或穿破后被食物残渣、纤维蛋白等堵塞，可无弥漫性腹膜炎的表现。

（2）治疗要点：小肠破裂需立即手术治疗。

2.结肠破裂

（1）临床表现：结肠内容物液体成分少而细菌含量多，所以**腹膜炎虽出现较晚，却较严重**。部分结肠位于腹膜后，若漏诊将导致严重的腹膜后感染。

（2）治疗要点：需手术治疗。手术方式有一期修补或一期结肠切除吻合（限于右半结肠），或行肠造口术或肠外置术处理，**3～4个月**待病人情况好转，再关闭瘘口。

四、护理措施

①病情观察：密切监测生命体征；注意腹膜刺激征的程度和范围及有无移动性浊音；疑有腹腔内出血者，每30～60分钟检查一次血常规，动态了解红细胞变化；必要时重复诊断性腹腔穿刺术、B超等检查。②体位：绝对卧床休息，床上排便，病情稳定者可取半卧位。③禁食、胃肠减压：禁食期间补充足量的液体及充足的营养；应用广谱抗生素防治腹腔感染；胃肠功能恢复后进流质饮食。④心理护理：增进沟通，讲解疾病相关的知识，解除病人的顾虑情绪。⑤术前常规护理：备皮、交叉配血；留置胃管、导尿管；补充血容量等。⑥术后护理：按急性腹膜炎术后护理原则实施术后护理。

第 26 单元　胃、十二指肠疾病病人的护理

【复习指南】本部分内容历年必考，胃、十二指肠溃疡病人护理措施应重点复习。胃及十二指肠溃疡、胃癌的临床表现及护理措施应熟练掌握；病因病理、辅助检查、外科治疗适应证及手术方式应掌握。

一、解剖生理概要

1.胃　胃是位于腹腔左上方，上接食管、下接十二指肠的囊状器官。入口称为贲门，出口称为幽门，胃上 1/3 为贲门胃底部，中 1/3 为胃体部，下 1/3 为幽门部。

胃是贮存食物和初步消化食物的重要脏器，具有运动和分泌两大功能。胃的排空需 4 ~ 6小时。

2.十二指肠　十二指肠位于幽门和空肠之间，呈 "C" 形，长约 25 cm，分为球部、降部、水平部和升部。十二指肠分泌的十二指肠液含有多种消化酶，如脂肪酶、蛋白酶等，此外还可分泌胃泌素、肠抑胃肽等激素。

二、胃、十二指肠溃疡的外科治疗

1.病因病理　胃、十二指肠溃疡病因复杂，主要与幽门螺杆菌感染、胃酸分泌过多、胃黏膜屏障受损及遗传、吸烟等因素有关。属于慢性溃疡，多为单发。胃溃疡多发生于胃小弯，十二指肠溃疡好发于球部；幽门处较大溃疡愈合后形成瘢痕可导致幽门梗阻。

2.临床表现　胃、十二指肠溃疡典型临床表现是周期性、节律性上腹部疼痛。①十二指肠溃疡主要表现为餐后延迟痛（餐后 3 ~ 4 小时），饥饿痛或夜间痛。进食后或服用抗酸药可使疼痛缓解。疼痛多为上腹部或剑突下烧灼痛或钝痛，疼痛发作具有周期性，秋冬季或冬春季多发。②胃溃疡的疼痛与进食关系密切，多于餐后 0.5 ~ 1 小时开始疼痛，持续 1 ~ 2小时后消失，进餐后不能缓解，有时反而加重，服用抗酸药疗效不明显。压痛点位于剑突与脐正中连线或偏左。疼痛的节律性也不如十二指肠溃疡明显。

3.辅助检查　①胃镜：是确诊胃十二指肠溃疡的首选检查方法，可明确溃疡部位。② X线钡剂：可在胃、十二指肠部位显示—周围光滑、整齐的龛影。

4.常见并发症

（1）胃、十二指肠溃疡急性穿孔

①临床表现和诊断：表现为突发持续性上腹部刀割样剧痛，迅速扩散至全腹，常伴有恶心、呕吐、面色苍白、出冷汗、脉搏细速、血压下降等。病人表情痛苦、蜷曲位、不愿移动，舟状腹，腹式呼吸减弱或消失，全腹有明显腹膜刺激征，腹肌紧张呈 "木板样" 强直，可有移动性浊音；肠鸣音减弱或消失。腹部立位 X 线检查可见膈下新月状游离气体影。

②治疗原则：空腹时溃疡穿孔临床表现轻，腹膜炎较局限，一般情况良好的病人，可采用非手术治疗，包括禁食、禁饮，持续胃肠减压，输液和营养支持，全身应用抗生素控制感染，应用抑酸药物等。若经非手术治疗 6 ~ 8 小时后病情不见好转甚至加重者，应立即采取手术治疗。包括单纯穿孔缝合术和彻底性溃疡切除手术。

（2）胃、十二指肠溃疡大出血

①临床表现和诊断：大量呕血、柏油样便是主要症状。呕血前常有恶心，便血前多突然有便意。当失血量超过 20%（成人为 800 ~ 1000 ml）时，病人可出现出冷汗、脉搏细速、

呼吸浅快、血压降低等休克现象。

纤维胃镜检查可明确出血原因和部位。短期内反复测定血常规可见红细胞、血红蛋白、血细胞比容呈进行性下降。

②治疗原则：非手术治疗包括快速输液、输血补充血容量，禁食、留置胃管、经胃管注入 200 ml 含 8 mg 去甲肾上腺素的冰生理盐水，应用止血药物止血，还可行胃镜下止血。

手术治疗指征：严重大出血，短期内出现休克；经非手术治疗出血不止或暂时止血又复发；年龄在 60 岁以上的病人，伴有血管硬化，出血难以自止；近期出现过类似的大出血或同时合并溃疡穿孔或幽门梗阻者。

（3）胃、十二指肠溃疡瘢痕性幽门梗阻

①临床表现和诊断：进食后上腹饱胀不适及阵发性胃痉挛性疼痛，伴有恶心、呕吐、嗳气，嗳气带有酸臭味。**反复呕吐**是胃、十二指肠溃疡瘢痕性幽门梗阻最为突出的症状，**呕吐物为大量宿食，不含胆汁**，有腐败酸臭味；呕吐后病人自觉胃部舒适。长期呕吐导致营养不良，水、电解质丢失，引起脱水和低氯、低钾性碱中毒。腹部检查上腹部可见胃型和蠕动波，可闻及振水声。X 线钡剂检查可见胃扩张，张力减低，排空延迟。胃镜检查可见胃内大量潴留的胃液和食物残渣。

②治疗原则：以手术治疗为主，常用**胃大部切除术**。目的是解除梗阻，使食物和胃液进入小肠。

5. 外科治疗适应证　内科治疗无效的顽固性溃疡、胃及十二指肠溃疡急性穿孔、大出血、瘢痕性幽门梗阻、溃疡巨大、胃及十二指肠复合性溃疡和胃溃疡恶变。

6. 手术方法

（1）胃大部分切除术包括毕Ⅰ式和毕Ⅱ式两种（表 3-9）。

表 3-9　胃大部分切除术两种术式的鉴别与特点

	毕Ⅰ式	毕Ⅱ式
适应证	多适用于治疗胃溃疡	适用于各种胃、十二指肠溃疡，特别是十二指肠溃疡
吻合方式	残胃与十二指肠吻合	残胃与上段空肠吻合，十二指肠残端关闭
优点	重建后的胃肠道接近正常解剖生理状态，术后因胃肠功能紊乱而引起的并发症少	即使胃切除较多，胃空肠吻合也不致张力过大，术后溃疡复发率低
缺点	有时为避免残胃与十二指肠吻合口的张力过大致使切除胃的范围不够，增加了术后溃疡复发的机会	因胃空肠吻合改变了正常的解剖生理关系，术后发生胃肠道功能紊乱的可能性较毕Ⅰ式多

（2）胃迷走神经切断术：主要有迷走神经干切除术、选择性迷走神经切断术和高选择性迷走神经切断术 3 种术式。目前临床应用较少。

7. 护理措施

（1）术前护理

①心理护理：关心病人，讲解疾病相关知识，解答病人疑惑，增强其战胜疾病的信心。

②饮食：给予高蛋白、高热量、丰富维生素、易消化、无刺激的饮食。术前 1 日进流质饮食，术前 12 小时禁食、禁饮。

③术前用药：应用抗酸、解痉、减少胃酸分泌的药物。

④合并急性穿孔的病人：重要的护理措施是**禁食、胃肠减压**。胃肠减压，减轻胃肠积气积液，减少胃肠内容物继续流入腹腔；缓解呕吐和腹胀；改善胃肠壁的血液循环，利于炎症局限，促进胃肠功能恢复。生命体征平稳后取半卧位，补液，监测生命体征，应用抗生素，积极抗休克，做好手术准备。**严格执行外科急腹症的"四禁"，即禁食禁饮、禁灌肠、禁用泻药、禁用吗啡等镇痛药物。**

⑤合并出血的病人：密切监测生命体征，注意血压；观察并记录呕血和便血频次及量，判断活动性出血情况；取平卧位；禁食，输血补液，抗休克；继续出血者，做好手术准备。

⑥合并幽门梗阻者：禁食，胃肠减压；不完全梗阻者进无渣半流质饮食；输血、补液、营养支持，纠正脱水和低氯、低钾性碱中毒。**术前 3 日，每晚用 300 ～ 500ml 温生理盐水洗胃，以减轻胃壁水肿和炎症，利于术后吻合口愈合。**

⑦术前留置胃管。

（2）术后护理

①密切观察病人病情变化：术后每 30 分钟测量一次生命体征，直至血压平稳；同时观察胃管引流情况、神志、尿量等病情变化。

②体位护理：术后取平卧位，麻醉清醒、血压稳定后改为半卧位。

③禁食、胃肠减压：妥善固定胃管，防止脱出，一旦脱出不可自行插回，保持胃管通畅，避免弯曲、受压或阻塞；观察胃液的颜色、性质和量；胃肠减压期间应每日进行口腔护理和雾化吸入。**术后 3 ～ 4 天，胃液量减少，可拔出胃管。**

④禁食期间需静脉补充液体和营养支持，应用抗生素预防感染。

⑤鼓励病人早期离床活动，预防术后肠粘连和下肢深静脉血栓等并发症。

⑥饮食护理：拔出胃管后，当日可进少量水或米汤，如无不适，第 2 天改为半量流食，第 3 天进全量流食，进食后如无不适，第 4 天可进半流食，逐步恢复正常饮食；食品宜软、易消化、少食多餐，避免进食牛奶、豆类等产气食物，忌生、冷、硬和刺激性食物。

⑦术后并发症观察和处理

a. 术后胃出血：胃大部切除术后，可有少量暗红色或咖啡色胃液自胃管抽出，**一般 24 小时内不超过 300ml**，且逐渐减少，变淡。如果术后短时间内从胃管引流出大量新鲜血液，24 小时后仍未停止，甚至出现呕血和黑粪，则是术后出血，应通知医生立即处理。

b. 十二指肠残端破裂：是**毕Ⅱ式胃大部切除术后近期严重并发症**，多发生在术后 24 ～ 48 小时。表现为突发右上腹部剧痛、发热和**腹膜刺激征**。腹腔穿刺可抽出胆汁样液体。应立即手术治疗。

c. 胃肠吻合口破裂或瘘。

d. 胃排空障碍：常发生在术后 4 ～ 10 天。表现为上腹部饱胀、钝痛和呕吐，呕吐含胆汁的胃内容物。

e. **术后梗阻**：多发生于毕Ⅱ式术后，按梗阻部位分为吻合口梗阻、输入段梗阻及输出段梗阻（表 3–10）。

表 3-10　术后梗阻的分类及特点

输入段梗阻		输出段梗阻	吻合口梗阻
急性完全性梗阻	慢性不完全性梗阻		
突发上腹剧烈疼痛，频繁呕吐，量少不含胆汁，呕吐后症状不缓解	进食后上腹胀痛，随即突然出现喷射性呕吐不含食物的胆汁，呕吐后症状消失	上腹饱胀，呕吐物含食物和胆汁	进食后出现上腹饱胀感和溢出性呕吐，呕吐物含或不含胆汁
应及早进行手术治疗，解除梗阻	禁食、胃肠减压、营养支持等，若数周或数月内不缓解，需手术治疗	先行非手术治疗，若不缓解，应手术解除梗阻	经禁食、胃肠减压、输液后可缓解，若 3～4 周后仍不缓解则需再次手术解除梗阻

f. **倾倒综合征**：由于胃大部切除术后丧失了幽门括约肌的控制，导致胃排空食物过快所产生的一系列综合征，包括早期倾倒综合征和晚期倾倒综合征（表 3-11）。

表 3-11　早期倾倒综合征和晚期倾倒综合征的比较

分类	原因	时间	表现	处理方法
早期倾倒综合征	进食后，大量高渗食物快速进入空肠，将大量细胞外液吸入肠腔，使循环血量骤然减少，同时肠管膨胀、肠蠕动亢进、排空加速引起	多发生在进食后 10～20 分钟	出现循环系统症状，包括心悸、大汗、头晕、乏力、面色苍白和胃肠道症状，如腹部饱胀不适、恶心呕吐和腹泻平卧数分钟后可缓解	①少食多餐，避免过甜、过咸、过浓、过热流食。②宜进低糖类、高蛋白饮食。③用餐时限制饮水、喝汤。④进餐后平卧 10～20 分钟。多数病人 6～12 个月能逐渐自愈
晚期倾倒综合征（低血糖综合征）	进食后，胃排空过快，含糖食物迅速进入空肠后被快速吸收，使血糖急速升高，刺激胰岛素大量释放，继而发生反应性低血糖	餐后 2～4 小时	病人出现心慌、无力、眩晕、出汗、手颤、嗜睡，甚至虚脱	①出现症状时稍进饮食，尤其是糖类即可缓解。②饮食中减少碳水化合物含量，增加蛋白质比例，少量多餐

三、胃癌

1. **病因病理**　胃癌的病因尚未明确，可能与地域环境、饮食生活习惯、**胃幽门螺杆菌**感染、胃癌的癌前疾病（胃溃疡、萎缩性胃炎、胃息肉）和癌前病变、遗传等因素有关。

胃癌好发于**胃窦部**，约占 50%，其次为贲门部。早期胃癌仅局限于黏膜及黏膜下层，不管病灶大小或是否有淋巴结转移。病灶在 **10mm** 以下称为小胃癌，进展期胃癌包括中、晚期胃癌。若全胃受累致胃腔缩窄、胃壁僵硬如革囊状称为**皮革胃**。

胃癌的转移途径有：直接浸润、淋巴转移、血行转移和腹腔种植转移，最主要的是**淋巴转移**。

2. 临床表现

（1）症状：早期无明显症状，常见的初发症状是上腹部隐痛、嗳气、反酸、食欲缺乏等消化道症状。病情日益进展可造成贫血、消瘦、乏力，晚期出现恶病质表现。此外，幽门附近胃癌可呕吐宿食；贲门部胃癌和高位小弯癌可有胸骨后疼痛和进食梗阻感；癌肿破溃或侵犯血管时，可有呕血和黑粪。

（2）体征：早期无明显体征，仅有上腹部深压痛。晚期可扪及上腹部肿块。

3. 辅助检查　纤维胃镜检查是诊断早期胃癌的有效方法；X 线钡剂检查确诊率达 86.2%，可发现较小而表浅的病变，可见龛影或充盈缺损，造影剂为硫酸钡，不需做过敏试验；粪便隐血试验常呈持续阳性。

4. 治疗要点　早期发现、早期诊断和早期治疗是提高胃癌疗效的关键。手术治疗是治疗胃癌的首选方法，也是目前治愈胃癌的唯一方法。中晚期胃癌辅以化疗、放疗及免疫治疗提高疗效。手术治疗包括根治性手术和姑息性手术。

5. 护理措施

（1）术前护理：①营养支持：给予高蛋白、高热量、高维生素、低脂肪、易消化和少渣饮食，不能进食者给予静脉补充营养。贫血病人给予输血，纠正营养失调，提高手术的耐受性。②胃肠道准备：术前 3 日起，每晚用温生理盐水洗胃，减轻水肿，给病人口服肠道不吸收的抗生素，必要时清洁肠道。③心理护理：告知疾病相关知识，缓解病人的焦虑和恐惧，增强其战胜疾病的信心。

（2）术后护理：①观察病情：密切观察生命体征、神志、尿量、切口渗血等病情变化。②体位：未清醒前取去枕平卧，头偏一侧；麻醉清醒、血压稳定者改为半卧位。③禁食、胃肠减压：减少胃内积气、积液，利于吻合口愈合。④营养支持：禁食期间静脉补充液体和肠外营养，肠蠕动恢复后拔除胃管，逐渐恢复饮食，避免进食牛奶、豆类等产气食物，忌生、冷、硬和刺激性食物，少食多餐。⑤应用抗生素预防感染。⑥减轻疼痛，术后遵医嘱给予镇痛药。⑦鼓励病人早期离床活动。⑧术后并发症的观察与护理（详见胃、十二指肠溃疡病人的护理）。

第 27 单元　肠疾病病人的护理

【复习指南】本部分内容历年必考，应重点复习。急慢性阑尾炎、肠梗阻病人、肠瘘、大肠癌的临床表现及护理措施应熟练掌握；病因病理、辅助检查和治疗要点应掌握。

一、解剖生理概要

1. 小肠　成人小肠全长 3～5m，包括十二指肠、空肠和回肠。上段 2/5 为空肠，下段 3/5 为回肠。空肠和回肠血液供应来自肠系膜上动脉最后汇集成肠系膜上静脉，静脉分布与动脉相似。小肠是食物消化、吸收的主要部位，正常成人每日经小肠重吸收 8000ml 的液体量，因此若小肠出现梗阻或肠瘘等疾病，短时间内机体就会丧失大量液体，引起严重的水、电解质失衡；此外，小肠还分泌多种胃肠激素，发挥重要的免疫功能。

2. 结肠　结肠包括盲肠、升结肠、横结肠、降结肠和乙状结肠。成人结肠总长 150cm。结肠有结肠袋、结肠带、肠脂垂 3 个解剖标志。结肠主要生理功能是吸收水分，储存和转运粪便。结肠内大量细菌能分解和发酵，利用肠内物质合成维生素 K_1，供体内代谢需要。

3. 阑尾　起自盲肠根部，为一条细长的盲管，长 5～10cm，位于右髂窝部。阑尾体表投影在脐与右髂前上棘连线中外 1/3 交界处，称为**麦氏点**。阑尾静脉与动脉伴行，血液最终流入门静脉，当阑尾出现炎症时，细菌栓子脱落可引起门静脉炎和细菌性肝脓肿。

二、阑尾炎病人的护理

1. 急性阑尾炎

（1）病因病理：**阑尾管腔阻塞和**细菌入侵是急性阑尾炎**最常见**的病因，导致阻塞的原因有阑尾壁内淋巴滤泡增生、粪石阻塞、异物、炎性狭窄、食物残渣、寄生虫等。

主要病理类型有：①急性单纯性阑尾炎，病变只限于黏膜和黏膜下层，阑尾轻度肿胀，表面有少量纤维素性渗出物。临床症状和体征均较轻。②急性化脓性阑尾炎，病变扩展深达阑尾壁肌层和浆膜层，阑尾明显肿胀，黏膜高度充血，表面有脓性渗出物，可形成局限性腹膜炎。③坏疽性及穿孔性阑尾炎，阑尾管壁坏死或部分坏死，呈暗紫色或黑色。管腔梗阻或积脓，压力增高，加重管壁血供障碍，引起穿孔，穿孔如未被包裹可引起急性弥漫性腹膜炎；是一种**重型**阑尾炎。④阑尾周围脓肿，大网膜在急性阑尾炎化脓、坏疽、穿孔时，将阑尾包裹并粘连形成炎性肿块。

（2）临床表现

①症状

a. 腹痛：**转移性右下腹痛**多始于上腹部，逐渐转向脐周，数小时后疼痛转移并固定于右下腹，呈持续性，为阑尾炎典型症状。（急性阑尾炎腹痛起始于脐周或上腹的机制是阑尾的神经属于内脏神经支配，对于疼痛的刺激不敏感，故定位不准确；当炎症波及阑尾的浆膜及其系膜时，受体神经支配的右下腹壁层腹膜受到刺激，出现躯体性疼痛，定位比较准确。**急性阑尾炎时右下腹痛产生的机制是炎症刺激壁膜**）。不同类型阑尾炎腹痛特点亦不同（表 3-12）。

表 3-12　不同类型阑尾炎的疼痛特点

分型	疼痛特点
单纯性阑尾炎	轻度隐痛
化脓性阑尾炎	阵发性胀痛和剧痛
坏疽性阑尾炎	持续性剧烈腹痛
穿孔性阑尾炎	阑尾腔压力骤减，腹痛可暂减轻，出现腹膜炎后腹痛又持续加剧

b. 胃肠道反应：厌食、恶心、呕吐等，有些病人可有腹泻或便秘。

c. 全身表现：乏力、高热、脉速等表现，严重者发生感染性休克。如并发生门静脉炎可出现寒战、高热和轻度黄疸。

②体征：右下腹**麦氏点**固定压痛，是急性阑尾炎重要体征；另一重要体征是**腹膜刺激征**，常提示阑尾炎症加重；阑尾周围脓肿形成时右下腹可触及包块。

③其他特殊体征

a. 结肠充气试验：病人仰卧位，检查者先用右手压迫左下腹部，再用左手反复挤压近侧结肠，结肠积气可传至盲肠和阑尾，引起右下腹疼痛者为阳性。

b. 腰大肌试验：病人左侧卧位，将右大腿向后过伸，腰大肌紧张，引起右下腹疼痛者为阳性。常提示阑尾位置较深，炎症波及腰大肌。

c. 闭孔内肌试验：病人仰卧位，使右髋及右膝均屈曲 90°，然后被动向内旋转，引起右下腹疼痛者为阳性。

d. 直肠指检：盆腔阑尾炎常在直肠右前壁有压痛。若形成盆腔脓肿，压痛更明显，有波动感。

（3）辅助检查

①实验室检查：白细胞和中性粒细胞比例增高，白细胞发生核左移。

②影像学检查：腹部 X 线片可见盲肠扩张和气液平面；B 超检查可发现肿大的阑尾或脓肿；CT 检查有助于阑尾周围脓肿的诊断。

（4）治疗要点：非手术治疗和手术治疗。非手术治疗，包括禁食、补液、镇痛及全身应用抗生素治疗，适用于早期单纯性阑尾炎、阑尾周围脓肿或有手术禁忌证者。阑尾周围脓肿先使用抗生素控制症状，待肿块缩小、**体温正常后 3 个月**行手术切除。

（5）护理措施

①术前护理 / 非手术治疗的护理：a. 心理护理，介绍疾病相关知识，减轻病人焦虑紧张情绪；b. 加强病情观察，缓解疼痛：观察生命体征、腹部症状和体征；c. 避免肠内压力增加，非手术治疗期间应禁食、胃肠减压，禁服泻药及灌肠，以免导致阑尾穿孔或炎症扩散；未确诊前禁用镇痛药，以免掩盖病情；d. 合理应用抗生素控制感染。

②术后护理：a. 病情观察，密切观察生命体征和病情变化；b. 体位与活动，麻醉未清醒者平卧位、头偏向一侧；麻醉清醒、血压平稳改为半卧位，减少切口疼痛，利于呼吸和引流；鼓励病人早期活动，以促进肠蠕动恢复，防止肠粘连发生；c. 切口和引流管护理，观察切口愈合情况，切口敷料有渗血渗液及时更换；引流管保持通畅，避免受压、打折和阻塞。准确记录引流液颜色、性质和量；d. 饮食，禁食期间给予肠外营养，待肠蠕动恢复后逐渐恢复进食；e. 抗生素应用，预防并控制感染，防治并发症；f. 并发症观察与护理，切口感染，是**术后最常见的并发症**，表现为术后 3 天左右体温升高，切口红、肿、热、痛，甚至出现波动感，遵医嘱给予抗生素、理疗等。粘连性肠梗阻，鼓励病人早期运动预防肠梗阻。阑尾残株炎，阑尾切除后若残端保留＞1cm，易出现炎症，症状较重者需手术切除。

（6）特殊类型急性阑尾炎

①新生儿急性阑尾炎：很少见。早期仅有厌食、恶心呕吐、腹泻和脱水等症状，易被忽视。穿孔率和病死率较高，应早期手术治疗。

②小儿急性阑尾炎：因小儿大网膜发育不全，难以起到保护作用，因为病情发展快且重，早期即出现高热、呕吐等症状；右下腹体征不明显；穿孔率较高，应早期手术治疗。

③妊娠期急性阑尾炎：较常见。多在妊娠前 6 个月发生。腹膜刺激征不明显；压痛点随着增大的子宫上移；炎症易扩散，容易导致流产或早产。

④老年人急性阑尾炎：临床表现轻，但病理改变较重。因老年人对痛觉迟钝，腹肌薄弱，防御功能减退，故主诉不强烈，体征不典型，体温和白细胞计数升高不明显；且老年人常有其他慢性疾病，使病情更复杂。

2. 慢性阑尾炎

（1）病因病理：阑尾壁不同程度纤维化及慢性炎性细胞浸润。多由急性阑尾炎转变而来。

（2）临床表现：有急性阑尾炎发作病史。表现右下腹隐痛或不适感，剧烈活动或饮食不当可诱发急性发作。阑尾部位局限，压痛位置固定，可扪及阑尾条索。

（3）治疗要点：手术切除，并行病理检查。

三、肠梗阻

1.病因与分类

（1）按基本病因分类

①机械性肠梗阻：**最常见**。是由于肠腔堵塞（如异物、粪石堵塞），肠壁病变（如肿瘤），肠管受压（如肠粘连、肠扭转）造成额肠腔缩窄，肠内容物通过障碍所致。

②动力性肠梗阻：较少见。是由于神经反射或毒素刺激引起肠壁功能紊乱所致。分为麻痹性肠梗阻和痉挛性肠梗阻，前者见于急性弥漫性腹膜炎、低钾血症等；后者见于尿毒症、慢性铅中毒等。

③血运性肠梗阻：较少见。由于肠系膜血管受压、栓塞或血栓形成，导致肠管血供障碍。

（2）按肠壁血供有无障碍分类

①单纯性肠梗阻：肠内容物通过受阻，肠管**无血供障碍**。

②绞窄性肠梗阻：肠内容物通过受阻，**伴有血供障碍**。

（3）按肠梗阻发生部位分类

①高位肠梗阻：发生在空肠上段。

②低位肠梗阻：发生在回肠末端和结肠。

（4）按肠梗阻的程度分类：完全性肠梗阻和不完全性肠梗阻。

（5）按肠梗阻发生的快慢分类：急性肠梗阻和慢性肠梗阻。

2.病理生理

（1）局部变化：梗阻以上肠蠕动增加，以克服阻力；肠腔因积气、积液而膨胀，梗阻部位越低，梗阻时间越久，肠膨胀越明显；急性完全性肠梗阻，肠腔内压力不断升高，可致肠壁静脉回流受阻，肠壁充血、水肿、变薄，继而动脉血供障碍，导致肠管缺血、坏死而破溃穿孔。

（2）全身变化：频繁呕吐，不能进食导致体液丢失和电解质、酸碱平衡失调；大量毒素吸收导致全身性感染和毒血症，严重时引起休克及呼吸循环功能障碍。

3.临床表现

（1）症状：肠梗阻典型症状为腹痛、腹胀、呕吐及停止肛门排便排气。

a.腹痛：见表3-13。

表3-13　不同类型肠梗阻的腹痛特点及体征

	机械性肠梗阻	绞窄性肠梗阻	麻痹性肠梗阻
腹痛特点	阵发性剧烈腹部绞痛	持续性剧烈腹痛伴有阵发性加重，腹痛间歇期缩短	全腹持续性胀痛
体征	可见肠型和肠蠕动波，肠鸣音亢进，有气过水声	有固定压痛点和腹膜刺激征，移动性浊音可呈阳性	肠鸣音减弱或消失

b.呕吐：与肠梗阻发生的部位和类型有关。**高位肠梗阻时呕吐出现早且频繁**；低位肠梗阻呕吐迟而少，呕吐物呈粪样；麻痹性肠梗阻呕吐呈溢出性；**若呕吐物呈血性或棕褐色，表明肠管有血供障碍**。

c.腹胀：高位肠梗阻呕吐频繁，腹胀轻；低位肠梗阻腹胀明显；麻痹性肠梗阻为均匀性全腹胀；**腹胀不对称则为绞窄性肠梗阻的特征**。

d.停止肛门排便、排气：发病早期，尤其是高位肠梗阻，其梗阻以下的肠腔内尚残留的气体或粪便，可自行或灌肠后排出，故不应因此排除肠梗阻；不完全性肠梗阻可有多次少量排便排气；**绞窄性肠梗阻，可排出血性黏液样便**。

（2）体征：局部可见肠形和蠕动波。听诊可有肠鸣音亢进，气过水声；麻痹性肠梗阻，则肠鸣音减弱或消失。梗阻晚期或绞窄性肠梗阻时，可出现口唇干燥，眼窝凹陷等脱水体征，还可出现脉搏细速、血压下降、面色苍白、四肢发凉等中毒和休克征象。

4.辅助检查　因脱水和血液浓缩，血红蛋白、血细胞比容和尿比重均升高；绞窄性肠梗阻可有白细胞计数及中性粒细胞比例显著增加。**呕吐物和粪便检查有大量红细胞或潜血试验阳性，提示肠管有血供障碍；肠梗阻时 X 线可见**多个阶梯状排列气-液平面及胀气肠袢。

5.治疗要点　原则是解除梗阻和纠正因梗阻引起的全身性生理紊乱。非手术治疗包括禁食，胃肠减压，纠正水、电解质及酸碱平衡失调，防治感染，酌情使用解痉镇静药；呕吐频繁的病人，要注意补钾。症状无缓解需行手术治疗。

6.护理措施

（1）非手术治疗及术前护理

①禁食、胃肠减压：**胃肠减压是治疗肠梗阻重要方法之一**，可减少胃肠道内积气积液，减轻肠腔膨胀，有利于肠壁血供恢复；还可降低腹压，改善呼吸。如发现有血性液体，提示可能有绞窄性肠梗阻。

②维持体液与营养平衡：根据病情及呕吐情况，适当补充液体和电解质，禁食期间，给予胃肠外营养。若病人开始排便排气，腹痛腹胀消失 12 小时后，说明梗阻解除，可进流食，忌食产气甜食和牛奶；如无不适，24 小时后进半流质；3 天后进软食。

③病情观察：生命体征；腹痛性质；腹胀是否加重；有无腹膜刺激征；有无休克；有无血性引流液；警惕绞窄性肠梗阻的发生。

④用药护理：遵医嘱使用抗生素控制感染。未确诊前禁用吗啡、哌替啶等镇痛药，以免掩盖病情延误治疗；**可应用阿托品**，解除胃肠道平滑肌痉挛，缓解病人腹痛。

⑤呕吐护理：呕吐时坐起或头偏向一侧，及时清除口腔呕吐物，防止发生窒息或吸入性肺炎。

⑥做好术前常规准备。

（2）手术后护理

①病情观察：严密观察生命体征、腹部体征、伤口敷料及引流液情况。及时发现术后粘连性肠梗阻、腹腔内感染、肠瘘等并发症征象。

②体位与活动：麻醉清醒、血压平稳后取半卧位；术后早期下床活动，防止发生肠粘连。

③饮食：禁食、胃肠减压期间静脉补充营养，维持体液平衡；保持胃肠减压通畅，观察引流的性质和量；肠蠕动恢复后，进少量流质饮食，无不适者逐渐过渡到半流质饮食。

④出院指导：多吃富含营养、易消化食物，忌暴饮暴食及刺激生冷食物，避免腹部受凉和餐后剧烈活动；出院后如有腹痛、腹胀、呕吐等不适时应及时就诊。

7. 常见的机械性肠梗阻

（1）粘连性肠梗阻：常因腹腔内手术、炎症、创伤、出血、异物等引起，有典型的机械性肠梗阻表现。一般采用非手术治疗，若症状加重或出现肠绞窄，应及时手术治疗。

（2）蛔虫性肠梗阻：因蛔虫聚集成团堵塞肠腔而引起，多为不完全性梗阻，多见于2～10岁儿童。表现为脐周阵发性疼痛和呕吐，可有吐蛔虫或便蛔虫的病史，肠鸣音亢进，腹部 X 线可见成团的虫体阴影。主要采用非手术治疗，如非手术治疗无效或发生腹膜炎者，应手术治疗。

（3）肠扭转：一段肠襻沿其系膜长轴旋转而导致的闭襻性肠梗阻。因肠扭转极易发生绞窄，故应及时手术治疗。小肠扭转和乙状结肠扭转的区别见表3-14。

表3-14　小肠扭转和乙状结肠扭转的区别

	小肠扭转	乙状结肠扭转
好发人群	青壮年	老年人
发病原因	饱食后剧烈运动	有长期便秘习惯
临床表现	突发脐周剧烈绞痛，频繁呕吐，腹胀不明显，病人早期即可发生休克	中下腹阵发性绞痛，呕吐不明显，腹胀明显且不对称。X 线钡剂灌肠可呈典型的"鸟嘴"征

（4）肠套叠：多见于**2 岁以内儿童**，常为突发剧烈的阵发性腹痛，伴有呕吐和**果酱样血便**，腹部可扪及腊肠形肿块。X 线空气或钡剂灌肠检查，可见到空气或钡剂在套叠远端受阻呈"杯口状"阴影。早期可用空气或钡剂灌肠复位（**首选空气灌肠复位**）。如复位不成功，或病期已超过48 小时，出现肠坏死、穿孔，应及时手术治疗。

四、肠瘘

1. 病因病理

（1）病因：①先天性畸形，与胚胎发育异常有关；②后天性疾病，如腹部损伤、肠道或腹腔感染、肠道恶性肿瘤等。

（2）病理：肠瘘按肠腔是否与体表相通分为肠外瘘、肠内瘘；按瘘管所在位置分为高位瘘、低位瘘。肠瘘的病理生理改变与瘘管的部位、大小、数目有关。一般高位肠瘘水、电解质紊乱和营养丢失较重；低位肠瘘继发性感染明显。

2. 临床表现
局部主要是腹膜炎症状和体征；有腹痛、腹胀、恶心、呕吐等表现，有腹壁瘘口存在者，瘘口周围皮肤潮红、糜烂、剧痛，继发感染可破溃出血。全身营养不良，水、电解质、酸碱平衡失调，并发严重感染时可有寒战、高热、脉快等脓毒症表现。

3. 辅助检查
实验室检查白细胞及中性粒细胞比例升高；生化检查低钾、低钠。特殊检查：口服染料或药用炭是最简便实用的检查手段，适用于肠外瘘形成初期，可初步判断瘘的部位和瘘口大小。

4. 治疗要点

（1）非手术治疗：包括补液，加强营养支持，纠正水、电解质及酸碱平衡失调。控制感染，依据药物敏感试验结果应用抗生素。双套管行负压引流。瘘管比较直的单个瘘，可用胶片进行封堵处理。

（2）手术治疗：早期腹腔引流术，肠段部分切除吻合术和瘘口造口术等。

5. 护理措施

（1）非手术治疗护理：①取低半卧位，使炎症局限化，有利于呼吸和引流。②双套管行腹腔持续冲洗加负压吸引护理：负压压力以 75～150 mmHg（10～20 kPa）为宜，每日冲洗量为 2000～4000 ml，速度为 40～60 滴/分，灌洗液温度在 30°～40°。保持冲洗管通畅，记录冲洗量及肠液量。③堵瘘的护理：观察封堵物有无移位和松脱；瘘口周围皮肤涂氧化锌软膏保护。④营养支持护理：选用肠内营养或肠外营养治疗。

（2）手术治疗的护理：①术前护理。肠道准备包括术前 3 日，进少渣半流质饮食，口服肠道不吸收抗生素；术前 2 日进无渣流质；术前 1 日禁食。术前 3 日每日以生理盐水灌洗瘘口 1 次，术日晨清洁灌肠。进行皮肤准备，应用抗生素预防性治疗。②术后护理。a.观察病情变化和腹部情况，切口有无感染。避免再次发生肠瘘，可适当延长禁食时间至 4～6 天。b.妥善固定各种引流管，观察引流液量及性质。c.观察和预防术后并发症发生。③健康教育。指导病人以低脂、适量蛋白质、高糖、低渣饮食为主，随肠功能恢复，逐步增加蛋白质和脂肪量；在瘘口封闭后进行早期活动。

五、大肠癌

1. 病因病理

（1）病因：大肠癌的病因虽未明确，但与饮食习惯（高脂肪、高蛋白、低纤维饮食）、癌前病变（家族性肠息肉病、大肠腺瘤、溃疡性结肠炎等）和遗传因素有关。

（2）病理：根据肿瘤大体形态分为 3 类：隆起型（肿块型）、浸润型、溃疡型。根据组织学分类常见的有腺癌、黏液癌、未分化癌，其中腺癌最常见，**黏液癌预后较腺癌差，未分化癌预后最差**。

扩散和转移途径包括：直接浸润，淋巴转移，血行转移，种植转移。**淋巴转移是大肠癌最常见的转移途径**。

2. 临床表现

（1）结肠癌：早期无症状，进展后首先出现的症状是**排便习惯和粪便性状改变**，表现为大便次数增多、腹泻、便秘、排血性、脓性及黏液便；腹痛为持续性隐痛；晚期有**肠梗阻症状**及贫血、消瘦、乏力、低热等**全身表现**。左半结肠癌与右半结肠癌临床表现的区别：①**左半结肠癌**，左半结肠肠腔较小，癌肿多浸润性生长引起肠腔缩窄，故临床以肠梗阻症状为主；②**右半结肠癌**，右半结肠肠腔宽大，癌肿多呈肿块型，病人往往腹泻、便秘交替出现，发病特点为贫血、腹部包块和消瘦乏力。

（2）直肠癌：**黏液血**便是直肠癌病人最常见的症状，其次为直肠刺激症状；之后肠腔因癌肿增大出现大便变形、变细，甚至出现肠梗阻表现；晚期出现各种转移症状。

3. 辅助检查

（1）**直肠指检**：是直肠癌最简单有效的检查方法。指检可查出癌肿部位，距肛缘距离，癌肿大小、形态、与周围脏器关系等。

（2）实验室检查：①粪便隐血试验。可作为高危人群的初筛及普查方法，持续阳性者进一步检查。② 血清癌胚抗原测定（CEA）。主要用于预测结肠癌的预后和监测复发。

（3）影像学检查：X 线气钡双重造影检查能发现较小的结肠病变；腔内 B 超检查和 CT 检查帮助了解有无转移。

（4）**内镜检查：是诊断大肠癌最有效、可靠的方法**。能为直肠癌定性诊断的是**病理检查**。

4. 治疗要点　手术切除是大肠癌的主要治疗方法。

（1）结肠癌：结肠癌根治术、姑息性手术和并发肠梗阻时紧急处理。非手术治疗主要是**化疗**和中医药治疗。

（2）直肠癌：常见直肠癌根治性手术有：①经腹直肠癌切除术（即 Dixon 手术），适用于癌肿距齿状线 5cm 以上者，保留正常肛门。②经腹会阴联合直肠癌根治术（即 Miles 手术），适用于癌肿距肛门 7cm 之内，于左下腹行永久性乙状结肠或结肠造口。

（3）姑息性手术：适用于不能根治的晚期大肠癌病人，缓解症状，延长生存时间，包括短路手术或结肠造口术等。

5. 护理措施

（1）术前护理

①心理护理：针对病人存在的心理问题，应给予个性化心理疏导和术前宣教。

②营养支持：给予高蛋白、高热量、维生素丰富、易消化的少渣饮食；纠正水、电解质紊乱。

③肠道准备：a. 传统肠道准备法，术前 3 日进少渣半流质饮食；术前 1～2 日起无渣流质饮食，以减少粪便产生，利于清洁肠道；b. 肠内营养，术前 3 日口服全营养素，满足营养需求，同时减少粪渣形成；c. **使用药物**：术前 3 日口服肠道不吸收抗生素；由于肠道菌群被抑制，影响了维生素 K 的合成与吸收，故应适当补充；d. **清洁肠道**，术前 1 日晚行全肠道灌洗法（包括导泻法和灌肠法）清洁肠道，年老体弱，心、肾功能不全病人慎用。

④阴道冲洗：女性病人为减少术后感染，术前 3 日每晚行阴道冲洗。

⑤其他：术日晨留置胃管和尿管。

（2）术后护理

①病情观察：密切观察生命体征，记录 24 小时出入液量。

②体位：术后病情平稳者，采取半卧位，以利于腹腔引流。

③禁食、胃肠减压：期间给予静脉营养，48～72 小时肛门排气或结肠造口开放后，若无不良反应，拔除胃管，经口进流食（忌产气食物），术后 1 周进少渣半流质饮食，2 周左右可进普食。

④活动：术后早期鼓励病人床上运动，活动四肢。

⑤保持引流通畅：留置尿管期间保持尿管通畅，定时夹闭尿管，训练膀胱排尿功能；保持腹腔引流管通畅，观察引流液的性质、量及颜色并准确记录。

⑥结肠造口护理：a. 观察造口活力、高度、形状与大小；b. 保护腹部切口，人工肛门于术后 2～3 天肠蠕动恢复后开放，为防止流出稀薄的粪便污染腹部切口，应取左侧卧位，并用塑料薄膜将腹部切口与造瘘口隔开；c. 保护造口周围皮肤，经常清洗消毒造口周围皮肤，并涂复方氧化锌软膏进行保护。造口每次排便后，以凡士林纱布覆盖外翻的肠黏膜，外盖厚

敷料保护；d. 正确使用人工肛门袋，根据造口大小选择合适造口袋，造口袋内充满 1/3 排泄物时，应及时更换。**人工肛门袋不宜长期持续使用**，以防造瘘口黏膜及周围皮肤糜烂；e. 食用高热量、高蛋白、丰富维生素的少渣食物，避免食用产气、不洁及辛辣刺激性食物。

⑦预防术后并发症：a. 造口狭窄，造口处拆线后，每日扩张造口一次；b. 切口感染，保持造口周围清洁干燥，及时使用抗生素；c. 吻合口瘘，注意观察有无吻合口瘘表现，术后 7 ~ 10 天不可灌肠。

第 28 单元　直肠肛管疾病病人的护理

【复习指南】本部分内容历年必考，应重点复习。常见的直肠肛管良性疾病的临床表现及护理措施应熟练掌握；病因病理及治疗要点应掌握。

一、直肠肛管解剖生理

1. 解剖　直肠位于盆腔后下部，上接乙状结肠，下连肛管，全长 15cm 左右。直肠下端与口径较小的肛管相连，直肠与肛管交界处形成一锯齿状环形线，称为**齿状线**，齿状线是直肠和肛管的交界线。位于齿状线上、下的组织结构、血管、神经及淋巴来源各异，表现的症状和体征也不尽相同。肛管齿状线上、下部的比较见表 3-15。

表 3-15　肛管齿状线上、下部的比较

项目	齿状线以上	齿状线以下
覆盖上皮	单层立方上皮	复层扁平上皮
动脉来源	直肠上、下动脉及骶正中动脉	肛门动脉
静脉回流	直肠上静脉→肠系膜下静脉→脾静脉→肝门静脉	直肠下静脉→阴部内静脉→髂内静脉→髂总静脉→下腔静脉
神经支配	自主神经，无痛觉	阴部内神经，痛觉敏感

在直肠与肛管周围有数个充满脂肪结缔组织的间隙，包括：①骨盆直肠间隙；②坐骨肛管间隙；③肛门周围间隙。这些间隙极易发生感染，形成脓肿。

2. 生理功能　直肠的主要功能是排便，还可吸收少量水、电解质、葡萄糖和部分药物。肛管的功能是排便。

二、常见直肠肛管良性疾病

1. 肛裂

(1) 病因病理：肛裂是肛管皮肤的全层裂伤后所形成的经久不愈的缺血性溃疡，常发生在**肛管后正中线**。长期便秘、粪便干结造成排便时机械性损伤是**肛裂形成的直接原因**。"**前哨痔**"、肛裂和肛乳头肥大称为肛裂"三联症"。

(2) 临床表现：**疼痛、便秘、出血**是典型症状。**疼痛**特点是在排便时及排便后肛门部**出现 2 次疼痛**（排便时由于干硬粪便刺激裂口内神经，肛门出现烧灼样疼痛；排便后是由于肛门括约肌反射性痉挛再次出现疼痛）；排便时在粪便表面或手纸上可见少量鲜血；病人因惧怕疼痛不愿排便，加重便秘，形成恶性循环。**已确诊肛裂病人不宜行直肠指检或直肠镜检查，**避免增加病人痛苦。

（3）治疗要点：手术治疗和非手术治疗。非手术治疗包括口服缓泻药、坐浴和扩肛疗法；**手术治疗适用于经久不愈、非手术治疗无效的陈旧性肛裂。**陈旧性肛裂术后创口不缝合，经坐浴、换药直至愈合。

2. 直肠肛管周围脓肿

（1）病因病理：多由肛腺感染引起，肛腺感染蔓延至直肠肛管周围间隙，周围间隙所含的疏松结缔组织极易使感染蔓延扩散，形成不同部位的脓肿。

（2）临床表现：脓肿形成部位不同表现各异。①肛门周围脓肿：最常见，位置表浅，以局部症状为主，疼痛、肛周局部红肿和局部压痛为主要症状，**持续性跳痛**，脓肿形成后可有**波动感**。全身症状不明显。②坐骨肛管间隙脓肿：较常见，脓肿较大且深，**全身症状明显**，发病初期可有寒战、高热、乏力等，早期局部症状不明显，之后局部出现持续性胀痛，发展为持续性跳痛，排便时疼痛加剧，部分病人可有里急后重或排尿困难。③骨盆直肠间隙脓肿：少见，位置最深，**全身症状严重可有持续性高热、寒战、头痛**，而局部表现不明显，有直肠坠胀感，穿刺可见脓液。

（3）治疗要点：脓肿未形成前可用抗生素控制感染；局部理疗，热水坐浴；口服缓泻药以减少病人排便时的疼痛。脓肿形成后应尽早切开引流。

3. 肛瘘

（1）病因病理：肛瘘是指直肠或肛管与肛周皮肤间形成的肉芽肿性管道。**多因直肠肛管周围脓肿切开或自行破溃形成。**由内口、瘘管及外口所组成。

（2）临床表现：有肛周脓肿的病史，肛门周围有一个或数个外口，排除少量脓性分泌物，可引起皮肤潮湿、瘙痒、湿疹。若脓液不能排出，局部形成脓肿，**反复形成脓肿**是肛瘘的特点。可见肛周皮肤有单个或多个红色**乳头状突起的外口**，挤压时外口可有脓液流出。直肠指诊在内口处有轻度压痛，瘘管位置表浅可触及硬结样内口和条索样瘘管。

（3）治疗要点：手术切开或切除瘘管。常见手术方法有瘘管切开术、肛瘘切除术和挂线疗法。低位单纯肛瘘适用于瘘管切开术或肛瘘切除术。**高位肛瘘以挂线疗法为主**。挂线疗法可避免肛管直肠环被切断所引起的肛门失禁。

4. 痔

（1）病因病理：痔是直肠下段黏膜和肛管皮肤下静脉丛淤血、扩张和屈曲所形成的静脉团。痔的形成有两种学说：肛垫下移学说；静脉曲张学说。直肠静脉无静脉瓣，位置表浅，管壁薄，容易血液瘀滞、静脉扩张形成痔。长期饮酒和进食刺激性食物，肛周反复感染也可诱发痔。按生长部位可分为内痔、外痔、混合痔。①内痔：位于齿状线以上，由直肠上静脉丛扩张迂曲而成，表面覆盖直肠黏膜。内痔好发于截石位 **3、7、11** 点。②外痔：位于齿状线以下，由直肠下静脉丛形成，表面覆盖肛管皮肤。分为血栓性外痔、结缔组织性外痔和静脉曲张性外痔，最常见的是血栓性外痔。③混合痔：位于齿状线上、下，表面被直肠黏膜和肛管皮肤覆盖。内痔发展到Ⅱ度以上多形成混合痔。

（2）临床表现

①内痔：**主要表现为无痛性间歇性便后出血和痔块脱出**。内痔分为4度（表3-16）。

表 3-16　内痔的临床表现对比

痔疮分期	临床表现
Ⅰ度	便时无痛性出血，便后出血可自行停止，痔块不脱出肛门外
Ⅱ度	便血加重，呈喷射状，排便时痔块脱出，便后可自行回纳
Ⅲ度	偶有便血，排便或久站、咳嗽时痔块脱出，不能自行回纳，需用手托回
Ⅳ度	偶有便血，痔块长期脱出肛门外，无法回纳或回纳后又立即脱出

②外痔：表现为肛门不适感，常有黏液分泌物流出，潮湿伴有局部瘙痒。如发生血栓性外痔则**疼痛剧烈**，排便、咳嗽时加重，肛周可见**暗紫色**椭圆形肿物，触痛明显。

③混合痔：兼有内外痔的表现。

（3）治疗要点：非手术治疗和手术治疗。非手术治疗适用于Ⅰ～Ⅱ度内痔，措施包括改变饮食和不良排便习惯、热水坐浴、注射疗法和胶圈套扎疗法。手术治疗适用于Ⅱ～Ⅳ度内痔和混合痔的治疗，可采用痔切除术；血栓性外痔可先采用局部热敷、消炎镇痛药外敷的方法，若无效行血栓性外痔剥离术。

三、护理

1. 护理评估

（1）术前评估：评估饮食习惯、有无腹压增高的因素、治疗史，排便情况，并进行肛门直肠检查。

肛门直肠检查常用体位：①左侧卧位，适用于年老体弱病人。②膝胸卧位，临床应用较广。适用于乙状结肠镜检查，但这种体位易劳累，所以只适用于短时间检查，不适用于病情严重和年老体弱者。③截石位，常用于肛门手术。④蹲位，适用于内痔和直肠脱垂的检查。

直肠指诊检查者戴指套或手套，示指涂润滑剂置入肛门内进行检查，肛裂病人禁用。直肠（肛门）镜检查将直肠镜涂上润滑剂插入肛门，查看肛门内情况，肛门狭窄、肛裂病人禁行内镜检查，肛周急性炎症、女性月经期也暂不做内镜检查。

（2）术后评估：生命体征、出血情况、有无切口感染、尿潴留及肛门失禁等并发症。

2. 护理措施

（1）术前护理：①多食蔬菜和水果，多饮水，少吃辛辣食物，避免饮酒。②养成定时排便的习惯，保持大便通畅，便后及时清洗。③温水坐浴。坐浴是清洁肛门、改善局部血液循环、促进炎症吸收的有效方法，并可缓解肌痉挛、减轻疼痛。坐浴盆具应足够大，事先消毒，将沸水降温至 **43～46℃**时置于盆内，坐浴 **20～30 分钟**，每日 2～3 次，也可用 1∶5000 高锰酸钾 3000 ml 溶液坐浴，如果感觉头晕不适应立即停止坐浴。④术前 3 日肠道准备。⑤术前备皮，贫血病人给予输血。

（2）术后护理：①密切观察病情变化，监测生命体征。②疼痛护理，术后由于括约肌痉挛、排便时粪便对创面刺激等原因导致创面剧烈疼痛。局部热敷或温水坐浴可缓解疼痛，必要时适当给予镇痛药。③饮食护理，术后 1～2 日给予无渣或少渣流食、半流食为主，如藕粉、稀饭等，以减少肠蠕动、粪便形成和排便，促进切口愈合。④术后 3 日尽量避免解大便，可口服阿片酊减少肠蠕动，控制排便，之后保持大便通畅，便秘时禁止灌肠。⑤术后每日温水坐浴，**温度为 43～46℃，时间为 20～30 分钟**，常用药物为 1：5000 高锰酸钾溶液。正确处理排便、坐浴、换药的关系：**病人先排便，排便后坐浴，清洁会阴部，最后换药**，预防感染，以促进伤口愈合。⑥预防并发症，观察病人有无排便困难、大便变细或肛门失禁现象。术后 5～10 日可用示指扩肛，每日 1 次，防止肛门狭窄；肛门括约肌松弛者，术后 3 日开始进行提肛运动。

第 29 单元　门静脉高压症病人的护理

【复习指南】本部分内容历年常考，门静脉高压症的临床表现及护理措施应重点复习。门静脉高压症的临床表现及护理措施应熟练掌握；病因病理、辅助检查及治疗要点应掌握。

一、解剖生理概要

1.**解剖**　肝门静脉系统由肠系膜上、下静脉和脾静脉汇合而成。门静脉是肝功能血管，收集来自消化道、脾、胰、胆囊的血液，输送入肝，除肝自身代谢能源外，还能合成新物质，供给全身组织需要；肝门静脉系统位于两个毛细血管网之间，一端为胃、肠、胰、脾的毛细血管网，另一端为肝小叶肝窦。

2.**生理**　肝门静脉系与腔静脉系之间存在 4 个交通支：胃底、食管下段交通支；直肠下端、肛管交通支；前腹壁交通支；腹膜后交通支。临床上最主要的是胃底、食管下段交通支。在正常情况下，这些交通支很细，血流量很少，在肝门静脉高压时，为了使淤滞在肝门静脉系统的血液回流，这些交通支大量开放，建立侧支循环。

二、门静脉高压症

1.**病因病理**　门静脉高压症是指门静脉系统血流受阻、发生瘀滞，而使肝门静脉压力增高，继而导致**脾大伴有脾功能亢进、食管胃底静脉曲张破裂大出血、腹水**等一系列临床表现的疾病，肝炎后肝硬化是主要原因。

正常肝门静脉压力为 1.27～2.35kPa（13～24cmH₂O），而肝门静脉高压时，门静脉压力可达到 2.45～4.9kPa（25～50cmH₂O）。肝门静脉高压症分为**肝前、肝内和肝后** 3 型，以肝内型最常见。门静脉高压症引起腹水的原因是肝门静脉系毛细血管床滤过压增加，组织液回收减少漏入腹腔；血浆蛋白含量降低，肝内淋巴液容量增加，但回流不畅；醛固酮和抗利尿激素增加，促进肾小管对水和钠的吸收。

2.**临床表现**　典型表现有**脾大和脾功能亢进、呕血、黑粪、腹水**和非特异性全身症状，如消瘦、疲乏、无力。脾功能亢进引起外周血细胞减少，表现为黏膜及皮下出血。**食管-胃底静脉曲张破裂出血表现为呕鲜红色血液，排柏油样黑粪**。吞咽生硬粗糙食物很容易破裂而引起急性大出血，多为喷射式出血，量多，一次可达 1000～2000ml，是门静脉高压症最危急的并发症。

3.**辅助检查**

（1）实验室检查：血常规检查。脾功能亢进者白细胞和血小板计数减少，严重时全血细胞减少。肝功能检查出现血清胆红素增高、低蛋白血症、白蛋白/球蛋白比倒置。

（2）影像学检查：食管吞钡 X 线检查。钡剂充盈时，食管呈虫蚀状改变；排空时曲张静脉呈蚯蚓状或串珠状负影。B 超了解肝硬化、脾大程度及有无腹水等。胃镜检查确定曲张静脉的程度。

4. 治疗要点　因 85% ～ 90% 的门静脉高压症是由肝硬化所致，故治疗以内科治疗为主。外科治疗主要是预防和控制食管 - 胃底静脉曲张破裂引起的急性上消化道出血，其次是解除或改善脾大伴有脾功能亢进和治疗顽固性腹水。手术方法：一类是分流术；另一类是断流术。

（1）分流术：使门静脉系统主干及其主要分支与腔静脉及其主要分支血管进行吻合，可降低门静脉压力，防治大出血较为理想，但术后肝性脑病发生率高，已被弃用。

（2）断流术：阻断门奇静脉间反常血流，同时切除脾，达到止血的目的。最有效的手术方式是脾切除加贲门周围血管离断术，急诊手术常用。优点是手术简单、并发症少、病人恢复快、保证肝供血。

（3）上消化道大出血紧急处理：①非手术治疗，立即输液、输血补足血容量；使用止血药物；三腔二囊管压迫止血是治疗食管 - 胃底曲张静脉破裂出血简单而有效的方法。原理是利用充气的气囊分别压迫胃贲门和食管下段破裂曲张的静脉止血。②手术治疗，一般采用胃底静脉结扎术。

5. 护理措施

（1）门静脉高压症引起的急性上消化道大出血：立刻配血；插三腔二囊管；拔管后 24 小时内密切观察病情；快速输液输血；及时应用止血药，注意配伍禁忌；使用轻泻药及灌肠，以免胃肠道血液分解产生氨，引起肝性脑病；注意观察有无意识障碍、黄疸出现或加重、呼吸深大或呼气带异味（肝臭）、皮肤出现斑点等；预防再出血。

（2）术前保肝治疗期护理：①卧床休息，减少活动。②改善病人营养状况，低蛋白血症者补充白蛋白，贫血者输新鲜血液；凝血障碍者给予补充维生素 K；无渣半流质为主。③**术前不放置胃管**，避免干硬、粗糙食物引起胃底 - 食管下端静脉破裂出血。④尽量避免引起腹腔内压力增高的活动，如剧烈咳嗽、用力排便等。⑤消化道准备，灌肠时使用酸性液，禁用肥皂水。

（3）分流手术前准备：除以上护理措施外，术前 2 ～ 3 日口服肠道不吸收抗生素，减少氨的产生，防止术后发生肝性脑病；手术前 1 日晚清洁灌肠，避免手术后肠胀气压迫血管吻合口。

（4）术后护理：①严密观察生命体征，注意有无内出血；②分流术后需制动平卧 48 小时，翻身动作轻柔，可逐渐下床活动；定期监测肝功能、血氨等；③脾切除术后，术后 2 周内每日查血小板计数，防止形成血栓，若血小板超过 $600\times10^9/L$ 时，考虑肝素抗凝治疗；④饮食细软，不要过烫，限制蛋白质摄入；⑤禁用吗啡、哌替啶及一切对肝有损害的药物；⑥合理应用抗生素，预防术后感染。

第 30 单元　肝疾病病人的护理

【复习指南】本部分内容历年必考，应重点复习。原发性肝癌的护理措施应熟练掌握；临床表现、治疗要点应掌握。细菌性肝脓肿和阿米巴性肝脓肿的临床表现、护理措施应熟练掌握；病因病理、治疗要点应掌握。

一、解剖生理概要

1. 解剖　肝是人体**最大的**重要实质性腺体，重 1200 ～ 1500g。人体肝大部分位于右上腹部膈下和季肋深面，左外叶达左季肋部与脾相邻；肝上界相当于右锁骨中线第 5～6 肋间（相当于叩诊的相对浊音界）。肝血供特别丰富，25%～30% 来自肝动脉，70%～75% 来自肝门静脉。

2. 生理　肝是人体内最大的消化腺，主要生理功能是进行糖的代谢、储存糖原；参与蛋白质、脂肪、维生素、激素的代谢，在蛋白质代谢中，肝起合成、脱氨和转氨的作用。肝还有解毒功能；肝每日分泌 600～1000ml 的胆汁，经胆管流入十二指肠，帮助消化脂肪并促进脂溶性维生素的吸收；此外，肝有强大的再生能力，行肝部分切除术后 1 个月可见残余肝叶明显增大。

二、原发性肝癌

1. 病因病理　我国原发性肝癌的发生主要与肝硬化，病毒性肝炎（**乙型、丙型**和**丁型**），黄曲霉素，饮水污染等有关。肝癌病人常有**急性肝炎、慢性肝炎、肝硬化、肝癌**的发展病史。原发性肝癌组织学分型可分为肝细胞型、肝内胆管细胞型和混合型肝癌 3 种，其中**肝细胞型肝癌**在我国最多见。原发性肝癌按病理类型可分为巨块型、结节型和弥漫型，以结节型最多见。

肝癌先是通过肝内播散，然后再出现肝外转移，主要转移途径有：①**门静脉系统：最常见转移途径**；②肝外血行转移：最多见的部位是**肺**，其次是骨、脑等；③淋巴转移：转移至**肝门淋巴结**最多，其次为胰周，腹膜后、主动脉旁淋巴结及锁骨上淋巴结。肝外转移多数是血行转移，其次为淋巴转移。

2. 临床表现

（1）症状：肝区疼痛是最常见和最主要症状，间歇性或持续性钝痛、胀痛，夜间或劳累后加重，由于癌细胞迅速生长使肝包膜绷紧所致。消化道出现食欲缺乏、消化不良、恶心、呕吐和腹泻等非特异性表现，易被忽视。全身出现发热、持续性低热或不规则发热，偶达 39℃ 以上，乏力、消瘦、全身衰弱，体重进行性下降，晚期少数病人可呈恶病质。此外，病人可有低血糖、红细胞增多症、高胆固醇血症及高钙血症等伴癌综合征，以及并发肝性脑病、上消化道出血、癌肿破裂出血和继发性感染等。

（2）体征：①肝大与肿块，肝呈进行性增大，多见于中、晚期；②黄疸和腹水，见于晚期病人。

3. 辅助检查

（1）实验室检查：血清甲胎蛋白（AFP）测定，可用于普查，有助于发现无症状的早期病人。目前 AFP 诊断标准为：**AFP ≥ 400μg/L 且持续 4 周或 AFP ≥ 200μg/L 且持续 8 周，并排除妊娠、活动性肝炎、肝硬化、生殖腺胚胎性肿瘤等，可考虑为肝细胞癌，是目前诊断原发性肝癌最常用、最重要的方法**。肝功能及病毒性肝炎检查：肝功能异常及乙肝标志物阳性提示有原发性肝癌的肝病基础。

（2）影像学检查：B 超、CT 及 MRI 等。**B 型超声检查是目前肝癌定位检查中首选的方法**，能发现直径为 1～3cm 或更小病变，可显示肿瘤部位、大小、形态及肝静脉或门静脉有无栓塞等；CT 和 MRI 检查可检出直径 1.0cm 左右的微小肝癌，并显示肿瘤与周围脏器和重要血管的关系。

（3）腹腔镜和肝穿刺检查：腹腔镜可直接显示肝表面情况；在 B 超引导下行细针肝穿

刺活检，可明确诊断。

4. 鉴别诊断

（1）继发性肝癌：肝血源丰富，全身其他系统的恶性肿瘤可经血液、淋巴液或直接蔓延而转移至肝，最多见的是消化道癌肿。继发性肝癌病人先有肝外原发性癌肿的表现且 AFP 多阴性。

（2）肝硬化：病情发展缓慢，肝可不大或略大，质地坚硬，表面较平或有小结，边缘整齐。AFP 阴性，放射性核素扫描及 B 超均能进行鉴别。

（3）肝脓肿：尤其是阿米巴性肝脓肿，临床表现难与原发性肝癌鉴别。B 超检查常可发现脓肿的液性病灶。诊断性肝穿刺有助于确诊。

5. 治疗要点　早期手术切除是目前治疗肝癌最有效的方法。

（1）手术治疗：肝切除术适应证如下。①全身状态良好，心、肺、肾等重要脏器功能无严重障碍，肝功能代偿良好，转氨酶和凝血酶原时间基本正常；②肿瘤局限于肝的一叶或半肝以内无严重肝硬化；③第一、二肝门及下腔静脉未受侵犯。常见术式包括肝叶切除、半肝切除、肝三叶切除、局部肝段切除等。

（2）中、晚期肝癌经手术探查后不能切除者可行：①肝固有动脉或肝右（左）动脉结扎；②肝动脉栓塞化疗（TACE），是一种介入治疗，即经股动脉达肝动脉做选择性肝动脉插管，经导管注入栓塞剂（常用碘油和吸收性明胶海绵）和抗癌药物（常选用氟尿嘧啶、丝裂霉素）。③肝动脉伴有脐静脉插管滴注化疗药物；④激光气化或液氮冷冻治疗；⑤肝移植术等。

（3）非手术治疗：包括局部消融治疗、放射治疗、生物免疫治疗、中医中药治疗和系统化疗。

6. 护理措施

（1）手术前护理：①严密观察病情变化，特别是腹部体征。**若突发腹痛，伴有腹膜刺激征，应高度怀疑癌肿破裂出血**，及时通知医生，做好急症手术准备；②心理护理；③改善肝功能及全身营养状况，采取护肝治疗；④防止感染，肝手术前 **2** 日使用抗生素；⑤肠道准备，防止术后出血、肝性脑病等并发症，术前 **3** 日肠道准备，禁用肥皂水灌肠；⑥术前 **3** 日给予维生素 K_1 肌内注射，改善凝血功能，预防术中、术后出血；⑦告知病人尽量避免导致癌肿破裂出血和食管下段胃底静脉曲张破裂出血的诱因，如剧烈咳嗽、用力排便等；⑧饮食护理，肝硬化伴有食管 – 胃底静脉曲张者忌饮浓茶、酒、咖啡，忌食辛辣刺激性食物。

（2）手术后护理：①加强并发症观察，如腹腔内出血、肝衰竭或肝性脑病、腹水等；②术后病情平稳者取半卧位，**不宜过早起床活动，防止肝断面出血**；③继续采取保肝措施，肝血管血流阻断术后应间歇性吸氧 2～4 天；④应用抗生素，防治肝创面、腹腔及胸部术后感染；⑤引流管护理，保持各种引流管通畅，妥善固定，详细观察并记录引流液颜色、性质及量。肝叶切除术后肝周引流管一般放置 3～5 天，渗液明显减少时应及时拔除引流管。

（3）肝动脉栓塞化疗的护理：术前应做好解释，注意各种检查结果、判断有无禁忌证，穿刺处皮肤准备，**禁食 4 小时**。术后病人取平卧位，**24～48 小时**卧床休息；穿刺处沙袋**压迫 1 小时**，穿刺肢体**制动 6 小时**，严密观察穿刺侧肢体末端皮肤颜色、温度和足背动脉搏动情况；做好化疗导管护理，妥善固定，防止逆行感染。嘱病人多饮水。

三、肝脓肿

1. 细菌性肝脓肿

（1）病因病理：①细菌进入肝的途径。a. **胆道系统**，是最主要入侵途径，胆道感染是最常见的原因，胆道蛔虫症、胆管结石等并发化脓性胆管炎时，细菌沿着胆管上行，感染肝引起肝脓肿；b. 肝动脉；c. 门静脉；d. 肝外伤，肝开放性损伤，细菌直接入侵。②致病菌。多为大肠埃希菌和金黄色葡萄球菌，其次为链球菌。细菌性肝脓肿可以单发，也可以多发，但后者多见。

（2）临床表现：①**寒战、高热。是最常见的早期症状**，体温可高达 39 ～ 40℃，多为张弛热。②肝区疼痛。持续性胀痛或钝痛，肝大、肝包膜急性膨胀和炎性渗出物局部刺激引起。③全身症状，肝血供丰富，一旦脓肿形成，毒素吸收入血，就会出现脓毒症表现。因全身消耗，病人可有厌食、乏力、恶心呕吐和体重减轻等症状。④最常见体征为肝区疼痛，肝大、有明显触痛，右下胸及肝区叩击痛。右季肋区呈饱满状态，有时甚至可见局限性隆起，严重时，由于肝的广泛性损害可出现黄疸和腹水。多发性肝脓肿症状最重，单发性者症状较为隐匿。

（3）辅助检查：实验室检查白细胞计数及中性粒细胞增多；**B 超检查为首选方法，在肝内可显示 1 ～ 2 cm 液性病灶**；肝功能试验可出现不同程度的肝损害；X 线显示右叶脓肿可见右膈肌升高，肝影增大或局限性隆起，有时有胸腔积液；肝扫描、CT 及选择性肝动脉造影对诊断肝脓肿存在和定位有一定价值；诊断性肝穿刺抽脓，抽出黄白色脓液，是确诊的重要手段。

（4）治疗要点：早期诊断、积极治疗。

①全身支持疗法：肠内外营养支持，纠正水和电解质及酸碱平衡失调及护肝治疗。②抗生素治疗：大剂量联合应用。在未确定病原菌之前，可首选针对大肠埃希菌和金黄色葡萄球菌的青霉素。③手术治疗：适用于脓肿较大或已并发腹膜炎、脓胸的慢性肝脓肿者；④中医中药治疗：以清热解毒为主，多与抗生素和手术治疗配合应用。

（5）护理措施：①病情观察，生命体征，腹部及胸部体征。②营养支持，进食高蛋白、高热量、富含维生素和膳食纤维的食物。③高热护理，多采用物理降温。肝脓肿高热患者，每日至少摄入 2000 ml 液体。灌肠降温时，应用 4℃生理盐水灌肠。④引流管护理，半卧位；保持引流通畅；每日用生理盐水或甲硝唑盐水冲洗脓腔；当脓腔**引流量少于 10 ml/d**，可拔除引流管，适时换药，直至脓腔愈合。

2. 阿米巴性肝脓肿

（1）病因病理：阿米巴原虫从结肠溃疡肠壁小静脉经门静脉、淋巴管或直接侵入肝。多见于 30 ～ 50 岁男性，典型阿米巴脓肿是单发的，容积较大，有时达 1000 ～ 2000 ml，中心为组织液化坏死区域，充满了由坏死组织细胞及白细胞形成的半液体残渣。

（2）临床表现：起病可较急也可较缓慢，病情较长，可有高热或不规则发热，以间歇型或弛张型居多。常伴有食欲缺乏、腹胀、恶心、呕吐、腹泻、痢疾等症状。细菌性肝脓肿与阿米巴性肝脓肿的鉴别见表 3–17。

表 3-17　细菌性肝脓肿与阿米巴性肝脓肿的鉴别

项目	细菌性肝脓肿	阿米巴性肝脓肿
病史	继发于胆道感染和其他化脓性疾病	继发于阿米巴痢疾后
症状	病情急骤严重,全身脓毒血症症状明显,有寒战、高热	起病较缓慢,病程较长,可有高热或不规则发热、盗汗
体征	肝大常不显著,多无局限性隆起	肝大显著,可有局限性隆起
血液检查	白细胞计数及中性粒细胞可明显增加,血液细菌培养可阳性	白细胞计数可增加,血清学阿米巴抗体检测阳性。如无继发细菌感染,血液细菌培养阴性
粪便检查	无特殊发现	部分病人可找到阿米巴滋养体
脓液	多为黄白色脓液、恶臭,涂片和培养可发现细菌	大多为棕褐色脓液、无臭味;镜检有时可找到阿米巴滋养体;若无混合感染,涂片和培养无细菌
诊断性治疗	抗阿米巴药物治疗无效	抗阿米巴药物治疗有效
脓肿	较小,常为多发性	较大,多为单发,多见于肝右叶

（3）治疗要点

①非手术治疗:主要应用抗阿米巴药物治疗,包括甲硝唑、氯喹、依米丁、环丙沙星等,必要时经皮肝穿刺抽脓引流及加强营养支持,防止继发感染。

②手术治疗:手术切开引流适应证如下。经抗阿米巴药物治疗及穿刺抽脓,而脓腔未缩小或高热不退者;巨大脓肿（直径> 10 cm）或脓肿位置表浅者;脓肿合并细菌感染,经治疗不能控制者;脓肿已穿破胸、腹腔或邻近脏器;脓肿位于肝左外叶,有穿破心包的危险者。切开后持续负压闭式引流。

第 31 单元　胆道疾病病人的护理

【复习指南】本部分内容历年必考,应重点复习。胆石症结石的部位及类型、病因病理、临床表现、护理措施,急性梗阻性胆管炎和胆道蛔虫病临床表现、护理措施应熟练掌握;胆石症结石形成、辅助检查及治疗要点应掌握。急性梗阻性胆管炎病理生理、治疗要点,胆道疾病特殊检查应掌握。

一、解剖生理概要

1. 解剖　胆囊呈梨形,位于肝的脏面胆囊窝内,分为底、体、颈 3 部。胆囊底部壁薄易穿孔,胆囊颈上部呈囊性扩大,称为 **Hartmann** 袋,是胆囊结石易嵌顿的部位。胆囊管、肝总管与肝下缘构成的三角为胆囊三角（Calot 三角）,此三角内有胆囊动脉、肝右动脉及胆囊淋巴管通过。胆囊三角是胆道手术极易误伤的区域。

胆道系统分为肝内胆管和肝外胆道两部分,肝内胆管起自毛细胆管,汇集成肝内左、右肝管;肝外胆道包括肝外胆管（肝外左、右肝管,肝总管,胆总管）和胆囊。胆总管:由肝总管和胆囊管汇合而成。约 85% 的人胆总管与主胰管汇合，形成肝胰壶腹（Vater 壶腹）共同开口于十二指肠大乳头，壶腹周围有 Oddi 括约肌。Oddi 括约肌包括胆管括约肌、胰管括约肌和壶腹括约肌，它具有调节胆总管和胰管的排放，防止反流的作用。

2. 生理

（1）胆囊的功能：①储存胆汁。胆汁由肝细胞及毛细胆管分泌，成人每日分泌胆汁 800～1200ml，胆汁中含有磷脂、胆固醇、钠、钾、钙、磷酸盐及碳酸盐等，胆汁储存在胆囊内。②浓缩胆汁。肝分泌的胆汁呈金黄色碱性，胆囊黏膜将大部分水分和电解质吸收，浓缩 5～10 倍，变成棕黄色或墨绿色呈弱酸性的胆汁储存于胆囊。③分泌黏液。胆囊黏膜每天能分泌稠厚的黏液约 20ml，具有保护和润滑胆囊黏膜的作用。当胆囊管阻塞后，胆汁中的胆红素被吸收，胆囊黏膜分泌液增加，胆囊内残留无色透明状液体，称为"白胆汁"。④排空胆汁。胆汁的分泌是持续的，而胆汁的排放是随进食断续进行的。

（2）胆管的功能：输送胆汁至胆囊和十二指肠。

（3）胆汁的功能：①水解和乳化脂肪，促进胆固醇和脂溶性维生素的吸收；②刺激胰脂肪酶的分泌并激活；③中和胃酸，刺激肠蠕动，抑制肠道内致病菌的生长。

二、胆道疾病的特殊检查及护理

（1）**B 超：是诊断胆道疾病的首选方法**，适用于胆囊结石、胆囊炎、肿瘤和囊性病变等，具有无创、简便、可重复、经济且准确率高的特点；**检查前禁食 12 小时、禁水 4 小时**，保证胆囊、胆管内充盈胆汁。

（2）放射学检查

①内镜逆行胰胆管造影（ERCP）：在纤维十二指肠镜直视下，通过十二指肠乳头将导管插入胆管和胰管内进行造影，可直接观察十二指肠及乳头情况，也可显示胆道和胰管梗阻的部位。ERCP 可诱发急性胰腺炎和胆管炎。检查前的注意事项：a. 禁食 6～8 小时；b. 检查开始前 15～20 分钟肌内注射地西泮 5～10mg、山莨菪碱 10mg 及哌替啶 50mg，以松弛十二指肠括约肌；c. 碘过敏试验。检查后的注意事项：a. 禁食 2～4 小时；b. 观察病人体温及腹部体征；c. 造影后 3 小时及第 2 天晨检测血清淀粉酶。

②经皮肝穿刺胆管造影（PTC）：经皮肤穿刺将导管送入肝胆管内，注入造影剂使肝内外导管显影的方法，为有创检查，可发生胆瘘、出血、胆道感染等并发症。检查前的注意事项：a. 评估凝血酶原及血小板计数，有出血倾向的注射维生素 K_1；b. 检查前 1 日晚口服缓泻药和灌肠；c. 禁食 4～6 小时；d. 碘过敏试验。检查后的注意事项：a. 禁食 2 小时；平卧 4～6 小时；卧床休息 24 小时，避免增加腹压；b. 严密观察生命体征和腹部体征；c. 遵医嘱使用抗生素和止血药。

（3）CT：对胆道系统和肝胰等脏器的占位病变做出较准确的判断。①检查前 2 日开始进少渣、产气少的食物；②检查前 1 日做碘过敏试验；③做腹部检查，于检查前 30 分钟口服 1.5%～3% 泛影葡胺溶液 500～800ml，临检查前再口服 200ml；④备好急救器械及药品。

（4）核素显像扫描：可动态观察肝内外胆管和肝病变，有助于黄疸的鉴别诊断。正常情况下，胆道和胆囊多在 15～30 分钟显影，最长不应超过 60 分钟。胆道梗阻时显像时间延迟。胆囊不显像者，不再行脂肪餐试验。

（5）十二指肠引流（经皮肝穿刺置管引流 /PTCD）：对严重梗阻性黄疸病人实行 PTC 后，

再置管与肝胆管内引流减压，既可防止 PTC 外漏胆汁导致腹膜炎的危险，又可暂时缓解梗阻性黄疸，改善肝功能，为择期手术做好术前准备。此外，对胆管炎病人，还可通过引流导管进行冲洗和滴注抗生素进行治疗。静脉胆道造影术胆管显影最清晰时间为 60 分钟。

三、胆石症和胆道感染

1. 概述　胆石症是胆囊、胆管和肝内胆管结石的总称。

（1）胆道结石的形成

①胆道感染：细菌产生的 β－葡萄糖醛酸酶可使可溶性的结合性胆红素水解为非水溶性的游离胆红素，游离胆红素与钙结合形成结石。

②胆道异物：虫卵、炎症坏死组织的碎屑可成为结石的核心，以此为基础形成结石。

③胆道梗阻：胆道感染常使 Oddi 括约肌痉挛引起胆道梗阻，导致胆汁引流不畅，胆汁淤积，水分被吸收，有形成分沉淀形成结石。

④代谢因素：胆汁内 3 种重要成分是**胆汁酸盐、胆固醇、卵磷脂**，三者以一定的比例混合。如果胆固醇含量与胆汁酸盐及卵磷脂含量出现比例失调，胆固醇浓度过高，胆汁中胆固醇呈过饱和状态析出、沉淀、结晶，形成结石。

（2）胆道结石的分类

按结石化学成分分类：①胆固醇结石，以胆固醇为主，占结石总数 50%，其中 80% 发生于胆囊。质硬，外观呈白色、黄色或灰色、表面光滑，呈多面体、圆形或椭圆形，剖面可见放射状条纹，X 线检查多不显影。②胆色素结石，以胆色素为主，占结石总数的 37%，其中 75% 发生于胆管。形状大小不一，呈颗粒、长条或铸管形，一般为多发。③混合性结石，主要由胆红素、胆固醇、钙盐等混合而成，占结石总数的 6%，其中 60% 发生于胆囊，其余在胆管。因其含钙盐较多，X 线检查常显影。

按结石所在部位分类：胆囊结石、肝外胆管结石、肝内胆管结石。

2. 胆囊结石及急性胆囊炎

（1）病因病理：胆囊结石为综合性因素作用的结果，主要与胆汁中胆固醇过饱和及胆囊功能异常有关，胆汁成分改变是胆固醇结石形成的重要原因。急性胆囊炎是细菌性感染或化学刺激引起的胆囊炎性病变，主要病因包括胆囊管梗阻（80% 是由胆囊结石引起的）；致病菌入侵；创伤及化学刺激。

（2）临床表现

①症状：a.**胆绞痛**，表现为右上腹部剧烈绞痛，疼痛常放射至右肩或右背部，常在饱餐和进油腻食物后出现，可伴有恶心、呕吐；b.发热，病情加重的还会有畏寒和发热；c.黄疸，20% 的病人可有轻度黄疸。

②体征：右上腹有时可触及肿大的胆囊；若合并感染，右上腹部有压痛、反跳痛和肌紧张；**墨菲斯征阳性**。

（3）辅助检查：①实验室检查，可见白细胞总数及中性粒细胞增高；②B超，**为胆囊结石的首选，诊断率可达 100%**。可见胆囊增大，胆囊壁增厚。

（4）治疗要点：病情较轻者给予禁食、补液、控制感染、解痉镇痛等治疗。**胆囊切除是胆囊结石的首选方法**。手术方式首选腹腔镜胆囊切除术（LC）。

急性单纯性胆囊炎一般采取的治疗措施是禁食、输液、抗感染、解痉、营养支持等方法。

如病情不缓解，或已诊断为急性化脓性、坏疽性或穿孔性胆囊炎，则行胆囊切除术。

（5）护理措施

①术前或非手术治疗的护理

a. 密切观察病情变化：注意观察生命体征及腹部体征变化。评估疼痛，必要时遵医嘱给予消炎利胆、解痉镇痛药物，缓解疼痛。

b. 病人准备：纠正水、电解质失调；肝功能受损者，肌内注射补充维生素 K_1；对于已经明确诊断的剧烈疼痛，可给予消炎利胆、解痉镇痛药物，**如山莨菪碱（654-2）或阿托品，但不可使用吗啡镇痛，以免引起 Oddi 括约肌痉挛**；黄疸病人做好皮肤护理，保持皮肤清洁，避免皮肤损伤。

c. 营养支持：饮食忌油腻，**给予低脂肪、高蛋白、高热量、高维生素饮食。**

d. LC 术前特殊准备：LC 手术需要将 CO_2 注入腹腔形成气腹，CO_2 弥散入血可导致高碳酸血症及呼吸抑制。术前肥皂水清洗脐部；进行呼吸功能锻炼；避免感冒，戒烟，以减少呼吸道分泌物。

②术后护理

a. 病情观察：生命体征、腹部体征、引流情况、黄疸有无加重等。若病人出现发热、腹胀和腹痛等腹膜炎表现，或腹腔引流液呈黄绿色胆汁样，提示发生胆瘘，立即通知医生处理。

b. 饮食：术后禁食，肠蠕动恢复后，根据情况，由无脂流质逐渐过渡到低脂饮食。

c. LC 术后护理：术后禁食 6 小时；24 小时内以无脂流质和半流质饮食为主，逐渐过渡到低脂饮食。给予低流量吸氧，鼓励病人深呼吸，有效咳嗽，促进体内 CO_2 排出；术后可出现不同程度腰背部和肩部疼痛不适，无须处理，可自行缓解。

3. 胆管结石及胆管炎

（1）病因病理：①肝外胆管结石，多为胆固醇结石，按病因分为原发性和继发性。继发性结石主要来自胆囊，原发性结石成因与胆汁淤积、胆道感染和异物有关。病理改变有胆管梗阻、继发性感染、肝细胞损伤、胆源性胰腺炎。②肝内胆管结石，多为胆色素钙结石。病因复杂，与胆道感染，胆道寄生虫或解剖变异、营养不良等有关。有肝内胆管狭窄、胆管炎或肝胆管癌的病理变化。

（2）临床表现

①肝外胆管结石：典型临床表现为**腹痛、发热寒战和黄疸**，即 Charot 三联症。腹痛：在剑突下或右上腹，疼痛可向右肩背部放射。**系结石嵌顿与胆总管下段刺激 Oddi 括约肌痉挛所致**。寒战、高热，**因胆管梗阻并继发感染引起**。多发生于腹痛后，呈弛张热。黄疸：**胆道梗阻后胆红素逆流入血所致**。根据梗阻程度不同，黄疸呈现间歇性和波动性。黄疸病人还有尿液变黄（浓茶色），大便颜色变浅（白陶土色），皮肤瘙痒。

②肝内胆管结石：可无症状或仅有上腹部和胸背部胀痛不适，伴发急性胆管炎时有寒战、高热和腹痛。梗阻和感染仅发生在肝内，可无黄疸；若合并肝外胆管结石时可出现黄疸。

（3）辅助检查：**首选 B 超**，可发现结石；血常规白细胞及中性粒细胞增高，血清胆红素升高。

（4）治疗要点：①肝外胆管结石以手术治疗为主。首选胆总管切开取石术 +T 形管引流，此法可保留 Oddi 括约肌功能，减少胆管残留结石的发生；还可通过 T 形管做胆管造影、胆道镜检查，以明确胆管内有无残余结石和观察胆道的恢复情况。②肝内胆管结石，无症状者可不治疗，定期复查。症状反复发作应手术治疗。

（5）护理措施

术前护理：与急性胆囊炎术前护理相同。

术后护理：除一般护理外，应重点注意观察以下并发症。①术后出血，表现为 T 形管内引出鲜血，病人出现呕血或黑粪，可伴有心率增快，血压下降等休克表现；②胆瘘，病人出现发热、腹胀和腹痛等腹膜炎表现，或腹腔引流液呈黄绿色胆汁样，提示发生胆瘘。

T 形管引流的护理：是胆道手术后护理重点。T 形管引流的目的：引流胆汁和减压；引流残余结石；支撑胆道。**护理要点**包括：①妥善固定，将 T 形管固定于腹壁，防止翻身活动时牵拉脱出。②保持引流通畅，防止引流管扭曲、打折、受压，如有阻塞，可用手由近向远挤压引流管或用少量无菌盐水缓慢冲洗，切勿用力推注。操作时要动作轻柔。③加强观察，记录引流液颜色、性状及引流量。正常成人每天分泌胆汁 800～1200ml，呈黄绿色，无沉渣。术后 24 小时引流量为 300～500ml，逐渐减少。量过少可能因 T 形管阻塞或肝衰竭所致；量多可能是胆总管下端不通畅；如胆汁浑浊，可能是结石残留。④预防感染，定期更换外接的引流管、引流瓶袋；平卧时引流管远端不要高于腋中线；坐位、站立、行走时不可高于腹部切口，防止胆汁逆流引起感染。⑤拔管护理，一般手术后 **10～14** 天拔出。拔管前试夹闭 1～2 天，夹闭期间观察病人，如无发热、腹痛和黄疸，说明胆道通畅，可经 T 形管做胆道造影，造影后持续引流 24 小时，再夹闭 24～48 小时，无不适可拔管。拔管后局部伤口以凡士林纱布堵塞，1～2 天会自行封闭。

4. 急性梗阻性化脓性胆管炎

（1）病因病理：**肝内外胆管结石**及**胆道蛔虫病**是最常见的梗阻原因；本病的基本病理变化是胆管的完全梗阻和胆管内化脓性感染。梗阻后胆管扩张，管壁充血水肿、进一步加重梗阻，管腔内充满脓液，管内压力不断升高超过一定程度，细菌毒素逆行入肝，产生脓毒症，引起全身炎症反应和多器官功能衰竭。

（2）临床表现：**在 Charcot 三联症的基础上，出现休克和意识障碍，称为 Reynolds 五联症**。①腹痛，突发剑突下或右上腹持续性疼痛、阵发性加重，可向右后背部放射；②寒战、高热，体温持续升高达 39～40℃，呈弛张热；③黄疸，多数病人可有不同程度的黄疸，肝外梗阻黄疸较肝内梗阻者明显；④神经系统症状，神志淡漠、嗜睡、意识不清甚至昏迷；⑤休克，口唇发绀、呼吸浅快、脉搏细速达 120～140 次 / 分，血压迅速下降，全身出现瘀斑。

（3）辅助检查：①实验室检查，可见白细胞计数及中性粒细胞均明显升高；**血小板计数降低，凝血酶原时间延长**；血氧分压明显下降；血清胆红素、尿胆红素增高。②B 超，可以及时了解肝内外胆管扩张情况，胆道梗阻部位和病变的性质。

（4）治疗要点：**需在积极抗休克的基础上紧急手术，解除胆道梗阻并减压引流**。非手术治疗措施包括：补液扩容，纠正水、电解质和酸碱失衡，抗感染治疗、降温和应用解痉镇痛药等，禁用吗啡，以免引起 Oddi 括约肌痉挛。手术治疗选择胆总管切开减压 +T 形管引流术。

（5）护理措施

①术前护理：非休克病人取半卧位，休克病人取仰卧中凹位；观察生命体征、神志、腹部体征和皮肤黏膜；维持体液平衡；合理降温；营养支持并及时完成各项术前准备工作。

②术后护理：做好伤口、T 形管引流的护理。

四、胆道蛔虫病

（1）病因病理：蛔虫寄生于小肠中下段，有喜碱厌酸和钻孔习性。当消化道功能紊乱，如高热、腹泻、饥饿、胃酸度降低、饮食不洁、驱虫不当、手术刺激等，虫体上窜胆道，刺激可引起 Oddi 括约肌痉挛，出现胆绞痛。窜入胆道者 80% 在胆管内。

（2）临床表现：典型表现是**腹痛，突发剑突下钻顶样绞痛**，伴有右肩或左肩部放射痛。呈阵发性反复发作，常伴有恶心、呕吐，甚至呕吐蛔虫。少数病人可因继发感染出现寒战、高热。症状重而体征轻微是胆道蛔虫病的特征。实验室检查可见**嗜酸粒细胞比例增高**。影像学检查**首选 B 超**。

（3）治疗要点：多数经抗感染、利胆及驱虫等非手术治疗可治愈，少数胆道梗阻难以解除的病人才考虑手术治疗。非手术治疗：遵医嘱应用阿托品、山莨菪碱（654-2）解痉镇痛药物，必要时给予哌替啶；发作期还可将食醋、乌梅汤、33% 硫酸镁或氧气经胃管注入，达到驱虫的目的。驱虫药应在清晨空腹或晚上临睡前服用，服药后注意观察是否有蛔虫排除。

（4）护理措施：①密切观察病情变化；②疼痛时给解痉镇痛药，如阿托品；③心理护理，消除病人紧张焦虑情绪；④指导病人养成良好卫生习惯。

第 32 单元　胰腺疾病病人的护理

【复习指南】本部分内容历年偶考，急性胰腺炎和胰腺癌的护理措施应重点复习。急性胰腺炎和胰腺癌临床表现、护理措施应熟练掌握；病因病理、辅助检查和治疗要点应掌握。

一、解剖生理概要

1. 解剖　胰腺是位于腹膜后间隙中的狭长腺体，分为头、颈、体、尾 4 部。胰头部宽大，为十二指肠曲凹面所包绕，胰体位于胰颈和胰尾之间，后方紧贴腰椎体，上腹部发生顿挫伤时受挤压机会最大。

2. 生理　胰腺具有外分泌和内分泌功能。外分泌产生胰液，主要成分是水、碳酸氢钠和消化酶，每日分泌量是 750 ～ 1500 ml；胰腺的内分泌，来源于胰岛细胞。B 细胞数量多，分泌胰岛素；A 细胞分泌胰高血糖素；D 细胞分泌生长抑素；G 细胞分泌促胃液素。

二、急性胰腺炎

1. 病因　①胆道疾病：胆道结石阻塞胆总管末端，胆汁反流至胰管，胰管内压升高，胰腺腺泡破裂，被激活的胰酶渗入胰实质中，导致胰腺组织"自我消化"发生胰腺炎；②**暴饮暴食**是重要诱因；③高脂血症；④感染因素；⑤创伤；⑥其他，如过量饮酒、内分泌代谢因素、药物因素。

2. 病理　按病理变化分为：①急性水肿性胰腺炎（轻型），胰腺局限或弥漫性水肿、肿胀，表面充血。此型占急性胰腺炎的 80% 左右，预后良好。②急性出血坏死性胰腺炎（重型），该型胰腺高度充血水肿，肥厚，呈深红、紫黑色。病程凶险、并发症多、病死率高。

3. 临床表现

①症状：a. 腹痛，是急性胰腺炎主要症状。突发持续性刀割样剧烈腹痛，位于左上腹，放射至左肩部、左腰背部，常发生于暴饮暴食和进食油腻之后。**饮酒诱发急性胰腺炎**，常于

饮酒后 **12 ～ 48 小时**发病；b. 腹胀，与腹痛同时存在，一般较严重；c. 恶心呕吐，发作早且频繁；d. 发热，急性胰腺炎病人的体温常超过 39℃；e. 重症胰腺炎，可引起高血糖和低血钙伴发抽搐；f. 并发症，急性胰腺炎常见的并发症有出血、胆瘘、肠瘘、胰瘘。

②体征：a. 腹膜刺激征。b. 皮下出血，少数重症病人起病后数天内在腰部、季肋部和下腹部皮肤出现大片青紫色瘀斑，称为 Grey-Turner 征；脐周皮肤出现蓝色改变，称为 Cullen 征。

4. 辅助检查　①**血、尿淀粉酶测定**：是主要诊断手段。血清淀粉酶在发病 **2 小时**后开始升高，**24 小时达高峰，持续 4 ～ 5 天**；尿淀粉酶在发病 **24 小时**后开始升高，**48 小时达高峰，持续 1 ～ 2 周**；超过血清淀粉酶（正常值 40 ～ 180U/dl）或尿淀粉酶（正常值 80 ～ 300U/dl）正常值 3 倍以上具有诊断价值。②血清脂肪酶：升高（正常值为 0.2 ～ 1.5mg/dl）。③血清钙：降低（正常值不低于 2.0mmol/L）。④ CT 和 MRI：是急性胰腺炎重要诊断方法，可以鉴别水肿型和坏死型。

5. 临床分型

（1）水肿性胰腺炎（轻型）：主要表现为腹痛、恶心、呕吐；有腹膜炎体征，血、尿淀粉酶增高。经治疗后短期内可好转，死亡率很低。

（2）出血坏死性胰腺炎（重型）：除上述症状持续加重外，还可出现高热不退、黄疸加深、意识模糊、高度腹胀、有血性或脓性腹水、两侧腰部或脐周出现青紫瘀斑甚至休克等。白细胞增多（> $16×10^9$/L），血红蛋白和血细胞比容降低，血糖升高（> 11.1mmol/L），血钙降低（< 2.0mmol/L），血尿素氮或肌酐增高，甚至出现急性窘迫呼吸综合征、弥散性血管内凝血、急性肾衰竭等，死亡率较高。

6. 治疗要点

（1）非手术治疗：是急性胰腺炎的基础治疗，适用于急性胰腺炎初期、轻型及无感染的病人。目的是减少胰液分泌，预防感染及并发症发生。包括：①禁食禁饮、胃肠减压；②静脉补液、给予糖皮质激素抗炎、抗休克；③使用胰酶抑制药及抑制胰腺外分泌的药物；④镇痛、解痉；⑤营养支持；⑥早期使用抗生素和甲硝唑预防感染；⑦中药治疗。

（2）手术治疗：适用于出血坏死性胰腺炎、胆源性胰腺炎、急性胰腺炎非手术治疗无效者。常用的手术方法有胰腺及胰周坏死组织清除引流术。

7. 护理措施

（1）疼痛护理：禁食、胃肠减压、减少胰液对周围组织的刺激；疼痛剧烈时给予解痉镇痛药。

（2）防治休克：休克是急性出血性坏死性胰腺炎最常见的并发症。应迅速补液扩容，维持水、电解质平衡。

（3）营养支持：禁食期间采取肠外营养支持。

（4）引流管护理：持续腹腔灌洗引流，以 20 ～ 30 滴 / 分为宜，维持液体出入量平衡，同时吸出渗液和坏死组织；术后拔管的条件为体温正常并稳定 10 天，血白细胞计数正常，腹腔引流液 < 5ml/d，引流液淀粉酶值正常。

（5）控制感染、降低体温。

（6）并发症的观察：警惕术后出血、胰瘘等并发症的发生。

（7）健康指导：积极治疗胆道疾病；避免暴饮暴食及酗酒；出院后 4 ～ 6 周避免过度

劳累；合理饮食；控制血糖和血脂；定期复查。

三、胰腺癌和壶腹部癌

1. **概述** 胰腺癌是发病隐匿、恶性度高、预后差的消化道肿瘤，好发于 40～70 岁中老年人，**好发部位是胰头部**，其次是胰体尾部。壶腹部癌是发生于距十二指肠乳头 2 cm 以内的肿瘤，其临床表现出现的较早、恶性程度低于胰腺癌，较易早发现和早诊断。与高蛋白、高脂肪饮食，嗜酒和吸烟有关，糖尿病人群胰腺癌的发病率高于一般人。

2. **病理** 胰腺癌以**导管细胞腺癌**最多见，占 90%。壶腹部癌以**腺癌**最多见，其次是乳头状癌和黏液癌。因为胰头和壶腹部位置相近，所以发生在这两个部位的癌肿都很容易阻塞胆总管和主胰管，导致胆汁及胰液的引流不畅，引起梗阻性黄疸及消化不良，加之消化液、食物的机械性损伤，可引起十二指肠梗阻与上消化道出血。

3. **临床表现** ①**上腹痛**：是胰腺癌最常见的**首发**症状，早期可出现上腹部不适，或隐痛、钝痛，中晚期出现持续性剧烈疼痛，向腰背部放射，屈膝卧位可稍有缓解。②黄疸：是胰头癌的最主要症状，因胰头癌压迫或浸润胆总管引起。**80% 的胰头癌病人表现为黄疸进行性加重**，可伴有皮肤瘙痒、茶色尿和白陶土色大便；**壶腹部癌**黄疸的特点是随着癌肿的脱落与增长，**黄疸呈现波浪式变化**。③发热：合并胆道感染可有寒战、高热，甚至中毒性休克。④消化道症状：早期食欲缺乏、饱胀、消化不良、腹泻，随着病情进展，病人出现消瘦、乏力及体重下降。⑤肝、胆囊增大：因胆管梗阻、胆汁淤滞所致。

4. **辅助检查** ①实验室检查：淀粉酶升高；空腹或餐后血糖升高；血清胆红素一般多在 13.68 μmol/L 以上；胰头癌病人粪便隐血试验 85%～100% 为阳性；②免疫学检查：常用的肿瘤标志物有糖链抗原（CA19-9）、癌胚抗原和胰胚抗原等，**其中 CA19-9 是最常用的辅助诊断和随访项目**；③影像学检查：B 超是首选检查方法，可发现直径 ≥ 2.0 cm 的胰腺癌；CT 是检查胰腺癌的重要手段，可以显示肿瘤与邻近血管关系和转移情况；MRI 显示胰腺肿块效果比 CT 更好，诊断胰腺癌的敏感性和特异性较高。

5. **治疗要点** **手术切除**是治疗胰腺癌和壶腹部癌最有效的方法，可实行胰十二指肠切除术，切除范围包括胃 1/2 远侧部分、全十二指肠、胰头部、空肠近端约 10 cm 及胆管十二指肠壶腹后段以下部分；再进行消化道重建，并联合其他疗法综合治疗。

胰头癌临床表现出现时表示癌肿已发展到一定程度，往往有浸润或转移，故切除率低。壶腹部癌手术效果好于胰头癌。

6. **护理措施**

（1）术前护理：①心理护理；②加强营养支持，给予高蛋白、高热量、高维生素、低脂饮食；③保肝治疗，予以保肝药，有黄疸者，应静脉补充维生素 K；④肠道准备，术前 3 日开始口服庆大霉素，术前 2 日流质饮食；术前晚灌肠；⑤控制血糖。

（2）术后护理：①一般护理。术后平卧 6 小时，严密观察生命体征；加强术后营养支持，维持水、电解质平衡；继续给予抗生素和甲硝唑预防感染；化疗期间，注意化疗不良反应，做好护理。②引流管护理。妥善固定，保持通畅，观察和记录引流液颜色、性状和量，2～3 天后如无引流液排出，可拔除引流管。③并发症的护理。胰腺癌术后并发症主要包括出血、感染、胰瘘、胆瘘、血糖异常。

第 33 单元　外科急腹症病人的护理

【复习指南】本部分内容历年常考，急腹症护理措施应重点复习。急腹症病人护理措施应熟练掌握；外科急腹症腹痛的病理生理、临床表现、辅助检查、诊断要点和治疗要点应掌握。

一、概述

1. 腹痛的病理生理

（1）内脏痛：**疼痛定位不准确**、痛觉弥散，对炎症、牵拉刺激敏感，刺激由自主神经传至中枢神经系统所致。

（2）牵涉痛：发生内脏痛同时，在体表某一部位也出现疼痛感觉。

（3）躯体痛：持续性锐痛，**感觉敏锐，定位准确**，因壁腹膜受脊神经支配所致。

2. 临床表现

（1）腹痛：为主要表现。外科急腹症腹痛的特点是常伴有**腹膜刺激征**。

（2）消化道症状：食欲缺乏、恶心呕吐、排气排便改变。

（3）发热：多为继发性感染所致。

（4）其他症状：有实质脏器损伤可有贫血或休克；有空腔脏器损伤可有化脓性腹膜炎表现；有泌尿系损伤可伴有血尿。

3. 辅助检查

（1）实验室检查：血红蛋白和红细胞计数降低提示腹腔内出血；白细胞及中性粒细胞升高提示有感染；血、尿淀粉酶升高表示可能有急性胰腺炎；血尿提示可能有泌尿系统损伤。

（2）影像学检查：X 线检查可诊断消化道穿孔、肠梗阻；B 超、CT 和 MRI 检查可诊断腹腔实质脏器损伤；腹腔穿刺可根据抽出液的性质来判断脏器受损情况。

4. 诊断与鉴别诊断要点

（1）外科急腹症：①特点是**先有腹痛，后出现发热**等伴随症状；②腹痛或压痛部位较固定，程度重；③常有腹膜刺激征，甚至休克；④可伴有腹部肿块或其他外科特征性体征及辅助检查表现。

常见外科急腹症的临床特点：①炎症性病变，一般起病缓慢，腹痛呈持续性，由轻至重；有固定的压痛点，可伴有反跳痛和肌紧张；体温升高；血白细胞及中性粒细胞计数增高。②穿孔性病变，腹痛呈刀割样持续性剧痛；典型的腹膜刺激征，迅速波及全腹，病变处最为显著；有气腹表现，肝浊音界缩小或消失；X 线可见膈下游离气体；移动性浊音阳性；肠鸣音消失；腹腔穿刺有助于诊断。③出血性病变，多由外伤和癌肿破裂出血引起；主要表现为失血，常引起失血性休克；伴有不同程度的腹膜刺激征；腹腔积血在 500ml 以上时，出现移动性浊音。④梗阻性病变，起病较急，以阵发性绞痛为主；发病初期多无腹膜刺激征。⑤绞窄性病变，病情发展迅速，呈持续性腹痛、阵发性加重或持续性剧痛；易出现腹膜刺激征；可呕血性液体、排黏液血便等特征。

（2）内科急腹症：急性胃肠炎、大叶性肺炎、肋间神经痛等，特点是一般先发热或先呕吐，后才有腹痛；伴有恶心呕吐、腹泻、咳嗽、胸闷、气促、心悸、心律失常等症状；腹痛或压痛部位不固定，程度较轻，无明显腹肌紧张。

（3）妇产科急腹症：异位妊娠、急性盆腔炎、卵巢肿瘤扭转，特点是疼痛位于下腹部或盆腔内，伴有白带增多、阴道出血；或有停经史、月经不规则，疼痛或与月经周期有关。

5. 治疗要点

（1）非手术治疗：包括禁食、胃肠减压、输液、解痉和抗生素治疗。适用于：①诊断明确，病情较轻者；②诊断不明，但病情稳定，无明显腹膜炎体征者。

（2）手术治疗适用于：①诊断明确，需立即手术治疗者；②诊断不明，但病情危重、腹痛和腹膜炎体征加重、全身中毒症状明显者。

（3）未能确诊并发严重休克者，可在抗休克治疗同时进行剖腹探查，注意防治感染。

二、护理措施

1. 严密观察生命体征和腹部体征。

2. 体位　一般情况取半卧位，利于呼吸和减轻疼痛；休克者给予平卧位或中凹卧位，头胸抬高 20°～30°，下肢抬高 15°～20°。

3. 禁食、胃肠减压　可缓解疼痛，待胃肠道功能恢复，肛管排气即可拔除胃肠减压管。

4. 输液或输血　建立通畅的静脉通道，遵医嘱给予抗生素防治感染。

5. 疼痛　对诊断明确、需手术的病人，可以适当使用镇痛药，以减轻疼痛。对诊断不明或治疗方案未确定者禁用吗啡类镇痛药，以免掩盖病情。外科急腹症病人在没有明确诊断前，应严格执行四禁，即**禁食禁饮、禁用镇痛药、禁服泻药、禁止灌肠**。

6. 心理护理　安慰、关怀病人。

7. 常规做好术前准备，术后做好应流管和伤口护理，预防并发症。

第 34 单元　周围血管疾病病人的护理

【复习指南】本部分内容历年偶考，下肢静脉曲张和血栓性闭塞性脉管炎的护理措施应重点复习。下肢静脉曲张和血栓性闭塞性脉管炎的病因病理、临床表现及护理措施应熟练掌握；辅助检查、治疗要点应掌握。

一、下肢静脉曲张

1. 解剖生理　下肢浅静脉位于皮下，主要有大隐静脉和小隐静脉两条主干。下肢深浅静脉之间有很多交通支，所有交通支均有静脉瓣膜向心单向开放，以保证下肢静脉血由下向上、由浅入深的单向回流。下肢远侧静脉壁较近侧薄，承受的血柱压力比近侧高，故易发生静脉曲张。

2. 病因病理　下肢静脉曲张可分为原发性和继发性两大类。

（1）原发性下肢静脉曲张：最多见。下肢浅静脉本身原因，如**静脉瓣膜缺陷、静脉壁薄弱或下肢静脉压力增高等**（如体力劳动强度大、从事久站工作或久坐少动者）可导致下肢静脉曲张。原发性下肢静脉曲张以大隐静脉曲张多见。

（2）继发性下肢静脉曲张：常继发于其他病变，如盆腔内肿瘤及妊娠子宫等压迫髂外静脉引起下肢静脉曲张。

3. 临床表现　主要表现为在久站或行走后患肢沉重、酸胀、乏力、易疲劳，之后患肢出现隆起、迂曲、扩张的静脉；重者静脉呈团块状，下肢沉重；后期在足靴区出现皮肤营养不良、色素沉着、湿疹及慢性溃疡等，也可继发血栓性静脉炎。

4. 辅助检查　下肢静脉造影检查是诊断下肢静脉疾病的最可靠方法。临床常用静脉瓣膜功能试验如下。

（1）深静脉通畅试验：又称波氏试验，用来检查深静脉是否通畅。病人取站立位，于腹股沟下方缚扎止血带压迫大隐静脉，待静脉充盈后，嘱病人用力踢腿或下蹲 10 余次，若曲张静脉空虚萎陷或减轻，表示深静脉通畅；反之表示深静脉不通畅。

（2）大隐静脉瓣膜功能试验：可检查静脉瓣膜功能。先让病人平卧，下肢抬高，使下肢静脉排空，在大腿根部缚扎止血带压迫大隐静脉，然后嘱病人站立，松开止血带，若曲张静脉自下而上逐渐充盈，时间超过 30 秒，提示大隐静脉瓣膜功能正常；若曲张静脉自上而下迅速充盈，提示大隐静脉瓣膜功能不全。

（3）交通静脉瓣膜功能试验：病人仰卧，抬高下肢，在大腿根部扎止血带，先从足趾向上至腘窝缠第 1 根弹力绷带，再自止血带处向下缠第 2 根弹力绷带；嘱病人站立，在向下解开第 1 根弹力绷带的同时，向下缠第 2 根弹力绷带，如果在两根绷带之间的间隙内出现曲张静脉，提示交通静脉瓣膜功能不全。

5. 治疗要点

（1）非手术治疗适用于：①病变局限，症状较轻或局部无症状者；②妊娠期妇女；③年老体弱或重要脏器功能不良而不能耐受手术者。主要措施有：①采用弹力绷带包扎或穿弹力袜，使曲张的静脉处于萎陷状态。②硬化剂注射疗法，适用于局部轻度或手术后残留的静脉曲张。治疗期间避免长时间站立，但应鼓励行走。

（2）手术治疗：是治疗下肢静脉曲张根本方法，最常用手术方法为大隐静脉和（或）小隐静脉高位结扎＋剥脱术。适用于深静脉通畅，无手术禁忌者。

6. 并发症及处理

（1）小腿慢性溃疡：抬高患肢，勤换药，避免久站。

（2）血栓性浅静脉炎：可局部热敷、理疗等治疗。

（3）曲张静脉破裂出血：多发生于足靴区及踝部。抬高患肢和局部加压包扎，一般均能止血，必要时手术止血。

7. 护理措施

（1）术前护理

①减少静脉血液淤积：良好坐姿，坐时双膝不要交叉；休息卧床时抬高患肢 $30°\sim 40°$；避免长时间站立等。

②穿弹力袜和弹力绷带：穿弹力袜时应抬高患肢；选择合适的弹力袜和弹力绷带；弹力绷带应从下而上包扎；注意松紧度合适，可容纳一指为宜，并观察足背动脉搏动和皮温皮色。

③避免腹内压升高的因素：保持大便通畅；肥胖者减重。

④并发小腿慢性溃疡者，应加强换药，局部包扎，避免渗液污染周围皮肤。术前 2～3 日用 70% 乙醇擦拭周围皮肤，每日 1～2 次。

（2）术后护理

①一般护理：卧床期间抬高患肢 $30°\sim 40°$，同时做足背伸屈运动，以促进静脉血回流。术后 24～48 小时，即可鼓励病人下床行走，防止血栓形成。保持弹力绷带松紧合适，一般维持 2 周后才可拆除。

②预防和处理并发症：若出现下肢深静脉血栓，应注意从发病之日起应严格卧床 2 周；严禁按摩患肢；禁止对患肢进行有压迫的检查以预防肺栓塞。若出现肺栓塞，应严格限制病人活动，保持呼吸节律正常，等待医生诊治。

③健康教育：正确使用弹力绷带及弹力袜；指导病人进行适当的体育锻炼，增强血管壁弹性；不要穿过紧的衣物；避免久站，休息时抬高患肢，促进静脉回流；保持大便通畅，避免肥胖。

二、血栓闭塞性脉管炎

1. 病因病理

（1）病因：尚未清楚，与吸烟史、男性激素紊乱、寒冷潮湿的生活环境有关。主动和被动吸烟是本病发生和发展的重要环节。好发于男性青壮年。

（2）病理：主要累及四肢中小动脉和静脉，病变呈节段性。早期以血管痉挛为主，晚期可造成肢体远端坏疽或溃疡。

2. 临床表现
起病隐匿，进展缓慢，逐渐加重。按肢体缺血程度和表现分为 3 期。

（1）**局部缺血期**：以**血管痉挛**为主，表现为患肢小动脉供血不足，出现肢端苍白发凉、怕冷，随后出现**间歇性跛行**等。患肢**动脉搏动消失；皮温低于正常；**足背静脉充盈时间延长。

（2）**营养障碍期**：患肢出现**静息痛，皮温明显下降，肢端苍白、潮红或发绀**，伴有趾甲生长缓慢、皮肤干燥变薄、汗毛脱落和肌肉萎缩等；常有肌肉抽搐，尤以夜间明显，患肢动脉搏动消失。

（3）**组织坏死期**：此期病人常疼痛剧烈，彻夜难眠。患肢远端皮肤暗红或黑褐色，形成经久不愈的溃疡，发生干性坏疽，继发感染后转为湿性坏疽，出现发热、烦躁等全身中毒症状。**屈膝抱足**是血栓闭塞性脉管炎坏疽期的典型体位。

3. 辅助检查

（1）一般检查：①测定跛行距离和跛行时间；②测定皮肤温度，若双侧肢体对应部位皮肤温度相差 **2℃以上**，提示皮温降低侧动脉**血流减少**；③肢体抬高试验，让病人平卧，下肢抬高 45°，持续 60 秒后观察皮肤色泽变化，若出现足趾皮肤呈苍白、自觉麻木疼痛为阳性，提示动脉供血不足。继续嘱病人坐起，下肢自然下垂于床旁，若超过 45 秒皮肤色泽不恢复或色泽不均匀，进一步提示动脉供血不足。

（2）特殊检查：①多普勒超声检查，可判断主干静脉是否阻塞。②电阻抗血流测定。③数字减影血管造影（DSA），可显示下肢静脉形态、有无血栓存在、血栓位置、范围和侧支循环通畅情况。④放射性核素检查，用于诊断早期血栓。

4. 治疗要点

（1）非手术治疗：①一般治疗，禁烟，防止受冷、受潮和外伤。肢体保暖但不应使用热疗，以免增加组织需氧量而加重症状。②疼痛管理，疼痛严重者应用镇痛和镇静药，适当使用吗啡或哌替啶镇痛。③药物治疗，中药治疗、血管扩张药和抗血小板药物和抗生素治疗。④高压氧，提高血氧含量，改善组织缺氧。

（2）手术治疗常用术式：①腰交感神经节切除术；②动脉重建术；③动、静脉转流术；④截肢术。

5. 护理措施

（1）心理护理：由于长期剧烈疼痛的折磨，病人对治疗失去信心，护士应关心病人，帮助其树立战胜疾病的信心。

（2）缓解疼痛：轻者应用血管扩张药和中药治疗，重者应用麻醉性镇痛药或神经阻滞方法镇痛。

（3）患肢护理：绝对禁烟，改善下肢血液循环，肢体保暖，由于末梢神经对热的敏感性下降，因此不可使用热水袋、热水泡脚，以免烫伤。抬高下肢，保持皮肤清洁干燥、防止受损。皮肤瘙痒时可涂止痒药膏，避免用手抓挠。有皮肤溃疡或组织坏死时应卧床休息，保持患肢清洁，避免受压及刺激，加强换药，遵医嘱使用抗生素。

（4）功能锻炼：促进侧支循环建立，提高活动耐力。鼓励病人多活动，坚持每天多走路，以不出现疼痛为度。可进行 Buerger 运动，利用改变姿势，被动增加末梢血液循环，促进侧支循环建立。

（5）非手术治疗的护理：①急性期卧床休息 **10 ～ 14 天**，禁止患肢按摩，防止血栓脱落；②抬高患肢高于心脏水平 20 ～ 30cm；③观察对比患肢和健侧肢体不同平面的周径和温度；④观察有无出血、肺栓塞征象；⑤禁烟，进食低脂、富含维生素的食物，保持大便通畅；⑥积极做好术前准备。

（6）术后护理：①体位护理，血管造影术后应平卧，穿刺点加压包扎 24 小时，患肢制动 6 ～ 8 小时。静脉手术后抬高患肢30°，制动 1 周；动脉手术后患肢平放，制动 2 周；卧床期间适当做足背屈伸运动。②术后观察，观察生命体征，切口、穿刺点渗血情况。观察肢体远端血运情况，检查双侧足背动脉搏动、皮温、皮色及皮肤感觉；预防感染、出血、动脉栓塞等并发症的发生。③抗凝治疗的护理，注意剂量、给药途径和出血观察。

（7）健康教育：绝对忌烟，以消除烟碱对血管的收缩作用。规律饮食，保持大便通畅。增加肢体活动，促进静脉回流。避免长时间维持同一姿势，坐时避免"跷二郎腿"。鼓励病人每日适当步行，指导病人进行肢体运动（Buerger 运动），利用改变姿势来被动地改善末梢血液循环，促进侧支循环的建立。Buerger 运动：平卧，抬高患肢45°，坚持 2 ～ 3 分钟，然后坐起来，双足下垂床边 2 ～ 3 分钟，并做足背的伸屈及旋转运动，再将患肢平放 5 分钟，如此反复锻炼 5 次为一组，每日 3 ～ 4 次。但腿部发生溃疡或坏死时，运动可增加组织耗氧；动脉或静脉血栓形成时，运动可致血栓脱落后栓塞，故不宜做此运动。保护患肢：切勿赤足行走，避免外伤，注意保暖，穿合脚的鞋子，不穿高跟鞋，穿棉质宽松的袜子并勤换，预防足部真菌感染。

第 35 单元　泌尿、男性生殖系统疾病的主要症状和检查

【复习指南】本部分内容历年偶考，泌尿系统常见症状和体征应重点复习。泌尿系统常见症状和体征应熟练掌握；泌尿、男性生殖系统疾病的辅助检查及护理应掌握。

一、常见症状

1. 排尿异常及护理

（1）尿频：排尿次数增多但每次尿量减少。正常成人日间排尿 4 ～ 6 次，夜间 0 ～ 1 次，每次尿量为 200 ～ 300ml。尿频者 24 小时排尿＞ 8 次，夜尿＞ 2 次，每次尿量＜ 200ml，

伴有排尿不尽感。尿频可为生理性，如饮水过多，排尿次数增加而每次尿量不减少；也可能为病理性如糖尿病、尿崩症等。

（2）尿急：有尿意就迫不及待地要排尿，无法自控，每次尿量少，常与尿频同时存在。多见于膀胱炎症或膀胱容量显著缩小者。

（3）尿痛：排尿时尿道有疼痛，是尿路感染的特征性症状，可出现在排尿初、排尿中、排尿末或排尿后。尿频、尿急、尿痛常同时存在，合称**膀胱刺激征**。

（4）排尿困难：尿液不能通畅地排出，可出现排尿踌躇、费力、尿线无力、分叉、变细、不尽感、滴沥等，见于膀胱以下尿路梗阻。

（5）尿流中断：排尿过程突然中断并伴有疼痛，多见于膀胱结石。

（6）尿潴留：膀胱内充满尿液却不能排出。分为急性尿潴留和慢性尿潴留两类。

（7）遗尿：睡眠中无意识的排尿，3岁前为生理性，3岁后除功能性外，可因神经源性膀胱、感染等病理性因素引起。

（8）漏尿：尿液不经尿道排出，而从其他通道流出，如输尿管阴道瘘等。

（9）尿失禁：尿不能控制而自行排出，分为4类：真性尿失禁、压力性尿失禁、急迫性尿失禁、充盈性尿失禁（假性尿失禁）。

2. 尿液异常及护理

（1）少尿或无尿：正常人24小时尿量1000～2000ml，每日尿量<**400ml**为少尿，<**100ml**为无尿。

（2）血尿：是泌尿系统疾病重要症状之一，根据血液含量的多少，分为镜下血尿和肉眼血尿。正常人尿液高倍镜视野可见0～2个红细胞，若离心尿每高倍视野超过3个红细胞即为镜下血尿；肉眼血尿是指肉眼能见到尿中有血色或血块，**1000ml尿中含1ml**血液即为肉眼血尿。根据排尿过程中血尿出现的时间分：①初始血尿，血尿见于排尿初期，提示出血部位在膀胱颈部或尿道；②终末血尿，血尿见于排尿终末阶段，提示出血在后尿道、膀胱颈部或膀胱三角区；③全程血尿，血尿见于排尿全程，提示病变部位在膀胱及以上。尿液呈红色并不都是血尿，有些药物可使尿液呈红色、橙色或褐色，如肝素、利福平等。

（3）脓尿、乳糜尿、晶体尿：离心尿每高倍视野**白细胞超过5个**称为脓尿，见于泌尿系感染。乳糜尿是指尿中含有乳糜或淋巴液，呈乳白色，同时含有血液时尿液呈红褐色，为乳糜血尿。晶体尿提示尿液中盐类呈过饱和状态。

二、辅助检查及护理

1. 实验室检查

（1）尿液检查

①尿液收集：尿常规检查以**新鲜中段尿**为宜。男性包皮过长者，需翻开包皮、清洁龟头后收集。女性月经期应避采集尿标本。尿培养以**清洁中段尿**为佳，女性亦可采用导尿的尿标本。耻骨上膀胱穿刺留取标本是无污染的，结果最为准确。

②尿三杯试验：判断镜下血尿或脓尿的来源及病变部位。以排尿最初5～10ml尿为第一杯，以排尿最后5～10ml为第三杯，中间部分为第二杯。第一杯尿液异常，提示病变在尿道；第三杯尿液异常，提示病变在后尿道、膀胱颈部或三角区；三杯尿液均异常，提示病变在膀胱或以上部位。

③尿细菌学检查：革兰染色尿沉渣涂片检查，可初步判断细菌种类。尿沉渣抗酸染色涂片检查或结核菌培养有助于泌尿系结核的诊断。清洁中段尿培养，若菌落数超过 $10^5/L$，提示为尿路感染；菌落数为 $10^4/L$ 可能为污染，应重新培养；有尿路感染症状的病人，菌落数超过 $10^2/L$ 就有意义。

④尿细胞学检查：用于初筛肿瘤或术后随访。

⑤膀胱肿瘤抗原：通过定性或定量方法，测定尿中有无肿瘤相关抗原，定性方法结果若为阳性，提示有上皮性肿瘤存在，可做筛查或随访方法。

（2）肾功能检查

①尿比重测定：最简单的肾功能测定方法，反映肾浓缩和排泄废物的能力。正常尿比重 1.010 ～ 1.030，尿比重固定或接近 1.010，提示肾浓缩功能受损严重。

②血肌酐和血尿素氮测定：用于判定肾小球滤过功能，也可判断病情和预后。

③内生肌酐清除率：用于测定肾小球滤过功能，24 小时内生肌酐清除率正常为 90 ～ 120ml/min。

（3）前列腺液检查：正常前列腺液为淡乳白色，较稀薄，涂片镜检可见多量卵磷脂小体，白细胞不超过 10 个 / 高倍视野。可用于前列腺炎的诊断。

（4）精液检查：用于分析精液颜色、量、pH、稠度、精子状况及精浆生化。检查前 5 日应禁欲。精子计数每毫升不少于 2000 万，活动度超过 60%，正常形态精子量超过 60%。

（5）前列腺特异性抗原（PSA）：具有组织特异性，是目前最常用的前列腺癌生物学标记。正常男性血清 PSA ＜ 4ng/ml，如＞ 10ng/ml 应高度怀疑前列腺癌。

2. 器械检查

（1）导尿：用于诊断和治疗。适应证：①采集尿培养标本；②诊断性检查，测定膀胱容量、压力和残余尿量；③解除尿潴留，持续引流尿液。急性尿道炎者禁忌导尿。

（2）尿道探查：用于扩张狭窄尿道。急性尿道炎者禁忌尿道探查。

（3）尿道膀胱镜：表面麻醉下，经尿道将膀胱镜插入膀胱内。可直接显示尿道及膀胱内有无异常，可用活检钳取活体组织做病理检查。禁忌证：①尿道狭窄；②急性膀胱炎；③膀胱容量＜ 50ml。

（4）输尿管肾镜：椎管麻醉下，将输尿管镜经尿道、膀胱置入输尿管和肾盂，可直视输尿管、肾盂内有无病变。禁忌证：①全身出血性疾病；②病变以下输尿管梗阻；③前列腺增生。

（5）尿流动力学测定：用于诊断下尿路梗阻性疾病、神经源性排尿功能异常、尿失禁及遗尿症。禁忌证：①感染急性期；②严重膀胱内出血。

（6）前列腺细针穿刺活检：诊断前列腺癌最可靠的方法，判断前列腺结节或其他良恶性病变。

3. 影像学检查

（1）B 超检查：无创性检查。广泛用于泌尿外科疾病筛选、诊断、介入治疗和随访。

（2）X 线检查：①尿路平片（KUB），是泌尿系统常用的初查方法，摄片前需做肠道准备。②排泄性尿路造影（IVU），静脉注射有机碘造影剂，分别于注射后 5、15、30、45 分钟分别摄片，可显示尿路形态，有无扩张、推移、压迫和充盈缺损情况等；造影前应做碘过敏试验，禁食禁水，行肠道准备。③逆行肾盂造影，经尿道、膀胱行输尿管插管注入有机碘造影剂，能清晰显示肾盂和输尿管形态。禁忌证为急性尿路感染及尿道狭窄。造影前行肠道准备，操作中动作轻柔、严格执行无菌操作，避免损伤。④经皮肾穿刺造影，需在B超引导下进行。⑤膀胱造影，经导尿管注入有机碘造影剂，可显示膀胱形态和病变。⑥肾动脉造影，经股动脉穿刺插管至肾动脉开口上方，注入造影剂，可显示双肾动脉、腹主动脉及其分支。⑦淋巴造影，经足背或阴茎淋巴管注入碘苯酯，可见腹股沟、盆腔、腹膜后淋巴管和淋巴结，用以诊断膀胱癌、睾丸肿瘤、阴茎癌、前列腺癌的淋巴结转移和淋巴系统梗阻，以及乳糜尿病人的淋巴通路。

（3）放射性核素检查：①肾图，是一种分侧肾功能试验，反映尿路通畅及尿排出速率；②肾显像，能显示肾形态、大小及有无占位；③肾上腺显像，对肾上腺疾病有诊断价值。

（4）CT：了解肾损伤范围和程度，鉴别实质性或囊性疾病。

（5）MRI：组织分辨力更高，无须造影剂，无创性，适用于泌尿、男性生殖系肿瘤诊断和分期。

第36单元　泌尿系统损伤病人的护理

【复习指南】本部分内容历年常考，泌尿系统损伤的护理措施应重点复习。泌尿系统损伤临床表现和护理措施应熟练掌握；病因病理、分类、辅助检查和治疗要点应掌握。

一、肾损伤

1. 病因　①开放性损伤：锐器如弹片、刀刃等所致损伤；②闭合性损伤：因撞击、跌倒、挤压等直接暴力或对冲伤等间接暴力所致。其中上腹部、腰背部受到外力直接撞击、挤压，是肾损伤最常见的原因。

2. 病理和分类　①肾挫伤：较常见，肾包膜及肾盏黏膜均完整，表现为肾瘀斑和（或）肾包膜下血肿，症状轻，可自愈；②肾部分裂伤：肾实质部分裂伤，常有肾包膜破裂及肾周血肿，通常不需手术即可自愈；③肾全层裂伤：肾包膜破裂，肾实质深度裂伤，伴有肾周围血肿、严重血尿、尿外渗，这类肾损伤症状明显，需手术治疗；④肾蒂损伤：可引起大出血、休克，甚至死亡，应迅速确诊并施行手术。

3. 临床表现　①血尿：肾损伤病人大多有血尿，但血尿与损伤程度不一致，如肾挫伤或肾部分裂伤有明显肉眼血尿；而肾蒂血管断裂、肾动脉血栓形成、血块堵塞等仅表现为镜下血尿或无血尿。②疼痛：患侧腰腹部疼痛、腹膜刺激征，血块通过输尿管时可引起肾绞痛。③腰腹部包块：血液、尿液外渗导致肾周围组织形成肿块。④发热：继发感染时导致低热，伴有全身中毒症状。⑤休克：严重肾裂伤、肾蒂裂伤或合并其他脏器损伤时易引起休克而危及生命。

4. 辅助检查　①实验室检查：尿常规可见大量红细胞，有活动性出血时血红蛋白、血细胞比容降低；②B超、CT检查：了解肾损害程度和部位；③排泄性尿路造影检查：可评估肾损伤的范围、程度及对侧肾功能。

5. 治疗要点

（1）紧急处理：有大出血、休克病人应迅速抢救。

（2）非手术治疗：肾挫伤、轻型肾裂伤可采取非手术治疗，包括：①**绝对卧床休息2～4周**，因过早、过多活动可引起再度出血，**病情稳定后3个月内不宜参加重体力劳动或**

剧烈运动。②观察生命体征、尿色、尿量。③对症治疗，给予止血、补液、输血、抗感染治疗。④缓解疼痛，合理运用镇痛和镇静药。

（3）手术治疗：凡开放性损伤、严重肾裂伤、肾破裂、肾盂破裂、肾蒂损伤者均需及早手术。肾损伤非手术治疗期间出现以下情况者，需手术治疗：①经抗休克治疗未见好转，提示有内出血；②血尿逐渐加重，血红蛋白、血细胞比容持续下降；③腰、腹部肿块明显增大；④有腹腔脏器损伤可能。

6. 护理措施　①术后绝对卧床 1 ～ 2 周，防止继发出血，绝对卧床休息期间注意防止压疮的发生。②密切观察病情，如生命体征、尿色、尿量、肿块大小、出血情况及疼痛部位、程度的变化。③维持体液平衡，保证组织有效灌注量，给予止血、补液、输血，给予营养支持。④损伤肾切除者，应注意保护健侧肾，禁止使用肾毒性药物。⑤心理支持，稳定病人情绪，减轻病人的恐惧与焦虑。

二、膀胱损伤

1. 病因　①开放性损伤：由子弹、弹片或锐器贯穿所致，常合并直肠、阴道损伤。②闭合性损伤：常因膀胱充盈时，下腹部遭撞击、挤压、骨盆骨折刺破膀胱壁。③医源性损伤：见于膀胱镜检查、膀胱手术、盆腔手术、阴道手术等。

2. 病理及分类

（1）膀胱挫伤：损伤膀胱黏膜或肌层，未穿破膀胱壁，无尿外渗，可有血尿，局部有出血或血肿形成。

（2）膀胱破裂：①腹膜外型，膀胱壁破裂但腹膜完整，尿外渗入盆腔内膀胱周围间隙；②腹膜内型，常有膀胱破裂伴腹膜破裂，尿液进入腹腔引起腹膜炎。

3. 临床表现　①腹痛、腹膜刺激征：腹膜外型病人常表现为下腹部疼痛、压痛、肌紧张；腹膜内型尿液流入腹腔引起急性腹膜炎症状，叩诊有移动性浊音；②血尿和排尿困难：病人有尿意，但不能排出或仅排出少许尿液；③休克：骨盆骨折所致剧痛大出血、尿外渗、腹膜炎等引起休克；④尿瘘。

4. 辅助检查　尿常规可见镜下、肉眼血尿；腹部 X 线片发现骨盆或其他骨折；膀胱造影见造影剂漏至膀胱外；导尿试验是确定膀胱破裂简单有效的检查方法：经导尿管注入膀胱生理盐水 200ml，5 分钟后吸出，若液体出入量差异很大，提示膀胱破裂。

5. 治疗要点　处理原则是尽早闭合缺损膀胱壁；充分引流外渗部位的尿液；尿流改道。①急救处理：给予补液、输血、止血、镇痛等抗休克治疗；尽早使用广谱抗生素；②非手术治疗：膀胱挫伤或轻度膀胱损伤，留置导尿管持续引流尿液 7 ～ 10 天，破口往往可自愈；③手术治疗。

6. 护理措施　①心理护理，与病人及其家属建立信任关系，解释疾病治疗及预后；②严密观察生命体征，准确记录尿量；③维持体液、电解质平衡；④加强置管的护理，保持引流通畅，鼓励病人多饮水，拔管前要指导病人定期夹闭导管，训练膀胱功能。

三、尿道损伤

1. 病因　尿道损伤多见于男性，男性尿道以尿生殖膈为界，分为前、后两段，前尿道损伤多发生在球部，尿道被挤向耻骨联合下方，多见骑跨伤；后尿道损伤多在膜部，尿液外渗至耻骨后间隙和膀胱周围，多见于**骨盆骨折**。经尿道医源性操作不当可致球膜交界处损伤。

2. 病理和分类　按尿道损伤是否与体表相通分为开放性损伤和闭合性损伤，前者多因弹片、锐器伤所致，常伴有阴囊、阴茎、会阴贯穿伤；后者多因外来暴力所致尿道挫伤或尿道撕裂伤等。**尿道损伤在泌尿系统损伤中最为常见**，其次为肾、膀胱、输尿管损伤。

3. 临床表现　①疼痛：球部损伤时会阴部肿胀、疼痛，可放射至尿道口，后尿道损伤时表现为下腹部疼痛、局部肌紧张；②尿道出血：前尿道损伤可见尿道外口滴血，尿液为血尿；后尿道损伤可无或仅少量尿道出血；③排尿困难：尿道断裂时，可发生尿潴留；④休克：骨盆骨折致后尿道损伤，常因合并大出血引起休克；⑤尿外渗及血肿。

4. 辅助检查　①导尿试验：可检查尿道是否连续、完整。若膀胱插入顺利，说明尿道连续且完整，如一次插入困难，不要勉强再插，以免加重创伤和导致感染；②X线检查：是尿道损伤首选检查，尿道造影可显示尿道损伤程度及部位，尿道断裂可有造影剂外渗，尿道挫伤则无外渗征象。

5. 治疗要点　①紧急处理：立即压迫会阴部止血，抗休克治疗。尿潴留紧急行耻骨上膀胱穿刺或造瘘术。②尿道挫伤及轻度裂伤：如症状轻、尿道连续性存在者，一般不需治疗，必要时插导尿管引流7天。③尿道裂伤：需尿管引流1周，如导尿失败，应立即行经会阴尿道修补，并留置导尿2～3周，严重者行膀胱造瘘术。尿潴留不宜导尿或未能立即手术者，可行耻骨上膀胱穿刺引流。④尿道断裂：应急行经会阴尿道修补术或断端吻合术，并留置导尿2～3周。⑤积极处理并发症：尿道狭窄是尿道损伤最常见的并发症，为预防尿道狭窄，待病人拔除尿管后定期做尿道扩张术，对已发生尿道狭窄的病人应给予手术治疗；发生尿道直肠瘘的病人，应3个月后再施行修补术。

6. 护理措施　①心理支持，帮助病人和家属缓解心理压力；②严密观察生命体征、维持体液平衡；③加强排尿异常的护理；④并发症预防及护理；⑤留置导尿管的护理；⑥保护手术切口清洁、干燥，观察引流液色、量、性状及味的变化；⑦骨盆骨折病人应卧硬板床，避免随意搬动，并注意预防压疮。

第37单元　泌尿系统结石病人的护理

【复习指南】本部分内容历年偶考。上尿路结石、膀胱结石和尿道结石的临床表现和护理应熟练掌握；辅助检查和治疗要点及泌尿系结石病人的概述应掌握。

一、概述

泌尿系统结石包括肾结石、输尿管结石、膀胱结石及尿道结石。按结石所在部位分为上尿路结石和下尿路结石。上尿路结石是指肾和输尿管结石，以草酸钙结石多见；下尿路结石是指膀胱、尿道结石，以磷酸镁铵结石常见。上尿路结石临床多见。

1. 病因　结石形成的因素有很多，包括年龄、性别、种族、地理环境和气候、职业、饮食习惯、代谢等。此外，尿液因素包括：①尿液中形成结石的物质增加，如长期卧床病人尿钙增加等；②尿 pH 改变，碱性尿液形成磷酸钙及磷酸镁铵结石，酸性尿液形成尿酸结石和胱氨酸结石；③尿液浓缩；④尿中抑制晶体形成的物质含量减少；均会引起结石。尿路梗阻、异物、感染和药物使用是泌尿系统结石的常见原因。

2. 病理 泌尿系统结石在肾和膀胱形成，绝大多数在排出过程中停留在输尿管和尿道。结石嵌顿局部可引起损伤、感染、梗阻，梗阻和感染可使结石增大，三者互为因果加重泌尿系损害。结石可导致疼痛、血尿、肾积水、肾衰竭、癌变。

二、上尿路结石

1. 临床表现 主要表现为与活动有关的肾区疼痛和血尿。**肾区疼痛伴有叩击痛**，疼痛部位及放射范围根据结石梗阻部位而异，一般向下腹部和会阴部放射。当结石移动和刺激引起输尿管平滑肌痉挛或输尿管完全性梗阻时，出现**肾绞痛**，病人表现疼痛剧烈难忍，辗转不安，大汗，恶心呕吐。**输尿管结石的典型表现为肾绞痛和镜下血尿**；肾盂内的大结石及肾盏结石可无明显临床症状，仅表现为活动后镜下血尿。双侧上尿路结石引起双侧输尿管完全性梗阻或单侧肾上尿路结石完全性梗阻时，可导致无尿。伴有感染时可有膀胱刺激症状及全身感染症状。

2. 辅助检查

（1）实验室检查：尿常规检查可见镜下血尿，伴有感染时有脓尿。行尿细菌培养，血和尿钙、磷、肾功能测定，必要时做钙负荷试验。

（2）影像学诊断：①X 线，确定结石位置；②排泄性尿路造影，显示结石所致的尿路形态、肾功能的改变，透 X 线尿酸结石可见充盈缺损；③逆行肾盂造影，常用于其他方法不能确诊时；④B 超；⑤CT。

（3）输尿管肾镜检查：适用于其他方法不能确诊或同时需要进行治疗者。

3. 治疗要点

（1）非手术治疗：结石**直径＜0.6cm**，光滑，无尿路梗阻，无感染，纯尿酸及胱氨酸结石，可采用非手术治疗。**直径＜0.4cm** 光滑的结石，大多数能自行排出，病人可做跳跃运动，促进结石排出。疑为上尿路结石时，应注意观察每次排出的尿液和有无结石排出。非手术治疗包括：①水化疗法，是预防结石形成和延缓结石增长最简单有效的方法。每日饮水 **2500～4000ml**，保持每天**尿量在 2000ml 以上**。②饮食调节，根据结石成分、生活习惯适当调节饮食。③控制感染。④调节尿 pH，口服枸橼酸钾、碳酸氢钠等碱化尿液，可治疗与尿酸和胱氨酸相关的结石；口服氯化铵可使尿液酸化，有利于防治感染性结石生长。⑤中药和针灸。⑥肾绞痛的治疗，发作时立即解痉、镇痛。可肌内注射黄体酮、阿托品、哌替啶或局部应用利多卡因封闭。

（2）体外冲击波碎石（ESWL）：大多数上尿路结石均可用此法，**最适宜于直径＜2.5cm 的结石**。但以下情况需禁忌：结石远端尿路梗阻、妊娠、出血性疾病、血肌酐 ≥ 265μmol/L、严重心脑血管疾病、安置心脏起搏器、急性尿路感染、育龄妇女下段输尿管结石、过于肥胖或严重骨、关节畸形者。若需重复治疗，**间隔时间不少于 7 天**。

（3）手术治疗：①内镜取石或碎石术，包括输尿管镜或经皮肾镜取石或碎石术；腹腔镜输尿管取石；②开放手术，有肾盂切开取石术、肾实质切开取石术等。

三、膀胱结石

1. 临床表现 典型表现有：①**排尿突然中断，伴有疼痛，放射至阴茎头部和远端尿道**；②排尿困难，改变体位时，有所缓解。

2. 辅助检查　①X线：能显示绝大多数结石；②B超：能显示膀胱区结石声影；③**膀胱镜：可直接看见结石，甚至发现病因。**

3. 治疗要点　手术治疗，术式有：①经尿道膀胱镜取石或碎石；②耻骨上膀胱切开取石术。膀胱感染严重时，应用广谱抗生素治疗。

四、尿道结石

1. 临床表现　**典型症状有尿痛、点滴状排尿、排尿困难**，甚至造成急性尿潴留，多见于男性前尿道。

2. 辅助检查　X线及B超能明确诊断。B超检查可以发现X线片不能显示的小结石和透X线结石。

3. 治疗要点　①结石位于尿道舟状窝时，可通过注入无菌液状石蜡，推挤、钩取或钳出；②前尿道结石可在麻醉下压迫结石近端尿道后，注入无菌石蜡，轻轻向尿道口推挤取出结石；③后尿道结石用尿道探条将结石推入膀胱，再按膀胱结石处理。

五、护理措施

1. 非手术治疗护理

（1）心理护理：疼痛引起病人紧张、恐惧和焦虑，给予病人心理支持缓解情绪，让病人了解疾病相关知识，积极配合治疗和护理。

（2）鼓励病人多饮水：每日饮水量 **2500～4000 ml**。

（3）观察病情：观察尿液和排石效果及可能出现的血尿、梗阻、肾绞痛、感染等并发症。

（4）缓解疼痛：观察评估病人疼痛情况；肾绞痛发作时，应卧床休息，立即肌内注射解痉、镇痛药，如阿托品、哌替啶；局部应用利多卡因封闭治疗。

2. 体外冲击波碎石护理

（1）手术前护理：术前做好胃肠道准备，练习手术配合体位，术前1小时摄腹部X线（KUB）片，进行结石定位，拍摄后应保持体位不变。

（2）手术后护理：术后卧床休息6小时，鼓励病人多饮水。采取有效运动和体位：①结石位于肾下盏者取头低位；②结石位于中肾盏、输尿管上端者碎石后取头高足低位；③肾结石碎石后一般取健侧卧位；④巨大肾结石碎石后可因大量碎石突然聚集输尿管发生堵塞引起"石街"，碎石后应采取**患侧卧位48～72小时**，以后逐渐间断起立，利于结石随尿液缓慢排除。术后做好并发症的观察和护理。

3. 内镜碎石护理

（1）手术前护理：心理护理；协助做好术前检查，除常规检查外还应注意病人的凝血功能是否正常；术中病人取截石位或俯卧位，术前体位训练，提高手术耐受性；术前1日备皮、配血，术前晚肠道清洁。

（2）手术后护理：①病情观察，生命体征、尿液颜色和性状。②引流管护理，肾造瘘管和双"J"形管。妥善固定，引流管位置适当，保持引流管通畅，做好引流液的观察，术后3～5天，肾造瘘管引流尿液转清、体温正常，考虑拔管；拔管前试行夹闭24～48小时，无不良反应后拔管。双"J"形管，一般留置4～6周，可起到内引流、内支架、扩张输尿管的作用，有助于小碎石的排出。术后加强出血、感染等并发症的观察和处理。

4. 健康教育

（1）保持尿路通畅：告知病人多饮水、多活动，促进排石，保证每日饮水量在 2500 ～ 4000ml，保持每日尿量在 2000ml 以上。

（2）饮食调节：根据结石成分，调节饮食。含钙结石应限制含钙、草酸多的食物如浓茶、菠菜、番茄、土豆等含草酸量高和牛奶、奶制品、豆制品、坚果等含钙量高食物。尿酸结石应限制高嘌呤食物如动物内脏、豆制品、啤酒，避免大量动物蛋白、脂肪及精制糖等。

（3）药物预防：应用药物碱化或酸化尿液，预防结石复发，定期复查及预防骨质疏松。

（4）复查：定期 X 线或 B 超检查，观察有无复发。

第 38 单元　肾结核病人的护理

【复习指南】本部分内容历年偶考。肾结核病人的临床表现、护理应熟练掌握；病理、辅助检查和治疗要点应掌握。

一、概述

1. 病理　泌尿系统结核是指结核分枝杆菌侵犯泌尿生殖器官引起的慢性特异性感染，大多数继发于**肺结核**。结核分枝杆菌经血液循环播散到肾，首先侵入双侧肾皮质形成微结核病灶，当机体抵抗力强时，绝大多数病灶都能愈合，不会出现症状，称为**病理型肾结核**；如结核菌侵入肾髓质，表现出临床症状，称为临床型肾结核，约90% 为单侧病变，其余为双侧病变。**主要病理改变为溃疡、干酪样坏死、纤维化和钙化。**

2. 临床表现　①膀胱刺激症状：肾结核源于肾，症状在膀胱，**尿频**是最突出、出现最早、持续时间最长的症状，同时伴有尿急、尿痛。**膀胱刺激症状**是肾结核的典型症状。②终末血尿、脓尿：常在膀胱刺激症状后出现，也有以血尿为起始症状者；脓尿是肾结核常见的症状，多为镜下脓细胞、米汤样尿、脓血尿。③腰痛、梗阻后肿块形成。④全身症状：有发热、盗汗、消瘦、乏力、恶心、呕吐、贫血、少尿等。

3. 辅助检查

（1）尿液检查：呈酸性尿，镜下可见脓细胞、白细胞、红细胞及少量蛋白。尿结核杆菌培养对诊断肾结核有决定意义。

（2）影像学检查：①腹部 X 线，可了解有无钙化及钙化部位；②静脉尿路造影，是诊断肾结核的标准方法，可见肾盏破坏，边缘不整呈虫蚀样改变；③ CT 及 MRT；④ B 超，适用于中晚期病例，可初步确定病变部位。

（3）膀胱镜检查：可直接观察膀胱黏膜情况。膀胱挛缩或急性膀胱炎时，不宜行膀胱镜检查。

4. 治疗要点

（1）抗结核药物治疗：适用于早期肾结核，常用异烟肼、利福平、吡嗪酰胺、乙胺丁醇。

（2）支持治疗：加强营养、生活规律、注意休息、保持心情愉快。

（3）手术治疗：肾切除手术前必须充分抗结核治疗至少 **2** 周，保留肾的手术前则应用药物 **6** 周，术后继续抗结核治疗 **6** 个月以上。手术方式包括：①肾切除术；②部分肾切除术；③挛缩膀胱的手术治疗；④解除输尿管狭窄手术。

二、护理措施

1. 护理措施

（1）心理护理：减轻病人的焦虑和恐惧，保持愉快心情。

（2）生活护理：注意休息、加强营养、避免劳累、增强机体抵抗力。

（3）用药护理：术前和术后充分抗结核治疗，勿用、慎用肾毒性药物，用药期间注意药物不良反应，抗结核药要坚持长期、足量、规律、联合、全程。

2. 术后护理

（1）术后保持各引流管通畅。

（2）体位：肾切除病人血压平稳后可取健侧卧位。**保留肾组织的手术病人，应卧床1～2周**，减少活动，避免继发性出血或肾下垂。

（3）病情观察：严密观察术后出血情况；监测尿量；肾功能：观察健侧肾功能是肾术后护理观察最重要的一点；准确记录24小时尿量，且观察第1次排尿的时间、颜色和尿量。若术后**6小时仍无排尿或24小时尿量较少，可能发生肾衰竭**，及时通知医师并协助处理。**膀胱挛缩和对侧肾积水是肾结核最严重的并发症**，加强观察和护理。

3. 健康教育

（1）康复指导：加强营养，注意休息，避免劳累。

（2）术后抗结核化疗应持续**6个月**以上。

（3）定期复查，**5年内不复发可认为治愈**。

第39单元　泌尿系统梗阻病人的护理

【复习指南】本部分内容历年偶考。良性前列腺增生的护理应重点复习。良性前列腺增生、急性尿潴留的临床表现和护理措施应熟练掌握；病因病理、辅助检查、治疗要点及泌尿系统梗阻病人概述应掌握。

一、概述

尿液肾内形成后，经过肾盏、肾盂、输尿管、膀胱直至尿道排出体外，以上任何部位梗阻都将影响尿液的排出，称为泌尿系统梗阻。根据解剖部位分为上尿路（膀胱开口以上）和下尿路梗阻（膀胱及以下）。

1. 病因　①肾梗阻：多见于先天性畸形、结石、结核、肿瘤；②输尿管梗阻：结石最常见，炎症、肿瘤、先天畸形也可引起；③膀胱梗阻：多为良性前列腺增生、前列腺肿瘤导致，主要病变部位是膀胱**颈部**；④尿道梗阻：**先天尿道狭窄**，炎症、损伤、尿道结石、结核、肿瘤等引起。

2. 病理　梗阻后肾的功能变化表现为肾小球滤过率下降、肾浓缩功能下降、血流量减少及尿酸化能力下降，严重者可发生肾衰竭。梗阻以上部位的尿路扩张，逐渐出现肾积水、肾萎缩，最后全肾成为无功能的巨大水囊。梗阻导致感染、尿路结石发生。泌尿系统梗阻最危险的并发症是细菌直接进入血液循环，发展为菌血症。

二、良性前列腺增生

1. 病因病理　病因尚不明确，可能与**性激素失调**有关，目前公认老龄和有功能的睾丸是发病的基础。前列腺尿道周围的移行带是前列腺增生的起始部位,增大的腺体压迫尿道,使前列腺段尿道弯曲、伸长、尿道受压变窄,膀胱出口梗阻,尿液潴留在膀胱,当膀胱内压力大于尿道内压力时,出现充盈性尿失禁（假性尿失禁）,随着病情加重,晚期出现肾积水、肾功能损伤。梗阻引起尿潴留易继发感染和结石。

2. 临床表现　①尿频:**是最常见的早期症状,夜尿明显**。早期前列腺充血刺激引起,夜间加重;晚期由于膀胱有效容量缩小所导致。②排尿困难:进行性排尿困难是前列腺增生最主要的症状,排尿困难的程度与增生的部位和程度有关,表现为排尿迟缓、断续、排尿费力、尿线细而无力、射程短、尿滴沥状等。③尿潴留、尿失禁:**前列腺增生是发生尿潴留的主要原因**,常在饮酒后、劳累、气候变化、便秘、受凉及精神紧张等情况引起前列腺突然充血、水肿所致。④血尿、尿路刺激症状:常在合并感染后发生。⑤并发症:脱肛、痔,晚期可出现肾积水、肾功能不全等。

3. 辅助检查　①直肠指诊:是诊断前列腺增生简单易行的方法,可触及增大的前列腺;②尿流率检查:最大尿流率< 15ml/s,提示排尿不畅,< 10ml/s,则梗阻严重,必须手术治疗;③超声及膀胱镜检查:超声可直接测定前列腺体积及残余尿量,合并有血尿时需做膀胱镜检查以排除膀胱肿瘤;④血清前列腺特异抗原（PSA）测定:是目前鉴别前列腺增生和前列腺癌的重要指标,前列腺硬、有结节或体积过大时,应查血清 PSA,正常值< 4ng/L。

4. 治疗要点　①紧急处理:发生尿潴留时给予导尿治疗。②药物治疗:如特拉唑嗪、哌唑嗪等。③**手术治疗**:是理想的治疗方法。残余尿量> 50ml;反复出现尿潴留史;无尿路感染;心肺功能正常可耐受手术者,应考虑手术治疗。常用手术方式包括经尿道前列腺切除术、耻骨上经膀胱前列腺切除术、耻骨后前列腺切除术。④其他治疗:激光治疗、经尿道气囊高压扩张术、前列腺尿道支架网等。

5. 护理措施

（1）心理护理:给予病人心理疏导,缓解病人焦虑情绪。

（2）一般护理:加强营养,指导病人多饮水,进食高蛋白、高维生素、易消化饮食,忌饮酒和辛辣刺激食物。注意气候变化,勿受凉,提高机体免疫力。发生尿潴留时,立即给予留置导尿,插管困难时行膀胱造口。指导病人术后 1 周后逐渐离床活动。保持大便通畅,禁止灌肠或肛管排气,以免刺激前列腺窝引发迟发性出血。

（3）术后严密观察病情,防治并发症:①术后**观察和防治出血,放置三腔气囊导尿管压迫止血**,保持膀胱冲洗及尿管的通畅,严密观察尿色、量和性质的变化,膀胱冲洗液为生理盐水,根据尿色决定膀胱冲洗的速度,尿色深速度则快,尿色浅速度则慢。②观察有无 TUR 综合征的发生。因术中大量的冲洗液被吸收使血容量急剧增加,出现稀释性低钠血症,病人在术后几小时内出现烦躁、恶心、呕吐、抽搐、昏迷,严重者出现肺水肿、脑水肿、心力衰竭等。一旦出现,立即给氧,遵医嘱应用利尿药、脱水药,减慢输液速度,静脉滴注3% 氯化钠。

（4）康复指导:出院饮食忌辛辣刺激性食物,避免受凉、过度饮酒、劳累、精神刺激等。术后病人 1～2 个月避免久坐、提重物、剧烈活动,如骑自行车、跑步、性生活等,防止继发出血。指导病人做提肛训练,锻炼肛提肌,预防和治疗尿失禁。多饮水以预防泌尿系感染,如有尿道狭窄者应定期行尿道扩张,定期复查。

三、急性尿潴留

1. **病因及分类** 分成机械性和动力性梗阻。①机械性梗阻：常见于前列腺增生、膀胱尿道结石、尿道损伤和尿道肿瘤等；②动力性梗阻：常见于中枢、周围神经系统病变，肛管直肠术后、脊髓麻醉、应用松弛平滑肌的药物，也可见于高热、昏迷的病人。老年男性尿潴留最常见的原因是前列腺增生。

2. **临床表现** 突然发病，病人膀胱区胀满，不能排尿，胀痛难忍，有时可从尿道溢出部分尿液，但疼痛无缓解；下腹部叩诊呈浊音，用手按压有尿意。

3. **治疗要点** 解除病因，恢复排尿，必要时先导尿。①非手术治疗：病因处理，如尿道结石、尿道口狭窄、低血钾等经病因处理后可恢复排尿；②手术治疗：对不能插入导尿管者，可急行耻骨上膀胱穿刺抽出尿液。对需长期留置导尿者行耻骨上膀胱造口术。

4. **护理措施**

（1）及时解除梗阻：①祛除病因；②促进排尿、防止膀胱内出血。协助医生采取有效措施促进病人排尿。引流尿液时避免放尿过快造成膀胱内压骤然下降引起膀胱内出血。

（2）预防尿路感染：严格无菌操作下导尿，做好尿管和尿道口护理。膀胱穿刺或造瘘术者，做好造瘘管和造瘘口护理。

第40单元　泌尿系统肿瘤病人的护理

【复习指南】本部分内容历年偶考。膀胱癌的护理应重点复习。肾癌、膀胱癌和前列腺癌的临床表现和护理措施应熟练掌握；病因病理、辅助检查和治疗要点应掌握。

一、肾癌

1. **病因病理** 居于泌尿系统肿瘤第二位，病因不清，与环境污染及职业暴露（如石棉、皮革）等有关。组织学上分为透明细胞、颗粒细胞和梭形细胞3类，临床上以透明细胞癌多见。肾癌可以直接侵犯肾周组织，也可通过肾静脉、腔静脉形成癌栓，经血液或淋巴途径转移。最常见的转移部位为肺，其次为肝、骨骼等。淋巴转移最先到肾蒂淋巴结。

2. **临床表现** ①肾癌三主征：包括血尿、肿块和腰痛。间歇无痛肉眼血尿为常见的症状，表明肿瘤已侵入肾盏、肾盂；腰部常为钝痛或隐痛，血块通过输尿管时可引起绞痛；②全身症状：发热、红细胞沉降率加快、红细胞增多症、高血糖等，肾癌具有内分泌功能，肾癌时肾素升高，可引起部分病人伴发高血压；③同侧阴囊内可发现精索静脉曲张。

3. **辅助检查** ①B超：目前作为普查肾肿瘤的方法，可发现早期1cm以上的肿瘤。②X线：肾盂排泄造影、逆行性尿路造影、肾动脉造影，可见肾盏肾盂变形、拉长、变窄、边缘不规则，移位或充盈缺损。③CT及MRI：CT是诊断肾癌最可靠的影像学方法。④肾动脉造影：造影可显示肿瘤新生血管。

4. **治疗要点** ①根治性肾切除术：为首选治疗方法。手术切除范围包括患肾、肾周脂肪组织、同侧肾上腺、近段输尿管、肾门旁淋巴结。术前需行肾动脉栓塞治疗可减少术中出血；术后配合放射和化学治疗可显著提高手术存活率。②免疫治疗：对预防和治疗转移癌有一定疗效。

5. **护理措施** ①给予心理护理：解释病情，关心病人、稳定情绪；②卧床与休息：根治性肾切除术病人术后麻醉期已过、血压平稳，可取半卧位；肾部分切除的病人应卧床 **1～2 周，以防出血**；③营养支持：选择营养丰富的食物，改善就餐环境，适当锻炼身体，增强抵抗力；④严密观察病情：定时监测生命体征，防止并发症的发生；⑤保持引流管通畅，防止打折、扭曲、受压，更换引流袋，准确记录尿量。

二、膀胱癌

1. 病因病理　是泌尿生殖系统肿瘤中最常见肿瘤。病因不清，与长期接触某些致癌物质、吸烟、膀胱慢性感染与异物长期刺激及宫颈癌盆腔放疗等有关。肿瘤分布在**膀胱侧壁、后壁最多，其次是三角区和顶部**。约 1/3 的膀胱癌为多发性肿瘤，膀胱肿瘤先后或同时伴有肾盂、输尿管和尿道肿瘤。组织类型中上皮性肿瘤占 95% 以上，多为移行细胞乳头状瘤，鳞癌和腺癌各占 2%～3%，非上皮性肿瘤极少见，多数为肉瘤和横纹肌瘤。按生长方式分为原位癌、移行细胞癌和浸润性癌。肿瘤预后与其组织类型、细胞分化程度、生长方式和浸润深度等有关，特别是肿瘤浸润深度及细胞分化程度有关。

2. 临床表现　①**血尿**：是最常见、最早出现的症状。**血尿多为间歇、无痛性肉眼血尿终末加重，可自行停止或减轻，给病人好转或治愈的错觉**。②**膀胱刺激征**：多在肿瘤坏死、脱落，并发感染时发生，是膀胱肿瘤晚期的征象。③**排尿困难**：当肿瘤长在膀胱颈部或血块堵塞膀胱出口时出现，引起尿潴留。④全身症状：低热、下腹部肿块、消瘦和贫血等。

3. 辅助检查

（1）影像学检查：①膀胱镜下取活组织做病理检查是最重要的检查手段，也是诊断膀胱癌最直接、最可靠的方法；②膀胱造影和静脉肾盂造影，可见充盈缺损；③ B 超、CT 和 MRI 检查可看到肿瘤的位置、大小。

（2）尿脱落细胞检查：取病人新鲜尿液，发现脱落的肿瘤细胞，作为初筛手段。

4. 治疗要点　以**手术治疗**为主的综合治疗。①手术治疗：包括经尿道膀胱肿瘤切除术，膀胱部分切除术和根治性膀胱全切术。②化学治疗：有全身化疗和膀胱灌注化疗。对于保留膀胱的病人，术后定期行膀胱灌注化疗。每周灌注 1 次，共 8 次，以后每月 1 次，共 1～2 年。灌注时插导尿管排空膀胱，以蒸馏水或等渗盐水稀释药液灌入膀胱后取平、俯、左侧、右侧卧位，每 15 分钟轮换体位 1 次，共 2 小时。③其他辅助治疗：包括免疫治疗和放射治疗。

5. 护理措施　①心理护理：指导疾病相关知识，减轻焦虑和恐惧；②饮食与营养：高热量、高蛋白、高维生素及易消化饮食；③完善术前准备：禁烟、酒；④术后严密病情观察：防止并发症的发生；保持各引流管的通畅，严密观察引流量、色、性质；⑤指导定期复查：向病人解释膀胱癌治疗后易复发的特点，说明综合治疗和复查的重要性。定期复查膀胱镜，术后第 1 年每 3 个月做膀胱镜 1 次，2 年无复发者改为半年复查一次。发现异常及时处理。

三、前列腺癌

1. 病因病理　多发生于 50 岁以上男性，发病率随着年龄增长而增高。病因不清，可能与种族、环境、食物、性激素、遗传等因素有关。欧美国家发病率高，多为腺癌，常发生在前列腺外周带，病变可直接浸润、淋巴和血行转移 3 种方式扩散，转移至脊柱和骨盆最常见。

2. 临床表现　**早期常无明显症状**，多在直肠指检、超声检查和前列腺手术标本中发现。肿瘤较大时常出现下尿路梗阻症状，如排尿不尽、尿潴留、血尿等。骨转移时可出现骨痛、脊髓压迫症状、病理性骨折等，淋巴转移时可出现下肢水肿。

3. 辅助检查 ①实验室检查：血清前列腺特异性抗原可作为诊断前列腺癌的初筛方法，正常血清 PSA ＜ 4ng/ml，前列腺癌伴有血清 PSA 升高，极度升高多数有转移病灶。②直肠指检可发现前列腺结节，质硬。③B 超、CT 及 MRI 对诊断前列腺癌的范围有重要意义；经直肠 B 超穿刺活检准确率高。

4. 治疗要点 前列腺手术中偶然发现的小病灶可暂不处理，应严密随诊；局限在前列腺内 T_2 期前的癌可行前列腺根治术；去势治疗，用手术或药物的方法，使体内雄激素浓度处于去势水平，起到治疗前列腺癌的目的。T_3、T_4 期前列腺癌行去势治疗；内分泌治疗失败者采取化疗。

5. 护理措施

（1）术前：①心理护理；②营养支持；③肠道准备。

（2）术后：①休息与饮食护理；②并发症的观察与护理，预防感染和尿失禁的发生。

第 41 单元　骨科病人的一般护理

【复习指南】本部分内容历年偶考。骨科病人一般护理内容应熟练掌握。

一、牵引术与护理

1. 牵引术 骨科常用的治疗方法，在骨折部位利用牵引力和反牵引力作用达到复位和维持复位固定的治疗方法。

（1）目的和作用：①骨折、关节脱位的复位及固定；②矫形治疗；③缓解肌肉痉挛，防止畸形；④患肢制动，减轻疼痛，预防骨骼病变。

（2）分类：①皮牵引，操作简便易行、无创，损伤小，牵引重量一般不超过 5kg。②骨牵引，切开皮肤，将不锈钢针穿入骨骼的坚硬部位通过牵引钢针直接牵引骨骼，力量大，可较长时间牵引，为有创性，可发生感染。牵引重量一般为身体重量的 1/10 ～ 1/7。③兜带牵引，将宽厚布按局部体形制成各种吊带进行牵引，常用有枕颌带牵引和骨盆悬吊牵引。

2. 护理 ①协助病人做好生活护理。②保持牵引的有效性：观察肢体血管、神经功能。观察牵引的有效性，每日测量肢体长度，两侧对比，防止牵引力量不足或过度牵引。做好固定，保持对抗牵引力，**床尾抬高 15 ～ 30cm 以对抗牵引力**，牵引重锤勿着地。③做好皮肤护理：牵引针孔每日滴 75% 乙醇 2 次；及时擦去针眼处分泌物，每日消毒；牵引针若向一侧偏移，消毒后调整，发生感染充分引流，严重时拔出钢针，改变牵引位置。注意肢体保暖，保持皮肤清洁、局部按摩，防止压疮。④指导功能锻炼，预防关节僵硬和足下垂。

二、石膏绷带术与护理

1. 石膏绷带术 石膏绷带是常用的外固定材料之一，适用于骨关节损伤及术后的固定。常用的石膏类型可分为石膏托，石膏夹板，固定躯干的石膏，如石膏床、石膏围腰、石膏背心、石膏围领，以及特殊类型石膏如肩人字石膏、髋人字石膏等。

操作方法：①做好操作前物品和病人准备工作。②浸泡石膏后制作石膏条，平放水桶，完全浸泡；包石膏绷带，术者右手握石膏卷从肢体近端向远端滚动，切忌拉紧，左手配合将石膏绷带抹平，肢端外露。操作全过程严禁手指按压石膏，防止术后压疮。③修理、包边、开窗、标记日期。

2. **护理措施**　①石膏干固前：抬高患肢，适当支托，防止肢体肿胀及出血；搬运病人用手掌平托石膏固定的肢体，禁用手指托扶和压迫。②保持石膏清洁干燥。③观察血液循环情况：如有肢端疼痛、苍白、冰冷、发绀、麻木时，应及时通知医师，防止发生骨筋膜室综合征。④保持有效固定。⑤并发症的预防：a. **压疮**，包扎石膏前，关节部位加好衬垫，尤其骨突起处加较厚棉垫；包扎石膏时严禁指尖按压，不可向石膏内塞垫；保持床单位清洁干燥，定时翻身，避免皮肤损伤。b. **失用综合征**，长期卧床、石膏制动，易发生关节僵硬，导致肌萎缩，应加强功能锻炼，做肌肉的等长收缩锻炼。c. **骨筋膜室综合征**，骨筋膜内肿胀、出血，压力增高引起，常见于前臂掌侧或小腿；也可能是肢体包扎过紧，尤其是石膏包扎过紧引起。注意 **"5P 征"**（疼痛、苍白、感觉异常、麻痹及脉搏消失）评估。预防：石膏包扎不要过紧。如病人出现肢体血液循环受阻或神经受压征象，及时发现并将患肢平放，脱水治疗，做好切开减压准备。d. **石膏综合征**，躯干石膏固定的病人可能出现反复呕吐、腹痛甚至呼吸窘迫、面色苍白、血压下降等表现，成为石膏综合征。包扎石膏时留有余地，嘱病人少量多餐，避免过饱；若出现以上表现，上腹充分开窗；腹痛、呕吐严重者立即拆除石膏，予以禁食、胃肠减压、静脉补液等处理。

三、功能锻炼

1. **目的**　功能锻炼是骨科治疗的重要组成部分，可以促进肢体功能恢复；预防关节僵硬、肌肉萎缩和骨质疏松等并发症，促进骨折愈合。

2. **护理措施**

（1）分阶段锻炼：①早期（伤后 1～2 周），运动重点是患肢肌肉等长舒缩锻炼，固定范围以外的部位在不影响患肢固定情况下进行锻炼；②中期（伤后 2 周后），运动重点是患肢骨折的远近关节运动为主；③晚期（伤后 6～8 周后），运动重点是关节活动范围和肌力的锻炼。

（2）功能锻炼方法：①被动运动，如按摩、理疗、被动活动、被动功能锻炼器械协助锻炼；适用于瘫痪的病人。②主动运动，依靠病人自身力量进行锻炼，是功能锻炼的主要方法，适用于有活动能力的病人。③助力运动，自身力量不足，需要外力协助，特别是在起动时需要帮助。

（3）原则：遵循循序渐进、动静结合、主动与被动运动结合的原则。

第 42 单元　骨与关节损伤病人的护理

【复习指南】本部分内容历年必考，应作为重点复习。骨折概述，四肢骨折、脊椎骨折、脊髓损伤和各型关节脱位的临床表现、治疗要点和护理措施均应熟练掌握；病因病理、辅助检查应掌握。脊椎骨折的急救搬运及脊髓损伤并发症应掌握。断指再植的临床表现、护理措施应熟练掌握。

一、骨折概述

1. **骨折定义、病因与分类**

（1）定义：骨的完整性和连续性中断。

（2）病因：①直接暴力，外力直接作用于局部骨骼发生骨折。②间接暴力，外力作用引起受力点以外的部位发生骨折，如跌倒时手掌撑地引起桡骨远端骨折。③疲劳性骨折，骨质长期、反复受到轻度损伤引起的骨折，如长途行军导致第2、3跖骨骨折。

（3）分类

①按骨折端是否与外界相通：闭合性骨折和开放性骨折。**开放性**骨折易引起感染。

②按骨折程度及形态：不完全骨折和完全骨折。a. 不完全骨折，骨的完整性和连续性部分中断，又分为青枝骨折、裂缝骨折等。b. 完全骨折，骨骼连续性和完整性全部中断，又分为横形骨折、斜形骨折、螺旋形骨折、粉碎性骨折、嵌插骨折、压缩性骨折和骨骺分离。

③按骨折处的稳定程度：稳定性骨折和不稳定性骨折。a. 稳定性骨折，骨折端不易移位或复位后不易再移位，如裂缝骨折、青肢骨折等。b. 不稳定性骨折，骨折端易移位或复位后易再移位，如斜形骨折、粉碎性骨折等。

④按骨折后时间长短：新鲜骨折和陈旧骨折。以2周为界，2周内的骨折为新鲜骨折，超过2周的骨折为陈旧骨折。

2. 临床表现

（1）全身表现：出血所致休克；发热。

（2）局部表现：①骨折一般表现，疼痛和压痛；肿胀和瘀斑；功能障碍。②**骨折特有体征：畸形、反常活动、骨擦音或骨擦感**。具有以上三者之一即可诊断为骨折。

3. 辅助检查　①诊断骨折的常规检查为 **X 线检查**，可以了解骨折部位、类型及移位；②CT 和 MRI，能更准确地显示结构复杂的骨折，如颅骨骨折、脊椎骨折等；③骨扫描，可确定骨折的性质及并发症。

4. 骨折的诊断　损伤病史结合临床表现和辅助检查，尤其是骨折特有体征。

5. 骨折并发症

（1）早期并发症：①休克，严重损伤时，骨折引起大量出血或重要脏器损伤引起休克。②血管神经损伤，骨折断端损伤血管、周围神经，如脊柱骨折和脱位伴发脊髓损伤。③重要内脏器官损伤。④**骨筋膜室综合征**，血肿、组织水肿或包扎过紧等导致骨筋膜室内压力增高，引起软组织血液循环障碍，肌肉、神经缺血，形成缺血—水肿—缺血的恶性循环，长时间缺血，引起肌肉坏疽，需要截肢。好发前臂和小腿，表现为肢体剧痛、肿胀、指（趾）呈屈曲状、活动受限、局部皮肤苍白或发绀。⑤**脂肪栓塞**，成人多见，如股骨干骨折，发生在骨折后48小时内，因骨折端血肿张力大，使骨髓腔内脂肪微粒进入破裂的静脉内，引起肺、脑、肾血管栓塞。表现为进行性呼吸困难、发绀，烦躁不安、嗜睡，甚至昏迷和死亡。

（2）晚期并发症：①关节僵硬，最常见的并发症；②压疮，骨突局部受压，血液循环障碍引起；③下肢深静脉血栓，下肢或骨盆骨折时，长时间制动导致；④感染，多见于开放性骨折；⑤坠积性肺炎，多见于因骨折长期卧床病人；⑥缺血性骨坏死，骨折处血液供应被破坏所致；⑦缺血性肌挛缩，骨折最严重的并发症之一，是骨筋膜室综合征的严重后果，可造成爪形手或爪形足；⑧损伤性骨化，多见于肘关节周围损伤，一旦发生，严重影响关节活动功能；⑨创伤性关节炎，骨折后未能准确复位，愈合不良所致。

6. 骨折愈合过程及影响因素

（1）骨折愈合过程：分为3个阶段。①血肿炎症机化期，伤后6～8小时骨折断端形成血肿、血块，炎性细胞逐渐清除血肿，使血肿机化形成肉芽组织，同时形成纤维连接，此过程在骨折 **2 周左右后完成**；②原始骨痂形成期，又称临床愈合期，骨内、外膜增生，新生血管长入，逐渐形成新骨，一般**需 4～8 周**；③骨板形成塑型期，又称骨性愈合期，骨小梁增粗，排列趋于规则和致密，此过程**需 8～12 周**，塑型与活动和负重有关。

（2）影响愈合的因素：①全身因素，如年龄、营养、代谢障碍性疾病等；②局部因素，如骨折部位、类型、数量、程度，骨折端血供与周围组织营养情况等。

7. 急救　①抢救生命；②防止进一步损伤或污染，外露骨端一般不进行现场复位；③保护患肢并快速转运；④开放性骨折，尽早清创并使用抗生素和 TAT，预防感染。

8. 治疗要点　**复位，固定，功能锻炼**。复位是骨折治疗的首要步骤，包括手法复位和手术复位。手法复位适用于大多数骨折，是闭合性骨折最常用的复位方法。常用固定方法有①外固定：小夹板固定、石膏绷带、持续牵引等；②内固定：切开复位后，应用内固定物，如钢针、髓内钉等将骨折段固定在解剖复位的位置上。

二、常见的四肢骨折

1. 锁骨骨折

（1）病因病理：多为间接暴力所致。

（2）临床表现：局部疼痛，肿胀，瘀斑，患侧肩下垂，活动时疼痛加剧。

（3）治疗要点：移位骨折应手法复位，保持双肩后伸挺身位"8"字绷带固定，三角巾悬吊 3 周。

2. 肱骨髁上骨折

（1）病因病理：多发生于 10 岁以下儿童，分为**伸直型**骨折和**屈曲型**骨折。伸直型常合并肱动、静脉，正中神经、桡神经、尺神经损伤，较常见。屈曲型较少合并血管、神经损伤。

（2）临床表现：局部肿胀、压痛、皮下瘀斑、功能障碍，**肘后三角关系正常**。如合并血管、神经损伤出现相应临床表现。

（3）治疗要点：①肿胀轻，无血管、神经损伤者，可行局部麻醉下手法复位，再用石膏托固定 4～5 周。②伤后时间较长，局部组织肿胀，用尺骨鹰嘴悬吊牵引，待 3～5 天肿胀消退后再行手法复位。③手法复位失败或有血管神经损伤者行手术治疗。

（4）护理重点：注意观察患肢前臂肿胀程度，桡动脉搏动和末梢血液循环，以及手臂感觉和运动功能。晚期注意有无骨化性肌炎、肘内翻畸形、缺血性肌挛缩等并发症的发生。

3. 桡骨远端骨折

（1）病因与分类：多由间接外力所致，跌倒时手掌着地，暴力向上传导引起，常见于骨质疏松的中老年人。分为伸直型骨折（Colles 骨折）和屈曲型骨折（Smith 骨折）。

（2）临床表现：伸直型骨折表现为腕关节**侧面观"银叉样"畸形，正面观"枪刺样"畸形**；屈曲型骨折出现腕部下垂畸形。

（3）治疗要点：伸直型骨折，手法复位外固定，小夹板或石膏绷带固定在屈腕、尺偏、旋前位；对严重粉碎骨折、手法复位失败者需手术复位内固定。屈曲型骨折处理原则相同，复位手法相反。

（4）护理重点：注意患侧指端血供、感觉、活动有无异常。固定期间做手指、肘、肩伸屈活动，4～6 周后去除外固定，逐渐开始腕关节活动。

4.股骨颈骨折

（1）病因病理：<u>多见于中老年骨质疏松女性。**骨折后常易出现股骨头坏死或骨折不愈合**</u>。按骨折线部位分为头下型骨折、经颈型骨折、基底骨折 3 类。前两者易引起血运中断，发生股骨头坏死或骨折不愈合，基底骨折对血运影响不大，愈合较好。

（2）临床表现：髋部疼痛，下肢活动受限，**患肢呈缩短、外旋畸形**。

（3）治疗要点：无明显移位骨折需持续牵引，穿防旋鞋。有骨折移位和内收型骨折需手术治疗，术后 3 个月内避免下蹲、坐沙发、跷二郎腿等动作。

5.股骨干骨折

（1）病因病理：股骨是人体最粗、最长、承受应力最大的管状骨，强大暴力才能发生骨折，骨折后常有大量失血，骨折后愈合与重塑时间较长。多见于青壮年，分为股骨上 1/3 段骨折，股骨中 1/3 段骨折，股骨下 1/3 段骨折。

（2）临床表现：受伤后患肢疼痛、肿胀，活动受限，远端肢体异常扭曲，不能站立和行走。**患肢明显畸形，出现反常活动、骨擦音**。股骨干血供丰富，骨折后常大量失血导致休克。

（3）治疗要点：<u>3 岁以内儿童行垂直悬吊牵引。成人股骨干骨折闭合复位后可采用骨牵引，骨牵引重量为体重的 1/10～1/7</u>。非手术治疗失败、合并血管神经损伤或多处骨折的病人采用手术治疗。

（4）护理重点：观察病人有无休克表现，应注意患肢远端动脉搏动及血液供应，有无感觉和活动异常，牵引期间注意早期进行股四头肌等长舒缩锻炼，活动足部、踝关节和小腿。

6.胫腓骨干骨折

（1）病因病理：是<u>长骨骨折中最常见的</u>一种，多见于青壮年和儿童。直接或间接暴力引起，<u>常形成开放性骨折，易发生骨筋膜室综合征和创伤性关节炎</u>。

（2）临床表现：患肢局部压痛、肿胀、异常活动，不敢站立和行走。胫骨上 1/3 骨折可损伤胫后动脉，导致下肢缺血；胫骨中 1/3 骨折可使骨筋膜室压力增高，下 1/3 骨折由于血供差，可引起延迟愈合。

（3）治疗要点：稳定骨折进行手法复位外固定；不稳定骨折采用骨牵引复位治疗；手法复位失败、严重的开放性或粉碎性骨折病人行手术治疗。

7.四肢骨折病人的护理

（1）护理评估：①术前评估：评估健康史，受伤情况，既往史；身体状况，骨折类型，患肢活动受限情况，局部血供状况，心理－社会状况。②术后评估：固定状况，并发症发生情况，康复程度。

（2）护理措施

①开放性骨折急救护理：<u>应积极止血，观察呼吸、血压和脉搏，监测有无休克征象，迅速建立静脉通道，补充血容量</u>。开放性骨折处理不当易致感染，应早期清创，用抗生素，加强营养。

②一般护理：加强基础护理；指导病人进食营养丰富、易消化、适量粗纤维的饮食；多饮水，防止便秘及泌尿系感染和结石。尽量避免搬动病人；局部制动，保持功能位；加强功能锻炼，在病情允许情况下，进行主动被动运动。

③疼痛护理：对症护理。骨折本身引起的疼痛，<u>应妥善固定、减少搬动</u>；肿胀压迫引起

的疼痛，可抬高患肢，早期冷敷减轻水肿，晚期热敷促进炎症消退；前臂和小腿骨折要警惕骨筋膜室综合征，病情严重者，立即切开减压。石膏固定病人，石膏型内疼痛，要分析原因，严禁向石膏内塞纱布、棉花，如石膏压迫严重，需要拆除石膏，避免形成压疮。

④病情观察：观察患肢变化，注意肿胀、疼痛，抬高患肢或功能位。病情严重者应观察全身变化，有无出血、休克等，如有异常，及时处理。

⑤牵引病人的护理：a.保证有效牵引。每日检查病人体位，根据情况及时调整，保持对抗牵引；经常检查牵引装置是否保持完好，嘱病人及家属不要自行调整和改变；每日测量肢体长度，防止牵引不利或过度牵引。b.皮肤护理。皮牵引注意观察皮肤情况，长期卧床病人，防止压疮发生。c.防止感染。骨牵引每日在针孔处用75%乙醇消毒2次，针孔处血痂勿清除，防止感染。d.功能锻炼。牵引过程中要适当进行功能锻炼，防止肌肉萎缩、关节僵硬等并发症。

⑥小夹板固定护理：适用于四肢长骨稳定性骨折。a.准备合适的夹板、衬垫；b.夹板固定应松紧合适，以上下能移动1 cm为宜，注意适时调整绑带松紧度；c.抬高患肢，利于静脉回流，减轻局部水肿；d.观察末梢循环，注意温度、颜色、感觉和运动功能；e.在医生指导下进行功能锻炼。

⑦石膏固定病人护理：a.准备工作：病人皮肤清洁、擦干、加衬，伤口处先行更换敷料。依据肢体情况准备适当宽度石膏绷带卷、35～40 ℃热水、卷尺、有色铅笔、木板等。b.配合包扎：协助医生石膏绷带缠绕时，由近端向远端环形包扎，每层压住上一层的1/3，用手掌抚平，过程中禁用指尖按压。石膏固定应露出指或趾，以观察肢端皮温、皮色、感觉及运动情况。结束后，修整边缘，标记日期，需要开窗者应在石膏干固前开窗。软枕垫好，保持肢体20分钟内不动，以免石膏折断。c.包扎后护理：保持清洁干燥，有效固定，防治并发症发生。

⑧常见并发症观察与护理：a.休克，多见于股骨骨折、骨盆骨折或多发合并骨折；b.血管神经损伤，多见于颅骨骨折、脊柱骨折、肱骨髁上骨折等；c.脂肪栓塞，骨折的早期严重并发症，常见肺、脑栓塞；d.骨筋膜室综合征，多见于前臂骨折和小腿骨折，应立即去除外固定，切开减压，禁止抬高患肢；e.内脏重要脏器损伤，一旦发现积极处理。

三、脊椎骨折及脊髓损伤病人的护理

1.脊椎骨折

（1）病因病理：多因**间接暴力**引起，暴力传导至脊椎造成骨折，严重时伴关节脱位或脊髓损伤。

（2）分类：按暴力作用方向分为屈曲型（最多见）；垂直压缩型；过伸型；齿状突骨折。按骨折稳定性分为稳定型和不稳定型。

（3）临床表现：局部疼痛、肿胀、活动受限，骨折处棘突有明显压痛和叩击痛；合并脊髓损伤时，有四肢或双下肢感觉和运动障碍，高位截瘫可出现呼吸困难，甚至呼吸停止。

（4）辅助检查：CT、X线（首选检查）、MRI检查。

（5）急救搬运：怀疑脊椎骨折者应尽量避免移动，搬运不当易引起脊髓损伤；可采用平托法搬运至硬担架或木板上。3人平托病人，同步行动，使病人身体保持一条直线，脊柱中立位，放在木板上。如有颈椎损伤者，需有专人牵引固定头部，并与身体保持一致，搬运

后用沙袋或衣服放在颈部两侧固定头部。

（6）治疗要点：①卧硬板床，单纯胸腰椎体压缩不到 1/5 者，卧硬板床，骨折部位加厚枕，使脊柱过伸。②复位固定，单纯胸腰椎体压缩超过 1/5 的年轻病人，可用两桌法或双踝悬吊法过仰复位，石膏背心固定约 3 个月。颈椎稳定型骨折采用颌枕带卧位牵引，复位后石膏固定 3 个月。颈椎压缩明显或双侧椎间关节脱位时采用持续颅骨牵引复位，复位后再牵引 2 ～ 3 周，石膏固定 3 个月。爆破型骨折无神经症状，经 CT 检查确定无骨折片挤入椎管内者，可用双踝悬吊法复位；对有神经症状和骨折片挤入椎管内导致损伤严重的病人，切开复位内固定治疗。③功能锻炼。

2. 脊髓损伤

（1）病因病理：脊髓损伤是脊椎骨折、脱位的严重并发症，多出现在颈椎下部和胸腰椎。按神经损伤的部位和程度分为脊髓震荡、不完全脊髓损伤和完全性脊髓损伤。

（2）临床表现：①脊髓震荡：脊髓损伤平面以下弛缓性瘫痪，感觉、运动、反射及括约肌功能全部或部分丧失，但数小时到数日开始恢复不留任何后遗症。②脊髓损伤：脊髓休克期间表现为受伤脊髓损伤平面以下弛缓性瘫痪，感觉、运动、反射及括约肌功能丧失，大小便不能控制。胸腰段脊髓损伤使下肢感觉、运动障碍称为**截瘫**；颈段脊髓损伤，双上肢也出现瘫痪，称为**四肢瘫痪**。脊髓半横切损伤时，损伤平面以下同侧肢体运动及深感觉消失，对侧肢体痛、温觉消失，称为脊髓半切征（Brown-Sequard 征）。③脊髓圆锥损伤：会阴部皮肤感觉消失，大小便不受控制和性功能障碍。④马尾神经损伤：较少见，损伤平面以下弛缓性瘫痪，有感觉和运动功能障碍及括约肌丧失。

（3）辅助检查：实验室检查、X 线检查、脊髓造影，CT 及 MRI 可显示脊髓受压和椎管内软组织情况。

（4）并发症：①呼吸道**感染**和呼吸**衰竭**是脊髓损伤的严重并发症；②泌尿系感染和结石；③压疮；④其他，如体温异常、腹胀、便秘等。

（5）治疗要点：非手术治疗和手术治疗。非手术治疗包括固定并制动，解除脊髓受压，减轻脊髓水肿和继发性损伤措施。

3. 护理

（1）护理评估：①术前评估：健康史，既往史；受伤情况；身体状况，脊髓功能丧失程度，肢体感觉运动情况，心理 – 社会状况。②术后评估：术中情况；躯体运动感觉功能恢复情况，并发症发生情况，康复程度。

（2）护理措施：①心理护理：解释疾病相关知识，增强治疗信心。②基础生活护理：满足病人生活需要。提供高营养易消化饮食，多吃水果、蔬菜，多饮水。做好皮肤和口腔护理，加强排泄护理。外伤性截瘫病人 3 个月后，指导病人练习坐起，使用拐杖或轮椅协助离床活动。③体温异常的护理：a. 高热病人，嘱病人多饮水，进行物理降温。b. 低温病人，注意保暖，提高室温。④并发症护理：a. 加强呼吸道管理：观察呼吸功能，氧气吸入，保持呼吸道通畅，遵医嘱雾化吸入，定期排痰，每 2 小时协助病人翻身叩背 1 次，指导病人深呼吸和有效咳嗽，控制感染。b. 泌尿系统护理：早期留置导尿管持续引流，以防膀胱过度膨胀。2 ～ 3 周后改为每 4 ～ 6 小时开放 1 次，平时夹闭，使膀胱充盈，防止膀胱萎缩及感染，并训练膀胱自主排尿。鼓励病人多饮水，预防泌尿系感染和结石。c. 皮肤护理：保持床单位平整、干净，保持皮肤清洁，应用气垫或分区充气床垫，定时翻身，每 2 小时 1 次，24 小时不间断。

四、骨盆骨折

1. 病因病理　多因直接暴力撞击骨盆引起，骨折后大量出血，易致**腹膜后血肿和出血性休克**；另外，可造成膀胱、尿道、阴道和直肠，腰骶神经丛和坐骨神经等周围邻近器官损伤。

2. 临床表现　疼痛、肿胀、不敢坐起或站立，严重者有面色苍白、血压下降等休克表现。耻骨联合、腹股沟及会阴部有压痛和瘀斑。骨盆分离试验和挤压试验阳性，双下肢不等长。

3. 辅助检查　CT、X 线检查。

4. 常见并发症　出血性休克，腹膜后血肿，盆腔内脏损伤，如膀胱和后尿道损伤、直肠损伤、神经损伤等。

5. 治疗要点　先处理危及生命的症状和休克，再处理骨折。①非手术治疗：卧床休息，采用**骨盆兜带悬吊**牵引。②手术治疗：采用外固定支架固定术或钢板内固定术。

6. 护理措施　①密切观察病情，观察生命体征变化，及时补充血容量；观察腹部，了解有无腹内脏器损伤；观察尿量，评估有无膀胱及尿道损伤；②加强基础生活护理；③做好牵引及固定病人的护理。

五、关节脱位

1. 概述

（1）定义：直接或间接暴力导致骨与骨之间相对的关节面失去正常对合关系。

（2）病因：①创伤：由外界暴力引起，是导致脱位的最常见原因。②先天发育不良，胚胎发育异常，导致骨关节结构缺陷，出生后发生脱位。③病理因素：骨关节患某种疾病，如骨关节结核、骨肿瘤等，使得骨关节结构破坏，不能正常对合。④习惯性脱位，创伤性脱位破坏了关节囊、韧带，使关节松弛，关节结构不稳定，再受到轻微外力即可引起脱位。习惯性脱位与初次脱位治疗不当有关系。

（3）分类：按脱位程度分为全脱位或半脱位；按远侧骨端关节面移位方向分为前脱位、后脱位、侧方脱位、中央脱位。按脱位后时间分 **2 周以内**为**新鲜性脱位**和超过 2 周围**陈旧性脱位**；按脱位后关节腔是否与外界相通分为闭合性脱位和开放性脱位。

（4）病理：关节脱位易引起关节粘连，关节活动受限或异常。若有关节内骨折，易形成创伤性关节炎，伴有周围血管和神经损伤。

（5）临床表现：关节疼痛、肿胀、局部压痛，关节功能障碍。特有体征为**畸形、弹性固定、关节盂空虚**。

（6）辅助检查：**X 线检查显示脱位类型**及有无骨折。

（7）并发症：休克、血管损伤、神经损伤，晚期可发生骨化性肌炎或创伤性关节炎。

（8）治疗要点：进行早期手法复位，固定 2～3 周，并加强功能锻炼。

2. 肩关节脱位

（1）病因病理：创伤是肩关节脱位的主要原因，青壮年男性多见，多由间接暴力引起。

（2）临床表现：肩关节疼痛、肿胀、活动受限，呈"方肩"畸形，关节盂处空虚，杜加（Dugas 征）试验阳性。

（3）辅助检查：X 线片显示脱位类型及有无合并骨折。

（4）治疗要点：手法复位后固定 3～4 周。

3. 肘关节脱位

（1）病因病理：多由间接暴力所致。根据脱位的方向分为后脱位、侧方脱位和前脱位，其中后脱位最常见。

（2）临床表现：肘关节剧烈疼痛、肿胀、功能障碍，肘部明显畸形，变粗、后突、前臂缩短，**肘后三角关系失常**。

（3）辅助检查：X 线检查明确脱位方向及有无骨折。

（4）治疗要点：尽早手法复位，手法复位失败者手术切开复位。固定，功能锻炼。

4. 髋关节脱位

（1）病因病理：处于坐位或蹲位时，受强大暴力所导致，下肢强力外展、外旋或内收、内旋引起髋关节脱位。按股骨头的移位方向分后脱位、前脱位和中心脱位。以后脱位最多见。

（2）临床表现：患侧髋关节疼痛、主动活动功能丧失，被动活动引起剧烈疼痛。后脱位时患肢出现典型的屈曲、内收、内旋、短缩畸形，臀部可触及后上突出移位的股骨头；前脱位时髋关节呈明显的外旋、轻度屈曲和外展畸形。

（3）辅助检查：X 线检查可明确诊断，必要时做 CT 检查。

（4）治疗要点：①复位：脱位 24 小时内、麻醉状态下行闭合复位；手法复位失败者行手术复位。②固定：复位后置患肢于伸直、外展中立位，皮牵引或穿丁字鞋固定 2～3 周，严禁屈曲、内收、内旋动作，以防再次脱位。③功能锻炼：固定期间做股四头肌等长收缩，4 周后扶双拐下地，髋关节脱位严重时可导致股骨头坏死，3 个月内患肢不负重，以防股骨头坏死。

5. 护理

（1）护理评估：①术前评估：评估健康史，既往史，受伤情况；身体状况，关节脱位类型，患肢活动受限情况，局部血运状况，心理 - 社会状况。②术后评估：术中固定状况，并发症发生情况，康复程度。

（2）护理措施：缓解疼痛，**伤后 24 小时**之内**冷敷**，减轻肿胀疼痛，之后**热敷**促进炎症局限，减少肌肉痉挛疼痛。患肢抬高，促进静脉回流，减轻肿胀并保持功能位和功能锻炼。

六、断指再植

1. 病因病理　外伤造成肢（指）体离断，没有或仅有少量组织相连。包括完全或不完全离断的肢（指）体。**切割伤**断面整齐，再植后存活率较高。**碾压伤**经过处理后可成为切割伤，再植后也可取得较好效果。**撕裂伤**组织损伤复杂且严重，血管、神经、肌腱等各类组织断裂又往往不在同一平面，修复困难，成活率及功能恢复较差。

2. 临床表现

（1）完全离断：肢体远端与近端没有任何组织相连，或只有少量已严重损伤的组织连接。

（2）不完全离断：伤肢软组织大部分离断，断面有骨折或脱位，离断肢体远端已无血液循环。

3. 治疗要点

（1）现场急救：包括止血、无菌敷料包扎、断肢保存和快速转运。

（2）**断肢保存：对离断的肢体现场不做无菌处理，严禁冲洗、浸泡、涂药，保存上根**

据运送距离而定。运送距离近尽快用无菌或清洁敷料包裹离断的肢体，运送距离远的，在此基础上干燥冷藏保存，保持在 4℃左右。避免肢体与冰块直接接触而冻伤。

4. 护理措施

（1）病情观察：注意生命体征变化及尿量，并准确记录 24 小时液体出入量。

（2）再植肢体观察：①制动、抬高患肢到心脏水平。②局部皮温测量。手术后 10 天内，每 1～2 小时测量 1 次，并记录，如皮温突然下降 3℃以上，提示静脉栓塞，测量时注意在同一部位。③血管危象观察与处理。血管危象术后 48 小时内易发生，因血管痉挛和栓塞所致。观察再植肢体温度、颜色、肿胀程度、血供情况。皮肤由红润变苍白、皮温降低、指腹塌陷、毛细血管充盈时间延长超过 2 秒、动脉搏动减弱或消失，提示动脉痉挛或栓塞，即动脉危象。如皮色暗紫、皮温下降、指腹肿胀及毛细血管充盈时间缩短＜1 秒，动脉搏动存在提示静脉回流受阻，即静脉危象。一旦发生立即通知医生及时协助处理。

（3）预防感染：术后病房定期消毒，术后 1～2 周要求室温在 20～25℃，湿度 50%～60%，专人护理，限制探视。肌内注射抗生素预防感染，减少静脉给药，防止静脉炎、静脉血栓。

（4）用药护理：及时应用抗凝药及血管扩张药，镇静、镇痛药。

（5）功能锻炼：功能锻炼是术后康复的重要环节，应遵循循序渐进和主动锻炼的原则。术后 3 周内为软组织愈合期，护理重点是预防感染，可行理疗、按摩，以改善血液循环，消除肿胀。术后 4～6 周开始为无负荷功能锻炼期，此期骨折愈合不牢，只做患肢屈伸，握拳活动，以防止关节僵直、肌肉萎缩和粘连。术后 6～8 周，骨折已愈合，护理重点是促进神经功能恢复和瘢痕软化，加强患肢活动和感觉训练。

第 43 单元　常见骨关节感染病人的护理

【复习指南】本部分内容历年偶考，化脓性骨髓炎及化脓性关节炎的护理应重点复习。化脓性骨髓炎、化脓性关节炎、骨与关节结核的临床表现、护理措施应熟练掌握；病因病理、辅助检查应掌握。

一、化脓性骨髓炎

1. 病因病理　化脓性细菌感染引起的骨膜、骨皮质和骨髓组织的炎症。按照病程发展分为如下。

（1）急性血源性化脓性骨髓炎：致病菌最常见的是溶血性金黄色葡萄球菌，其次为乙型溶血性链球菌（β 溶血性链球菌）。常见于骨骼生长过快的儿童，发病部位多在胫骨、股骨、肱骨等长骨的干骺端，细菌多经血液循环播散。其病理变化是脓肿、骨质破坏、骨吸收、死骨形成及反应性骨质增生。

（2）慢性血源性化脓性骨髓炎：多由急性骨髓炎迁延而来，部分可由毒性低的病菌直接引起，开始表现即是慢性。病理特点是死骨、骨性包壳、无效腔及窦道，经久不愈，反复急性发作。

2. 临床表现

（1）急性血源性化脓性骨髓炎：起病急，出现寒战、高热达 39℃，全身中毒症状，患儿可表现为烦躁、惊厥，严重时发生休克或昏迷。形成骨膜下脓肿时，疼痛剧烈；破入软组织时，疼痛减轻，患肢局部红、肿、热更明显。

（2）慢性血源性化脓性骨髓炎：在静止期多无明显症状，可见患肢增粗、畸形；急性发作期，患肢红肿疼痛、压痛明显，已经暂时闭合的窦道破溃，流出臭味脓液、内有死骨，同时伴有全身感染中毒表现。

3. 辅助检查　急性血源性化脓性骨髓炎实验室检查血白细胞及中性粒细胞明显增高；红细胞沉降率加快。**早期X线检查无改变，至少2周后才有所表现**；慢性血源性化脓性骨髓炎X线检查显示骨骼增粗、变形、骨质硬化、骨髓腔不规则，可显示脓腔和密度增高的死骨。

4. 治疗要点　急性血源性化脓性骨髓炎治疗：①抗感染治疗，早期联合应用广谱大剂量抗生素，随后依据细菌培养结果选择性应用。②全身支持疗法，高热病人降温，保持体液平衡增加营养供给。③局部制动，抬高患肢、促进回流。防止肢体挛缩和病理性骨折。④手术治疗，早期非手术治疗**48～72小时**无效时应手术治疗，目的是引流脓液、减轻毒血症症状，防止急性骨髓炎转变为慢性骨髓炎。手术方式分为局部钻孔引流术或开窗减压引流，于骨髓腔内置管应用抗生素溶液持续冲洗引流。慢性骨髓炎以手术治疗为主。

5. 护理措施　术后切口观察及引流护理：保持引流通畅，防止堵塞、反折和扭曲。冲洗管的输液瓶**高于床面60～70cm，引流袋低于床面50cm**，引流速度术后第1天快速滴入，以后维持20～60滴/分，并详细记录引流液性质及量。

二、化脓性关节炎

1. 病因病理　关节内的化脓性感染，主要致病菌是金黄色葡萄球菌，多见于儿童，好发于髋关节和膝关节。细菌通过**血行播散或**邻近病灶直接蔓延至关节腔是最多见的感染途径。化脓性关节炎病变发展过程分为3个阶段，包括浆液性渗出期，浆液纤维素性渗出期和脓性渗出期。

2. 临床表现　起病急，寒战高热，体温可达39℃以上，全身中毒症状明显，严重感染可有惊厥、昏迷等神经精神症状。局部表现为关节红、肿、热、痛及关节积液。关节呈半屈位，可缓解疼痛。**膝关节化脓性炎症检查可出现浮髌试验阳性**。

3. 辅助检查　实验室检查血白细胞增高，中性粒细胞比例升高，红细胞沉降率加快。关节腔穿刺抽脓，细菌培养可为阳性。X线检查关节面毛糙，可见骨质破坏增生，**呈虫蚀样改变**，严重者可有骨性强直。

4. 治疗要点　①非手术治疗：a.早期应用广谱抗生素，随后依据细菌培养结果进行选择；b.局部关节腔穿刺减压术或者关节腔灌洗；c.牵引或石膏固定患肢制动。②手术治疗：行关节切开引流术及关节矫形术。

5. 护理措施　①休息与营养：急性期疼痛者，严格卧床休息，给予营养丰富、易消化饮食。②体温高时，给予物理降温或药物降温。③控制感染，遵医嘱合理应用抗生素。④患肢制动，以减轻疼痛；保持功能位，牵引固定。⑤关节腔穿刺或灌洗的护理：关节腔穿刺每日1次，抽出积液后，注入抗生素。关节腔灌洗每日经灌注管滴入含抗生素的溶液2000～3000ml，直至引流液清澈，细菌培养结果为阴性后停止灌流。⑥术后患肢制动，观察伤口情况，保持引流管通畅，观察并记录引流液的量和性状。

三、骨与关节结核

1. 概述

（1）病因病理：结核分枝杆菌侵入骨骼或关节引起的，绝大多数继发于肺结核，发病部位以脊柱最多见（约占 50%），好发于儿童和青少年。

（2）临床表现：起病缓慢，隐匿，轻重不一，可有低热、盗汗、乏力、食欲缺乏、消瘦、贫血等全身结核中毒症状。局部表现疼痛、关节肿胀、畸形、功能障碍、寒性脓肿及窦道。

（3）辅助检查：血红细胞沉降率加快是结核活动期实验室检查典型表现。寒性脓肿穿刺抽脓，抗酸染色可查到结核菌。X 线检查早期影像改变不明显，发病 6～8 周可见钙化病灶，病情进一步发展，可显示边界清楚的囊性病变。CT 与 MRI 检查可发现早期微小病变。

（4）治疗要点：采用综合治疗。①非手术治疗，主要为全身支持疗法，注意休息，加强营养；早期、联合、适量、规律和全程应用抗结核药物，一般用药 2 年；局部患肢制动。②手术治疗，包括脓肿切开引流、病灶清除术等。

2. 常见骨关节结核

（1）脊柱结核

①病理：根据椎体结核病变部位分为中心型和边缘型。中心型：常见于 10 岁以下儿童，好发于胸椎。边缘型：常见于成人，好发于腰椎。椎体结核形成寒性脓肿，因椎体破坏后形成死骨，死骨吸收后遗留空洞，空洞内充满脓液和干酪样物质，椎体压缩成楔形，因无急性化脓感染的红热表现，故称寒性脓肿。

②临床表现：a. 全身症状。低热、乏力、盗汗等。b. 局部症状。疼痛；姿势异常，如腰椎结核腰部僵硬，双手扶腰，头和躯体后倾，拾物时挺腰姿势下蹲，称为拾物试验阳性。畸形，椎体病变塌陷后，导致畸形。寒性脓肿和窦道，颈椎结核可见咽后壁脓肿和食管后脓肿，表现为呼吸、吞咽困难。脓肿破溃后出现窦道，可有分泌物流出。瘫痪，结核压迫脊髓，造成部分或完全截瘫，是脊椎结核的严重并发症。

③辅助检查：X 线检查早期有椎体骨质疏松、间隙变窄；CT 检查可发现小的脓肿；MRI 检查可发现早期病变。

④治疗要点：彻底清除病灶，尽快恢复神经功能和纠正脊柱畸形。包括非手术治疗和手术治疗。全身抗结核治疗、加强营养及局部制动；并通过脓肿切开、病灶清除术及矫形手术等方法手术治疗。

（2）髋关节结核

①病理：儿童多见。髋关节结核以单纯性滑膜结核较多，单纯性骨结核和晚期会出现全关节结核。

②临床表现：早期患侧髋部压痛，活动加重，疼痛向膝部放射，患儿常有夜啼，并主诉膝痛，容易误诊，后期有窦道形成和关节畸形，严重者走路跛行。"4"字试验及托马斯征阳性。

③辅助检查：X 线检查早期可见骨质疏松，关节囊肿胀，后期出现破坏性关节炎，可伴病理性脱位。CT 及 MRI 检查可发现早期微小病变。

④治疗要点：综合治疗包括非手术治疗和手术治疗是髋关节结核的治疗原则。可关节腔注入抗结核药物。

（3）膝关节结核

①病理：多见于儿童及青壮年。膝关节滑膜面积大、骨松质丰富、活动多，易扭伤，因此发病率占骨关节结核的第2位。膝关节滑膜结核发病率最高。疾病进一步发展累及骨骼，形成全关节结核，可发生病理性关节脱位。病变静止后，可出现纤维性或骨性强直。

②临床表现：局部症状明显，有"鹤膝"之称，因膝关节肿胀粗大剧烈疼痛，活动时加重，而下肢由于消瘦和肌肉萎缩、变细，形成"鹤膝"。膝部压痛明显，关节内积液，浮髌试验阳性。全身症状较轻。

③辅助检查：X线检查，早期可见局限性骨质疏松；进行性关节间隙变窄，边缘性骨侵蚀；后期关节间隙消失，关节半脱位等。CT及MRI检查可以发现微小病变。关节镜检查对早期滑膜结核有重要的诊断价值，可取病理同时行镜下滑膜切除术。

④治疗要点：非手术治疗和手术治疗结合。单纯膝关节滑膜结核行关节穿刺抽液，注入抗结核药物，效果不佳者，可行滑膜切除术；单纯骨结核病灶清除术后可植骨。全关节结核早期病人行病灶清除术，对15岁以上关节破坏严重并有畸形的病人，术后行关节加压融合术。

3. 护理措施

（1）非手术治疗和术前护理：加强心理护理。缓解疼痛，卧床休息，必要时局部制动。加强营养支持，给予高热量、高蛋白、高维生素、易消化饮食，每日热量达到2000～3000 kcal。应用抗结核药物，术前用药至少2周。合并化脓感染时合理选用抗生素。加强皮肤护理：避免压疮。遵守无菌操作原则，窦道及时引流、换药。

（2）术后护理：密切观察病情变化，监测生命体征，观察有无呼吸困难、缺氧。注意患肢末端皮肤颜色、温度、感觉、运动和毛细血管充盈时间。术后继续应用抗结核药至少3～6个月。加强功能锻炼，根据病情和体力循序渐进。

第44单元　骨肿瘤病人的护理

【复习指南】本部分内容历年偶考。骨肿瘤病人的临床表现、护理措施应熟练掌握；辅助检查、治疗要点应掌握。

一、概述

1. 分类和病理　①分类：按肿瘤来源分为原发性和继发性；按肿瘤细胞来源分为成骨性、软骨性、纤维性、骨髓性、脉管性和神经性等；按肿瘤细胞所显示的分化类型及所产生的细胞间质分为良性、恶性及少数的临界瘤，其中良性肿瘤中骨软骨瘤发病率最高，恶性肿瘤中骨肉瘤发病率最高。②病理：依据G、T、M进行外科分期，判断肿瘤的良恶性程度。

2. 临床表现　①疼痛和压痛：疼痛是生长迅速的骨肿瘤最显著症状。良性肿瘤生长缓慢，疼痛及压痛不明显；恶性肿瘤疼痛开始为轻度、间歇性，后期进展为持续性剧烈疼痛伴有压痛，夜间明显。②肿块和肿胀：良性骨肿瘤局部肿块生长缓慢，恶性骨肿瘤局部肿胀、肿块，进展迅速，可伴有表面皮肤发热、浅静脉怒张。③功能障碍和压迫症状：局部疼痛、肿胀可使关节活动受限；脊柱肿瘤压迫脊髓，出现截瘫。④病理性骨折和脱位。⑤转移表现：通过淋巴或血行转移至淋巴结、肺、脑和肝等。

3. 辅助检查　①X线检查：对骨肿瘤诊断有重要价值。恶性骨肿瘤可见Codman三角，多见于骨肉瘤；"葱皮样"改变见于尤因肉瘤；若骨肿瘤生长迅速，肿瘤骨与反应骨可呈"日

光射线"形态；骨巨细胞瘤发生溶骨性破坏可出现"肥皂泡"样改变。②实验室检查：血钙、血磷、酸性磷酸酶和碱性磷酸酶升高。③病理检查：病理活检或穿刺活检可确诊骨肿瘤。

4. 治疗要点　良性骨肿瘤一般采取手术切除。恶性骨肿瘤采取手术为主的综合治疗，包括手术、化疗及放疗、免疫及中药治疗，最大限度上争取既切除肿瘤又保全肢体。

5. 护理措施

（1）心理护理，减轻焦虑与恐惧。

（2）加强营养，鼓励病人食用高蛋白、高热量、高维生素易消化饮食。

（3）疼痛管理：较重的疼痛按"三级镇痛"方案镇痛，一级镇痛应用非阿片类镇痛物，用于一般疼痛；二级镇痛应用弱阿片类镇痛物，如可卡因，用于中度疼痛；三级镇痛应用强阿片类镇痛药，如吗啡，用于持续性剧痛。

（4）术前护理：术前常规护理，根据手术部位进行必要的准备，下肢手术术前 2 周开始股四头肌收缩练习；术前 3 日开始备皮；骶尾部手术术前 3 日开始服肠道消炎药，术前一晚和术日晨行清洁灌肠。

（5）术后护理：①病情观察。观察生命体征变化，手术部位出血和感染征象；石膏固定病人加强石膏护理。②体位。术后平卧位，麻醉清醒后，一般患肢抬高，膝部术后膝关节屈曲 15°，踝关节屈 90°，髋关节外展中立或内旋位。③有效应用抗生素预防感染。④指导病人功能锻炼。⑤疼痛护理。术后伤口疼痛，适当镇痛。如术后 3 天疼痛不减，反而加重，体温增高，血中性粒细胞增多，疑为发生感染。⑥预防病理性骨折。⑦截肢术后护理。术后 24 小时抬高患肢，预防肿胀；出现幻肢痛时，给予心理辅导，指导病人注视残肢，轻叩残端，利用理疗、封闭、神经阻断的方法消除幻肢痛；加强残肢功能锻炼，术后 2 周开始，鼓励病人拆线后尽早使用义肢。

二、常见骨肿瘤

1. 骨软骨瘤

（1）病理：好发于长骨的干骺端，多见于 10～20 岁青少年，是一种常见的良性骨肿瘤。

（2）临床表现：**无自觉症状，多数是无意中发现骨性肿块**。当肿瘤长大对周围组织产生压迫时，可出现疼痛，若疼痛加重，肿块突然增大，应考虑恶变。

（3）辅助检查：X 线检查可见长骨干骺端骨性突起，基底部可见窄小蒂或扁宽无蒂。

（4）治疗要点：无症状者，一般无须治疗，应定期随访。若肿瘤过大，需手术切除。

2. 骨巨细胞瘤

（1）病理：好发于股骨下端和胫骨上端，**20～40 岁多见**，属于潜在恶性或低度恶性肿瘤。

（2）临床表现：局部疼痛、肿胀，瘤内出血或病理性骨折时疼痛加重。如肿瘤累积关节可影响关节功能。

（3）辅助检查：X 线检查显示骨端偏心性溶骨性破坏，骨皮质变薄、膨胀，呈"肥皂泡"样改变，无骨膜反应。

（4）治疗要点：以手术治疗为主，本病对化疗不敏感。对手术困难者可试行放疗。

3. 骨肉瘤

（1）病理：**骨肉瘤是最常见的原发性恶性骨肿瘤**，好发于 10～20 岁青少年，以长管状骨的干骺端多见。该病恶性度高，预后差。**血行转移以肺多见。**

（2）临床表现：**局部疼痛，逐渐加重，夜间尤甚，直至难以忍受。**病变部位肿胀，肿瘤血管丰富，局部皮温高、静脉怒张。肿块增大累及关节时，关节功能受限，可伴有病理性骨折，晚期恶病质。

（3）辅助检查：X 线片上可见 Codman 三角，并出现"日光射线"形态。

（4）治疗要点：以手术为主的综合治疗，明确诊断后，及时辅助化疗，行根治性瘤段切除、假体植入的保肢手术或截肢手术，术后继续大剂量化疗。

第 45 单元　腰腿痛及颈肩痛病人的护理

【复习指南】本部分内容历年偶考。颈椎病分型应重点复习。腰椎间盘突出症与颈椎病的临床表现、护理措施应熟练掌握；病因病理、辅助检查和治疗要点应掌握。

一、腰椎间盘突出症

1.病因病理

（1）病因：最常见的原因是**腰椎间盘退行性变**；还可见于外伤、劳损、妊娠、受寒。好发年龄为 20～50 岁，男性多于女性。

（2）病理：分 4 型。①膨隆型，纤维环部分裂开，表面完整，有隆起。②突出型，纤维环完全裂开，髓核突向椎管。③脱垂游离型，破裂的椎间盘组织游离在椎管内。④ Schmorl 结节及经骨突出型，髓核经上下软骨板裂隙突入椎体骨松质内，或沿椎体间血管通路突向前纵韧带，游离于椎体前缘。**第 4～第 5 腰椎和第 5 腰椎至第 1 骶骨是腰椎间盘突出最易发生的部位。**

2.临床表现

（1）症状：①**腰痛，最多见，**也是最早出现的症状。②**坐骨神经痛，**多表现为一侧下肢坐骨神经区域放射性疼痛，疼痛多为刺痛，沿下腰部向臀、下肢、足背或足外侧放射，伴有麻木感。③间歇性跛行。④**马尾神经受压表现，**双侧大腿、小腿、足跟后侧及会阴区麻木，大小便功能障碍。

（2）体征：①腰椎侧凸，为减轻神经根受压而引起的姿势性代偿畸形。②腰部活动受限，以前屈受限最明显。③**压痛、叩击痛，**在病变椎间隙的棘突间，棘突旁 1cm 处有深压痛和叩击痛，并向下肢放射。④**直腿抬高试验和加强试验阳性。**⑤神经根受累部位感觉及运动功能减退、肌力下降和腱反射减弱或消失。

3.辅助检查　X 线片显示椎间隙狭窄、腰椎侧突等；CT 检查可见椎间盘突出的大小和方向；MRI 可显示椎管形态，椎间盘有无病变及神经根和脊髓受压情况。

4.治疗要点

（1）非手术治疗：①**绝对卧床休息。**症状初次发作时，**应绝对卧硬板床，一般卧床 3 周。**②持续牵引。③硬膜外注射皮质激素。④理疗、推拿和按摩，可缓解肌肉痉挛及疼痛，减轻椎间盘压力，减轻对神经根的压迫。

（2）手术治疗：非手术治疗无效，可手术治疗。行腰椎间盘突出物摘除术、人工椎间盘置换术或经皮穿刺髓核摘除术。

5. 护理措施

（1）非手术治疗及术前护理：①绝对卧硬板床休息。卧位时抬高床头 20°，膝关节屈曲，放松背部肌肉。②戴腰围。③保持有效牵引。④缓解疼痛，用糖皮质激素加利多卡因行硬脊膜外隙封闭，可减轻疼痛、消肿、缓解肌痉挛、减轻神经根周围炎症和粘连。

（2）术后护理：①术后平卧 24 小时，禁翻身。24 小时后可轴线翻身。②观察引流液颜色、性质和量，注意有无脑脊液漏出及活动性出血。引流管一般 24～48 小时后拔除。③功能锻炼。术后 1 周开始腰肌和臀肌等长收缩锻炼及协助病人做直腿抬高活动。制订活动计划。

二、颈椎病

1. 病因病理　颈椎间盘退行性病变是颈椎病的基本原因，急性或慢性损伤均可诱发颈椎间盘退行性改变。先天性颈椎管狭窄、椎管发育异常，极易引起颈椎病。

2. 分型及临床表现　颈椎病是颈椎间盘变性、颈椎骨质增生及由此导致的一系列临床症状，按照椎间盘向椎管内突出的位置不同，分为以下 3 型。

（1）中央突出型：突出部位在椎管中央，可压迫脊髓。引起不同程度的四肢无力，且下肢重于上肢。不同程度肌力下降、深浅感觉异常。

（2）侧方突出型：突出的椎间盘可压迫脊神经根而产生根性症状。最常见，其症状为颈肩疼痛及僵硬，活动受限。主要体征为颈肩关节活动受限，病变部位有压痛、叩痛。上肢臂丛牵拉试验阳性，受累的脊神经区域感觉异常、肌力减退、肌肉萎缩、反射改变。

（3）旁中央突出型：突出部位偏向一侧，可同时压迫脊髓和脊神经根，而产生单侧的症状，表现为患侧下肢无力、步态不稳，有踩棉花样感觉。

3. 辅助检查　X 线检查可见颈椎生理前凸消失、椎间隙狭窄、椎体前后缘骨赘形成、椎间孔变窄及后纵韧带骨化等；CT 或 MRI 可见椎间盘突出、椎管矢状径缩小，脊髓受压表现。

4. 治疗要点

（1）非手术治疗：椎间盘突出症早期，椎间盘仅表现神经根性症状，或者即使病人有脊髓压迫症状，但无法耐受手术者，以非手术治疗为主，包括：①枕颌带牵引。②颈托和围领，利于增加稳定性。③推拿按摩，缓解肌肉痉挛，改善局部血液循环。脊髓型颈椎病禁用此法。④理疗。⑤药物治疗。

（2）手术治疗：对非手术治疗无效、反复发作或有脊髓压迫症状的病人进行性加重者可手术治疗。

5. 护理措施

（1）术前护理：加强术前训练。颈前路手术的病人，术前要进行气管、食管推移训练，以适应术中牵拉气管和食管；后路手术的病人，术前进行俯卧训练，以适应术中长时间俯卧。指导病人进行颈部前屈、后伸、侧屈及侧转等运动。

（2）术后护理：①密切监测病情。生命体征观察，监测呼吸变化，及早发现呼吸困难，床旁备气管切开包。观察伤口出血。②保持颈部制动。③并发症护理。呼吸困难，是前路手术最严重的并发症。密切观察，正确处理颈深部血肿。如发现植骨滑脱，立即通知医生，行气管切开及再次手术的准备。④健康教育。纠正不良姿势，加强颈部保护，保持良好睡眠体位，选择合适枕头，避免外伤。功能锻炼要循序渐进，避免颈部过度活动。

第 4 部分

妇产科护理学

第 1 单元　女性生殖系统解剖与生理

【复习指南】女性生殖系统解剖与生理历年必考，应重点复习。女性外生殖器的范围及组成、内生殖器功能及邻近器官、卵巢功能应熟练掌握。骨盆的组成、分界、平面及径线，卵巢的周期性变化及激素生理功能，子宫内膜的周期性变化及月经临床表现应掌握。

一、外生殖器

1. 范围　又称外阴，是女性生殖器官的**外露部分**，包括耻骨联合至会阴及两股内侧之间的组织，是阴阜、大小阴唇、阴蒂、阴道前庭的统称。

2. 组成　**女性外生殖器**包括阴阜、大阴唇、小阴唇、阴蒂、阴道前庭。阴毛是女性第二性征之一，呈倒置三角形。**大阴唇**组织疏松，内含丰富的神经、血管和淋巴管，因此局部受伤后极易形成**大阴唇血肿**。小阴唇是位于大阴唇内侧的一对薄皱襞，因神经末梢丰富而极度敏感，表面湿润无毛、富有皮脂腺。两侧小阴唇于前端包绕阴蒂（**阴蒂是**位于两侧小阴唇顶端联合处有勃起功能的器官），小阴唇后端与大阴唇后端会合，形成阴唇系带。阴道前庭呈菱形，前为阴蒂，后为阴唇系带，两侧为小阴唇。此菱形区前方为尿道外口，后方为阴道口，内含前庭球、前庭大腺、尿道口、阴道口及处女膜。其中**前庭大腺**（又称巴多林腺）位于大阴唇后部，腺管细长，开口于前庭后方小阴唇与处女膜之间，受到感染后易致腺管口闭塞，形成前庭大腺脓肿或囊肿。

二、内生殖器

1. 内生殖器及其功能　**女性内生殖器包括阴道、子宫、输卵管及卵巢，后两者合称为子宫附件。**

（1）阴道：是性交器官，也是**排出经血**及**娩出胎儿**的通道。阴道环绕宫颈周围的组织称为阴道穹隆。阴道后穹隆较深，其顶端为子宫直肠陷凹，后者是盆腹腔的最低部位，当该陷凹有积液时，可经后穹隆进行穿刺或引流，是诊断某些疾病或实施手术的途径。阴道壁由黏膜层（有周期性变化）、肌层和纤维层构成，有较大的伸展性；阴道壁含有丰富的静脉丛，损伤后易出血或形成血肿。

（2）子宫：呈倒置梨形，为空腔器官，位于盆腔中央，前与膀胱、后与直肠为邻；子宫腔表面为黏膜层，即**子宫内膜**（分为功能层和基底层）。正常成人子宫容积约 5ml，重 50g，长 7～8cm，厚 2～3cm。成年女性的子宫内膜随体内性激素的周期性变化而有**周期性**改变，是产生月经的部位。子宫由上部较宽的子宫体和下部较窄的宫颈组成，子宫体上端隆突部分称为子宫底，与子宫底两侧连接的为子宫角。**子宫峡部为**子宫体与宫颈之间所形成的最狭窄部分，在非孕期长约 1cm。宫体与宫颈长度比例在婴儿期为 **1：2**，成人为 **2：1**。宫颈外口柱状上皮与鳞状上皮交界处，是宫颈癌的好发部位。维持子宫正常位置的韧带包括圆韧带、阔韧带、主韧带和宫骶韧带；其中阔韧带有维持子宫在盆腔正中位置的作用；圆韧带主要维持子宫于前倾位置；主韧带有固定宫颈的正常位置的作用；宫骶韧带将宫颈向后上方牵引，间接维持子宫于前倾位置。

（3）输卵管：是一对细长而弯曲的管道（长 8～14cm），其内侧与子宫角相连，外端游离，由内向外分为 4 部分：间质部、峡部、壶腹部（为正常受精部位）、伞部，是精子与卵子发生受精的场所和输送受精卵的管道。输卵管黏膜受性激素影响可有周期性变化。

（4）卵巢：是女性的重要性腺器官，能产生卵子和性激素，呈灰白色的一对扁椭圆形腺体。青春期前卵巢表面光滑，青春期出现排卵后逐渐变得凹凸不平。成年女子卵巢重 5 ～ 6g，大小约为 4cm×3cm×1cm，绝经后萎缩变小，变硬，位于输卵管的后下方。卵巢表面无腹膜覆盖，表层为单层立方上皮所组成的表面上皮，其下为由致密结缔组织构成的卵巢白膜。白膜下的卵巢组织又分为皮质和髓质两部分，外侧为皮质，有数以万计的原始卵泡和发育程度不同的卵泡和间质组织，髓质位于卵巢中心，内无卵泡。

2. 内生殖器官邻近器官　女性内生殖器官与尿道、膀胱、输尿管、直肠、阑尾在解剖结构上相互毗邻，并通过神经、血管、淋巴系统等相互影响。膀胱为位于子宫与耻骨联合之间的空腔器官，其大小、形状因盈虚及邻近器官的情况而变化。在妇科检查及手术前必须排空膀胱，以免因膀胱充盈而妨碍盆腔检查或遭误伤。输尿管穿行在子宫动脉下方，在实施附件切除或结扎子宫动脉时，应避免损伤输尿管。

三、骨盆

1. 骨盆的组成及分界　由左右两块髋骨和 1 块骶骨及 1 块尾骨组成，骨与骨之间有耻骨联合、骶髂关节、骶尾关节。连接骨盆各部之间的韧带中有 2 对重要的韧带：骶棘韧带（位于骶、尾骨与坐骨棘之间）和骶结节韧带（位于骶、尾骨与坐骨结节之间）。以耻骨联合上缘、髂耻缘、骶岬上缘连线为界，将骨盆分成真骨盆（位于分界线以下，也称小骨盆）和假骨盆（位于分界线以上，也称大骨盆）。其中真骨盆又被称为骨产道，是胎儿娩出的通道。

2. 骨盆的平面及径线

（1）入口平面：也是真假骨盆的**交界面**，内含 4 条径线：入口横径（13cm）、**入口前后径（11cm）**、入口斜径（左斜径、右斜径，12.75cm）。

（2）中骨盆平面：是真骨盆最狭窄的平面，前方为耻骨联合下缘，两侧为坐骨棘，后方为骶骨下端。内含 2 条径线：前后径（11.5cm）、中骨盆横径（坐骨棘间径，10cm）。

（3）出口平面：由两个在不同平面的三角形组成。内含 4 条径线：前矢状径（6cm）、后矢状径（8.5cm）、出口前后径（11.5cm）、出口横径（即坐骨结节间径，9cm）。若出口横径稍短，而出口后矢状径加出口横径之**和大于 15cm** 时，胎儿可经阴道娩出。

3. 骨盆底组织

（1）组成：由多层肌肉和筋膜组成，有封闭骨盆出口、支持盆腔器官并使之保持正常位置的作用。尿道、阴道及直肠从此穿过。由外到内共有 3 层组织：外层由坐骨海绵体肌、球海绵体肌、会阴浅横肌及会阴浅筋膜和肛门外括约肌构成；中层为泌尿生殖膈，由上、下两层筋膜和会阴深横肌、尿道括约肌构成；内层为盆膈，由肛提肌及其筋膜组成，位于骨盆底的最内层，其中肛提肌的主要作用是加强盆底的托力。

（2）会阴：又称会阴体，是指阴道口与肛门之间的楔形软组织，从外到内依次由皮肤、肌肉及筋膜、部分肛提肌和会阴中心腱组成，厚 3 ～ 4cm。妊娠期会阴组织变软，有利于分娩。分娩时要保护此区，以免造成会阴裂伤。

四、妇女一生各阶段的生理特点

1. 胎儿期　是指从受精卵形成至胎儿娩出。

2. 新生儿期　出生后 4 周内的新生儿。

3. 儿童期　从出生 4 周至 12 岁。儿童期体格生长发育很快，但生殖器仍不成熟。8 岁以前为儿童早期，生殖器为幼稚型；8 岁后为儿童后期，卵巢有少量卵泡发育，但不成熟不排卵，乳房和内生殖器在此期开始发育增大。

4. 青春期　是指儿童期向性成熟期过渡的一段快速生长时期，是女性内分泌、生殖、体格和心理等逐渐发育成熟的过程，青春期通常在 8～10 岁发动，WHO 提出青春期为 10～19 岁。乳房发育是女性第二性征的最初特征，月经初潮是青春期的标志。此期生理特点有：体格显著生长，生殖器官发育，内、外生殖器变为成年人型并初具生育能力，卵巢内有不同发育阶段的卵泡，性激素分泌增加，但整个生殖系统的功能尚未完善。女性第二性征出现：乳房发育，阴毛腋毛开始出现，还有声调变高、骨盆宽大、胸和肩部皮下脂肪增多等表现。

5. 性成熟期　又称生育期，是女性生育力最旺盛的时期，约从 18 岁开始，持续 30 年左右，此阶段卵巢功能成熟并有周期性性激素分泌和排卵。

6. 绝经过渡期　是从卵巢功能开始衰退到最后一次月经的时期。一般开始于 40 岁，历时 1～2 年或 10 余年，是妇女自性成熟期进入老年期的一个过渡时期。表现为卵巢功能逐渐减退，月经不规则，直至绝经，生殖器官开始萎缩，丧失生育能力。WHO 将卵巢功能开始衰退至绝经后 1 年的时期定义为围绝经期，容易发生绝经综合征。

7. 绝经后期　是绝经后的生命时期。一般在 60 岁以后，卵巢功能进一步衰退，生殖器官进一步萎缩、退化。表现为雌激素水平降低，不能维持女性第二性征。容易发生萎缩性阴道炎、骨质疏松。

五、卵巢的周期性变化及内分泌功能

1. 卵巢的周期性变化　在每个月经周期中卵巢组织中会出现卵泡发育、排卵、黄体形成和黄体萎缩等周期性变化。自青春期起，在腺垂体所分泌的促卵泡激素作用下，卵巢中的原始卵泡开始发育，每个月经周期一般只有一个卵泡发育成熟并排卵。卵泡成熟后逐渐靠近卵巢表面，在表面细胞变薄破裂后发生排卵，排卵一般发生在月经来潮前的 14 天左右。排卵后残存卵泡与周围的卵泡膜细胞一起形成黄体并分泌雌、孕激素。排卵后 7～8 天黄体的体积和功能达到高峰（黄体期一般为 14 天），若卵子未受精，黄体在排卵后 9～10 天开始萎缩，形成白体。

2. 卵巢的功能　具有产生卵子并排卵的生殖功能和产生女性性激素的内分泌功能。

3. 卵巢激素生理功能　卵巢在 LH（促黄体生成素）及 FSH（促卵泡激素）作用下分泌雌激素、孕激素及少量雄激素。

（1）雌激素：在排卵前达到高峰，黄体成熟高峰期达第二高峰，黄体萎缩时雌激素水平逐渐降低，月经前达最低水平。主要生理功能：促进卵泡及子宫发育，使子宫内膜增生，提高子宫对缩宫素的敏感性；增加输卵管上皮细胞的活动；使子宫黏液分泌增加，变稀薄，使阴道上皮细胞增生、角化，糖原增多；促使乳腺管增生；促使体内水钠潴留和骨中钙盐沉着；通过对下丘脑的正、负反馈调节，调控垂体促性腺激素的分泌。

（2）孕激素：排卵后 7～8 天黄体成熟时，分泌量达高峰，以后逐渐下降，至月经前达最低水平。主要生理功能：抑制子宫肌肉的自发性收缩，降低妊娠子宫对缩宫素的敏感性；使增生期子宫内膜转变为分泌期内膜；抑制输卵管蠕动；促使阴道上皮细胞脱落；促进乳腺腺泡发育；升高体温的作用，排卵后使基础体温升高 0.3～0.5℃；促进水和钠的排泄。

（3）雄激素：促进阴蒂、阴唇和阴阜的发育，阴毛腋毛的生长；促进蛋白合成和肌肉生长，刺激骨髓中红细胞的增生。雄激素过多对雌激素产生拮抗作用，性成熟后可导致骨骺关闭，停止生长。

六、子宫内膜的周期性变化及月经周期的调节

1.子宫内膜的周期性变化

（1）**增殖期**：即月经周期的**第5～14天**，子宫内膜的增生与修复在月经期第2～3天即已开始。

（2）**分泌期**：即月经周期的**第15～28天**，是卵巢周期中的黄体期。

（3）**月经期**：即月经周期的**第1～4天**，黄体功能衰退使体内雌激素、孕激素水平降低。

2.月经的周期性调节　下丘脑、垂体和卵巢之间通过相互调节和影响，形成协调而完整的神经内分泌系统称为**下丘脑－垂体－卵巢轴**，而卵巢分泌的激素对下丘脑和垂体也有反馈作用。

3.月经的临床表现　随着卵巢的周期性变化而出现的子宫内膜周期性的剥脱性出血，称为月经。第1次月经称为初潮，两次**月经第1天**的间隔天数，称为月经周期。一般为21～35天，平均28天。月经持续的天数称为月经期，一般为3～7天。一次月经量为30～50ml，超过80 ml为月经过多。月经血呈暗红色，子宫内膜的大量纤维蛋白溶酶溶解纤维蛋白使月经血不凝。月经一般无特殊不适，不影响工作和生活。

第2单元　妊娠期妇女的护理

【复习指南】妊娠期妇女的护理历年必考，应重点复习。妊娠期母体的生理变化应熟练掌握，心理变化应掌握。胎儿附属物的形成与功能、胎儿发育及生理特点，妊娠诊断、胎产式、胎先露、胎方位，产前检查，妊娠期常见症状的临床表现及护理措施应掌握。

一、妊娠生理

妊娠是女性正常的生理过程，这个过程经历了胚胎和胎儿在母体内的生长发育，全过程平均为40周。妊娠以卵子受精开始，以胎儿及其附属物自母体排出终止。

1.受精与着床　受精通常发生在排卵后12小时内，受精卵植入或着床发生在受精后的6～7天，是指晚期囊胚侵入子宫内膜的过程。受精卵着床后，由于雌孕激素的作用使子宫内膜发生蜕膜样改变，按照蜕膜与囊胚的位置关系，将蜕膜分为底蜕膜、包蜕膜和壁蜕膜。

2.胎儿附属物的形成与功能

（1）胎盘：胎盘在妊娠后12周末形成，由**羊膜、叶状绒毛膜和底蜕膜**组成。胎盘是母体与胎儿间发生物质交换的重要器官，其功能主要包括气体交换、供应营养物质、排出胎儿代谢产物、合成功能、分泌激素、防御功能等。其中合成功能主要为合成数种激素和酶，其中蛋白激素有人绒毛膜促性腺激素（hCG，妊娠8～10周达高峰）和人胎盘生乳素（HPL，妊娠34～36周达高峰，产后迅速下降，产后7小时已测不出）；甾体激素有雌激素和孕激素（妊娠8周起由胎盘产生）；酶有缩宫素酶（灭活缩宫素并有效维持妊娠）和耐热性碱性磷酸酶（妊娠16～20周时可从母体测出）。反映胎盘功能的指标有：①尿雌三醇，警戒值为10～15mg，胎盘功能低下时＜10mg/24小时；②血清游离雌三醇，足月妊娠时临界值为

40nmol/L，过期妊娠时表现为持续缓慢下降，有胎儿宫内死亡危险时表现为急骤下降或下降超过 50%；③人胎盘生乳素（HPL），妊娠足月时胎盘功能低下可表现为＜ 4mg/L 或突然降低 50%。另外，还有血清妊娠特异性 β_1 糖蛋白（足月时＜ 100mg/L 说明有胎盘功能障碍）、脐动脉血流 S/D 比值（≥ 3 为异常）等检查可以反映胎盘的功能。

（2）胎膜：**由羊膜（内层）和绒毛膜（外层）**组成，由于缺乏营养绒毛膜发育过程中逐渐退化成平滑绒毛膜，妊娠晚期与羊膜紧贴，但可与之完全分开。

（3）脐带：是连接母体和胎儿的纽带，来自胚胎发育过程中的体蒂，通过脐带血液循环，实现胎儿与母体进行各种营养和代谢物质的交换。脐带平均长约 55cm，足月时长 30 ～ 100cm。脐带内的血管包括 **1 条脐静脉，2 条脐动脉，血管周围有华通胶保护**。

（4）羊水：为充满在羊膜腔内的液体，胎尿是妊娠中期后羊水的重要来源，羊水量在妊娠 36 ～ 38 周达高峰（1000 ～ 1500ml），此后逐渐减少至足月时羊水量为 800 ～ 1000ml。羊水主要含有大量上皮细胞及胎儿的一些代谢物，羊水使胎儿能在宫腔内自由活动，防止发生胎体粘连；保护胎儿免受直接损伤；减少母体对胎动的不适感；使羊膜腔内维持恒温及使胎儿体液平衡；临产时均匀分布宫缩压力；破膜后可起到润滑、冲洗产道，减少感染发生的作用。通过羊水细胞检查可监测胎儿成熟度、性别及进行产前诊断筛查某些遗传性疾病。反映胎儿成熟度的检查有：①B 超，双顶径＞ 8.5cm 时，91% 胎儿体重超过 2500g；②羊水中卵磷脂 / 鞘磷脂比值（L/S），胎儿肺成熟时 L/S ＞ 2；③磷脂酰甘油（PG），胎儿肺成熟时＞ 3%；④震荡试验或泡沫试验，胎儿肺成熟时有完整的泡沫环。

3. 胎儿的发育　受精卵在子宫内生长发育的过程分为胚胎期和胎儿期，胎儿期是胚胎发育的后期阶段，受精后 8 周的人胚称为**胚胎**（是主要器官结构完成分化的时期）从受精第 9 周起称胎儿（此期各器官进一步发育成熟）。以下为胚胎和胎儿发育的大致特征。

（1）8 周末：四肢可见雏形并初具人形，超声检查可见早期心脏已形成并**有搏动**。

（2）12 周末：胎儿外生殖器已发育。

（3）16 周末：部分孕妇可**自觉胎动**，通过外生殖器可确定性别，X 线检查有脊柱显影。

（4）20 周末：临床检查可听到**胎心音**，此期出生后有呼吸、心跳、排尿及吞咽运动。从 20 周到满 28 周前娩出的胎儿被称为有生机儿。

（5）24 周末：各脏器均已发育，皮下脂肪开始沉积，出现睫毛和眉毛。

（6）28 周末：由于肺泡Ⅱ型细胞中表面活性物质含量低，出生后易发生特发性呼吸窘迫综合征，若加强护理可以存活。

（7）32 周末：生活力尚可，出生后如注意护理可以存活。

（8）36 周末：胎儿身长约 45cm，体重约 2500g，指甲已达指端，出生后能啼哭及吸吮，生活力良好。

（9）40 周末：胎儿发育成熟，出生后哭声响亮，吸吮力很强，能很好存活。

4. 胎儿的生理特点

（1）循环系统：动脉导管位于肺动脉及主动脉弓之间，出生后闭锁形成动脉韧带；位于左右心房之间的卵圆孔多于出生后 6 个月完全闭锁。来自胎盘的血液经胎儿的腹前壁进入体内。出生后肺循环建立，胎盘循环停止，开始自主呼吸。

（2）血液系统：红细胞生成在妊娠早期主要来自卵黄囊，妊娠足月时骨髓产生至少

90% 的红细胞。胎儿血循环在妊娠 8 周后出现粒细胞，12 周时出现淋巴细胞。

（3）呼吸系统：由母儿血液在胎盘中进行气体交换完成胎儿的呼吸功能。

（4）消化系统：妊娠 11 周时有小肠蠕动，妊娠 16 周时已基本建立胃肠功能。

（5）泌尿系统：胎儿的肾在妊娠 11 ～ 14 周有排泄功能，妊娠 14 周时胎儿膀胱内已存有尿液。

（6）内分泌系统：胎儿期发育的第一个内分泌腺是甲状腺，妊娠 12 周甲状腺即能合成甲状腺素。

二、妊娠期母体变化

1. 生理变化

（1）生殖系统变化：妊娠期母体内外生殖器官（子宫、卵巢、输卵管、阴道及外阴）会发生相应生理变化，其中子宫变化最为明显。妊娠后，子宫明显增大变软，早期呈不对称的球形，于妊娠 12 周时均匀增大并超出盆腔；妊娠晚期由于盆腔左侧有乙状结肠占位子宫呈不同程度右旋。宫腔容积由非妊娠时 5ml 增至足月妊娠时约 5000ml。子宫峡部妊娠后形成**子宫下段（产科手术学的重要解剖结构）**，临产后成为软产道的一部分（**临产时长 7 ～ 10cm**）。宫颈肥大，呈紫蓝色，宫颈黏液增多，形成黏稠的黏液栓，保护宫腔免受外来感染侵袭。卵巢略增大，停止新卵泡发育和排卵。输卵管伸长，黏膜细胞变扁平，肌层无明显肥厚。阴道黏膜水肿增厚呈紫蓝色，皱襞增多，结缔组织松软并富有伸展性；阴道分泌物增多呈糊状。外阴充血，皮肤增厚，大小阴唇着色明显。

（2）乳腺：表现为乳头和乳晕着色，形成**蒙氏结节**（乳晕处有皮脂腺肥大形成散在的小隆起）。雌孕激素分别刺激乳腺腺管和乳腺腺泡发育，胎盘生乳素和垂体生乳素分别参与乳腺发育完善使乳房增大，为分娩后的泌乳做准备。妊娠末期临近分娩期挤压乳房，可有数滴稀薄黄色液体溢出，称为初乳。

（3）循环及血液系统：妊娠期增大的子宫使心脏移位更贴近胸壁，心尖左移，心脏容量至孕末期约增加 10%。因此妊娠后，心率增快 10 ～ 15 次。血容量自妊娠 6 ～ 8 周起开始增加，至 **32 ～ 34 周**达到高峰，增加 40% ～ 45%，平均约增加 1450ml，其中血浆（1000ml）增加多于红细胞的增加（450ml），出现由于血液稀释引起的生理性贫血。白细胞增加（以中性粒细胞增加为主），红细胞沉降率也加快（可达 100mm/h），血液处于**高凝状态**。妊娠 **32 ～ 34 周、分娩期（尤其第二产程）、产褥期最初 3 天**内，心脏负荷较重，易发生心力衰竭。妊娠末期由于右旋子宫压迫下腔静脉，易发生外阴及下肢静脉曲张、痔。孕妇受体位影响长时间仰卧使回心血量减少，血压下降，出现**仰卧位低血压综合征**。

（4）泌尿系统：妊娠期肾的负担加重，夜尿量多于日尿量。由于肾小球滤过率（GFR）和肾血浆容量（RPF）均增加，但 GFR 增加（50%）比 RPF 增加得多（35%），而肾小管对葡萄糖再吸收能力不能相应增加，可有约 15% 的孕妇饭后出现妊娠期生理性糖尿，应注意与糖尿病相鉴别。妊娠早期，因增大的子宫压迫膀胱可引起尿频，子宫体于妊娠 12 周后高出盆腔，从而使压迫膀胱的症状消失。妊娠末期，由于胎先露进入盆腔使孕妇再次出现尿频，且易出现压力性尿液外溢现象。妊娠中期肾盂及输尿管增粗，孕妇因右旋子宫压迫右侧输尿管易患急性肾盂肾炎（以右侧多见）。

（5）呼吸系统：妊娠早期呼吸时膈肌活动幅度增加，妊娠中晚期有过度通气现象；呼吸道黏膜易发生感染，妊娠后期平卧有呼吸困难感。

（6）消化系统：妊娠早期约于停经 6 周左右出现早孕反应，一般于妊娠 12 周左右自行消失，妊娠期间由于孕激素作用使胃排空时间延长，有饱胀感，妊娠中晚期胃部易产生灼热感。

（7）内分泌系统：妊娠期腺垂体可增大 1～2 倍，产后出血性休克者易发生希恩综合征。

（8）新陈代谢：基础代谢率在妊娠中期稍增高，妊娠晚期可增高 15%～20%。体重于妊娠 12 周前无明显变化，以后平均每周增加 350g，至足月平均约增加 12.5kg。妊娠期胰岛素分泌增加，餐后出现高血糖和高胰岛素血症，有利于为胎儿供给葡萄糖。妊娠期脂肪吸收能力增加，血脂增高，能量消耗多，糖原储备少；蛋白质呈正氮平衡状态；妊娠期间机体水分增加 7.5L，孕末期组织间液增加 1～2L；钙、铁、磷是胎儿生长发育所需，且 80% 于妊娠末期 3 个月内积累，应至少于妊娠后 3 个月补充维生素及钙。

（9）皮肤：妊娠期面部易形成妊娠斑，产后消退；腹壁易出现紫色或淡红色不规则平行的裂纹（即妊娠纹），产后变为银白色。

（10）骨骼、关节及韧带：部分孕妇有腰骶部或肢体疼痛不适，孕期为保持身体平衡，形成头、肩后仰，腰向前挺的孕妇特有姿势。

2. 心理变化　妊娠期，孕妇的心理会随着妊娠的进展发生不同变化。家庭环境、个人经历、所处的社会和文化环境、朋友和亲属的态度都会对妊娠态度产生影响。孕妇常见的心理反应有惊讶和震惊、矛盾心理、接受、情绪波动、内省；美国学者鲁宾提出了孕妇必须完成的 4 项孕期母性心理发展任务，即确保自己及胎儿能顺利安全地渡过妊娠期、分娩期；促使家庭重要成员接受新生儿；学习对孩子贡献自己；情绪和胎体连成一体。

三、妊娠诊断

临床上将妊娠分为 3 个时期：早期妊娠（妊娠 13 周末以前），中期妊娠（妊娠第 14～27 周末）和晚期妊娠（妊娠第 28 周及其后）。

1. 早期妊娠诊断　停经是妊娠最早和最重要的症状。育龄妇女如平素月经周期规律，出现月经过期 10 天或以上时，应首先考虑妊娠的可能。但应与非妊娠性停经相鉴别。约半数妇女在停经 6 周左右有晨起恶心、呕吐、食欲缺乏等早孕反应。妊娠早期增大子宫压迫膀胱引起尿频，妊娠 12 周后子宫超出盆腔尿频现象消失。妊娠后会出现乳房增大，乳头乳晕着色。妊娠 6～8 周时，宫颈和阴道黏膜充血并呈紫蓝色，阴道检查子宫随停经月份而逐渐增大，子宫峡部极软，子宫体与宫颈似不相连，称为黑加征。妊娠 12 周时可在耻骨联合上方触及子宫。采用免疫学方法测定血或尿中 hCG 含量，阳性可协助诊断早期妊娠。超声是检查早期妊娠快速准确的方法。停经 6 周时，超声显示妊娠囊并可见胚芽和原始心管搏动。停经 9～14 周 B 型超声检查可以排除无脑儿等严重的胎儿畸形。基础体温测定双相型体温的妇女，停经后高温相持续 18 天不下降者，早孕的可能性大，如高温相持续 3 周以上，则早孕可能性更大。宫颈黏液少、黏稠。镜下不见羊齿植物叶状结晶，则早孕的可能性大。

2. 中、晚期妊娠诊断　孕妇可在妊娠 18～20 周时自觉胎动（正常为每小时 3～5 次），在此期间可通过听诊器在腹壁听到胎心音，平均每分钟 110～160 次。妊娠 20 周以后，可以经腹壁触到子宫壁和胎体。

不同妊娠周数的子宫底高度及子宫长度见表 4-1。

表 4-1　不同妊娠周数的子宫底高度

妊娠周数	手测子宫底高度	尺测子宫底平均高度（cm）
满 12 周	耻骨联合上 2～3 横指	
满 16 周	脐耻之间	
满 20 周	脐下 1 横指	18（15.3～21.4）
满 24 周	脐上 1 横指	24（22.0～25.1）
满 28 周	脐上 3 横指	26（22.4～29.0）
满 32 周	脐与剑突之间	29（25.3～32.0）
满 36 周	剑突下 2 横指	32（29.8～34.5）
满 40 周	脐与剑突之间或略高	33（30.0～35.3）

四、胎产式、胎先露、胎方位

1. 胎产式　即胎体纵轴与母体纵轴之间的关系。两者平行称为纵产式，垂直称为横产式，交叉称为斜产式。

2. 胎先露　胎体中最先进入骨盆入口的部分称为胎先露。横产式有肩先露，纵产式有头先露和臀先露。临床上以枕先露最为常见。

3. 胎方位　简称胎位，即胎儿先露部指示点与母体骨盆的关系，不同胎位其指示点不同，面先露以颏骨、枕先露以枕骨、臀先露以骶骨、肩先露以肩胛骨为指示点。

五、产前检查

产前检查从诊断早孕开始。由 2011 年中华医学会妇产科分会发布的《孕前和孕期保健指南》，推荐的产前检查时间依次为妊娠 6～13^{+6} 周、14～19^{+6} 周、20～23^{+6} 周、24～27^{+6} 周、28～31^{+6} 周、32～36^{+6} 周各 1 次，37～41 周每周检查 1 次。凡属高危妊娠者，应酌情增加检查次数。

1. 病史　①预产期推算：从末次月经第 1 天算起，月数减 3 或加 9，日数加 7（阴历日数加 15），即可推算孕产妇的预产期，但与实际分娩日期可相差 1～2 周。如孕妇记不清末次月经的日期，则可根据出现早孕反应和胎动开始的时间及子宫底高度和 B 型超声检查的胎囊大小、胎头双顶径值、股骨长度和头臀长度等推算出预产期。②月经史和孕产史。③了解本次妊娠情况。④既往史及配偶健康史。⑤家族史。

2. 身体评估

（1）全身检查：①观察发育、营养和精神状态；②测量体重；③测量血压；④相关化验检查。

（2）产科检查

①腹部检查

视诊：应重点评估腹部外形及大小，腹部皮肤状况。

触诊：在保暖和保护孕妇隐私的基础上，嘱孕妇排空膀胱后平卧于检查床上，充分暴露腹部，双腿略屈曲分开，检查者站立于孕妇右侧。宫底高度是指从耻骨联合上缘中点到子宫底的弧形长度，其厘米数约等于胎儿的妊娠周数。用软尺经脐绕腹一周或取下腹部最膨隆处进行腹围的测量。临床上通过四步触诊法检查子宫大小、胎方位、胎产式、胎先露及胎先露是否衔接等情况。

第一步：检查者将双手置于子宫底部并以双手指腹轻推，综合判断子宫底高度（估计胎儿大小与妊娠周数是否相符），并通过两指腹的触诊判断宫底部的胎儿部位，如为胎儿头部则硬而圆且有浮球感，如为胎臀则软而宽形状不规则。

第二步：检查者将双手置于腹部两侧，两手交替触诊，一手在一侧固定，另一手在另一侧轻轻深按检查。如为胎背则表现为平坦饱满，如为胎儿肢体则表现为可活动和高低不平。

第三步：检查者将右手放于耻骨联合上方，拇指与其余 4 指分开，握住先露部，可以进一步查清先露部是胎头或胎臀，再握住胎先露部并左右推动，以确定胎先露是否衔接。

第四步：检查者将双手分别置于胎先露部两侧，轻轻向骨盆入口方向深压，再次判断胎先露的具体部位及其是否入盆和入盆程度。

听诊：将听诊器置于胎儿胎背侧上方的腹壁上，能听到最清楚的胎心音。

②骨盆外测量：了解骨产道情况，判断能否经阴道分娩。髂棘间径（23～26cm）、髂嵴间径（25～28cm）、骶耻外径（18～20cm）、坐骨结节间径（出口横径 8.5～9.5cm）、耻骨弓角度（正常为 90°，＜ 80° 为异常）。

③骨盆内测量：骶耻内径（12.5～13cm）、坐骨棘间径（中骨盆横径，10cm）。

（3）辅助检查：①常规检查，血型、血尿常规、肝肾功能等；②妊娠 18～24 周进行胎儿系统的超声检查；③妊娠期糖尿病筛查，包括空腹血糖、50g 葡萄糖筛查（GCT）、75g 口服葡萄糖耐量试验（OGTT）。

3. 心理社会评估　①妊娠早期评估孕妇对妊娠的接受程度及对妊娠的态度；②妊娠中、晚期主要评估孕妇对妊娠有无不良情绪反应，并评估孕妇经济状况、居住环境、家庭支持系统及孕妇在家庭中的角色等。

4. 高危因素评估　重点评估孕妇是否存在以下高危因素：①年龄，≥ 35 岁或＜ 18 岁；②是否残疾；③是否有遗传性疾病史；④既往异常孕产史，如有无畸胎史，有无异位妊娠、流产、难产、死胎等；⑤有无妊娠合并症，如高血压、心脏病、糖尿病、肾病、肝病等；⑥有无妊娠并发症，如羊水异常、前置胎盘、胎盘早剥、妊娠期高血压疾病、过期妊娠、胎儿生长受限、母儿血型不符等。

六、妊娠期常见症状及其护理

1. 临床表现　①恶心、呕吐等早孕反应；②常在妊娠最初和最后 3 个月出现尿频、尿急；③在妊娠最初和最后 3 个月会有白带明显增多；④妊娠后期易发生水肿，休息后可消退；⑤下肢、外阴静脉曲张，可出现明显凹陷性水肿，休息后不消退，应警惕**妊娠期高血压疾病**；⑥下肢痉挛；⑦便秘；⑧仰卧位低血压综合征；⑨腰背痛，失眠；⑩贫血等。

2. 护理措施　①一般护理：应向孕妇说明产前检查的重要性及其意义。②心理护理：评估孕妇的心理适应程度，鼓励孕妇适当发泄情绪。③症状护理：根据不同的症状给予相应的护理措施。如孕妇恶心、呕吐，告知其在此期间避免空腹，少食多餐，饮食清淡等；尿频、尿急无任何感染征象，则不必处理；白带增多嘱孕妇每日清洗外阴或经常洗澡，以避免分泌物刺激外阴部，但严禁阴道冲洗；便秘时，养成每日定时排便的良好习惯，不可随便使用大便软化剂或泻药；水肿可左侧卧位，抬高下肢，避免长时间站立，适当限制盐的摄入。

第 3 单元　分娩期妇女的护理

【复习指南】分娩期妇女的护理历年必考，应重点复习。影响分娩的因素、先兆临产、临产诊断、产程分期及护理应熟练掌握；枕先露的分娩机制应掌握。

一、影响分娩的因素

妊娠满 28 周（196 日）及以上，胎儿及其附属物从临产开始到全部从母体娩出的过程，称为分娩。早产：妊娠满 28 周不满 37 足周期间分娩；足月产：妊娠满 37 周至不满 42 足周期间分娩；过期产：妊娠满 42 周及以后分娩。

1. 产力　包括子宫收缩力（简称宫缩）、腹壁肌及膈肌收缩力（腹压）和肛提肌收缩力。

（1）子宫收缩力（宫缩）：是临产后的主要产力，贯穿在从临产发动到胎盘娩出的整个产程过程中。临产后的正常宫缩有节律性，对称性（起自两侧子宫角并迅速以微波形式向子宫底部中线集中）和极性（宫底部最强，几乎是子宫下段的 2 倍）的特点，子宫肌纤维有缩复作用，即间歇期肌纤维不恢复到原来长度。

（2）腹壁肌及膈肌收缩力（腹压）：是第二产程中的重要辅助力量，辅助第二产程胎儿娩出和第三产程胎盘娩出。

（3）肛提肌收缩力：在分娩过程中主要协助胎先露完成内旋转、胎头仰伸和胎儿及胎盘娩出。

2. 产道　包括骨产道和软产道。

（1）骨产道：又称真骨盆，分为 3 个平面，即入口平面、中骨盆平面和出口平面，其中每个平面由数条径线组成。骨盆各平面中点连线后构成假想曲线称为骨盆轴，胎儿沿此轴分娩，助产时按此轴协助分娩；女性站立时骨盆入口平面与地平面所形成的角度称为骨盆倾斜度（一般为 60°）。

（2）软产道：分娩过程中子宫下段、宫颈、阴道、外阴及骨盆底组织构成了弯曲的软产道。子宫下段在宫缩的牵拉过程中形成生理缩复环；伴随着子宫下段的形成、宫颈管消失、宫口扩张，逐渐形成了分娩的软产道；由于前羊水囊、胎儿先露部的压迫使骨盆底、阴道及会阴扩张、变薄。

3. 胎儿　包括胎儿大小、胎位及有无畸形因素。

（1）胎儿大小：胎体中最大，也是胎儿通过产道最困难的部分是**胎头**。胎头颅骨由顶骨、额骨、颞骨各 2 块及 1 块枕骨构成。胎头径线主要有双顶径（9.3cm，是胎头最大的横径），枕额径（11.3cm，胎头以此径衔接），枕下前囟径（9.5cm，胎头俯屈后以此径通过产道）及枕颏径（13.3cm，又称大斜径）。

（2）胎位：是决定胎儿能否正常分娩的重要因素之一，纵产式时易通过产道，头先露时产道可充分扩张，利于胎头娩出；臀先露时因软产道未充分扩张易导致胎头娩出困难；肩先露时，胎体纵轴与骨盆轴垂直，对母儿威胁极大。

（3）胎儿畸形：胎儿某一部分畸形或发育异常，如脑积水、联体儿等，难以顺利通过产道。

4. 精神心理状态　分娩既是一个生理过程，又是一种持久而强烈的应激过程。这个过程中产妇的心理情绪特征变化会使机体产生一系列变化，如心率加快、呼吸急促，出现宫缩乏力、宫口扩张缓慢、胎先露下降受阻、产程延长等。在分娩过程中，产科护士应积极采取针对性措施，预防和消除产妇焦虑和恐惧的心理状态，使产妇顺利经过分娩全过程。

二、正常分娩妇女的护理

1. 枕先露的分娩机制　是指胎儿先露部为适应骨盆各平面的不同形态，被动地进行一系列适应性转动，以其最小径线通过产道的过程。临床上以**枕左前位**最多见。

（1）衔接：胎头颅骨最低点接近或达到坐骨棘水平，胎头入盆。胎头以半俯屈状态以枕额径进入骨盆入口。

（2）下降：贯穿分娩全过程，临床上常以胎头下降程度作为判断产程进展的重要标志。

（3）俯屈：原来半俯屈状态的胎头遇到肛提肌阻力，由枕额径变为枕下前囟径。

（4）内旋转：胎头为适应中骨盆平面发生旋转，使其矢状缝与中骨盆及骨盆出口前后径相一致，一般于第一产程末完成。

（5）仰伸：完成内旋转后胎头枕骨下部达耻骨联合下缘，以耻骨弓为支点，胎头逐渐仰伸。

（6）复位及外旋转：胎头已出骨盆，为适应与胎肩的关系发生的旋转，胎儿双肩径转成与出口前后径相一致的方向。

（7）胎肩及胎儿娩出：胎头完成外旋转后，胎头前肩在耻骨弓下先娩出，随即后肩从会阴前缘娩出。

2. 先兆临产　①假临产；②胎儿下降感；③见红是分娩即将开始的标志。正式临产前 1～2 天，阴道内流出少量血性黏液或血性白带，称为见红。

3. 临产诊断　临产的标志为有规律且逐渐增强的宫缩（持续 30 秒或以上，间歇 5～6 分钟），伴有进行性宫颈管消失、宫口扩张和胎先露下降。

4. 产程分期

（1）第一产程：即宫颈扩张期，是从**规律宫缩**开始至**宫口开全**；初产妇和经产妇分别需 11～12 小时和 6～8 小时。

（2）第二产程：即胎儿娩出期，是从宫口**开全**至胎儿**娩出**；初产妇需经历 1～2 小时，经产妇需数分钟至 1 小时。

（3）第三产程：即胎盘娩出期，是从**胎儿娩出**至**胎盘胎膜娩出**。需经历 5～15 分钟，不应超过 30 分钟。

三、第一产程妇女的护理

1. 临床表现

（1）规律宫缩：宫缩持续时间逐渐延长至 50～60 秒，且宫缩强度不断增加，间歇期逐渐缩短至 2～3 分钟。

（2）宫口扩张：潜伏期（是从临产开始至宫口扩张 3cm，此期平均每 2～3 小时扩张 1cm，共约需 8 小时，超过 16 小时称为潜伏期延长），活跃期（是宫口从 3cm 扩张至 10cm，这阶段宫口扩张速度明显加快，约需 4 小时，超过 8 小时称为活跃期延长）。

（3）胎先露下降：是决定能否经阴道分娩的重要观察项目。

（4）胎膜破裂（破膜）：多发生在宫口近开全时。

2. 护理措施

（1）一般护理措施：生命体征监测、适当补充能量，进行正常孕妇及有妊娠并发症或合并症孕妇的饮食指导；临产后，应鼓励产妇每2～4小时排尿1次，并鼓励其多活动，视具体情况进行休息指导，进行必要的人文关怀。

（2）专科护理：观察宫缩（潜伏期每2～4小时观察1次，活跃期每1～2小时观察1次，连续观察3次宫缩）→监测胎心（临产后在宫缩间歇期，潜伏期每1～2小时听胎心1次；活跃期应每15～30分钟听1次，每次听诊1分钟）→观察宫口扩张和胎头下降程度（阴道检查并绘制产程图）→胎膜破裂处理（破膜后立即听胎心，观察羊水性状、颜色及流出量，并记录破膜时间，未破膜者在宫口近开全时进行人工破膜）→准备协助接生（初产妇宫口开全、经产妇宫口开大4cm，应护送产妇上产床准备接生）。

四、第二产程妇女的护理

1. 临床表现

（1）子宫收缩增强：宫缩的频率和强度达到高峰，间歇时间短，产力最强。正常分娩胎膜破裂的时间一般是在第一产程的临产期。宫口开全后，若仍未破膜，常影响胎头下降，应行人工破膜。

（2）胎儿下降及娩出：当胎头压迫骨盆底组织时，产妇有排便感；随着产程进展出现胎头拨露（宫缩时胎头露出阴道口，露出部分不断增大，宫缩间歇时胎头又缩回阴道内）和胎头着冠（胎头双顶径越过骨盆出口，宫缩间歇期不再回缩）。

2. 护理措施

（1）一般护理：助产士陪伴在旁及时给予安慰鼓励和各种产程进展的信息支持，协助饮水、擦汗等生活护理。

（2）专科护理：第二产程指导产妇正确使用腹压，宫缩时向下屏气用力，增加腹压→观察产程进展（每5～10分钟听胎心1次）→接产准备（进行会阴消毒）→接产（评估会阴情况，视具体情况做好会阴切开准备，胎头拨露后注意保护会阴，协助胎头娩出）→脐带绕颈处理（顺势从胎头或胎肩滑下或绕两圈者从中间剪断脐带）→协助娩出胎体（胎头娩出后不急于娩胎肩，先挤出口鼻内的黏液和羊水，协助胎头复位和外旋转，使前肩和后肩依次娩出）。

五、第三产程妇女的护理

1. 临床表现

（1）子宫收缩：胎儿娩出后，子宫底降至平脐。

（2）胎盘剥离征象：胎盘剥离的临床征象即宫体变硬呈球形，子宫底上升；阴道口外露的脐带自行延长；阴道少量出血；在耻骨联合上方按压子宫下段时，子宫体上升而外露的脐带不回缩。

（3）阴道出血：正常分娩的出血量一般不超过300ml。

2. 护理措施　①协助胎盘娩出：胎盘未完全剥离之前，勿用力牵拉脐带，以免引起胎盘部分剥离或脐带断裂。②检查胎盘胎膜、软产道：若有胎膜残留，应在无菌操作下实施人工剥离胎盘术。③产后2小时的护理：分娩后在产房内观察2小时，重点监测血压、脉搏、子宫收缩和膀胱充盈情况，宫底高度，阴道出血的量和颜色，会阴、阴道有无血肿，发现异常及时处理；提供舒适环境，提供清淡饮食，更换床单和会阴垫；给予情感支持，协助产妇和新生儿进行皮肤接触和早吸吮。

3. 新生儿护理

（1）清理呼吸道：用新生儿吸痰管吸出新生儿口、鼻腔黏液和羊水。

（2）处理脐带：多采用气门芯结扎法结扎脐带。

（3）一般护理：将足印和拇指印印于新生儿病历上，仔细标明新生儿和母亲信息，将新生儿抱给母亲进行母婴皮肤接触及母乳喂养。

第4单元　产褥期妇女的护理

【复习指南】产褥期妇女的护理历年必考，应重点复习。产褥期妇女的生理调适、临床表现及护理措施熟练掌握；心理调适、辅助检查应掌握。母乳喂养的优点及喂养指导应掌握。

一、产褥期母体变化

产褥期一般为 6 周，是产妇各系统恢复的关键时期，是从胎盘娩出至产妇除乳腺外的全身各器官恢复至正常未孕状态所需的一段时间。

1. 生理调适

（1）生殖系统

①子宫：产褥期变化最大的器官，最主要的变化即子宫复旧（胎盘娩出后妊娠子宫逐渐恢复到未孕状态的过程）。a. 子宫体肌纤维缩复。子宫复旧过程中肌细胞的体积缩小，但数量没有减少。产后随着肌纤维的不断缩复使子宫体逐渐缩小，子宫底于产后当日位于平脐或脐下 1 横指；产后 1 周子宫约妊娠 12 周大小，在耻骨联合上方可扪及子宫底；产后 10 天子宫即已降至骨盆腔内，腹部检查摸不到子宫底；在产后 6 周子宫恢复到正常孕前大小。b. 子宫内膜再生。胎盘胎膜娩出后，表层蜕膜逐渐坏死、脱落，随恶露排出。接近肌层的子宫内膜残存的基底层再生新的功能层，除胎盘附着部位外，子宫内膜在产后 3 周基本完成修复，胎盘附着处的子宫内膜修复需在产后 **6 周彻底完成**。c. 子宫下段和宫颈。子宫下段会随着肌纤维的缩复恢复成子宫峡部。宫颈在胎盘娩出后变得松软如袖口。产后 2～3 天，宫口仍能通过 2 指。产后 **1 周**，宫颈内口关闭，宫颈管复原。产后 **4 周**时宫颈完全恢复至正常状态，初产妇的宫颈外口由未产型（圆形）变成已产型（"一"字形横裂）。d. 子宫血管。产后在宫缩和子宫迅速缩小的作用下，螺旋动脉和静脉窦压缩变窄，数小时后形成血栓，使出血停止，血栓最终被机化吸收，如因胎盘附着面复旧不良出现血栓脱落则可发生晚期产后出血。e. 阴道。分娩后，阴道壁呈肌张力低、肌肉松弛状态，阴道黏膜皱襞因过度伸展而消失，在产后 3 周左右开始复现；产褥期阴道腔逐渐缩小，阴道壁肌张力逐渐恢复，但阴道在产褥期结束时仍不能完全恢复至未孕时的张力和紧张度。

②外阴：分娩后外阴的轻度水肿可于产后 2～3 天后自行消退。会阴的轻度撕裂伤或有会阴侧切缝合均可在 3～4 天愈合。

③盆底组织：分娩时的过度扩张使盆底肌及筋膜失去弹性，也可伴有肌纤维部分的断裂。产褥期如能坚持产后运动，盆底肌可恢复至接近未孕状态。如盆底肌及筋膜断裂严重，产褥期内过早参加重体力劳动，可导致阴道壁脱垂、子宫脱垂。

（2）乳房变化：最主要的变化为泌乳。初乳是产后 7 天内的乳汁，过渡乳是产后 7～14 天的乳汁，14 天以后为成熟乳。婴儿吸吮乳头的神经刺激冲动可通过神经内分泌反射引起产妇腺垂体呈脉冲式释放催乳素和缩宫素，前者促进乳汁的分泌，完成泌乳反射；后者使乳腺腺泡周围的肌上皮细胞收缩，引起喷乳反射。缩宫素还可以使子宫收缩，预防产后出血。因此，婴儿频繁吸吮乳头是保持不断泌乳的关键，并且有利于生殖器官的恢复。

（3）循环血液系统：血容量于产后 2～3 周恢复至未孕状态。血容量于产后最初 3 天内增加（15%～25%），心脏负担加重。产褥早期仍处于血液高凝状态，有利于减少产后出血。

（4）消化系统：胃肠肌张力和蠕动在产后 1～2 周逐渐恢复，由于产后卧床、缺少运动，肠蠕动减弱，易发生便秘和肠胀气。

（5）泌尿系统：妊娠期潴留的大量液体在产褥早期主要通过肾排出，由于分娩过程中膀胱受压使黏膜充血、水肿及肌张力下降，会阴疼痛、不习惯床上排尿、区域阻滞麻醉、器械助产等原因，易发生尿潴留。

（6）内分泌系统：产后 1 周雌孕激素降至未孕水平。不哺乳的产妇一般在产后 10 周左右恢复排卵，产后 6～10 周月经复潮；哺乳产妇一般在产后 4～6 个月恢复排卵。哺乳期产妇首次月经复潮前多有排卵，故月经来潮前仍有受孕的可能。

2. 心理调适　产后产妇需要从妊娠和分娩中的不适、疼痛和焦虑中逐渐恢复，适应新的家庭结构的过程。产褥期妇女的心理调适主要表现在确定家长和孩子的关系和承担母亲的角色两个方面。根据鲁宾的研究结果，这段时间一般要经历依赖期→依赖-独立期→独立期 3 个时期。

二、产褥期妇女的护理

1. 临床表现

（1）发热：产后 24 小时内体温稍高，不超过 38 ℃。产后 3～4 天可出现泌乳热，一般持续 4～16 小时。

（2）恶露：产后子宫内膜脱落，血液及坏死的蜕膜等组织经阴道排出，形成恶露。可分为 3 种：血性恶露（红色恶露），色鲜红，量多，含大量血液、少量胎膜及坏死蜕膜组织，持续 3 天；浆液性恶露，似浆液，色淡红，含少量血液、坏死蜕膜组织、宫颈黏液及细菌，持续 10 天左右；白色恶露，色较白，含大量白细胞、坏死蜕膜组织、表皮细胞及细菌等，持续约 3 周干净；正常恶露，有血腥味，无臭味，持续 4～6 周，总量 250～500 ml。

（3）产后宫缩痛：产褥早期因宫缩导致的下腹部阵发性剧烈疼痛。于产后 1～2 天出现，持续 2～3 天自然消失。

（4）乳房胀痛或皲裂：产后 1～3 天没有及时哺乳或排空乳房，引起胀痛；初产妇在最初几日哺乳后易形成乳头皲裂等。

2. 辅助检查　产后常规检查，必要时进行血、尿常规检查，药物敏感试验等。

3. 护理措施

（1）一般护理：每日测量生命体征；产后 1 小时进流食、半流食，以后可进普食；保持二便通畅；正常生产产后 6～12 小时内可起床轻微活动，第 2 天可在室内活动；给予产妇必要的知识和健康教育，避免重体力劳动或蹲位活动，以防子宫脱垂。

（2）子宫复旧护理：产后在产室即刻、30 分钟、1 小时、2 小时各观察 1 次宫缩、宫底高度，每次均应按压宫底。

（3）会阴及会阴伤口护理：每日用 0.05% 聚维酮碘液擦洗（由上到下，从内到外）会阴 2～3 次，垫消毒会阴垫，保持会阴清洁干燥。如有侧切伤口应健侧卧位；会阴水肿者可局部用 50% 硫酸镁湿热敷，会阴部小血肿产后 24 小时可湿热敷或用红外线照射，大血肿配合医师切开引流。

（4）乳房护理：保持清洁、干燥，平时佩戴乳罩，纠正平坦和凹陷乳头，乳房胀痛时，尽早哺乳，可以配合按摩和外敷等；乳头皲裂主要原因是婴儿含乳姿势不良或使用乙醇、肥皂进行过度清洁，若症状较轻，可先喂健侧乳房再喂患侧，哺乳后应挤出少许乳汁涂在乳头和乳晕上。疼痛严重者，可用吸乳器吸出喂养婴儿，直至好转。

（5）健康教育：一般指导，合理饮食休息，保持心情愉悦，注意个人卫生和会阴部清洁。产后适当活动，出院后坚持母乳喂养，根据身体恢复情况做产后保健操。产后 42 天内禁止性交，根据产后检查情况采取恰当避孕措施。产后 42 天内进行 3 次产后访视，并在产褥期结束后母婴一起进行全面健康检查。

三、母乳喂养

1. 母乳喂养的优点　①对婴儿：母乳营养物质丰富，促进发育；提高新生儿免疫力，预防疾病；保护牙齿；建立良好的母儿感情，有利于心理健康。②对母亲：预防产后出血；避孕；降低女性患癌的风险。

2. 母乳喂养指导

（1）一般护理指导：创造良好的休养环境，注意休息和营养指导。

（2）喂养方法指导：每次哺乳前应洗净双手，温水擦洗乳房和乳头；母亲保持心情舒畅，给予充足的营养，采取舒适体位；母婴同室，按需哺乳，早吸吮，一般产后 30 分钟内开始；将乳头及大部分乳晕放入婴儿口中，吸空一侧后，再吸吮另一侧；哺乳结束后将新生儿竖起轻拍背部 1～2 分钟，防止溢乳；哺乳期以 10 个月至 1 年为宜。

第 5 单元　新生儿保健

【复习指南】新生儿保健的内容历年偶考，正常新生儿的护理措施应重点复习。正常新生儿的护理措施应熟练掌握；生理特点及婴儿抚触的目的和手法应掌握。

一、正常新生儿的生理特点与护理

1. 正常新生儿的生理特点　从胎儿出生后断脐到满 28 天的一段时期称为新生儿期。

（1）体温：新生儿体温调节中枢发育不完善，体温易受外界温度的影响波动。

（2）皮肤：新生儿出生时体表有白色胎脂覆盖，可保护皮肤，减少散热。

（3）呼吸系统：新生儿以腹式呼吸为主，呼吸表浅且快，为 40～60 次/分。

（4）循环系统：新生儿心率较快，睡眠时平均 120 次/分，醒时可达到 140～160 次/分。

（5）消化系统：新生儿胃容量较小，胃呈水平位，胃贲门括约肌不发达，哺乳后易发生溢乳。肠蠕动快，可进食流食，消化淀粉能力差，母乳喂养最佳。

（6）特殊生理现象：生理性黄疸即出生后体内过多的红细胞被破坏，产生大量的间接胆红素。新生儿肝功能不健全，无法在短时间内将大量的间接胆红素代谢掉，因此，出生后

2～3天出现皮肤、巩膜黄染，持续4～10天后自然消退；生理性体重下降是指新生儿在生后2～4天，其体重下降一般不超过10%；乳房肿大及假月经。

2. 护理措施　①保持室内温度在 **24～26℃**，相对湿度50%～60%。②维持正常体温，取侧卧体位，保持呼吸道通畅。③注意眼、耳、口鼻及臀部护理，预防感染。④尽可能母乳喂养，母婴同室。⑤保持脐部清洁干燥，沐浴后用75%乙醇擦脐带残端及脐轮处，必要时给予抗生素。新生儿脐带脱落的时间发生于 **出生后3～7天**。⑥按时接种疫苗，卡介苗（出生后12～24小时），乙肝疫苗（出生后1天、1个月、6个月），并注意接种疫苗的禁忌证。

二、婴儿抚触

1. 婴儿抚触的目的　①促进胃液分泌，加快新生儿对食物的消化、吸收；②促进新生儿神经系统的发育；③增加新生儿睡眠，改善睡眠质量；④促进皮肤新陈代谢及血液循环；⑤促进免疫系统的完善，增加抵抗力；⑥促进母婴情感交流。

2. 婴儿抚触的手法　一般在出生后24小时开始，在沐浴后及两次哺乳间进行。每次抚触10～15分钟，每日2～3次。室内温度应28℃以上，全裸时可使用调温的操作台，温度为36℃左右。抚触时可播放柔和的音乐，抚触前洗净双手，倒一些婴儿油于掌心，揉搓双手至温暖后，进行抚触，抚触过程中注意观察婴儿反应。抚触同时要与宝宝有语言交流。抚触的顺序是：头面部—胸部—腹部—上肢—下肢—手足—背部。

第6单元　胎儿宫内窘迫及新生儿窒息的护理

【复习指南】胎儿宫内窘迫及新生儿窒息的护理历年偶考，护理措施应重点复习。胎儿宫内窘迫及新生儿窒息的护理措施应熟练掌握；临床表现、治疗要点应掌握。

一、胎儿宫内窘迫的护理

胎儿宫内窘迫是指胎儿在子宫内因急性或慢性缺氧危及胎儿健康和生命的综合征。主要发生在临产过程，也可发生在妊娠后期。

1. 病因病理　①病因：母体因素、胎儿因素、脐带胎盘因素。②病理：是缺血缺氧引起的一系列变化，缺氧早期兴奋交感神经，机体通过减少胎盘和自身耗氧量代偿，通过减少对肾与下肢供血等方式来保证心脑血流量；缺氧严重则引起胎儿迷走神经兴奋，引起动静脉血管扩张，有效循环血量减少，主要脏器缺血缺氧严重，出现严重的脏器功能损害。

2. 临床表现　①急性胎儿宫内窘迫表现为产时胎心率异常（加快或减慢），羊水胎粪污染（可分为3度：Ⅰ度为浅绿色，Ⅱ度为黄绿色并浑浊，Ⅲ度为棕黄色，稠厚），胎动异常、酸中毒。②慢性胎儿宫内窘迫表现为胎动减少或消失、电子胎儿监护异常、胎儿生物物理评分低、脐动脉多普勒超声血流异常。胎动消失后，胎心在24小时内会消失。胎动过频是胎动消失的前驱症状。

3. 辅助检查　①电子胎儿监护：胎心率＞160次/分或＜110次/分，出现胎心晚期减速、变异减速和（或）基线缺乏变异，均表示胎儿宫内窘迫。②胎儿生物物理评分5～7分提示可能胎儿宫内窘迫。③胎盘功能检查：血尿雌三醇、妊娠特异性β_1糖蛋白、人胎盘生乳素测定。④胎儿头皮血血气分析：pH＜7.20（酸中毒）。⑤羊膜镜检查：羊水浑浊呈黄染至深褐色。⑥超声多普勒血流测定：子宫动脉、胎儿大脑中动脉和胎儿脐动脉的血流测定。

4. 治疗要点　积极纠正缺氧状态。急性胎儿宫内窘迫者，积极寻找病因并进行宫内复苏；病情紧迫或宫内复苏无效行剖宫产。慢性胎儿宫内窘迫者，应根据胎儿成熟度、孕周和缺氧程度决定处理方案。

5. 护理措施　①改变体位，取左侧卧位。②产妇面罩或鼻导管吸氧。③密切观察胎心、胎动、产程进展。④遵医嘱静脉补液，纠正脱水、酸中毒、低血压和电解质紊乱。⑤分娩期护理，宫口开全且胎先露已达坐骨棘以下 3cm 者，应尽快阴道助产协助娩出胎儿。宫口尚未开全且胎儿窘迫不严重者，可给予吸氧，左侧卧位，观察 10 分钟。上述处理无效应立即行剖宫产。

二、新生儿窒息的护理

新生儿窒息是指由于分娩过程中的各种原因使新生儿出生后不能建立正常呼吸，引起新生儿出现缺氧、酸中毒，严重时可导致全身多脏器损伤的一种病理生理状况。

1. 病因病理　胎儿宫内窘迫；胎儿在产道内吸入羊水、黏液阻塞呼吸道，造成气体交换受损；缺氧、滞产、产钳术致使胎儿颅内出血及脑部长时间缺氧所致的呼吸中枢受到损伤等。

2. 临床表现　可分为轻度窒息和重度窒息两种。

（1）轻度（青紫）窒息：1 分钟 Apgar 评分 4～7 分。新生儿面部与全身皮肤呈青紫色；呼吸表浅或不规律；心跳规则且有力，心率规则且有力，心率 80～120 次 / 分；对外界刺激有反应；喉反射存在；肌张力好；四肢稍屈；有脐动脉血 pH < 7.2。

（2）重度（苍白）窒息：1 分钟 Apgar 评分 0～3 分。新生儿皮肤苍白；口唇暗紫；无呼吸或仅有喘息样微弱呼吸；心跳不规则；心率 < 80 次 / 分且弱；对外界刺激无反应；喉反射消失；肌张力松弛，伴有脐动脉血 pH < 7.0。

3. 辅助检查　① Apgar 评分检查。②血气分析可有 $PaCO_2$ 升高，PaO_2 降低，pH 下降。③生化检查血清钾、钠、钙、镁及血糖。

4. 治疗要点　以预防为主，估计胎儿娩出后有窒息的危险时应做好复苏准备。一旦发生应立即实施新生儿复苏计划，以降低新生儿死亡率，预防远期后遗症。

5. 护理措施　复苏前准备→快速评估（足月？羊水清？有哭声或呼吸？肌张力好？）→初步复苏（保暖、摆正体位、清理呼吸道、擦干全身，撤掉湿巾，重摆体位、触觉刺激诱发呼吸）→评估新生儿呼吸、心率和皮肤颜色→心率 < 100 次 / 分，呼吸暂停或喘息样呼吸，进行正压通气（40～60 次 / 分，持续 30 秒）→评估新生儿心率→心率 < 60 次 / 分，正压通气同时实施胸外按压（拇指法、双指法，按压和通气比为 3：1）→45～60 秒的正压通气和胸外按压后重新评估心率→心率持续 < 60 次 / 分，脐静脉给药肾上腺素，给药后继续按压和通气→心率在 60～100 次 / 分，停按压，仍通气；心率 100 次 / 分，停止按压和通气，给予新生儿常压吸氧。

复苏后护理：保持呼吸道畅通，密切监测生命体征、血氧饱和度、肌张力、面色、尿量等；注意喂养和重症监护记录。

第 7 单元　妊娠期并发症妇女的护理

【复习指南】妊娠期并发症妇女的护理历年必考，应重点复习。流产的护理措施应熟练掌握；临床表现、治疗要点应掌握。异位妊娠的治疗要点、护理措施应熟练掌握，病因、病理及临床表现应掌握。妊娠期高血压疾病、前置胎盘、胎盘早期剥离、羊水量异常的临床表现、护理措施应熟练掌握。早产及过期妊娠的护理措施应熟练掌握，临床表现、治疗要点应掌握。

一、流产

流产是指妊娠不足 28 周、胎儿体重不足 1000 g 而终止者。发生在妊娠 12 周以前者称为早期流产，发生在妊娠 12 周至不足 28 周者称晚期流产。

1. 病因病理　导致自然流产的最常见的原因是**染色体异常**，其次为受精卵发育异常，其他原因包括母体生殖器官异常（如子宫畸形）或母儿双方免疫不适应、母体有发热、感染等全身性疾病，胎盘因素、物理化学等环境因素等。其病理过程多数为胚胎或胎儿先死亡后出现底蜕膜出血，使胎盘绒毛与蜕膜层相剥离，引起子宫收缩，导致阴道出血及妊娠产物排出。

2. 临床表现及治疗要点

（1）先兆流产：停经后出现少量阴道出血伴有下腹痛，子宫大小与停经周数相符，宫颈口未开，胎膜未破，妊娠产物尚未排出，有希望继续妊娠。治疗要点：卧床休息，减少刺激；必要时给予对胎儿损害小的镇静药；若黄体功能不足，可每日肌内注射黄体酮 20 mg，利于保胎；及时了解胚胎发育情况，避免盲目保胎。

（2）难免流产：流产已不可避免，表现为阴道出血量增多，腹痛加剧，子宫大小与孕周相符或略小，宫颈口已扩张。治疗要点：确诊后，应尽早使妊娠产物完全排出，防止感染和出血。

（3）不全流产：部分妊娠产物已排出体外，尚有部分残留于宫内，影响宫缩以致流血不止，子宫小于停经周数，宫颈口已扩张。治疗要点：确诊后，应行吸宫术或钳刮术以清除宫腔内残留组织。

（4）完全流产：子宫大小接近正常，宫颈口已关闭，妊娠产物已完全排出，阴道出血逐渐停止，腹痛随之消失。治疗要点：如无感染，不需特殊处理。

（5）稽留流产（过期流产）：胚胎或胎儿在子宫内已死亡，早孕反应消失，子宫小于孕周，宫颈口未开，听诊没有胎心。治疗要点：及时将胎儿及胎盘排出，防止发生凝血机制障碍及弥散性血管内凝血（DIC）；处理前应常规查凝血功能。

（6）复发性流产：是指同一性伴侣连续发生 3 次及 3 次以上的自然流产。应明确病因学诊断，有针对性采取个性化治疗，并对保胎成功者进行胎儿宫内发育监测及新生儿出生缺陷筛查。

（7）流产合并感染：流产过程中若阴道出血时间长，有组织残留在宫腔内或进行非法堕胎等，可引起宫腔内感染，可扩展到盆腔、腹腔乃至全身，并发盆腔炎、腹膜炎、败血症及感染性休克。控制感染的同时尽快清除宫内残留物。

3. 辅助检查

（1）妇科检查：了解宫颈口是否扩张，羊膜是否破裂，有无妊娠产物堵塞于宫颈口；子宫大小与停经周数是否相符，有无压痛等，并检查双侧附件有无肿块、增厚及压痛。

（2）辅助检查：连续测定人绒毛膜促性腺激素（hCG）、胎盘生乳素（HPL）和孕激素等动态变化，如测定的结果低于正常值，提示将要流产。

（3）B 型超声检查：可显示有无胎囊、胎动、胎心等。

4. 护理措施

（1）先兆流产的护理：①卧床休息，禁忌灌肠，减少刺激，按医嘱给予对胎儿无害的药物如镇静药、孕激素等。②观察孕妇的情绪反应，加强心理护理。

（2）妊娠不能继续者的护理：积极配合医生，及时做好终止妊娠准备。开放静脉，准备好输血、输液用物。严密观察孕妇的生命体征、面色、腹痛和阴道出血及休克有关征象。有凝血功能障碍者先纠正再实施引产或手术。

（3）预防感染：监测体温、血象，严格无菌操作，观察阴道分泌物的色、质、量，指导病人保持会阴部清洁。发现有感染征象及时报告，按医嘱给予抗感染治疗。

（4）健康指导：协助病人安稳度过悲伤期，加强健康宣教、避免再次流产。对复发性流产者进行指导（下次妊娠后注意休息、营养、禁性生活，病因明确者在下次妊娠前进行对因治疗）。

二、异位妊娠

受精卵在子宫体腔以外着床发育时称为异位妊娠，习称宫外孕。但二者又稍有区别，宫颈妊娠属于异位妊娠，不包括在宫外孕内。按异位妊娠的发生部位又将其分为宫颈妊娠、输卵管妊娠、卵巢妊娠、腹腔妊娠及阔韧带妊娠等，其中以输卵管妊娠最常见，约占异位妊娠的 95%，其发病部位以壶腹部最多见，其余依次为峡部、伞部，间质部最少见。

1. 病因病理

（1）病因：①输卵管炎症，包括输卵管黏膜炎和输卵管周围炎，是引起输卵管妊娠的主要原因。②输卵管发育不良或功能异常，输卵管过长、肌层发育差、黏膜纤毛缺乏等发育不良，均可成为输卵管妊娠的原因；输卵管蠕动、纤毛活动及上皮细胞的分泌功能异常，也可影响受精卵的正常运行。③受精卵游走。④辅助生殖技术。⑤其他，内分泌失调、神经精神功能紊乱、输卵管手术及子宫内膜异位症等都可增加受精卵着床于输卵管的可能性；放置宫内节育器与异位妊娠发生也有相关性。

（2）病理：输卵管妊娠的结局如下。①输卵管妊娠流产，多见于**壶腹部妊娠**，囊胚与输卵管管壁分离，进入输卵管腔，经输卵管逆蠕动排入腹腔。②输卵管妊娠破裂，多见于**峡部妊娠**，囊胚侵蚀管壁肌层和浆膜，最终导致穿破浆膜形成输卵管妊娠破裂，出血量大，可造成休克。③陈旧性异位妊娠，发生于输卵管妊娠流产或破裂未及时治疗，或内出血已停止，病情稳定且时间久，胚胎死亡或被吸收。④继发性腹腔妊娠，胚胎排入腹腔，大部分死亡，偶尔存活者可形成继发性腹腔妊娠。⑤持续性异位妊娠，见于输卵管妊娠保守性手术术中未完全清除妊娠产物或残留的存活滋养细胞继续生长，导致术后 β–hCG 不降反升。

2. 临床表现

（1）停经：多数有 6～8 周的停经史。

（2）腹痛：是病人就诊的主要症状。输卵管妊娠未破裂前表现为一侧下腹隐痛或酸胀感；若输卵管妊娠破裂或流产，表现为一侧下腹撕裂样疼痛，随后疼痛可遍及全身，放射至肩部，可有肛门坠胀感。

（3）阴道出血：停经 6～8 周后**不规则**阴道出血。

（4）晕厥及休克：阴道出血量与腹腔内出血量不成正比，腹腔内急性出血，导致血容量减少和剧烈腹痛，可出现晕厥甚至休克。

（5）腹部包块：当输卵管妊娠流产或破裂后所形成的血肿时间过久，血液凝固，逐渐机化变硬并与周围器官（子宫、输卵管、卵巢、肠管等）发生粘连而形成包块。

3. 辅助检查

（1）腹部检查：输卵管妊娠流产或破裂者，下腹压痛、反跳痛明显，患侧为甚，可有轻度肌紧张，出血量多时叩诊有移动性浊音，出血时间长可在下腹部触及软性肿块。

（2）盆腔检查：输卵管妊娠流产或破裂者阴道后穹隆饱满，有触痛。宫颈抬举痛或摇摆痛明显，是输卵管妊娠的主要体征之一，子宫稍大而软。

（3）阴道后穹隆穿刺：是较可靠的诊断方法，经阴道后穹隆穿刺抽出直肠子宫陷凹内的血液为暗红色不凝血。

（4）妊娠试验：动态观察血 β–hCG 的变化对诊断极为重要，阳性率达 80% ～ 90%，但阴性不能完全排除异位妊娠。

（5）超声诊断：B 超检查显示宫腔内无妊娠产物，有助于诊断，简单可靠，结合临床表现和 β–hCG 测定结果更有助于确定诊断。

（6）腹腔镜检查：适用于输卵管妊娠尚未破裂或流产者，但腹腔内大量出血或伴有休克者，禁做腹腔镜检查。

（7）子宫内膜病理检查：仅适用阴道出血量较多的病人，目的在于排除宫内妊娠流产。

4. 治疗要点　以**手术治疗**为主，其次是**药物**治疗。

5. 护理措施

（1）接受手术治疗病人的护理：①腹腔镜是治疗异位妊娠的主要方法，积极做好术前准备；严密观察生命体征、出入量、出血量；对于休克的病人，应吸氧、开放静脉、配血、输血、输液、止血，维持血容量。②做好心理护理，提供心理支持。

（2）接受非手术治疗病人的护理：①严密观察病情，监测一般状况和生命体征，尤其应注意阴道出血量与腹腔内出血量不成比例。②加强化学药物治疗的护理。③指导病人休息和饮食，应卧床休息，避免腹部压力增大；保证充足的营养，多食用含铁及蛋白质丰富的食物。④监测治疗效果。

（3）健康教育：防止发生盆腔感染，发生盆腔炎应立即彻底治疗，以免延误病情。应告诉病人输卵管妊娠有一定的再发率（10%）及不孕率（50% ～ 60%），因此再次妊娠应及时就医。

三、妊娠期高血压疾病

妊娠期高血压、子痫前期和子痫、慢性高血压并发子痫前期、妊娠合并慢性高血压统称为妊娠期高血压疾病。

1. 病因病理

（1）病因：其病因尚未明确。可能与以下因素有关：①初产妇。②年轻初产妇（≤ 18 岁）或高龄初产妇（≥ 35 岁）。③寒冷季节或气温变化过大，特别是气温升高时。④有慢性高血压、慢性肾炎、糖尿病等病史的孕妇。⑤营养不良，如贫血、低蛋白血症者。⑥精神过度紧张或受刺激致使中枢神经系统功能紊乱者。⑦子宫张力过高（如羊水过多、双胎妊娠、糖尿病巨大儿及葡萄胎等）者。⑧家族中有高血压史，尤其是孕妇之母有重度妊娠期高血压疾病史者。⑨体形矮胖者。

（2）病理：基本病变为**全身小动脉痉挛**。周围血管阻力增加，血压上升，水肿。全身各组织器官因缺血、缺氧而受到不同程度的损害，严重时可导致抽搐、昏迷、脑出血、心力衰竭、肝细胞坏死、胎盘绒毛退行性变、出血、梗死、胎盘早剥及凝血功能障碍等。

2. 临床表现及分类

（1）妊娠期高血压：妊娠期首次出现 BP ≥ 140/90mmHg，于产后 12 周内恢复正常。

（2）子痫前期：①轻度，妊娠 20 周后出现 **BP ≥ 140/90mmHg**；尿蛋白 ≥ 0.3g/24h 或随机尿蛋白（+），可同时伴有头痛、视物模糊和上腹部不适。②重度，**BP ≥ 160/110mmHg**；尿蛋白 ≥ 2.0g/24h 或随机尿蛋白 ≥（++）；血清肌酐 > 106μmol/L，血小板 < 100×10^9/L；血清 ALT 或 AST 升高。持续性头痛、视觉障碍、上腹部不适。

（3）子痫：在子痫前期的基础上进而出现抽搐发作或伴有昏迷。分为产前子痫（发生于妊娠晚期或临产前）、产时子痫（发生于分娩过程中）、产后子痫（发生于产后 24 小时内）。典型发作过程：眼球固定，瞳孔放大，头歪向一侧，牙关紧闭，继而口角及面部肌肉颤动，数秒后全身及四肢肌肉强直，双臂伸直双手紧握。抽搐时呼吸暂停，面色青紫。持续 1 分钟左右，抽搐强度减弱，全身肌肉松弛，随即深长吸气而恢复呼吸。抽搐期间病人神志丧失。病情转轻时抽搐次数减少，抽搐后很快苏醒但有时抽搐频繁且持续时间较长，病人可陷入深昏迷状态。在抽搐过程中易发生唇舌咬伤、摔伤甚至骨折等多种创伤，昏迷时呕吐可造成窒息或吸入性肺炎。

（4）慢性高血压并发子痫前期：高血压孕妇妊娠 20 周前无蛋白尿，20 周后尿蛋白 ≥ 0.3g/24h；妊娠 20 周后突然出现尿蛋白增加、血压升高或血小板减少。

（5）妊娠合并慢性高血压：妊娠前或妊娠 20 周前血压 ≥ 140/90mmHg，妊娠期无明显加重；妊娠 20 周后首次诊断高血压并持续至产后 12 周。

3. 辅助检查

（1）尿常规检查：根据镜检出现的管型判断**肾功能受损**情况；根据尿蛋白定量确定病情严重程度。

（2）血液检查：①测定血细胞比容、血红蛋白、血浆和全血黏度，以了解血液浓缩程度；②重症病人应测定凝血时间和血小板计数，必要时测定凝血酶原时间、纤维蛋白原和鱼精蛋白副凝试验（3P 试验）等来了解有无凝血功能异常；③测定血电解质及 CO_2 结合力，以及时了解有无水、电解质及酸碱失衡。

（3）肝、肾功能检查：可进行谷丙转氨酶、血尿素氮、肌酐和尿酸等测定。

（4）眼底检查：**眼底小动脉痉挛**是反映妊娠期高血压疾病严重程度的一项重要参考指标。眼底动静脉血管比例可由正常的 2：3 变为 1：2，甚至 1：4，或出现视网膜水肿、渗出、出血，甚至视网膜剥离和一时性失明。

（5）其他检查：如胎盘功能、胎儿成熟度检查、心电图、超声心动图等，视病情而定。

4. 治疗要点　镇静、解痉、降压、利尿，适时终止妊娠，预防**子痫**的发生，降低孕产妇和新生儿病率、病死率及严重后遗症的发生。

（1）轻度：加强产前检查，观察病情变化，以休息、饮食调节为主，采取左侧卧位，预防发展成重症。

（2）子痫前期：需住院治疗，治疗原则为解痉、降压、镇静，合理扩容及利尿，适时终止妊娠。常用的药物有：①解痉药物，首选**硫酸镁**。②镇静药物，常用**地西泮**和**冬眠合**

剂。适用于硫酸镁有禁忌或疗效不明显时，但分娩时应慎用，以免药物通过胎盘导致对胎儿的神经系统产生抑制作用。③降压药物，仅适用于血压过高，特别是舒张压高的病人，舒张压≥110mmHg 或平均动脉压≥140mmHg 者。常用卡托普利等。④扩容药物，仅用于低蛋白血症、贫血的病人，常用人血白蛋白、全血等。⑤利尿药物，一般不主张用。仅用于全身性水肿、急性心力衰竭、脑水肿、肺水肿、血容量过高且伴有潜在水肿者。用药过程中应严密监测病人的水和电解质平衡情况及药物的不良反应。常用药物有呋塞米、甘露醇。⑥适时终止妊娠，是彻底治疗妊娠期高血压疾病的重要手段。

（3）子痫病人的处理：控制抽搐，纠正缺氧和酸中毒，在控制抽搐、血压的基础上终止妊娠。

5. 护理措施

（1）妊娠期高血压疾病的预防指导：加强孕期教育，重视规范产前检查，进行休息和饮食指导。

（2）一般护理：①卧床休息，保证充足睡眠（每日不少于 10 小时），以左侧卧位为宜，可以增加子宫胎盘的血液循环，降低血压、促进排尿。②调整饮食，指导病人每日摄入足够的蛋白质（100g/d 以上）、水和蔬菜、钙和铁剂等。③密切监护母儿状态，每日监测血压、尿蛋白、水肿情况，异常时与医生联系，注意病人的主诉，如出现头晕、头痛等症状，应提高警惕，以防子痫的发生。④间断吸氧，增加血氧含量。

（3）用药护理：硫酸镁可采用肌内注射或静脉给药。肌内注射时应选用长针头行深部肌内注射，缓解疼痛的刺激。硫酸镁的毒性反应为膝反射减弱或消失。随着血镁浓度的增加可出现全身肌张力减退及呼吸抑制，严重者心跳可突然停止。因此用药前要观察膝腱反射是否存在，呼吸不少于 16 次 / 分，尿量每 24 小时不少于 600ml，或每小时不少于 25ml。如出现异常用 10% 葡萄糖酸钙 10ml 静脉推注（3 分钟以上推完）。

（4）子痫病人的护理：①控制抽搐，首选硫酸镁。②专人护理，防止受伤。子痫发生后，首先要保持病人呼吸道通畅，立即吸氧，用开口器或于上、下磨牙间放置一缠好纱布的压舌板，用舌钳固定防止舌后坠或咬伤唇舌情况的发生，使病人取头低侧卧位以防黏液吸入呼吸道内或舌头阻塞呼吸道，也可避免发生低血压综合征；病人昏迷或未清醒时，禁止给予任何饮食和口服药物，防止误吸而致吸入性肺炎。③减少刺激，以免诱发抽搐。将病人安排于单人暗室，医护活动尽量轻柔且相对集中，避免声、光刺激。④严密监护生命体征和液体出入量。⑤为终止妊娠做准备，经治疗病情得以控制仍未临产者，应在清醒后 24～48 小时引产；子痫病人药物控制后 6～12 小时应考虑终止妊娠。

（5）产时和产后护理

①加强各产程护理：若经阴道分娩，第一产程应监测病人有无自觉症状、血压、脉搏、尿量、胎心及子宫收缩情况，血压升高时与医生联系。第二产程中，尽量缩短产程，避免产妇用力，初产妇可行会阴侧切并用产钳助产。第三产程需预防产后出血，在胎儿前肩娩出后立即静脉推注缩宫素（禁用麦角新碱），及时娩出胎盘并按摩宫底，观察血压变化，重视病人的主诉。

②开放静脉，测量血压：病情较重者分娩开始时应开放静脉通路，产后 48 小时内应每 4 小时测量 1 次血压。

③继续硫酸镁治疗，加强用药护理：产后 48 小时内应继续应用硫酸镁治疗、护理，因为产后 24 小时至 5 天内仍有发生子痫的可能，不可放松治疗与护理。严密观察子宫复旧情况，防止因大量使用硫酸镁产生的宫缩乏力致产后出血。

（6）健康教育：轻度者应注意饮食、休息、营养和胎儿监护指导，定期接受产前检查，重度者应会识别不适症状及用药后不良反应，掌握产后自我护理方法。

四、前置胎盘

妊娠 28 周后如胎盘附着于子宫下段，甚至胎盘下缘达到或覆盖宫颈内口，其位置低于胎先露部时，称为前置胎盘。

1. 病因　可能与子宫内膜病变、胎盘面积过大或受精卵发育迟缓及宫腔形态异常等有关。

2. 分类及临床表现

（1）分类：按胎盘边缘与宫颈内口的关系分为 3 类。①完全性前置胎盘，胎盘组织完全覆盖宫颈内口；②部分性前置胎盘，胎盘组织覆盖部分宫颈内口；③边缘性前置胎盘，胎盘附着于子宫下段，边缘到达宫颈内口。

（2）临床表现：①妊娠晚期或临产时，突然发生无痛性反复阴道出血，常无任何诱因。完全性前置胎盘约在 28 周出血，次数频繁且量多，有时一次阴道大量出血，可使病人陷入休克状态。边缘性前置胎盘出血多发生在妊娠晚期或临产后；部分性前置胎盘的初次出血时间、出血量及反复出血次数介于两者之间。②贫血、休克，贫血程度与阴道出血量及出血持续时间成正比。③胎位异常，胎先露高浮。

3. 产科检查　腹部触诊可发现子宫大小与停经月份一致，胎方位清楚，但胎先露高浮，胎心可在正常范围内，也可因为孕妇失血过多导致胎心异常或消失。

4. 辅助检查

（1）超声检查：B 型超声是最有效、安全的首选检查方法，可清晰地看到子宫壁、胎先露、宫颈及胎盘的位置，可根据胎盘下缘与宫颈内口的关系确定前置胎盘的类型。

（2）产后检查胎盘及胎膜：胎盘的前置部分可附着陈旧血块，呈黑紫色，胎膜破口距胎盘边缘距离＜7cm。

（3）其他：电子胎儿监护、血常规、凝血功能检查。

5. 治疗要点　制止出血，纠正贫血，防止感染。通过综合判断前置胎盘的类型、阴道出血量、胎儿宫内情况及妊娠周数和是否临产，给予相应治疗。通过期待疗法在孕妇和胎儿安全的前提下延长妊娠周数，提高胎儿的存活率。

6. 护理措施

（1）饮食指导：建议孕妇多食高蛋白、高热量和高维生素及富含铁的食物，纠正贫血。

（2）病情观察：严格监测并记录孕妇生命体征变化，阴道出血的量及胎心胎动情况。发现异常及时报告医生并配合及时处理。

（3）协助治疗：开放静脉通路，采取止血、输血、扩容等措施。

（4）预防感染：保持室内空气流通，指导产妇注意个人卫生，注意会阴部清洁卫生。

（5）协助自理：协助病人坚持自我照顾的行为。

五、胎盘早剥

妊娠 20 周后或分娩期，正常位置的胎盘在胎儿娩出前，部分或全部从子宫壁剥离，称为胎盘早剥。

1. 病因病理

（1）病因：目前尚不十分清楚，可能与以下因素有关。①血管病变：妊娠期高血压疾病、慢性高血压和肾炎病人或全身血管病变的病人常并发胎盘早剥；长期仰卧位造成的子宫静脉压突然升高。②机械性因素：如腹部受撞击、挤压，摔伤或行外倒转术纠正胎位，均可造成胎盘早剥。③子宫内压力突然下降：羊水流出过快、双胎分娩第一个胎儿娩出后。④其他一些高危因素包括吸烟、营养不良、吸毒等。

（2）病理：主要病理改变是底蜕膜出血，形成血肿，使胎盘自附着处剥离。①显性剥离（外出血，有阴道出血），出血冲开胎盘边缘，沿胎膜和宫壁间经宫颈向外流出。②隐性剥离（内出血，无阴道出血），出血积聚于胎盘和子宫壁之间，不能外流。③混合性出血，血液积聚于胎盘和子宫壁之间，压力逐渐增大，血液浸入子宫肌层，引起肌纤维分离、断裂、变性，子宫表面出现紫蓝色瘀斑，尤其在胎盘附着处最明显，称为子宫胎盘卒中。

2. 临床表现　与剥离时间、病理类型和出血量有关，**根据病情程度分为 3 度**。

（1）Ⅰ度：多见于分娩期，胎盘剥离面小，以外出血为主。

（2）Ⅱ度：胎盘剥离面占胎盘面积的 1/3 左右，以隐性出血为主。常突然发生持续性腹痛、腰酸或腰背痛，疼痛程度与胎盘后积血成正比。

（3）Ⅲ度：胎盘剥离面超过胎盘面积的 1/2，出现休克症状，子宫硬如板状，宫缩间歇时不能松弛，胎位触诊不清，胎心异常或消失。

3. 辅助检查

（1）胎儿电子监护：可出现胎心基线变异消失、变异减速、晚期减速、胎心过慢等。

（2）B 超：协助了解胎盘的位置和早剥的类型。

（3）实验室检查：主要了解病人贫血程度及凝血功能。

4. 治疗要点　**早期识别，积极纠正休克**，及时终止妊娠，防治并发症。

5. 护理措施

（1）纠正休克，改善病人血液循环，抢救中给予吸氧和保暖。

（2）心理护理：提供相关信息，适当解释。

（3）病情观察：密切监测孕妇生命体征、阴道出血、腹痛、贫血程度等。

（4）分娩期护理：密切观察产妇心率、血压、宫缩、阴道出血、胎心等。做好抢救新生儿和剖宫产准备。

（5）产褥期护理：密切观察生命体征、宫缩和恶露及伤口愈合情况，预防产褥感染。

六、早产

早产是指妊娠满 28 周至不满 37 足周之间的分娩。

1. 病因　早产有孕妇、胎儿、胎盘 3 方面因素。孕妇合并感染性疾病、子宫畸形、子宫肌瘤，急、慢性疾病及妊娠并发症易诱发早产；胎儿胎盘因素中胎膜早破和绒毛膜羊膜炎最常见，此外前置胎盘、胎盘早剥、羊水过多、多胎等也是常见的原因。

2. 临床表现　**子宫收缩**是早产的主要临床表现，早期表现为不规则宫缩，常伴有少量阴道出血或血性分泌物，后期可进展为规律有效的宫缩，与足月临产的表现相似，伴有宫颈管消失和宫颈口扩张。

3. 治疗要点　若胎膜未破且胎儿存活，无胎儿宫内窘迫，通过休息和药物治疗控制宫缩，尽量维持妊娠至足月；若胎膜已破，早产已不可避免时，则应预防新生儿合并症以提高早产儿存活率。

4. 护理措施

（1）预防早产：做好孕期保健，加强营养，保持心情平静，避免诱发宫缩活动如抬重物、性生活；应多采取左侧卧位休息，慎肛查及阴道检查，积极治疗合并症。

（2）药物治疗的护理：明确药物作用和方法，识别药物不良反应以避免毒性作用的发生，为病人做健康教育。常用的抑制宫缩的药物有 β 肾上腺素能受体激动药、硫酸镁、钙通道阻滞药、前列腺素抑制药。

（3）预防新生儿合并症的发生：每日进行胎心监护，教会病人自数胎动，如有异常及时采取相应措施。

（4）分娩准备：选择合理的分娩方式，做好早产儿保暖和复苏准备。

（5）提供心理支持和护理。

七、过期妊娠

平时月经规律，妊娠达到或超过 **42 周**者，称为过期妊娠。

1. 病因病理

（1）病因：与雌孕激素比例失调、头盆不称、胎儿畸形和遗传有关。

（2）病理：①胎盘，胎盘功能正常，与足月胎盘无异常，仅重量有所增加；胎盘功能减退，绒毛内血管床减少，间质纤维化增加。②羊水，羊水量随妊娠进展逐渐减少。③胎儿可有以下生长模式：正常生长；体重增加成为巨大儿；成熟障碍；小样儿。

2. 治疗要点　产前处理：确诊后应根据胎盘功能、胎儿大小、宫颈成熟度综合分析，选择恰当的分娩方式。

3. 护理措施

（1）做好健康宣教和心理指导。

（2）预防并发症的发生：①指导孕妇采取左侧卧位，以增加子宫胎盘血流量。②监测胎心变化，如有异常及时报告。③遵医嘱进行相关辅助检查。④协助医生做好终止妊娠的准备和护理。

八、羊水量过多

凡在妊娠任何时期内羊水量**超过 2000ml** 者，称为羊水过多。

1. 病因　目前病因还不十分明确，临床常见以下几种情况：①双胎妊娠。②胎儿畸形。③孕妇患各种疾病，如糖尿病、母儿血型不合、妊娠期糖尿病、重度贫血、妊娠期高血压疾病等。④胎盘、脐带病变。⑤特发性羊水过多。

2. 临床表现　①急性羊水过多：多发生在妊娠 **20 ～ 24 周**，子宫快速增大，横膈上抬，不能平卧，呼吸困难，便秘，下肢及外阴部水肿及静脉曲张行走不便。子宫明显大于妊娠周数，胎位不清，胎心音遥远。②慢性羊水过多：较多见，多发生在妊娠晚期，多数孕妇能适应，腹壁皮肤发亮、变薄，皮肤张力大。胎位不清，胎心音遥远。

3. 治疗要点

（1）羊水过多合并胎儿畸形：及时**终止妊娠**。

（2）羊水过多合并正常胎儿：应根据病因积极治疗，严重者可经腹行羊膜腔穿刺放羊水，缓解压迫症状。

4. 护理措施

（1）一般护理：饮食指导，低钠饮食，每日吸氧 2 次，每次 30 分钟。

（2）病情观察：动态监测孕妇的宫高、腹围、体重，及时发现胎膜早破和胎盘早剥征象。

（3）增加舒适度：左侧卧位，半卧位，抬高下肢。

（4）配合治疗：超声引导下放腹水，500ml/h，一次不超过 1500ml，严格消毒预防感染。密切观察孕妇血压、心率和呼吸变化。

九、羊水量过少

妊娠晚期羊水量**少于 300ml** 者，称为羊水过少。

1. 病因 ①胎儿畸形。②母体因素，如妊娠期高血压疾病，孕妇脱水、血容量不足。③胎盘功能减退，如过期妊娠、胎儿生长受限和胎盘退行性变均能导致胎盘功能减退。④羊膜病变，羊膜通透性改变。

2. 临床表现

（1）孕妇宫高、腹围均小于同期妊娠孕妇，子宫敏感性增高，临产后阵痛剧烈，宫缩不协调，宫颈口扩张缓慢，产程延长。

（2）妊娠早期易造成胎膜与肢体粘连，妊娠中晚期易引起胎儿斜颈、屈背和手足畸形。

3. 治疗要点

（1）合并胎儿畸形者，应尽早终止妊娠。

（2）胎儿正常应积极寻找病因，尽量延长孕周。

（3）未足月胎肺不成熟者，可采用增加饮水量、羊膜腔液体灌注、静脉补液等方法增加羊水量。

4. 护理措施

（1）一般护理：指导孕妇左侧卧位休息，改善胎盘血液供应。教会孕妇自我监测宫内胎儿情况的方法和技巧。

（2）病情观察：监测生命体征、宫高、腹围和体重，评估胎动、胎心、宫缩和胎盘功能的变化。

（3）配合治疗：协助进行羊膜腔灌注治疗，严格无菌操作原则。

（4）心理护理：增加孕妇信心，减轻孕妇焦虑。

第 8 单元　妊娠期合并症妇女的护理

【复习指南】妊娠期合并症妇女的护理历年常考，应重点复习。妊娠合并心脏病、病毒性肝炎、糖尿病及贫血的护理措施应熟练掌握，妊娠与前述疾病的相互影响、临床表现应掌握。

一、心脏病

1. 妊娠、分娩及产褥期对心脏病的影响

（1）妊娠期：①妊娠期孕妇循环血量于妊娠第 6 周开始逐渐增加，至 32～34 周达高峰，血容量和心排血量分别较妊娠前增加 30%～45% 和 30%～50%；心率加快，至妊娠末期每分钟心率约增加 10 次。②妊娠期子宫增大，膈肌上升使心脏向左前、向上移位致心脏大血管扭曲，易使心脏病孕妇发生心力衰竭，危及生命。

（2）分娩期：机体能量及氧消耗增加。①第一产程：每次宫缩有 250～500 ml 血液挤入周围循环，回心血量增多，心排血量增加 24%。②第二产程：除宫缩外，腹肌及骨骼肌参与运动使外周循环阻力增加，产妇屏气用力导致肺循环压力和腹压升高，使内脏血液涌入心脏，此期心脏负荷显著加重。③第三产程：胎儿娩出后，腹压骤减，大量血液流向内脏，回心血量急剧减少；胎盘娩出后，胎盘血液循环停止，子宫收缩使大量血液进入体循环使回心血量急剧增加，引起的血流动力学改变，易发生心力衰竭。

（3）产褥期：产后 3 天，子宫收缩使大量血液进入体循环，如产妇机体组织内滞留的大量液体流到体循环，使循环血量再度增加，易诱发心力衰竭。总之，**妊娠 32～34 周，分娩期（第一产程末、第二产程）及产后的最初 3 天内**，是患有心脏病的孕产妇最危险的时期。

2. 心脏病对妊娠的影响

由于心脏病孕妇心功能不全、活动受限易发生早产。胎儿宫内窘迫、宫内发育迟缓、先天性心脏病、胎死宫内、新生儿窒息比例比正常产妇高。

3. 临床表现

临床主要症状包括累后心悸、呼吸困难、易乏力、头晕、眼花。根据病人所能耐受的日常体力活动将心功能分为 4 级。

Ⅰ 级：一般体力活动不受限制。

Ⅱ 级：一般体力活动稍受限制，活动后有心悸、轻度气短，休息时无自觉症状。

Ⅲ 级：心脏病病人体力活动明显受限，休息时无不适，轻微日常活动即感不适、心悸、呼吸困难或既往有心力衰竭病史。

Ⅳ 级：不能从事任何体力活动，休息时仍出现心悸、呼吸困难等心力衰竭的表现。

4. 辅助检查

心电图检查（识别心律失常、心肌缺血），24 小时动态心电图（识别阵发性、间歇性心律失常或隐匿性心肌缺血），X 线检查（显示是否有心腔扩大），超声心动图检查（反映心瓣膜结构和功能），胎儿电子监护仪、无应激试验、胎动评估、预测胎儿宫内储备能力，心肌酶学和肌钙蛋白检测（提示有无心肌损伤），脑钠肽检测（心力衰竭筛查和判断预后的指标）。

5. 治疗要点

（1）非孕期：根据心脏病的种类、病变程度、心功能等情况，进行妊娠风险咨询与评估，判断能否妊娠，不宜妊娠者应指导严格避孕。

（2）妊娠期：①凡不适合妊娠者，应于**妊娠 12 周前**行人工流产，顽固性心力衰竭者应在心内科、心外科、麻醉科、重症等科室的共同密切配合和监护下行剖宫产终止妊娠。妊娠 12 周以上者根据心功能、妊娠风险分级、医疗技术水平、病人及家属意愿和对疾病风险了解程度进行综合判断和分层管理。②对继续妊娠者，定期孕期保健和产前检查，动态监测心功能，减轻心脏负担，预防心力衰竭发生，适时终止妊娠。

（3）分娩期：①心功能 Ⅰ～Ⅱ 级，胎位正常，胎儿不大，宫颈条件较好者，在严密监

护下可经阴道分娩，第二产程时需助产。②心功能Ⅲ～Ⅳ级，胎儿偏大，宫颈条件不佳，合并有其他并发症者，可选择剖宫产终止妊娠。

（4）产褥期：①产后 3 天，尤其是 24 小时内，注意心力衰竭。应绝对卧床休息，密切观察生命体征的变化。②抗生素预防感染直至产后 1 周。心功能Ⅲ级或以上者不宜哺乳。

6. 护理措施

（1）妊娠期：①加强孕期保健。定期产检，妊娠＜20 周每 2 周 1 次；妊娠＞20 周后每周 1 次，与心内科共同监护，评估心功能和胎儿情况。如心功能≥Ⅲ级，有心力衰竭表现应及时入院，一般告知产妇在预产期前 2 周需入院待产。②识别早期心力衰竭的征象。休息时心率＞110 次 / 分，呼吸＞20 次 / 分；夜间常因胸闷而需坐起呼吸；轻微活动后即有心悸、气短、胸闷；肺底部有湿啰音，咳嗽后不消失，应及时就诊。③充分休息。每日 10 小时以上睡眠，宜取左侧卧位或半卧位，避免劳累和精神刺激。④科学合理饮食。摄取高蛋白质、高维生素、含矿物质食物，少食多餐，多食水果、蔬菜，防止便秘，限制食盐＜4～5g/d，整个孕期体重增加＜12kg。⑤积极防止诱发因素。预防感染，协助排痰，注意外阴清洁，预防感冒，纠正贫血，预防妊娠期高血压疾病和心律失常。

（2）分娩期：①指导产妇左侧半卧位休息，避免仰卧，分娩时采取半卧位，抬高臀部，下肢放低。②观察生命体征，第一产程每 15 分钟测 1 次，每 30 分钟测胎心 1 次，第二产程每 10 分钟测 1 次上述指标，评估心功能状态。③缩短第二产程，减少产妇体力消耗。运用呼吸及放松技巧，缓解子宫收缩时的不适，必要时按医嘱给予镇静药，避免情绪紧张。④胎儿娩出后立即放置沙袋加压腹部 24 小时，以防腹压骤减而发生心力衰竭，为防止产后出血过多，可静脉或肌内注射缩宫素，**禁用麦角新碱**。⑤给予生理及情感支持，降低产妇及家属焦虑。

（3）产褥期：①产后 72 小时严密监测生命体征。尤其是产后 24 小时应绝对卧床休息，**取半卧位或左侧卧位**，根据心功能情况，制订休息和活动计划，避免血栓形成。②心功能Ⅰ～Ⅱ级者可以母乳喂养，但应避免过度劳累。③心功能≥Ⅲ级者，应及时回乳，指导人工喂养。④清淡饮食，预防便秘。⑤促进亲子关系建立，避免产后抑郁。⑥按医嘱应用抗生素至产后 1 周。不再妊娠者于产后 1 周做绝育术。⑦出院指导，需与产妇及其家属共同讨论，制订与疾病相关的产褥期保健计划，以便随时就诊。

二、病毒性肝炎

1. 妊娠、分娩对肝炎的影响

（1）由于早孕反应食物摄入减少，而孕期营养物质需要增加，肝内糖原储备下降，使肝的抗病能力下降。

（2）妊娠期各种并发症、分娩时疲劳、出血、手术和麻醉均可使肝的负担加重。

（3）孕期大量激素必须在肝内灭活，胎儿的代谢产物也经母体肝脏解毒，进一步加重肝的负担。

2. 肝炎对妊娠、分娩的影响

（1）对孕妇的影响：①妊娠早期，可使妊娠反应加重；妊娠晚期，妊娠期高血压疾病的发生频率增高。②分娩时因肝功能受损，凝血因子合成功能减退，易导致产后出血，若重症肝炎，常并发 **DIC**，孕产妇死亡率增高。

（2）对胎儿及新生儿的影响：①围生儿患病率及死亡率高。②肝炎病毒经胎盘感染胎儿，形成慢性病毒携带状态。

（3）乙型肝炎母婴传播：垂直传播（通过胎盘），产时传播（胎儿经产道接触母血、羊水、阴道分泌物），产后传播（密切接触母亲的唾液和乳汁）。

3. 辅助检查

（1）肝功能检查。

（2）肝炎病毒血清学检查：甲、乙、丙、丁、戊型肝炎病毒抗原或抗体。

（3）凝血及胎盘功能检查。

（4）影像学检查：B 型超声、磁共振检查。

4. 治疗要点　**女性患肝炎最佳的受孕时机是肝功能正常、血清 HBV DNA 低水平、肝 B 型超声检查无特殊改变**。妊娠合并轻型肝炎的病人与非孕期的肝炎病人处理原则相同；主要是保肝、对症和支持疗法。对重症肝炎病人，应预防**肝性脑病、DIC 及肾衰竭**，限制蛋白质摄入（**每日应 < 0.5g/kg**），保持大便通畅。治疗期间严密监测病人的凝血功能和肝功能，病情好转可继续妊娠；治疗效果不好及病情恶化应考虑终止妊娠，分娩方式由产科指征决定。

5. 护理措施

（1）妊娠期：①开展卫生宣教，普及相关的卫生知识，切断传播途径，采用避孕套避孕，预防肝炎的发生。②妊娠合并轻型肝炎者，应保证休息，避免体力劳动，加强营养，保持大便通畅，定期产前检查，防止交叉感染，严格执行隔离消毒措施。③妊娠合并重型肝炎者，应注意保护肝，积极防治肝性脑病，严密监测生命体征，产前 4 小时及产后 12 小时内不宜使用肝素治疗以防产后出血的发生，预防 DIC 及肝肾综合征。

（2）分娩期：①密切观察产程进展，促进产妇身心舒适。②为预防 DIC，分娩前 1 周按医嘱肌内注射**维生素 K₁**，配新鲜血备用及监测凝血功能。③正确处理产程，防止发生母婴传播及产后出血：第二产程予以阴道助产，避免软产道及新生儿产伤等引起的母婴传播。抽脐血查新生儿病原学和肝功能检查。④严格消毒隔离和预防感染。

（3）产褥期：①预防产后出血的发生，观察子宫收缩及阴道出血情况。②健康教育，继续保肝治疗，保证休息和营养，指导避孕措施，促进产后恢复。③指导母乳喂养，在出生后 12 小时内注射乙肝免疫球蛋白和乙肝疫苗的 HBsAg 阳性母亲可以进行母乳喂养，向不宜哺乳母亲讲解人工喂养知识。④新生儿免疫，新生儿出生后 24 小时内、1 个月及 6 个月各接种乙肝疫苗 1 次。

三、糖尿病

妊娠合并糖尿病包括孕前糖尿病（PGDM）（糖尿病合并妊娠，即在原有糖尿病的基础上合并妊娠）和妊娠期糖尿病（GDM）（妊娠期首次发现的糖尿病）。

1. 妊娠、分娩对糖尿病的影响

（1）妊娠期：①正常妊娠的孕妇本身代谢增强，而胎儿从母体摄取葡萄糖增加，再加上早孕反应，进食少，孕妇血糖偏低。②随着妊娠进展抗胰岛素样物质增加，胰岛素用量应不断增加。

（2）分娩期：①临产后进食量少，加之子宫和骨骼肌的收缩消耗大量糖原，易出现低血糖和诱发酮症酸中毒。②孕妇临产后的情绪紧张及疼痛极易引起血糖波动，胰岛素用量不易掌握。

（3）产褥期：胎盘排出后，全身内分泌变化恢复至非孕水平，胎盘所分泌的抗胰岛素物质减少，胰岛素需要量也应逐渐减少。如不调整用量，易发生低血糖。

2. 糖尿病对妊娠、分娩的影响

（1）对孕妇的影响：①自然流产率相对较高。②妊娠期并发症，糖尿病病人可导致广泛血管病变，易并发妊娠期高血压疾病且发生率比正常妊娠者高 3～5 倍。并发肾疾病者更易发生妊娠期高血压疾病及子痫。③感染，与糖尿病有关的感染有外阴阴道假丝酵母菌病、产褥感染、乳腺炎、无症状菌尿症等。④羊水过多发生率高，也增加了胎膜早破和早产的发生率。⑤糖尿病酮症酸中毒，妊娠期代谢变化复杂，代谢紊乱加速脂肪分解，血清酮体升高，且可导致胎儿畸形、胎儿窘迫和胎死宫内。⑥增加再次妊娠患妊娠期糖尿病的风险，复发率高达 30%～50%。

（2）对胎儿、新生儿的影响：①巨大儿的发生率增高。②畸形儿的发生率增高。③早产发生率增高。④高血糖和糖尿病所致胎盘血管出现异常易发生胎儿生长受限。⑤新生儿呼吸窘迫综合征、低血糖的发生率增加。

3. 辅助检查

（1）孕前糖尿病的诊断。首次检查达到以下任何一项标准即可诊断：空腹血糖（FPG）≥ 7.0 mmol/L；75 g 口服葡萄糖耐量试验（OGTT），服糖后 2 小时血糖 ≥ 11.1 mmol/L；伴有典型的高血糖症状或高血糖危象，同时随机血糖 ≥ 11.1 mmol/L；糖化血红蛋白（HbA1c）≥ 6.5%。

（2）妊娠 24～28 周首次就诊时，对尚未诊断为糖尿病的孕妇实施 75 g OGTT 检测。至少禁食 8 小时，取空腹血，再用 300 ml 水冲 75 g 葡萄糖（5 分钟内口服），服糖后 1、2、3 小时取血，检测空腹（5.1 mmol/L）、1 小时（10.0 mmol/L）、2 小时（8.5 mmol/L）、3 小时（6.7 mmol/L）的血糖值，其中任何一点血糖达到或超过上述标准即诊断为 GDM。

（3）具有 GDM 高危因素的孕妇，建议妊娠 24～28 周进行空腹血糖检测，FPG ≥ 5.1mmol/L，可诊断 GDM；4.4mmol/L ≤ FPG ＜ 5.1mmol/L，尽早做 OGTT；FPG ＜ 4.4 mmol/L，可暂不行 OGTT。

（4）胎儿监测，如胎儿超声心动图，无应激试验、肝功能测定。

（5）其他检查，如肝功能检查，24 小时尿蛋白定量，尿酮体、眼底等相关检查。

4. 治疗要点　加强孕期的母儿监护，严格控制血糖在正常值范围，选择正确分娩方式，减少并发症发生。

（1）判断糖尿病的程度，确定妊娠的可能性。

（2）允许妊娠者在内分泌科、产科、营养科的密切监护指导下，使血糖控制在正常或接近正常的范围，选择正确的分娩方式，防止发生并发症。

5. 护理措施

（1）妊娠期：①健康教育，正确控制血糖，提高自我监护能力。②营养治疗：根据孕前体重指数决定妊娠期能量摄入，进行饮食指导和体重管理。③运动干预：以有氧运动为宜，饭后 30 分钟运动，每次 30～40 分钟，休息 30 分钟。④合理用药：GDM 孕妇通过饮食、运动干预不能控制血糖在正常范围者，应首选胰岛素进行治疗。⑤加强孕妇及胎儿监护：孕妇监护措施包括血糖监测（自我血糖监测、连续动态血糖监测、糖化血红蛋白监测），肾功能监测和眼底检查；胎儿监测包括 B 超和血清学筛查畸形、胎动计数、无应激试验、胎盘功能测定。⑥提供心理支持。

（2）分娩期：①终止妊娠的时间：血糖控制达标且无母儿并发症，在严密监测下可待预产期终止妊娠；血糖控制不满意伴有母儿并发症者，根据病情决定终止妊娠时机。②妊娠合并糖尿病本身不是剖宫产指征，如有胎位异常、巨大儿、病情严重需终止妊娠时，常选择剖宫产；若决定阴道分娩，应制订产程中分娩计划，密切监测产程中的血糖、宫缩和胎心变化，避免产程过长。③分娩时严密监测血糖、尿糖和尿酮体，产程不宜过长，密切监测胎儿状况，分娩过程中提供必要的心理支持。④新生儿护理：按高危儿处理，出生后定时滴服葡萄糖液防止低血糖，注意预防低血钙、高胆红素血症和新生儿呼吸窘迫综合征。

（3）产褥期：①根据产妇血糖情况调整胰岛素用量。②预防产褥感染，鼓励母乳喂养。③建立亲子关系，提供避孕指导。④随访指导。定期接受产科和内科复查，产后 6～12 周进行随访，随访建议检测身高、腹围、臀围、体重指数，了解产后血糖的恢复情况，建议 GDM 产妇每 3 年复查 1 次 OGTT。

四、贫血

1. **贫血与妊娠的相互影响**　妊娠期贫血以**缺铁性贫血**最为常见。

（1）对母体的影响：妊娠可使原有贫血病情加重，贫血又使孕妇妊娠风险增高。贫血所致疲倦感容易使孕妇产生妊娠期的心理适应，加重心理负担。重度贫血可导致贫血性心脏病、产后出血、失血性休克、产褥感染等并发症。

（2）对胎儿的影响：母体的骨髓和胎儿两者竞争摄取母体血清中的铁，一般总是胎儿组织占优势，而且铁通过胎盘的运转是**单向性**的，因此一般胎儿缺铁的程度不会太严重。但如果母体重度缺铁，影响骨髓的造血功能可致严重贫血，则会因胎盘供氧和营养不足，造成胎儿发育迟缓，胎儿宫内窘迫、早产，甚至死胎。

2. **辅助检查**　①外周血象：为小细胞低血红蛋白性贫血，血红蛋白 < 110g/L，血细胞比容 < 0.30 或红细胞计数 < 3.5×10^{12}/L 可诊断为妊娠期贫血。②血清铁测定。③骨髓检查。

3. **治疗要点**　补充铁剂、输血，治疗并发症；积极预防产后出血和感染。

4. **护理措施**

（1）妊娠期：建议孕期多食含铁质丰富的食物如瘦肉、动物肝、蛋类及绿叶蔬菜，纠正偏食习惯；口服铁剂选择饭后或餐中服用，服药同时禁饮浓茶、咖啡、牛奶；用药期间，注意口腔及胃肠道反应和疗效。服用铁剂同时服用维生素 C；加强母儿监护，注意口腔及个人卫生，预防各种感染。

（2）分娩期：重度贫血临产后配血备用，控制输血量和速度，应少量多次输血；严密观察产程，鼓励进食；加强胎心监护；阴道助产缩短产程；积极预防产后出血；产程中严格无菌操作，预防产后感染。

（3）产褥期：密切观察子宫收缩和阴道出血情况，补充铁剂，预防感染；指导母乳喂养，重度贫血不宜哺乳，指导家属和产妇人工喂养和回奶方法；提供家庭支持，增加休息和营养；加强亲子互动，避免产后抑郁。

第9单元　异常分娩的护理

【复习指南】异常分娩的护理历年常考，应重点复习。产力异常的病因、临床表现、对母儿的影响、护理措施应熟练掌握，分类、治疗原则应掌握。骨产道及软产道异常的护理措施应熟练掌握；临床表现、对母儿影响、治疗要点应掌握。持续性枕后位、枕横位的临床表现应掌握。

一、产力异常

产力包括子宫收缩力、腹肌及膈肌收缩力和肛提肌收缩力，以子宫收缩力为主。在分娩过程中，子宫收缩的节律性、对称性及极性不正常或强度、频率有改变，称为子宫收缩力异常，简称产力异常。

1. 分类　临床上分为**子宫收缩乏力**（宫缩乏力）和**子宫收缩过强**（宫缩过强）两类。每类又分为协调性子宫收缩和不协调性子宫收缩。

2. 病因　①子宫收缩乏力常见的原因有：精神因素、头盆不称或胎位异常、子宫局部因素、内分泌失调、药物影响等。②子宫收缩过强多见于精神紧张、产程延长、胎膜早破、过度疲劳及不适当地应用宫缩药等。

3. 临床表现

（1）宫缩乏力：①协调性宫缩乏力。子宫收缩力弱，子宫收缩有正常的节律性、对称性及极性，持续时间短，间歇期长且不规律，宫缩小于 2 次 /10 分钟。此种宫缩乏力多属于继发性宫缩乏力，于第一产程活跃期或第二产程时宫缩减弱。②不协调性宫缩乏力。子宫收缩的极性倒置，属于**无效宫缩**，频率高，节律不协调。③子宫收缩乏力均可导致产程曲线异常。潜伏期延长（从临产规律宫缩开始至宫口开大 3cm 为潜伏期，超过 16 小时为潜伏期延长）；活跃期延长（从宫口开大 3cm 开始至宫口开全为活跃期，超过 8 小时为活跃期延长）；活跃期停滞（进入活跃期后，宫口不再扩张达 4 小时以上）；第二产程延长（第二产程初产妇超过 2 小时，经产妇超过 1 小时尚未分娩）；胎头下降延缓（活跃期晚期及第二产程，胎头下降速度初产妇每小时 < 1cm，经产妇每小时 < 2cm）；胎头下降停滞（活跃期晚期胎头停留在原处不下降达 1 小时以上）；滞产（总产程超过 24 小时）。

（2）宫缩过强：①协调性子宫收缩过强。子宫收缩力过强、过频，总产程 < 3 小时者称为急产，经产妇多见。子宫收缩的节律性、对称性和极性正常。②不协调性子宫收缩过强。强直性子宫收缩过强是指子宫强烈收缩，失去节律性，无宫缩间歇期，产妇感到持续腹痛、拒按腹部，胎位触不清，胎心听不清，出现病理性缩复环；子宫痉挛性狭窄环（子宫壁某部肌肉在外因下呈痉挛性不协调性子宫收缩所形成的环状狭窄，持续不放松），可发生在宫颈、宫体的任何部分，多在子宫上下段交界处，产妇持续性腹痛、烦躁、宫颈扩张缓慢、胎先露下降停滞、胎心律不规则，查体可触及不随宫缩上升的狭窄环。

4. 对母儿的影响

（1）子宫收缩乏力：产妇体力过度消耗，增加手术产概率，易引起泌尿生殖道瘘等产伤、产后大出血和产后感染；胎儿易发生胎儿窘迫甚至胎死宫内，且新生儿颅内出血发病率和死亡率增加。

（2）子宫收缩过强：可致初产妇宫颈、阴道及会阴撕裂伤、子宫破裂、产褥感染、胎儿宫内窘迫、新生儿窒息、新生儿颅内出血、骨折、外伤甚至死亡。

5. 治疗原则

（1）协调性宫缩乏力：临产后如头盆不称，经评估无法经阴道分娩者，应及时行剖宫产术；无胎位异常和头盆不称，经评估能经阴道分娩时，可使用缩宫素加强宫缩。

（2）不协调性宫缩乏力：处理原则是调节子宫收缩，恢复正常节律性及极性。按医嘱给予适当的镇静药，如哌替啶 100mg 等。在宫缩恢复为协调前，严禁应用缩宫素。

（3）协调性宫缩过强：注意预防急产，发生急产后进行抢救。

（4）不协调性宫缩过强：应立即停用缩宫素，停止阴道内操作，给予宫缩抑制药。若仍不缓解，应立即行剖宫产术。

6. 护理措施

（1）协调性宫缩乏力：①第一产程的护理，改善全身情况；保证休息；按医嘱给予镇静药（地西泮或哌替啶）；补充营养、水分、电解质；保持膀胱和直肠的空虚状态；开展陪伴分娩，给予精神鼓励，减少因精神紧张所致宫缩乏力。加强子宫收缩：人工破膜（宫颈扩张 ≥ 3cm）；缩宫素静脉滴注，以最小浓度获得最佳宫缩为原则，一般将 2.5U 缩宫素加入 500ml 生理盐水中从 4～5 滴开始滴，最大不可超过 60 滴 / 分，实现有效宫缩，即持续 40～60 秒，间歇 2～3 分钟，出现宫缩过频须立刻停用，专人守护进行监测，每 15 分钟监测一次宫缩、胎心、血压及产程进展；针刺足三里、三阴交；刺激乳头加强宫缩；地西泮静脉推注软化宫颈促进宫口扩张；上述处理无效，试产 2～4 小时无进展，应行剖宫产结束分娩。②第二产程的护理，做好阴道助产和抢救新生儿的准备。③第三产程的护理，以预防产后出血及感染为主。

（2）不协调性宫缩乏力：深呼吸，腹部按摩及放松，稳定情绪，提供心理支持防止精神紧张，恢复子宫收缩的正常节律性和极性。未恢复协调性之前禁用缩宫素。提供心理支持，减少焦虑和恐惧。

（3）宫缩过强的产妇应提前住院待产：临产后提供缓解疼痛和减轻焦虑的支持性措施，嘱产妇不要用力，应用宫缩抑制药硫酸镁抑制宫缩，有梗阻者应停止一切刺激，发生软产道损伤应及时缝合。新生儿出生后给予维生素 K_1 预防颅内出血。产后处理：观察宫体复旧、会阴伤口、阴道出血情况及生命体征；产后进行心理指导及健康教育，并做好出院后的避孕指导。

二、产道异常

1. 骨产道异常的临床表现

（1）骨盆入口平面狭窄：扁平骨盆最常见，分为 3 级。临界性狭窄（Ⅰ级），对角径 11.5cm，入口前后径 10cm；相对性狭窄（Ⅱ级），对角径 10.0～11.0cm，入口前后径 8.5～9.5cm；绝对性狭窄（Ⅲ级），对角径 ≤ 9.5cm，入口前后径 ≤ 8.0cm。常有单纯性扁平骨盆和佝偻病性扁平骨盆两种。表现为胎头衔接受阻，潜伏期及活跃期早期延长，活跃期后期产程进展顺利。骨盆绝对性狭窄常发生梗阻性难产，这种情况可出现病理性缩复环，甚至子宫破裂。

（2）中骨盆平面狭窄：多见于男型和类人猿骨盆。临床上分为：①临界性狭窄（Ⅰ级），坐骨棘间径 10cm，坐骨棘间径加中骨盆后矢状径 13.5cm；②相对性狭窄（Ⅱ级），坐骨棘间径 8.5～9.5cm，坐骨棘间径加中骨盆后矢状径 12～13cm；③绝对性狭窄（Ⅲ），坐骨棘间径 ≤ 8cm，坐骨棘间径加中骨盆后矢状径 ≤ 11.5cm。表现为胎头能正常衔接，但胎头受阻于中骨盆，发生持续性枕横/后位（继发性宫缩乏力）；产程早期正常，后期延长（活跃晚期或第二产程停滞）；产妇出现先兆子宫破裂或子宫破裂；可发生胎儿脑组织损伤、颅内出血及胎儿宫内窘迫，若狭窄程度严重、宫缩又较强，可发生先兆子宫破裂及子宫破裂。

（3）骨盆出口平面狭窄：多见于男型骨盆。临床上分为：①临界性狭窄（Ⅰ级），坐骨结节间径 7.5cm，坐骨结节间径加出口后矢状径 15cm；②相对性狭窄（Ⅱ级），坐骨结节间径 6.0～7.0cm，坐骨结节间径加出口后矢状径 12～14cm；③绝对性狭窄（Ⅲ级），坐骨结节间径 ≤ 5.5cm，坐骨结节间径加出口后矢状径 ≤ 11.0cm。骨盆出口平面狭窄与中骨盆平面狭窄常同时存在。中骨盆及骨盆出口平面狭窄常见于漏斗型骨盆（男型骨盆）：两侧骨盆壁向内倾斜，状似漏斗，坐骨棘间径和坐骨结节间径缩短，坐骨切迹宽度 < 2 横指，耻骨弓角度 < 90°，坐骨结节间径加出口后矢状径 < 15cm，中骨盆及出口平面狭窄；横径狭窄骨盆（类人猿型骨盆）骨盆各平面横径均缩短，入口平面呈纵椭圆形，常因中骨盆及骨盆出口平面横径狭窄导致难产。

（4）均小骨盆：即骨盆 3 个平面狭窄，骨盆各平面径线均小于平均值 2cm 或 2cm 以上。

（5）畸形骨盆：骨软化症骨盆，偏斜骨盆。

2. 软产道异常的临床表现　软产道包括子宫下段、宫颈、阴道及骨盆底软组织构成的弯曲管道。主要临床表现为阴道异常（阴道横隔、纵隔，阴道肿瘤、尖锐湿疣阻碍胎先露下降，需经剖宫产结束分娩），宫颈异常（粘连、瘢痕或缺乏弹性使宫颈不易扩张），子宫异常（子宫畸形使胎位和胎盘位置异常，瘢痕子宫分娩时可有子宫破裂的风险，应适当放宽剖宫产指征）及盆腔肿瘤（子宫肌瘤或卵巢肿瘤）。

3. 对母儿的影响

（1）对母体的影响：产道异常可导致产程延长或停滞；胎膜早破及手术助产增加感染机会；可引起生殖道瘘和内出血；严重梗阻性难产可导致子宫破裂，危及产妇生命。

（2）对胎儿及新生儿的影响：易导致胎儿宫内窘迫、颅内出血、新生儿窒息、胎死宫内、新生儿产伤及感染，甚至胎儿死亡。

4. 治疗要点　明确狭窄骨盆类别和程度，了解胎位、胎儿大小、胎心率、宫口扩张及胎先露下降程度、是否破膜及产程进展，结合年龄、产次、既往史进行综合判断，决定合理的分娩方式。轻度头盆不称可以试产，骨盆入口狭窄试产应使宫口扩张 3～4cm 以上，出现宫缩乏力可用缩宫素加强宫缩（一般不用镇静、镇痛药，少肛查，禁灌肠），试产 2～4 小时无进展者应行剖宫产。

5. 护理措施

（1）有明显的头盆不称、剖宫产指征者，应遵医嘱做好剖宫产手术的术前准备与护理。

（2）轻度头盆不称者，在严密监护下可以试产，试产中的护理措施：①试产过程中应有专人守护，保证产妇有良好的产力；试产过程中应少肛查、禁灌肠，一般不用**镇静、镇痛药**。②密切观察胎心情况及子宫收缩和宫颈口扩张、胎先露下降情况；注意子宫破裂的先兆，如发现异常，立即停止试产。③对于中骨盆和出口平面狭窄的产妇，应遵医嘱做好阴道助产及剖宫产的术前准备。④提供必要的心理支持和护理。⑤注意预防产后出血和感染，遵医嘱使用宫缩素和抗生素；胎先露长时间压迫阴道或出现血尿时，应留置导尿管 8 ～ 12 天，防止生殖道瘘的发生。⑥新生儿护理，对于胎头在产道内长时间压迫或经手术助产分娩的新生儿应按产伤处理，严密观察颅内出血或其他损伤的症状。

三、胎位、胎儿发育异常

1. 持续性枕后位、枕横位临床表现　分娩过程中，胎头枕部持续位于母体骨盆后方，于分娩后期仍不能向前旋转，致使分娩发生困难者称为持续性枕后位或持续性枕横位。多因骨盆异常、胎头俯屈不良、子宫收缩乏力及头盆不称、前置胎盘等引起。表现为产程延长，产妇自觉肛门坠胀及排便感（胎头压迫直肠），产妇疲劳，宫颈前唇水肿，胎头水肿，影响产程进展。常致**第二产程**延长。

2. 臀先露的治疗要点　臀先露是最常见的异常胎位。治疗要点：定期产检，妊娠 30 周以前顺其自然；妊娠 30 周后胎位仍不正常者，则给予矫治。若矫治失败，提前 1 周住院待产以决定分娩方式。

3. 胎儿发育异常

（1）巨大胎儿：是指胎儿出生体重达到或超过 4kg 者。多见于经产妇、父母身体高大、孕妇患轻型糖尿病和过期妊娠等情况。临床表现为妊娠期子宫增大速度快，妊娠后期孕妇自觉腹部及肋两侧胀痛，并可出现呼吸困难等症状。

（2）脑积水：胎头颅腔内、脑室内外有 500 ～ 3000ml 脑脊液潴留，使胎儿头颅体积增大，颅缝增宽，囟门增大。表现为明显头盆不称，跨耻征（＋），如处理不及时可导致子宫破裂。

第 10 单元　分娩期并发症妇女的护理

【复习指南】分娩期并发症妇女的护理历年必考，应作为重点复习。胎膜早破的概念、临床表现及并发症应熟练掌握，病因、辅助检查、对母儿的影响、护理措施应掌握。产后出血的概念、病因、临床表现、治疗要点、预防、护理措施及羊水栓塞的护理措施应熟练掌握。

一、胎膜早破

1. 概念　胎膜早破（PROM）是指在**临产前**胎膜自然破裂者。根据发生孕周分为足月 PROM 和未足月 PROM（PPROM）（妊娠 20 周以后，未满 37 周发生的胎膜破裂）。

2. 病因　①下生殖道感染。②多胎妊娠及羊水过多导致的羊膜腔内压力升高。③宫颈内口松弛。④机械性刺激，如创伤或妊娠后期性交，引起胎膜炎。⑤胎膜受力不均，如胎先露高浮、头盆不称、胎位异常。⑥营养缺乏。

3. 临床表现与并发症　孕妇突感有较多液体自阴道流出，不伴有腹痛。当咳嗽、打喷嚏、负重等腹压增加时，羊水即流出。并发症有早产、脐带脱垂及感染。

4. 辅助检查　①阴道液酸碱度检查：正常阴道液 pH 为 4.5 ～ 5.5，羊水 pH 为 7.0 ～ 7.5，胎膜破裂后阴道液 pH 升高。②阴道液涂片检查：阴道液干燥片检查有**羊齿植物叶状结晶**出现为羊水。③羊水培养：在超声引导下行羊膜腔穿刺抽取羊水检查是产前辅助诊断绒毛膜羊膜炎的重要方法（羊膜镜检查：可直视胎先露部，看不到前羊膜囊即可诊断为胎膜早破）。

5. 对母儿的影响　①孕妇容易发生羊水过少、诱发早产、羊膜腔感染、胎盘早剥、产后出血。②胎儿容易发生脐带脱垂、绒毛膜羊膜炎、胎儿宫内窘迫、胎儿及新生儿颅内出血及新生儿呼吸窘迫综合征和新生儿吸入性肺炎。

6. **预防**　加强围生期宣教与指导，积极治疗与预防下生殖道感染，避免突然腹压增加，补充足量的营养素。宫颈内口松弛者，于妊娠 14～16 周行宫颈环扎术，并卧床休息。

7. **治疗要点**　重点在于防止出现脐带脱垂及感染。妊娠不足 24 周者应终止妊娠；妊娠 28～35 周者，若胎肺不成熟，需排除绒毛膜羊膜炎，无感染征象、无胎儿窘迫时行期待治疗；若胎肺成熟或明显感染时应终止妊娠。妊娠已超过 36 周、出现胎儿宫内窘迫者应终止妊娠。

8. **护理措施**　①注意休息，胎膜早破的待产妇应绝对卧床休息，抬高臀部，防止脐带脱垂造成胎儿缺氧或宫内窘迫。②减少刺激，避免增加腹压，护理时应动作轻柔。③观察病情，评估胎心、胎动、羊水性质和量、无应激试验和胎儿生物物理评分。④积极预防感染，严密观察产妇的生命体征，破膜 12 小时，可考虑预防性应用抗生素。如出现感染征象，应立即引产或行剖宫产术。⑤协助治疗，根据不同孕周和孕妇的宫颈成熟情况、有无并发症等实际情况综合判断，在充分知情同意和了解保胎风险的基础上根据产妇意愿进行保胎和终止妊娠。

二、产后出血

1. **概念**　是指胎儿娩出后 24 小时内出血量超过 500 ml，是分娩期严重并发症，占我国产妇死亡原因的首位。

2. **病因**

（1）子宫收缩乏力：最常见的原因，占产后出血总数的 70%～80%。

（2）胎盘因素：胎盘滞留、胎盘粘连或植入、胎盘部分残留。

（3）软产道损伤：与外阴组织弹性差、急产、产力过强、巨大儿等因素有关。

（4）凝血机制障碍。

3. **临床表现**

（1）主要临床表现为胎儿娩出后阴道出血量过多和（或）伴有因失血而引起的相应症状。子宫收缩乏力及胎盘因素所导致的阴道出血多发生在胎盘娩出后，阴道阵发暗红色血液流出，或有血块，腹部检查子宫收缩不良，子宫轮廓不清、质地软；胎盘因素所致出血多在胎儿娩出数分钟后有大量阴道出血，颜色暗红；软产道损伤所致出血多在胎儿娩出后立即有鲜红色血液自阴道流出，隐匿性软产道损伤常伴有阴道疼痛或肛门坠胀感；凝血功能障碍引起的产后出血是不凝固的血液，为持续不断的阴道出血。

（2）产妇出现低血压症状，如面色苍白、出冷汗，主诉口渴、头晕、心慌、寒战、怕冷、表情淡漠、呼吸急促甚至烦躁不安，很快转入昏迷状态。

4. **治疗要点**　针对出血原因，迅速止血；补充血容量；纠正失血性休克；防治感染。

5. **预防**

（1）妊娠期：加强孕期保健，定期产前检查，具有产后出血高危因素的孕妇应加强产前检查，提前入院。提供积极心理支持，让产妇了解分娩相关知识，增加孕妇的舒适度和分娩信心。

（2）分娩期：①第一产程，密切观察产程进展，防止产程延长和产妇疲劳，消除紧张情绪。②第二产程，有高危因素的产妇应建立静脉通路；正确评估会阴切开指征并熟练助产，指导产妇正确使用腹压；严格执行无菌技术。③第三产程，胎肩娩出后立即给予缩宫素，加强宫缩，正确处理胎盘娩出和测量出血量，仔细检查胎盘胎膜是否完整，软产道有无损伤和血肿。

（3）产褥期：产后 2 小时内定时测量产妇的生命体征，并密切观察宫缩情况、阴道出血及会阴伤口情况；嘱产妇及时排空膀胱，以免影响子宫收缩导致产后出血；尽早协助并指导产妇实施母乳喂养，以刺激**子宫收缩**，减少阴道出血量；对易发生阴道大出血的高危产妇，注意保持静脉通畅，做好保暖。

6. 护理措施

（1）产后子宫收缩乏力所致的大出血，可以通过使用宫缩药、按摩子宫、宫腔内填塞纱布条或结扎血管等方法达到止血目的。

（2）胎盘因素导致的大出血，要及时将胎盘取出，并做好必要的刮宫准备。

（3）软产道撕裂伤造成的大出血，应按解剖层次逐层**缝合裂伤口**直至彻底止血。

（4）凝血功能障碍者所致大出血，应尽快输新鲜全血，补充血小板、凝血因子等，如并发 DIC 应配合医师抢救。

（5）失血性休克的护理：发现早期休克表现，严密观察产妇的意识状态、生命体征、尿量及皮肤情况；迅速建立静脉通路；失血多但无休克征象者应尽早补充血容量，输血以补充同等血量为原则；注意保暖、去枕平卧、吸氧；观察子宫收缩情况、恶露量、色、气味，观察会阴伤口情况及严格会阴护理；按医嘱给予抗生素防止感染；为产妇提供安静的休养环境。

三、羊水栓塞

1. 概念　是指在分娩过程中羊水突然进入母体血液循环引起急性肺栓塞、过敏性休克、弥散性血管内凝血（DIC）、多器官功能衰竭或猝死等一系列严重症状的综合征。

2. 临床表现与并发症

（1）临床表现：典型表现为血压骤然下降、组织缺氧和消耗性凝血病。①休克期：主要为心肺功能衰竭和休克。发病突然，出现烦躁不安、呛咳、寒战、恶心、呕吐、气急，继而出现呼吸困难、发绀、昏迷、脉搏细数、血压迅速下降，短时间内进入休克状态，严重者可在数分钟内死亡。②出血期：经历休克期后进入凝血功能障碍阶段，表现为难以控制的大量阴道出血、切口渗血、全身皮肤黏膜出血、血尿及消化道大出血。③肾衰竭期：出现少尿或无尿、尿毒症表现，可因肾衰竭死亡。

（2）并发症：肺动脉高压、弥散性血管内凝血、过敏性休克、急性肾衰竭。

3. 治疗要点　立即抢救产妇，主要原则是抗过敏、纠正呼吸循环功能衰竭和改善低氧血症；抗休克，纠正弥散性血管内凝血，防止肾衰竭及感染。

4. 护理措施

（1）羊水栓塞后的紧急处理：①改善低氧血症，出现呼吸困难、发绀等**缺氧表现**，给予面罩吸氧，必要时行**气管插管**或气管切开；②解痉，按医嘱用药，缓解肺动脉高压，防止呼吸循环衰竭；抗过敏，抗休克；③防治 DIC，DIC 阶段应**早期抗凝**，补充凝血因子，晚期抗纤溶，同时也补充凝血因子；④预防肾衰竭，少尿或无尿阶段要及时应用利尿药，预防和治疗**肾衰竭**；⑤预防感染，遵循无菌操作。

（2）产科处理：临产者密切观察产程进展、宫缩强度和胎儿情况；中期妊娠钳刮术中或羊膜腔穿刺时发病者，应立即终止手术积极施救；发生栓塞时如滴注缩宫素应立即停止，严密监测生命体征变化，记录出入液体量。

（3）提供心理支持：安慰鼓励病人使其增强信心，以取得配合，待病人病情稳定后共同制订康复计划，针对其具体情况给予出院指导。

第11单元　产后并发症妇女的护理

【复习指南】产后并发症妇女的护理历年偶考，应适当复习。产褥感染的概念、病因、临床表现、治疗要点、护理措施及晚期产后出血的护理措施应熟练掌握。晚期产后出血的概念、病因、临床表现、治疗要点及产后心理障碍的临床表现、护理措施应掌握。

一、产褥感染

1. 概念　是指分娩及产褥期内生殖道受病菌侵袭导致的局部或全身感染。产后出血、妊娠合并心脏病、产褥感染、严重的妊娠期高血压疾病是导致产妇死亡的四大原因。

产褥病率是指分娩后24小时至10天内，用口表每日测体温4次，有2次达到或超过38℃。产褥感染是引起产褥病率的主要原因，此外，包括生殖道以外的其他感染，如上呼吸道感染、急性乳腺炎、泌尿系统感染、血栓静脉炎等。

2. 病因

（1）诱因：在产妇机体免疫力、细菌毒力、细菌数量三者平衡失调时才会增加感染机会，如产妇伴有贫血、羊膜腔感染、产程延长、胎膜早破、产道损伤、产后出血、手术分娩、体质虚弱等。

（2）感染途径：内源性感染，正常孕产妇生殖道内所寄生的微生物在病原体数量多、毒力强和机体抵抗力低的时候，可以使非致病微生物转化为致病微生物而致病；外源性感染，由外界的病原体侵入生殖道而引起的感染。

（3）病原体：产妇生殖道内寄生有大量微生物，分为致病微生物和非致病微生物，非致病微生物在一定条件下可以致病成为条件致病菌。女性生殖道内寄生的微生物包括需氧菌（链球菌、杆菌、葡萄球菌），厌氧菌（革兰阳性球菌、杆菌属、芽孢梭菌），支原体，衣原体及假丝酵母菌等，其中以**厌氧菌**为主。

3. 临床表现

（1）急性外阴、阴道、宫颈炎：以葡萄球菌和大肠埃希菌感染为主，表现为会阴部疼痛、坐立困难。局部伤口压痛明显、阴道黏膜充血水肿，脓性分泌物增多。

（2）子宫感染：包括急性子宫内膜炎、子宫肌炎。子宫内膜炎表现为子宫内膜充血、坏死，恶露量多且有臭味；子宫肌炎表现为腹痛、恶露量多，呈脓性，子宫压痛明显，复旧不良，可伴有高热、寒战、头痛、心率增快、白细胞增多。

（3）急性盆腔结缔组织炎、急性输卵管炎：局部感染可经淋巴或血液循环扩散累及子宫周围组织而引起盆腔结缔组织炎症，累及输卵管时可引起输卵管炎症。病人表现为持续高热，伴有寒战、头痛等全身症状，下腹痛伴有肛门坠胀感，腹部触诊可有明显压痛、反跳痛和肌紧张。严重者形成"冰冻骨盆"。

（4）急性盆腔腹膜炎及弥漫性腹膜炎：盆腔炎症可进一步扩散至腹膜，引起盆腔腹膜炎甚至弥漫性腹膜炎，表现为全身中毒症状明显。

（5）血栓性静脉炎：来自胎盘剥离处的感染性栓子经血行播散可导致盆腔血栓性静脉炎，常发生于产后1～2周，病人出现寒战、高热，症状往往反复发作或持续数周。

（6）脓毒血症及败血症：感染血栓脱落后可进入血液循环可引起脓毒血症，出现肺栓塞、肺脓肿或脑脓肿和肾脓肿。当血循环的细菌大量繁殖引发败血症时，表现为严重全身症状及感染性休克症状，如血压下降、寒战高热、脉细数、呼吸急促、尿量减少等，重者可危及生命。

4. **治疗要点**　支持疗法，加强营养，纠正水、电解质紊乱，增强全身抵抗力，给予抗生素。感染严重者，首选广谱高效抗生素等综合治疗，必要时短期加用肾上腺皮质激素，以提高机体应激能力。会阴伤口或腹部切口感染应及时切开引流，对盆腔脓肿要经腹或阴道后穹隆切开引流；血栓性静脉炎在应用大量抗生素的同时可加用肝素钠、尿激酶；严重感染治疗无效者，出现不能控制的出血、败血症和脓毒血症应行子宫切除术。

5. **护理措施**　一般护理：如保暖、清洁、加强营养、鼓励多饮水，做好症状护理；取半卧位，促进恶露引流、炎症局限，防止感染扩散；保证产妇充足休息，加强营养，给予高蛋白、高热量、高维生素饮食；出现高热、疼痛、呕吐时按症状进行护理，解除或减轻病人的不适；做好心理护理；做好病情观察与记录，每 4 小时测 1 次体温；配合脓肿引流术、清宫术、后穹隆穿刺术、子宫切除术的术前准备及护理，正确执行医嘱，注意抗生素的使用间隔时间；做好会阴护理，及时更换会阴垫，保持外阴清洁；做好健康教育与出院指导。

二、晚期产后出血

1. **概念**　是指分娩 24 小时后，在产褥期内发生的子宫大量出血，称为晚期产后出血。以产后 1～2 周发病最常见。产后出血是指胎儿娩出后 24 小时内出血量超过 500ml。

2. **病因**　胎盘、胎膜残留是最常见的出血原因，多见于产后 10 天左右，除此之外，还与蜕膜残留，子宫胎盘附着面复旧不全或感染，剖宫产术后伤口裂开等有关。

3. **临床表现**

（1）胎盘、胎膜残留：产褥早期血性恶露持续时间延长，以后反复出血或突然大量流血。妇科检查可发现子宫复旧不全，宫颈口松弛，部分病人可触及残留组织。

（2）蜕膜残留：不易与胎盘残留相鉴别，宫腔刮出物病理检查可见蜕膜细胞和红细胞，无绒毛。

（3）子宫胎盘附着面复旧不全或感染：常见于产后 2 周左右，表现为突然阴道大量出血，妇科检查可见阴道及宫颈口有血块堵塞，宫颈口松弛，子宫增大、质软。

（4）剖宫产术后子宫伤口裂开：多见于子宫下段剖宫产横切口两侧。

4. **治疗要点**　少量或中等量的阴道出血，应采取支持疗法及药物治疗（广谱抗生素和子宫收缩药）；怀疑有宫内残留或胎盘附着部位复旧不良者，应尽早行刮宫术，但应操作轻柔，做好备血及剖宫手术的准备，刮出物应及时送病理检查；阴道出血较多者，可行剖腹探查术，若是肿瘤应做相应处理；怀疑有剖宫产术后子宫切口裂开者，应严密监测病情变化。

5. **护理措施**

（1）备好急救物品和药品，协助医生止血；仔细评估出血量及失血性休克表现，让产妇平卧、保暖、给氧，给予补液、补血治疗。

（2）保持病室清洁，预防感染；严格无菌操作，给予抗生素预防感染；保持会阴清洁，密切监测恶露情况。

（3）指导产妇卧床休息，并加强营养，增强活动耐力。

三、产后心理障碍

1. 概念 产后沮丧、产后抑郁、产后精神病等是常见的产后心理障碍。产后沮丧是短暂的抑郁，也称产后心绪不良；产后抑郁是一组非精神病性精神综合征；产后精神病是产妇处于一种严重的精神错乱状态。产后抑郁症是产褥期非精神病性精神综合征中最常见的一种类型，是指在产褥期出现抑郁症状。

2. 病因 主要由内分泌因素、分娩因素、心理与社会因素、遗传因素等引起。

3. 临床表现

（1）产后沮丧：表现为易哭、情绪不稳定、焦虑、感觉孤独、疲劳、健忘、失眠等，此症状可持续数小时、数日至2~3周，可发生在产后任何时间，通常于**3~4天出现，5~14天为高峰**。

（2）产后抑郁：可持续数周，是一组非精神病性精神综合征。一般在分娩后的**2周内发病**。产妇表现为乏力、失眠、思维迟缓、注意力不集中、对事物无兴趣、自责、有社会退缩行为、担心自己或婴儿受伤害，重者可有伤害婴儿或自伤行为。

（3）产后精神病：起病急骤，表现多种多样且不典型者居多。以行为紊乱发生率最高，其他依次可出现乱语、幻觉、思维散漫、兴奋躁动、情绪高涨、关系妄想、情绪低落、缄默少言、意识不清、自杀倾向、自罪自责等。

（4）产后抑郁症：多于产后2周内发病，产后4~6周症状明显，病程可持续3~6个月，主要表现为情绪改变、创新性思维受损、自我评价降低、缺乏生活信心、主动性低等。

4. 治疗要点 心理治疗，避免不良精神刺激，减少心理压力；重症产后抑郁者需住院治疗，必要时药物治疗。其中心理治疗是产后抑郁症的重要治疗手段（包括心理支持、咨询和社会干预），药物治疗为辅，尽量选用不进入乳汁的抗抑郁药。

5. 护理措施

（1）提供温暖、舒适的环境，合理安排饮食，保证充足的睡眠。

（2）解除产妇不良的社会、心理因素，减轻心理负担，倾听产妇诉说心理问题，为产妇提供心理咨询。

（3）促进和帮助产妇适应母亲角色，培养产妇的自信心。

（4）防止暴力行为发生，避免危险因素，重症病人需要请心理医师给予治疗。

（5）发挥社会支持系统的作用，改善家庭生活环境。

（6）做好出院指导和家庭随访工作。

（7）产后抑郁症护理措施：①一般护理，提供舒适环境、注意休息、保证合理营养摄入，鼓励多活动；②提供心理护理，加强产妇自我控制，鼓励多沟通、宣泄抒发情感；③协助并促进产妇适应母亲角色；④防止暴力行为发生；⑤遵医嘱指导产妇进行药物治疗；⑥出院指导，为产妇提供心理咨询机会；⑦预防产后抑郁的发生，进行早期筛查和诊断。

第12单元 妇科护理病历

【复习指南】妇科护理病历历年偶考，应适当复习。身体评估应熟练掌握，病史采集方法、病史内容、护理计划应掌握。

1. 病史采集方法 是进行妇科病人健康评估的基础，医护人员一般通过观察、会谈、身体检查和心理测试等方法来获取妇科和产科护理对象的生理、心理、精神、文化和社会等方面的资料。在病史采集过程中应注意语言亲切、态度和蔼，关心体贴病人，并做到尊重病人隐私，进行询问和体格检查时要耐心细致，尽量避免第三者在场，以获得更真实和全面的资料。

2. 病史内容

（1）一般项目：护理对象的个人资料、入院日期、入院方式等。

（2）主诉：产科常见的主诉问题为停经、停经后阴道出血和（或）下腹部疼痛不适、见红、产后热伴有下腹部疼痛。妇科常见的主诉有外阴瘙痒、阴道出血、白带异常（正常为**蛋清样或白色稀糊状**）、下腹痛、下腹部肿块、闭经、不孕等。

（3）现病史：是病史的主要组成部分，包括发病的时间、发病的原因、可能的诱因、病情的发展经过、就医经过、采取的护理措施和效果。

（4）月经史：询问初潮年龄，月经周期，经期持续时间，经量多少，有无痛经，末次月经用 **LMP** 表示，再前次月经日期用 **PMP** 表示。

（5）婚育史：足月产、早产、流产及现存子女数，可用数字简写为：足—早—流—存或孕 × 产 ×。

（6）既往史：既往健康状况，曾患过何种疾病及过敏史。

（7）个人史：睡眠、生活方式、饮食营养状况、卫生习惯、个人特殊嗜好等。

（8）家族史：了解病人家庭成员的健康状况。

3. 身体评估

（1）盆腔检查基本要求：①检查时应动作轻柔，认真细致。男性医务人员实施检查时应有女性医务人员在场。②检查前嘱护理对象排空膀胱，必要时进行导尿，有便意者应排便或灌肠再进行。③检查过程中注意避免交叉感染或感染，臀垫、手套及检查器械应一人一换。④月经期避免行阴道检查，异常阴道出血时必须检查，但应先消毒外阴以防感染。⑤妇科检查一般均取截石位（尿瘘病人根据检查需要有时需取胸膝位）。⑥无性生活史病人仅行直肠 - 腹部诊，禁行双合诊、三合诊检查和阴道窥器检查。必要时应在征得家属及本人同意后，用示指做阴道扪诊。

（2）检查方法：①外阴部检查，视诊观察外阴发育、阴毛、有无畸形、水肿、溃疡、炎症和赘生物，注意皮肤和黏膜色泽或色素减退及质地变化。②阴道窥器检查，观察宫颈情况，有无撕裂、外翻、赘生物、肿块、损伤及接触性出血；观察阴道情况，并注意分泌物的颜色、性状、量、气味，白带异常应做涂片检查。做宫颈刮片或阴道涂片细胞学检查，不能用润滑剂，可改用生理盐水润滑以免影响结果。③双合诊及三合诊，双合诊是阴道和腹部的联合检查，可以检查有无接触性出血和宫颈举痛。扪诊宫体及附件肿块的大小、位置、形状、活动度、有无触压痛，以及附件肿块与子宫的关系。三合诊指的是阴道、直肠与腹部的联合检查。检查阴道、直肠有无病变。④直肠 - 腹部诊，指的是直肠和腹部的联合检查，适用于无性生活史、阴道闭锁或经期不适合行阴道检查者。

4. 心理社会评估　①病人对健康问题及医院环境的感知；②病人对疾病的反应；③病人的精神心理状态。

5. 护理计划

（1）护理诊断：应包括护理对象潜在性与现存性问题、自我护理能力及妇女群体健康改变的趋势。在全面收集有关病人的资料后，加以综合、分析、整理，做出护理诊断。护理诊断可以按照马斯洛的基本需要层次分类，也可按戈登的 11 个功能性健康型态分类，确认护理诊断后，护士根据病情轻重缓急采取行动。

（2）护理目标：①长期目标：即远期目标，有利于妇科护士针对病人长期存在的问题采取连续的护理行动，常用于妇科出院病人、慢性炎症病人及手术后康复病人；②短期目标：即近期目标，常用于病情变化较快或短期住院的病人的护理计划。

（3）护理措施：①依赖性护理措施，护士执行医师、营养师或药剂师等人的医嘱；②协作性护理措施，与医务人员协作完成；③独立性护理措施，护理人员独立进行护理活动。

第 13 单元　女性生殖系统炎症病人的护理

【复习指南】女性生殖系统炎症病人的护理历年必考，应重点复习。女性生殖器官自然防御功能应掌握。外阴炎、前庭大腺炎、滴虫阴道炎、外阴阴道假丝酵母菌病、老年性阴道炎的护理措施应熟练掌握，病因、治疗要点应掌握。宫颈炎症、急慢性盆腔炎临床表现、护理措施应熟练掌握。获得性免疫缺陷综合征的病因及感染途径应熟练掌握，护理措施应掌握。尖锐湿疣、淋病、梅毒的病因及感染途径、临床表现、护理措施应掌握。

一、概述

1. 女性生殖器的自然防御功能

（1）外阴：外阴皮肤为鳞状上皮，抵御感染力强。大阴唇自然合拢，遮盖尿道口、阴道口。

（2）阴道：盆底肌使阴道的前后壁紧贴，阴道口闭合，减少外界微生物的侵入。阴道内酸性环境（pH 在 3.8～4.4）能抑制弱碱性环境中繁殖的病原体（即阴道自净作用），阴道上皮在激素的影响下增生变厚，可以增加抵抗病原体进入的能力。

（3）子宫：宫颈内口紧闭，宫颈内膜分泌黏液形成**黏液栓**。宫颈阴道部表面覆盖**复层鳞状上皮**，有很强的抗感染能力。

（4）子宫内膜：育龄妇女子宫内膜的周期性脱落可以及时消除宫腔内的感染。

（5）输卵管：输卵管黏膜上皮细胞纤毛的摆动和输卵管的蠕动，能够阻止病原体的进入。

（6）生殖道的免疫系统：淋巴细胞、T 细胞、B 细胞、中性粒细胞等。

尽管女性生殖系统在解剖、生理方面有较强的自然防御功能，但是妇女在特殊生理时期如月经期、妊娠期、分娩期及产褥期，自然防御功能受到破坏，病原体容易侵入生殖道造成炎症。由于外阴与尿道、肛门毗邻，局部潮湿易受污染；外阴与阴道又是性交、分娩及各种宫腔操作、经血排出的必经之道，容易受到损伤及各种外界病原体的感染。

2. 病原体　可引起女性生殖系统炎症的病原体主要是细菌，其他还包括原虫、真菌、病毒、螺旋体、衣原体、支原体等。细菌大多为**化脓菌**，如革兰阳性的葡萄球菌，其致病力最强；厌氧菌中致病力最强的是**革兰阴性的脆弱类杆菌**，容易形成盆腔脓肿和感染性血栓性静脉炎。

3. 传播途径　①经血液途径蔓延：是结核菌的主要途径；②经淋巴系统蔓延；③沿生殖器黏膜上行蔓延；④直接蔓延：腹腔内其他脏器感染后，直接蔓延至内生殖器。

二、外阴部炎症

1. 非特异性外阴炎　是指发生在外阴部皮肤与黏膜的炎症，为物理、化学因素而非病原体所致。

（1）病因：暴露在外的外阴受月经血、尿液、粪便、阴道异常分泌物、产后恶露等的刺激可导致外阴部不同程度的炎症；糖尿病病人的糖尿的长期浸渍、尿瘘病人的尿液、粪瘘病人的粪便；长期穿化纤内裤、局部潮湿、月经垫通透性差等均可引起外阴部炎症。

（2）临床表现：外阴皮肤黏膜呈不同程度的瘙痒、疼痛、红肿、烧热感，检查可见局部充血、肿胀、糜烂，并可见抓痕。慢性炎症时局部皮肤或黏膜增厚、粗糙等，甚至苔藓样变。

（3）治疗要点：局部治疗和病因治疗相结合。积极寻找病因并对症处理，加强局部治疗；及时修补尿瘘、粪瘘；维持血糖在正常水平。

（4）护理措施：①教会病人坐浴的方法，1∶5000 高锰酸钾溶液（配制成肉眼可见的淡玫瑰红色）或 0.1% 聚维酮碘液坐浴，每日 1～2 次，每次 15～30 分钟，坐浴时浸没会阴部，月经期停止坐浴。②急性期也可用微波或红外线局部物理治疗。③保持外阴的清洁干燥，注意穿纯棉透气内裤并经常更换，少食辛辣食物，勿饮酒。④不能用刺激性药物或肥皂擦洗。⑤做好经期、孕期、分娩期、产褥期的卫生，严禁搔抓外阴，外阴溃破者需预防继发感染。

2. 前庭大腺炎　前庭大腺开口处于小阴唇与处女膜之间，腺体位于两侧大阴唇后 1/3 深部，直径在 0.5～1.0cm。

（1）病因：主要病原体有葡萄球菌、大肠埃希菌、链球菌、肠球菌，性传播疾病中的淋病奈瑟菌和沙眼衣原体也是常见的病原体。炎症急性发作时腺管口因肿胀或渗出物积聚而阻塞，渗出物积存形成脓肿，称前庭大腺脓肿。

（2）临床表现：多发生于一侧。开始时局部肿胀、疼痛、烧灼感，有明显压痛，部分病人出现发热等全身症状，可有行走不便。脓肿形成时，疼痛加剧，局部可触及波动感，表面皮肤发红、变薄。当脓肿破溃时引流物流出可使炎症较快消退而痊愈，若脓肿引流不畅可反复急性发作，发热病人可出现腹股沟淋巴结不同程度的增大。

（3）治疗要点：做细菌培养和药敏试验，确定病原体有针对性地选用抗生素控制急性炎症。脓肿形成后，可切开引流并行造口术。

（4）护理措施：①急性期卧床休息，可坐浴或局部热敷，保持局部清洁。②按医嘱给予镇痛药或抗生素。③造口术后应每日更换引流条，愈合后进行坐浴；外阴用消毒液常规擦洗，伤口愈合后可改为坐浴。

三、阴道炎症

1. 滴虫阴道炎

（1）病因及发病机制：滴虫阴道炎是女性生殖器官最常见炎症，病原体为阴道毛滴虫。25～40℃, pH 为 5.2～6.6 的潮湿环境是滴虫适宜的生长环境。滴虫于 3～5℃可生存 21 天，46℃可生存 20～60 分钟，在半干燥环境中可生存 10 小时。滴虫阴道炎病人的阴道 pH 多数 > 6.0，一般为 5.0～6.5。月经前后阴道 pH 发生变化使隐藏在腺体和阴道皱襞中的滴虫得以繁殖。妊娠期和产后的阴道环境也适宜滴虫生长。滴虫可以经性交直接传播，也可经衣物、坐便、浴池、游泳池等间接传播及经医源性传播。

（2）临床表现：潜伏期 4～28 天，典型症状为稀薄的泡沫状白带增多及外阴瘙痒。合并其他感染时会有脓性分泌物伴有臭味，阴道口及外阴瘙痒或有疼痛、灼热、性交痛。也可有尿频、尿痛，偶见血尿。检查可见阴道黏膜充血，甚至宫颈也会出现散在的出血点，称为

草莓样宫颈。有少数病人无炎症反应，但阴道内有滴虫存在，成为带虫者。阴道毛滴虫可吞噬精子，致不孕。

（3）辅助检查：可用**生理盐水悬滴法**检查阴道分泌物中的阴道毛滴虫。

（4）治疗要点：切断传染途径，杀灭阴道毛滴虫。全身用药以甲硝唑和替硝唑为主：甲硝唑 2g，单次口服；替代方案为甲硝唑 400mg，每日 2 次，连服 7 天。

（5）护理措施：①注意个人卫生，治疗期间禁性生活、勤换内裤。用物煮沸消毒 5 ～ 10 分钟。②取送检分泌物前 24 ～ 48 小时避免性交、阴道灌洗或局部用药。③指导正确用药，**妊娠期、哺乳期**妇女慎用，甲硝唑服药期间及服药后 12 ～ 24 小时内不宜哺乳，服药期间及停药 24 小时内禁止饮酒，替硝唑服药期间及停药 72 小时内禁止饮酒。月经期间暂停坐浴、阴道冲洗及阴道用药。④用甲硝唑后可见胃肠道反应，偶见头痛、皮疹、白细胞减少。⑤坚持正规按照医嘱治疗。⑥常于月经后复发，应在每次月经干净后复查 1 次，连续 3 个月经周期均是阴性为治愈。应对症状持续存在或症状复发的病人进行随访，性活跃的感染者应在最初感染 3 个月后重新进行筛查。

2. 外阴阴道假丝酵母菌病（VVC）

（1）病因与发病机制：是由假丝酵母菌引起的常见外阴阴道炎症。最常见的病原体为白假丝酵母菌，它是条件致病菌，适宜在酸性环境中生长，感染后阴道 pH 在 4.0 ～ 4.7，对日光、干燥、紫外线及化学制剂等抵抗力强。常见诱发因素为孕妇、糖尿病、大量应用免疫抑制药及长期使用广谱抗生素，另有胃肠道假丝酵母菌、应用避孕药、肥胖、穿紧身化纤内裤等。寄生在阴道内、口腔内及肠道内的假丝酵母菌可相互传染，也可通过性交、接触感染的衣物直接或间接传染。

（2）临床表现：外阴瘙痒、灼痛、尿痛及性交痛。特征性阴道分泌物为白色稠厚呈**凝乳或豆腐渣样**，检查可见外阴红斑、水肿，伴有皮肤抓痕，小阴唇内侧及阴道黏膜有白色膜状物。

（3）辅助检查：可通过 10% 氢氧化钾湿片在显微镜下查找芽孢和假菌丝，也可通过白细胞检查和 pH 测定。单纯感染时 pH < 4.5，白细胞不增加。

（4）治疗要点：消除诱因，及时停用广谱抗生素、皮质激素类及雌激素等药物，根据病人情况选择用药途径和用药疗程。

（5）护理措施：①积极配合治疗方案，内裤应煮沸消毒，培养健康的卫生习惯。②为提高用药效果，可用 2% ～ 4% 碳酸氢钠液冲洗阴道或坐浴，告知病人不可随意中断疗程。③指导正确用药。单纯性 VVC 主要局部短疗程应用抗真菌药物；复发性 VVC（RVVC）抗真菌治疗分为强化治疗及巩固治疗。④妊娠合并感染者以局部用药为主，7 日疗法效果最佳。⑤性伴侣同时治疗，预防女性反复感染。⑥随访。诊断后 2 个月内出现复发或症状持续存在者需再次复诊；对 RVVC 病人应在治疗结束后 7 ～ 14 天、1 个月、3 个月和 6 个月各随访 1 次，并建议在后两次随访时进行真菌培养。

3. 萎缩性阴道炎

（1）病因及发病机制：见于自然绝经妇女、人工绝经妇女、药物假绝经治疗或产后闭经妇女等。雌激素水平低，**阴道壁萎缩**，黏膜变薄，上皮细胞内糖原减少，阴道内 pH 升高，局部抵抗力降低，病菌易入侵繁殖。

（2）临床表现：外阴瘙痒、灼热感、阴道分泌物增多。分泌物稀薄、淡黄色，严重时呈血样脓性白带。检查见阴道黏膜充血伴有小出血点，重者浅表可见小溃疡。溃疡面与阴道黏膜可以粘连造成阴道狭窄或闭锁，形成阴道积脓或宫腔积脓。

（3）治疗要点：抗生素抑制细菌生长，补充雌激素增加阴道抵抗力。1% 乳酸液或 0.1% ～ 0.5% 醋酸液冲洗阴道，冲洗后用甲硝唑 200mg 或诺氟沙星 100mg 放入阴道深部，每日 1 次，连用 7 ～ 10 天。也可全身或局部应用**雌激素，乳腺癌和子宫内膜癌者慎用**。

（4）护理措施：加强健康教育。保持外阴清洁，勤换内裤，减少刺激。指导阴道灌洗、上药方法，注意操作时的卫生。对雌激素替代治疗者，严格遵医嘱用药并给予用药指导。

四、宫颈炎症

1. 病因　包括宫颈阴道部炎症及宫颈管黏膜炎症，后者多见。多由分娩、流产、手术造成宫颈损伤使病原体入侵感染所致。宫颈炎的主要病原体为淋病奈瑟菌、沙眼衣原体等。

2. 病理　慢性宫颈管黏膜炎、宫颈息肉、宫颈肥大是慢性宫颈炎的主要病理改变。

3. 临床表现　阴道分泌物增多，多呈黏液脓性。也可有经期间出血或性交后出血。外阴瘙痒及灼热感，检查可见宫颈充血、水肿、黏膜外翻，黏液脓性分泌物附着宫颈管。**宫颈糜烂样改变**是一种临床征象，包括宫颈的生理性柱状上皮异位（青春期、妊娠期、生育期雌激素分泌旺盛时会出现宫颈柱状上皮异位）和病理改变（在慢性宫颈炎、宫颈上皮内瘤变和早期宫颈癌时也可以发生宫颈糜烂样改变）。

4. 治疗要点　**急性者主要用抗生素药物治疗；慢性者临床最常用物理治疗**，包括激光治疗、冷冻治疗、红外线凝结疗法及微波疗法等，为期 3 ～ 4 周，病变较重者需 6 ～ 8 周。

5. 护理措施

（1）一般护理：加强会阴护理，保持外阴干燥清洁，减少摩擦；针对病原体选择有效的抗生素，按医嘱及时、足量、规范用药。

（2）物理治疗的注意事项：①治疗前常规做**宫颈刮片细胞学检查**，以排除宫颈癌；②急性生殖器炎症者禁做（易引起炎症扩散）；③月经干净后 3 ～ 7 天治疗；④外阴清洗，每日 2 次，禁性交、盆浴，外阴冲洗 4 ～ 8 周；⑤术后阴道分泌物增多，有大量黄水流出。术后 10 天左右为局部脱痂期，应避免剧烈活动及搬运重物，以免引起出血量过多；⑥月经干净后 3 ～ 7 天复查。

（3）积极治疗急性宫颈炎，性伴侣同时检查并治疗。

（4）指导妇女定期复检，及时治疗，避免分娩及器械的损伤，如有裂伤及时缝合。

五、盆腔炎性疾病

盆腔炎性疾病是来源于女性上生殖道的一组感染性疾病，主要表现为子宫内膜炎、输卵管炎、输卵管卵巢脓肿、盆腔腹膜炎，以输卵管炎及输卵管卵巢炎最为常见。如盆腔炎性疾病被延误或未得到有效治疗，可能导致上生殖道感染后遗症，如输卵管妊娠、不孕、慢性腹痛、炎症反复发作等，称为盆腔炎性疾病后遗症。

1. 急性盆腔炎（盆腔炎性疾病）

（1）病因：15 ～ 25 岁是高发年龄；下生殖道感染；不良性行为；宫腔内手术操作后感染；不注意性卫生保健；邻近器官炎症蔓延是发生盆腔炎性疾病的高危因素。引起盆腔炎性疾病的病原体包括内源性病原体（需氧菌和厌氧菌）和外源性病原体（性传播疾病的病原体：淋病奈瑟菌、沙眼衣原体、支原体）；病原体可经生殖道黏膜上行蔓延，也可经淋巴系统蔓延和血液循环系统传播。

（2）临床表现：常表现为持续性下腹痛（活动或性交后加重），阴道分泌物增多，重者可有寒战、高热、头痛、食欲缺乏。身体检查呈急性病容，有腹胀及腹膜刺激症状。盆腔检查可见阴道充血，并有大量脓性臭味分泌物，穹隆触痛明显，宫颈充血、水肿，举痛明显，宫体活动受限，增大有压痛。

（3）治疗要点：及时、个体化及足量的抗生素治疗（以经验性、广谱性、及时及个体化为原则），给药途径依据药物及疾病严重程度，必要时手术治疗，也可采用中西药治疗、物理治疗、手术治疗的综合性治疗方案，同时应注意增强机体抵抗力。

（4）护理措施：①做好卫生健康宣教，注意经期、孕期、产褥期卫生，经期禁性交。②积极治疗高热、腹胀等并发症，减少不必要的盆腔检查，防止炎症扩散。③注意给予高蛋白、高热量、高维生素饮食。④注意病情观察，心理护理。⑤遵医嘱给予抗生素，抗生素治疗的病人，指导其72小时内随诊。⑥沙眼衣原体和淋病奈瑟菌感染者，可在治疗后4～6周查病原体。

2. 盆腔炎性疾病后遗症

（1）病因病理：因盆腔炎性疾病未得到有效及时治疗而引发的一系列后遗症。盆腔炎性疾病的病理改变主要为盆腔组织受到破坏、发生广泛粘连、形成增生和瘢痕，最终发生：①输卵管阻塞；②输卵管增粗；③输卵管卵巢肿块；④输卵管积水或输卵管卵巢囊肿；⑤盆腔结缔组织炎时，主韧带、骶韧带纤维组织增生变硬，甚至病变广泛使子宫固定而形成"冰冻骨盆"。

（2）临床表现：①症状。有时表现为低热、乏力，临床常表现为异位妊娠、不孕、慢性盆腔痛或盆腔炎性疾病反复发作等症状。②体征。妇科检查时发现子宫呈后倾、后屈位，于附件区可触及有触痛的索条状物、囊性或质韧包块，活动受限或粘连固定，可呈"冰冻骨盆"状态。

（3）治疗要点：采用综合性治疗方案，同时增加局部和全身的抵抗力。中药治疗可活血化瘀、清热利湿；物理治疗可促进盆腔局部血液循环，提高新陈代谢，使炎症易于吸收和消退；另有西药治疗（抗生素、透明质酸酶），手术治疗。不孕妇女可通过辅助生殖技术达到受孕的目的。

（4）护理措施：①心理护理，增强治愈信心，减轻心理压力；②指导病人积极锻炼身体，注意性生活卫生，减少性传播疾病；③及时诊断并积极、彻底治疗盆腔炎性疾病；④在采取物理治疗、中西医药物等综合治疗的措施中，遵医嘱执行治疗方案，需要手术者为手术病人提供术前术后护理。

六、尖锐湿疣

1. 病因及感染途径

（1）病因：是由**人乳头瘤病毒（HPV）**感染生殖器官及其附近表皮所导致的鳞状上皮疣状增生病变，属于性传播疾病。发病高危因素有性伴侣较多、早年性交、免疫力低、吸烟、高性激素水平等。糖尿病病人及免疫功能低下者，尖锐湿疣生长迅速，不易控制。

（2）感染途径：主要经**性交传播**，其次通过衣物、器械间接传播，孕妇可传染给新生儿，但传播途径尚无定论，一般认为可经软产道接触 HPV 而感染。

2. 临床表现　潜伏期为 3 周至 8 个月，平均 3 个月。病变部位为外阴、阴唇后联合、小阴唇内侧、阴道前庭、尿道口等，多无明显症状，部分有外阴瘙痒、烧灼痛、性交后疼痛。可见微小散在呈簇状增生的白色乳头状疣，质软，病灶逐渐融合成鸡冠状、菜花状或桑葚状，并出现角化或感染溃烂。

3. 治疗要点

（1）妊娠 36 周前，病灶小且位于外阴者，可通过局部药物治疗（80%～90% 三氯醋酸涂擦局部病灶）；病灶大且有蒂，可行物理及手术治疗。应注意配偶或性伴侣需同时治疗。

（2）妊娠近足月或足月且病灶在外阴者，可在冷冻或手术切除病灶后经阴道分娩。病灶广泛或巨大病灶者应行剖宫产结束分娩。

4. 护理措施

（1）尊重病人，使病人患病后及早到医院接受正规的治疗。

（2）保持外阴清洁，以预防为主，被污染的衣物及生活用品及时消毒。性伴侣同时治疗。

（3）孕期做切除手术者要密切观察胎心和宫缩情况，做好外阴的护理，为剖宫产病人做好手术的相应准备。

（4）鼓励病人遵循医嘱坚持治疗，治愈标准为疣体消失。易复发，不要半途而废。

七、淋病

1. 病因及感染途径

（1）病因：发病率位居我国性传播疾病的**首位**，由革兰染色阴性的淋病奈瑟菌（淋菌）感染引起。主要侵袭生殖、泌尿系统黏膜的**柱状**上皮和**移行**上皮，人是其唯一天然宿主。消毒剂、肥皂液易将其杀灭。

（2）感染途径：成人通过性交经黏膜感染。多见宫颈管受感染，也可经衣物、毛巾、床单等间接传播及母婴传播。

2. 临床表现　潜伏期 1～10 天，平均 3～5 天。由下生殖道、泌尿道经黏膜上行逐渐累及上生殖道。

（1）急性淋病：感染后 1～14 天可见**尿路刺激**症状，白带增多呈黄色、脓性，外阴部红肿且有烧灼痛。如病程发展可累及上生殖道，形成盆腔炎性疾病，引起弥漫性腹膜炎甚至中毒性休克，病人表现为寒战、高热、恶心、呕吐、下腹部两侧疼痛等。

（2）慢性淋病：表现为慢性尿道炎、尿道旁腺炎、前庭大腺炎、慢性宫颈炎等。淋菌可长期潜伏于尿道旁腺、前庭大腺或宫颈黏膜腺体深处，可引起反复急性发作。

妊娠合并淋病对孕妇、新生儿均有危害。在播散性淋菌感染的病例中，孕妇易发生产褥感染甚至淋菌性盆腔炎。妊娠合并淋病易发生早产、胎儿宫内窘迫、胎儿宫内发育迟缓、新生儿淋菌结膜炎、肺炎、淋菌败血症等。

3. 治疗要点　尽早彻底治疗，及时、足量、规范用药。首选第三代头孢菌素（头孢曲松钠），合并沙眼衣原体感染加用阿奇霉素等，性伴侣应同时治疗。

4. 护理措施　①尊重病人，给予适当的心理护理，解释头孢曲松钠治疗的作用及效果。②治疗期间禁性交。内裤、浴盆、毛巾等应煮沸消毒，在治疗后的 2 周内，在无性接触史情况下，临床症状和体征全部消失且治疗后 4～7 天复查分泌物，连续 3 次阴性方可确定为治愈。③指导正确用药，头孢菌素不能耐受者可用阿奇霉素。④急性淋病病人卧床休息，做好消毒及床边隔离。⑤孕妇护理，产前常规筛查淋菌，通过核酸检测或淋菌培养尽早确诊并彻底治疗。⑥淋病孕妇娩出的新生儿，尽快使用 0.5% 红霉素眼膏，预防性使用头孢曲松钠单次肌内注射或静脉注射。

八、梅毒

1. 病因及感染途径

（1）病因：病原体为苍白螺旋体，为慢性全身性的性传播疾病，肥皂水及一般的消毒剂均可杀灭该病原体，干燥的条件下也不易生存。

（2）感染途径：性接触是最主要的传播途径（95% 梅毒病人经此途径感染）。未经治疗的病人在感染后 1 年内最具传染性。病程超过 4 年的基本无传染性。患梅毒的孕妇即使病程超过 4 年也可通过垂直传播，引起先天梅毒。少数病人也可经医源性途径、接吻、哺乳、接触污染的衣裤等间接传播。

2. 临床表现　潜伏期为 2～4 周。一期梅毒主要表现为硬下疳；二期梅毒表现为梅毒疹；三期梅毒主要表现为永久性皮肤黏膜损害，愈合后有瘢痕。因此，梅毒早期为皮肤黏膜损害，晚期可侵犯心血管及神经系统。对胎儿及婴幼儿的影响：梅毒经胎盘传给胎儿引起妊娠晚期的流产、早产、死产或分娩先天梅毒儿（病情较重）。早期表现有皮肤大疱、皮疹、鼻炎及鼻塞、肝脾大、淋巴结肿大等；晚期先天梅毒多出现在 2 岁以后，表现为楔状齿、鞍鼻、间质性角膜炎、骨膜炎、神经性耳聋等，病死率及致残率均明显增高。

3. 治疗要点　早期诊断，及时治疗。首选青霉素，用药足量，疗程规则。妊娠合并梅毒者应治疗孕妇梅毒，预防和治疗先天梅毒。性伴侣应同时检查治疗。

4. 护理措施　①尊重病人，给予心理护理。②治疗期间禁性生活，性伴侣应同时接受检查和治疗。③治疗后随访。第 1 年每 3 个月复查 1 次，以后每半年复查 1 次，连续 2～3 年。④治疗 2 年内，梅毒血清学试验由阳性转为阴性，脑脊液检查阴性，即为血清学治愈；各种损害消退，症状消失为临床治愈。⑤孕妇护理，早期首选青霉素，过敏者可进行脱敏及脱敏后青霉素治疗。遵医嘱及时、足量、规范完成治疗方案。

九、获得性免疫缺陷综合征

1. 病因及感染途径　获得性免疫缺陷综合征（AIDS，又称艾滋病）病原体为人类免疫缺陷病毒（HIV），是以免疫功能严重损害造成持续性免疫缺陷为特征的性传播疾病。感染途径有性接触直接传播（为主要感染途径），血行传播（接触感染 HIV 的注射器和血制品，见于吸毒者共用注射器）和经胎盘垂直传播（分娩时经阴道、出生后经母乳）。

2. 临床表现　潜伏期为 6 个月至 5 年或更长。感染早期常无明显症状，部分病人有不明原因的淋巴结肿大，以颈部、腋窝多见。

3. 治疗要点　目前暂无治愈方法。主要采取一般治疗、抗病毒及对症处理的治疗方法。

4. 护理措施　最有效的防治方法是通过健康性行为的宣传教育，了解 HIV/AIDS 的危害性和传播途径，达到有效预防的目的。在护理过程中既要正确对待病人，又需采取必要的自我保护措施。打击取缔娼妓活动，禁止吸毒，谨慎使用血液及其制品。及时治疗 HIV 感染的孕产妇，降低新生儿感染率，产后禁止母乳喂养，对 HIV 感染合并妊娠者可建议终止妊娠。

第 14 单元　月经失调病人的护理

【复习指南】月经失调病人的护理历年常考，应重点复习。功能失调性子宫出血及围绝经期综合征的护理措施应熟练掌握，病因及发病机制、临床表现、辅助检查、治疗要点应掌握。闭经的病因及发病机制、痛经的临床表现及护理措施应掌握。

一、排卵障碍性异常子宫出血

凡不符合正常月经周期（21～35 天）、经期持续时间（2～8 天）、平均失血量（20～60ml）的子宫出血都属于异常子宫出血，可由全身或生殖器官器质性病变引起，也可由生殖内分泌轴功能紊乱所致，后者称为功能失调性子宫出血（功血），是由于生殖内分泌轴功能紊乱造成的异常子宫出血，而全身及内外生殖器官无明显器质性病变存在。可分为无排卵性异常子宫出血和黄体功能异常。

1.病因与发病机制　发病机制是下丘脑－垂体－卵巢轴功能紊乱所致异常子宫出血。

（1）无排卵性异常子宫出血：多见于青春期和绝经过渡期妇女，也可发生在生育期。①青春期：由于下丘脑－垂体－卵巢轴对雌激素的正反馈调节异常。②围绝经期：卵巢对促性腺激素反应性降低而不能排卵。③生育期妇女：内外环境的某种刺激引起短暂阶段的无排卵。

（2）黄体功能异常：见于育龄期妇女。①黄体功能不足：病因复杂，卵泡期延长，黄体期缩短等。②子宫内膜不规则脱落：下丘脑－垂体－卵巢轴调节功能紊乱或黄体机制异常－萎缩过程延长－子宫内膜不能如期完整脱落。

2.临床表现

（1）无排卵性异常子宫出血：子宫内膜受雌激素的持续作用而无孕激素抵抗，最常见的症状为子宫不规则出血，特点是月经周期紊乱，经期长短不一，出血量时多时少，出血多常伴贫血甚至休克，一般无下腹部疼痛。

（2）黄体功能异常：①黄体功能不足时可表现为月经周期缩短，月经频发；有时可出现周期正常，但卵泡期延长，黄体期缩短，易合并不孕或妊娠早期流产。②子宫内膜不规则脱落可表现为月经周期正常，但经期延长且量多。

3.辅助检查

（1）诊断性刮宫：月经前或月经来潮 6 小时内刮宫，以止血及明确子宫内膜病理诊断。子宫内膜不规则脱落者应在月经期第 5～6 天进行，不规则或大量出血可随时诊刮。

（2）宫腔镜检查：直接观察子宫内膜情况并可取病理组织进行确诊。

（3）基础体温测定：测定排卵的简易方法。①单相提示无排卵。黄体功能不足者呈双相型，但高温相＜11 天。②子宫内膜不规则脱落者基础体温呈双相型，但下降缓慢。③宫颈黏液结晶检查：经前出现**羊齿植物叶状结晶**，提示无排卵。④阴道脱落细胞涂片。⑤激素测定。

4.治疗要点　止血、纠正贫血、调整月经周期并防治感染。

（1）无排卵性异常子宫出血：青春期以止血、调整周期为主，有生育要求者需促排卵治疗；绝经过渡期以止血、减少经量、调整周期及防止子宫内膜病变为主。①止血：首选性激素，还可选择刮宫术（急性大出血的病人，立即有效的止血措施）。常使用的性激素药物主要有：

孕激素（药物性刮宫或子宫内膜脱落法），即用孕激素使处于持续增生的子宫内膜转化为分泌期，停药后出现撤药性出血；雌激素（子宫内膜修复法），短期内修复创面而止血；复方短效口服避孕药，适用于长期严重的无排卵型功血；高效合成孕激素，不适用于青春期病人。②刮宫术：针对急性大出血、有子宫内膜癌高危因素、绝经过渡期或病程较长的生育期病人。③辅助治疗：包括应用一般止血药、使用雄激素减轻盆腔充血和增强子宫平滑肌及子宫血管张力；矫正凝血功能和贫血、预防和控制感染。④应用性激素止血后，调整月经周期。

（2）黄体功能异常：①黄体功能不足，促卵泡发育和诱发排卵，促进黄体形成；选用天然黄体酮制剂补充黄体分泌孕酮的不足；降低催乳素水平，改善黄体功能。②子宫内膜不规则脱落，口服或肌内注射孕激素类药物使黄体及时萎缩，内膜按时脱落；也可肌内注射绒毛膜促性腺激素促进黄体功能；无生育要求者口服避孕药调整周期。

5. 护理措施

（1）补充营养：宜食含铁较多的食物，加强营养，改善全身情况。

（2）加强心理护理：①鼓励病人表达内心感受，了解病人疑虑；②向病人解释病情及注意事项。

（3）维持正常血容量：①观察并记录生命体征及出血量。②出血多者卧床休息，减少出血。③维持病人正常血容量，配合医生做好配血、输血、止血等护理措施。

（4）预防感染：①观察与感染有关的征象，如发热、子宫体有压痛等。②做好会阴部护理，保持外阴清洁。

（5）使用性激素：①严格遵医嘱按时按量服用，不得随意漏服、停服；②药物减量应遵医嘱在止血后开始，每3天减量1次，每次不应超过原剂量的1/3，直至维持量；③根据服药后发生撤退性出血时间及上一次行经时间，确定维持量服用时间；④如出现不规则阴道出血及时就诊。

（6）需要接受手术治疗者：做好术前及术后护理。

二、闭经

年龄超过14岁、第二性征未发育；或年龄超过16岁、第二性征已发育、月经尚未来潮者，称为原发性闭经。在正常规律的月经周期建立后，因某些病理因素所导致的月经停止6个月或按自身月经周期停经3个周期以上者，称为继发性闭经。

1. 病因及发病机制　原发性闭经分为第二性征存在的原发性闭经和第二性征缺乏的原发性闭经。继发性闭经根据生殖轴病变和功能失调的部位分为：①下丘脑性闭经最常见，常见原因为精神应激、运动性闭经、药物性闭经、体重下降和神经性厌食、颅咽管瘤。②垂体性闭经。③卵巢性闭经。④子宫性闭经。⑤内分泌功能异常。

2. 辅助检查

（1）宫腔镜检查：精确诊断宫腔粘连。

（2）子宫输卵管碘油造影：检查有无宫腔病变和宫腔粘连。

（3）药物撤退试验：①孕激素试验，评估内源性雌激素水平。②雌孕激素序贯试验，服用足量雌激素20～30天后加服孕激素，停药后出现撤退性出血，提示子宫内膜正常，可排除子宫性闭经；若为阴性需重复试验，仍无出血可诊断为子宫性闭经。

（4）血清激素测定：应在停用雌孕激素至少2周后进行激素测定。

（5）垂体兴奋试验：即 GnRH 刺激试验，了解垂体对 GnRH 的反应性。

（6）影像学检查：盆腔超声、子宫输卵管造影、CT 或 MRI、静脉肾盂造影等。

（7）腹腔镜检查：直接观察卵巢、子宫。

（8）染色体检查。

3. 治疗要点　针对病因治疗，改善全身健康状况，进行心理治疗和相应激素治疗。激素治疗包括性激素补充治疗（雌孕激素补充治疗）和其他治疗（溴隐亭、肾上腺皮质激素、甲状腺素、辅助生殖技术、手术治疗）。

4. 护理措施　**减轻或消除诱发闭经的原因**，提供营养，保持标准体重；**诊疗配合，进行激素治疗和其他辅助治疗；指导合理用药**；加强心理护理，促进病人与社会的交往。

三、痛经

痛经是指月经期出现下腹部疼痛、坠胀、腰酸或合并头痛、乏力、头晕恶心等其他不适，影响工作和生活质量者。生殖器官无器质性病变者称为原发性痛经。由盆腔器质性病变引起者为继发性痛经。

1. 病因及发病机制　原发性痛经主要与月经期间子宫内膜前列腺素含量增高或失衡有关；原发性痛经还受精神、神经因素影响。

2. 临床表现　主要症状是月经期下腹部痉挛痛，疼痛多数位于下腹部耻骨上或放射至腰骶部和大腿内侧，伴有恶心、呕吐、乏力、面色苍白、出冷汗等症状。最早出现于行经**第 1 天**且最剧烈，2 ～ 3 天后可缓解。

3. 治疗要点　对症治疗为主，避免精神刺激和过度疲劳，配合中医中药治疗。

4. 护理措施　①加强保健：做好经期卫生保健的教育工作，讲述经期生理卫生知识；指导合理休息与睡眠，加强营养；②重视心理护理：给予心理支持，减轻经期恐惧；③缓解症状：疼痛时可热敷或进热的饮料，必要时服用镇痛、镇静、解痉药；④诊疗配合：遵医嘱给予口服避孕药或前列腺素合成酶抑制药，避孕药物治疗适用于要求避孕的痛经妇女。

四、绝经综合征

绝经是回顾性的判断，停经后 12 个月随诊方可判定绝经，指卵巢功能停止所致永久性无月经状态。绝经方式有人工绝经和自然绝经。绝经综合征是指绝经前后出现性激素波动或减少所致的一系列躯体及精神心理症状。

1. 病因与发病机制　发病因素主要有内分泌因素：卵巢内卵泡生理性耗竭或残余卵泡失去对促性腺激素的反应，卵泡不再发育和分泌雌激素；卵巢因手术切除或放化疗损伤了卵巢功能。绝经年龄与遗传、营养、环境、地区、吸烟等因素有关。

2. 临床表现

（1）近期症状：①绝经前多出现月经紊乱，有 3 种表现，包括月经周期缩短，经量减少，直至绝经；子宫不规则出血，周期延长，经量先增多后逐渐减少而停止；月经骤停，较少见。②血管舒缩症状，如阵发性潮热、潮红（围绝经期特征性症状），持续 1 ～ 3 分钟，发作次数每日数次至十几次。③自主神经失调症状，如心悸、眩晕、头痛、耳鸣失眠等。④精神神经症状：注意力不集中，情绪波动大，如抑郁、焦虑、多疑、性格及情绪改变等。

（2）远期症状：①泌尿、生殖道症状，可出现阴道干燥、性交困难及阴道反复感染、压力性尿失禁及反复发生尿路感染；②骨质疏松；③阿尔茨海默病；④心血管病变，绝经后糖、脂代谢异常增加，增加动脉硬化和冠心病的发病风险。

3. 治疗要点　**缓解近期症状，早期发现**，预防骨质疏松、动脉硬化。

4. 护理措施　①调整生活状态：加强营养，鼓励多摄取维生素 D、钙及豆制品，加强体育运动，增强体质，鼓励增加社交和脑力活动。②诊疗配合：在 HRT 的窗口期（绝经 10 年内）进行激素补充治疗，对骨骼、心血管和神经系统产生长期保护作用。帮助其了解用药的剂量、适应证、禁忌证和不良反应。用药过程中出现异常子宫出血，应高度重视，必要时进行诊断性刮宫。③心理护理：向病人讲解绝经过渡期的生理和心理变化，给予安慰、同情，减轻恐惧。④健康指导：建立"妇女围绝经期门诊"，提供咨询、指导和知识教育。

第15单元　妊娠滋养细胞疾病病人的护理

【复习指南】妊娠滋养细胞疾病病人的护理历年常考，应重点复习。葡萄胎、侵蚀性葡萄胎的临床表现、护理措施应熟练掌握，治疗要点应掌握。侵蚀性葡萄胎病理改变，绒毛膜癌的临床表现、辅助检查、治疗要点应掌握。常见的化疗不良反应及其护理应熟练掌握，化疗药物的作用机制应掌握。

一、葡萄胎

1. 概述　葡萄胎是一种滋养细胞的良性病变，可发生于任何年龄的生育期妇女，分为完全性葡萄胎和部分性葡萄胎两类。

2. 病理改变　病变局限于**子宫腔内**。镜下表现为滋养细胞不同程度增生，绒毛间质水肿及间质内胎源性血管消失。

3. 临床表现

（1）完全性葡萄胎：①停经后 8～12 周阴道不规则流血是最常见的症状。②子宫异常增大，变软，伴有血清 hCG 水平异常升高。③妊娠呕吐及子痫前期征象出现早，症状重且持续时间长。④大量人绒毛膜促性腺激素（hCG）刺激卵巢卵泡内膜细胞发生黄素化而形成囊肿。一般不产生症状，偶尔因急性扭转而致急腹症。黄素化囊肿在葡萄胎清除后，于 2～4 个月自然消失。⑤腹痛，可有阵发性下腹隐痛。⑥可出现心动过速、皮肤潮湿等甲状腺功能亢进征象。

（2）部分性葡萄胎：除阴道出血外，病人常没有完全性葡萄胎的典型症状。子宫大小与停经月份相符或小于停经月份，妊娠呕吐少见，多无子痫前期症状。

4. 辅助检查　**经阴道超声检查效果更好，完全性葡萄胎时典型**超声检查显示无胎心搏动或妊娠囊，呈落雪状或蜂窝状改变，部分性葡萄胎宫腔内可见水泡状胎块及胎儿或羊膜腔，胎儿合并畸形。

5. 治疗要点　葡萄胎一旦确诊，应及时清除宫腔内容物，一般选用吸宫术。黄素化囊肿一般情况下不需要处理，但当发生黄素化囊肿蒂扭转且卵巢血供发生障碍应手术切除患侧卵巢。

6. 护理措施

（1）向病人及家属讲解有关葡萄胎疾病知识，说明尽快刮宫的必要性，提供心理支持。

（2）严密观察病情：评估腹痛及阴道出血情况。

（3）刮宫前配血备用，建立静脉通路，并准备好缩宫素及抢救药品和物品。注意观察有无羊水栓塞的表现,应在充分扩张宫颈口,开始吸宫后使用缩宫素。应用大号吸管,1 次未刮净时可于 1 周后行再次刮宫。

（4）健康教育:①适当活动,保证睡眠时间和质量,改善机体免疫功能;②摄取高蛋白、富含维生素 A、易消化饮食;③保持外阴清洁,每次刮宫手术后禁止性生活及盆浴 1 个月以防感染;④年龄＞40 岁、葡萄胎排出前 hCG 值异常升高、葡萄胎清除后 hCG 不进行性下降、子宫明显大于停经月份或在短期内迅速增大、黄素化囊肿直径大于 6cm、滋养细胞高度增生或有不典型增生、出现可疑病灶或无条件随访者,选用预防性化疗。

（5）随访指导:①葡萄胎清宫术后必须每周查血清 hCG 1 次,直到连续 3 次阴性,以后每月 1 次持续半年,之后每 2 个月 1 次再持续半年,自第 1 次阴性后共计随访 1 年。②注意有无异常阴道出血、咳嗽、咯血及转移灶症状,做好妇科检查,必要时做盆腔 B 型超声、X 线胸片或 CT 检查。

（6）避孕指导:随访期间严格避孕 1 年,首选避孕套避孕。hCG 呈对数下降者至阴性后 6 个月可以妊娠,但对 hCG 下降缓慢者应延长避孕时间。

二、妊娠滋养细胞肿瘤

妊娠滋养细胞肿瘤是滋养细胞的恶性病变,组织学上分类包括侵蚀性葡萄胎、绒毛膜癌、胎盘部分滋养细胞肿瘤和上皮样滋养细胞肿瘤。侵蚀性葡萄胎和绒毛膜癌的临床表现、诊断和处理等方面基本相同,故又将两者合称为妊娠滋养细胞肿瘤。

1. 概述　**60% 的妊娠滋养细胞肿瘤继发于葡萄胎,30% 继发于流产,10% 继发于足月妊娠或异位妊娠**。绒毛膜癌可继发于葡萄胎妊娠、流产、足月妊娠、异位妊娠者,恶性程度极高,早期可发生血行转移;侵蚀性葡萄胎全部继发于葡萄胎妊娠,恶性程度低,预后较好。

2. 病理改变　侵蚀性葡萄胎大体检查可见子宫肌壁内大小不等、深浅不一的水泡状组织,镜下可见侵入子宫肌层的水泡状组织的形态与葡萄胎相似,绒毛结构及滋养细胞增生和分化不良。绒毛膜癌肿瘤常位于子宫肌层内,也可突入宫腔或穿破浆膜,镜下滋养细胞不形成绒毛或水泡结构,极度不规则增生,排列紊乱。

3. 临床表现

（1）**无转移滋养细胞肿瘤**:阴道不规则出血、子宫复旧不全、卵巢黄素化囊肿持续存在、肿瘤组织穿破子宫可引起急性腹痛和腹腔内出血症状、假孕症状。

（2）**转移性妊娠滋养细胞肿瘤**:多见于经组织学证实的绒毛膜癌或非葡萄胎妊娠后,最常见的转移部位是肺,其次是阴道、盆腔,脑、肝。脑转移为主要死亡原因。转移灶症状因转移部位不同可发生不同症状,如肺转移病人可有咯血、胸痛及呼吸困难等;阴道转移破溃出血后可发生阴道大出血;脑转移病人可表现为头痛、喷射性呕吐、抽搐、偏瘫及昏迷等;肝转移病人可出现上腹部或肝区疼痛等。

4. 辅助检查

（1）血 hCG 测定:葡萄胎后发生的滋养细胞肿瘤,在排除妊娠物残留或再次妊娠者满足下列 1 项即可诊断妊娠滋养细胞肿瘤:① hCG 测定 3 次升高（＞10%）,并至少持续 2 周或更长;② hCG 测定 4 次呈平台水平（±10%）,并持续 3 周或更长。非葡萄胎妊娠后滋养细胞肿瘤的诊断标准为异位妊娠、足月产和流产后 hCG 多在 4 周左右转为阴性,因此若超过 4 周血清 hCG 仍持续高水平,或一度下降后又上升,在除外再次妊娠或妊娠物残留后可做出诊断。

（2）X 线胸片：肺转移的重要诊断方法。

（3）影像学检查：B 型超声检查用于诊断子宫原发病灶、CT 用于诊断转移灶、MRI 主要用于诊断脑和盆腔病灶。

（4）组织学检查：在子宫肌层或子宫外转移灶组织中见到绒毛或退化的绒毛阴影，可诊断为侵蚀性葡萄胎，若无绒毛结构可诊断为绒癌。

5. 治疗要点　以化疗为主，手术和放疗为辅的综合治疗。

6. 护理措施

（1）向病人提供有关化学药物及护理信息，减少病人的恐惧感。

（2）密切观察病人的血压、脉搏、呼吸和腹痛及阴道出血情况，记录出血量，随时做好手术准备，动态观察并记录血 β-hCG 的变化情况。

（3）阴道转移病人的护理：发生转移病人应尽量卧床休息，严禁阴道冲洗，保持外阴清洁。配血备用，准备好各种抢救物品及药品。阴道转移者发生破溃大出血，立即通知医生配合抢救，用长纱布填塞阴道压迫止血，必须于 24 ～ 48 小时取出，并做好输血、输液和抢救的准备。按医嘱用抗生素预防感染。

（4）肺转移病人的护理：呼吸困难者半坐卧位并吸氧；发生肺转移病人大量咯血时有窒息、休克、死亡的危险，如发生立即使病人取头低患侧卧位，保持呼吸道通畅，轻击背部排出积血，同时通知医生并配合进行止血、抗休克治疗。

（5）脑转移病人的护理：让病人尽量卧床休息，观察有无颅内压增高症状，采取必要措施防止跌倒、咬伤、吸入性肺炎、角膜炎和压疮的发生。

（6）做好治疗配合，按手术或化疗常规进行护理。

（7）健康教育：鼓励病人进高蛋白、高维生素、易消化饮食，增强机体抵抗力。注意外阴清洁，防止感染。随访 5 年：第 1 次在出院后 3 个月，然后每 6 个月 1 次至 3 年，以后每年 1 次至 5 年，随访内容同葡萄胎，随访期间应严格避孕，应于化疗停止 1 年或超过 1 年方可妊娠。

三、化疗病人的护理

1. 常用化疗药物的种类　①烷化剂是细胞周期非特异性药物。临床上常用的药物有邻脂苯芥、硝卡芥。②抗代谢药物能干扰核酸代谢，导致肿瘤死亡，属于细胞周期特异性药物。常用的有氟尿嘧啶、甲氨蝶呤。③抗肿瘤植物药临床常用的有长春碱、长春新碱。④抗肿瘤抗生素是由微生物产生的具有抗肿瘤活性的化学物质，属于细胞周期非特异性药物。常用的有放线菌素 D。⑤铂类化合物属细胞周期非特异性药物。常用的有顺铂和卡铂。

2. 主要作用机制　①直接干扰核糖核酸（RNA）的复制；②影响去氧核糖核酸（DNA）的合成；③干扰转录、抑制信使核糖核酸（mRNA）的合成；④阻止蛋白质合成；⑤阻止纺锤丝形成。

3. 常见的化疗不良反应　①骨髓抑制，主要表现为外周血液中的白细胞及血小板计数减少，且有一定规律，停药后能自然恢复。②消化道反应，最常表现为恶心、呕吐，有些病人会出现消化道溃疡、腹痛、腹泻。③皮疹严重者会出现剥脱性皮炎，脱发常见于使用放线菌素 D 者，停药后可生长。④神经系统损害可表现为指（趾）端麻木、复视等。⑤药物中毒性肝炎，表现为血转氨酶升高。⑥泌尿系统损伤，环磷酰胺对膀胱有损害。

4. 护理措施

（1）**心理护理**：多交流沟通，鼓励病人克服化疗不良反应。

（2）**健康教育**：讲解化疗护理常识，教会病人化疗时的自我护理。①进食前后用生理盐水漱口，用软毛牙刷刷牙；②化疗时及化疗后 2 周内是化疗反应较重的阶段，不宜吃坚果类及油炸食品；③少食多餐，以防呕吐，摄取高蛋白、高维生素、易消化饮食；④保持皮肤清洁干燥，尽量避免去公共场所，加强保暖；⑤白细胞计数低于 $1.0 \times 10^9/L$ 时应实行保护性隔离。

（3）**用药护理**

①**准确测量并记录体重**：化疗时需根据体重调节药物剂量，故应准确测量体重，以使用最佳的药量。测量体重的方法：首先核准磅秤，宜在清晨、空腹、排空大小便后测量，只穿贴身衣裤、不穿鞋，由护士测量，必要时需要两人核对。

②**正确使用药物**：根据医嘱三查七对，正确溶解和稀释药物，现用现配，常温下不超过 1 小时。联合用药时根据药物性质排出先后顺序。需要避光的药物用避光罩或黑布包好。

合理使用静脉血管并注意保护。遵循长期补液保护血管的原则，从远端开始有计划地穿刺，穿刺后先注入少量生理盐水确认针头在血管中后再注入化疗药物。一旦怀疑或发生药物外渗应立即停止药物输入，重新穿刺。给予冰块局部冷敷（防冻伤），用生理盐水或普鲁卡因局部皮下封闭，防止局部组织坏死，减轻肿胀和疼痛。化疗结束前用生理盐水充分冲管以减少对局部血管的刺激。用药过程中要遵医嘱调节输液速度。

③**病情观察**：随时观察病人的体温，有无牙龈出血、鼻出血、腹泻、尿频、血尿、皮疹等症状。如有异常应立即报告医生给予相应处理。

（4）**化疗不良反应的护理**

①**口腔护理**：保持口腔清洁，预防口腔炎症；进食前后用消毒溶液漱口；给予温凉的流食或软食，避免刺激性食物；如口腔疼痛难以进食，可在进食前 15 分钟给予丁卡因溶液涂敷溃疡面。

②**骨髓抑制的护理**：a. 白细胞减少的护理，定期测定白细胞计数，减少探视，保持环境的清洁、病情观察、营养支持、卫生指导，避免医源性感染的发生，必要时遵医嘱给予抗生素、升白细胞药物。b. 血小板降低的护理，卧床休息、适当限制病人的活动，血小板减少达自发出血倾向者应该绝对卧床休息，遵医嘱输入血小板浓缩液。

③**止吐的护理**：a. 化疗前后给予镇吐药，食欲缺乏、恶心、呕吐时，应进行必要的心理疏导和饮食指导、及时清理呕吐物、详细记录病人的呕吐量，呕吐严重时补充液体、镇静。提供病人喜欢的可口清淡饮食，少量多餐，创造良好的就餐环境。b. 腹痛、腹泻的护理，低纤维素、高蛋白饮食，记录病人每天的大便次数，出现腹泻立即停止化疗药的使用，疑似抗生素相关性肠炎的病人，床边隔离。

④**动脉化疗并发症的护理**：术后密切观察出血点有无渗血及皮下淤血或大出血。用沙袋压迫穿刺部位 6 小时，穿刺肢体制动 8 小时，卧床休息 24 小时。

（5）**病情观察**：测量病人的生命体征、体重，做血常规、尿常规、肝肾功能等检查，以了解病人的骨髓功能及肝肾功能。

第16单元　妇科腹部手术病人的护理

【复习指南】妇科腹部手术病人的护理历年必考，应重点复习。妇科腹部手术前准备、手术日护理、手术后护理应熟练掌握，手术种类应掌握。宫颈癌、子宫内膜癌、子宫肌瘤、卵巢肿瘤的护理措施应熟练掌握，治疗要点应掌握。子宫内膜异位症的护理措施应熟练掌握，病因及发病机制、临床表现应掌握。

一、妇科手术病人的一般护理

1. 妇科腹部手术的种类　按手术急缓分为择期手术、限期手术和急诊手术。按手术范围可分为剖腹探查术、附件切除术、次全子宫切除术、全子宫切除术、子宫根治术、剖宫产术、全子宫及附件切除术等。

2. 手术前准备

（1）心理护理：提供疾病和手术信息，帮助病人树立信心，解释手术过程及术前准备的必要性。

（2）术前指导：包括介绍手术大致过程、术前营养和膳食指导及如何预防术后并发症。

（3）皮肤准备：术前1日完成沐浴等个人卫生后进行备皮，以顺毛短刮的方式进行手术区剔毛备皮。备皮范围上起自剑突下，下至两大腿上1/3处及外阴部，两侧至腋中线。

（4）肠道准备：包括饮食管理和机械性肠道准备。饮食管理包括无渣饮食、流质饮食及术前禁食禁饮。术前最短禁食时间为术前8小时开始禁食高脂饮食，6小时开始禁食清淡饮食，2小时开始禁食清淡流质。预计可能涉及肠道的手术应从术前1～3日开始，并遵医嘱给予肠道抑菌药物。术前1日口服导泻药。

（5）减轻病人焦虑程度：保证充足睡眠，完成手术前准备后按医嘱给予病人适量镇静药。

（6）阴道准备：术前3日行阴道冲洗或坐浴，每日2次，常用1∶1000苯扎溴铵溶液或1∶5000高锰酸钾溶液，阴道出血及未婚者禁做阴道冲洗。

（7）其他：术前根据医嘱做好药物试敏，配血备用。手术前保证病人得到充分休息，必要时应用镇静药。指导病人练习床上使用便器、翻身、有效咳嗽等。

3. 手术日护理　测量生命体征，取下活动性义齿、发夹、首饰及贵重物品交家属保管。常规留置尿管。拟行全子宫切除者手术日晨先阴道冲洗，再消毒宫颈、阴道（注意宫颈穹隆部），消毒擦干后涂1%甲紫于宫颈及阴道穹隆部（作为手术者切除子宫标记），并用大棉签拭干。术前30分钟按医嘱给基础麻醉药物，备好麻醉床。

4. 手术后护理

（1）体位：全身麻醉病人未清醒时应有专人护理，去枕平卧，头颈部垫枕并抬高15°～30°，头偏向一侧；蛛网膜下腔麻醉者，应去枕平卧4～6小时；硬膜外麻醉者，去枕平卧6～8小时。病情稳定者术后次日晨取半坐卧位，半卧位时腹肌松弛，减轻伤口疼痛；有利于引流，防止感染；由于膈肌下降，有利于呼吸及排痰，减少肺部并发症的发生。术后每15分钟行1次腿部运动，每2小时翻身、咳嗽、做深呼吸1次。

（2）密切观察生命体征：术后每15～30分钟观察血压、脉搏、呼吸并记录直至平稳。后改为每4小时1次，持续24小时稳定后改为每日测4次直至正常后3天。

（3）尿量的观察：病人一般均保留尿管 24 ～ 48 小时，术后要保持通畅。认真观察尿量及性质，如发现尿液为鲜红色则考虑有可能损伤输尿管或膀胱；术后尿量至少每小时在 50ml 以上。如尿量每小时少于 30ml，伴有休克表现应考虑病人是否有腹腔内出血的可能，需及时通知医师尽早处理。在拔除尿管的前 3 日，将尿管夹闭定时开放，一般每 3 ～ 4 小时开放 1 次，以训练和恢复膀胱功能，必要时拔除尿管后测残余尿。

（4）引流管的观察和护理：术后多置盆腔引流或腹腔引流，应保持引流管的通畅，观察引流液的性质及量。一般情况下引流液小于 200ml，性状为淡血性或浆液性，引流量术后逐渐减少，颜色逐渐变淡。

（5）切口观察和疼痛的护理：观察切口有无渗血、渗液。通常术后 24 小时内疼痛最明显。可遵医嘱在术后 24 小时内给予镇痛药物，但在术后 48 小时后应逐渐减少镇痛药的使用。采用腹带加压包扎腹部伤口 6 ～ 8 小时，可减轻切口疼痛。

（6）会阴护理：应注意观察阴道分泌物的性质、颜色和量，每日清洁会阴 2 次，预防感染。

（7）术后常见并发症的护理

①腹胀的护理：多因术中肠管受激惹使肠蠕动减弱所致。术后早期下床活动、热敷下腹部可改善胃肠功能。一经排气，腹胀即可缓解。根据腹胀原因对症治疗护理。术后 48 小时仍未排气者可采取生理盐水低位灌肠。

②泌尿系统问题：尿潴留是盆腔内和经阴道手术后的常见并发症之一，术后通过增加液体入量、听流水声、训练膀胱恢复收缩力等方法进行预防，无效时应留置导尿管。为预防尿路感染应多饮水，保持会阴部清洁。

③切口血肿、感染、裂开：注意术后观察，切口血肿或裂开应及时报告医师并协助处理。

④下肢深静脉血栓：通过评估筛出高危病人并做好术前宣教，防止液体流失过多引起的血液浓缩；术后注意保暖并尽早活动；腹带使用松紧适宜；高危者应预防性穿着压力梯度弹力袜，并遵医嘱使用抗凝药物。

二、宫颈癌

1. 概述与病因　宫颈癌是最常见的妇科恶性肿瘤之一。其发病与早婚、早育、性生活紊乱、多产、种族、病毒感染和地理环境因素有关。凡与阴茎癌、前列腺癌男性有性接触的女性易患宫颈癌。单纯疱疹病毒Ⅱ型、人乳头瘤病毒（HPV）等与宫颈癌发病有关。

2. 正常宫颈上皮生理　宫颈上皮由子宫颈阴道部的鳞状上皮和宫颈管柱状上皮共同组成。两种上皮交接部位在宫颈外口，此部位称为鳞 - 柱交接部或鳞柱交界。此交接部位随体内雌激素水平的高低而发生生理性移位。在原始鳞 - 柱交接部和生理性鳞 - 柱交接部之间的区域为**转化区（也称移行带区）**，**转化区**是宫颈癌及其癌前病变的好发部位。转化区未成熟的化生鳞状上皮在 HPV 的刺激下可以发生细胞的异常增生，最后形成宫颈上皮内瘤变（CIN），CIN 形成后随着细胞增生的不断进展，癌细胞最终可突破上皮下基底膜并浸润间质形成宫颈浸润癌。

3. 病理改变　按组织学分类：大多为鳞状细胞癌，占 75% ～ 80%，**多发生于宫颈鳞**

状上皮与柱状上皮交界处的移行带区的非典型增生上皮和原位癌，其次为腺癌，占 20% ～ 25%。

4. 临床表现　宫颈癌早期无症状或仅有接触性出血，年轻人表现为经期延长、周期缩短、经量增多，老年病人常主诉绝经后阴道不规则出血，晚期可出现疼痛、大量脓性恶臭米汤样白带及恶病质等。

5. 辅助检查　**CIN 的主要筛查方法有：宫颈细胞学检查（筛查的基本方法）、HPV DNA 检测、醋酸染色肉眼观察法；CIN 的诊断方法有阴道镜检查、宫颈活组织检查、宫颈管内膜刮取术、宫颈锥切术。**宫颈癌的诊断方法基本同宫颈上皮内瘤变，早期诊断宫颈癌目前采用"三阶梯"程序，即宫颈细胞学检查和（或）高危 HPV DNA 检测、阴道镜检查、宫颈活组织检查，确诊依据是组织学诊断。根据病人情况选择使用 X 线胸片、超声等影像学检查。

6. 治疗要点　**根据病人临床分期、年龄和生育要求、全身情况采用手术、放疗为主及化疗为辅等综合方案。**

7. 护理措施　①普及防癌知识，积极防治宫颈慢性病变，减少或消除致癌因素，做到早发现早治疗。②提倡晚婚、少育，定期开展防癌普查工作，每 1 ～ 2 年普查 1 次。30 岁以上的妇女到门诊就医应常规宫颈刮片检查，有接触性出血和绝经后出血应及时就医。③协助病人接受各种诊治方案，向病人介绍各种治疗的过程及可能出现的不适和有效的应对措施。④鼓励病人摄入足够的营养，纠正不良的饮食习惯。⑤指导病人注意个人卫生，保持病室清洁，床单位平整，每日冲洗会阴 2 次。⑥以最佳的身心状态接受手术治疗，对手术病人按腹部手术病人护理，化疗者按化疗病人护理。⑦协助术后康复，术后 2 ～ 3 天拔引流管，术后 7 ～ 14 天拔尿管，并在拔尿管前进行膀胱功能训练。⑧出院后定期随访，首次随访为出院后 1 个月，治疗后 2 年内每 3 个月复查 1 次，3 ～ 5 年内每半年复查 1 次，第 6 年开始每年复查 1 次，随访内容包括盆腔检查、阴道涂片细胞学检查和高危型 HPV 检测、X 线胸片、宫颈鳞状细胞癌抗原和血常规。

三、子宫肌瘤

1. 概述及病因病理　子宫肌瘤是女性最常见的生殖器官良性肿瘤，多发生在育龄妇女。其确切的病因尚未明了，一般认为肌瘤的发生与体内性激素长期刺激有关，即与雌激素长期刺激子宫肌细胞增生肥大和孕激素刺激子宫肌瘤细胞核分裂有关；1/4 ～ 1/2 的子宫肌瘤发生可用细胞遗传学异常来解释，包括染色体的异位和部分缺失；分子生物学显示单发与多发性子宫肌瘤与单克隆或多克隆平滑肌细胞增殖有关。当子宫肌瘤失去其原有典型结构时称为肌瘤变性，可表现为玻璃样变、囊性变、红色变、肉瘤样变和钙化。

2. 分类　①按肌瘤所在的生长部位可分为宫体肌瘤和宫颈肌瘤，以前者多见。②按肌瘤与子宫肌层的关系分为肌壁间肌瘤（最常见，肌瘤被肌层围绕生长在子宫肌壁间）；浆膜下肌瘤（肌瘤突出于子宫表面向子宫浆膜面生长，其基底部常有细蒂与子宫相连）；黏膜下肌瘤（肌瘤向子宫腔方向生长，表面由黏膜层覆盖，突出于宫腔）。

3. 临床表现　①最常见症状为经量增多、经期延长，尤以黏膜下肌瘤及大的肌壁间肌瘤明显；②**下腹部可触及包块**，常见于肌瘤增大使子宫超过妊娠 3 个月大小时，表现为无压痛、可活动的实性肿块；巨大的黏膜下肌瘤可脱出阴道外；③白带增多见于肌壁间肌瘤扩大了宫腔面积使内膜腺体分泌增加，并伴有盆腔充血时；脱出于阴道内的黏膜下肌瘤发生感染、坏死时也可出现大量脓血性排液；④压迫症状，子宫前壁和后壁肌瘤可分别压迫膀胱和直肠引起尿频、尿急和排便困难；⑤其他，可出现腰酸、背痛及下腹坠胀，肌瘤变性时可出现急性腹痛，不孕或流产常发生在黏膜下肌瘤和引起宫腔变形的肌壁间肌瘤。

4. 辅助检查 妇科检查触到子宫呈不规则或均匀增大，子宫表面呈结节状、质硬，无压痛，黏膜下肌瘤可突出于宫颈口或阴道内，伴有感染时可见渗液或溃疡；也可借助 B 超（区分子宫肌瘤与其他盆腔肿块），MRI（肌瘤位置、数目、大小），宫腔镜，腹腔镜，子宫输卵管造影等方法明确诊断。

5. 治疗要点 子宫肌瘤的治疗通过综合评估病人年龄、是否有生育要求、症状轻重和肌瘤大小确定处理方案。近绝经期、肌瘤小或症状不明显者，可每 3～6 个月随访 1 次。药物对症治疗主要针对症状不明显近绝经期和不能手术者，主要药物有雄激素制剂、促性腺激素释放激素类似物、米非司酮和某些中药制剂，若药物治疗无效、出现压迫症状、发生肌瘤蒂扭转、严重腹痛、肌瘤症状明显或继发贫血时，可选择肌瘤切除术或子宫切除术。

6. 护理措施 ①提供与疾病有关的信息，增强治愈信心。②积极配合治疗，缓解各种不适。阴道出血较多者，应评估出血量，严密观察生命体征，按医嘱给予止血药和子宫收缩药，必要时输血以纠正贫血状态。对因压迫出现排尿不畅者，可遵医嘱给予导尿；排便不畅者给予缓泻药。需手术治疗者按腹部及阴道手术病人实施常规护理。肌瘤脱出阴道内者保持局部清洁，防止感染。③非手术治疗者应明确随访时间、目的和联系方式，主动配合并按时接受随访指导。④子宫肌瘤合并妊娠者，应及时就诊，主动接受并配合医疗指导，如分娩时胎先露下降受阻，可做剖宫产术，注意警惕妊娠期及产褥期肌瘤发生红色变的临床表现。

四、子宫内膜癌

1. 概述及病因病理 子宫内膜癌是发生于子宫体内膜层的一组上皮性恶性肿瘤，绝大多数为腺癌，是女性生殖器三大恶性肿瘤之一。可能与长期持续的雌激素刺激、遗传因素有关，常伴有肥胖、糖尿病、高血压、不孕不育及绝经延迟。子宫内膜癌的常见转移途径有**淋巴转移**，直接蔓延，晚期有血行转移。根据病变形态和范围可分为弥漫型和局灶型两种。镜下可见 4 种类型：内膜样腺癌、腺癌伴鳞状上皮分化、透明细胞癌、浆液性腺癌、黏液性癌。

2. 临床表现 ①异常子宫出血：90% 的病人表现为绝经后**阴道出血**，未绝经者表现为经量增多、经期延长或月经紊乱。②阴道异常排液：多为血性或浆液性分泌物，合并感染时，可见脓性或脓血性排液并有恶臭。③下腹部疼痛及其他症状：下腹部疼痛可由宫腔积脓或积液引起，随病情逐渐发展，当癌肿浸润周围组织或压迫神经可引起腰骶部疼痛。还常伴有贫血、消瘦、恶病质等。

3. 辅助检查 最常用最可靠的确诊方法是**分段诊断性刮宫**，还有细胞学检查、宫腔镜检查和 B 超检查。

4. 治疗要点 早期首选手术治疗。不能耐受手术者，可借助放疗、药物治疗等综合治疗。

5. 护理措施 ①普及防癌知识，重视高危人群，中年妇女每年接受妇科检查 1 次，绝经后妇女出现阴道出血应警惕子宫内膜癌。②提供疾病知识，缓解其紧张心理。③协助病人配合治疗。腔内置入放射源期间，保证病人绝对卧床，但应进行床上肢体活动；取出放射源后，鼓励病人渐进性下床活动并进行生活自理项目。手术治疗病人按腹部及阴道手术病人护理。④完成治疗后定期随访，随访内容包括详细病史、盆腔检查、阴道细胞学涂片和 X 线胸片检查、血清 CA125。随访时间：一般在术后 2～3 年内，每 3 个月 1 次；术后 3 年，每 6 个月 1 次；5 年后每年 1 次。病人有不适感觉，应及时就诊检查。

五、卵巢肿瘤

1.概述和组织学分类　**卵巢肿瘤**是妇科常见的肿瘤，可发生于任何年龄。恶性卵巢肿瘤是女性生殖器三大恶性肿瘤之一，死亡率最高。可能与家族因素、高胆固醇饮食、内分泌因素有关。组织学分类主要包括上皮性肿瘤、生殖细胞肿瘤、性索间质肿瘤、转移性肿瘤。主要通过**直接蔓延、腹腔种植及淋巴**方式转移。

2.常见卵巢肿瘤的病理改变

（1）卵巢上皮性肿瘤：是最常见的卵巢肿瘤，多见于中老年妇女，肿瘤可分为良性、交界性和恶性。有浆液性囊腺瘤、交界性浆液性囊腺瘤、浆液性囊腺癌、黏液性囊腺瘤、交界性黏液性囊腺瘤、黏液性囊腺癌。

（2）卵巢生殖细胞肿瘤：多发于青少年和儿童。包括畸胎瘤、无性细胞瘤、卵巢囊瘤。

（3）卵巢性索间质肿瘤：占卵巢肿瘤的 4.3%～6%。包括：①颗粒细胞瘤，为低度恶性肿瘤，任何年龄均可发病，多发于 45～55 岁妇女；②卵泡膜细胞瘤，为良性肿瘤；③纤维瘤，较常见的卵巢良性肿瘤，多见于中年妇女；④支持细胞 – 间质细胞瘤，多发于 40 岁以下妇女。

（4）卵巢转移性肿瘤：由原发于卵巢外的恶性肿瘤播散至卵巢所致，以胃肠道、乳腺、生殖道、泌尿道的转移癌常见。

3.临床表现　①卵巢良性肿瘤早期常无症状，肿瘤长至中等大小时常感腹胀或扪及肿块。②恶性肿瘤生长迅速，短期内可有腹胀、腹部包块及腹水。

4.并发症　①蒂扭转，是妇科常见的急腹症，典型症状为突发一侧下腹部剧痛，伴有恶心、呕吐甚至休克；②破裂，分为外伤性和自发性；③感染；④恶变。

5.辅助检查　B 超检查、腹腔镜检查、细胞学检查、穿刺活检、放射学诊断及肿瘤标志物。

6.治疗要点　年轻、单侧良性肿瘤应行患侧卵巢肿瘤剥出术或卵巢切除术。其他卵巢肿瘤，一经发现尽早手术。手术方式、范围视肿瘤性质、病变累及范围、病人的年龄、生育要求、对侧卵巢情况及手术耐受力而定。恶性肿瘤可采用以手术为主，放疗、化疗为辅的综合治疗方案。

7.护理措施　①为病人提供支持，协助病人应对压力。②协助病人接受检查和治疗。需要放腹水者 1 次放腹水不宜超过 3000ml，以免腹压骤降，发生虚脱。放腹水过程中应密切观察和记录病人的生命体征、腹水性质及不良反应。放腹水速度宜慢，后用腹带包扎腹部。需手术、化疗和放疗的病人为其提供相应护理措施。③术后随访时应定期接受妇科检查。随访时间：手术后 1 年内，每月 1 次；术后第 2 年，每 3 个月 1 次；术后 3～5 年，每 4～6 个月 1 次；术后 5 年以上，每年 1 次。卵巢非赘生性肿瘤直径 < 5cm 时每 3～6 个月复查 1 次。④预防。大力宣传高危因素，积极开展普查，做到早发现、早治疗。⑤对于妊娠合并卵巢肿瘤的病人，合并良性肿瘤者在妊娠 12 周后手术，恶性者应尽早终止妊娠。

六、子宫内膜异位症

1.概述、病因与发病机制　当在子宫体以外的部位出现子宫内膜腺体和间质时称为子宫内膜异位症。全身任何部位均可出现异位子宫内膜的侵犯，但以盆腔内生殖器及其邻近器官的腹膜为最常见的种植部位，以卵巢、宫骶韧带最为常见，其他被侵犯部位依次为子宫浆膜、子宫直肠陷凹、子宫后壁下段等。发病机制尚未完全明了，目前有 3 种学说：①种植学说，经血逆流至盆腔所致；②体腔上皮化生学说；③诱导学说。

2. 病理改变　发生异位的子宫内膜在卵巢周期性变化的激素作用下可发生周期性出血，病灶局部的反复出血和缓慢吸收可导致周围组织增生和粘连，使病变部位形成紫褐色斑点或小泡，最后形成大小不一的实质性瘢痕结节或囊肿。

3. 临床表现　子宫内膜异位症常见于育龄期的妇女，多发生在 25 ~ 45 岁。症状特征与月经周期密切相关，常见症状主要有：①不孕率可高达 40%。②可有下腹部疼痛及继发性痛经等典型症状。③15% ~ 30% 的病人出现经量增多、经期延长、月经淋漓不尽或经前点滴出血等月经失调表现。④其他特殊症状，异位内膜侵犯盆腔外任何部位均可出现局部周期性疼痛、出血和肿块；较大的卵巢子宫内膜异位囊肿发生破裂时可出现囊内液流入盆腹腔引起急腹症；子宫腺肌病可表现为进行性加重的痛经、经量增多、经期延长。

4. 辅助检查　妇科检查时可发现子宫多后倾，活动受限，盆腔内扪及触痛性结节。阴道和腹部 B 超是诊断子宫内膜异位症及其病灶部位的重要手段。腹腔镜是目前诊断子宫内膜异位症的最佳方法。

5. 治疗要点　治疗的根本目的在于减灭病灶、缓解疼痛、改善生育功能、减少和避免复发。应根据病人的年龄、症状、病变部位和范围及生育要求等情况全面考虑。手术治疗为主，药物治疗为重要辅助治疗方法。原则上轻微者采用非手术治疗，定期随访；严重者且无生育要求者可考虑根治性手术。目前把腹腔镜作为确诊、手术联合药物治疗的"金标准"。

6. 护理措施　①预防：及时治疗易引起经血逆流的疾病，短期内重复妊娠（政策允许下）或使用药物避孕有预防复发作用，防止医源性异位内膜种植。②药物治疗主要为缓解症状和延缓复发，注意增加依从性和坚持治疗。③全面评估，提供心理支持，并为手术病人提供相应护理措施。

第 17 单元　外阴、阴道手术病人的护理

【复习指南】外阴、阴道手术病人的护理历年偶考，应适当复习。外阴、阴道手术前准备、手术后护理应熟练掌握，手术种类应掌握。外阴癌及外阴、阴道创伤的护理措施应熟练掌握，治疗要点应掌握。子宫脱垂的护理措施应熟练掌握，病因、临床表现、治疗要点应掌握。尿瘘的护理措施应熟练掌握，临床表现、治疗要点应掌握。

一、外阴、阴道手术病人的一般护理

1. 外阴、阴道手术种类　外阴、阴道手术是指女性外生殖器部位的手术，主要有外阴癌根治术、外阴切除术、局部病灶切除术、前庭大腺切开引流术、处女膜切开术、宫颈手术、陈旧性会阴裂伤修补术、阴道成形术、阴道前后壁修补术、尿瘘修补术、子宫黏膜下肌瘤摘除术、阴式子宫切除术。

2. 手术前准备　①心理支持。②全身情况准备。③健康教育应包括介绍手术名称及过程、讲解会阴部手术术后保持相应体位的重要性、预防术后并发症的指导及训练。④会阴部手术应特别注意外阴部清洁，最好以剪毛方式代替剃毛，毛发稀少无须常规剃毛，皮肤准备重点

在皮肤清洁，备皮时间距手术时间越近越好。⑤肠道准备从术前 3 日进食少渣饮食，按医嘱服用肠道抗生素（减少术后排便）；每日肥皂水灌肠一次或 20% 甘露醇 250ml 加等量水口服；术前 1 日禁食；术前日晚及术晨行清洁灌肠。⑥术前 3 日开始阴道准备，一般用 2‰的碘伏液阴道冲洗，每日 2 次，必要时宫颈涂甲紫。⑦术前排空膀胱。⑧准备丁字带、阴道模型等特殊用物。

3. 手术后护理　术后护理措施与腹部手术病人类似，需要特别注意的是：①根据不同手术采取相应体位，行外阴根治术的病人应取平卧位（双腿外展屈膝位，膝下垫软枕，减少腹股沟及外阴部张力，有利于伤口的愈合）；处女膜闭锁及有子宫的先天无阴道病人，术后应取半卧位，有利于经血流出；盆底修补术后或行阴道前后壁修补术的病人以平卧位为宜，禁止半卧位，以降低外阴、阴道张力，促进伤口的愈合。②随时观察切口局部皮肤情况，注意保持外阴清洁干燥。③保持大小便通畅，术后 5 天解大便。④保持尿管通畅，保留尿管 2～10 天，观察尿量、尿色。⑤避免增加腹压影响伤口愈合的动作。⑥减轻疼痛，积极镇痛。⑦出院后 1 个月和 3 个月到门诊进行复诊，经医师确定伤口愈合后方可恢复性生活。

二、外阴癌

1. 概述　是女性外阴恶性肿瘤中最常见的一种（占 80%～90%），以外阴**鳞状**细胞癌最常见。

2. 病因及病理改变　病因尚不明确。原发性外阴癌 95% 为鳞状细胞癌，约 2/3 的外阴癌发生在**大阴唇**。与 HPV 感染和吸烟、慢性非瘤性皮肤黏膜病变和外阴慢性长期刺激有关。

3. 临床表现　主要为不易治愈的外阴皮肤瘙痒（最常见），合并感染或较晚期可有疼痛、渗液和出血。当肿瘤浸润尿道和直肠，可出现尿频、尿急、尿痛、血尿、便血、便秘等。

4. 辅助检查　外阴活体组织检查。

5. 治疗要点　以手术治疗为主，辅以放射治疗与化学药物治疗。

6. 护理措施　①心理护理。②按一般会阴部手术病人进行术前准备，需植皮者应对植皮部位进行剃毛，消毒后用无菌治疗巾包裹。③术后取平卧、外展、屈膝体位，腘窝垫软枕；严密观察切口有无渗血，引流物的量、色、性状等；伤口加压包扎，大便后擦洗，并遵医嘱给予抗生素和红外线照射治疗；预防压疮，术后第 5 天给予缓泻药口服，软化粪便。④对放疗病人进行皮肤护理，轻度损伤在保护皮肤的基础上继续照射；中度和重度应停止照射，保护局部清洁干燥，皮肤可涂 1% 甲紫溶液或抗生素软膏。⑤出院指导，术后 3 个月复诊随访，全面评估术后恢复情况。第 1 年每 1～2 个月随访 1 次，第 2 年每 3 个月随访 1 次，第 3～4 年每半年随访 1 次，第 5 年及以后每年 1 次。随访内容包括放疗的效果、不良反应及有无复发征象等。

三、外阴、阴道创伤

1. 病因　分娩是导致外阴、阴道创伤的主要原因。

2. 临床表现　①疼痛，为主要症状；②局部肿胀，水肿或血肿为最常见的表现；③外出血；④其他，如头晕、乏力、心慌、行走困难、红肿热痛等。

3. 治疗要点　止血、镇痛、防治感染和抗休克。

4. 护理措施　①鼓励、安慰病人，做好病人和家属的心理护理。②密切观察生命体征，预防和纠正休克。③非手术治疗病人的护理，血肿小的非手术治疗患者，取正确的体位（防止血肿受压），遵医嘱止血、镇痛；保持外阴清洁干燥，每日冲洗外阴 3 次，便后及时擦洗外阴；24 小时内冷敷，24 小时后热敷或用烤灯照射。④创伤较重需做急诊手术者做好配血、皮肤准备等术前准备。⑤术后护理：术后阴道常填塞纱条，外阴加压包扎，病人疼痛明显时应积极镇痛；将阴道纱条取出或外阴包扎松解后，应密切观察阴道及外阴伤口有无出血，病人有无疼痛进行性加重等再次血肿的表现；注意保持外阴部清洁、干燥；遵医嘱给予抗生素。

四、子宫脱垂

1. **概述**　是指子宫脱离正常位置并沿阴道下降，宫颈外口达到坐骨棘水平以下，甚至子宫全部脱出于阴道口外。常伴有阴道前后壁膨出。

2. **病因**　**分娩损伤**是子宫脱垂的最主要原因，产后过早参加体力劳动；长期腹压增加（慢性咳嗽、排便困难、超重负荷、盆腹腔内巨大肿瘤、腹水、腹型肥胖等）；盆底组织发育不良或退行性变。

3. **临床表现**　Ⅰ度病人无自觉症状，Ⅱ、Ⅲ度病人表现为腰骶部下坠感和酸痛、肿物自阴道脱出，排便异常。以病人平卧向下用力屏气时子宫下降的程度分为 3 度。

Ⅰ度：轻型为宫颈外口距处女膜缘＜ 4cm，未达处女膜缘；重型为宫颈外口已达处女膜缘，阴道口可见宫颈。

Ⅱ度：轻型为宫颈脱出阴道口外，宫体仍在阴道内；重型为宫颈及部分宫体脱出阴道口外。

Ⅲ度：宫颈及子宫体全部脱出阴道口外。

4. **治疗要点**　除压力性尿失禁无症状病人不需治疗，有症状者采用非手术或手术治疗，以安全、简单、有效为原则。①非手术治疗：主要包括支持治疗，放置子宫托、盆底肌肉锻炼、中药和针灸。②手术治疗：主要针对Ⅱ、Ⅲ度子宫脱垂或非手术治疗无效者。常选择阴道前后壁修补术加主韧带缩短及宫颈部分切除术——曼氏手术、经阴道子宫全切、阴道前后壁修补术、阴道封闭术、盆底重建手术等。

5. **护理措施**　①心理护理：讲解有关子宫脱垂的知识，并协助病人取得家属的理解；②改善病人一般状况：加强营养、卧床休息，教会病人做盆底肌肉、肛门肌肉的运动锻炼；③教会病人子宫托的放取方法；④做好术前准备：术前 5 日开始进行阴道准备；⑤术后护理：应卧床 7 ～ 10 天，尿管留置 10 ～ 14 天，避免增加腹压的动作；⑥出院指导：术后休息 3 个月，半年内避免重体力劳动，禁止盆浴及性生活。

五、尿瘘

1. **概述**　是指生殖道和泌尿道之间有异常通道，尿液自阴道排出，病人无法控制。临床上以**膀胱阴道瘘**最为常见。

2. **病因**　①产伤是引起尿瘘的主要原因；②妇科手术创伤；③其他，如生殖系统癌症、膀胱结石、膀胱结核、长期放置子宫托、生殖系统肿瘤放射治疗后等。

3. **临床表现**　①漏尿是主要的临床表现；②外阴瘙痒和疼痛；③尿路感染。

4. **辅助检查**　①亚甲蓝试验；②靛胭脂试验；③其他，如膀胱镜检、输尿管镜、肾显像、排泄性尿路造影等。

5. 治疗要点　以手术修补为主。缺血坏死型尿瘘或术后 7 天左右的漏尿者，一般采用长时间留置尿管和变换体位的方法。肿瘤和结核所致的尿瘘应积极治疗原发病。

6. 护理措施　①做好病人及家属的心理护理，使其对治疗充满信心。②指导病人采取适当体位，一般采取使漏孔高于尿液面的卧位。③强调饮水的重要性：鼓励多饮水，一般每日饮水不少于 3000ml，必要时遵医嘱静脉输液。④做好术前准备：术前 3 ～ 5 天用 1：5000高锰酸钾或 2% 碘伏坐浴以控制感染；控制和治疗外阴湿疹；老年人或闭经女性局部使用雌激素软膏；尿路感染者感染控制后再行手术。⑤术后护理：保持外阴清洁；保留尿管 7 ～ 14天后拔除；膀胱阴道瘘应取俯卧位，漏孔在侧面应健侧卧位；避免增加腹压的动作。⑥出院后遵医嘱继续服用抗生素或雌激素，3 个月内禁止性生活及重体力劳动。

第 18 单元　不孕症妇女护理

【复习指南】不孕症妇女的护理历年偶考，应适当复习。不孕症的病因及发病机制、辅助检查、人工授精及辅助生殖技术的护理措施应掌握。

一、不孕症

不孕症是指女性无避孕性生活至少 12 个月而未受孕。分为原发性不孕和继发性不孕。前者是指从未妊娠者；后者是指有过妊娠而后不孕者。

1. 病因与发病机制

（1）女性不孕因素：①输卵管因素，是女方不孕的最常见因素。输卵管粘连和堵塞、子宫内膜异位症、先天性发育不良、纤毛运动及管壁蠕动功能丧失等影响运送精子、摄取卵子、把受精卵送进宫腔。②卵巢因素，**无排卵**是最严重的一种因素。主要原因有卵巢病变、下丘脑 - 垂体 - 卵巢轴功能紊乱、全身性因素（如压力、营养不良、甲状腺功能亢进、肥胖、肾上腺功能异常、药物不良反应）等。③子宫因素，如先天畸形、黏膜下肌瘤、内膜分泌反应不良、子宫内膜炎。④宫颈因素，如宫颈狭窄、先天性宫颈发育异常、宫颈感染、炎症时不利于精子的穿过。⑤外阴和阴道因素，如处女膜发育异常、阴道部分或完全闭锁、阴道损伤、阴道炎等。

（2）男性不育因素：生精障碍和输精障碍。①精子生成障碍，精索静脉曲张、睾丸炎症和发育异常、内分泌系统疾病、理化因素等均影响精子质量；②精子运送障碍，精子先天性和外伤性损伤及功能性改变引起精子运送和排出障碍；③精子异常，精子本身不具备受精能力。

（3）男女双方因素：缺乏性生活的知识、精神因素、免疫因素。

2. 辅助检查

（1）男方检查：①外生殖器有无畸形和病变；②精液检查，初诊时一般进行 2 ～ 3 次精液检查。

（2）女方检查：①体格检查；②不孕特殊检查，如卵巢功能检查、输卵管功能检查（月经干净 3 ～ 7 天进行）、宫腔镜检查、腹腔镜检查、性交后精子穿透力试验、生殖免疫检查。

3. 治疗要点　针对病因治疗，正确选择辅助生殖技术。

4. 护理措施

（1）向病人解释说明诊断性检查可能引起的不适。

（2）给予必要的心理支持，鼓励夫妻进行交流和沟通，提高妇女的自我控制感，协助选择人工辅助生殖技术。

（3）指导服药。月经周期应正确按时服药；妊娠后立即停药；告知药物的作用及不良反应；发生药物的不良反应及时报告。

（4）教会病人提高妊娠的技巧，注意营养，增强体质，保持健康状态；与伴侣进行沟通；性交前、中、后不用阴道润滑剂或阴道灌洗；性交后保持臀部抬高 20 ～ 30 分钟；选择排卵期性交，增加性交的次数。

（5）提高妇女的自我控制及自我形象，降低妇女的孤独感。

（6）正视治疗的结局。治疗失败，妊娠丧失；治疗成功，发生妊娠。

二、辅助生殖技术及护理

1. 人工授精　是指用器械将精子通过非性交方式注入女性生殖道内使其受孕的技术。

（1）适应证：①丈夫精液人工授精，适用于男方少精、弱精、液化异常、性功能障碍、生殖道畸形、宫颈因素不育、心理因素、免疫性不育以及其他各种原因不明的不育。②供精者精液人工授精，适用于丈夫精子质量有问题、输精管复通失败、射精障碍、严重遗传性疾病、母儿血型不合使得新生儿不能存活。

（2）禁忌证：严重生殖器官发育不全或畸形、有全身疾病及传染病者、无排卵、严重宫颈糜烂、双侧输卵管梗阻者。

（3）受精时间：取精前 24 小时内禁饮含乙醇饮料并禁欲 5 ～ 7 天。最好在排卵前、后24 小时内各注射 1 次精液。

2. 体外受精与胚胎移植　即试管婴儿，体外受精是指从妇女体内取出卵子放入试管内培养一个阶段，与精子受精后发育成早期胚泡；胚胎移植是指将胚泡移植到妇女宫腔内使其着床发育成胎儿的全过程。移植后卧床 24 小时，限制活动 3 ～ 4 天。输卵管堵塞性不孕症是最主要的适应证。主要步骤：促进与监测卵泡发育→取卵→体外受精→胚胎移植→移植后处理。

3. 配子输卵管内移植　是直接将卵母细胞和洗涤后的精子移植到输卵管壶腹部的一种助孕技术。步骤：诱发超排卵→监测卵泡→处理精子→采卵→移植配子。

4. 配子宫腔内移植　是指将精子和卵子取出体外之后不进行体外受精，直接移植入子宫腔内，从而使妇女受孕的一种助孕技术。移植后卧床 2 小时，限制活动 3 ～ 5 天。

5. 并发症　①卵巢过度刺激综合征（OHSS）：是一种由于诱导排卵所引起的医源性并发症。症状发生于注射 hCG 后 7 ～ 10 天。轻度：下腹部不适、腹胀或轻微腹痛，卵巢直径稍增大可达 5cm；中度：明显下腹胀痛、恶心、呕吐或腹泻、腹水，双侧卵巢明显增大；重度：腹胀痛加剧，明显腹水增多，因腹水而使膈肌上升或胸腔积液致呼吸困难，卵巢直径≥ 12cm。②卵巢反应不足：卵泡发育不良。③多胎妊娠：是诱发超排卵常见的并发症。多胎妊娠增加母体孕产期并发症，增加围生儿的病死率。④其他并发症：出血、感染、流产率、早产率、异位妊娠率、宫内外同时妊娠率较高。

6. 护理措施

（1）详细询问健康史。配合做好辅助检查。

（2）严密观察，中、重度 OHSS 住院病人每 4 小时测量 1 次生命体征，记录出入量，每日测体重和腹围。识别继发于 OHSS 的卵巢破裂或蒂扭转、肝功能损害、肾功能损害甚至衰竭、血栓形成、成人呼吸窘迫综合征等严重并发症。加强多胎妊娠产前检查的监护，提前住院观察，足月后尽早终止妊娠。

（3）遵医嘱采取治疗措施，多胎妊娠者早期进行选择性胚胎减灭术。对卵巢反应不足的病人可以遵医嘱使用 hCG，合用生长激素。

（4）积极采取各项预防措施，预防 OHSS、卵巢反应不足，预防自然流产，合理用药；避免多胎妊娠；充分补充黄体功能；移植前进行胚胎染色体分析。

第 19 单元　计划生育妇女的护理

【复习指南】计划生育妇女的护理历年偶考，应适当复习。避孕及终止妊娠的方法和护理措施应掌握。

一、避孕方法及护理

1. 工具避孕　利用器具阻止精子和卵子结合或通过改变宫腔内环境达到避孕目的的方法。①阴茎套；②女用避孕套；③宫内节育器（IUD），为中国妇女的主要避孕方式，大致可分为两大类，即惰性宫内节育器及活性宫内节育器（带铜宫内节育器和药物缓释宫内节育器）。

（1）宫内节育器放置术：①适应证。凡育龄妇女无禁忌证自愿要求放置者；无相对禁忌证，要求紧急避孕或继续以 IUD 避孕者。②禁忌证。妊娠或可疑妊娠；生殖器官炎症；月经量过多、过频或不规则出血；生殖器官肿瘤、畸形；宫颈过松、重度裂伤、重度狭窄或Ⅲ度子宫脱垂；严重全身性疾病；各种性病未治愈；有铜过敏史者；宫腔直径 < 5.5cm 或 > 9.0cm 者；盆腔结核；人工流产术后子宫收缩不良；产时或剖宫产时胎盘娩出后。③放置时间。月经干净后 3～7 天内且无性交为宜；产后满 42 天子宫恢复正常大小，恶露已干净且会阴切口已愈合；剖宫产术后半年；人工流产术后、中期妊娠引产术后 24 小时内或清宫术后；自然流产于转经后放置，药物流产 2 次正常月经后放入；含孕激素 IUD 在月经第 3 天放入；哺乳期或月经延期放置时先排除早孕者；紧急避孕在性交后 5 天内放置。

（2）宫内节育器取出术：①适应证。因不良反应治疗无效或出现并发症者；改用其他避孕措施或绝育者；计划再生育者或无性生活不再需要者；放置期限已满需更换者；绝经过渡期停经半年后或月经紊乱者；带器妊娠者。②取出时间。一般于月经干净后 3～7 天；出血多者随时取出；带器妊娠者于人工流产时取出；带器异位妊娠于术前诊断性刮宫时或术中、术后取出。

（3）宫内节育器并发症：感染、节育器嵌顿或断裂、节育器异位或脱落、带器妊娠。

（4）健康指导：放置术后休息 3 天，1 周内避免重体力劳动，2 周内禁止性生活及盆浴；放置术后分别于 3 个月、6 个月及 1 年到医院各复查 1 次，以后每年复查 1 次；术后 3 个月内每次行经或排便注意有无 IUD 脱落；术后出现发热、下腹部疼痛及阴道出血量增多应随时就诊。

2. 激素避孕

（1）原理：抑制排卵，干扰受精和受精卵着床（改变宫颈黏液性状，改变子宫内膜的形态和功能，改变输卵管的正常分泌和蠕动频率，影响受精卵的正常运行速度）。

（2）种类：口服避孕药、探亲避孕药、长效避孕针、缓释系统避孕药、避孕贴剂。

（3）禁忌证：严重心血管疾病；血液病或血栓性疾病；急、慢性肝炎或肾炎；内分泌疾病；子宫或乳房肿块病人、恶性肿瘤、癌前病变；哺乳期妇女因雌激素可抑制乳汁分泌而影响乳汁质量；精神病生活不能自理者；月经稀少或年龄＞45 岁者；原因不明的阴道异常出血。

（4）短效口服避孕药的用法与注意事项：单相片自月经第 5 天开始每晚服 1 片，连服 22 天，不能中断；如果漏服，应于次晨补服 1 片。

（5）不良反应与应对措施：①类早孕反应，如恶心、呕吐甚至乏力、头晕、乳房胀痛、白带增多等。②阴道出血。服药期间发生不规则少量出血，若出血稍多，可每晚加服炔雌醇 1 片（0.005mg），如出血量多如月经或流血时间接近月经期，即应停药，待出血第 5 天再开始下一周期用药。③月经过少或停经。④色素沉着。⑤体重增加。⑥其他，如皮疹、皮肤瘙痒、乳房胀痛、头痛、复视。

3. 其他避孕方法　紧急避孕（可采用宫内节育器和紧急避孕药物），外用避孕药具（阴茎套；女用避孕套；阴道隔膜、宫颈帽和阴道避孕囊；阴道杀精剂），自然避孕法（排卵前后 4～5 天为易孕期，其余时间视为安全期），黄体生成激素释放激素类似物避孕、免疫避孕法。

二、终止妊娠方法及护理

避孕失败且不愿生育者、患有遗传性疾病或其他严重疾病不宜继续妊娠者或检查发现胚胎异常者，需要终止妊娠。包括人工流产术（适用于早期妊娠）和引产术（适用于中期妊娠）。凡在妊娠早期采用人工方法终止妊娠称为早期妊娠终止，也称人工流产，是避孕失败的补救措施。人工流产可分为手术流产和药物流产两种方式。

1. 早期妊娠终止方法及护理

（1）手术流产：妊娠 **10 周**内可行负压吸引术，妊娠 10～14 周可行钳刮术。①负压吸引术：利用负压吸管（负压一般控制在 400～500mmHg）将妊娠组织吸出而终止妊娠的手术。②钳刮术：宫颈充分扩张后，用卵圆钳夹取妊娠组织，终止妊娠。

（2）药物流产：适用于妊娠 49 天以内者。常用药物为米非司酮和米索前列醇配伍。①顿服法：用药第 1 天顿服米非司酮 200mg，第 3 天早上口服米索前列醇 0.6mg；②分服法：米非司酮 150mg 分次口服，第 1 天晨服 50mg，8～12 小时后再服 25mg，第 2 天早晚各服 25mg，第 3 天上午晨 7 时再服 25mg。于第 3 天服用米非司酮 1 小时后，口服米索前列醇 0.6mg。每次服药前后至少空腹 1 小时。

（3）护理措施：手术流产术后在观察室休息 1 小时，注意观察腹痛及阴道出血情况；保持外阴清洁，1 个月内禁止盆浴、性生活；吸宫术后休息 3 周，为避免感染，钳刮术后休息 4 周，有腹痛或出血多者随时就诊。

2. 中期妊娠终止方法及护理

（1）依沙吖啶引产：常用于 13～28 周妊娠者，是目前常用的引产方法。依沙吖啶具有较强的杀菌作用，又能刺激子宫平滑肌收缩。包括羊膜腔内注入法及宫腔内羊膜腔外注入法。

（2）水囊引产：常用于 13～28 周妊娠者。将注有一定量 0.9% 氯化钠溶液的消毒水囊放置在子宫壁和胎膜之间，通过增加宫腔压力和机械性刺激宫颈管，诱发宫缩，促使胎儿和胎盘娩出。

（3）护理措施：术前认真评估孕妇身心状况，严格掌握禁忌证和适应证；术前 3 日禁止性生活；术前每日冲洗阴道 1 次；术中、术后注意观察孕妇的生命体征；产后康复期注意休息，加强营养；引产术后 6 周内禁止性生活和盆浴。

三、女性绝育方法与护理

绝育是指通过手术或药物，达到永久不生育的目的。

1. 经腹输卵管结扎术　**通过手术将输卵管**结扎或用药物使输卵管腔粘连堵塞，阻止精子与卵子相遇受精，而实现绝育目的。输卵管绝育术是最常用的绝育术式。

（1）适应证：自愿接受绝育术且无禁忌证；患有严重的全身性疾病或遗传性疾病不宜生育者。

（2）禁忌证：各种疾病的急性期；全身健康状况不良，不能胜任手术者；腹部皮肤感染或急、慢性生殖道和盆腔感染者；患严重的神经症者；24 小时内 2 次间隔 4 小时测得体温达 37.5℃或以上者。

（3）护理：非孕妇女手术时间以月经干净后 3 ～ 7 天为宜；做好术前及术时护理；术后观察体温、脉搏及有无腹痛等；保持切口敷料清洁干燥，以免感染；鼓励受术者及早排尿；术后休息 3 ～ 4 周，禁止性生活 1 个月。

（4）术后并发症：出血、血肿、感染、脏器损伤、绝育失败。

2. 经腹腔镜输卵管绝育手术　禁忌证主要有腹腔粘连、心肺功能不全、膈疝等，其余同经腹输卵管绝育术。

第 20 单元　妇女保健

【复习指南】妇女保健历年偶考，应适当复习。妇女病普查、普治及劳动保护应掌握。

妇女保健

1. 妇女保健工作的目的及意义

（1）妇女保健工作以保障女性生殖健康为目标，开展贯穿妇女青春期、婚前期、围生期、围绝经期及老年期的各项保健工作，为妇女提供连续的生理、心理服务与健康管理，消灭并控制某些疾病及遗传病的发生和性疾病的传播，以降低孕产妇及围生儿死亡率，减少患病率和伤残率，提高妇女生活质量，促进健康。

（2）妇女保健的意义在于它是我国卫生保健事业重要组成部分，其宗旨是维护和促进妇女身心健康，促进人口综合素质的提高，增进家庭幸福，有效地落实计划生育基本国策。

2. 妇女保健工作的组织机构和工作方法

（1）组织机构：行政机构；专业机构。

（2）工作方法：做到群体保健与临床保健、防治结合。优化创新服务模式，有计划培训和继续教育，不断提高专业队伍的业务技能水平，加强孕产期保健、妇幼保健及计划生育技术服务间的功能衔接与协同合作，提高群众自我保护意识，从而能为女性提供安全、便捷、温馨的服务，提高卫生服务绩效，保障妇女的合法权利。

3. 妇女病普查普治及劳动保护

（1）妇女病普查普治：健全妇女保健网络，定期对育龄妇女进行妇女常见病及良恶性肿瘤的普查普治工作，35 岁以上妇女，每 1～2 年普查 1 次，中老年妇女以防癌为重点，做到早期发现、早期诊断及早期治疗，提高妇女生命质量。针对普查结果，制定预防措施，降低发病率，提高治愈率，维护妇女健康。

（2）妇女劳动保护：我国政府十分重视保护劳动妇女的健康，制定比较完善的法规确保女职工在劳动中的安全和健康，如《中华人民共和国妇女权益保障法》等。①月经期：劳动分配遵循调轻不调重、调干不调湿原则。②妊娠期：妇女在劳动时间进行产前检查，可按劳动工时计算；孕期不得加班、加点，妊娠满 7 个月后不得安排夜班劳动；对不能适应原岗位的妊娠期女职工进行适当的岗位调整。③围生期：女职工产假为 98 天，其中产前休息 15 天，难产增加产假 15 天，多胎生育每多生一个婴儿增加产假 15 天。若妊娠未满 4 个月流产者，享受 15 天产假；妊娠 4 个月后流产者享 42 天产假。④哺乳期：时间为 1 年，每班工作应给予两次哺乳时间。每次哺乳时间单胎为 30 分钟，每增加一个胎儿，哺乳时间每日增加 1 小时；有未满 1 周岁婴儿的女职工，不得安排夜班及加班。

第 21 单元　妇产科常用护理技术

【复习指南】妇产科常用护理技术历年偶考，应适当复习。会阴擦洗/冲洗、阴道灌洗、会阴热敷及阴道和宫颈上药技术应掌握。

一、会阴擦洗/冲洗

（1）目的：保持会阴及肛门部清洁，防止生殖、泌尿系统逆行感染，促进舒适和会阴伤口愈合。

（2）适应证：妇科或产科手术后留置导尿管的病人；急性外阴炎病人；会阴部手术后；长期卧床病人；产后会阴有伤口者。

（3）擦洗顺序：一般擦洗 3 遍，第 1 遍是按照自上而下、自外向内、先对侧后近侧的原则，依次擦洗阴阜→大腿内上 1/3 →大阴唇、小阴唇→会阴及肛门，初步擦洗会阴部的分泌物、血迹污垢等。第 2 遍是按照自内向外，自上而下，先对侧后近侧的原则，并要求每擦洗一个部位换一个棉球，其目的是防止伤口、阴道口、尿道口被污染，擦洗时应注意最后擦洗肛门。第 3 遍擦洗顺序同第 2 遍。

会阴冲洗顺序同会阴擦洗，患者臀下垫便盆，护士一手持内含消毒液的冲洗壶，一手持镊子或卵圆钳夹消毒棉球边刷边擦，冲洗后撤去便盆。

（4）护理要点：①在擦/冲洗时应注意观察会阴情况，有异常及时向医师汇报，配合处理。②保持留置导尿管病人的尿管通畅，避免脱落、打结。③每次擦/冲洗前后护理人员均应洗手，操作时注意无菌原则，并注意最后擦洗有伤口感染者，防止交叉感染。④产后及会阴部手术者排便后应及时擦洗。

二、阴道灌洗

（1）目的：使宫颈和阴道保持清洁；可减少阴道分泌物，促进阴道血液循环，缓解局部充血，达到控制和治疗炎症（阴道炎、宫颈炎）的目的。

（2）常用的阴道灌洗液：1∶5000高锰酸钾溶液、0.02%聚维酮碘溶液、0.1%苯扎溴铵溶液、生理盐水、4%硼酸溶液、0.5%醋酸溶液、1%乳酸溶液、2%～4%碳酸氢钠溶液。

（3）操作方法：①核对床号和姓名，嘱病人排空膀胱后取膀胱截石位，臀下垫橡胶单、中单（或一次性垫巾）。②灌洗筒距床沿60～70cm，排去管内气体，试水温（41～43℃）适当备用。③依病情配制灌洗液500～1000ml，护士戴一次性手套，打开开关后一手持冲洗器，先冲洗外阴部，然后待另一手分开小阴唇后，将灌洗头沿阴道纵侧壁方向插入至阴道后穹隆部，边冲洗边围绕宫颈沿左右上下移动。用阴道窥阴器暴露宫颈者应不停转动阴道窥阴器，冲洗阴道穹隆和阴道侧壁。④灌洗液约剩100ml时关上开关，拔出灌洗头和阴道窥阴器，再冲洗外阴部，随后扶病人坐于便器上，使阴道内残留的液体流出。⑤用纱布擦干外阴，撤去便器、橡胶单、中单或一次性垫巾，整理衣裤。

（4）护理要点：①灌洗液温度以41～43℃为宜。②灌洗筒距离床沿不超过70cm。③灌洗头插入不可过深并使其弯头向上，且动作要轻柔。用窥阴器张开阴道灌洗时，应轻轻旋转。④有活动性出血的宫颈癌病人、月经期、产后或人工流产术后宫口未闭且有阴道出血者亦不宜行阴道灌洗。⑤灌洗溶液应根据不同的灌洗目的选择。⑥产后10天或妇产科手术2周后的病人，若合并阴道感染可行低位阴道灌洗（灌洗筒高度不超过床沿30cm）。⑦未婚者可用导尿管进行阴道灌洗。

三、会阴热敷

（1）目的：通过热敷可改善组织营养，促进血液循环，通过增强局部白细胞的吞噬作用，达到加速组织再生和消炎、镇痛的作用；有助于水肿吸收和局限陈旧性血肿，有利于外阴伤口的愈合。

（2）适应证：会阴部水肿、会阴血肿的吸收期；会阴伤口有硬结及早期感染。

（3）操作方法：①核对床号和姓名后，嘱病人排空膀胱，暴露热敷部位；②热敷部位涂薄层凡士林，其上覆纱布后再敷上浸有热敷溶液的温纱布，最外面盖上棉垫；③3～5分钟更换热敷1次，热敷时间15～30分钟；④完毕后注意观察热敷部位，用纱布将凡士林拭净，协助整理衣裤，撤去橡胶单、中单或一次性垫巾。

（4）护理要点：①会阴湿热敷应在外阴局部伤口进行污垢清洁或会阴擦洗后进行，其温度一般为41～46℃，对休克、虚脱、昏迷及术后感觉不灵敏者应注意热源袋完好，以防烫伤。②热敷面积是病损面积的2倍。③在热敷过程中，随时评价效果，为病人提供生活护理。

四、阴道、宫颈上药

（1）目的：用于各种阴道炎、宫颈炎的治疗。

（2）操作方法：①核对床号和姓名后，嘱病人排空膀胱，取膀胱截石位，将橡胶单、中单或一次性垫巾垫在臀下。②阴道灌洗后注意用消毒干棉球将宫颈、阴道及穹隆的灌洗液、黏液或炎性分泌物拭净。③根据病情和药物性状不同，有选择地进行阴道后穹隆塞药、局部用药、喷雾器上药或宫颈棉球上药。

（3）护理要点：①应用腐蚀性药物时，要注意保护正常的宫颈组织及阴道壁。②使用非腐蚀性药物时应转动窥阴器上药，使药物均匀涂于阴道四壁的炎性组织。③用药期间禁止性生活。④不宜在经期或有子宫异常出血时经阴道给药。⑤给未婚女性上药时可用手指将药片推入阴道或用长棉棍涂抹，不宜用窥阴器。⑥上药时需捻紧棉棍上的棉花并向同一方向转动。⑦为防止脱落最好在休息时或晚间进行阴道栓剂上药。

第 22 单元　妇产科诊疗及手术病人护理

【复习指南】妇产科诊疗及手术病人的护理历年偶考，应适当复习。阴道及宫颈细胞学检查、宫颈活体组织检查、会阴切开缝合术、人工剥离胎盘术、剖宫产术应掌握。

一、生殖道细胞学检查

临床上通过检查生殖道脱落上皮细胞（阴道上段、宫颈阴道部、子宫、输卵管及腹腔的上皮细胞）反映体内性激素水平变化和诊断不同部位的恶性病变。月经期和生殖器急性炎症时禁止进行此项操作。阴道涂片的取材部位在阴道 1/3 段侧壁。涂片必须均匀，做好标记，用 95% 乙醇固定及时送检。宫颈刮片的取材应在宫颈外口鳞柱状上皮交界处。采集标本前 24 小时内禁止性生活、阴道检查、阴道灌洗及用药。取标本的用具必须无菌干燥。取标本时动作应稳、准、轻，阴道分泌物多时，应先用无菌干棉球轻轻擦拭后再取标本。宫颈癌筛选 30 岁以上的妇女每年检查 1 次。

二、宫颈活组织检查

宫颈活组织检查（简称宫颈活检）是确诊宫颈病变性质的一种常用的临床检查方法，主要包括局部活组织检查和诊断性宫颈锥形切除术。

局部活组织检查适用于阴道镜检查反复可疑阳性或阳性者；怀疑宫颈恶性病变或特异性感染需明确诊断者；TBS 分类鳞状上皮细胞异常低度鳞状上皮内病变及以上者；宫颈脱落细胞涂片巴氏Ⅲ级及以上者，宫颈脱落细胞学涂片检查巴氏Ⅱ级但经反复治疗无效者。妊娠期或月经期或有不规则出血者、生殖道有急性或亚急性炎症者、患血液病有出血倾向者不宜做活检。病人排空膀胱后取膀胱截石位，常规消毒铺巾，放置窥阴器后暴露宫颈，协助擦拭宫颈表面黏液和进行局部消毒；局部活组织检查取材部位应在宫颈外口鳞 - 柱交界处或特殊病变处；结束时协助医生用棉球或纱布局部压迫止血；取出组织做好标记后送病理检查。术后如有阴道出血应注意评估流血量，量多应随诊；对宫颈局部填塞止血的带尾棉球或纱布可于术后 12 小时自行取出。嘱病人保持外阴清洁，1 个月内禁止性生活、阴道灌洗及盆浴。

诊断性宫颈锥形切除术适用于宫颈活检为高级别宫颈上皮内病变需进一步确诊者、宫颈细胞学检查多次阳性而宫颈活检阴性者，或可疑为早期浸润癌需明确病变累及程度和确定手术范围的患者。其禁忌证同局部活组织检查。操作过程在蛛网膜下腔或硬膜外麻醉下进行，取膀胱截石位，常规消毒铺巾，导尿后协助暴露宫颈并消毒阴道和宫颈，医生在切除组织 12 点处做标记后送检，术后用无菌纱布卷压迫止血；注意进一步处置范围，锥切后 48 小时内行子宫切除和不能短期切除子宫者采取不同的缝合方式。术后注意评估病人阴道出血量，量多随诊；术后保持会阴清洁；术后休息 3 天，2 个月内禁性生活和盆浴；告知病人术后 6 周复诊。

三、诊断性刮宫术

通过诊断性刮宫（简称诊刮）可以达到刮取宫腔内容物做病理检查，协助诊断的目的。适应证：①异常出血子宫或阴道排液，需证实或排除其他疾病；②了解子宫内膜变化和有无排卵情况时，如出现排卵障碍性子宫出血、不孕症或子宫性闭经；③宫腔内有组织残留需要清除者；④分段刮宫适用于疑有宫颈病变时，区分宫颈癌和子宫内膜癌。生殖器急性炎症、体温＞37.5℃时禁止刮宫。操作过程中注意配合，常规消毒后用探针探测宫腔深度，用刮匙分别刮取宫腔前、侧、后壁、宫底和两侧宫角，刮出物装瓶送检，分段诊刮时注意先用小刮匙刮取宫颈内口和其以下的宫颈管组织，再刮取宫腔内膜组织；检查中注意观察病人生命体征，分散注意力缓解疼痛。诊刮术后应评估病人阴道出血及有无血压下降等出血反应，出血量多时随诊；术后保持外阴清洁，预防感染；2周内禁性生活及盆浴。

四、输卵管畅通术

通过检查可了解输卵管通畅程度、宫腔和输卵管腔的形态。适用于女性不孕症怀疑输卵管阻塞者，检查和评价输卵管造口术、粘连分离术、输卵管绝育术、输卵管再通术的手术效果，有疏通输卵管黏膜轻度粘连的作用。月经期或阴道不规则出血，发热＞37.5℃，可疑妊娠者，生殖器官急性炎症或慢性炎症急性或亚急性发作者，碘过敏者禁止操作。检查应在月经干净后3～7天进行，术前3天禁性生活，并排除禁忌证；病人排空膀胱取膀胱截石位，常规消毒铺巾，充分暴露宫颈，再次消毒阴道及宫颈，操作中所用的液体温度应接近体温，注意观察病人反应，如有异常应立即处理；术后2周禁性生活及盆浴，遵医嘱使用抗生素。

五、经阴道后穹隆穿刺术

经阴道后穹隆穿刺术是妇产科常用的辅助诊断方法，是指通过穿刺针经阴道后穹隆刺入直肠子宫陷凹处，抽取积液、积血、积脓进行肉眼观察、微生物学、生物化学和病理学检查。适用于怀疑腹腔内出血；盆腔积液、积脓；盆腔肿块位于直肠子宫陷凹内，进行穿刺抽吸或活检；在B超引导下经后穹隆取卵（各种辅助生殖技术），或行输卵管妊娠部位或卵巢子宫内膜异位囊肿注射药物。盆腔严重粘连、高度怀疑恶性肿瘤者、疑有子宫后壁和肠管粘连者、异位妊娠采用非手术治疗者禁止操作。病人排空膀胱取膀胱截石位，充分暴露阴道后穹隆后再次消毒，穿刺时嘱患者禁止活动，用腰椎穿刺针于宫颈后唇与阴道后壁黏膜交界处稍下方平行于宫颈管进针2～3cm，有落空感后开始抽吸，满足标本检验量即可拔除穿刺针，视有无活动性出血酌情使用无菌棉球压迫穿刺点。术后注意评估生命体征、阴道出血情况；嘱病人半卧位休息，保持外阴清洁；抽出的液体应注明标记，及时送检；准备急诊手术者做好术前准备。

六、妇产科内镜诊疗技术

妇产科常用的内镜有阴道镜、宫腔镜和腹腔镜检查。①阴道镜检查宜在月经干净后3～4天进行，检查前24小时内避免性生活及宫颈、阴道操作，术前48小时内禁阴道及宫颈上药；指导病人术后2周内禁止性生活和盆浴，保持外阴清洁；1个月后复查进行效果评估。②宫腔镜术前检查及肠道准备同妇科腹部手术，检查前需放置宫颈扩张棒，术后密切观察病人生命体征和阴道出血情况，术后2周内禁性生活及盆浴。③腹腔镜诊疗术术前检查、肠道和阴道准备同一般的妇科腹部手术，尤其应注意脐部的清洁；术后注意观察病人生命体征、切口有无渗出及引流液的性状和量、评估有无气腹相关并发症；术后常规留置导尿管24小时；指导病人平卧24～48小时，并于床上适当做翻身活动。

七、会阴切开术

会阴切开术在产科中最为常见，包括会阴后 – 侧切开和会阴正中切开两种术式。适应证包括初产妇需要进行阴道助产术（如胎头吸引、产钳或臀部助产）；会阴撕裂不可避免；各种原因（如妊娠合并心脏病、妊娠期高血压疾病等）需要缩短第二产程者；预防早产儿因会阴阻力引起的颅内出血。术前注意评估产妇手术史及药物过敏史、心理状态和配合程度；评估宫缩、会阴、胎先露下降和胎心率变化情况；生命体征、阴道出血流液情况等。产妇取膀胱截石或屈膝仰卧位，常规消毒铺巾，协助术者完成阴部神经组织麻醉及局部皮下浸润麻醉，协助选择切口位置并于宫缩时行会阴后 – 侧切开或会阴正中切开；配合纱布压迫止血，密切观察宫缩情况及胎心率变化，遵医嘱给予止血药或缩宫药；分娩结束协助缝合，缝合时应注意对合整齐，松紧适宜，不留死腔，缝合线应超出切口顶端上方 0.5～1.0cm。术后指导病人健侧卧位，保持外阴清洁；术后注意评估切口情况，观察切口有无红肿、渗血及脓性分泌物，如有异常及时通知医师处理；切口肿胀、疼痛时可进行超短波或红外线照射每日 1 次，每次 15 分钟，或 24 小时内用 50% 硫酸镁湿热敷或 95% 乙醇湿敷；会阴后 – 侧切伤口于术后第 5 天拆线，正中切开术于术后第 3 天拆线。

八、胎头吸引术

胎头吸引术是利用负压吸引的原理，置胎头吸引器于胎头顶部，在负压吸引的作用下按分娩机制牵引胎头并配合产力，协助胎儿娩出的手术。胎头吸引术适用于因各种疾病（如妊娠合并心脏病、胎儿宫内窘迫、妊娠高血压疾病子痫前期）需要缩短第二产程、子宫收缩乏力导致第二产程延长、瘢痕子宫不宜屏气加压的产妇。当出现严重头盆不称、各种原因导致的产道梗阻不能经阴道分娩、有胎位异常、宫口未开全和胎头位置高时不可进行胎头吸引。术前注意评估产妇配合程度、产程进展（胎头下降程度、宫颈扩张度）和会阴情况、宫缩、胎心率、胎方位。术前注意检查吸引器是否正常，产妇排空膀胱取膀胱截石或屈膝仰卧位；常规消毒铺巾；检查宫颈口是否开全、胎膜是否破裂、胎位情况、会阴情况；协助术者放置胎头吸引器，确保无组织夹入方可加压并控制在 280～350mmHg；牵引过程注意监测胎心率变化；待胎头双顶径超过骨盆出口时协助解除负压取下胎头吸引器。术后注意评估产妇宫缩及阴道出血情况、软产道损伤情况、生命体征变化情况，密切观察新生儿有无头皮血肿及头皮损伤。出生后新生儿应静卧 24 小时，避免搬动，警惕新生儿颅内出血征兆，常规肌内注射维生素 K_1。

九、人工剥离胎盘术

人工剥离胎盘术指在胎儿娩出后用人工的方法剥离并取出胎盘的手术。此手术适用于胎盘发生部分剥离引起子宫大量出血者；胎儿经阴道娩出 30 分钟后胎盘仍未剥离排出；剖宫产胎儿娩出 5～10 分钟，胎盘仍未自然娩出者。产妇排空膀胱取膀胱截石位，重新消毒，更换无菌衣、手套并铺无菌巾，术者一手五指并拢掌心向上以手掌尺侧缘钝性剥离胎盘；操作时应密切观察产妇生命体征变化，必要时做好备血、输血准备；严格执行无菌操作规程，操作必须轻柔；认真检查胎盘、胎膜是否完整，如有胎盘缺少应再次徒手伸入宫腔清除残留胎盘及胎膜，必要时行刮宫术。术后监测生命体征、子宫收缩及阴道出血情况；评估宫颈、阴道、会阴有无裂伤；有无发热、阴道异常分泌物及下腹部疼痛等，遵医嘱应用抗生素。

十、产钳术

产钳术是利用产钳牵拉胎头以娩出胎儿的手术。胎头牵引时间**不应超过 20 分钟**。术后仔细检查软产道，有裂伤应立即缝合。

十一、剖宫产术

剖宫产是指经腹切开子宫取出胎儿及其附属物的手术。主要术式有子宫下段剖宫产术、子宫体部剖宫产术和腹膜外剖宫产术 3 种。适用于头盆不称、产力异常、骨盆狭窄、软产道异常、横位、臀位、珍贵儿、早产儿、妊娠并发症和妊娠合并症不宜经阴道分娩、脐带脱垂、胎儿宫内窘迫等。死胎及胎儿畸形不应行剖宫产术终止妊娠。术前按腹部手术常规准备并密切注意观察、记录胎心变化，备好新生儿用品和抢救药品及物品；术前禁用呼吸抑制药，防止发生新生儿窒息；术后按腹部手术的术后常规及产褥期妇女提供相应护理。还应注意产妇子宫收缩和阴道出血情况，术后 24 小时取半卧位，留置导尿管 24 小时，鼓励病人早下床活动。出院后指导产妇保持外阴清洁，预防感染，根据身体恢复情况逐渐增加活动量，做产后保健操，至少应避孕 2 年，产后 42 天去医院进行健康检查。

第 5 部分

儿科护理学

第 1 单元　绪论

【复习指南】儿科护理学绪论部分历年未考。儿科护理学任务和范围、儿科护士角色与素质要求应掌握。

一、儿科护理学的任务和范围

1. 儿科护理学的任务　儿科护理学是从身体、心理、智能、行为和社会等各方面来研究和保护小儿，以儿童及家庭为中心提供全方位整体护理，运用现代护理理论和技术，对儿童提供综合性、广泛性的护理，以增强儿童体质，提高疾病的治愈率，降低儿童死亡率，促进儿童健康发育的一门专科护理学。

2. 儿科护理学的范围　凡涉及儿童时期健康与卫生的问题都属于儿科护理学的范围，包括儿童生长发育、正常儿童身心保健、儿童疾病的预防与护理等，并与心理学、社会学、教育学等多门学科广泛联系。儿科护理应将护理延伸到社区及家庭，并取得社会多方面的支持，达到保障和促进儿童健康的目的，以适应儿科护理学的发展。

二、儿科护士的角色与素质要求

1. 儿科护士的角色　①专业照护者：为儿童及其家庭提供直接的专业照护，以满足儿童身心需求。②护理计划者：在护理过程中，收集儿童生理、心理、社会状况等资料，制订护理计划，并采取相应的护理措施。③健康教育者：根据各年龄段儿童智力水平，向患儿及家属解释疾病治疗和护理过程，帮助其建立自我保健意识，纠正不良行为习惯，并向儿童家长宣传科学育儿的知识。④健康协调者：护士需联系并协调与其他专业人员及机构的相互关系，维持一个有效的沟通网，以促进诊断、治疗、护理等工作能够互相协调合作，保证儿童获得最适宜的全方位医护照顾。⑤健康咨询者：倾听患儿及家属的诉求，解答他们的疑问，给予健康指导。⑥儿童及其家庭代言人：护士要保护儿童的合法权益，代替小儿解释或针对所采取的护理措施提出疑问。⑦护理研究者：护士应在护理工作中通过研究来验证、扩展理论知识，发展护理技术，此外还需探讨隐藏在儿童症状及表面行为下的真正问题，提高儿科护理质量，促进专业发展。

2. 素质要求　①思想道德素质：要有高度的责任感与慎独修养，忠于职守，救死扶伤，实行人道主义。②科学文化素质：具备文化素养、多学科知识、掌握一门外语及现代科学发展的新理论、新技术。③专业素质：具备扎实的专业理论知识及精湛的护理技术、良好的评判性的思维能力、协调沟通能力及科研能力。④身体心理素质：具有健康身心、较强的适应能力与进取心，并维护、尊重儿童。

第 2 单元　小儿保健

【复习指南】小儿保健内容历年必考，体格生长常用指标、婴儿喂养历年常考，应重点复习。小儿年龄阶段划分及各期特点、生长发育规律、影响因素及预防接种应熟练掌握；小儿感觉运动功能发育及心理发展应掌握。

一、小儿年龄阶段划分及各期特点

见表 5-1。

表 5-1　小儿年龄阶段划分及各期特点

小儿年龄阶段	特点
胎儿期 　受精卵着床→出生，共40周	以脂肪及肌肉迅速生长为主，体重增加迅速 妊娠早期（12周）→妊娠中期（13～28周）→妊娠后期（29～40周）
新生儿期 　胎儿娩出脐带结扎→出生后28天	易患产伤、窒息、出血、溶血、感染等，且病死率高，占婴儿死亡率的1/3～1/2 胎龄满28周→出生后7足天，称为围生期，此期死亡率最高
婴儿期 　出生后→1周岁	小儿生长发育最迅速的时期（第1个生长高峰），所需的热量和蛋白质比成人相对高些，但因其消化功能尚差，易发生消化不良及营养紊乱
幼儿期 　1～3周岁	体格发育较前减慢，语言、思维、动作、智能发育较前突出，但自我保护能力不足，是小儿最易发生意外的年龄。此期乳牙已出齐
学龄前期 　3周岁→6～7周岁	生长较以前缓慢，但语言、思维、动作、智能发育仍然较快，求知欲强、好奇、爱发问、善模仿，并能独立完成日常生活的动作
学龄期 　6～7周岁→青春前期（11～12周岁）	各系统、器官和智能发育更成熟，是开始接受各种知识的重要时期此期易患变态反应性疾病及近视、龋齿等，应注意矫正
青春期 　性发育为标志，女孩：11～12周岁→17～18周岁；男孩：13～14周岁→18～20周岁	体格生长再次加速（第2个生长高峰），生殖器官及第二性征的发育加快并趋于成熟，内分泌系统发生一系列变化，自主神经功能不稳定

二、生长发育

1. 小儿生长发育的规律

（1）生长发育的连续性和阶段性：在整个儿童时期，生长发育呈一连续的过程，但生长速度呈阶段性。

（2）各系统器官发育的不平衡性：神经系统发育较早；生殖系统发育较晚；淋巴系统先快后慢，其他系统如呼吸、循环、消化、泌尿等的发育基本与体格生长平行。

（3）生长发育的顺序性：遵循由上到下、由近到远、由粗到细、由低级到高级、由简单到复杂的顺序或规律。

（4）生长发育的个体差异。

2. 小儿生长发育的影响因素

（1）遗传因素：由父母双方遗传因素共同决定。性别可造成生长发育的差异，女孩平均身高、体重低于同龄男孩，但语言、运动发育略早于男孩。

（2）环境因素：①营养，合理的营养是小儿生长发育的物质基础。②孕妇状况，孕妇的生活环境、营养、情绪、疾病等因素均可影响胎儿在宫内的发育。③疾病，如急性感染常使体重减轻，长期慢性疾病则同时影响体重和身高的增长等，对儿童生长发育影响明显。

3. 小儿体格生长常用指标及其意义

（1）体重：是指身体各器官、组织、体液的总和，是反映体格生长发育尤其是营养状况的最重要指标，也是临床计算药量、输液量等的重要依据。

我国平均男婴出生时体重为（3.3±0.4）kg，女婴为（3.2±0.4）kg。部分新生儿在出生后数天内，可出现生理性体重下降，多由于摄入不足、水分及胎粪排出体外所致。一般体重下降原有体重的3%～9%，多在出生后3～4天降至最低，至第7～10天恢复到出生时的水平。

儿童年龄越小，体重增长越快。出生后前3个月体重每月增长600～1000g，4～6个月每月平均增长500～600g，一般出生后**3个月**时体重约为出生时的**2倍**，出生后9个月的体重增长约为前3个月的体重增长，故**1周岁**时体重约为出生时的**3倍**，即**第1个生长高峰**。出生第2年体重增长2～3kg，**2周岁**时体重约为出生时的**4倍**，2周岁后到青春前期体重稳步增长，每年稳步增长2～3kg。进入**青春期**后体格生长又加快，出现**第2个生长高峰**。

当无条件测量体重时，为便于日常应用，可按表5-2或表5-3的公式简单估算小儿体重。

表5-2　小儿体重估算

年龄（月／岁）	体重（kg）
1～6个月	出生体重（kg）＋月龄×0.7
7～12个月	6＋月龄×0.25
2岁至青春前期	年龄×2＋7（或8）

或用表5-3的公式。

表5-3　小儿体重估算

年龄（月／岁）	体重（kg）
3～12个月	（月龄＋9）/2
1～6岁	年龄（岁）×2＋8
7～12岁	[年龄（岁）×7−5]/2

（2）身高（长）：是指头部、脊柱和下肢长度的总和，是反映骨骼发育的重要指标，受遗传、种族、内分泌、营养、运动和疾病影响。①新生儿出生时平均身长50cm；②1周岁时平均身长约75cm；③2周岁时平均身长约85cm；④2～12岁身长（高）公式：身高（cm）＝年龄×7＋77。

（3）坐高：头顶到坐骨结节的距离，代表头颅与脊柱的生长。出生时为身高的67%，14岁时为53%。

（4）头围：经眉弓上方、经枕后结节绕头一周的长度，是反映颅骨生长与脑发育情况的一个重要指标。①出生时33～34cm。②1周岁以内增长较快，前3个月和后9个月都增长6～7cm，故1周岁时约为46cm。③2岁时约为48cm，15周岁时为54～58cm（接近成人头围）。头围测量在2周岁前最有价值。较小的头围常提示脑发育不良；头围增长过快则提示存在脑积水、脑肿瘤的可能。

（5）胸围：沿乳头下缘经肩胛骨角下绕胸一周的长度，反映胸廓、胸背部肌肉、皮下脂肪及肺的发育情况。①出生时胸围约32cm；②1周岁时头围与胸围大致**相等**；③1岁至青春前期胸围应大于头围的厘米数约等于小儿岁数减1。

（6）上臂围：沿肩峰与尺骨鹰嘴连线中点的水平绕上臂一周的长度，反映上臂骨骼、肌肉、皮下脂肪和皮肤的发育水平。用于在测量体重、身高不方便的地区，普查5岁以下小儿营养状况。评估标准：**>13.5cm为营养良好；12.5～13.5cm为营养中等；<12.5cm为营养不良。**

（7）囟门：前囟**1～1.5岁时应闭合**，最迟不超过**2岁**。后囟门出生时即已很小或已闭合，最迟出生后6～8周闭合。前囟检查意义：①前囟过小或者早闭见于小脑畸形；②前囟过大或迟闭见于佝偻病、先天性甲状腺功能减退症等；③前囟饱满见颅内压增高时；④前囟凹陷见脱水时。

（8）牙齿：人的一生有两副牙齿，即乳牙（20颗）和恒牙（32颗）。婴儿出生后4～10个月乳牙开始萌出，12个月未萌出者称为乳牙萌出延迟。乳牙计算公式：**月龄-（4～6）**，约2岁半出齐。6周岁左右萌出第一颗恒牙，12岁后萌出第二磨牙，18周岁后萌出第三磨牙（智齿），也有终身不萌出者。

4.小儿感觉运动功能的发育

（1）感觉

①视觉：新生儿出生时已有视觉感应功能，第2个月可协调性地注视物体，3～4个月头眼协调较好，追寻活动的物体或人；6～7个月出现眼手协调动作，目光可随上、下移动的物体垂直方向转动，**开始认识母亲和奶瓶**，喜鲜艳明亮的颜色；8～9个月可以出现视深度的感觉；1.5周岁能区别各种图形；2周岁时可区别垂直线与横线；5周岁时能辨别颜色；6周岁时视深度已充分发育，视力达1.0。

②听觉：新生儿出生时鼓室无空气及有羊水潴留，听力差；3～7天后即有听力；1个月时能分辨"吧"和"啪"的声音；**3～4个月时有定向反应，听到悦耳声音时会微笑**；6个月可辨别父母的声音，唤名有应答反应；7～9个月可确定声源，区别语言的意义；1周岁时能听懂自己的名字；2周岁能听懂简单的吩咐；4周岁**听觉发育完善**。

③味觉和嗅觉：出生时嗅觉和味觉发育已基本完善；出生1～2周新生儿可辨别母亲和其他人的气味，3～4个月时能区别愉快和不愉快的气味；**4～5个月能对食物味道的细微改变反应敏感，应开始添加过渡期食物**。

④皮肤感觉发育：新生儿的触觉很灵敏，尤其以口周、手掌、足掌及眼睑等部位最敏感。新生儿已有痛觉，但较迟钝，疼痛刺激后出现泛化现象，2个月后方逐渐改善。新生儿温度觉很敏感，对冷的反应更明显，如温度骤降就啼哭。2～3岁时儿童通过接触能区分物体的软、硬、冷、热等属性。5～6岁时能分辨体积相同而重量不同的物体。

⑤知觉发育：1岁末开始有空间和时间知觉；3岁能辨上下；4岁能辨前后；5岁辨别以自身为中心的左右。4～5岁时已有时间概念；5～6岁时能辨别时序、四季等。

（2）运动功能发育：分为大运动和精细运动。其发育规律遵循自上而下、由近及远、由不协调到协调、从正向动作到反向动作等。大运动（是指身体对大动作的控制，如抬头、坐、爬、站、走、跑、跳等）的发育进程，可总结为"2抬4翻6会坐，7滚8爬周会走"

（数字代表月龄）。精细运动是指手的精细动作，如抓、握、捏、敲物品、涂画等。**6 ～ 7 个月**时物品能换手，出现**捏、敲等探索性动作**；9 ～ 10 个月出现拇、示指取物，如喜撕纸等；**12 ～ 15 个月**时学会用匙，乱涂画；**1.5 周岁**时能叠 2 ～ 3 块积木；**2 周岁**能叠 6 ～ 7 块积木，能持杯喝水；3 周岁能临摹简单图形，在旁人协助下能穿衣服；4 周岁能自己脱、穿衣服；5 周岁时开始学习写字。

三、小儿心理发展

1.语言的发展　①发音阶段：新生儿已会哭叫；婴儿 7 ～ 8 个月能发两个单音，如爸爸、妈妈等，8 ～ 9 个月时通过模仿练习发音。②理解语言阶段：始于发音阶段，婴儿已经可以逐步理解一些日常用语和特定的称呼。③表达语言阶段：在理解的基础上，学会表达语言，婴儿先会说单词，后组成句子，由简单句到复杂句。

2.情感的发展　情感是在情绪的基础上产生的对人、物的关系的体验，属于较高级复杂的情绪。随着年龄的增长和与周围人交往增加，学龄期的儿童已能有意识地控制自己情感，产生信任感、安全感、荣誉感等。

四、小儿的营养与喂养

1.小儿能量与营养素的需要

（1）能量：机体所需能量主要来源于**糖类、脂肪，**其次为蛋白质，是维持机体新陈代谢的物质基础。儿童对能量的需要主要包括基础代谢所需、食物特殊动力作用、生长发育、活动所需及排泄损失能量 5 个方面。婴儿基础代谢所需的能量占总需能量的 55%，生长发育所需为婴儿所特有。根据儿童年龄、体重及生长速度估计每天所需的能量，1 岁以内婴儿平均每日需 460kJ（110kcal）/kg，以后每增加 3 岁减 42kJ（10kcal）/kg，至 15 岁时约 250kJ（60kcal）/kg。总能量的需求存在个体差异性，如体重相同的健康儿，瘦长体型者因体内代谢活跃组织多，对能量的需要量更大。

（2）营养素：能够维持生命活动的物质称为营养素。营养素分为能量、宏量营养素（蛋白质、脂类、糖类）、微量营养素（矿物质、维生素）及其他膳食成分（膳食纤维和水）。①蛋白质：是组织细胞生长、修复的重要物质，其供给能量占总能量的 8% ～ 15%。②脂肪：是第二供能营养素，占婴儿期总能量的 45%（35% ～ 50%），随着年龄增长，年长儿为 25% ～ 30%。③糖类：是主要供能营养素，其所供给的能量占总能量的 55% ～ 65%。④水：年龄越小，需水量相对越多，儿童每日需水量约 150ml/kg，以后每增长 3 岁减少 25ml/kg，成年人每日 45 ～ 50ml/kg。⑤维生素和矿物质：为非供能营养素，是调节机体各种代谢、生理活动、维持正常生长发育的重要物质。每日膳食需要量在 100mg 以上的元素为常量元素。体内除氢、氧、氮、碳 4 种基本元素外，钠、钙、磷、钾、氯、硫亦为常量元素。铁、铜、锌、碘、硅及氟等均为微量元素。其中铁、锌、碘缺乏症是全球最主要的微量营养素缺乏症。钙、铁、锌和铜是婴幼儿最易缺乏的元素。

2.婴儿喂养

（1）母乳喂养：母乳是婴儿出生数月内最理想和必需的天然食品，母乳喂养是全球范围内提倡的婴儿健康饮食的重要方式。

①母乳成分及其变化：a.母乳成分，包括蛋白质、脂肪、糖类、矿物质、免疫因子等。

蛋白质以乳清蛋白为主，利于消化；糖类90%为乙型乳糖，利于脑发育和双歧杆菌、乳酸杆菌生长；母乳含不饱和脂肪酸较多，除亚油酸、亚麻酸外，还含有微量的花生四烯酸和DHA，有利于婴儿神经系统的发育；母乳中电解质浓度低，钙、磷比例适当（2：1），母乳中锌吸收率（49%）高于牛奶（4%）；除维生素D、维生素K外，营养状况良好的乳母可提供婴儿所需的各种维生素；母乳中含丰富免疫物质，如SIgA、免疫活性细胞（如乳铁蛋白等）及双歧因子等物质。b.母乳成分变化，出产后4～5天内的乳汁称为初乳，量少，脂肪低而蛋白质高（主要为免疫球蛋白）；6～10天的乳汁为过渡乳，脂肪含量逐渐增加而蛋白质和矿物质逐渐减少；11天至9个月的乳汁为成熟乳，质较稳定，量随婴儿增长而增加；10个月以后的乳汁为晚乳，量减少。

②母乳喂养的优点：a.母乳中含有适合婴儿消化且比例适宜的营养素。此外具有多种免疫物质，可增强婴儿的抗病能力。b.喂哺经济、方便，新鲜无污染。c.利于增加母婴情感交流，有利于婴儿心理及身体健康。d.哺乳可促进子宫收缩，加速子宫复原，减少再受孕机会。e.哺乳6个月以上还可促使乳母体型恢复至孕前状态。

③母乳喂养的护理

a.鼓励母乳喂养：宣传母乳喂养的优点，树立母乳喂养的信心。

b.促进乳母健康：保证哺乳母亲营养丰富，活动适量，充足睡眠，心情愉快，给予社会及家庭支持，防止各种有害因素的影响。

c.指导正确哺乳：提倡早接触、早吸吮、早开奶（"三早"），按需哺乳。哺乳前，要先做好清洁准备（如更换尿布、洗手、清洁乳头等），且先湿热敷乳房2～3分钟，然后从外侧边缘向乳晕方向轻拍或按摩乳房，促进乳房感觉神经传导和泌乳。一般喂哺时乳母宜采取坐位，怀抱婴儿使其头、肩部枕于母亲哺乳侧肘弯部，将乳头及大部分乳晕置于婴儿口中，注意含住而不致堵鼻，母亲另一手将整个乳房托起。两侧乳房应先后交替哺乳，若一侧乳房奶量能满足婴儿需要，则将另一侧的乳汁用吸奶器吸出，让乳汁排空。每次哺乳时间不宜过长，15分钟左右即可。喂后将婴儿竖起，头部靠在母亲肩上，轻拍背使空气排出，**然后将婴儿保持右侧卧位**，以防呕吐。

d.掌握母乳禁忌：乳母感染HIV、肝炎、结核，或患有严重疾病（如重症心、肝、肾疾病）时均不宜喂哺婴儿，患乳腺炎者应暂停患侧哺乳。

e.把握断奶时机：断奶是由完全依靠乳类喂养逐渐过渡到多元化食物的过程。婴儿出生后4～6个月开始引入固体食物，并逐渐减少哺乳次数。一般10～12个月完全断奶。WHO建议母乳喂养应至2岁。

（2）人工喂养：是指4～6个月以内的婴儿因各种原因不能进行母乳喂养时完全采用配方奶或其他兽乳（如牛乳、羊乳、马乳等）喂养。a.配方奶：人工喂养和婴儿断离母乳时首选，若条件不允许选用配方奶而用全脂奶粉时，要注意奶粉与水的比例按容量计算为**1：4，按重量计算为1：8**。而用鲜奶配制时，应稀释、加糖、煮沸。b.牛乳：蛋白质含量高，以酪氨酸为主，易在胃中形成较大的乳凝块，不易消化；乳糖主要为甲型乳糖，含量低于母乳；脂肪颗粒大，且缺乏脂肪酶不易消化，不饱和脂肪酸明显低于人乳；与人乳的最大区别是缺乏各种免疫因子。因此，牛乳成分不适合婴儿。c.羊奶：选用羊奶时，注意补充维生素B_{12}和叶酸，防止巨幼细胞性贫血。人工喂养时尤其注意选用合适的奶嘴；乳液的温度与体温相近；喂奶时奶瓶斜位，避免空气进入；加强奶具卫生；观察婴儿食欲、体重、粪便等，及时调整奶量。

（3）部分母乳喂养：是指母乳与配方乳或其他食物同时喂养婴儿。其方法包括：①补授法，每次喂母乳后补充母乳量不足；②代授法，用配方奶或其他乳品一次或数次替代母乳。

（4）婴儿食物转换：婴儿4～6月龄后，纯母乳喂养不能满足生长需要，需向固体食物转换。①不同喂养方式婴儿的食物转换：纯母乳喂养婴儿的食物转换是逐渐用配方奶完全替代母乳，同时添加其他食物；人工喂养和部分母乳喂养婴儿的食物转换是逐渐添加其他食物。②食物转换原则：循序渐进，从少到多，从稀到稠，从细到粗，适应一种食物后再增加一种，逐步过渡到固体食物。天气炎热或患病时，应暂停引入新食物。③食物内容：不同时期添加的食物内容见表5-4。

表5-4　过渡期食物的引入顺序

月龄	引入的食物	餐数	
		主食	辅食
4～6个月	米汤、米糊、含铁配方米粉、稀粥、蛋黄、鱼泥、豆腐、动物血、菜泥、水果泥	6次奶（断夜间奶）	逐渐加至1次
7～9个月	粥、烂面、饼干、蛋、鱼、肝泥、肉末、水果	4次奶	1餐饭1次水果
10～12个月	稠粥、软饭、挂面、馒头、面包、豆制品、碎肉、油、水果	3餐饭	2～3次奶1次水果

3. 儿童少年膳食安排

（1）幼儿的膳食：营养素、能量的摄入要满足该年龄阶段儿童的需要。由于幼儿咀嚼消化功能渐强，食量增加，食物种类应多样，注意色、香、味、形，增强食欲。注意不挑食，不偏食，不暴饮暴食，养成良好的进食习惯。

（2）学龄前儿童的膳食：各种营养素的需要量相对高于成人，膳食应以谷类食物为主，多吃蔬菜水果，经常吃鱼、禽、蛋、瘦肉、奶制品及豆制品，避免过硬、过油及辛辣刺激性食物。

（3）学龄期儿童和青少年的膳食：饮食应多样化、荤素搭配、平衡饮食，补充蛋白质和足够的热量。能量需要个体差异较大，要注意维生素及钙、铁、锌等的供给。

五、预防接种

1. 免疫方式及常用制剂　①主动免疫：是指给易感者接种特异性抗原，刺激机体产生特异性免疫力。常用制剂统称为疫苗，按其生物性质可分为灭活疫苗、减毒疫苗、类毒素疫苗、组分疫苗及基因工程疫苗。②被动免疫：未接受主动免疫的易感者在接触传染源后，被给予相应的抗体，而立即获得免疫力，称为被动免疫。因抗体留在体内的时间为3周左右，故主要用于应急预防和治疗。常用制剂包括免疫球蛋白、抗毒素、抗血清。其来源于动物血清，对于人体是一种异型蛋白，易引起过敏反应或血清病。

2. 免疫程序　具体见表5-5。

表 5-5 儿童计划免疫程序

疫苗	预防疾病	接种方法	初种次数	初种年龄	复种	局部反应及处理	禁忌证
卡介苗	结核病	上臂三角肌中部略下处皮内注射	1	出生后当日	7岁、12岁	2周左右可出现局部红肿，6～8周显现结核菌素试验阳性，8～12周后结痂。若出现化脓，形成小溃疡，腋下淋巴结肿大，局部处理以防感染扩散	结核、急性感染性疾病、肾炎、心脏病、湿疹、免疫缺陷病或其他皮肤疾病
乙肝疫苗	乙型肝炎	肌内注射、上臂三角肌	3	出生后、1月龄、6月龄	1周岁复查，成功者3～5年加强，失败者重复基础免疫	个别儿童可有低热或局部轻度红肿、疼痛，一般不必处理	乙肝病毒携带者、神经系统疾病、重度营养不良者、免疫缺陷病或正在应用免疫抑制药
脊灰疫苗	脊髓灰质炎	口服	3	2、3、4月龄	4岁时加强口服三型混合糖丸疫苗	极少数低热或轻泻	免疫缺陷病或正在应用免疫抑制药、牛奶或奶制品过敏、**发热、腹泻和传染病急性期等**
百白破疫苗	百日咳、白喉、破伤风	肌内注射，上臂外侧三角肌	3（间隔4～6周）	3、4、5月龄	1.5～2岁、7岁各加强1次，用吸附白破二联类毒素	局部可出现红肿、疼痛，伴有或不伴有低热、疲倦等，偶见过敏性皮疹、血管性水肿	神经系统疾病、癫痫，或有抽搐史、传染病、过敏史
麻疹疫苗	麻疹	上臂外侧三角肌下缘附着处皮下注射	1	8月龄	7岁时加强1次	少数可在6～11天内出现一过性发热，轻微麻疹，或伴有耳后及枕后淋巴结肿大，2～3天内可自行消退，必要时对症处理	鸡蛋过敏、免疫缺陷、严重疾病、发热、传染病（恢复期）

3. 预防接种的注意事项 ①环境准备：接种场所应光线明亮，空气新鲜，温度适宜。②严格遵守无菌操作原则：若接种活疫苗，只用 70%～75% 乙醇消毒；抽吸后剩余药液放置不能超过 2 小时；接种后剩余活菌苗应烧毁。掌握接种药品的剂量、次数、间隔时间和不同疫苗的联合免疫方案。③患儿及家长准备：操作前做好解释、宣传工作，消除儿童及家属紧张、恐惧心理。儿童接种不宜空腹进行，以免晕针。接种前认真询问病史及查体，了解儿

童有无接种禁忌证，见表 5-5。④其他：2 个月以上婴儿接种卡介苗前应做 PPD 试验，阴性才能接种；脊髓灰质炎冷开水送服或含服，服后 1 小时内禁饮热开水；接种麻疹疫苗前 1 个月及接种后 2 周避免用胎盘球蛋白、丙种球蛋白。

4. 预防接种的反应及处理

（1）一般反应：由疫苗本身所引起的反应。大多为一过性，在 24 小时内发生。表现为发热和局部红、肿、热、痛，可伴有食欲缺乏、全身不适、乏力等，有时可伴有局部淋巴结肿大或淋巴管炎。多数反应轻微，2～3 天自行消退，反应较重者，给予物理降温、局部热敷等对症处理。若局部红肿继续扩大，且高热不退，应到医院诊治。

（2）异常反应：①过敏性休克，注射免疫制剂后数秒或数分钟内，儿童可能出现烦躁不安、面色苍白、口唇青紫、四肢湿冷、呼吸困难、脉细速、恶心、呕吐、惊厥、大小便失禁，甚至昏迷，若不及时抢救，可在短期内危及生命。此时置患儿保持平卧，头稍低，注意保暖，给予氧气吸入，立即皮下注射 **0.1% 肾上腺素 0.5～1ml**，必要时重复注射。②过敏性皮疹，一般于接种后数小时至几天出现，多以荨麻疹常见，口服抗组胺药物后即可。③晕针，在接种时或几分钟内出现，患儿表现为头晕、心悸、面色苍白、手足冰冷、血压下降、知觉丧失。此时患儿应立即平卧，头稍低，饮少量热开水或糖水，必要时针刺人中、合谷穴，短时间可恢复。数分钟后不恢复正常者，皮下注射 0.1% 肾上腺素 0.5～1ml。④全身感染，有严重免疫缺陷者，接种疫苗后可扩散致感染，应对症治疗。

（3）偶合症：是指受种者正处于某种疾病的潜伏期，或存在尚未发现的基础疾病，接种后巧合发病。因此，偶合症的发生仅是时间上的巧合，与疫苗接种无关，如冬季偶合流感等。

第 3 单元　新生儿及患病新生儿的护理

【复习指南】本部分内容历年必考，足月儿特点及护理、新生儿黄疸历年常考，应重点复习。新生儿的分类、早产儿及正常新生儿的特点与护理应熟练掌握。新生儿窒息、新生儿缺血缺氧性脑病、新生儿颅内出血、新生儿肺透明膜病、新生儿肺炎、新生儿败血症、新生儿寒冷损伤综合征、新生儿破伤风的病因及发病机制、临床表现、护理措施应熟练掌握。

一、概述

新生儿分类

（1）根据胎龄分类：①足月儿，**37 足周≤胎龄＜42 足周**的新生儿。②早产儿，胎龄＜**37 周**的新生儿。③过期产儿，胎龄≥**42 周**的新生儿。

（2）根据出生体重分类：①正常出生体重儿，出生体重为 2500～4000g 者。②低出生体重儿，出生体重＜2500g 者，体重＜1500g 者为**极低出生体重儿**，体重＜1000g 称为**超低出生体重儿**；低出生体重儿多为早产儿和小于胎龄儿。③巨大儿，出生体重＞**4000g 者**，包括正常和有疾病者。

（3）按出生体重与胎龄的关系分类：①适于胎龄儿，出生体重在同胎龄儿平均体重的第 10～90 百分位的新生儿。②小于胎龄儿，出生体重在同胎龄儿平均体重的第 10 百分位以下的新生儿。我国习惯将胎龄已足月而体重＜2500g 的婴儿称足月小样儿。③大于胎龄儿，出生体重在同胎龄儿平均体重的第 90 百分位以上的新生儿。

（4）高危儿：是指已发生或有可能发生危重情况而需要密切监测的新生儿。包括：

①异常妊娠的新生儿；②异常分娩的新生儿；③出生时有异常的新生儿。

二、足月新生儿的特点及护理

1. 正常新生儿的特点

（1）外观特点：正常新生儿哭声**响亮**，肌肉有一定张力，四肢屈曲，皮肤红润，胎毛少，耳郭软骨发育好；乳晕清晰，乳房可扪及结节，指（趾）甲达到或超过指（趾）端，男婴睾丸降入阴囊，女婴大阴唇覆盖小阴唇；整个足底有较深的足纹。

（2）生理特点

①呼吸系统：呼吸中枢发育不成熟，呼吸节律不规则，呼吸频率为**40次/分**。胸腔小，胸廓运动较浅，主要靠膈肌运动，以**腹式**呼吸为主。

②循环系统：脐带结扎使胎盘－脐血循环终止；呼吸建立和肺膨胀后，肺血管阻力降低，肺血流增加；左心房的血量显著增加，压力增高，使卵圆孔功能性关闭；PaO_2 增高，使动脉导管收缩，出现功能性关闭。新生儿心率波动较大，100～150次/分，平均120～140次/分，血压平均70/50mmHg。

③消化系统：吞咽功能完善，但婴儿胃呈**水平位**，幽门括约肌较发达，易**溢乳**甚至呕吐。出生后**10～12小时**开始排出胎粪，呈墨绿色，3～4天排完。24小时未排胎粪者应检查是否为肛门闭锁或消化道畸形。

④血液系统：出生时血液中红细胞及血红蛋白**含量高**，胎儿血红蛋白对氧有较强的亲和力，不易将氧释放到组织，所以新生儿缺氧时发绀不明显。白细胞计数出生时较高，3天后下降。由于胎儿肝内维生素K储存量少，凝血因子活性低，故出生后常规注射维生素 K_1。

⑤泌尿系统：出生后**24小时内**排尿，如出生后48小时仍无尿，需要检查原因。新生儿肾小球滤过率低、浓缩功能较差，稀释功能尚可。排磷功能差，易出现低钙血症。

⑥神经系统：新生儿脑相对较大，脊髓相对较长，皮质兴奋性低，睡眠时间长。出生后具有觅食反射、吸吮反射、握持反射、拥抱反射、颈肢反射等原始反射。

⑦免疫系统：胎儿可通过胎盘从母体获得免疫球蛋白IgG，因此新生儿对某些传染病（如麻疹等）不易感染。而免疫球蛋白IgA和IgM不能通过胎盘，易患呼吸道、消化道感染和大肠埃希菌、金黄色葡萄球菌败血症。

⑧体温调节：新生儿体温调节功能差，皮下脂肪薄，体表面积相对较大，易散热。产热主要靠棕色脂肪的代谢。室温高时足月儿能通过皮肤散热，但如果体内水分不足，血液浓缩可发生"脱水热"；室温过低可发生硬肿症。新生儿体温在36～37℃波动，其适中温度与胎龄、日龄和体重有关。

⑨能量、水和电解质：出生后第1周每日总能量需要为50～75kcal/kg，以后逐渐增至每日100～120kcal/kg；新生儿体液总量占体重的70%～80%；新生儿患病时特别容易发生酸碱失衡，特别是代谢性酸中毒，需及时纠正。

2. 新生儿的特殊生理状态

（1）生理性体重下降：出生后数日内，体重下降≤10%，出生后10天左右恢复到出生时体重。

（2）生理性黄疸：参见新生儿黄疸。

（3）乳腺肿大：出生后第3～5天发生，一般出生后2～3周内消退。切勿挤压，以免感染。

（4）"马牙"和"螳螂嘴"："马牙"系上皮细胞堆积或黏液腺分泌物积留所致，表现为婴儿上腭中线和齿龈切缘上常有黄白色小斑点，持续数周至数月自行消退，一般**不必处理，不可挑破**。"螳螂嘴"系新生儿面颊部的脂肪垫，其对吸乳有利，不应挑割。

（5）假月经：系因妊娠后期母亲雌激素进入胎儿体内，婴儿出生后突然中断，形成类似月经的出血，一般不必处理。于女婴出生后 5～7 天出现，可持续 1 周。

（6）粟粒疹：出生后 3 周内出现，系新生儿皮脂腺功能未完全发育成熟所致，表现为新生儿鼻尖、鼻翼、面颊部长出细小的、白色或黑色的皮疹，多自行消退，一般不必处理。

3. 新生儿的护理

（1）**保持呼吸道通畅**：①新生儿出生后，一切操作均应在保暖条件下进行。在新生儿开始呼吸前应迅速清除口、鼻部的黏液及羊水，避免发生吸入性肺炎。②保持适宜体位，双上肢自然屈曲于头两侧（不可将上肢固定在包被中），一般以**右侧**卧位为宜。③专人看护，经常检查鼻孔是否通畅，清除新生儿鼻孔内的分泌物。

（2）维持体温稳定：①新生儿室内空气流通、阳光充足，保持室温在 **22～24℃**、相对湿度在 55%～65%，床间距宜 1m 以上。②新生儿出生后立即擦干身体，用预先温热好的包被包裹婴儿，并应因地制宜采取不同的保暖措施（戴帽、母体胸前怀抱、母亲"袋鼠"式怀抱、热水袋、婴儿暖箱和远红外辐射床等，每 4 小时监测体温 1 次），使新生儿身体处于适中温度。

（3）预防感染：①接触新生儿前后勤洗手，避免交叉感染。患有呼吸道与消化道疾病的患儿应分室居住，并定期对病房进行消毒处理。②保持脐部清洁干燥，新生儿娩出后立即结扎脐带，并用 75% 乙醇消毒残端。若脐带脱落后脐窝有分泌物，应先用 3% 过氧化氢溶液棉签擦拭，后用 0.2%～0.5% 的碘伏棉签擦拭，并保持脐窝干燥；若有肉芽可用硝酸银烧灼局部。③皮肤护理，在喂奶前，每日沐浴 1 次或 2 次。

（4）合理喂养：提倡早哺乳，按需哺乳。若母亲无法哺乳时，先试喂糖水，吸吮及消化功能良好者，可予以配方乳。奶量以喂奶后安静、无腹胀和理想的体重增长为标准。此外应定时定秤测量体重，了解小儿的营养状况。

（5）预防接种及健康教育。

三、早产儿的特点及护理

1. 早产儿的特点　早产儿是指 28 周≤胎龄＜37 周的活产婴儿。

（1）外观特点：哭声轻弱，皮肤红嫩、胎毛多，耳郭软骨发育不好；触摸不到乳房结节，指（趾）甲未超过指（趾）尖，男婴睾丸未降至阴囊，阴囊少皱襞，女婴大阴唇不能遮盖小阴唇；足底纹少、足跟光滑，肌张力低下。

（2）生理特点

①呼吸系统：呼吸不规则且易发生暂停；由于肺泡表面活性物质少，易发生肺透明膜病。

②循环系统：心率快，血压较足月儿低，部分可伴有动脉导管未闭。

③消化系统：易发生溢乳甚至呕吐；因消化吸收功能差，以母乳喂养为宜；缺氧或喂养不当可引起坏死性小肠结肠炎；生理性黄疸的程度较足月儿重，持续时间也长；胎粪排出延迟。

④血液系统："生理性贫血"出现早。维生素 K、凝血因子活性低，血小板数量较足月

儿略低，易发生出血。铁及维生素 D 储存较足月儿低，更易发生贫血和佝偻病。

⑤泌尿系统：肾小管对醛固酮反应低下，排钠分数高，易产生低钠血症；葡萄糖阈值低，易发生糖尿；碳酸氢根阈值低、肾小管排酸能力差，晚期可发生代谢性酸中毒。

⑥神经系统：胎儿反射差，易发生缺氧，而致缺氧缺血性脑病。因脑室管膜下存在发达的胚胎生发层组织，极易导致颅内出血。

⑦体温调节：棕色脂肪少，产热少，而体表面积相对大，皮下脂肪少，易散热，体温易随环境温度变化而变化，且常因寒冷而导致低体温、硬肿症的发生。

⑧水及电解质代谢：易发生酸中毒、低钠血症、低钙血症、低血糖、高血糖。

⑨免疫系统：由于特异性和非特异性免疫发育不够完善，SIgA 缺乏，易患感染性疾病。

⑩生长发育：增长速度较足月儿快，由于生长快，易患佝偻病。

2. 早产儿的护理

（1）维持体温恒定：一般体重＜ 2000g 者，应置婴儿暖箱保暖；体重＞ 2000g 且在箱外保暖者，应因地制宜，采取相应的保暖措施（如戴帽），以降低氧耗量，减少散热。每日监测体温 2 ～ 4 次。维持室温在 24 ～ 26℃，相对湿度在 55% ～ 65%。

（2）合理喂养：①首选母乳喂养，无法母乳喂养者予以早产儿专用配方乳。②奶量根据早产儿的耐受力而定，以不发生胃潴留、呕吐为原则。③可用滴管或鼻饲喂养（吸吮无力及吞咽功能不良者），能量不足者静脉补充高营养液。喂养结束后，置患儿于右侧卧位，并密切观察皮肤有无青紫，溢乳、呕吐的发生。④准确记录 24 小时出入液量、体重，以便调整喂养方案。⑤早产儿出生后需补充维生素 K，预防出血，此外还应补充维生素 A、维生素 C、维生素 D、维生素 E 和铁等物质。

（3）维持有效呼吸：保持呼吸道通畅，有缺氧症状者给予氧气吸入，氧浓度以维持动脉血氧分压 50 ～ 80mmHg 为宜。一旦症状改善立即停用，预防氧疗并发症。呼吸暂停者给予拍打足底、刺激皮肤等处理，条件允许者放置水囊床垫。反复发作者可遵医嘱静脉滴注氨茶碱。

（4）预防感染：应加强早产儿皮肤、口腔及脐部的护理。脐部未脱落者淋浴（分段淋浴），沐浴后局部消毒，并保持脐部皮肤干燥。口腔护理每日 1 ～ 2 次。其他消毒隔离措施同足月儿护理。

（5）密切观察病情：应注意观察患儿的生命体征、进食情况、精神反应、哭声、反射、面色、皮肤颜色、肢体末梢的温度等，并加强巡视，及早发现病情变化并通知医生。

四、新生儿窒息

新生儿窒息是指胎儿因缺氧发生宫内窘迫或娩出过程中引起的呼吸、循环障碍，导致出生后 1 分钟内无自主呼吸或未能建立规律性呼吸，出现低氧血症和混合性酸中毒。新生儿窒息是新生儿伤残和死亡的重要原因之一。

1. 病因及发病机制　凡能影响母体与胎儿或新生儿间血液循环和气体交换的因素都会造成胎儿窒息。①孕母因素：孕母有妊娠高血压综合征、糖尿病、心脏病、严重贫血等疾病；孕母吸毒、吸烟；孕母年龄大于 35 岁或小于 16 岁等。②分娩因素：难产、手术、产程中药物使用不当等。③胎儿因素：早产儿、巨大儿、先天畸形、羊水或胎粪吸入、胎儿宫内感染等。

④胎盘或脐带因素：如前置胎盘、胎盘早剥、脐带受压等。新生儿窒息可导致呼吸、各器官缺血缺氧改变、血液生化和代谢改变。

2. 临床表现

（1）胎儿缺氧（宫内窒息）：初期有胎动增加，**胎心率超过 160 次 / 分**；晚期胎动减少或消失，胎心率变慢或不规则，**< 100 次 / 分**，羊水由于被胎粪污染呈黄绿色或墨绿色。

（2）Apgar 评分（表5-6）：是一种简易评价新生儿窒息程度的方法。**内容包括心率、呼吸、肌张力、对刺激的反应和皮肤颜色**，其中每项 0 ～ 2 分，共 10 分。正常：8 ～ 10 分，轻度窒息：4 ～ 7 分，重度窒息：0 ～ 3 分。出生后 1 分钟评分可判断窒息程度，5 分钟及 10 分钟评分有利于判断复苏效果和预后。

表 5-6　新生儿 Apgar 评分法

体征	评分标准		
	0 分	1 分	2 分
皮肤颜色	青紫或苍白	躯干红、四肢青紫	全身红
心率	无	< 100 次 / 分	> 100 次 / 分
弹足底或插鼻管反应	无	有些动作，如皱眉	哭、喷嚏
肌肉张力	松弛	四肢略屈曲	四肢能活动
呼吸	无	慢、不规则	正常，哭声响

（3）各器官受损表现：①心血管系统，持续肺动脉高压、心源性休克和心力衰竭等。②呼吸系统，羊水或胎粪吸入综合征，肺出血、肺透明膜病、呼吸暂停等。③泌尿系统，可发生急性肾衰竭或肾静脉栓塞等。④中枢神经系统，缺氧缺血性脑病和颅内出血。⑤代谢，低血糖、低钠血症和低钙血症等。⑥消化系统，应激性溃疡和坏死性小肠结肠炎等。

3. 治疗要点　①预防及治疗原发疾病。②早预测：及时进行 **Apgar 评分**，估计胎儿有窒息危险时，做好准备抢救工作。③及时复苏：运用国际公认的 ABCDE 复苏方案。A 为清理呼吸道，B 为建立呼吸，C 为维持正常循环，D 为药物治疗，E 为评价和环境（保温）。其中 ABC 3 步最为重要，A 是根本，B 是关键，评价和保温贯穿于整个复苏过程。④复苏后处理：密切监测病情，维持内环境稳定，控制惊厥，治疗脑水肿。

4. 护理措施　①复苏：首先评估（足月儿吗？羊水清吗？有呼吸或哭声吗？肌张力好吗？），若有一项为"否"，按复苏步骤护理。注意**保持气道通畅（首要措施）**，并不断刺激皮肤；必要时进行人工呼吸，吸氧，并对症处理。②观察病情：密切监测病情变化，配合医生，及时处理并做好记录。③预防感染和保暖。④做好家长的教育及指导工作。

五、新生儿缺血缺氧性脑病

新生儿缺血缺氧性脑病是指由于各种原因引起的缺氧和脑血流减少或中断而致胎儿和新生儿脑损伤。本病是新生儿窒息的严重并发症，病情重，病死率高。

1. 病因及发病机制

（1）病因：①缺氧，围生期窒息（主要原因）、反复呼吸暂停、严重呼吸系统疾病、先天性心脏病等。②缺血，严重的心动过缓、心搏停止，重度心力衰竭或周围循环衰竭。

（2）发病机制：脑组织所需能量几乎全部由**葡萄糖氧化**而来，耗氧量可占全身耗氧量的 50%。脑发生缺氧时，脑细胞代谢受损，造成脑损伤。

2. 临床表现　患儿表现为**意识障碍、肌张力低下**等。①轻度：主要表现为兴奋、易激惹等。出生后 24 小时内明显，3 天内逐渐消失。②中度：表现为嗜睡、反应迟钝、肌张力低下、自主动作减少，惊厥，病情恶化可出现昏迷，留有后遗症。③重度：表现为昏迷、呼吸暂停、肌张力低下，死亡率高，存活者多留有后遗症。

3. 辅助检查　①头颅超声检查：室管膜下病变与脑室内出血显示明显。②头颅 CT 检查：显示脑软化。③脑电图：有助于判断预后和对惊厥的诊断。

4. 治疗要点　**控制惊厥、治疗脑水肿**、支持疗法及亚低温治疗。惊厥者首选苯巴比妥钠，无效时加用地西泮。脑水肿者可用呋塞米静脉推注，也可用 20% 甘露醇。

5. 护理措施　①吸氧：清除呼吸道分泌物，根据患儿缺氧的情况，给予鼻导管或头罩吸氧，若缺氧严重，考虑辅助通气。②病情观察：监测患儿的生命体征及病情变化，注意神志、瞳孔、抽搐等症状。③健康教育：指导家长掌握预防、康复干预的措施，定期复查。

六、新生儿颅内出血

新生儿颅内出血主要是由缺氧或产伤所致，早产儿发病率较高，是新生儿早期的重要疾病和死亡原因，预后较差。

1. 病因及发病机制　①缺氧缺血：如低氧血症、高碳酸血症导致毛细血管破裂等。②产伤：胎儿头围过大、头盆不称致胎儿头部受挤压，或高位产钳、胎头吸引器等器具的使用，使颅内血管撕裂。③其他：输入高渗液体过快、频繁吸引、气胸、出血性疾病、肝功能不成熟、凝血因子少等。

2. 临床表现　颅内出血一般于出生后 1～2 天出现，其症状、体征与出血部位及出血量有关。特征表现为**窒息、惊厥和抑制**相继出现。①意识形态改变：表现为过度兴奋或表情淡漠、易激惹、嗜睡或昏迷等；②眼征：如眼球上转困难、震颤、凝视、斜视等；③颅内压增高：表现为脑性尖叫、前囟隆起、惊厥等；④呼吸改变：表现为呼吸增快、减慢、不规则或暂停等；⑤肌张力改变：表现为先增高后减低；⑥瞳孔：不对称、对光反射差；⑦其他：面色苍白、黄疸和贫血。

3. 辅助检查　①脑脊液检查：急性期可见均匀血性和皱缩细胞，蛋白含量增高明显，严重者出生 24 小时内脑脊液糖定量降低。② CT 和 B 超检查：有助于判断出血部位和范围。

4. 治疗要点　①止血：选择使用维生素 K_1、酚磺乙胺（止血敏）、巴曲酶等。②镇静、止痉：首选苯巴比妥，还可选用地西泮（安定）、水合氯醛等。③降低颅内压：可选用呋塞米，若有瞳孔不等大、中枢性呼吸衰竭者可使用 20% 甘露醇，剂量根据病情决定。④应用恢复脑细胞功能药：胞磷胆碱（胞二磷胆碱）、脑活素等。⑤外科治疗。

5. 护理措施　①休息与活动：**取侧卧位或头偏向一侧**。病室温湿度适宜，保持绝对安静，减少噪声、避免各种刺激。静脉穿刺选用留置针，减少反复穿刺，防止加重颅内出血。②合理喂养：病情重者延迟至 72 小时喂奶，不能自行进食者静脉补充营养。③病情观察：监测生命体征、神态、瞳孔变化，防止并发症发生。④合理用氧：及时清除呼吸道分泌物，根据缺氧程度给予用氧，维持血氧饱和度在 85%～95%。对于严重的呼吸暂停或呼吸衰竭者采取人工辅助通气。⑤健康教育：向家长讲解病情。如有后遗症，教会家长给患儿功能训练的技术，尽早进行**功能训练**和**智力**开发，增强其战胜疾病的信心，减轻脑损伤的影响。

七、新生儿黄疸

新生儿黄疸是胆红素（大部分为未结合胆红素）在体内聚积而引起，分为生理性黄疸和病理性黄疸两种。重者可致胆红素脑病，常引起严重后遗症或死亡。故应加强对新生儿黄疸的临床观察，尽快发现，及时治疗。

1. **新生儿胆红素代谢特点**　①胆红素生成相对较多：新生儿每日生成的胆红素量为 8.8mg/kg，成人仅为 3.8mg/kg，大部分为未结合胆红素。②肝功能发育不完善：新生儿肝细胞内摄取胆红素必需的 Y、Z 蛋白含量低，出生后 5～10 天才达成人水平；形成结合胆红素的功能差，即肝细胞内尿苷二磷酸葡萄糖醛酸转移酶的量少且活力不足，不能有效地将未结合胆红素转变为结合胆红素；排泄结合胆红素能力差，易出现胆汁淤积。③转运胆红素的能力差：由不同程度的酸中毒、早产儿白蛋白的数量较足月儿为低所致。④肠肝循环的特性：由于新生儿肠道内细菌量少，无法将肠道内的胆红素还原成尿胆原、粪胆原；同时肠道内葡萄糖醛酸酶活性较高，将结合的胆红素水解成葡萄糖醛酸及未结合胆红素，又被肠吸收经门静脉而达肝。

2. **新生儿黄疸的分类**

(1) 生理性黄疸特点：①一般情况良好；②足月儿于出生后 **2～3 天**出现黄疸，**4～5 天**达到高峰，**2 周**内消退，早产儿多于出生后 3～5 天出现，5～7 天达高峰，7～9 天消退，最长延至 3～4 周；③血清胆红素，足月儿＜ 221μmol/L（12.9mg/dl），早产儿不超过 256μmol/L（15mg/dl），但临床发现，低于此值也可发生胆红素脑病，因此目前采用日龄或小时龄胆红素值评估，同时结合新生儿月龄和是否存在高危因素综合判断。

(2) 病理性黄疸特点：①黄疸出现于出生后 24 小时内；②黄疸程度较重，血清总胆红素值已达到相应日龄及相应危险因素下的光疗干预标准，或每日上升超过 85μmol/L（5mg/dl），或每小时＞ 0.85μmol/L（0.5mg/dl）；③黄疸持续时间长，足月儿＞ 2 周，早产儿＞ 4 周；④黄疸退而复现；⑤血清结合胆红素＞ 34μmol/L（2mg/dl）。

3. **临床表现**　胆道闭锁性黄疸于出生后 2 周出现，并逐渐加重，皮肤呈黄绿色，肝进行性增大，粪便为灰白色，即陶土色。母乳性黄疸常与生理性黄疸重叠且持续不退，婴儿一般状态好。黄疸于 4～12 周后下降，停止母乳喂养后 3 天，黄疸下降即可确诊。新生儿肝炎性黄疸常在出生后 1～3 周或更晚出现，重者粪便色浅或灰白，尿深黄，可有厌食、呕吐、肝轻或中度肿大。

4. **新生儿病理性黄疸的常见疾病**　①新生儿肝炎：巨细胞病毒、乙型肝炎等病毒通过胎盘传给胎儿或产程中感染。②新生儿败血症、尿路感染：由于细菌毒素破坏红细胞及肝细胞，而引起病理性黄疸。③新生儿溶血症：以 ABO 系统和 Rh 系统血型不合最为常见，其中母亲多 O 型，新生儿 A 型或 B 型多见。表现为贫血，胆红素脑病。④胆道闭锁：肝肠循环受阻，胆红素排泄障碍。⑤遗传性疾病：G6PD 缺陷、球形红细胞增多症等。⑥其他：头颅血症、甲状腺功能减退等。

5. 辅助检查　①胆红素检测：测定血清胆红素浓度（TSB）。②红细胞、血红蛋白、网织红细胞、有核红细胞检查：有助于新生儿溶血筛查。③血型：父母及新生儿血型。④红细胞脆性试验：排除由于溶血引起的黄疸。⑤其他：肝功能检查、超声检查等。

6. 治疗要点　积极治疗原发病，控制感染，保护肝，降低血清胆红素，纠正缺氧症状及水、电解质紊乱，维持酸碱平衡。

7. 护理措施

（1）密切观察病情：密切观察皮肤黄染的部位、范围和深度，警惕胆红素脑病的发生。监测生命体征、出血倾向及神经系统表现等。准确记录大小便量、次数及性质，若有胎粪延迟排出，应及时给予灌肠处理，促进粪便及胆红素排出。

（2）合理喂养：按需调整喂养方式，如少量多次、间歇喂养等，保证奶量摄入；母乳性黄疸的患儿，改为隔次母乳喂养或暂停母乳喂养 1～4 天，黄疸消退后可再恢复母乳喂养。

（3）保暖：低体温可影响胆红素与白蛋白的结合，因此患儿应注意保暖。

（4）用药护理：遵医嘱给予白蛋白和酶诱导剂。纠正酸中毒；根据不同补液内容调节相应的速度，切忌快速输入高渗性药物。

（5）实施光照疗法：患儿入箱前需进行皮肤清洁，禁忌在皮肤上涂粉剂和油类。将患儿全身裸露，用尿布遮盖会阴部，佩戴遮光眼罩。患儿光疗时，如体温高于 37.8℃ 或者低于 35℃，应暂停光疗。光疗过程中患儿出现烦躁、嗜睡、高热、皮疹、呕吐、拒奶、腹泻及脱水等症状时，及时与医师联系。光疗同时或光疗后应补充核黄素，以防止继发的红细胞谷胱甘肽还原酶活性降低导致的溶血。对于严重溶血患儿可应用换血疗法。

（6）健康教育：护士应耐心讲解产前检查和胎儿宫内治疗的重要性。G6PD 缺陷者，忌食蚕豆及其制品。胆红素脑病后遗症的患儿，应积极给予康复训练及护理指导。注意药物的选用，以免诱发溶血。

八、新生儿肺透明膜病

新生儿肺透明膜病又称新生儿呼吸窘迫综合征，由于缺乏肺表面活性物质所导致的新生儿期重要的呼吸系统疾病。临床以出生后不久出现进行性加重的呼吸窘迫和呼吸衰竭为特征，多见于早产儿。本病患儿病死率较高，多发生于 3 天内。

1. 病因及发病机制　目前认为其主要原因是早产儿的肺泡缺乏表面活性物质（具有降低肺泡壁表面张力，保持肺泡张开的作用）。表面活性物质缺乏使呼气时肺泡萎缩，导致通气不良，出现缺氧和二氧化碳潴留。缺氧、酸中毒引起肺血管痉挛，导致动脉导管、卵圆孔开放，血液由右向左分流，青紫加重。肺组织若在长时间缺血缺氧，纤维蛋白沉积，继而形成透明膜，加重缺氧。而早产是诱发新生儿肺透明膜病的主要因素。

2. 临床表现　进行性呼吸困难是本病的特点。初期呼吸、心搏为正常，逐渐出现呼吸困难、面色口唇青紫，鼻翼扇动，伴有呼气性呻吟，呈进行性加剧，偶出现呼吸暂停，面色青灰，最后发生呼吸衰竭状态；吸气性三凹征，听诊呼吸音降低，早期无啰音，以后有细小水泡音，心音减弱；此病进展迅速，病死率高。

3. 辅助检查　①血气分析：PaO_2 下降，$PaCO_2$ 升高，pH 降低。②X 线检查：早期两肺透光度普遍降低，可见弥漫性均匀网状颗粒阴影；以后可出现支气管充气征；重者呈"白肺"。③胃液振荡试验（泡沫稳定试验）：阳性者可排除本病。④羊水：测磷脂和鞘磷脂的比值若低于 2 ： 1，提示胎儿肺发育不成熟。

4. 治疗要点　纠正缺氧，维持酸碱平衡，支持疗法及采用表面活性物质。

5. 护理措施　①保持呼吸道通畅：头稍后仰，及时清除口、鼻腔分泌物，分泌物黏稠时可给予雾化吸入后吸痰。②吸氧：根据患儿情况予以头罩吸氧、鼻塞持续气道正压吸氧、机械通气等。③保暖：维持适宜室温，减少耗氧量。④合理喂养：保证营养的供给，按时喂养，必要时静脉补充。⑤病情观察：对早期出现呼吸困难的新生儿，注意有无肺不张、新生儿湿肺等症状，若出现及时报告医生并配合抢救。⑥积极纠正酸中毒，维持水、电解质平衡：呼吸性酸中毒以改善通气为主，代谢性酸中毒用 5% 碳酸氢钠治疗。⑦做好消毒隔离，预防感染。

九、新生儿肺炎

新生儿肺炎是新生儿常见疾病，是新生儿死亡的重要原因之一。

1. 病因及发病机制

（1）吸入性肺炎：主要原因为羊水、胎粪（最严重）、乳汁等吸入。胎粪吸入后引起气管、细支气管阻塞，继而出现**肺不张、肺气肿**、肺内水肿及充血等炎性反应。**羊水吸入性肺炎**的致病菌为**大肠埃希菌**，主要是由于宫内或生产过程中，胎儿因缺氧而出现呼吸运动加强所引起。

（2）感染性肺炎：①出生前感染：胎儿吸入污染的羊水、胎膜早破，孕母受细菌或病毒感染。②出生时感染：因分娩过程中吸入污染的产道分泌物或断脐消毒不严发生血行感染。③出生后感染：上呼吸道感染传至肺部或病原体通过血液循环直接引起肺部感染。

2. 临床表现　①**吸入性肺炎**：新生儿表现为皮肤、指甲、口腔黏膜等呈黄绿色（胎粪所染）；并发呼吸衰竭、肺不张、肺气肿或缺氧缺血性脑病等，病情较重。②**感染性肺炎**：出生前感染者多在 24 小时内发病，出生时常有窒息史；产时感染者经过潜伏期再发病；产后感染者多在 5 ~ 7 天发病。患儿一般症状不典型，主要表现为反应差、哭声弱、拒奶、口吐白沫、呼吸浅促、面色苍白或发绀、体温不稳定，病情严重者出现点头样呼吸或呼吸暂停；肺部体征不明显，可听到双肺呼吸音粗。

3. 辅助检查　①X 线检查：可见模糊小片阴影，也可伴有肺气肿、肺不张或脓疱等改变。②血液检查：细菌感染者白细胞总数升高，病毒感染者白细胞总数多降低。③病原学检查：血清检测病毒抗体及衣原体特异性的 IgM 等有助诊断。

4. 治疗要点　①吸入性肺炎：立即行气管插管、机械通气，若合并气胸，做**胸腔闭式引流**。纠正酸中毒，防继发感染。②感染性肺炎：针对病原菌合理应用抗生素，巨细胞病毒性肺炎与单纯疱疹病毒性肺炎可用阿昔洛韦；保持呼吸道通畅，给氧，注意保暖，合理喂养。

5. 护理措施　①保持呼吸道通畅：及时清理呼吸道分泌物，分泌物黏稠时给予**雾化吸入或吸痰**，经常变换卧位、拍背，体位引流。②吸氧：根据病情采用鼻导管、头罩、面罩等给氧方法，重症并发呼吸衰竭者给予正压通气。③维持体温正常：体温偏低者，注意保暖，体温过高时降温。④合理喂养：少食多餐，确保营养及热量的供给，病情严重者予以鼻饲管喂养或静脉补液。⑤用药护理：遵医嘱应用抗生素、抗病毒药物，并密切观察药物的作用。⑥病情观察：严密监测病情变化，及时做好记录，配合抢救。

十、新生儿败血症

新生儿败血症是指细菌侵入血液循环并生长繁殖，产生毒素而造成的全身感染性疾病。

1. 病因及发病机制

（1）自身因素：由于新生儿免疫系统功能不成熟，血中补体少，白细胞在应激状态下杀菌力下降等，细菌一旦侵入易发生感染。

（2）病原菌：我国以金黄色葡萄球菌、大肠埃希菌为主，克雷伯杆菌、铜绿假单胞菌等条件致病菌败血症增多。

（3）感染途径：①产前，主要是通过胎盘传播。②产时，主要通过产道细菌感染。③产后，细菌可侵入消化道、呼吸道、泌尿道等易感部位，脐部最易受感染。

2. 临床表现　无特征性表现，出生后 7 天内出现症状者称为早发型败血症，7 天以后出现者称为迟发型败血症。早期表现为精神反应低下、食欲差、哭声弱、体温异常等，重者表现为体温不升，继而发展为精神萎靡、嗜睡、不吃、不动、不哭，面色差及病理性黄疸、呼吸异常。少数重者很快发展为循环衰竭、呼吸衰竭、DIC、中毒性肠麻痹、酸碱平衡紊乱和胆红素脑病。常并发化脓性脑膜炎（新生儿最常见的并发症）。

3. 辅助检查　①血液检查：白细胞计数升高，出现核左移现象。②急相蛋白、红细胞沉降率检查：红细胞沉降率加快，C反应蛋白升高。③血培养：为阳性，是确诊败血症的主要依据。血培养与病灶分泌物细菌培养结果一致具有临床意义，但阴性也不排除败血症。

4. 治疗要点

（1）选用合适的抗生素：早期、联合、足量、足疗程、静脉应用抗生素，疗程一般10～14天，有并发症者延至3周以上。若怀疑败血症的新生儿，不必等血培养结果即可使用抗生素，病原菌尚未明确前，结合当地菌种流行病学特点和耐药菌株情况选择两种抗生素联合使用，病原菌已明确者按药敏试验用药。

（2）对症、支持治疗：保暖、供氧、维持水和电解质平衡，处理局部病灶，必要时输血等。

5. 护理措施　①维持体温稳定：当体温过高时，一般选用物理方法（乙醇擦浴除外），不宜选用药物、冷盐水灌肠等降温方法，因其易致体温不升。降温结束 30 分钟后复测体温。②预防感染：积极清除局部感染灶，如脐炎、鹅口疮、脓疱疮、皮肤破损等，防止感染蔓延。必要时行保护性隔离，避免交叉感染。③饮食护理：遵循少量多次哺乳原则，确保机体的需要。不能经口进食者可行鼻饲喂养或给予静脉营养。④病情观察：监测生命体征变化及病情变化，警惕并发脑膜炎的可能，如有异常及时报告医生，并配合抢救。⑤健康教育：指导家长正确喂养和护理患儿。

十一、新生儿寒冷损伤综合征

新生儿寒冷损伤综合征主要是新生儿期由寒冷和（或）疾病所致，表现为低体温和皮肤硬肿，故也称新生儿硬肿症，重症时可并发多器官功能衰竭。早产儿发病率较高。

1. 病因及发病机制　寒冷、早产、感染、缺氧为主要原因。①新生儿体温调节功能不足：新生儿体温调节中枢发育不完善；体表面积相对较大，血流丰富，易散热；以棕色脂肪阻止的化学产热为主，能量储存不足；新生儿皮下脂肪以饱和脂肪酸含量居多，其熔点较高，体温降低时易硬化。②寒冷损伤：寒冷时失热增加，若产热不抵失热时，继而易出现体温下降。引起皮肤血管痉挛收缩，血流缓慢凝滞，造成组织缺氧、代谢性酸中毒和微循环障碍，导致

DIC 和全身多器官损伤或衰竭。③疾病：缺氧、酸中毒及感染时可导致本病发生。

2. 临床表现　常发生于寒冷季节或重症感染，一般于出生后 1 周内出现，以早产儿居多。患儿早期食欲差，哭声低，反应迟钝。其典型特点为**低体温，皮肤硬、肿、凉**。

（1）低体温：**体温 < 35℃**，严重者体温 < 30℃。若是夏季或感染情况下发病，可不出现低体温。

（2）皮肤硬肿：硬肿表现为对称性，发生顺序依次为：**小腿**、大腿外侧、整个下肢、臀部、面颊、上肢、全身。特点：紧贴皮下组织，不能活动，有水肿者压之有轻度凹陷。硬肿按严重程度可分轻、中、重 3 度，与硬肿范围相关。轻度 < 20%，中度 25% ～ 50%，重度 > 50%。

（3）多器官功能损害：早期心音低钝、心率减慢，微循环障碍；病情继续发展，严重时发生休克、DIC、肺出血及肾衰竭等多器官功能衰竭。

3. 治疗要点　复温（治疗关键），支持疗法，合理用药。

4. 护理措施

（1）复温：治疗与护理的关键方法。复温的原则为逐渐复温，循序渐进。①若肛温 > 30℃，$T_{A-R} \geq 0$，将患儿置于中性温度的温箱中，6 ～ 12 小时可恢复至正常体温。②若肛温 < 30℃，$T_{A-R} < 0$（少数 $T_{A-R} \geq 0$），将患儿置于箱温比肛温高 1 ～ 2℃的温箱中，并每小时升高箱温 1 ～ 1.5℃，箱温不超过 34℃，12 ～ 24 小时体温恢复正常。若肛温 > 30℃，$T_{A-R} < 0$，应采用外加温度使体温恢复正常。③无上述条件者，可采用热水袋、电热毯或母亲怀抱等方法复温，防止烫伤。

（2）保证营养和液体供给：轻者能吸吮者可经口喂养；吸吮无力者用滴管、鼻饲或静脉营养。在输液过程中严格控制输液量及速度，防止诱发心力衰竭和肺水肿。

（3）预防感染：严格遵守无菌操作原则，做好消毒隔离，加强皮肤管理。

（4）病情观察：注意生命体征、硬肿变化、尿量等，备好抢救药物和设备，发现问题及时报告医生。

（5）健康教育：向家长普及有关硬肿症疾病的相关知识，介绍相关保暖、喂养、防感染、预防接种等方法。

十二、新生儿破伤风

新生儿破伤风是指由于破伤风梭状杆菌经脐部侵入引起的一种急性严重感染，常在出生后 7 天左右发病。临床表现为全身骨骼肌强直性痉挛和牙关紧闭，故有"脐风""七日风""锁口风"之称。

1. 病因及发病机制　新生儿破伤风主要是由于**断脐时消毒处理不当**，致使破伤风杆菌自脐部侵入体内，在缺氧环境中迅速繁殖并产生外毒素，外毒素与神经细胞结合而产生一系列症状。

2. 临床表现　①潜伏期：一般在婴儿出生后 4 ～ 8 天（3 ～ 14 天）发病，潜伏期越短、预后越差。②痉挛期：**咀嚼肌首先受累**，患儿口张不大，吸吮困难，随后牙关紧闭、面肌紧张、口角向下（苦笑面容），四肢抽动或呈强直性痉挛，轻微声、光刺激即可引起痉挛发作，重者可发生呼吸困难（呼吸肌和喉肌痉挛）。**吸吮及吞咽困难**是破伤风的早期表现。③恢复期：及时治疗，**2 ～ 3 个月**可恢复。

3.治疗要点　中和毒素，镇静、解痉，控制感染，保证营养，对症治疗。

4.护理措施

（1）控制痉挛，保持呼吸道通畅：遵医嘱注射破伤风抗毒素、镇静药等；避免任何声、光等刺激；合理用氧，避免氧疗并发症。

（2）预防感染：①脐部护理，用 **3% 过氧化氢**溶液或 1∶4000 高锰酸钾液清洗后涂 2.5% 碘酒，消毒纱布包裹。②口腔护理。③皮肤护理，保持皮肤清洁干燥，定时翻身，预防坠积性肺炎。

（3）保证营养：早期予以静脉营养，病情允许情况下，鼻饲喂养。病情好转后，奶瓶喂养训练患儿吸吮力及吞咽功能。

（4）其他：密切观察病情变化及健康教育。

第4单元　营养性疾病患儿的护理

【复习指南】营养性疾病患儿护理历年必考。维生素 D 缺乏性佝偻病历年常考，应重点复习。营养不良、小儿肥胖症、维生素 D 缺乏性佝偻病及手足抽搐症的病因及发病机制、临床表现、护理措施应熟练掌握；维生素 D 缺乏性手足抽搐症的辅助检查、治疗要点应掌握。

一、营养不良

营养不良主要是指热量和（或）蛋白质摄入不足，不能维持正常的新陈代谢而引起的一种营养缺乏症。典型表现为体重下降，皮下脂肪减少，甚至消失，皮下水肿等，并伴有机体各器官的功能紊乱。常见于 **3 岁以内小儿**。

1.病因及发病机制　①膳食供应不足：我国主要由于**喂养不当**所致（最常见），如母乳不足，未及时引入其他食物等。②疾病：如消化系统先天畸形、迁延性腹泻等疾病。

2.临床表现　体重不增为最早出现的特征，久之体重下降，体内脂肪逐渐消失。皮下脂肪消耗的顺序依次为腹部（测量小儿皮下脂肪厚度常选用的部位）、躯干、臀部、四肢、面部。皮肤干燥、苍白，逐渐失去弹性，肌张力降低，肌肉萎缩。营养不良初期身高无影响，随病情发展，出现身材矮小。重者可有精神萎靡，反应差，抑制与烦躁交替，食欲缺乏，腹泻、便秘交替出现，体温偏低等，也可有重要脏器损伤。

营养不良常见合并症：①缺铁性贫血，最常见；②维生素及微量元素缺乏，以**维生素 A 缺乏**最多见；③感染，上呼吸道感染、肺炎等；④营养不良性水肿；⑤自发性低血糖。

3.辅助检查　①血清蛋白测定：**血清白蛋白**为特征性表现，胰岛素样生长因子 1（IGF-1）水平下降。②酶活性测定：血清淀粉酶、脂肪酶、胆碱酯酶等活性下降。③胆固醇、电解质及微量元素浓度：均可下降，生长激素水平升高。

4.治疗要点　合理饮食，积极治疗原发病，控制感染，防治合并症。

5.护理措施

（1）调整饮食：①补充营养物质。a.能量，轻度营养不良患儿，开始每日可供给热量 250～330kJ/kg（60～80kcal/kg），后逐渐递增。中、重度营养不良患儿，每日 165～230kJ/kg（40～55kcal/kg）开始，逐步增加；若患儿消化吸收能力好，逐渐增加到每日 500～727kJ/kg（120～170kcal/kg）。待体重恢复，调整为正常需要量。b.蛋白质，摄入量从每日 1.5～2.0g/kg 开始，逐步增加到 3.0～4.5g/kg，多食乳制品、蛋类、肝泥、肉末、鱼粉等。c. 补充维生素及微量元素。d. 尽量母乳喂养。e. 建立良好的饮食习惯。②促进消化、改善食欲。遵医嘱口服胃蛋白酶、胰酶等消化酶及 B 族维生素；给予蛋白同化类固醇制剂（苯丙酸诺龙）肌内注射，促进机体蛋白质的合成。

（2）预防感染：保持皮肤清洁干燥，做好口腔护理，注意做好保护性隔离，防止交叉感染。

（3）对症护理：①低血糖，迁延不愈的营养不良患儿可表现为夜间或清晨突然出现低血糖（头晕、面色苍白、出冷汗、神志不清等），护理人员应立即静脉注射 25% ～ 50% 的葡萄糖液，配合抢救。②维生素 A 缺乏，可引起眼干燥，首先用生理盐水湿润角膜，再涂以抗生素眼膏，注意补充维生素 A 制剂（口服或注射）。③密切观察酸中毒的发生，应及时发现并报告医生。

（4）健康教育。

二、小儿肥胖症

小儿肥胖症是指因长期能量摄入超过人体的消耗，使体内脂肪过度积聚、体重超过一定范围的一种营养障碍性疾病。

1. 病因及发病机制　本病与能量摄入过多、活动量过少、遗传因素有关。此外，进食过快、饱食中枢和饥饿中枢调节失衡、精神创伤及心理异常等因素均可致儿童过量进食。

2. 临床表现　小儿肥胖症好发于婴儿期、5 ～ 6 岁儿童及青春期。可分为单纯性肥胖（体脂分布均匀）和继发性肥胖（体脂分布不均）。继发性肥胖常伴有智能障碍和特殊外观表现。

3. 辅助检查　小儿体重＞正常值的 20% 称为肥胖；＞正常值的 20% ～ 29% 为轻度肥胖；＞正常值的 30% ～ 49% 为中度肥胖；＞正常值的 50% 为重度肥胖；因个体差异，正常体重波动在 10% 左右。

4. 治疗要点　以减少体脂接近于理想状态，而又不影响身体生长发育为原则。对于单纯性肥胖症，以控制饮食、增加活动为主要方法。

5. 护理措施　饮食以低脂肪、低糖、高蛋白为主，少吃甜食，细嚼慢咽。对于肥胖的小儿，运动疗法是减轻体重的最重要手段。

三、维生素 D 缺乏性佝偻病

维生素 D 缺乏性佝偻病是指由于儿童体内维生素 D 不足导致钙、磷代谢失常，产生以骨骼病变为特征的全身慢性营养性疾病，是我国儿科重点防治的四大疾病之一。

1. 病因及发病机制

（1）病因：①日照不足（人体维生素 D 的主要来源为光照合成）；②维生素 D 摄入不足；③生长速度过快；④疾病与药物影响。

（2）发病机制：维生素 D 缺乏时，肠道吸收钙、磷减少，导致血清中血钙及血磷降低，甲状旁腺分泌增加，动员骨释放钙、磷，以维持血钙接近正常或正常水平。但又因甲状旁腺素（PTH）可抑制肾小管对磷的重吸收，使尿磷排出增加，血磷降低，当血清钙、磷浓度不足时，骨样组织钙化受阻，骨基质不能正常矿化，成骨细胞代偿性增生，局部骨样组织沉积，从而导致本病的发生。

2. 临床表现　最常见于 3 个月至 2 岁婴幼儿，主要表现为生长最快部位的骨骼改变、肌肉松弛及神经兴奋性改变。临床分期如下。

（1）初期（早期）：多见于3个月以内小婴儿。主要为神经、精神症状。如易激惹、烦闹、睡眠不安、夜间哭闹，出现枕秃。此期无明显骨骼改变。

（2）活动期（激期）：早期未经治疗，病情继续加重，主要表现为：①骨骼改变。a.头部：6月龄以内婴儿可见颅骨软化，可有压乒乓球样感觉，即"乒乓头"；7～8月龄时，可见"方盒样"头，严重时呈马鞍状或十字状头形；患儿前囟闭合延迟，出牙迟，牙釉质缺乏，易发生龋齿。b.胸部：1岁左右婴儿多见胸廓畸形；可出现佝偻病串珠；膈肌附着部位的肋骨内陷，形成郝氏沟；形成鸡胸（胸骨与和邻近软骨向前突出）、漏斗胸（胸骨剑突部内陷）。c.四肢：6个月以上患儿出现佝偻病手、足镯；1岁左右患儿出现膝内翻（"O"形腿）、膝外翻（"X"形腿）；患儿会坐或站立后，双下肢因负重可出现下肢弯曲，形成严重的脊柱侧弯。②运动功能发育迟缓。全身肌肉松弛，肌张力降低，坐、立、行等运动功能发育落后，腹肌张力低下、腹部膨隆如蛙腹。③神经、精神发育迟缓。神经系统发育、语言发育落后，条件反射形成慢，表情淡漠；免疫力低下，易合并感染和贫血。

（3）恢复期：经治疗及日光照射后，患儿临床症状及体征逐渐减轻或消失。

（4）后遗症期：临床症状消失，但残留不同程度的骨骼畸形，或运动功能障碍。多见于2岁以后的儿童。

3. 辅助检查

（1）X线检查：初期可见骨骼正常或钙化带稍模糊。激期可见长骨片钙化带消失，干骺端呈毛刷样、杯口状改变，骨密度减低，骨皮质变薄；可有骨干弯曲畸形或青枝骨折。恢复期可见不规则钙化线，以后钙化线密度增厚，骨质密度逐渐恢复正常。后遗症期X线可见骨骼干骺端病变消失。

（2）血生化检查：初期血清25-（OH）D$_3$下降（最可靠的诊断指标），PTH升高，血钙下降，血磷降低，碱性磷酸酶正常或稍高。激期血清钙稍低，其余指标改变更加明显。恢复期血钙、磷逐渐恢复正常，碱性磷酸酶需1～2个月降至正常。后遗症期血生化正常。

4. 治疗要点　控制病情发展，防止骨骼畸形。

5. 护理措施

（1）户外活动：接受太阳照射，尽量暴露皮肤，出生后2～3周即可带婴儿户外活动，冬季保证每日1～2小时的户外活动。

（2）补充维生素D：鼓励母乳喂养，按时添加辅食，如给予肝、蛋、蘑菇等富含维生素D、钙、磷和蛋白质的食物；遵医嘱补充维生素D制剂，注意防止维生素D过量中毒。

（3）加强体育锻炼，预防骨折及骨骼畸形：避免婴儿过早过长时间地坐、站、走；对已有骨骼畸形的患儿指导肌肉按摩、矫正畸形方法。

（4）生活护理：保持空气新鲜，温湿度适宜，避免感染。

（5）健康教育：指导佝偻病的预防，宣传母乳喂养，及时引入换乳期食物，尽早开始户外活动和适当光照；孕妇妊娠后期适当补充维生素D 800U/d；足月新生儿出生2周内适当予以维生素D 400U/d；早产儿、双胎、低出生体重儿出生后1周补充维生素D 800U/d；幼儿处于生长发育高峰时除户外活动外，给予预防量维生素D（口服400U/d）和钙剂，并及时添加辅食；不能坚持口服者，可肌内注射维生素D$_3$。

四、维生素 D 缺乏性手足搐搦症

维生素 D 缺乏性手足搐搦症系因**维生素 D 缺乏致血钙水平降低**，而出现神经兴奋性增高症状，如惊厥、喉痉挛、手足抽搐等。目前由于普及维生素 D 缺乏预防工作，发病率逐渐下降。6 个月以内的小婴儿多见。

1.病因及发病机制　<u>血钙</u>降低是引起惊厥、喉痉挛及手足抽搐的直接原因。维生素 D 缺乏时，血钙降低而甲状旁腺不能代偿分泌增多，致血钙进一步下降，当下降到一定程度时，导致神经肌肉兴奋升高，出现手足抽搐、喉痉挛等。

2.临床表现　主要表现为惊厥、手足抽搐、喉痉挛发作，并有不同程度的活动性佝偻病症状。

（1）隐匿型：没有典型发作症状，可通过刺激神经肌肉引出体征。①面神经征，以指尖或叩诊锤轻叩患儿颧弓与口角间的面颊部，眼睑和口角出现抽动者为阳性，新生儿可呈假阳性；②腓反射，叩诊锤叩击膝下外侧腓骨小头处的腓神经，引起足向外侧收缩为阳性；③陶瑟征，以血压计袖带包裹上臂，使血压维持在收缩压与舒张压之间，5 分钟之内出现手痉挛症状者为阳性。

（2）典型发作：①惊厥，患儿突然发作，表现为两眼上翻、面肌和四肢抽动、神志不清，时间可数秒至数分钟，时间过久者可出现发绀；发作停止后意识即可恢复，但精神萎靡，<u>醒后活泼如常，可数日 1 次至 1 日数次甚至数十次。一般不发热。多见于婴儿。</u>②手足抽搐，患儿表现为突然手足肌肉痉挛呈弓状，双手呈腕部屈曲状，手指伸直，拇指内收贴紧掌心，踝关节僵直，足趾向下弯曲，发作停止后活动自如。<u>多见于幼儿和年长儿。</u>③喉痉挛，患儿表现为喉部肌肉、声门突发痉挛，出现呼吸困难。严重者引发窒息、严重缺氧而死亡。<u>多见于 2 岁以下的小儿。</u>

3.辅助检查　<u>血钙 < **1.75 ~ 1.88mmol/L**（7.0 ~ 7.5mg/dl）或血清 Ca^{2+} < 1mmol/L（4mg/dl）</u>，血磷正常或偏高。

4.治疗要点　①紧急处理：立即吸氧，保持呼吸道通畅；用 10% 水合氯醛保留灌肠，或地西泮每次 0.1 ~ 0.3mg/kg 肌内注射或静脉注射，以控制惊厥与喉痉挛。②钙剂治疗：尽快给予 10% 葡萄糖酸钙 5 ~ 10ml，惊厥停止后改口服钙剂。③补充维生素 D。

5.护理措施

（1）控制惊厥及喉痉挛，防止窒息：遵医嘱立即给予镇静药、钙剂。静脉注射钙剂时需缓慢推注（10 分钟以上）或滴注，并监测心率；避免药液外渗，不可皮下注射或肌内注射，避免造成局部坏死。喉痉挛者立即吸氧，做好气管插管或气管切开的准备。将舌头拉出口外，患儿头偏一侧，清除口、鼻分泌物；吸氧，对已出牙的婴儿，应在上、下齿间放置牙垫，避免舌咬伤。

（2）户外活动：补充维生素 D。

（3）健康教育：指导家长合理喂养，教会家长惊厥、喉痉挛发作的处理方法。

第 5 单元　消化系统疾病患儿的护理

【复习指南】消化系统疾病患儿护理内容历年必考。小儿腹泻及液体疗法历年常考，应重点复习。口腔炎的病因、临床表现与护理措施，小儿腹泻和急性坏死性小肠结肠炎的病因

及发病机制、临床表现与护理措施，小儿液体疗法护理常用液体种类、成分及配制均应熟练掌握。小儿体液平衡特点应掌握。

一、小儿消化系统解剖生理特点

1. 口腔　足月新生儿出生时有较好吸吮吞咽功能，早产儿较差。婴幼儿口腔黏膜干燥、薄嫩，血管丰富，唾液腺发育不够完善，易损伤和发生局部感染；3个月以下小儿唾液中淀粉酶含量低下，不宜喂淀粉类食物。3～4个月唾液分泌增加，**5～6个月**时明显增多，而婴儿口底浅，不能吞咽所分泌的全部唾液，常出现生理性流涎。

2. 食管　新生儿食管长8～10cm，1岁时12cm，5岁时16cm，学龄儿童20～25cm，成年人25～30cm。婴儿食管呈漏斗状，黏膜纤弱、腺体缺乏、弹力组织及肌层尚不发达，食管下端贲门肌发育不成熟，控制能力较差，常发生胃食管反流，一般在小儿8～10个月消失。新生儿食管有3个狭窄部位，其中通过膈部的狭窄相对较窄。

3. 胃　婴儿胃呈水平位，**贲门和胃底部肌发育差**，幽门括约肌发育良好，易发生幽门痉挛而出现溢乳、呕吐。胃容量新生儿为30～60ml，1～3个月时90～150ml，1岁时250～300ml，5岁时700～850ml，成人2000ml。胃排空时间因食物种类不同而异，水为**1.5～2小时，母乳2～3小时，牛乳3～4小时**。早产儿胃排空慢，易发生胃潴留。

4. 肠　儿童肠管比成人长，一般为身长的5～7倍。黏膜血管丰富，小肠绒毛发育较好，有利于消化吸收。肠黏膜肌层发育差，肠系膜相对较长且活动度大，易患肠套叠及肠扭转。由于肠壁薄，通透性高，屏障功能弱，容易引起全身性感染和变态反应。

5. 肝　年龄越小，肝相对越大。婴幼儿肝在右肋缘下可触及，6～7岁不能触及。婴儿肝功能不成熟，解毒能力差，在感染、缺氧等情况下易发生肝大和变性。

6. 胰腺　出生时胰液分泌量少，3～4个月逐渐增多，6个月以内胰淀粉酶活性较低，1岁接近成人。婴儿胰脂肪酶和胰蛋白酶的活性均较低，因此对脂肪和蛋白质的消化和吸收较差，易发生消化不良，因此不宜过早喂淀粉类食物。

7. 肠道细菌　肠道菌群受食物的影响，母乳喂养儿肠内菌以**双歧杆菌为主**，人工喂养儿大肠埃希菌、嗜酸杆菌、双歧杆菌及肠球菌所占比例几乎相等。

8. 健康小儿粪便　①粪便排出时间：因年龄和喂养方式而不同，母乳喂养平均为13小时，人工喂养平均为15小时。②不同方式喂养的粪便特点：a. 母乳喂养儿粪便，呈黄色或金黄色、糊状、偶有细小乳凝块，或稀薄、绿色、不臭，每日排便2～4次。b. 人工喂养，呈淡黄色或灰黄色，较干稠，多成形，呈中性或碱性，量多，有臭味，每日1～2次。c. 混合喂养儿粪便，与人工喂养儿相似，但较软、黄，每日排便1次，添加谷类、蛋、肉及蔬菜等辅食后，粪便性状均接近成人。

二、口腔炎

口腔炎是指口腔黏膜的炎症。若病变仅局限于舌、齿龈、口角，也称舌炎、齿龈炎或口角炎。全年均可发病，多见于婴幼儿。

1. 病因　多由病毒、真菌、细菌引起。本病可单独发生，也可继发于全身性疾病如急性感染、腹泻、营养不良、久病体弱和维生素B、维生素C缺乏等。食具消毒不严、口腔卫生不良或各种疾病导致机体抵抗力下降均可导致口腔炎发生。目前细菌感染性口腔炎已较少见，但病毒及真菌感染引起的口腔炎仍较常见。

2. 临床表现

（1）鹅口疮：又称雪口病，为白念珠菌感染引起。多见于新生儿、营养不良、腹泻、长期应用广谱抗生素或激素的患儿，新生儿多由产道感染，或因哺乳时奶头不洁及使用污染的奶具感染。局部表现为口腔黏膜（颊黏膜最常见，其次是舌、齿龈及上腭）出现**白色或灰白色乳凝块样小点或小片状物**，可融合成片，不易拭去，周围无炎症，强行拭去局部黏膜潮红、粗糙，可有渗血，患处不痛，不流涎。重者可出现呕吐、吞咽困难、声音嘶哑或呼吸困难。

（2）溃疡性口腔炎：主要由链球菌、金黄色葡萄球菌、肺炎链球菌等引起，多见于婴幼儿，常发生于抵抗力下降时，如急性感染、长期腹泻等，口腔不洁有利于细菌繁殖而致病。口腔各部位均可发生，常见于舌、唇内及颊黏膜处，可蔓延到唇及咽喉部，初起时口腔黏膜充血、水肿，继而形成大小不等的糜烂面或浅溃疡，表面有纤维性炎性分泌物形成的灰白色或黄色假膜，边界清楚，易拭去，露出溢血的创面，但不久又被假膜覆盖。全身表现为患儿烦躁、拒食、流涎，常有发热，体温可达 39～40℃，局部淋巴结肿大，严重者可出现脱水和酸中毒。

（3）疱疹性口腔炎：由单纯疱疹病毒Ⅰ型感染引起，1～3 岁小儿多见，全年均可发病，无季节性，传染性强，可在集体托幼机构小流行。起病时发热，齿龈红肿，触之易出血，继而在口腔黏膜（牙龈、舌、唇、颊黏膜，有时累及上腭及咽部）早期呈单个或成簇的小水疱，直径约 2mm，周围有红晕，水疱很快破溃形成溃疡，溃疡面覆盖黄白色膜样渗出物。小溃疡可融合成不规则较大的溃疡。全身表现有拒食、流涎、烦躁、哭闹、发热（低热或高热 38～40℃）、颌下淋巴结肿大。病程 1～2 周，淋巴结肿大可持续 2～3 周。溃疡 10～14 天愈合。

3. 治疗要点　对症治疗，预防感染，清洗口腔及局部涂药。

4. 护理措施

（1）保持口腔清洁：鼓励多饮水，进食后漱口。鹅口疮患儿应在哺乳前用 **2% 碳酸氢钠**清洗口腔；疱疹性口腔炎和溃疡性口腔炎可用 3% 过氧化氢溶液清洗口腔。

（2）局部用药护理：遵医嘱局部涂药，鹅口疮局部涂用 10 万～20 万 U/ml 制霉菌素鱼肝油混合液。疱疹性口腔炎局部可涂碘苷（疱疹净），也可涂西瓜霜、锡类散、冰硼散等，疼痛严重者可在进食前，局部涂 2% 利多卡因。溃疡性口腔炎溃疡面涂 5% 金霉素鱼肝油、锡类散等。

（3）预防感染：护理人员为患儿护理口腔前后要洗手，食具专用，患儿使用过的食具应煮沸消毒或压力灭菌消毒。疱疹性口腔炎的传染性较强，应注意消毒隔离。

（4）饮食护理：给予高热量、高蛋白、富含维生素的温凉流质或半流质饮食。避免刺激性食物。

（5）健康教育：向家长介绍口腔炎的病因预防及护理知识。

三、小儿腹泻

小儿腹泻是由多病原、多因素引起的，以大便次数增多和大便性状改变为特征的消化道综合征，严重者可引起水、电解质和酸碱平衡紊乱。6 个月至 2 岁小儿多见。

1. 病因及发病机制

（1）易感因素：由于小儿消化系统发育不成熟、生长发育快、机体防御功能差、肠道菌群失调、人工喂养等，易患腹泻。

（2）感染因素：①肠道内感染：由细菌、真菌、病毒与寄生虫引起，尤以细菌、病毒多见。寒冷季节婴幼儿腹泻80%由病毒引起（**轮状病毒最常见**），细菌感染（不包括法定传染病）以**大肠埃希菌**多见。②肠道外感染：发热及病原体毒素作用使消化功能紊乱，或肠道外感染的病原体同时感染肠道，因此患肺炎、中耳炎、泌尿道感染时，易出现腹泻。

（3）非感染因素：主要由饮食因素（喂养不当、食物过敏因素等）或气候因素（气候骤冷、天气过热等）引起。

2. 临床表现　病程小于2周的腹泻为急性腹泻，病程在2周至2个月的腹泻为迁延性腹泻，病程超过2个月的腹泻为慢性腹泻。

（1）急性腹泻

①轻型腹泻：多为肠道外感染、饮食、气候等因素所致。症状轻，胃肠道症状为主，一般无脱水及全身中毒症状。表现为食欲缺乏，偶有溢奶或呕吐，便次增多（每日＜10次），但每次量不多，大便稀薄或带水，呈黄色或黄绿色，有酸味，可见白色或黄白色奶瓣和泡沫。

②重型腹泻

a.胃肠道症状：大便次数多，每日可达10余次到数十次，量多，呈蛋花汤或水样，可有少量黏液。可有呕吐、腹胀、食欲缺乏等。

b.全身中毒症状：发热（体温可达40℃）、烦躁不安或精神萎靡、嗜睡，进而意识模糊，甚至昏迷、休克等。

c.水、电解质和酸碱平衡紊乱表现。

脱水：表现为口渴、眼窝及前囟凹陷、泪液及尿量减少、皮肤黏膜干燥、皮肤弹性差、意识状态改变等。程度：根据精神状态、前囟及眼窝凹陷、皮肤黏膜、循环情况及尿量将脱水分为轻、中、重度（表5-7）。性质：由于水和电解质丢失比例不同，可造成等渗性、低渗性、高渗性脱水（表5-8）。

表5-7　脱水的分度

	轻度	中度	重度
失水占体重比例	＜5%（30～50ml/kg）	5%～10%（50～100ml/kg）	＞10%（100～120ml/kg）
精神状态	稍差	萎靡或烦躁	淡漠或昏迷
眼泪	有	少	无
眼窝及前囟	稍凹陷	明显凹陷	极凹陷
皮肤	稍干、弹性稍差	干、苍白、弹性差	干燥、有花纹、弹性极差
黏膜	稍干燥	干燥	极干燥
口渴	轻	明显	烦渴
尿量	稍少	明显减少	极少或无尿
四肢	温	稍凉	厥冷
周围循环衰竭	无	不明显	明显

表 5-8　不同性质脱水特点

	等渗性脱水	低渗性脱水	高渗性脱水
水、电解质丢失比例	呈比例丢失	电解质＞水	水＞电解质
血钠（mmol/L）	130～150	＜130	＞150
渗透压（mmol/L）	280～320	＜280	＞320
主要丧失液	细胞外液	细胞外液	细胞内液
临床表现	一般脱水表现	脱水＋循环衰竭	口渴、烦躁

代谢性酸中毒：主要是由于细胞外液中 H^+ 增加或 HCO_3^- 丢失所致。常见原因为呕吐、腹泻丢失大量碱性物质；摄入不足引起体内脂肪氧化增加，产生大量酮体；血容量减少，血液浓缩，组织缺氧，乳酸堆积；肾血流量不足，尿量减少，引起酸性代谢产物堆积体内。分为轻、中、重 3 种程度。轻度体征不明显；中度即可出现精神萎靡、嗜睡或烦躁不安，呼吸深长，口唇呈樱桃红色等；重度酸中毒表现进一步加重，出现恶心呕吐，呼气有酮味，心率加快，昏睡或昏迷。

低钾血症：血钾＜3.5mmol/L。常见原因为长期禁食或进食量小；碱中毒、经消化道和肾失钾（如呕吐、腹泻、长期应用排钾利尿药等）。表现为神经、肌肉兴奋性降低表现（如精神萎靡，反应低下，腱反射减弱或消失，全身无力，腹胀、肠鸣音减弱甚至肠麻痹），心脏损害（心率增快、心音低钝、心律失常等，心电图显示 ST 段下降，T 波低平，Q-T 间歇延长，U 波、室颤等）和肾损害表现（多尿、夜尿、口渴、多饮等）。

低钙血症和低镁血症：当脱水和酸中毒被纠正后，大多有钙缺乏，少数可有镁缺乏。低钙血症表现为手足抽搐或惊厥等。若经静脉缓注 10% 葡萄糖酸钙后症状仍不见好转时，应考虑有低镁血症。

（2）迁延腹泻和慢性腹泻：与营养不良和急性期治疗不彻底有关。表现为腹泻迁延不愈，病情反复，大便次数和性质不稳定，严重时可出现水、电解质紊乱，多脏器功能异常。

（3）生理性腹泻：6 个月以内的婴儿多见，外观虚胖，可有湿疹。表现为出生后不久即有腹泻，但除大便次数增多外，无其他症状，小儿食欲、精神状态好，不影响生长发育。当添加换乳期食物后，大便逐渐转为正常。

（4）常见类型肠炎的特点

①轮状病毒肠炎：呈自限性，好发于秋、冬季，以秋季流行为主，又称"秋季腹泻"。多见于 6 个月至 2 岁的婴幼儿。主要经粪 – 口传播，也可通过气溶胶形式经呼吸道感染。潜伏期 1～3 天，起病急，常有发热和上呼吸道感染症状，一般无明显中毒症状。病初可出现呕吐及大便次数多、量多、水分多，黄色水样或蛋花汤样便，带少量黏液。常并发脱水、酸中毒及电解质紊乱，可侵犯神经系统、心肌等多个脏器。

②大肠埃希菌肠炎：多发生在夏季，腹泻频繁。产毒性大肠埃希菌肠炎大便呈蛋花汤样或水样，混有黏液，全身中毒症状较明显，严重者伴有水、电解质紊乱和酸中毒。侵袭性大肠埃希菌肠炎起病急，高热可发生热性惊厥，腹泻频繁，大便呈黏液状，带脓血，有腥臭味，可发生严重的全身中毒甚至休克。出血性大肠埃希菌肠炎大便次数多，开始为黄色水样便，

后转为血水样便。

3. 辅助检查　①血常规：细菌感染时白细胞总数和中性粒细胞增多，过敏性腹泻及寄生虫感染可见嗜酸性粒细胞增多。②大便检查：肉眼检查大便的形状，大便镜检有无脂肪球、白细胞、红细胞等。中、重型腹泻患儿粪便镜检可见大量白细胞，可有不同数量的红细胞。粪便细菌培养可做病原学检查。③血生化检查：测血钠、血钾、血钙、碳酸氢盐等。

4. 治疗要点　调整饮食，预防和纠正脱水，合理用药（水样便一般不用抗生素；黏液便、脓血便时选用抗生素；肠道微生态疗法），控制感染，预防并发症的发生。

5. 护理措施

（1）调整饮食：应停止食用可能被污染的食物及可能引起消化不良和过敏的食物。观察记录大便次数、量及性状，收集粪便送检。母乳喂养者应继续母乳喂养，暂停辅食，减少哺乳次数，缩短每次喂乳时间，少量多次。人工喂养者可喂米汤、酸奶、脱脂奶等，待腹泻次数减少后给予流质或半流质饮食（如粥、面条等），少量多餐，逐步过渡到正常饮食。严重呕吐者，暂禁食4～6小时（不禁水），好转后继续喂食，由少到多，由稀到稠。病毒性肠炎多有双糖酶（尤其乳糖酶）缺乏，应暂停乳类喂养，不宜用蔗糖，改为酸奶、豆浆等。

（2）维持水、电解质及酸解平衡

①口服补液：**口服 ORS** 液适用于腹泻时预防脱水及纠正轻、中度脱水。累积损失量按轻度脱水50～80ml/kg、中度脱水80～100ml/kg 喂服，于8～12小时内将累计损失量补足；继续损失量根据排便次数和量而定。脱水纠正后，可用等量水稀释 ORS 液。有明显腹胀、心肾功能不全、休克者不宜服用 ORS 液。

②静脉补液：适用于中度以上脱水患儿。根据脱水程度和性质，结合患儿身体状况，决定补液量、种类和速度。

（3）皮肤护理：避免使用不透气的塑料布包裹，及时更换尿布，**每次便后用温水清洗臀部并擦干**，保持会阴部及肛周皮肤干燥。发生臀红时，酌情按臀红程度采用烤灯照射、理疗等方法。

（4）控制感染：病毒性肠炎不用抗生素，大肠埃希菌肠炎可选用抗革兰阴性菌抗生素。做好消毒隔离，分室居住，护理患儿前后洗手，以防交叉感染。注意气候变化，防止受凉或过热，加强体格锻炼，适当户外活动。

（5）用药护理：服用微生态制剂时，应与抗生素间隔至少2小时。肠黏膜保护剂应在两餐之间服用，不能和其他药物同服。

（6）健康指导：向家长介绍婴儿腹泻的病因和补液、饮食及预防等方面内容。

四、急性坏死性小肠结肠炎

急性坏死性小肠结肠炎是一种累及小肠和结肠的急性出血坏死性炎性疾病。多在出生后2周内发病，特别是**早产儿和低体重儿**，是婴幼儿最常见的急症之一。

1. 病因及发病机制　病因目前尚不完全清楚，可能与感染、缺氧、饮食因素有关。病变以**空肠**为主。

2. 临床表现　突发腹痛，短时间内逐渐加重，之后为持续腹痛伴阵发性加剧。初起时奶量减少，水样便，数日后可有血便，恶心、呕吐，呕吐物可呈血性，伴有发热。重者可无腹泻，表现为高度腹胀，可出现败血症和中毒性休克。

3. 辅助检查　腹部 X 线片显示早期轻到中度胃肠道积气，随病情进展可有肠管扩张伴有气液平面；肠壁增厚，内见积气影，呈小泡、串珠或条状透亮区；门静脉积气；腹腔积气或积液影，肠穿孔时可见膈下游离气体。

4. 治疗原则　腹痛和发热期应完全卧床休息，禁食 **1 ～ 2 周**。待腹胀消失和腹痛减轻，大便潜血转阴，临床一般情况明显好转，可逐渐恢复饮食。禁食期间应静脉补充营养，腹胀和呕吐严重者给予胃肠减压。必要时予以手术治疗。

5. 护理措施　①腹泻、呕吐、禁食、胃肠减压可致体液不足，应补液。②肠道坏死、感染可致腹痛、腹胀，应取侧卧位或半卧位，缓解疼痛。腹胀明显者可进行肛管排气，一般不使用镇痛药。

五、小儿液体疗法及护理

1. 小儿体液平衡的特点　体液包括细胞内液和细胞外液，后者由血浆及间质液组成。年龄越小，体液总量相对越多，主要是间质液比例高。足月新生儿体液占体重的 78%，婴儿体液占 70%，2 ～ 14 岁体液占 65%，成人体液占 55% ～ 60%。

2. 常用液体种类、成分及配制

（1）非电解质溶液：常用 5% 葡萄糖溶液和 10% 葡萄糖溶液。5% 葡萄糖溶液为等渗溶液，10% 葡萄糖溶液为高渗溶液。

（2）电解质溶液：①<u>生理盐水</u>（0.9% 氯化钠溶液）和复方氯化钠溶液（林格溶液）：均为等渗液。②碱性溶液：a. 碳酸氢钠，是纠正代谢性酸中毒<u>首选用药</u>，**1.4% 碳酸氢钠**溶液为等渗液，5% 碳酸氢钠溶液为高渗。b. 乳酸钠，1.87% 乳酸钠溶液为等渗液，11.2% 为高渗液（使用时需用葡萄糖溶液稀释 6 倍）。在肝功能不全、休克、缺氧、新生儿及乳酸潴留性酸中毒时不宜。③氯化钾溶液：用于纠正低钾血症，常用 10% 氯化钾溶液，静脉滴注时需稀释，不可静脉推注，以免发生心脏骤停。

（3）常用混合液组成：见表 5-9。

表 5-9　儿科常用混合溶液的组成

混合溶液	张力	加入溶液		
		0.9% 氯化钠	5% 或 10% 葡萄糖	1.4% 碳酸氢钠（1.87% 乳酸钠）
2∶1 含钠液	1	2	—	1
1∶1 含钠液	1/2	1	1	—
1∶2 含钠液	1/3	1	2	—
1∶4 含钠液	1/5	1	4	—
2∶3∶1 含钠液	1/2	2	3	1
4∶3∶2 含钠液	2/3	4	3	2

（4）口服补液盐：简称 ORS 液。2002 年世界卫生组织推荐的新配方与传统配方效果相同，但更为安全。新配方由 2.6g 氯化钠，2.9g 枸橼酸钠，1.5g 氯化钾，13.5g 葡萄糖，加水至 1000ml 配制而成。

3. **液体疗法** 补液时应确定补液的总量、性质和速度。遵循"先盐后糖、先浓后淡（是指电解质浓度）、先快后慢、见尿补钾、抽搐补钙"的原则。入院第 1 天补液总量包括**补充累积损失量、继续损失量**与**生理需要量**。

（1）累积损失量：是指发病至补液时所损失的水和电解质的量。

①补液量（定量）：根据脱水程度而定，轻度脱水 30～50ml/kg，中度为 50～100ml/kg，重度为 100～150ml/kg。

②补液种类（定性）：补液的种类根据脱水的性质而定。一般低渗性脱水补给 2/3 张含钠液；等渗性脱水补给 1/2 张含钠液；高渗脱水补给 1/5～1/3 张含钠液。如临床判断脱水性质有困难时，可先按等渗脱水处理。

③补液速度（定速）：由脱水的程度决定，原则上先快后慢。对伴有周围循环不良和休克的重度脱水患儿，应快速输入等张含钠液（2∶1 液），按 20ml/kg，于 30～60 分钟静脉快速输入，总量不超过 300ml。其余累计损失量按每小时 8～10ml/kg，于 8～12 小时内输完。

（2）继续损失量：是指补液开始后，因呕吐、腹泻、胃肠引流等继续丢失的液体量。应按实际损失量补充，即"丢多少、补多少"。补充继续损失量一般用 1/3～1/2 张含钠液。

（3）生理需要量：是指补充基础代谢所需的量，每日为 60～80ml/kg。尽量口服补充，口服有困难者，补给 1/5～1/4 张含钠液，补液速度同继续损失量。继续损失量与生理需要量在后 12～16 小时输入。滴速约每小时 5ml/kg。

综合以上 3 部分，第 1 天的补液：总量为轻度脱水 90～120ml/kg，中度脱水 120～150ml/kg，重度脱水 150～180ml/kg。第 2 天以后的补液：补充继续损失量＋生理需要量，于 12～24 小时内输完。

（4）低钾血症护理：若患儿出现乏力、腹胀、肠鸣音减弱、腱反射消失、心音低钝等，应考虑低钾血症，此时应补钾，原则为：①见尿补钾（静脉补钾的先决条件）；②浓度，静脉补钾时浓度不超过 0.3%；③速度，不宜过快，每日静脉补钾时间应在 8 小时以上，禁忌静脉推注，以免发生心搏骤停；④时间，一般静脉补钾要持续 4～6 天，尽量口服补充；⑤总量，氯化钾一般每日 3～4mmol/kg（220～300mg/kg），重者每日 4～6mmol/kg（300～450mg/kg）。

（5）低钙血症与低镁血症护理：如患儿出现手足抽搐或惊厥等，首先考虑低钙血症，遵医嘱静脉缓慢推注 10% 葡萄糖酸钙；若静脉推注 10% 葡萄糖酸钙后症状仍不见好转时，应考虑有低镁血症，遵医嘱应用 25% 硫酸镁。

第6单元　呼吸系统疾病患儿的护理

【复习指南】呼吸系统疾病患儿的护理历年必考。小儿肺炎合并心力衰竭历年常考，应重点复习。急性上呼吸道感染、急性感染性喉炎、急性支气管炎、小儿肺炎的病因、临床表现与护理措施应熟练掌握，治疗要点应掌握；小儿肺炎分类及治疗要点应掌握。

一、小儿呼吸系统解剖生理特点

1.解剖特点　呼吸系统以**环状软骨下缘**为界,分为上、下呼吸道。上呼吸道包括鼻、鼻窦、咽、咽鼓管、会厌与喉;下呼吸道包括气管、支气管、毛细支气管、呼吸性毛支气管、肺泡管与肺泡。

(1)上呼吸道:①鼻,鼻腔相对短,无鼻毛,后鼻道狭窄,黏膜柔嫩,血管丰富,感染后鼻黏膜易充血肿胀,使鼻腔更加狭窄,甚至堵塞,导致呼吸困难、吮乳困难。②鼻窦,婴儿因鼻窦发育尚未成熟,较少发生鼻窦炎。由于鼻腔黏膜与鼻窦黏膜相延续,鼻窦口相对较大,因此急性鼻炎时易发生鼻窦炎,其中以上颌窦炎和筛窦炎多见。③鼻泪管和咽鼓管,鼻泪管短,开口接近内眦,瓣膜发育不全,因此鼻腔感染时易侵入结膜发生炎症。咽鼓管短、宽、直,呈水平位,故鼻咽炎易致中耳炎。④咽部,狭窄且垂直。腭扁桃体 1 岁末逐渐增大,4～10 岁时发育达高峰,10～15 岁时逐渐退化,因此扁桃体炎**年长儿**多见。咽扁桃体(腺样体)出生后 6 个月已发育,腺样体肿大易发生阻塞性睡眠呼吸暂停综合征。⑤喉部,呈漏斗形,喉腔狭窄,黏膜柔嫩,富有血管和淋巴组织,故炎症时易发生充血水肿,引起喉梗阻而致**窒息、痉挛,**声音嘶哑及吸气性呼吸困难。

(2)下呼吸道:①气管和支气管,管腔相对狭窄,黏膜血管丰富,但软骨柔软,缺乏弹性组织,支撑作用小,黏液腺分泌不足,纤毛运动差,清除能力弱,易发生感染且易导致呼吸道阻塞。小儿右侧支气管短粗且垂直,因此异物易进入右侧支气管。②肺,小儿肺泡数量少且面积小,弹性组织发育差,血管丰富,间质发育旺盛,使肺含量相对多而含气量少,易发生肺部感染,并易引起间质性肺炎、肺气肿及肺不张等。

(3)胸廓和纵隔:婴幼儿胸廓上下径较短,前后径较长,呈**圆桶状**,肋骨呈水平位,膈肌位置较高。呼吸肌发育差,不能充分进行气体交换,容易出现呼吸困难。小儿纵隔体积较大,肺的扩张易受到限制。纵隔周围组织松软且有弹性,在气胸和胸腔积液时易导致纵隔移位。

2.生理特点

(1)呼吸频率和节律:儿童年龄越小,呼吸频率越快(表 5-10)。婴儿由于呼吸中枢发育不成熟和呼吸调节功能不完善,易出现**呼吸节律不齐,甚至呼吸暂停**,尤以早产儿最多见。

表 5-10　不同年龄小儿呼吸频率

年龄	呼吸频率(次 / 分)
新生儿	40～44
1 个月至 1 岁	30
1～3 岁	24
4～7 岁	22
8～12 岁	20

(2)呼吸类型:婴幼儿呼吸肌发育不成熟,胸廓活动范围小,呈腹膈式呼吸;随着年龄的增长,转变为胸腹式呼吸;7 岁以后逐渐接近成人。

(3)呼吸功能:儿童肺活量、肺容量、潮气量均较成年人小,而呼吸道阻力较成人大,各项呼吸功能储备能力均较差，当患呼吸道疾病时易发生呼吸功能不全。

3. 免疫特点　小儿呼吸道的非特异性及特异性免疫功能均较差。婴幼儿**分泌型 IgA** 含量低，故易患呼吸道感染。

二、急性上呼吸道感染

急性上呼吸道感染简称上感，俗称"感冒"，是小儿最常见的疾病。本病一年四季均可发生，以冬、春季节及气候骤变时多见。该病主要侵犯鼻、鼻咽和咽部，根据感染部位的不同可诊断为急性鼻炎、急性咽炎、急性扁桃体炎等。

1. 病因　病原体包括病毒、细菌、支原体等，90% 以上是**病毒**所致，主要有鼻病毒、合胞病毒、流感病毒、副流感病毒、腺病毒、冠状病毒等。可继发细菌感染，最常见为**溶血性链球菌**，其次为肺炎链球菌、流感嗜血杆菌。

2. 临床表现　症状轻重不一，与年龄、病原体及机体抵抗力不同有关。

（1）一般类型上感：①局部症状，主要是鼻塞、流涕、打喷嚏、咽痛、干咳等鼻咽部症状，病程 3～4 天。新生儿和小婴儿可因鼻塞而出现张口呼吸或拒乳。②全身症状，畏寒、发热、烦躁不安、头痛、乏力等，可伴有呕吐、腹泻等消化道症状。婴幼儿起病急，症状重，以全身症状为主，多有高热，可伴有呕吐、腹泻、烦躁不安，甚至高热惊厥。年长儿症状轻，以局部症状为主，无全身症状或症状轻微。③体征，咽部充血、扁桃体红肿、颌下淋巴结增大、触痛。

（2）两种特殊类型上感：①疱疹性咽峡炎，病原体为**柯萨奇 A 病毒**，夏、秋季节多见。起病急骤，可有高热、咽痛、流涎、呕吐、厌食等。体检可见咽部充血，咽腭弓、软腭、腭垂等处黏膜上有 2～4mm 灰白色的疱疹，周围有红晕，疱疹破溃后形成小溃疡。1 周左右痊愈。②咽 - 结合膜热：病原体为**腺病毒**，春、夏季多见，散在或小流行。以发热、咽炎、结膜炎为特征，表现为发热、咽痛、眼痛，可伴有胃肠道症状。体检可见咽充血及白色点块状分泌物，易剥离；一侧或双侧滤泡性眼结膜炎，球结膜充血，颈部及耳后淋巴结肿大，病程 1～2 周。

（3）并发症：病变向邻近组织蔓延可发生鼻窦炎、中耳炎、喉炎、咽后壁脓肿、颈淋巴结炎等，向下蔓延引起**支气管炎、支气管肺炎**等，其中肺炎是婴幼儿时期最严重的并发症。年长儿感染 A 组乙型溶血性链球菌可引起**急性肾炎、风湿热**等。

3. 治疗要点　呈自限性，无须特殊治疗。主要为积极**抗感染**和**对症处理**。注意休息，多饮水，做好呼吸道隔离，预防并发症。抗病毒药物常选用利巴韦林；继发细菌感染或发生并发症者应用抗生素或其他抗菌药物。

4. 护理措施

（1）起居护理：卧床休息，鼓励患儿多饮水，保持室内温湿度适宜，空气清新。

（2）发热护理：**体温＞ 38.5℃**时给予物理降温或药物降温，密切监测体温变化，预防高热惊厥。有虚脱者注意保暖，出汗后及时更换被汗液浸湿的衣被。

（3）饮食护理：给予高蛋白质、高热量、高维生素的流质或半流质饮食。

（4）对症护理：鼻塞严重妨碍吸吮时，可在喂乳前 15 分钟用 **0.5% 麻黄碱**滴鼻，勿用力擤鼻，以防中耳炎发生。咽部不适时可给予润喉含片或雾化吸入。

（5）病情观察：密切监测病情，注意咳嗽性质，皮肤及黏膜变化，神经系统症状，如有异常，立即报告医生。

（6）健康教育：向家长介绍预防上感的知识，合理喂养，积极锻炼身体，在上感流行季节少去人多密集的公共场所，注意保暖，防止受凉。

三、急性感染性喉炎

急性感染性喉炎是指喉部黏膜的急性炎症。临床特征为犬吠样咳嗽、声音嘶哑、喉鸣、吸气性呼吸困难。冬春季节好发，婴幼儿多见。

1. 病因　多由**病毒**或**细菌**感染引起，可在麻疹、水痘或其他急性传染病的病程中发生。由于小儿喉部解剖特点，炎症时易充血、水肿，发生喉梗阻。

2. 临床表现　急性起病，症状重，可有发热、声音嘶哑、犬吠样咳嗽、吸气性喘鸣和三凹征。重者可出现发绀、烦躁不安、心率加快等缺氧症状。白天症状较轻，夜间入睡后加重。体检可见咽部充血，间接喉镜检查可见喉部及声带充血、水肿。根据呼吸困难的轻重，将喉梗阻分为 **4 度**。具体分度及表现见表 5-11。

表 5-11　喉梗阻的分度及表现

分度	表现
Ⅰ度	活动时出现吸气性呼吸困难
Ⅱ度	安静时即有吸气性呼吸困难
Ⅲ度	Ⅱ度 + 烦躁不安
Ⅳ度	Ⅲ度 + 明显缺氧征象（手足乱动、出冷汗、面色苍白、发绀等）

3. 治疗要点　保持呼吸道通畅（吸氧、雾化吸入、消除喉部黏膜水肿），控制感染（应用抗生素），肾上腺皮质激素治疗（口服泼尼松），对症治疗（镇静、降温）和气管切开（有严重缺氧征象或有Ⅲ度喉梗阻者）。

4. 护理措施

（1）保持呼吸道通畅：保持室内空气新鲜，定时通风，温湿度适宜。置患儿舒适体位，保持安静，避免各种刺激。及时吸氧，超声雾化吸入，以迅速消除**喉头水肿**。

（2）用药护理：遵医嘱给予抗生素、激素及镇静药治疗。若患儿过于烦躁不安，遵医嘱给予异丙嗪。避免使用**氯丙嗪**，以免使喉头肌松弛，加重呼吸困难。

（3）降温：密切观察体温变化，体温超过 **38.5℃** 给予物理降温。

（4）饮食护理：给予流质或半流质饮食，补充水分，避免呛咳。

（5）健康教育：介绍小儿喉炎发作时的应对措施，积极预防上呼吸道感染和各种传染病。

四、急性支气管炎

急性支气管炎是指由于各种病原体引起的支气管黏膜的急性感染。因气管常同时受累，故又称为急性气管支气管炎。常继发于上呼吸道感染之后，或为一些急性传染病的一种临床表现，**婴幼儿多见**。

1. 病因及发病机制　由各种病毒（最常见）、细菌或混合感染引起。本病的危险因素为特异性体质、免疫功能失调、营养不良、佝偻病等。

2. 临床表现 ①症状：起病可急可缓，大多先有上呼吸道感染症状，之后以咳嗽为主要表现。初为刺激性干咳，1～2天后有痰液咳出。年长儿主诉胸痛，偶有气短，多无全身症状。婴幼儿全身症状较明显，常有发热，多在38.5℃，可伴有呕吐、腹泻等症状，多无气促、发绀。②体征：咽充血，双肺呼吸音粗，或有不固定的散在干、湿啰音。

3. 辅助检查 ①<u>血常规</u>：白细胞正常或偏低；合并细菌感染者白细胞总数及中性粒细胞数可增高。②胸部 X 线检查：无异常改变或有<u>肺纹理增强，肺门阴影加深</u>。

4. 治疗要点 主要是一般治疗（变换体位、多饮水），对症治疗（止咳、祛痰、平喘）和控制感染（细菌感染者应用<u>抗生素</u>）。一般不用<u>镇咳</u>药或镇静药。喘息严重者可加用肾上腺皮质激素，如泼尼松。

5. 护理措施 ①休息与活动：保持室内空气清新，温湿度适宜，保证充足的睡眠和休息，减少活动。②降温：同上感。③保持呼吸道通畅：鼓励患儿多饮水，清除呼吸道分泌物，有效咳嗽，<u>卧位时头稍抬高，注意经常变换体位</u>。痰较多时，可<u>雾化吸入</u>，若影响呼吸时，<u>给予吸氧</u>。④饮食护理：给予营养丰富、易消化食物，少量多餐。⑤病情观察：注意呼吸变化，如有异常，立即报告医生。⑥用药护理：观察药物疗效和不良反应，喘息严重者可加用肾上腺皮质激素，如泼尼松；口服止咳糖浆后不要立即饮水。⑦健康教育。

五、小儿肺炎

肺炎是由不同病原体或其他因素（如吸入羊水、过敏）所引起的肺部炎症。以发热、咳嗽、气促、呼吸困难及肺部固定湿啰音为临床特征。重者可出现循环、神经、消化系统表现。肺炎是婴幼儿时期的常见病，是我国住院小儿死亡的第一位原因，被卫健委列为小儿四大防治疾病之一。一年四季均可发病，以冬、春季节多见。

1. 分类 按病程分类，分为急性肺炎（病程＜1个月）、迁延性肺炎（病程1～3个月）、慢性肺炎（病程＞3个月）。其他分类参见第2部分内科护理学第2单元"七、（一）分类及特点"内容。儿童以<u>支气管肺炎</u>最常见。

2. 病因及发病机制

（1）病因：常见的病原体为细菌（肺炎链球菌多见）、病毒（呼吸道合胞病毒多见）。发达国家以病毒为主，而发展中国家以细菌为主。近年来肺炎支原体、衣原体和流感嗜血杆菌肺炎日渐增多。空气污染、阳光不足、气温变化可诱发本病发生。营养不良、维生素 D 缺乏性佝偻病、先天性心脏病等患儿病情严重，易迁延不愈。

（2）发病机制：主要是病原体进入肺部引起支气管黏膜、肺泡壁充血水肿，影响通气和换气，导致缺氧和二氧化碳潴留，从而影响循环、神经、呼吸、消化系统功能，导致心力衰竭、中毒性脑病、中毒性肠麻痹、混合性酸中毒、电解质紊乱，严重者可发生弥散性血管内凝血。

3. 临床表现

（1）轻症肺炎

①症状：a. 发热。热型不一，多为不规则热，新生儿和重度营养不良儿可不发热，甚至体温降低。b. 咳嗽。早期为<u>刺激性干咳</u>，以后有痰，极期咳嗽反而减轻，新生儿、早产儿可仅表现为口吐白沫。c. 气促。呼吸频率增快，40～80次/分，可见鼻翼扇动和吸气性凹陷；口唇发绀；多在发热、咳嗽后出现。d. 全身症状，精神不振、食欲缺乏、烦躁不安、呕吐或

腹泻。

②体征：肺部可听到**较固定的中、细湿啰音**，以背部两侧下方、脊柱两旁较多，吸气末更为明显，新生儿、小婴儿不易闻及湿啰音。

（2）重症肺炎：除全身中毒症状和呼吸系统症状加重外，常有循环、神经、消化系统等功能障碍。①循环系统：轻度缺氧可致心率增快；重症肺炎可合并心肌炎、心力衰竭（多见）。心力衰竭的表现：呼吸困难加重，呼吸突然加快超过 60 次 / 分；心率增快，婴儿 >180 次 / 分，幼儿 >160 次 / 分；心音低钝，奔马律；极度烦躁不安，面色苍白或发灰，指（趾）甲微血管充盈时间延长；肝迅速增大；尿少或无尿。②神经系统：出现烦躁、嗜睡、反复惊厥或持续昏迷、呼吸不规则等中毒性脑病的症状。③消化系统：轻度表现为食欲缺乏、腹胀、呕吐或腹泻。重者可发生中毒性肠麻痹，表现明显腹胀、呼吸困难加重、肠鸣音消失等。有上消化道出血时可呕吐咖啡渣样物、粪便潜血试验阳性或柏油样便。④弥散性血管内凝血：表现为血压下降、四肢凉，皮肤、黏膜及消化道出血。

（3）并发症：脓胸、脓气胸、肺大疱。

（4）几种不同病原体所致肺炎的特点

①呼吸道合胞病毒肺炎：最常见病毒性肺炎，多见于婴幼儿，冬春季节好发。轻者发热和呼吸困难不严重，重者呼吸困难明显，喘憋、发绀、鼻翼扇动、三凹征及发热。肺部听诊以**喘鸣**为主，有中、细湿啰音。肺部 X 线表现为两肺可见小点片状、斑片状阴影。

②腺病毒肺炎：6 个月至 2 岁婴幼儿多见。临床主要特点为起病急，高热持续时间长，中毒症状重。多呈稽留热，精神萎靡、嗜睡。咳嗽频繁，阵发性喘憋、呼吸困难、发绀等；肺部体征出现较晚，在发热 3 ～ 7 天后开始出现肺部湿啰音，以后因肺部病变融合而出现肺实变体征；X 线显示大小不等的片状阴影或融合成大病灶。

③金黄色葡萄球菌肺炎：多见于新生儿及婴幼儿，冬春季节好发。临床起病急、病情重、进展快，中毒症状明显。多呈弛张热，婴幼儿可呈稽留热。患儿烦躁不安，呻吟，面色苍白，咳嗽，呼吸困难，可伴有呕吐、腹胀，皮肤可见猩红热样皮疹或荨麻疹样皮疹，严重者出现惊厥甚至休克。肺部体征出现较早，双肺可闻及中、细湿啰音，易并发脓胸、脓气胸。

④肺炎支原体肺炎：本病全年均可发生，各年龄段的儿童均可发病。临床特点是症状与体征不成比例。起病缓慢，刺激性干咳为突出症状，病初有全身不适、乏力、头痛等症状，2 ～ 3 天后出现发热，热型不一，常伴有咽痛和肌肉酸痛，部分患儿有胸痛、食欲缺乏、恶心、呕吐、腹泻等症状。肺部体征不明显，少数可听到干、湿啰音。

4. 辅助检查　①外周血检查：病毒性肺炎白细胞正常或降低；细菌性肺炎白细胞总数和中性粒细胞增高，C 反应蛋白浓度升高。②胸部 X 线检查：早期可见肺纹理增粗，以后出现大小不等的斑片状阴影，可伴有肺气肿或肺不张改变。③病原学检查：鼻咽分泌物可做病毒分离，细菌培养可确定病原体；50% ～ 70% 的支原体肺炎患儿血清冷凝集试验可呈阳性。

5. 治疗要点　①**控制感染**：根据不同病原体选用敏感抗生素，早期、联合、足量、足疗程给药，重症患儿宜静脉、联合给药；抗生素一般用至体温正常后**5 ～ 7 天**，临床症状消失后 3 天。支原体肺炎首选大环内酯类抗生素（红霉素、阿奇霉素），至少用药 2 ～ 3 周；金黄色葡萄球菌肺炎，选用青霉素类抗生素，体温正常后继续用药 2 周，总疗程 6 周。②**对症治疗**：吸氧、平喘、化痰、解热等。③**防治并发症**：中毒症状明显或严重喘憋、脑水肿、感染性休克、呼吸衰竭者，可短期应用糖皮质激素治疗。防治重症肺炎（心力衰竭、中毒性肠麻痹、中毒性脑病等），积极治疗脓胸、脓气胸等并发症。④其他：纠正电解质紊乱、输注人免疫球蛋白、保护性隔离等。

6. 护理措施

（1）休息与活动：保持室内空气清新，温湿度适宜。置患儿于半卧位或抬高床头，尽量避免患儿哭闹，护理操作集中进行，减少刺激。

（2）氧疗护理：一般采用鼻导管给氧，氧流量为 0.5～1L/min，缺氧明显者用面罩或头罩给氧，氧流量 2～4L/min。若出现呼吸衰竭，则使用人工呼吸器。新生儿（尤其是早产儿）不宜高浓度给氧，避免引起肺发育不良或视网膜损伤。

（3）保持呼吸道通畅：经常变换体位，协助患儿翻身、叩背，方法为五指并拢、稍向内合成空心状，遵循由下向上、由外向内的顺序叩背，利于分泌物排出。也可采用体位引流、超声雾化吸入，必要时吸痰，吸痰后听诊肺部，观察吸痰效果。

（4）用药护理：按医嘱给予抗感染药物、祛痰药等，观察药物的疗效和不良反应。

（5）降温：密切监测体温变化，参照上感。

（6）饮食护理：给予营养丰富易消化食物，少量多餐，鼓励患儿多饮水。

（7）病情观察：重点观察患儿的神志、面色、心率、呼吸的变化，及时发现合并症。①预防心力衰竭：注意休息，半卧位，尽量减少刺激，必要时按医嘱给予镇静药；控制滴速（滴速＜每小时 5ml/kg），若发生心力衰竭，应及时通知医生。②预防中毒性脑病：若患儿出现烦躁或嗜睡、惊厥、昏迷、呼吸不规则等症状，应考虑脑水肿或中毒性脑病。③若在肺炎治疗过程中，中毒症状与呼吸困难加重，体温不退或退而又升，考虑脓胸、脓气胸等并发症。

（8）健康教育：指导家长或患儿肺炎的防治要点。出院后指导患儿应增强体质，定期检查，预防接种。

第7单元　循环系统疾病患儿的护理

【复习指南】循环系统疾病患儿护理历年必考，法洛四联症历年常考，应重点复习。先天性心脏病的临床表现和护理措施应熟练掌握，分类、发病机制和治疗要点及小儿循环系统解剖生理特点应掌握。

一、小儿循环系统解剖生理特点

1. 心脏

（1）心脏的胚胎发育：胚胎第 2 周开始形成原始心脏，心脏在胚胎第 4 周开始有循环作用，第 8 周房室中隔完全形成，即成为具有四腔的心脏。所以心脏发育的关键时期是胚胎 2～8 周，在此期间如受到某些物理、化学或生物因素的影响，则易引起心血管发育畸形。

（2）心脏大小和位置：新生儿心脏比成人大，青春期后达成人水平。新生儿和小于 2 岁小儿的心脏多呈横位，以后逐渐转为斜位，心尖搏动位于左侧第 4 肋间、锁骨中线外侧，心尖部分主要为右心室。3～7 岁时心尖搏动位于左侧第 5 肋间、锁骨中线处，左心室形成心尖部。7 岁以后心尖位置逐渐移动到锁骨中线内 0.5～1cm。

2. 心率　由于小儿新陈代谢旺盛和交感神经兴奋性高，故心率加快。小儿心率随着年龄增长而逐渐减慢（不同年龄小儿心率见表 5-12）。进食、活动、哭闹和发热等可影响心率，一般体温每升高 1℃，心率增加 **10 ～ 15 次 / 分**。因此应在小儿安静或睡眠时测心率和脉搏。

表 5-12　不同年龄小儿心率

年龄	心率（次 / 分）
新生儿	120 ～ 140
1 岁以内	110 ～ 130
2 ～ 3 岁	100 ～ 120
4 ～ 7 岁	80 ～ 100
8 ～ 14 岁	70 ～ 90

3. 血压　小儿血压偏低，系因心排血量较少，动脉壁的弹性较好且血管口径相对较大所致。随着年龄的增长，血压逐渐升高。新生儿收缩压平均 60 ～ 70mmHg；1 岁时 70 ～ 80mmHg，2 岁以后收缩压可按公式计算：收缩压（mmHg）= 年龄 ×2+80。舒张压为收缩压的 2/3。高血压为收缩压高于此标准 20mmHg，低血压为收缩压低于此标准 20mmHg。一般情况下，下肢血压比上肢高 20mmHg。测血压时，袖带宽度为上臂长度的 **2/3** 为宜。

二、先天性心脏病

1. 概述　分类：根据左右心腔或大血管之间有无**分流**和**青紫**分为 3 类。

（1）左向右分流型（潜伏青紫型）：常见的有**房间隔缺损、室间隔缺损**或**动脉导管未闭**。正常情况下，由于体循环的压力高于肺循环压力，故平时血液从左向右分流不出现青紫。当屏气、剧烈哭闹等情况下致肺动脉或右心室压力增高并超过左心室时，血液自右向左分流，可出现暂时性青紫。

（2）右向左分流型（青紫型）：最严重的一组先天性心脏病。常见的有**法洛四联症**和**大动脉错位**等。由于畸形造成右心压力增高并超过左心时，血液从右向左分流，或因大动脉起源异常，使大量静脉血流入体循环，引起全身持续性青紫。

（3）无分流型（无青紫型）：常见的有**主动脉狭窄**和**肺动脉狭窄**。无分流型是在心脏左、右两侧或动、静脉之间无异常分流或通路，故无青紫现象。

2. 常见先天性心脏病（室间隔缺损、房间隔缺损、动脉导管未闭、法洛四联症）

（1）病因及发病机制：病因尚不明确，主要由遗传、环境因素、母体因素共同作用所致。①遗传因素：主要是染色体异常、基因突变或先天性代谢紊乱引起。②环境与母体因素：主要是妊娠早期**宫内感染**，如风疹、流行性感冒、流行性腮腺炎等。孕妇接触大剂量放射线，服药（抗肿瘤药、甲苯磺丁脲），代谢紊乱性病（糖尿病、高钙血症），不良生活方式（妊娠早期酗酒、吸毒）等也引起本病的发生。

（2）临床表现

①左向右分流型

a. 室间隔缺损（最常见）：是室间隔发育不全导致左右心室间的异常通道。临床表现决定于**缺损**的大小和心室间压差。

症状：小型缺损可无明显症状，活动不受限，生长发育不受影响；中、大型缺损时体循环血容量减少，出现喂养困难，消瘦，气短，面色苍白，多汗，声音嘶哑（肺动脉的扩张压迫喉返神经），生长发育落后，易反复肺部感染和充血性心力衰竭。肺动脉持续增高可出现活动能力下降、青紫，病逐渐加重。

体征：胸骨左缘第 3～4 肋间闻及Ⅲ～Ⅴ级粗糙响亮的全收缩期杂音，肺动脉第二心音增强。

并发症：室间隔缺损易并发支气管肺炎、肺水肿、感染性心内膜炎和充血性心力衰竭等。

b. 房间隔缺损

症状：大型缺损时与室间隔缺损相似。

体征：胸骨左缘第 2、3 肋间闻及Ⅱ～Ⅲ级收缩期喷射性杂音（肺动脉瓣相对狭窄），肺动脉第二心音亢进且伴固定分裂（肺动脉瓣延迟关闭）。分流量大时，胸骨左缘下方可闻及舒张期隆隆样杂音（三尖瓣相对狭窄）。晚期也可出现发绀，即艾森门格综合征。

并发症：有支气管肺炎（**最常见**）、充血性心力衰竭、肺水肿和感染性心内膜炎。

c. **动脉导管未闭**。动脉导管生后约 15 小时发生功能关闭，80% 出生后 3 个月发生解剖性关闭。若持续开放，并产生病理、生理改变，即为动脉导管未闭。临床表现取决于动脉导管的粗细。导管细者可无症状，导管粗者症状与室间隔缺损相似。体征：胸骨左缘第 2 肋间可闻及粗糙响亮的连续性机器样杂音，肺动脉第二心音增强；脉压多大于 40mmHg；可有水冲脉、毛细血管搏动和股动脉枪击音等周围血管征阳性。伴有显著肺动脉高压时患儿呈差异性青紫，下半身青紫明显，左上肢轻度青紫，而右上肢正常。常见并发症有肺部感染、充血性心力衰竭、感染性心内膜炎。

②右向左分流型：1 岁以后最常见的青紫型先心病为法洛四联症，包括肺动脉狭窄、室间隔缺损、主动脉骑跨、右心室肥厚。其中肺动脉狭窄决定临床症状的严重程度。

症状：a. 青紫是最突出的表现。b. 缺氧发作，多发生在 2 岁以内，诱因为吃奶、哭闹或大便等。患儿表现为呼吸困难、烦躁、青紫加重，严重者突然晕厥、抽搐。其原因是在肺动脉漏斗部狭窄的基础上，突然发生该处肌部痉挛，引起一过性肺动脉梗阻，使脑缺氧加重。c. 蹲踞：年长儿每于行走、游戏时下蹲片刻，是一种保护性姿势，蹲踞时下肢屈曲受压，体循环阻力增加，可使肺血流量增加，同时下肢屈曲，使静脉回心血量减少，减轻了右心室负荷，使右向左分流减少，从而缺氧症状暂时得以缓解；婴儿常**喜胸膝卧位**。d. 杵状指（趾）。

体征：患儿发育落后，心前区**隆起**，胸骨左缘第 2～4 肋间闻及Ⅱ～Ⅲ级喷射性收缩期杂音，肺动脉第二心音减弱或消失。常见并发症有脑血栓形成、脑脓肿、亚急性细菌性心内膜炎。

（3）辅助检查

①血常规：周围血红细胞增多，血红蛋白和血细胞比容升高。

②心电图：可提示心房、心室增大或肥厚，电轴右偏，房室传导阻滞等，有助于先心病诊断。

③胸部 X 线检查：a. 左向右分流型，共同点为心影增大，肺动脉段突出，肺门血管影突出，肺野充血，肺门"舞蹈症"。b. 不同点，室间隔缺损，小型无改变，中、大型缺损以左心室增大为主，左心房可增大，晚期右心室增大。房间隔缺损以右心房、右心室增大为主。动脉导管未闭导管细者无异常，导管粗者左心室和左心房增大，有肺动脉高压者右心室也增大。c. 右向左分流型，法洛四联症典型者心影呈"靴形"（心尖圆钝上翘，肺动脉段凹陷，肺门

血管影缩小，肺纹理减少，透亮度增加）。

④超声心动图。

⑤导管检查、心血管造影。

（4）治疗要点

①内科治疗：预防感染，防治并发症，对分流少的房间隔缺损和动脉导管未闭患儿，可采用心导管介入疗法。

②手术治疗：中、大型缺损需采取手术治疗。动脉导管未闭采用手术结扎或切断缝扎导管，手术年龄适宜在 1～6 岁。法洛四联症多以根治手术治疗为主，手术年龄一般在 2～3 岁以上。若肺血管发育差可做姑息分流手术，年长后一般状况改善后再做根治手术。

3.护理措施

（1）休息与活动：保证睡眠、休息，集中护理，避免情绪激动和大哭大闹。休息是恢复心脏功能的重要条件。根据病情，安排适当的活动量，减轻心脏负担。病情严重的患儿应卧床休息。

（2）饮食护理：注意营养搭配，供给充足能量、蛋白质和维生素，防止便秘，喂养困难者耐心喂养，少量多餐，避免呛咳和呼吸困难。

（3）预防感染：注意体温变化，避免受凉引起上呼吸道感染。注意保护性隔离，以免交叉感染。做小手术时，如拔牙、扁桃体摘除术应给予抗生素预防感染。

（4）病情观察：①法洛四联症患儿，血液黏稠度高，易发生血栓，要注意供给充足液体；缺氧发作时，立即置于膝胸卧位，吸氧，配合医生使用普萘洛尔或吗啡抢救治疗。②观察有无心力衰竭的表现，一旦出现置患儿半卧位、吸氧，及时报告医生，配合抢救。

（5）心理护理：给予患儿和家长必要的解释和安慰，消除患儿的紧张焦虑情绪。

（6）健康教育：指导家长掌握先天性心脏病的日常护理方法，建立合理的生活制度和活动量；供给充足的营养，增强抵抗力；合理用药，预防感染和其他并发症。定期复查，使患儿能安全到达手术年龄。

第 8 单元　血液系统疾病患儿的护理

【复习指南】血液系统疾病患儿护理历年必考。营养性缺铁性贫血历年常考，应重点复习。营养性缺铁性贫血、营养性巨幼红细胞性贫血、原发性血小板减少性紫癜的病因及发病机制、临床表现和护理措施应熟练掌握；辅助检查、治疗要点及小儿贫血分类、诊断标准应掌握。

一、小儿造血和血液特点

1.小儿造血特点　分胚胎期造血和出生后造血。

（1）胚胎期造血：①中胚叶造血期，主要造血部位是卵黄囊。约从胚胎第 3 周开始，在卵黄囊上形成许多血岛，含有原始红细胞，第 6～8 周退化，第 12～15 周消失。②肝脾造血期，肝为胎儿中期主要造红细胞的器官。肝造血从胚胎第 6～8 周开始，第 4～5 个月达高峰，6 个月后逐渐退化，约出生停止。胚胎第 8 周脾开始造血，且胸腺开始生成淋巴细胞，胚胎第 11 周淋巴结开始生成淋巴细胞。③骨髓造血期，骨髓为胎儿晚期的主要造血器官。胚胎第 6 周出现骨髓，但至胎儿 4 个月开始造血，直至出生后 2～5 周后成为唯一的造血器官。

（2）出生后造血：①骨髓造血，骨髓是出生后主要的造血器官，是胚胎造血的继续，生成各种血细胞。婴幼儿期骨髓均为红骨髓，全部参与造血，5～7岁开始，红骨髓逐渐被黄骨髓替代，成年后骨髓仅限于短骨、不规则骨和长骨近端。②骨髓外造血，婴幼儿时期，造血代偿能力低，当发生各种感染或贫血等造血增加时，肝、脾和淋巴结可恢复到胎儿期的造血状态，出现肝、脾、淋巴结肿大，外周血液中出现有核红细胞和（或）幼稚中性粒细胞。这是小儿造血器官的一种特殊反应。

2.小儿血液特点

（1）红细胞数和血红蛋白量：由于胎儿期组织处于缺氧状态，故红细胞数和血红蛋白量较高。出生时红细胞数为$(5.0～7.0)×10^{12}/L$，血红蛋白$150～220g/L$。出生后随着自主呼吸建立，血氧含量增加，红细胞生成素减少，骨髓造血功能暂时下降；红细胞破坏增加；生长发育迅速，循环血量增加等，诸上因素造成红细胞数和血红蛋白量逐渐下降，至2～3个月时红细胞数降至$3.0×10^{12}/L$，血红蛋白量降至$100g/L$左右，出现轻度贫血，称为"**生理性贫血**"。此过程呈自限性，3个月以后，红细胞数和血红蛋白量缓慢增加。约至12岁达成人水平。

（2）白细胞数与分类：出生时白细胞为$(15～20)×10^9/L$，出生后6～12小时可为$(21～28)×10^9/L$，然后逐渐下降，婴儿期维持在$10×10^9/L$，8岁后接近成人水平。出生时中性粒细胞约占65%，淋巴细胞占30%。出生后4～6天两者比例相等（第一次交叉），1～2岁时淋巴细胞约占60%，中性粒细胞约占35%，至4～6岁两者又相等（第二次交叉），此后以中性粒细胞为主，7岁以后达成人水平。

（3）血小板：与成人相似，为$(150～250)×10^9/L$。

（4）血容量：新生儿血容量相对较成人多，约占体重的10%；儿童为8%～10%，成人为6%～8%。

二、小儿贫血概述

1.小儿贫血诊断标准　6个月以下婴儿按国内标准：新生儿Hb＜145g/L，1～4个月Hb＜90g/L，4～6个月Hb＜100g/L。6个月以上按WHO标准：6个月至6岁Hb＜110g/L，6～14岁Hb＜120g/L为贫血。海拔每升高1000m，Hb上升4%。

2.小儿贫血分类

（1）贫血程度分类：根据末梢血中血红蛋白量可将贫血分为轻、中、重、极重4度。具体见表5–13。

表5-13　小儿贫血的分度（根据血红蛋白量分）

	轻度	中度	重度	极重度
新生儿	144～120g/L	120～90g/L	90～60g/L	＜60g/L
儿童	120～90g/L	90～60g/L	60～30g/L	＜30g/L

（2）病因分类：①红细胞和血红蛋白**生成不足**性贫血。a.造血物质缺乏，如铁缺乏（营养性缺铁性贫血）、维生素B_{12}和（或）叶酸缺乏（营养性巨幼红细胞性贫血）等；b.骨髓造血功能障碍，如再生障碍性贫血；c.感染性贫血；d.其他，如慢性肾病或铅中毒等所致贫血。②红细胞**破坏过多**性贫血（溶血性贫血）。见于遗传性球形红细胞增多症、红细胞葡萄

糖 –6– 磷酸脱氢酶缺陷症、自身免疫性溶血性贫血等。③红细胞**丢失过多**性贫血。见于急性、慢性失血性贫血。

（3）形态分类：根据红细胞平均容积、红细胞平均血红蛋白量和红细胞平均血红蛋白浓度，将贫血分为 4 类（表 5–14）。

表 5-14　贫血的细胞形态分类

分类	红细胞平均 容积（fl）	红细胞平均血红 蛋白量（pg）	红细胞平均血红蛋白浓度（%）
正常值	80 ～ 94	28 ～ 32	32 ～ 38
正细胞正色素性	80 ～ 94	28 ～ 32	32 ～ 38
大细胞性	> 94	> 32	32 ～ 38
单纯细胞性	< 80	< 28	32 ～ 38
小细胞低色素性	< 80	< 28	< 32

三、营养性缺铁性贫血

营养性缺铁性贫血是指由于体内铁缺乏导致血红蛋白合成减少而引起的一种小细胞低色素性贫血。**6 个月至 2 岁**的婴幼儿最常见，是**最常见**的小儿贫血，本病为我国重点防治的小儿疾病之一。

1. 病因及发病机制

（1）病因：①先天储铁不足，胎儿在孕后期的 3 个月平均每日从母体获得铁 4mg，足月新生儿从母体所获得的铁量可满足其生后 4 ～ 5 个月的造血所需。*早产、双胎、多胎、胎儿失血、孕母患严重缺铁性贫血等可致胎儿*储存铁减少。②铁摄入不足，是小儿缺铁性贫血**的主要原因**。婴儿单纯人乳、牛奶喂养，未及时添加换乳期食物，年长儿不良饮食习惯（偏食、挑食）等可致铁摄入量不足。③生长发育快，小儿因生长发育，铁需要量相对增多，若不及时添加含铁丰富的食物，易发生缺铁。④丢失过多，用未经加热的鲜牛奶喂养婴儿，肠息肉、膈疝、钩虫病，初潮期少女月经过多等可致铁丢失过多。⑤铁吸收减少，慢性腹泻、胃肠炎、感染、食欲缺乏、饮食搭配不合理可减少铁的吸收。

（2）发病机制：①对造血的影响。铁缺乏时，血红蛋白合成减少，细胞质较少，细胞变小；缺铁对细胞的分裂、增殖影响较小，故红细胞数量减少不如血红蛋白量减少明显，从而形成小细胞低色素性贫血。②对非造血的影响。铁缺乏可影响肌红蛋白的合成，含铁酶（细胞色素酶、过氧化氢酶、单胺氧化酶等）的活性依赖于铁的水平，并与机体的生物氧化、组织呼吸、神经介质分解与合成有关。当铁缺乏时，**含铁酶活性降低**，细胞功能紊乱而出现一系列非血液系统的表现（消化系统、神经系统、心血管系统表现等）。

2. 临床表现

（1）一般表现：皮肤、黏膜逐渐苍白，以唇、口腔黏膜和甲床最明显。易疲乏、少动。体重不增或增长缓慢。年长儿可诉头晕、耳鸣、乏力、眼前发黑等。

（2）骨髓外造血的表现：肝、脾轻度肿大，且年龄越小，病程越长；贫血越重，增大越显著，淋巴结肿大较轻。

（3）非造血系统表现：①消化系统，表现为食欲缺乏、恶心、呕吐、腹泻，可有口腔炎、舌乳头萎缩，少数有异食癖（嗜吃泥土、墙皮等），重者出现萎缩性胃炎或吸收不良综合征。②神经系统，常有烦躁不安、易激惹或精神不振，注意力不易集中、记忆力减退、理解力降低等。③心血管系统，明显贫血时心率加快、心脏扩大，甚至可发生心力衰竭。④其他，皮肤干燥，头发枯黄无光泽，反甲；易合并感染。

3. 辅助检查　①血常规：血红蛋白下降较红细胞数下降更明显，**呈小细胞低色素性贫血**。红细胞**体积小、中央淡染区扩大**。网织红细胞正常或轻度减少。②骨髓象：幼红细胞增生活跃，以中、晚幼红细胞为主。③铁代谢检查：血清铁、血清铁蛋白、转铁蛋白饱和度降低，总铁结合力和游离原卟啉增高。

4. 治疗要点　①祛除病因：饮食合理搭配，及时添加含铁丰富的食物，纠正不良饮食习惯，积极治疗原发病。②**铁剂治疗**：多选用易吸收的二价铁盐，以元素铁计算，口服剂量为每日4～6mg/kg，分3次口服，常用制剂有硫酸亚铁、富马酸亚铁、葡萄糖酸亚铁等。口服不能耐受者注射铁剂。③输血治疗：重度贫血者可输注红细胞制剂。

5. 护理措施

（1）休息和活动：轻度贫血患儿，一般不需卧床休息，但应避免剧烈运动。严重贫血者应卧床休息，定时测量心率，观察有无心悸、呼吸困难等，必要时吸氧。

（2）饮食护理：①指导家长纠正患儿不良的饮食习惯。②提倡母乳喂养，并及时添加含铁丰富的辅食，如动物肝、动物血、鱼、瘦肉、豆制品、蛋黄、海带、紫菜、木耳等。早产儿和低体重儿自 **2个月** 左右给予铁剂预防。

（3）用药护理：①口服铁剂和肌内注射铁剂的注意事项，详见第2部分内科护理学第6单元"二、6.护理措施"的内容。②铁剂服用时间及观察疗效，至血红蛋白正常后6～8周停药；用药 **2～3天** 后，网织红细胞开始上升，5～7天达高峰，**1～2周** 后血红蛋白逐渐上升，一般3～4周后正常。

（4）病情观察：密切观察病情，若出现心悸、气促、肝大等心力衰竭的症状和体征，应通知医生并配合抢救。

（5）健康教育：向家长和年长儿讲解合理喂养，提倡母乳喂养，及时添加含铁丰富的食物，纠正不良饮食习惯。孕期及哺乳期妇女多食用含铁丰富的食物。避免着凉，尽量少去人群集中的公共场所，以防上呼吸道感染。

四、营养性巨幼红细胞性贫血

营养性巨幼红细胞性贫血是由于**维生素 B_{12} 和（或）叶酸缺乏**所引起的大细胞性贫血，**以 6 个月至 2 岁小儿多见**。

1. 病因及发病机制　常见病因：①先天储存不足，胎儿可从母体中获得维生素 B_{12}，若孕母缺乏维生素 B_{12}，导致婴儿维生素 B_{12} 储备不足。②**维生素 B_{12} 和（或）叶酸摄入不足**，体内叶酸主要来源于食物，如绿色蔬菜、水果、酵母、谷类和动物内脏等，但经加热易被分解破坏。维生素 B_{12} 主要来自肝、肾、肉类、蛋类等动物性食物内，乳类中含量少，羊乳几乎不含维生素 B_{12} 和叶酸，植物性食物中含量极少。因此单纯母乳喂养或母亲长期素食或未按时添加换乳期食物可致维生素 B_{12} 或叶酸摄入不足，长期羊乳喂养或牛乳类制品在加工过程中叶酸被破坏可致叶酸摄入不足。③吸收障碍，慢性腹泻、小肠疾病等可致吸收障碍；抗癫痫药、抗生素药物也可影响叶酸的吸收。④需要量增加，生长发育迅速对维生素 B_{12} 和叶酸需要量增加。维生素 B_{12} 和叶酸缺乏时，DNA 合成障碍，红细胞的分裂延迟，细胞核的发育落后于胞质，使红细胞胞体变大，骨髓中巨幼红细胞增生而出现巨幼细胞贫血。

2. 临床表现　①一般表现：虚胖或伴有轻度水肿，毛发干枯、稀黄，无光泽。严重者皮肤有出血点或瘀斑。②贫血表现：皮肤、面色**蜡黄**，睑结膜、口唇、指甲苍白，可伴有肝脾大。③**神经、精神症状**（特征性表现）：烦躁不安、易怒。维生素 B_{12} 缺乏者表情呆滞、反应迟钝，少哭不笑、嗜睡，智能、动作发育落后，甚至出现倒退现象；重者肢体、躯干、头部或全身震颤，甚至抽搐、感觉异常、踝阵挛及共济失调等。叶酸缺乏不发生神经系统症状，但可导致神经精神异常。④消化道症状：常有食欲缺乏、恶心、呕吐、腹泻、舌炎、口腔炎等。⑤其他：易发生感染，重症出现心界扩大，甚至心力衰竭。

3. 辅助检查　①血象：血红细胞数下降比血红蛋白量下降更为明显。呈**大细胞性贫血**，红细胞胞体变大，中心淡染区不明显。②骨髓象：骨髓增生明显活跃，以红系增生为主，粒、红系均巨幼变，胞体变大。③血清维生素 B_{12} 和叶酸测定：血清维生素 B_{12} ＜ 100ng/L（正常值为 200 ～ 800μg/L），叶酸＜ 3μg/L（正常值 5 ～ 6μg/L）。

4. 治疗要点　①一般治疗，合理喂养，防治感染；②祛除病因；③补充维生素 B_{12} 和叶酸，是治疗的关键。

5. 护理措施

（1）休息与活动：一般不需卧床休息，严重者适当限制活动，满足其日常生活需要。

（2）饮食护理：及时添加富含维生素 B_{12} 和叶酸的换乳期食物，如动物肝、肾、肉类、蛋类及绿色蔬菜、酵母、谷类等，羊奶中加用**叶酸**；纠正患儿不良的饮食习惯。

（3）用药护理：遵医嘱使用维生素 B_{12} 和（或）叶酸，同时加服维生素 C 以助叶酸吸收。有精神症状者肌内注射维生素 B_{12}，早期不加叶酸以免加重症状。出现肌肉震颤者，可酌情给予镇静剂。

（4）监测生长发育：评估患儿的体格、智力与运动发育情况，对发育落后者加强教育和功能训练。

（5）健康教育：介绍本病的有关知识，强调预防的重要性。

五、原发性血小板减少性紫癜

原发性血小板减少性紫癜，又称自身免疫性血小板减少性紫癜，是小儿最常见的出血性疾病。临床上以皮肤、黏膜自发性出血，血小板减少，出血时间延长，血块收缩不良，束臂试验阳性为特征。

1. 病因及发病机制　病因尚不明确。患儿在发病前常有病毒感染史。由于病毒感染后使机体产生血小板相关抗体，并可与血小板结合，或体内形成抗原抗体复合物可附着于血小板表面，使血小板受到损伤而被单核 - 巨噬细胞系统所清除，血小板寿命缩短，引起血小板减少，发生出血。感染可加重血小板减少或使疾病复发。

2. 临床表现　①急性型：多见于婴幼儿，发病前 1 ～ 3 周常有急性病毒感染史，如上呼吸道炎及传染病（麻疹、水痘、流行性腮腺炎等）。起病急，常有发热。以自发性皮肤、黏膜出血为突出表现，多为针尖大小出血点，或瘀斑、紫癜，分布不均匀，以四肢为多，常伴有鼻出血或牙龈出血，偶见便血、呕血和血尿。少数有结膜下或视网膜出血。青春期女性患儿可有月经增多，主要致死原因为**颅内出血**。出血重可伴有贫血，偶见肝脾轻度肿大，呈自限性，预后良好。②慢性型：病程长，病缓慢，多见于学龄儿童。出血症状相对较轻，主要为皮肤、黏膜出血，可持续性或反复发作性出血。少数可有轻度脾大，全身情况较好。约1/3的患儿发病数年后自然缓解。

3. 辅助检查 ①血象：血小板 $<100\times10^9$/L，**出血轻重与血小板数多少有关**。血小板 $<50\times10^9$/L 时可见自发性出血，$<20\times10^9$/L 时出血明显，$<10\times10^9$/L 时出血严重。可有贫血，白细胞正常；出血时间延长，血块收缩不良，凝血时间正常；血清凝血酶原消耗不良。②骨髓象：急性型巨核细胞数正常或增多，慢性型以幼稚巨核细胞增多为主。③血小板抗体测定：主要是 PAIgG 增高。④其他：**束臂试验阳性**。

4. 治疗要点 ①一般治疗：急性期出血者应卧床休息，减少活动，避免外伤。②糖皮质激素治疗：可降低**毛细血管通透性**，抑制血小板抗体产生，抑制单核－吞噬细胞系统破坏有抗体吸附的血小板。应早期、大量、短期应用，常用药物为泼尼松。③大剂量丙种球蛋白。④输注血小板和红细胞：严重出血和危及生命时予以输注，并需给予大剂量肾上腺皮质激素。此外，激素和丙种球蛋白治疗无效及慢性难治性病例可给免疫抑制药治疗或行脾切除术。

5. 护理措施 ①止血护理：口、鼻黏膜出血可用 1% 麻黄碱或 **0.1% 肾上腺素**的棉球、纱布或明胶海绵局部压迫止血。无效者，以油纱条填塞，2～3天后更换。②预防出血，避免损伤：急性期减少活动，明显出血者卧床休息。尽量**减少肌内注射或深静脉穿刺抽血**，必要时应延长压迫时间；禁食坚硬、多刺的食物；保持大便通畅；禁忌玩锐利玩具。③预防感染：应与感染患儿分室居住；保持出血部位清洁；严格无菌技术操作；注意个人卫生；及时增减衣服，避免受凉，不到人多的公共场所。④病情观察：密切观察生命体征、皮肤状况，如有异常立即报告医生并配合抢救。⑤心理护理：关心、安慰患儿，消除其恐惧心理。⑥健康指导：指导预防损伤和止血的方法，注意自我保护，增强抵抗力，避免感染。定期随诊，注意病情变化。

第9单元　泌尿系统疾病患儿的护理

【复习指南】泌尿系统疾病患儿护理内容历年常考，尤其是急性肾小球肾炎应重点复习。急性肾小球肾炎、原发性肾病综合征与泌尿道感染病因及发病机制、临床表现和护理措施应熟练掌握，辅助检查、治疗要点应掌握。

一、小儿泌尿系统解剖生理特点

1. 解剖特点

（1）肾：小儿年龄越小，肾相对越大。婴幼儿肾的位置较低，2岁以内小儿腹部触诊可触及肾。婴儿肾表面呈分叶状，2～4岁时分叶消失。

（2）输尿管：婴幼儿输尿管长且弯曲，管壁肌肉及弹性纤维发育不全，容易扩张受压和扭曲，导致尿潴留而诱发泌尿系感染。

（3）膀胱：位置相对较高，尿液充盈时，腹部触诊可扪及膀胱。

（4）尿道：女婴尿道较短，新生儿尿道仅为 1cm（性成熟期 3～5cm），尿道外口暴露，且接近肛门，易受细菌污染。男婴尿道较长（5～6cm），但常有包茎和包皮过长，污垢积聚引起上行性细菌感染。

2. 生理特点

（1）肾功能：肾储备能力不足，调节机制不成熟。新生儿及婴儿肾小球滤过率低，肾小管的重吸收能力差，易发生尿潴留；尿的浓缩功能差，而稀释功能较好，因此脱水时易发生氮潴留；药物排泄功能差，故对于新生儿应慎重选择药物的种类和剂量；新生儿及婴儿易发生酸中毒。小儿 1～1.5 岁时，肾功能达成人水平。

（2）尿液特点：①排尿次数，93% 新生儿在出生后 24 小时内开始排尿，99% 在出生后 48 小时内排尿。出生后最初几天，排尿 4～5 次/日，1 周后排尿 20～25 次/日，后逐渐减少，学龄期为 6～7 次/日。②尿量，受液体的入量、活动量、气温、食物种类及精神因素等影响。婴幼儿每日尿量为 **400～600ml**，学龄前为 600～800ml，学龄期为 800～1400ml。小儿少尿标准：学龄儿童尿量 **< 400ml/d**；学龄前 **< 300ml/d**；婴幼儿 **< 200ml/d**。小儿无尿标准：**< 30～50ml/d**。③尿的性质，正常尿液为 淡黄色 透明，因出生后最初几天尿中含尿酸盐较多，放置后有淡红色或红褐色尿酸盐结晶，故尿色较深，稍浑浊。尿的渗透压和尿比重低，随着年龄增长而增高，1 岁达成人水平。

二、急性肾小球肾炎

急性肾小球肾炎简称急性肾炎，是一组不同病因所致的感染后免疫反应引起的急性弥漫性肾小球炎性病变，为小儿泌尿系统最常见的疾病。临床以急性起病，水肿、少尿、血尿、高血压 为主要表现。本病多发生于溶血性链球菌感染后，被称为急性链球菌感染后肾炎。

1. 病因及发病机制　多属于 **A 组 β 溶血性链球菌感染后** 引起的免疫复合物肾小球肾炎。

2. 临床表现

（1）前驱感染：呼吸道感染以咽部扁桃体炎多见，也可见于猩红热，多发生在秋冬季节，6～12 天后发生肾炎；皮肤感染多发生在夏季，14～28 天后发生肾炎。

（2）典型表现：①水肿，最常见和最早出现。初起仅眼睑及颜面部水肿，重者遍及全身，呈非凹陷性，多为轻、中度水肿，多伴有少尿。②血尿，起病时几乎都有血尿，轻者仅有镜下血尿，持续数月。30%～70% 的患儿为肉眼血尿，呈茶褐色或烟蒂水样（酸性尿），也可呈洗肉水样（中性或弱碱性尿），持续 1～2 周后转为镜下血尿，少数持续 3～4 周。③蛋白尿，程度不等，约有 20% 的患儿达肾病水平。④高血压，30%～80% 可有高血压，一般为轻至中度增高，多由水钠潴留导致血容量增多有关，故 1～2 周后随尿量增多而血压降至正常。

（3）严重表现：①严重循环充血，系因血容量扩大所致，表现为气急、端坐呼吸、咳粉红色泡沫样痰、两肺底湿啰音、心脏扩大，可出现奔马律、肝大，水肿严重者可出现胸腔积液或腹水。②高血压脑病，由于血容量增加使血压增高，超过脑血管的代偿能力，脑血管扩张或脑血管痉挛而引起脑水肿。表现为剧烈头痛、呕吐、复视或一过性失明，严重者出现惊厥、昏迷。③急性肾衰竭，多发生在疾病早期，表现为少尿或无尿，可引起暂时性氮质血症、电解质紊乱和代谢性酸中毒，一般持续 3～5 天，不超过 10 天。

（4）非典型表现：包括无症状性急性肾炎、肾外症状性急性肾炎和以肾病综合征为主的急性肾炎。

3. 辅助检查

（1）尿液检查：尿蛋白（+ ～ +++），镜下可见大量红细胞，透明、颗粒和红细胞管型。

（2）血液检查：①常有轻度贫血，红细胞沉降率加快；②血清抗链球菌抗体（如抗链球菌溶血素"O"、抗透明质酸酶）增高；③CH50 及 C3 下降，起病 6 ～ 8 周后恢复正常；④少尿期可有肌酐、尿素氮暂时升高，内生肌酐清除率下降。

4. 治疗要点　本病为自限性疾病，无特异治疗。以休息和对症治疗为主，控制链球菌感染和清除感染灶（应用青霉素），防治并发症。

5. 护理措施

（1）休息与活动：2 周以内应卧床休息；水肿消退、血压降至正常、肉眼血尿消失后，可下床轻微活动或户外散步；1 ～ 2 个月内宜限制活动量，3 个月内避免剧烈活动；红细胞沉降率正常、尿红细胞减少可上学，但仍需避免体育活动；Addis 计数正常后恢复正常生活。

（2）饮食护理：给予低盐（食盐量 1 ～ 2g/d）、低脂、适量蛋白（氮质血症时限制蛋白，优质动物蛋白每日 0.5g/kg）、高糖、高维生素饮食，严重水肿时限制水的摄入。尿量增加、水肿消退、血压正常后，恢复正常饮食。

（3）病情观察：观察生命体征，记录 24 小时的液体出入量，每日或隔日测体重，观察水肿消退情况，警惕并发症的发生。

（4）用药护理：注意观察药物的疗效及不良反应。应用利尿药时应注意尿量、体重、水肿变化，静脉注射呋塞米时注意有无脱水或水、电解质紊乱表现；应用硝普钠时注意现用现配，应避光，控制输液速度。快速降压时需严密监测血压和心率。

（5）心理护理：给予患儿及家长必要的解释和安慰，消除其焦虑、抑郁等负面情绪。

（6）健康教育：向患儿及家长介绍本病为自限性疾病。告知休息的重要性，增强机体抵抗力、避免上呼吸道感染是预防的关键。

三、原发性肾病综合征

原发性肾病综合征简称肾病，是一组由多种病因引起的以大量蛋白尿、低蛋白血症、高脂血症和明显水肿为特点的临床综合征。其中大量蛋白尿和低蛋白血症是诊断必要条件。

1. 病因及发病机制　病因尚不明确，可能与 T 细胞机体免疫功能紊乱有关。由于肾小球基膜通透性增高，血浆蛋白经肾小球滤出，造成大量蛋白尿；蛋白大量丢失和分解增加出现低蛋白血症，使血浆胶体渗透压下降，血管内水渗到组织间隙，导致循环血容量较少，激活肾素 – 血管紧张素 – 醛固酮系统，造成水、钠潴留，出现水肿；低蛋白血症刺激肝代偿性增加脂蛋白合成，出现高脂血症（特别是胆固醇增高）。

2. 临床表现

（1）单纯性肾病：最常见的类型。发病年龄 2 ～ 7 岁。起病隐匿，无明显诱因。具备肾病综合征的四大特征：①高度水肿（最常见）。开始于眼睑或颜面部，逐渐遍及全身，呈可凹性，严重者可有腹水、心包积液、胸腔积液等；②大量蛋白尿；③低蛋白血症；④高胆固醇血症。病初一般情况较好，继之出现面色苍白、食欲缺乏、疲倦等。

（2）肾炎性肾病：多见于学龄期，水肿较轻，除有肾病的四大特征外，还有血尿、高血压、补体降低及不同程度氮质血症。

（3）并发症：①感染（最常见），是引起死亡的主要原因。常见的有呼吸道、皮肤、泌尿道感染和原发性腹膜炎等。②电解质紊乱和低血容量，常见的有低钠、低钾、低钙血症。③高凝状态及血栓形成，如**肾静脉血栓**。④急性肾衰竭，多以低血容量所致的肾前性肾衰竭常见。⑤生长延迟，以频繁复发和长期接受大剂量糖皮质激素治疗的患儿多见。

3. 辅助检查　①尿液检查：尿蛋白定性为（+++ ～ ++++），24小时尿蛋白定量 ≥ 50mg/（kg·d），可见透明管型和颗粒管型，肾炎性肾病尿红细胞增多，持续性镜下血尿或肉眼血尿。②**血液检查：血浆总蛋白及白蛋白明显减少，血浆白蛋白 < 25g/L，白球比例（A/G）倒置**；胆固醇 > 5.7mmol/L。红细胞沉降率明显增快；氮质血症；肾炎性肾病可有补体 C3 降低。

4. 治疗要点　①一般治疗：休息、饮食、补充维生素及矿物质、防治感染。②利尿：一般无须给予利尿药，激素敏感者或水肿较重给予利尿药，如呋塞米、氢氯噻嗪、螺内酯等。③**糖皮质激素：首选用药**，常用药物为泼尼松。④应用免疫抑制药及抗凝血治疗。激素及细胞毒药物治疗无效的难治性肾病综合征可试用环孢素。⑤其他：免疫调节药、血管紧张素转换酶抑制药等。

5. 护理措施

（1）休息与活动：一般不严格限制活动，严重水肿和高血压时应绝对卧床休息，但应经常变换体位。病情缓解后可增加活动量，但不可过于劳累。

（2）饮食护理：①热量，糖类（为多糖和纤维）占 40% ～ 60%，可增加富含可溶性纤维的饮食如燕麦、米糠及豆类等，以植物性脂肪为宜。②水和盐，水一般不必严格限制，但明显水肿或高血压时短期限制钠盐的摄入，供盐 1 ～ 2g/d，病情缓解后不必继续限盐。③蛋白质，控制在每日 2g/kg，以优质动物蛋白（如乳、蛋、禽、牛肉等）为宜。注意补充各种维生素和矿物质。

（3）预防感染：①加强皮肤护理。保持床单位及皮肤清洁、干燥，衣服应宽松并及时更换；勤翻身，防止压疮发生；阴囊水肿者，可用丁字带将阴囊托起，皮肤破损者可涂碘伏；保持会阴清洁；水肿严重者避免肌内注射。②保护性隔离。与感染患儿分室居住，每日空气消毒，减少探视。③避免到人多密集的公共场所，预防呼吸道感染。

（4）用药护理：应用糖皮质激素冲击时多饮水，观察尿量、尿蛋白变化及血浆蛋白恢复情况，注意观察不良反应；使用利尿药时应注意观察尿量，定期抽血查电解质，尿量过多时及时与医生联系；应用免疫抑制药治疗时，注意白细胞计数、脱发、胃肠道反应及出血性膀胱炎等。

（5）心理护理：关心、爱护患儿，给予患儿及家长耐心的解释，保持良好情绪。

（6）健康教育。

四、泌尿道感染

泌尿道感染是指病原体直接侵入尿路，在尿中生长繁殖，并侵犯尿路黏膜或组织而引起损伤。根据病原菌侵袭的部位，分为肾盂肾炎、膀胱炎、尿道炎，其中肾盂肾炎为上尿路感染，膀胱炎和尿道炎为下尿路感染。新生儿和婴儿感染多不局限在某一部位，故不加区分，统称为泌尿道感染。

1. 病因及发病机制

（1）病因：以革兰阴性杆菌感染为主，最常见的是**大肠埃希菌**，其次为变形杆菌、克雷伯杆菌、副大肠埃希菌等。

（2）发病机制

①感染途径：包括**上行感染**（最为常见）、血行感染（金黄色葡萄球菌多见）、淋巴感染和直接蔓延。

②易感因素：a.解剖生理因素，由于婴幼儿输尿管长且弯曲，管壁弹力纤维发育不全，易受压、扭曲，引起尿潴留而感染；女孩尿道短、宽、直，男孩虽有包茎，但易积聚污垢发生上行感染。b.泌尿系先天畸形和膀胱、输尿管尿液反流，易发生尿潴留，引起上行感染。c.其他，医疗器械损伤、不及时更换尿布，蛲虫病、机体防御能力下降等与泌尿道感染密切相关。

③细菌毒力：宿主无特殊易感的内在因素，则微生物的毒力是决定细菌能否引起上行感染的主要因素。

2.临床表现

（1）急性感染：不同年龄的患儿症状不同。①新生儿：多为血行感染引起。症状极不典型，以全身症状为主，常伴有败血症，如发热或体温不升、拒奶、呕吐、腹泻、面色苍白、体重不增，伴有黄疸。部分患儿可有烦躁、嗜睡，甚至惊厥等。局部尿路刺激症状多不明显。②婴幼儿：以全身症状为主，局部症状轻微，发热、拒奶、呕吐、腹泻等。部分患儿排尿时哭闹不安、排尿中断或夜间遗尿，有尿臭味。③年长儿：表现与成人相似。下尿路感染时为膀胱刺激症状（尿频、尿急、尿痛），上尿路感染多有发热、寒战、腰痛、肾区叩击痛，有时也伴有尿路刺激症状。

（2）慢性泌尿道感染：病程**超过 6 个月**，伴有贫血、高血压、生长发育迟缓、肾功能不全等。

（3）无症状性菌尿：无任何尿路感染症状，但常规的尿液筛查中发现健康儿童中存在有意义的菌尿。见于各年龄组，以学龄女孩多见。

3.辅助检查

（1）尿常规：清洁中段尿离心沉渣镜检中白细胞 **> 5/HP**，即可怀疑为尿路感染，血尿也很常见。中等蛋白尿、白细胞管型尿及晨尿的比重和渗透压减低有助于肾盂肾炎的诊断。

（2）尿细菌检查：**尿细菌培养及菌落计数**是诊断尿路感染的主要依据。中段尿培养菌落计数**超过 10^5/ml** 便可确诊。$10^4 \sim 10^5$/ml 为可疑，$< 10^4$/ml 或多种杂菌生长时，则尿液污染的可能性大。

（3）尿液直接涂片找菌：油镜下每个视野都能找到 1 个细菌，表明尿内细菌数超过 10^5/ml。

（4）影像学检查：了解肾受损程度和有无畸形、梗阻等，如 B 超检查、静脉肾盂造影、CT 扫描等。

4.治疗要点 一般治疗（休息、多饮水、勤排尿、保持会阴清洁），抗菌治疗（应用抗生素），对症治疗（降温、镇痛、碱化尿液）。

5.护理措施

（1）休息与活动：急性期卧床休息。鼓励患儿多饮水，以增加尿液的冲洗，促进细菌和菌素从尿道排出，降低肾的高渗状态，不利于细菌的生长。

（2）饮食护理：给予足够热量、营养丰富、易消化的食物。发热患儿给予流质或半流质饮食。

（3）降温护理：监测体温变化，高热者给予物理降温或药物降温。

（4）用药护理：注意观察药物的疗效和不良反应。口服抗菌药应饭后服用，减少胃肠道症状；服磺胺药时应鼓励患儿多饮水。

（5）采集尿标本送检：尿标本必须新鲜清洁，使用抗生素前做尿培养。

（6）健康教育：幼儿不穿开裆裤，婴儿勤换尿布，便后洗净臀部，保持清洁。女孩清洗外阴时，女婴自前向后擦洗，单独使用洁具。及时发现女孩处女膜伞、蛲虫前行尿道、男孩包茎等。按时服药，定期复查，防止复发与再感染。

第10单元　神经系统疾病患儿的护理

【复习指南】神经系统疾病患儿护理内容历年常考，尤其是化脓性脑膜炎应重点复习。化脓性脑膜炎、病毒性脑膜炎与脑炎、急性感染性多发性神经根神经炎、脑性瘫痪、注意缺陷多动障碍的病因及发病机制、临床表现和护理措施应熟练掌握；治疗要点应掌握。

一、小儿神经系统解剖生理特点

1. 小儿神经系统特点

（1）脑：胎儿期神经系统最先开始发育，出生时大脑已有全部沟回；出生时大脑重量约370g；3个月时神经活动不稳定，肌肉张力较高；1岁、3岁、6岁分别完成脑发育的50%、75%、90%；在基础代谢状态下，脑耗氧量占机体总耗氧量50%。8岁接近成人。

（2）脊髓：出生时脊髓重2～6g，结构较完善，功能基本成熟，2岁时结构接近于成人。但结构发育与脊柱发育不平衡。出生时脊髓末端位于第2腰椎下缘，4岁时末端位于第1～2腰椎，故婴幼儿做腰椎穿刺时位置要低，应以第4～5腰椎间隙为宜，4岁以后以第3～4腰椎间隙为宜。

（3）脑脊液：新生儿脑脊液的量少、压力低，外观无色透明。随着年龄的增长和脑室的发育，脑脊液的量和压力逐渐增加。

2. 神经反射　①生理反射：a. 出生时存在终身不消失的反射，角膜反射、结膜反射、瞳孔对光反射、咽反射及吞咽反射等。b. 出生时存在以后逐渐消失的反射，觅食反射、拥抱反射、握持反射、吸吮反射、颈肢反射等。c. 出生时不存在以后出现并终身不消失的反射，腹壁反射、提睾反射、腱反射、降落伞反射。②病理反射：包括巴宾斯基征、戈登征、奥本海姆征等，2岁以内小儿由于神经发育不成熟，巴宾斯基征阳性可为生理现象。③脑膜刺激征：包括颈强直、凯尔尼格征、布鲁津斯基征，3～4个月以内由于屈肌张力增高，可呈阳性，但婴儿由于颅骨缝和囟门的缓冲作用，脑膜刺激征可不明显或出现晚。

二、化脓性脑膜炎

化脓性脑膜炎是指由各种化脓性的细菌感染引起的脑膜炎症。临床以发热、呕吐、颅内压增高、嗜睡、惊厥、脑膜刺激征阳性及脑脊液改变为主要特征。

1. 病因及发病机制　①致病菌侵袭：2/3患儿由脑膜炎奈瑟菌、肺炎链球菌、流感嗜血杆菌引起。新生儿及2个月以下患儿以革兰阴性菌（大肠埃希菌、铜绿假单胞菌），B组溶血性链球菌，金黄色葡萄球菌等为主；出生2个月至2岁儿童以流感嗜血杆菌为主。最常见的途径是血行感染，致病菌通过感染灶（呼吸道、皮肤、黏膜或新生儿脐部）进入血流，引起菌血症，到达脑膜而发生化脓性脑膜炎。少数由于邻近组织感染（头面部软组织感染、鼻窦炎、中耳炎、颅底骨折等），经局部扩散到达脑膜。细菌也可直接进入蛛网膜下腔。②机体免疫状态：小儿机体免疫能力及血-脑屏障功能较差，易发生化脓性脑膜炎。

2.临床表现　90%的化脓性脑膜炎发生在5岁以下，一年四季均有发生。多为急性起病，部分患儿有上呼吸或消化道感染症状。

（1）典型表现：①感染性全身中毒症状，如发热、面色苍白、烦躁不安。②急性脑功能障碍：进行性意识改变，可出现精神萎靡、嗜睡、昏睡、浅昏迷、深昏迷。③颅内压增高，年长儿表现为剧烈头痛、喷射样呕吐，婴幼儿表现为易激惹、尖声哭叫、双眼凝视、惊厥等。前囟饱满或隆起、囟门增大、颅缝增宽、头围增大。病情严重时可并发脑疝。④脑膜刺激征，颈项强直、凯尔尼格征、布鲁津斯基征阳性。

（2）非典型表现：小于3个月的患儿起病隐匿，症状不典型。表现为发热或体温波动，面色青紫或苍白，拒乳，凝视，哭声高尖、呕吐、黄疸加重；肌张力减弱或不典型性惊厥发作；脑膜刺激征不明显。

（3）并发症：①硬脑膜下积液（**最常见**），多见于1岁以内、肺炎链球菌和流感嗜血杆菌脑膜炎患儿。经2～3天治疗后发热不退或退后复升，病情不见好转或病情反复，首选考虑硬脑膜下积液。硬脑膜下穿刺可确诊，颅骨透照试验或头颅CT有助于诊断。②脑室管膜炎，见于革兰阴性菌感染且延误治疗的1岁以下的患儿。表现为治疗过程中出现高热不退、前囟饱满、惊厥频繁等病情加重。脑室穿刺可确诊。③脑积水，婴儿头围增大，颅骨裂开、头皮变薄、静脉扩张。严重的脑积水可出现"落日眼"，头颅叩诊时呈"破壶音"。还可有听力丧失、视力下降、癫痫等并发症表现。④脑性低钠血症。⑤其他，如耳聋、失明、智力低下及癫痫等。

3.辅助检查

（1）脑脊液检查：是确诊本病的重要依据。脑脊液涂片及培养检测致病菌对化脓性脑膜炎确诊有价值。化脓性脑膜炎的脑脊液的改变与病毒性脑膜炎、结核性脑膜炎的区别见表5-15。

表5-15　不同类型脑膜炎脑脊液特点的比较

类型	外观	压力	蛋白	细胞计数	糖和氯化物含量
化脓性脑膜炎	浑浊	升高	升高	中性粒细胞为主	下降
病毒性脑膜炎	清亮	升高	正常或轻度升高	淋巴细胞为主	正常
结核性脑膜炎	透明或毛玻璃样	升高	升高	淋巴细胞为主	下降

（2）血液检查：①血常规，白细胞计数升高，**以中性粒细胞为主**。②血培养，有助于确定致病菌。

（3）影像学检查：头颅CT可确定脑水肿、脑膜炎、硬脑膜下积液等病理改变，MRI比CT更能清晰地显示脑实质的改变。

4.治疗要点

（1）抗生素治疗：根据病原菌选用敏感的可透过血-脑屏障的抗生素。遵循早期、足量、足疗程、静脉给药原则。病原菌不明确时首选第三代头孢菌素，如头孢噻肟钠、头孢曲松钠。

流行性脑脊髓膜炎应用药 7～10 天；肺炎链球菌、流感嗜血杆菌脑膜炎应用药 10～14 天；金黄色葡萄球菌和革兰阴性菌脑膜炎用药 21 天以上。有并发症时应适当延长用药时间。

（2）糖皮质激素治疗：可抑制多种炎症因子的产生，降低血管通透性，减轻脑水肿。常用地塞米松静脉注射，连续 2～3 天。

（3）对症和支持治疗：高热者酌情用退热药；颅内压增高应用 20% 甘露醇；惊厥发作可用地西泮、苯巴比妥镇静止惊。

（4）并发症治疗：硬脑膜下积液可采用硬脑膜下穿刺；脑室管膜炎可采用脑室引流术；脑积水可行正中孔粘连术、导水管扩张术等。

5. 护理措施

（1）降温：保持病室安静整洁，空气清新，温湿度适宜。鼓励患儿多饮水，体温超过 38.5℃时，可用物理降温或药物降温。

（2）饮食护理：给予高热量、高蛋白、高维生素的流质或半流质饮食，频繁呕吐者少量多餐，必要时鼻饲或者静脉补充营养。

（3）安全护理：卧床休息，避免各种刺激。**头部抬高 15°～30°**，有利于静脉回流。呕吐频繁者头偏向一侧，防止窒息。脑疝时，采取平卧位。抽搐时不要强行按压肢体。腰椎穿刺术后去枕平卧 **4～6 小时**，避免发生头痛。做好生活护理，防止压疮发生。

（4）病情观察：注意观察生命体征、神志、瞳孔、面色、囟门等变化，警惕并发症的发生，若有异常及时报告医生，并配合抢救。

（5）心理护理：给予患儿及家长耐心的解释和安慰，消除焦虑、恐惧心理。

（6）健康教育：向患儿及家长介绍本病的相关知识。对恢复期和后遗症的患儿，进行功能训练，并指导家长给予相应护理，促进机体康复。

三、病毒性脑膜炎、脑炎

病毒性脑膜炎、脑炎是由多种病毒引起的颅内急性炎症。若炎症主要累及脑膜，称为病毒性脑膜炎；若病变累及大脑实质，称为病毒性脑炎。

1. 病因及发病机制　病毒性脑膜炎 80% 是由**肠道病毒**（柯萨奇病毒和埃可病毒）引起的，其次为单纯疱疹病毒、虫媒病毒、腮腺炎病毒、腺病毒等。

2. 临床表现

（1）病毒性脑膜炎：急性起病，多有上呼吸道感染或消化道感染史。主要表现为发热、恶心、呕吐，烦躁不安，易激惹。年长儿可有头痛、颈背痛、脑膜刺激征阳性；少有**意识障碍**和惊厥发作。

（2）病毒性脑炎：①前驱症状，如发热、头痛、呕吐、腹泻等全身感染症状。②中枢神经系统症状。a. 惊厥，多为全身性发作，严重者呈惊厥持续状态。b. 意识障碍，轻者意识淡漠，严重者可出现昏迷甚至脑疝。c. 颅内压增高，头痛、呕吐，婴儿前囟饱满，重者可发生脑疝。d. 运动障碍，可有偏瘫、面瘫、四肢瘫等。e. 其他，病变如累及额叶底部、颞叶边缘系统则表现精神情绪异常，如躁狂、幻觉、失语等。

3. 辅助检查　①脑脊液检查：见表 5-15。②病毒学检查：部分患儿病毒培养阳性及特异性抗体检测阳性。③脑电图。

4. 治疗要点　无特异性治疗，主要为急性期支持，对症治疗（降低颅内压、控制惊厥、维持呼吸及循环功能），抗病毒治疗及康复治疗等。

5. 护理措施　详见化脓性脑膜炎。

四、急性感染性多发性神经根炎

急性感染性多发性神经根炎又称吉兰－巴雷综合征或格林－巴利综合征。本病以对称性迟缓性瘫痪为特征，病程呈自限性，严重者可死于呼吸麻痹。多见于 10 岁以下儿童，男孩多于女孩，农村高于城市。

1. 病因及发病机制、分型　病因及发病机制尚不明确，本病为一种急性免疫性周围性神经病，与感染因素、疫苗接种、免疫遗传因素有关。本病分为急性感染脱髓鞘性多发性神经根炎、急性运动轴性神经炎、急性感觉运动轴神经炎、Miler-Fisher 综合征。

2. 临床表现　①前驱感染：以空肠弯曲菌多见，有上呼吸道或胃肠道感染症状。②运动障碍（最常见）：四肢（尤其下肢）对称性迟缓性瘫痪为本病的基本特征。多数患儿自下肢向上肢进展，进行性加重不超过 3～4 周。严重者可出现呼吸麻痹。部分患儿伴有脑神经麻痹，以核下性面瘫多见，其次为展神经。③感觉障碍：症状轻微，主要表现为神经根痛和皮肤感觉过敏，可在肢体远端呈手套、袜套样分布的痛触觉减退。④自主神经功能障碍：症状轻微，表现为多汗、便秘、一过性尿潴留、血压轻度升高或心律失常等。

3. 辅助检查　①脑脊液检查：发病 3 周脑脊液中蛋白质明显升高，细胞数和其他正常，称为蛋白－细胞分离现象。②血液检查：中性粒细胞增高，血清免疫球蛋白 IgM、IgA、IgG 均有增高，其中 IgM 增高最明显。③肌电图检查：运动和感觉传导速度减慢。

4. 治疗要点　无特效治疗，以支持和对症治疗为主。保持呼吸功能，积极抢救呼吸肌麻痹；静脉滴注大剂量免疫球蛋白。多数学者认为糖皮质激素对本病无效。

5. 护理措施　①生活护理：保持病室环境安静整洁，温湿度适宜，定时通风换气；保持床单位清洁，勤翻身，避免压疮发生。②饮食护理：给予高热量、高蛋白、高维生素易消化软食，多吃水果、蔬菜，补充足够水分。不能进食者给予鼻饲。③保持呼吸道通畅：及时清理口腔内的分泌物，痰液黏稠给予雾化吸入或吸痰。患儿出现呼吸麻痹时遵医嘱给予机械通气，做好呼吸机护理。④预防感染：做好保护性隔离，每日空气消毒，与感染患儿分室居住，减少探视。⑤功能训练：急性期协助患儿做肢体功能训练，恢复期鼓励患儿自主运动。

五、脑性瘫痪

脑性瘫痪简称脑瘫，是小儿出生前至出生后 1 个月内，多种原因引起的脑损伤所致的非进行性脑损伤。临床以中枢性运动障碍和姿势异常为主要特征，伴有智力、感觉、行为异常等。

1. 病因及发病机制　①出生前因素：母体感染，大量接触放射线，患有疾病等。②出生时因素：缺氧窒息、机械损伤，新生儿早产、低体重等。③出生后因素：感染、头部创伤、缺氧等。

2. 临床表现

（1）运动障碍：最基本的表现，其特征为运动发育落后和瘫痪肢体主动运动减少，肌张力、姿势及神经反射异常。①痉挛型，最常见，主要因锥体系受累所致。表现为上肢肘腕关节屈曲，拇指内收，手紧握呈拳状，下肢肌张力高，双腿交叉呈剪刀样步态，站立行走时足尖着地，足跟悬空。②手足徐动型，病变在基底节，较少见。动作不自主，不协调，安静时减轻，情绪激动时增加，入睡后消失。可有喂食困难、流涎、面部呈鬼脸表情等。③肌张力低下型，因锥体系和锥体外系同时受累所致，肌张力明显低下呈**软瘫状**，自主运动减少，腱反射存在。④强直型，少见，多为锥体外系受损。表现为全身肌张力明显增高，僵硬，呈铅管样强直，活动减少，常伴有严重的智力低下。⑤共济失调型，少见，病变部位在小脑。婴儿期表现为肌张力低下，腱反射不易引出。2 岁以后表现为身体稳定性、协调性差，步履蹒跚，摇晃，动作不协调。⑥震颤型，很少见，表现为锥体外系相关的静止性震颤。⑦混合型，以上某几种类型同时存在。

（2）伴随症状：伴有智力低下，视觉、听觉、语言障碍，认知行为异常及癫痫等。

3. *辅助检查*　①发育迟缓筛查。②影像学检查，以确定脑损伤部位。

4. *治疗要点*　遵循早期发现、早期治疗，实施综合治疗与康复，纠正异常姿势，减轻残伤程度原则。训练内容包括体能躯体训练、技能训练、语言训练等。

5. *护理措施*　①给予高热量、高蛋白、高维生素、易消化饮食，训练自己进食，喂养困难应进行**鼻饲**；②长期卧床患者防止压疮发生；③明确诊断后应立即进行功能锻炼；④心理护理；⑤健康教育。

六、注意缺陷多动障碍

注意缺陷多动障碍是与年龄不相称的注意力不集中、多动、冲动，但智力基本正常的行为障碍。1/3 以上患儿伴有**学习困难**和**心理异常**。

1. *病因及发病机制*　尚不明确，可与遗传因素、环境因素、神经及生化因素、解剖学因素有关。

2. *临床表现*　可较早出现，幼儿期吃奶费力，睡眠时间非常短，哭闹或烦躁不安、过度的吸吮手指或撞头，不断地四处乱爬等。学龄期注意力涣散或集中困难（必有表现），活动量过多或自制力弱，上课不停有小动作，说话过多，智力基本正常。严重者可出现抑郁症、焦虑症。

3. *治疗要点*　①心理与行为治疗：包括强化、塑造、消退、惩罚等。同时注意培养患儿的自控能力。②药物治疗：短效的盐酸哌甲酯片和长效的盐酸哌甲酯控释片。6 岁以下及青春期以后尽量少服药，重点为教育与心理治疗。

4. *护理措施*　①心理护理：对患儿进行心理疏导，指导家长及老师应多鼓励、表扬患儿，避免打骂、呵斥患儿，减少刺激。为患儿制定简单可行的生活制度，注意培养患儿的自控能力。②药物护理：遵医嘱用药，观察用药过程中患儿的症状及药物的不良反应。

第 11 单元　结缔组织疾病患儿的护理

【复习指南】结缔组织病患儿护理内容历年偶考，过敏性紫癜应重点复习。风湿热、儿童风湿病、过敏性紫癜的病因及发病机制、临床表现和皮肤 – 黏膜 – 淋巴结综合征的护理措施应熟练掌握；治疗要点应掌握。

一、风湿热

风湿热是一种累及多系统的免疫炎症性疾病，以 6～15 岁儿童多见，一年四季均可发病，冬春季节好发。

1. 病因及发病机制　病因尚未明确，一般认为本病是 A 组乙型溶血性链球菌咽峡炎后的**自身免疫**性疾病，主要机制为抗链球菌免疫反应与人体组织发生免疫交叉反应，导致心脏、关节和皮肤损害。病变过程可分为渗出期、增生期和硬化期，但各期病变也可同时存在。

2. 临床表现　发病前多有链球菌咽峡炎病史。潜伏期长短不一，若不及时预防，可反复发作。①一般表现：起病多发热，38 ～ 40℃，无一定热型，1 ～ 2 周转为低热，可伴有面色苍白、精神不振、食欲差、疲倦、多汗、鼻出血、腹痛等，个别有风湿性胸膜炎和肺炎。②心脏炎：是最严重的表现，年龄越小，心脏受累机会越多，以**心肌炎**和**心内膜炎**多见，也可发生全心炎。心肌炎表现为心动过速并与体温不成比例，心界扩大，心音低钝，可闻及奔马律，心尖部轻度收缩期吹风样杂音，主动脉瓣可闻及舒张中期杂音。心内膜炎主要为二尖瓣关闭不全（心尖部收缩期吹风样杂音）和主动脉瓣关闭不全（严重脉压增大）。重症可并发急性充血性心力衰竭。③关节炎：特点为游走性和多发性，常累及膝、踝、肘、腕等大关节。局部出现红、肿、热、痛及活动受限，多无关节畸形。④舞蹈症：表现为面肌抽动，奇异面容（皱眉、挤眼、伸舌等），耸肩等，在兴奋或注意力集中时加剧，入睡后消失。约40% 伴有心肌损害，伴有关节炎者少见。⑤皮肤病变：a. 皮下结节，常伴有严重心脏炎，好发于肘、腕、膝、踝等伸面，呈无痛性结节，与皮肤不粘连，直径为 0.1 ～ 1cm，2 ～ 4 周消失。b. 环形红斑，多分布于躯干和四肢屈侧，呈环形或半环形，边界清楚，中心苍白，色淡红，大小不等，呈一过性，可反复出现，不留痕迹。

3. 辅助检查　①风湿热活动指标：白细胞计数增高，红细胞沉降率明显增快，C 反应蛋白阳性，黏蛋白增高，仅反映疾病活动情况，对诊断无特异性。②抗链球菌抗体测定：抗链球菌溶血素 "O" 滴度、抗链球菌激酶、抗透明质酸酶增高。③心电图检查：P–R 间期延长提示风湿活动。

4. 治疗要点　①一般治疗：如卧床休息、加强营养、补充维生素等。②控制链球菌感染：大剂量青霉素静脉滴注，持续 2 ～ 3 周。③抗风湿热治疗：心肌炎患儿早期应用糖皮质激素（泼尼松）可较快控制症状，无心肌炎者应用阿司匹林。④支持对症疗法：充血性心力衰竭时应用地高辛、利尿药等；舞蹈症应用苯巴比妥、氯丙嗪等控制症状；关节肿痛时应予以制动。

5. 护理措施　①休息：急性期卧床休息 **2 周**，有心肌炎时轻者绝对卧床 **4 周**，重者至急性症状完全消失，红细胞沉降率接近正常时可逐渐下床活动，伴有心力衰竭者卧床休息至少 8 周。活动量应根据心率、心音、呼吸、有无疲劳而调节。②饮食护理：宜少量多餐，给予易消化、营养丰富的食物，伴有心力衰竭者应限制水钠摄入，并记录 24 小时出入液量。③病情观察：注意观察生命体征、面色、心率、心音和心律，有无心力衰竭的表现，如有异常及时报告医生。④关节护理：避免患肢受压，保持肢体功能位；热水袋热敷局部关节，患肢注意保暖，做好皮肤护理。⑤用药护理：注意观察药物疗效及不良反应。⑥心理护理：关心爱护患儿，缓解其焦躁情绪。⑦健康教育：避免寒冷、潮湿，增强体质，预防上呼吸道感染；定期复查，预防药物首选长效青霉素 120 万 U 肌内注射，每月 1 次，至少持续 5 年。

二、儿童类风湿病

儿童类风湿病是一种自身免疫性疾病。以慢性关节滑膜炎为主要特征，伴有全身多脏器功能损害，多见于 16 岁以下儿童。

1. 病因及发病机制　病因尚不明确，可能与感染、遗传、免疫因素等有关。发病机制可能为外界抗原作用于有遗传背景的人群，使机体发生自身免疫反应，造成全身各部位的结缔组织功能损害。

2. 临床表现　①全身型：2～4岁小儿多见，早期无关节症状，以全身症状起病，典型症状为发热和皮疹，呈弛张热，每日发热至少2周以上，伴有短暂、非固定红斑样皮疹，其特点为随体温升降而出现或消失。关节症状是关节痛或关节炎。肝、脾、淋巴结常肿大。还可出现胸膜炎及心包炎等。②多关节型：多见于女孩，发病最初6个月受累关节≥5个。全身症状轻，特征是**进行性、多发性**关节炎，大小关节均可受累。晨僵为突出的特点，颞颌关节受累时可出现张口困难、小颌畸形，反复发作可致关节畸形和强直。③少关节型：全身症状轻，常侵犯**单个或4个以内的**关节，非对称性，以膝、踝、肘等大关节为主，多无严重活动障碍，少数患儿可伴有虹膜睫状体炎造成视力障碍甚至失明。④与附着点炎症相关的关节炎：8岁以上起病，多见于男孩，以四肢关节炎为首发症状，下肢多见（如髋、膝、踝关节），表现为肿、痛和活动受限。可伴有急性虹膜睫状体炎和足跟疼痛。⑤银屑病性关节炎：儿童时期罕见，女孩多见。表现为1个或几个关节受累，多不对称性，约50%以上患儿有远端指间关节受累和指甲凹陷。关节炎可发生于银屑病发病前或数月、数年后。

3. 辅助检查　①血液检查：白细胞计数增高，以中性粒细胞为主，活动期可有轻度或中度贫血；红细胞沉降率增快，C反应蛋白、黏蛋白增高。②免疫检查：免疫球蛋白IgG、IgM、IgA均增高，部分患儿类风湿因子和抗核抗体阳性。③影像学检查：X线检查早期仅见关节软组织肿胀，晚期可见骨质疏松和破坏，关节腔变窄，关节面融合，关节半脱位。

4. 治疗要点　①一般治疗：急性期卧床休息，加强营养，心理治疗等。②药物治疗：非甾体抗炎药物，如阿司匹林、布洛芬等，可改善临床症状，是治疗早期儿童类风湿病必不可少的药物，糖皮质激素（泼尼松）可减轻关节症状，但不可阻止关节破坏，合并心肌损害或虹膜睫状体炎的患儿可早期应用。还可选用水杨酸制剂、免疫抑制药、甲氨蝶呤等。③理疗：保持关节活动，维持肌肉强度锻炼，以防止关节畸形。

5. 护理措施　①降温：密切监测体温变化，注意热型，多饮水，高热时采用物理降温（有皮疹者忌用乙醇擦浴）或药物降温，保持皮肤清洁、干燥。②病情观察：观察有无皮疹出现及其消退情况；关节的症状及侵犯的部位，注意有无眼部受损及心脏损害的表现。③减轻疼痛：关节症状明显时，卧床休息，保持肢体功能位，防止患肢受压。局部湿热敷；教会患儿放松、分散注意力等方法。急性期后尽早进行关节康复训练，注意防止外伤。④饮食护理：给予高热量、高蛋白、高维生素、易消化饮食。⑤用药护理：注意观察药物的疗效及不良反应。⑥心理护理。⑦健康教育：介绍本病的诱因、治疗进展和有关康复的信息。鼓励患儿参加正常的活动和学习，促进其身心健康发展。

三、过敏性紫癜

过敏性紫癜又称亨-舒综合征，是以**毛细血管**变态反应性炎症为主要病变的血管炎综合征。多见于6岁以上的儿童和青少年，一年四季均可发病，春秋季节好发。

1. 病因及发病机制　病因不明确，目前认为本病与某种致敏因素引起的自身免疫反应有关。致病因素有感染，食物（鱼、虾、蛋、牛奶等），药物，预防接种，花粉，蚊虫叮咬，疫苗注射等。致敏因素作用于具有遗传背景的个体，激发B细胞克隆扩增而导致IgA介导的系统性血管炎。本病的基础病理改变为全身性白细胞碎裂性小血管炎。

2.临床表现 多为急性起病 病前1～3周常有上呼吸道感染史。约半数患儿有全身症状，如低热、乏力、精神萎靡、食欲缺乏等。①皮肤紫癜：为首发症状，反复发作为本病特征。初起为紫红色斑丘疹，高出皮肤，压之不褪色，多见于下肢和臀部，严重者延及上肢和躯干。对称分布，分批出现，可有轻度痒感。少数重症患儿紫癜可大片融合形成大疱伴出血性坏死。可伴有荨麻疹、多型红斑、血管神经性水肿。②消化道症状：可反复出现脐周或下腹部突发性疼痛，伴有恶心、呕吐或便血。偶可发生肠套叠、肠梗阻、肠穿孔及出血坏死性小肠炎。③关节肿痛：多累及膝、踝、肘等关节，呈游走性，表现为关节肿胀、疼痛和活动受限，多在数日内消失而不遗留关节畸形。④肾脏症状：有30%～60%的患儿出现肾损害。可见血尿、管型尿、蛋白尿，伴有水肿和高血压，称为紫癜性肾炎。少数患者呈肾病综合征表现。⑤其他：偶可发生颅内出血，导致失语、瘫痪、惊厥、昏迷，个别患儿有鼻出血、牙龈出血、咯血等。

3.辅助检查 ①血常规：白细胞正常或轻度增高，中性粒细胞和嗜酸性粒细胞增高，红细胞沉降率加快。血小板计数、出血和凝血时间均正常，部分患儿毛细血管脆性试验阳性。②尿、便常规：肾损害时可见血尿和蛋白尿、管型；大便潜血试验呈阳性。③免疫学检查：血清IgA浓度往往升高，IgG、IgM水平升高或正常。④影像学检查：早期X线显示软组织肿胀，关节周围骨质疏松，关节附近呈现骨膜炎。晚期可见关节面破坏，多见于手腕关节。⑤腹部超声检查：有利于早期肠套叠的诊断。

4.治疗要点 目前尚无特效疗法。①一般治疗：卧床休息，积极寻找和去除过敏原，积极防治感染，补充维生素C等。②药物治疗：应用糖皮质激素（如泼尼松）可缓解腹痛和关节痛，重症过敏性紫癜肾炎可加用免疫抑制药（如环磷酰胺）；阿司匹林以抗凝治疗；有过敏反应时给予抗组胺药和钙剂。③对症治疗：症状明显时服用泼尼松，腹痛时可使用山莨菪碱缓解症状，肾损害严重者可用泼尼松和环磷酰胺联合治疗。

5.护理措施 ①皮肤护理：患儿衣着应宽松、柔软，保持皮肤清洁干燥，防擦伤和小儿抓伤；避免接触过敏原，同时遵医嘱应用止血药、脱敏药等。②饮食护理：忌食易引起过敏的食物及辛辣、刺激性食物。有消化道出血时，患儿应无蛋白、无渣流食。③缓解关节疼痛和腹痛：保持关节功能位，给予湿热敷，分散患儿的注意力，遵医嘱应用糖皮质激素，腹痛的患者禁止热敷。④病情观察：观察皮疹的部位、形态和数量，有无反复。注意观察关节肿痛的情况；观察大便的颜色、性状及尿色、尿量，定期做尿常规检查，如有异常及时通知医生。⑤健康教育。

四、皮肤黏膜淋巴结综合征

皮肤黏膜淋巴结综合征又称川崎病，是一种全身中、小动脉炎性病变为主要病理改变的急性发热出疹性疾病。表现为发热、皮肤黏膜病损和淋巴结肿大。

1.病因及发病机制 病因不明，可能与立克次体、丙酸杆菌、链球菌、反转录病毒、支原体等多种病原体感染有关。发病机制尚不明确，目前认为皮肤黏膜淋巴结综合征是一种免疫介导的全身性血管炎。其基本病理变化为全身性血管炎，好发于冠状动脉，可造成心、肝、肾、脑等功能损害。

2.临床表现 本病以婴幼儿多见，男孩多于女孩。多为自限性，未经治疗者病程6～8周。①发热：是最早的症状，体温38～40℃，呈稽留热或弛张热，持续1～2周，抗生素治疗无效。②皮疹：发热同时或发热后不久出现，呈向心性或多形性，多见于躯干部，常见的为斑丘疹、多形红斑样或猩红热样，无疱疹及结痂；手足皮肤广泛硬肿，指（趾）呈梭形肿胀、疼痛；手足皮肤呈广泛性硬性水肿，手掌和足底早期出现潮红，恢复期指（趾）端膜状脱皮，重者指（趾）甲亦可脱落，此为皮肤黏膜淋巴结综合征的典型临床特点。③黏膜表现：双眼球结膜充血，但无脓性分泌物或流泪；唇红、干燥、皲裂或出血，舌乳头突出，呈杨梅舌；咽部黏膜弥漫性充血，扁桃体可有肿大或渗出。④颈淋巴结肿大：单侧或双侧，质硬有触痛，表面不红无化脓，热退后消散。⑤心脏表现：可出现心肌炎、心包炎和心内膜炎、冠状动脉瘤等，心肌梗死和巨大冠状动脉瘤破裂可导致心源性休克甚至猝死。⑥其他：可有间质性肺炎、无菌性脑膜炎、消化系统症状等。

3. 辅助检查　①血液检查：白细胞计数升高，以**中性粒细胞增高**为主；轻度贫血；红细胞沉降率明显增快，C反应蛋白增高。②免疫学检查：血清 IgG、IgM、IgA、IgE 增高，总补体和 C_3 正常或增高。③影像学检查：肺纹理增多，心影常轻度扩大，少数患儿可见冠状动脉钙化。心脏受损者可见心电图和超声心动图改变。冠状动脉造影可确定冠状动脉瘤的类型、部位。

4. 治疗要点　①**阿司匹林：首选用药**，热退后 3 天逐渐减量；②**丙种球蛋白**：病程 10 天内静脉注射，可明显降低急性期冠状动脉病变的发生率；③糖皮质激素：静脉注射丙种球蛋白无效者可考虑使用，也可与阿司匹林和双嘧达莫合并使用；④抗血小板聚集：双嘧达莫；⑤对症治疗：补液、护肝、纠正心律失常等。

5. 护理措施　①降温：急性期患儿应绝对卧床休息，病室温湿度适宜。监测体温变化，发热时给予物理降温或药物降温，注意保暖，补充水分。②饮食护理：给予高热量、高蛋白、高维生素的流质或半流质饮食，禁食辛辣、刺激性食物。③皮肤、黏膜护理：保持皮肤清洁干燥，衣服宽松柔软，勤剪指甲，避免抓伤；口腔黏膜有损伤时给予**口腔护理**。④病情观察：监测心率、心律、心音等，观察心血管损害的表现，发现异常及时通知医生。⑤心理护理。⑥健康教育：介绍疾病相关知识，强调定期复查的重要性，对于无冠状动脉病变患儿，于出院后 1 个月、3 个月、6 个月及 1 年检查 1 次。有冠状动脉损害者密切随访。

第 12 单元　常见传染病患儿的护理

【复习指南】常见传染病患儿的护理历年常考，麻疹、水痘应重点复习。传染病的预防及小儿传染病的护理管理应熟练掌握。麻疹、水痘、猩红热、流行性腮腺炎、中毒性细菌性痢疾的病因及发病机制、流行病学、临床表现、护理措施应熟练掌握；治疗要点应掌握。

一、总论

1. 传染过程　是指病原体侵入人体后与机体相互作用、相互斗争的过程。①病原体被清除：病原体侵入人体后，被人体的非特异性免疫或特异性免疫消灭或排出体外，机体不产生病理改变，也不引起临床症状。②显性感染：也称临床感染，病原体侵入人体后，不仅引起机体发生免疫应答，还造成组织损伤，导致病理改变，出现临床症状、体征。显性感染后机体获得特异性免疫，不易再感染，少数可复发。③隐性感染：也称亚临床感染，病原体侵入人体后，仅引起机体发生免疫应答，组织损伤轻微，临床上无任何症状、体征，只有通过免疫学检查才发现。隐形感染后机体获得特异性免疫，少数转为病原携带状态。④病原携带状态：病原体在人体内生长、繁殖，并不断排出体外，但不引起机体出现症状、体征，是传染病流行重要的传染源。根据携带病原菌的种类不同分为带病毒者、带菌者和带虫者。⑤潜伏性感染：病原体感染人体后，寄生在机体的某个部位，与人体互相作用时，保持暂时的平衡状态，不引起发病。当机体防御功能下降时，可导致发病，如水痘、疟疾等。上述5种传染过程的表现形式，在一定条件下可相互转化。一般隐性感染最多见，病原携带状态次之，而显性感染最少见，若出现最易识别。

2.传染病的基本特征　包括有病原体、传染性、流行病学特征（流行性、季节性和地方性）、感染后免疫。

3.传染病流行的3个环节　包括**传染源、传播途径和易感人群**。三者相互联系、同时存在，使传染病不断传播蔓延。①传染源：是指病原体已在体内生长繁殖并将其排出体外的人和动物，如病人、隐性感染者、病原携带者、受感染的动物等。②传播途径：是指病原体从传染源体内排出后，侵入另一个易感者的途径。常见的传播途径有：水与食物传播（伤寒、霍乱），空气飞沫传播（流脑、猩红热），虫媒传播（疟疾、乙型脑炎），接触传播（乙型肝炎、狂犬病）。③易感人群：是对某一传染病缺乏特异性免疫力的人。

4.影响流行过程的因素　传染病流行受社会因素（地理、气候和生态环境等）和自然因素（生活条件、文化水平、宗教信仰、社会制度等）影响。

5.传染病的临床特点　①潜伏期：从病原体侵入人体到开始出现临床症状的时期。潜伏期是确定传染病检疫期的重要依据，有助于诊断疾病。②前驱期：从发病到疾病出现明显症状为止的一段时间。一般持续1～3天，起病急骤者可无前驱期。③症状明显期：病情由轻到重，出现特征性表现的时期，直到达到疾病的高峰。然后随机体免疫力的产生，病情减轻进入恢复期，此期易产生并发症。④恢复期：机体免疫力增高，体内病理生理过程基本结束，患者症状及体征逐渐消失的过程。恢复期后如机体功能仍不能恢复正常，称为后遗症期。

6.传染病的预防

（1）控制传染源：对传染病病人应做到"五早"：**早发现、早诊断、早报告、早隔离、早治疗**。根据2004年我国实施的《中华人民共和国传染病防治法》，将传染病分为3类。①甲类传染病：是指**鼠疫、霍乱**两种。②乙类传染病：是指传染性非典型肺炎、艾滋病、病毒性肝炎、脊髓灰质炎、人感染高致病性禽流感、麻疹、流行性出血热、狂犬病、流行性乙型脑炎、登革热、炭疽、细菌性和阿米巴性痢疾、肺结核、伤寒和副伤寒、流行性脑脊髓膜炎、新生儿破伤风、百日咳、白喉、猩红热、布鲁斯菌病、淋病、梅毒、钩端螺旋体病、血吸虫病、疟疾。2009年又将甲型H1N1列为乙类传染病，故乙类传染病目前为26种。③丙类传染病：是指流行性感冒，流行性腮腺炎，风疹性出血性结膜炎，麻风病，流行性和地方性斑疹伤寒，黑热病，棘球蚴病，丝虫病，感染性腹泻病（霍乱、细菌性和阿米巴性痢疾、伤寒和副伤寒除外）。手足口病现已列为丙类传染病，故丙类目前已增至11种。对于甲类传染病，城镇要求2小时内上报，农村6小时内上报，对病人和病原携带者进行隔离，疑似病例者确诊前在指定场所单独隔离，密切接触病人者采取预防措施。乙类传染病，城镇要求12小时内上报，农村24小时内上报，对乙类传染病中传染性非典型肺炎、炭疽中的肺炭疽和人感染高致病性禽流感，采取甲类传染病的预防、控制措施。丙类传染病监测管理传染病，在监测点内按乙类传染病方法报告。

（2）切断传播途径：消化道传染病应管理水源、饮食、粪便，灭蚊蝇、蟑螂等。呼吸道传染病应重点进行空气消毒，外出戴口罩，流行期避免去人群密集的场所等。虫媒传染者做好防虫、驱虫、杀虫等措施。

（3）保护易感人群：增强非特异性免疫力（调整饮食、加强运动、改善生活条件等）、增强特异性免疫力（预防接种、被动免疫）和药物预防。

7. 小儿传染病的护理管理　①建立预检分诊制度。②做好各种传染病宣传工作和自我防护。③疫情报告：发现传染病患者应及时通知医生并上报。④建立消毒制度：将传染病病人或病原携带者与健康人或非传染病者分室居住，控制传染源；对传染病患儿的分泌物及用过的物品消毒，切断传播途径。⑤病情观察。

二、麻疹

麻疹是由**麻疹病毒**引起的急性呼吸道传染病，以发热、咳嗽、流涕、结膜炎、口腔麻疹黏膜斑及全身皮肤斑丘疹为主要特征。本病传染性强，病后大多可获得终身免疫。

1. 病因及发病机制　麻疹病毒属副黏液病毒科，仅有一个血清型，抗原性稳定。不耐热，对紫外线和消毒剂均敏感。在低温中能长期存活。麻疹病毒通过**上呼吸道**进入人体，在呼吸道上皮细胞和局部淋巴结繁殖，并有少量病毒侵入血液，形成第一次病毒血症，被单核细胞吞噬后复制活跃，并再次侵入血液，形成第二次病毒血症，侵犯肺、肝、脾、肾、结膜、皮肤等。

2. 流行病学　麻疹患者是唯一的传染源，出疹前 5 天至出疹后 5 天均有传染性，有并发症者传染性可延至出疹后 10 天。病毒主要通过**飞沫传播**，如打喷嚏、咳嗽和说话等。密切接触者也可经污染的手传播。普遍易感，以 6 个月至 5 岁小儿多见。一年四季均可发病，以冬、春两季为主。

3. 临床表现

（1）典型麻疹：①潜伏期，6～18 天，平均 10 天。潜伏期末可有低热、全身不适。②前驱期，主要表现如下。a. 发热，多为中度以上，热型不一。b. 上呼吸道感染，咳嗽、打喷嚏、流涕、咽部充血、结膜炎表现（结膜充血、畏光、流泪等）。c. **麻疹黏膜斑**，早期重要的诊断价值，出疹 1～2 天前在第二磨牙对应的颊黏膜上，可见直径 0.5～1mm 灰白色小点，周围有红晕，出疹后逐渐消失。d. 部分患儿可有全身不适、精神不振、食欲缺乏、呕吐、腹泻等。③出疹期，发热后 3～4 天出疹。始见于**耳后发际**，渐及额、面、颈、躯干、四肢，最后至手掌与足底。初为红色斑丘疹，**压之褪色，疹间皮肤正常**，以后逐渐融合成片。此时全身中毒症状加重，咳嗽加剧，肺部可闻及少量湿啰音，重者可出现谵妄、抽搐。④恢复期，若无并发症，出疹后 3～4 天，皮疹按出疹顺序消退，体温逐渐正常，全身症状改善。疹退后皮肤留有**棕色素沉着伴糠麸样脱屑**，一般 7～10 天痊愈。

（2）非典型麻疹：①轻型麻疹，主要见于体内尚有一部分免疫力者。症状轻，麻疹黏膜斑不典型或不出现，无并发症。②重型麻疹，主要见于营养不良、继发严重感染者。表现为持续高热，中毒症状重，皮疹密集融合，常有并发症或皮疹骤退、四肢冰冷、血压下降等循环衰竭表现，病死率极高。③异型麻疹，主要见于接种过麻疹减毒活疫苗而再次感染者，临床症状不典型且症状较轻。

（3）常见并发症：①**支气管肺炎**，出疹 1 周内常见。②喉炎，出现声音嘶哑，犬吠样咳嗽、吸气性呼吸困难和三凹征，重者因喉梗阻而致窒息死亡。③心肌炎，轻者心音低钝、心率加快和一过性心电图变化，重者可发生心力衰竭或休克。④麻疹脑炎，多发生于疹后 2～6 天。临床表现与病毒性脑炎相似，脑炎的轻重与麻疹轻重无关。

4. 辅助检查　白细胞计数减少，淋巴细胞相对增多；鼻咽分泌物、痰、尿沉渣涂片可见多核巨细胞；用酶联免疫吸附试验检测血清中麻疹 IgM 抗体阳性。

5. 治疗要点　对症治疗、加强护理和预防并发症。

6. 护理措施　①休息：卧床休息至皮疹消退，体温正常。保持室内光线柔和，病室内空气新鲜。②降温：处理高热时需兼顾透疹，出疹期不宜用药物或物理方法强行降温，尤其是**乙醇擦浴、冷敷**等，以免影响出疹，高热超过 40℃时，可用小剂量解热药或温水擦浴，防止高热惊厥。③皮肤、黏膜护理：保持皮肤清洁、干燥；剪短指甲，防止抓伤皮肤引起继发感染；用生理盐水或 2% 硼酸溶液漱口；用生理盐水清洗双眼并涂抗生素眼药水或眼膏。可服鱼肝油预防**眼干燥症**；防止眼泪及呕吐物流入耳道，引起中耳炎；有鼻痂时用棉签蘸取生理盐水并轻轻拭去。④饮食护理：发热期给予易消化、营养丰富的流质或半流质饮食，少量多餐，鼓励多饮水；恢复期应添加高热量、高蛋白、高维生素的食物。⑤病情观察：观察患儿的出疹情况、精神状态、体温变化等，及早发现并发症。⑥预防感染的传播：隔离患儿至出疹后 **5 天**，有并发症者延至出疹后 **10 天**。接触者隔离观察 **3 周**，以控制传染源。病房通风换气，空气消毒，患儿衣物及玩具暴晒 2 小时，减少探视，接触麻疹患儿的人应在空气流通处停留 30 分钟以上，以切断传播途径。对 8 个月小儿接种麻疹疫苗，7 岁复种。体弱易感儿接触麻疹后，应及早注射免疫血清球蛋白，以预防发病或减轻症状。

三、水痘

水痘是由**水痘－带状疱疹病毒**所引起的传染性极强的出疹性疾病。临床特点为轻度发热、全身性分批出现的皮肤黏膜斑疹、丘疹、疱疹和结痂并存，全身症状轻微。感染后可获得持久免疫力，但以后可发生带状疱疹。

1. 病因及发病机制　水痘－带状疱疹病毒属疱疹病毒科 α 亚科。人是唯一宿主。该病毒在体外抵抗力弱，不耐热和酸，对各种有机溶剂敏感，不能在痂皮中存活。病毒侵入机体后经过两次病毒血症后引起各器官病变。主要损伤部位在皮肤和黏膜（仅限于表皮棘细胞层，脱屑后不留瘢痕），偶尔累及内脏。

2. 流行病学　水痘患者是唯一的传染源，多发生在冬春季节。主要通过飞沫、空气传播，也可通过直接接触传播。出疹前 1～2 天至疱疹全部结痂均具有传染性。人群普遍易感，以 2～6 岁儿童多见。

3. 临床表现

（1）典型水痘：①潜伏期，一般为 2 周左右。②前驱期，为 1 天左右，可有低热、头痛、乏力、厌食等。③出疹期，发热同时或 1～2 天后出皮疹。始见于**躯干**、头面部，继而扩散至四肢。躯干多，四肢少，呈**向心性**分布；皮疹分批分期出现，皮疹演变顺序为红色斑疹或丘疹→清亮水疱→疱液浑浊→结痂；高峰期特征表现：斑疹、丘疹、疱疹和结痂同时存在，常伴有痒感；黏膜（口腔、睑结膜、生殖器）可受累。

（2）重症水痘：多发生在恶性疾病或免疫功能低下的患儿。表现为持续高热和全身中毒症状明显，皮疹多，可融合成大疱型或出血性皮疹，可继发感染或伴有血小板减少而发生暴发性紫癜。

（3）先天性水痘：母亲在妊娠早期感染水痘可导致胎儿多发性畸形，患儿常在 1 岁内死亡，存活者留有严重神经系统伤残。

（4）并发症：**继发皮肤细菌感染**（最常见）、水痘脑炎、原发性水痘肺炎等。

4. 辅助检查　①血常规检查：白细胞正常或偏低。②疱疹刮片。③血清学检查：血清水痘病毒特异性 IgM 抗体检测，可有助于早期诊断。

5. 治疗要点　①对症治疗：皮肤瘙痒者局部用炉甘石洗剂，必要时镇静。②抗病毒治疗：**阿昔洛韦**为首选用药，应尽早应用，一般在皮疹出现 24 小时内开始。

6. 护理措施　①休息：卧床休息到体温正常、症状消失。保持室内空气清新，温湿度适宜。②降温：如有高热可用物理降温或适量退热药，**避免使用阿司匹林**。出疹期**禁用糖皮质激素**。③皮肤护理：保持皮肤清洁、干燥，剪短指甲，防止抓伤；皮肤瘙痒者，可在疱疹未破溃处涂 **0.25% 炉甘石洗剂**或 **5% 碳酸氢钠**溶液；疱疹已破溃者或有继发感染者，局部用抗生素软膏，或遵医嘱口服抗生素控制感染。④饮食护理：给予易消化、营养丰富的食物，鼓励多饮水。⑤预防感染传播：无并发症的患儿隔离至疱疹**全部结痂**或**出疹后 7 天**为止。接触者隔离观察 **3 周**。对免疫功能受损、应用大剂量激素或恶性病患儿，应在接触水痘后 72 小时内肌内注射水痘 – 带状疱疹免疫球蛋白，可起到预防或减轻症状的作用。水痘患儿接种丙种球蛋白，可防止继发感染。

四、猩红热

猩红热是一种由 **A 组乙型溶血性链球菌**所致的急性呼吸道传染病。临床以发热、咽炎、草莓舌、全身弥散性鲜红色皮疹和疹退后片状脱皮为特征。3 ～ 7 岁儿童多见。

1. 病因及发病机制　病原菌为 **A 组乙型溶血性链球菌**，其致热性外毒素可引起发热、头痛等全身症状。对热及干燥抵抗力不强，在 0℃ 环境中可存活数月。溶血性链球菌侵入机体后，主要产生化脓性病变（引起咽峡炎、扁桃体炎），中毒性病变（引起中毒症状、猩红热皮疹），变态反应性病变（引起肾小球肾炎及风湿热）。

2. 流行病学　主要传染源为猩红热病人及不典型病例者。主要通过飞沫传播，多在冬、春季节发病。人群普遍易感，以 3 ～ 7 岁小儿多见。

3. 临床表现　①潜伏期：通常为 2 ～ 3 天，短者 1 天，长者 5 ～ 6 天。②前驱期：一般不超过 1 天，少数可达 2 天。表现为发热、咽峡炎、咽红肿、头痛、恶心、呕吐等。婴儿起病时烦躁或惊厥。③出疹期：多见于发病后 1 ～ 2 天出疹。皮疹从耳后、颈及上胸部，迅速波及躯干及上肢，最后到下肢。全身皮肤弥漫性发红，有点状红色皮疹，高出皮面，扪之粗糙，压之褪色，疹间无正常皮肤，伴有痒感。体征：在皮肤皱褶处（腋窝、肘窝、腹股沟处），皮疹密集成线压之不退，称为"帕氏线"。手按压则红色可暂时消退数秒，出现苍白的手印，此种现象称为"**贫血性皮肤划痕**"。面部潮红，有少量皮疹，口鼻周围无皮疹，略显苍白，称为"口周苍白圈"。病初舌被覆白苔，3 ～ 4 天后白苔脱落，舌乳头红肿突起称为"**杨梅舌**"。④恢复期：皮疹于 3 ～ 5 天后颜色转暗，逐渐隐退，并按出疹先后顺序脱皮。轻症者呈细屑状或片状屑，重症者有时呈大片脱皮。并发症为变态反应性疾病，主要有急性肾炎、风湿热等，多发生于病程的 2 ～ 3 周。

4. 辅助检查　白细胞计数明显增高，以中性粒细胞为主。**咽拭子**或其他病灶细菌培养可见乙型溶血性链球菌。

5.**治疗要点**　①一般治疗：加强营养、保持口腔清洁、降温等。②抗菌治疗：**首选青霉素**，青霉素过敏者可选用红霉素。

6.**护理措施**　①降温：监测体温变化，给予适当的物理降温或药物降温，但忌用冷敷或乙醇擦浴。②饮食护理：急性期应给予易消化、营养丰富的流质或半流质饮食，忌辛、辣、刺激性食物，鼓励多饮水。③皮肤护理：脱皮时应待皮屑自然脱落，不宜用手强行撕脱，以防损伤皮肤。④预防感染的传播：呼吸道隔离至症状消失1周，连续3次咽拭子培养阴性为止。接触者观察7天。对患儿的分泌物及排泄物用**含氯消毒液**消毒，接触过的物品应浸泡、日晒、熏蒸或煮沸消毒。

五、流行性腮腺炎

流行性腮腺炎是由**腮腺炎病毒**引起的急性呼吸道传染病，其临床表现以腮腺肿痛为特征，各种唾液腺体和器官均可受累。好发于儿童及青少年。

1.**病因及发病机制**　腮腺炎病毒属副黏液病毒科，RNA病毒，只有一个血清型。人是病毒的唯一宿主，存在于患儿的唾液、血液、尿液及脑脊液中。病毒对物理和化学因素敏感，对外界抵抗力弱，一般室温2～3天即可失去传染性，加热至56℃、20分钟即失去活力，紫外线照射可将其杀灭。病毒经口、鼻侵入人体后，在呼吸道上皮细胞中增殖，引起局部炎症和免疫反应，进入血液后后引起病毒血症，侵及腮腺、胰腺、生殖腺等多种腺体引起炎症。

2.**流行病学**　腮腺炎患者和健康带病者均是传染源，腮腺肿大前1日到消肿后3日均有传染性。主要传播途径是飞沫传播，好发年龄为5～15岁，全年均可发病，以冬、春季多见。

3.**临床表现**　①潜伏期：14～25天。②前驱期：多无，部分患儿可有发热、头痛、乏力等。③症状明显期：**一侧腮腺肿痛**常是本病的首发症状，常见一侧，2～3天后累及对侧，也可两侧同时肿大。肿大以耳垂为中心，向前、后下发展，边缘不清，表面灼热但不红，触之疼痛。腮腺管口早期可有红肿。严重者颌下腺、舌下腺肿大。

并发症：脑膜脑炎最常见，男孩最常见的并发症是睾丸炎，女孩最常见的并发症是卵巢炎。此外，还可出现急性胰腺炎、心肌炎、肾炎、肝炎等。

4.**辅助检查**　①外周血象：白细胞总数正常或偏低，淋巴细胞相对增多。②血清和尿淀粉酶测定：病程早期约90%的患儿血清和尿液淀粉酶增高。血脂肪酶增高，有助于胰腺炎的诊断。③血清学检查：腮腺炎病毒特异性IgM抗体阳性。④病毒分离。

5.**治疗要点**　本病是为**自限性疾病**，无特殊治疗，以对症治疗为主。高热、头痛和并发睾丸炎者给予解热镇痛药；发病早期可用利巴韦林；重症患儿可短期使用肾上腺皮质激素。

6.**护理措施**　①减轻疼痛：常用温盐水漱口，多饮水，保持口腔清洁；局部冷敷，也可用中药如青黛散调醋局部湿敷，以减轻腮腺肿痛；应用物理疗法，如氦氖激光局部照射；睾丸胀痛可用棉花垫和丁字带托起。②饮食护理：清淡、易消化的半流质或软食，忌酸、辣、干、硬食物。③降温：监测体温，高热时给予物理或药物降温。④病情观察：及时发现并发症，给予相应的治疗和护理。⑤预防感染传播：呼吸道隔离至患儿**腮腺肿大完全消退为止**，有接触史的易感儿应隔离观察3周；对易感儿童接种腮腺炎减毒活疫苗或给予人免疫球蛋白。

六、中毒型细菌性痢疾

中毒型细菌性痢疾是急性细菌性痢疾的危重型，起病急，以发热、反复惊厥、嗜睡，迅速发生昏迷和休克为临床特征。病死率高。

1. **病因及发病机制**　病原菌为**痢疾杆菌**，属于肠杆菌的志贺菌属。志贺菌侵入人体后，可释放大量内毒素和少量外毒素，内毒素从肠壁吸收入血，引起发热、毒血症和急性微循环障碍。此外，中毒型菌痢可发生脑水肿甚至脑疝，表现为抽搐、昏迷及呼吸衰竭。

2. **流行病学**　痢疾病人及带菌者是主要传染源；主要通过**粪–口途径**传播，主要流行于夏、秋季节；多见于 2～7 岁小儿。

3. **临床表现**　潜伏期多数 1～2 天，短者数小时。起病急，发展快，体温可超过 40℃，迅速发生休克、循环和呼吸衰竭、昏迷。肠道症状多不明显，甚至无腹痛、腹泻。也有在发热、排便后 2～3 天发展为中毒型。根据其临床表现可分为 3 型。①休克型（周围循环衰竭型）：面色灰白、四肢冷、脉细速、心率加快。后期出现血压下降，皮肤青紫，尿量减少甚至无尿，并可同时伴心、肺、血液及肾等多器官功能不全的表现。②脑型：**神志不清、反复惊厥**为主要表现。③肺型：又称为呼吸窘迫综合征，以肺循环障碍为主。以上 2 型或 3 型同时或先后出现为混合型，最为凶险，病死率高。

4. **辅助检查**　①血常规：白细胞增高，以中性粒细胞为主。②便常规：起病初期大便可正常，以后出现**脓血黏液便**，镜检可见大量脓细胞、红细胞和吞噬细胞。③便培养：分离出**志贺菌属痢疾杆菌**是确诊的直接依据。送检标本应选取黏液脓血部分多次、尽早送检。④免疫学检查：可早期快速诊断，易出现假阳性。⑤特异性核酸检测：具有灵敏度高、特异性强、快捷方便等特点。

5. **治疗要点**　病情凶险，需及时抢救。①降温止惊：可采用物理、药物降温或亚冬眠疗法。持续惊厥者，可用地西泮或用水合氯醛等。②控制感染：选用两种痢疾杆菌敏感的抗生素静脉滴注，如阿米卡星（丁胺卡那霉素）、头孢噻肟钠或头孢曲松钠等药物。③抗休克治疗。④防治脑水肿和呼吸衰竭。

6. **护理措施**　①降温：绝对卧床休息，监测体温变化，高热者予以物理降温或药物降温。保持病室空气清新，温湿度适宜。②饮食护理：供给易消化、营养丰富的流质或半流质饮食，多饮水。禁食多渣及引起腹胀的食物。③休克的护理：观察病人神志、瞳孔、面色、生命体征等变化，取**中凹卧位**，建立静脉通路，补液，适当保暖，记录 24 小时出入液量。④防治脑水肿和呼吸衰竭：病室安静，减少刺激。保持呼吸道通畅，吸氧，必要时使用呼吸机治疗。首选 **20% 甘露醇**降颅压，或与利尿药交替使用。加强看护，可加床档约束，防止外伤。⑤预防感染的传播：采取**肠道隔离**，至临床症状消失后 1 周或 3 次便培养阴性。在流行期间，易感者口服多效价痢疾减毒活疫苗，常规检疫 1 周。⑥心理护理。⑦健康教育：加强卫生宣教，指导家长培养患儿养成良好卫生习惯。加强水源、饮食、粪便的管理，积极灭蝇。

第 13 单元　结核病患儿的护理

【复习指南】结核病患儿的护理历年偶考，原发性肺结核应重点复习。结核病的病因及发病机制、辅助检查与预防应掌握。原发型肺结核、急性粟粒型肺结核、结核性脑膜炎的病因及发病机制、临床表现与护理措施应熟练掌握；治疗要点应掌握。

一、总论

结核病是由结核分枝杆菌引起的慢性传染病，全身各个脏器均可受累，以肺结核最常见。

重者可引起血性播散，发生粟粒型结核或结核性脑膜炎。

1. 病因及发病机制　结核杆菌的抵抗力较强，**湿热 68℃需 20 分钟**即可灭活，**干热 100℃则需 20 分钟**以上才能杀死。新生儿对结核菌很敏感，小儿初次感染结核菌是否发展成为结核病，与机体的免疫力、细菌的毒力和数量有关。**结核菌侵入人体 4～8 周后**，发生细胞介导的免疫反应和迟发型发生变态反应，机体在感染结核菌后可获得免疫力。感染途径详见第 2 部分内科护理学第 2 单元"八、1"的内容。

2. 辅助检查

（1）结核菌素试验

①方法与结果判断：详见第 2 部分内科护理学第 2 单元"八、4"的内容。②临床意义。a. 阳性反应，接种卡介苗后；3 岁以下，尤其是 1 岁以下未接种卡介苗小儿，中度阳性表示体内有新的结核病灶，年龄越小，活动性结核可能性越大；年长儿无明显临床症状仅呈一般阳性反应者，表示曾感染过结核杆菌；儿童无明显临床症状而呈阳性反应表示受过结核感染，但不一定有活动病灶；强阳性反应和极强阳性表示体内有活动性结核病；2 年之内由阴转阳，或反应强度从原直径小于 10mm 增至大于 10mm，且增幅超过 6mm 者，表示新近有感染。b. 阴性反应，未感染过结核；结核变态反应初期（初次感染后 4～8 周）；假阴性反应，多在机体免疫反应低下或受抑制时出现，如水痘、麻疹、重度营养不良、重度水肿等；原发性免疫缺陷病；服用糖皮质激素或其他免疫抑制药期间；技术误差或结核菌素失效。

（2）实验室检查：①结核杆菌检查，从痰液、胃液（婴幼儿可抽取空腹胃液）、脑脊液、浆膜腔液中找到**结核杆菌**是重要的确诊方法。②免疫学诊断及生物学基因诊断，酶联免疫吸附试验、酶联免疫电泳技术等可快速检测结核杆菌。③红细胞沉降率检查，红细胞沉降率多增快，判断病灶是否具有活动性。

（3）影像学检查：X 线检查可确定病灶的范围、性质、类型及病灶活动或进展情况，胸部 CT 检查可发现隐蔽区病灶。

（4）其他：纤维支气管镜检查、周围淋巴结穿刺液涂片检查、肺穿刺活检、胸腔镜取肺活检等。

3. 预防　①管理传染源：早期发现并合理治疗结核杆菌涂片阳性患儿，是预防儿童结核病的根本措施。②普及**卡介苗接种**：是预防小儿肺结核的有效措施。但有先天性胸腺发育不全或严重免疫缺陷者、急性传染病恢复期者、皮肤疾病者和结核菌素试验阳性禁止接种卡介苗。③预防性抗结核治疗：可用异烟肼或联合利福平，预防结核病复燃。

4. 治疗原则

（1）一般治疗：加强营养，选用富含蛋白质和维生素的食物。有明显结核中毒症状及高度衰弱者应卧床休息。居室环境应空气新鲜，温湿度适宜。避免接触各种传染病。

（2）抗结核药物治疗：详见第 2 部分内科护理学第 2 单元"八、5"内容。

（3）化疗方案：①标准疗法，一般用于无明显症状的原发型肺结核。每日服用异烟肼、利福平和（或）乙胺丁醇，疗程为 9～12 个月。②两阶段疗法，用于活动性原发型肺结核、急性粟粒型结核病及结核性脑膜炎。强化治疗阶段为化疗的关键阶段，需联合应用 3～4 种杀菌药物，目的在于迅速杀灭敏感菌、生长繁殖活跃的细菌与代谢低下的细菌，防止或减少耐药菌株的产生；巩固阶段联合 2 种抗结核药物，目的在于杀灭持续存在的细菌，巩固疗效，防止复发。③短程疗法，为结核病现代疗法的重大进展，作用机制是快速杀灭机体内处于不同繁殖速度的细胞内、外结核分枝杆菌，使痰菌早期转阴并持久阴性，且病变吸收消散快，复发少。

二、原发型肺结核

原发型肺结核是结核菌初次侵入人体后发生的原发感染，包括原发综合征和支气管淋巴结结核，是小儿肺结核的主要类型。本病多呈良性经过，但也可导致干酪样肺炎、结核性胸膜炎，或恶化血行播散致急性粟粒型结核或结核性脑膜炎。

1.发病机制及病理改变　主要为典型原发性综合征（详见第 2 部分内科护理学第 2 单元"八、2（1）"的内容）。基本病变为渗出、增殖和坏死。病理转归为吸收好转（最常见）、病变进展、恶化血行播散。

2.临床表现　症状轻重不一，轻者可无症状。一般起病慢，可有低热、乏力、盗汗、食欲减退。婴幼儿及症状较重者，高热可达 39～40℃，但一般情况尚好，与发热不对称，2～3 周后转为低热，并有明显结核中毒症状，干咳和轻度呼吸困难是最常见的症状。婴儿可有体重不增或生长发育落后。部分患儿可有疱疹性结膜炎、皮肤结节性红斑和一过性关节炎。体检可见周围淋巴结不同程度肿大。肺部体征不明显，婴儿可伴肝大。

3.辅助检查　①结核菌素试验：呈强阳性或由阴性转为阳性者需进一步检查。②胸部 X 线检查：原发综合征呈典型哑铃"双极影"，但已少见。支气管淋巴结结核 X 线分为炎症型和结节型，此型较多见。

4.治疗要点　①无明显症状的原发型肺结核：选用标准疗法，以异烟肼为主，配合利福平和乙胺丁醇，疗程为 9～12 个月。②活动性原发型肺结核：采用直接督导下短程化疗，强化治疗阶段需联合使用 3～4 种杀菌药物，2～3 个月后改巩固治疗。

5.护理措施　①饮食护理：给予高热量、高蛋白、高维生素、富含钙质的食物。注意食物的色、香、味，增进患儿食欲。②降温：监测体温变化，高热患儿给予药物或物理降温。注意保暖，补充水分。③建立合理的生活制度：室内空气清新，温湿度适宜。保证充足睡眠，适当户外活动，出汗较多者保持皮肤清洁、干燥。④用药护理：观察抗结核药物疗效和不良反应，定期复查尿常规和肝功能。链霉素可出现听神经损害，利福平可出现黄疸、转氨酶一过性升高及变态反应。⑤病情观察：观察生命体征，尤其注意体温及热型，观察咳嗽的性质，咽部有无充血、化脓等。⑥消毒隔离：结核病活动期进行呼吸道隔离，对呼吸道分泌物、痰杯、餐具等消毒。避免接触急性传染病患儿和开放性肺结核患儿。避免受凉引起上呼吸道感染。⑦健康宣教。

三、急性粟粒型肺结核

急性粟粒型肺结核或称急性血行播散型肺结核，常是由原发综合征发展而来。主要见于小儿时期，尤其是婴幼儿。本病早发现、早治疗，预后多良好。伴有结核性脑膜炎时，预后较差。

1.病因及发病机制　婴幼儿免疫力低下，机体处于高度敏感状态，易感染结核分枝杆菌而形成菌血症。原发灶或胸腔内淋巴结干酪样坏死溃破后，细菌由此入血，从而引起粟粒型肺结核。可累及肺、肝、肾、脑、心、胸膜等多个脏器。播散到肺中的结核结节以肺上部居多，呈灰白色半透明或淡黄色不透明，直径 1～2mm。

2. 临床表现　多数起病急，有高热和严重的中毒症状，呈稽留热或弛张热，少数体温呈不规则热，伴有寒战、盗汗、食欲缺乏、面色苍白、咳嗽、气促等。约半数患儿出现脑膜炎征象。肺部可闻及细湿啰音，部分全身肝、脾、淋巴结肿大。6 个月以下婴儿起病急，症状重，且不典型，累及多器官，伴有结核性脑膜炎者居多，病程进展快，病死率高。

3. 辅助检查　①胸部 X 线检查：对诊断起决定性作用，早期因粟粒阴影小不易查出，起病 2～3 周可出现大小一致、分布均匀的粟粒状阴影。② PPD 试验：多为阳性，重症患儿可呈假阴性。③细菌学检查：胃液或痰中可查到结核菌。粟粒疹和眼底检查所见的结核结节有助于诊断。

4. 治疗要点　分强化和巩固两个阶段。强化阶段治疗开始给予强有力的四联杀菌药物，包括异烟肼、链霉素、利福平、吡嗪酰胺。伴有严重中毒症状和呼吸困难者，可加用糖皮质激素。

5. 护理措施　详见"原发型肺结核"。

四、结核性脑膜炎

结核性脑膜炎简称结脑，是结核菌侵犯脑膜引起的炎症，是小儿结核病中最严重的类型。若诊断不及时和治疗不当，病死率和后遗症发生率高，常在结核原发感染后 1 年内发生，尤其在初染结核 3～6 个月最易发生。多见于 3 岁以内婴幼儿，冬、春季好发。

1. 病因及发病机制　结脑为全身粟粒性结核的一部分，常为血行播散所致。结脑的病原菌为人型或牛型结核杆菌。小儿血 - 脑屏障功能差，中枢神经系统发育不成熟，免疫功能不完善与本病的发生密切相关。也可由脑实质或脑膜的结核病灶溃破，结核菌进入蛛网膜下腔及脑脊液所致。结核菌可引起脑膜、脑神经、脑血管、脑实质、脊髓改变，出现神经系统症状，重者可发生脑疝，甚至死亡。

2. 临床表现　起病多缓慢。①早期（前驱期）：1～2 周，主要症状为性情改变，如患儿少言、懒动、乏力、烦躁、易怒，可有发热、盗汗、食欲缺乏、消瘦、呕吐等，年长儿可主诉头痛，婴儿则表现为凝视、嗜睡或发育迟缓等。②中期（脑膜刺激期）：1～2 周，多为剧烈头痛、喷射性呕吐、嗜睡或惊厥等颅内压增高症状，脑膜刺激征阳性是最重要和常见的体征。婴幼儿表现为前囟饱满、颅缝裂开。此期还可出现脑神经障碍，最常见为面瘫。部分患儿可有定向、运动、语言障碍等脑炎症状和体征。③晚期（昏迷期）：1～3 周，以上症状逐渐加重，由意识模糊、浅昏迷进入昏迷状态，阵挛性或强直性抽搐频繁发作。患儿极度消瘦，呈舟状腹，常出现水、电解质代谢紊乱，最终因颅内压急剧增高导致脑疝而死亡。

3. 辅助检查　①脑脊液检查：诊断本病的重要依据。表现为脑脊液压力增高，呈无色透明或呈毛玻璃样。白细胞多为（50～500）×10^6/L，以淋巴细胞为主，蛋白量增高。典型改变为糖和氯化物同时降低。24 小时后取脑脊液中蜘蛛网状薄膜涂片作抗酸染色，可查到结核杆菌。② X 线检查：85% 的患儿有结核病改变。③结核菌素试验：可呈假阴性。④脑脊液结核菌培养：诊断结脑的可靠依据。⑤抗结核抗体和结核菌抗原测定。

4. 治疗要点　应抓住抗结核治疗和降低颅内压两个重点环节。①抗结核治疗：联合应用易透过血 - 脑脊液屏障的抗结核杀菌药物，包括强化和巩固治疗阶段。②降低颅内压：遵医嘱应用脱水药和利尿药。根据病情可行侧脑室引流术、腰椎穿刺、分流手术等。③肾上腺皮质激素：常用泼尼松，疗程为 8 ～ 12 周。④对症治疗：惊厥者给予镇静、止惊治疗，积极纠正水、电解质紊乱等。

5. 护理措施　①病情观察：密切观察生命体征、神志、瞳孔、面色及对光反应等，观察有无颅内高压或脑疝征象，如有异常立即报告医生并配合抢救。②生活护理：保持室内安静，护理操作集中进行，避免一切不必要的刺激。为患儿提供日常所需，保持口腔清洁，预防压疮、坠积性肺炎发生。③保持呼吸道通畅：侧卧位，及时清除口鼻腔分泌物，防止误吸和窒息；给予吸氧，必要时吸痰或人工辅助呼吸。④安全护理：在抽搐发作时，防止舌咬伤、骨折、坠床等。⑤饮食护理：给予高热量、高蛋白、高维生素、易消化且营养丰富的饮食。进食宜少量多餐，耐心喂养。必要时鼻饲或静脉补充营养，维持水、电解质平衡。⑥消毒隔离。⑦心理护理：关心体贴患儿，缓解其焦虑紧张情绪。⑧健康教育：指导定期随访，坚持服药；避免与开放性结核病患儿接触，以防再次感染，积极防治各种急性传染病；对留有后遗症的患儿应指导功能锻炼方法。

第 14 单元　常见急症患儿的护理

【复习指南】常见急症患儿的护理内容历年常考，小儿惊厥应重点复习。小儿惊厥、急性颅内压升高、急性呼吸衰竭、充血性心力衰竭、急性肾衰竭、心跳呼吸骤停的病因及发病机制、临床表现和护理措施应熟练掌握；治疗要点应掌握。

一、小儿惊厥

小儿惊厥是指全身或局部骨骼肌突然发生不自主收缩，以强直性或阵挛性收缩为主要表现，常伴意识障碍，是儿科常见的急症，可在小儿许多疾病过程中出现，可随原发病结束而消失，以婴幼儿多见。

1. 病因及发病机制

（1）感染性原因：①颅内感染：如病毒、细菌、寄生虫、真菌等引起的脑膜炎、脑炎及脑脓肿等；②颅外感染：如热性惊厥、中毒性脑病、败血症、破伤风等，其中**热性惊厥最常见**。

（2）非感染性原因：①颅内疾病：如产伤、脑血管病、脑外伤、脑占位性病变、先天脑发育异常、癫痫等；②颅外疾病：如缺氧缺血性脑病、窒息、代谢性疾病（中毒，水、电解质紊乱，肝肾衰竭，遗传代谢性疾病等）。

2. 临床表现

（1）惊厥：典型表现为意识丧失，面部、四肢肌肉呈阵发性或强直性抽动，两眼斜视或上翻、牙关紧闭、面色青紫、口吐白沫，部分患儿有大小便失禁现象。持续数秒或几分钟，自行停止。

（2）惊厥持续状态：是指惊厥持续 30 分钟以上或两次发作间歇意识不能完全恢复者。

（3）热性惊厥：小儿惊厥最常见的原因为**高热**；高热惊厥多由**上呼吸道感染**引起。热性惊厥分为单纯性和复杂性两种类型。具体特点见表 5-16。

表 5-16　单纯性和复杂性热性惊厥的区别

	单纯性	复杂性
发病率	70%	30%
首发年龄	大多在 6 个月至 5 岁	任何年龄
抽搐出现时间	发热 24 小时内	发热任何时间内
持续时间	短，很少超过 10 分钟	长，10～20 分钟
发作次数	少，多为一次发作	多，反复多次
发作时体温	病初多骤升在 38.5℃	低热也可发生
惊厥发作表现	全面发作	局灶性或全面性
脑电图	退热后 1～2 周正常	退热后 1～2 周仍有异常
神经系统检查	正常	可不正常
预后	良好	差，反复发作

3. 辅助检查　血生化、脑脊液、脑电图、头颅 CI 或 MRI 检查等。

4. 治疗要点　①镇静止惊：**地西泮**为惊厥首选用药；惊厥持续状态地西泮治疗无效时使用苯妥英钠；苯巴比妥钠是新生儿惊厥首选药物，但新生儿破伤风应首选地西泮；10% 水合氯醛灌肠，一次最大剂量不超过 10ml。②对症治疗：脑水肿者应用甘露醇、利尿药或糖皮质激素；高热者给予物理或药物降温；保持呼吸道通畅，必要时吸氧或人工辅助呼吸。③病因治疗。

5. 护理措施

（1）预防窒息：惊厥发作时不要搬运患儿，避免一切刺激，保持安静，切勿大声喊叫或摇晃患儿。立即将患儿平卧，头偏向一侧，松解衣扣，清除口鼻腔分泌物，将舌轻轻向外牵拉，保持呼吸道通畅。

（2）预防受伤：①防跌伤。专人守护，加床档，床栏处放棉垫。②防舌咬伤。出牙患儿放舌垫，或纱布包裹压舌板，**牙关紧闭时勿强行硬塞**。③防骨折。将周围的硬物移开，**切勿用力强行牵拉或按压患儿肢体**。④防皮肤破损。可将患儿手中和腋下塞满纱布。⑤防烫伤。移除身边的热水瓶、热水杯等。

（3）病情观察：密切观察意识、瞳孔、生命体征、惊厥发作类型，警惕脑水肿、颅内压升高发生，预防脑水肿。

（4）饮食护理：能口服者多饮水，但发作时禁食水；不能口服者遵医嘱给予静脉补液；惊厥缓解后给予糖水及营养丰富、易消化、高热量的流食或半流食。

（5）健康教育：指导的重点为惊厥的预防及急救措施。定期随访，根据病情调整用药，如有后遗症者及时进行治疗和康复训练等。

二、急性颅内压增高

急性颅内压增高简称颅内高压，是由多种原因引起**脑实质**和（或）颅内**液体量**增加所致的一种临床综合征。临床主要表现为头痛、呕吐、意识改变、生命体征改变、惊厥等，重者迅速发展为脑疝而危及生命。

1. 病因及发病机制　如感染（脑膜炎、脑脓肿、败血症等），脑缺血缺氧（窒息、溺水、中毒等），颅内占位性病变（颅内出血、神经胶质瘤等），脑脊液循环异常，高血压脑病等。

2. 临床表现　①头痛：晨起较重，咳嗽、哭闹、用力或头位改变时可加重。婴儿表现为烦躁不安、尖叫或拍打头部。新生儿表现为睁眼不睡和尖叫。②呕吐：由于延髓呕吐中枢受刺激所致，多为喷射性，不伴有恶心，与进食无关。③意识障碍：早期有表情淡漠、性格改变、反应迟钝、嗜睡或躁动，重者可发生昏迷。④眼征：复视或斜视、眼球运动障碍、落日眼、一过性视觉模糊甚至失明，多由于第Ⅵ对脑神经麻痹、上丘受压、第三脑室和视交叉受压所致。眼底检查可见视盘水肿、严重者视网膜水肿、视神经萎缩。⑤头部体征：婴儿可见前囟紧张、隆起、失去正常搏动，骨缝裂开等。⑥生命体征改变：早期血压升高，继而脉搏减慢，呼吸深慢且不规则。体温调节中枢受累可出现高热。⑦惊厥和四肢肌张力增高。⑧脑疝：最常见的是小脑幕切迹疝，也可有枕骨大孔疝表现。

3. 辅助检查　血、尿、便常规，血液生化，脑脊液检查，影像学检查（B 型超声检查、CT、MRI），眼底检查有助于诊断。

4. 治疗要点　①降颅压治疗：**首选 20% 甘露醇**，重症或脑疝者可合并使用利尿药，首选**呋塞米**（速尿），也可给予肾上腺皮质激素如地塞米松。②对症治疗：如改善通气、抗感染及休克、消除颅内占位性病变。可实行低温亚冬眠疗法，体温适宜维持在 33 ～ 34℃。躁动或惊厥发作者，给予地西泮。

5. 护理措施　①防止颅内压增高：抬高床头 **15°～ 30°**，侧卧位，疑有脑疝者应平卧位，保持患儿绝对安静，避免剧烈咳嗽、用力排便，护理和治疗操作集中进行，不可猛力转动患儿头部和为其翻身，避免一切刺激。②用药护理：应用脱水药、利尿药等，注意观察药物的疗效及不良反应。③气道管理：保持呼吸道通畅，根据病情选择不同方式吸氧，及时清除口鼻腔分泌物，备好抢救物品，必要时人工辅助呼吸。④健康教育：向家长介绍患儿的病情及预后。

三、急性呼吸衰竭

急性呼吸衰竭简称呼衰，是儿科常见危重症。是指各种原因导致的中枢和（或）外周性的肺氧合障碍和（或）肺通气不足，影响气体交换，出现低氧血症和（或）高碳酸血症，引起一系列生理功能和代谢紊乱的临床综合征。根据血气分析结果，将呼吸衰竭分为 I 型（**低氧血症**）和 Ⅱ 型（低氧血症伴有**高碳酸血症**）。

1. 病因及发病机制　中枢性呼吸衰竭由呼吸驱动障碍引起，而呼吸器官的本身可正常。周围性呼吸衰竭由呼吸器官或呼吸肌的病变所致。新生儿发生本病主要原因为呼吸窘迫综合征、新生儿窒息、吸入性肺炎等。小于 2 岁儿童主要原因为支气管肺炎、哮喘持续状态、先天性心脏病、喉炎、气道异物、先天性气道畸形、鼻咽梗阻等。2 岁以上儿童主要原因为哮喘持续状态、多发性神经根炎、脑炎、中毒、溺水等。

2. 临床表现　除原发病的表现外，主要是呼吸系统症状、**低氧血症**和**高碳酸血症引起的**脏器功能紊乱。

（1）原发病表现：脑炎、肺炎等症状和体征。

（2）呼吸系统表现：①中枢性呼吸衰竭，主要为呼吸**节律**改变，如潮式呼吸、毕奥呼吸、呼吸暂停和下颌式呼吸等，严重时可发生呼吸暂停。②周围性呼吸衰竭，主要为**呼吸频率**改变，表现为呼吸困难和缺氧，如呼吸频率加快、鼻翼扇动、明显三凹征等。

（3）**低氧血症表现**：①发绀，是缺氧的典型表现。以口唇、口周及甲床等处较为明显，但在严重贫血，Hb < 50g/L 时可不出现发绀。②循环系统，早期血压升高、心率增快、心排血量增加，严重时可出现心律失常，心音低钝、心率减慢，甚至发生心力衰竭或心源性休克等。③消化系统，表现为食欲缺乏、恶心等胃肠道症状，严重时可发生消化道出血、肝功能损害等。④泌尿系统，出现少尿或无尿，蛋白尿，镜检可有红细胞、白细胞及管型，严重时发生肾衰竭。⑤神经系统，早期烦躁易激惹、睡眠不安，继之出现视物模糊、意识障碍，严重者可发生颅内压增高及脑疝。

（4）**高碳酸血症表现**：早期表现为大汗、烦躁不安、摇头、皮肤潮红、瞳孔缩小、四肢湿冷、速脉等，继之出现昏睡、心率减慢、球结膜充血等，严重时出现惊厥、昏迷、视盘水肿等。

（5）水、电解质紊乱及酸碱失衡。

3. 辅助检查　血气分析测定，详见第 2 部分第 2 单元"十一、5（1）"的内容。

4. 治疗要点　积极治疗原发病，给予氧疗及呼吸支持、保持呼吸道通畅，纠正水、电解质及酸碱平衡紊乱，给予营养支持，预防感染。

5. 护理措施

（1）休息：保持病室空气清新，温湿度适宜，取半卧位或坐位。

（2）保持呼吸道通畅：鼓励清醒患儿用力咳痰，咳痰无力者翻身叩背。痰液过多时吸痰，吸痰前给予充分吸氧，吸痰时动作轻柔，负压不宜过大，时间不宜过长，不可过于频繁。

（3）吸氧：一般选择鼻导管法、面罩吸氧，对于新生儿和小婴儿选用头罩法吸氧，上述吸氧方式效果不佳时可考虑持续正压给氧。主张低流量持续给氧。急性缺氧吸氧浓度为 **40% ~ 50%**；慢性缺氧吸氧浓度为 **30% ~ 40%**。持续时间不超过 **4 ~ 6 小时**，以免氧中毒。注意操作前先清除鼻腔内分泌物，吸入氧应加温和湿化，每日更换鼻导管 1 次，两侧鼻孔宜交替使用。

（4）用药护理：遵医嘱用洋地黄类药、血管活性药、脱水药、利尿药等，密切观察药物的疗效及不良反应。

（5）机械通气：明确机械通气的指征，专人监护，防止交叉感染，维持有效呼吸，做好人工辅助呼吸护理。

（6）健康教育。

四、充血性心力衰竭

充血性心力衰竭简称心衰，是指心脏的收缩或舒张功能下降，即心排血量绝对或相对不足，不能满足周身循环和组织代谢的需要，而出现的一种病理状态。充血性心力衰竭是儿童时期常见的危重急症之一。小儿**1 岁以内**发病率最高。

1. 病因及发病机制　①心血管因素：先天性心脏病（最多见）、心肌炎、心内膜弹力纤维增生症、心瓣膜狭窄等。②非心血管因素：支气管肺炎、毛细支气管炎、急性肾炎、严重贫血、脓毒败血症、严重电解质代谢紊乱等。

2. **临床表现**　年长儿表现与成人相似，主要是心排血量不足、肺循环淤血和体循环淤血的表现。**婴幼儿心力衰竭诊断标准**：详见"小儿肺炎"中肺炎合并心力衰竭的表现。

3. **辅助检查**　①胸部 X 线检查：心影扩大，心脏搏动减弱，肺纹理增强，肺淤血。②心电图检查：有助于明确病因和指导用药，但不能表明有无心力衰竭。③超声心动图检查：心房和心室扩大，M 超声提示心室收缩时间延长。

4. **治疗要点**　祛除病因，减轻心脏负担（休息、吸氧、镇静），纠正代谢紊乱，强心（洋地黄制剂），利尿（呋塞米、氢氯噻嗪）及扩血管（卡托普利、硝普钠）。

5. **护理措施**

（1）休息：半卧位，床头抬高 15°～30°，左心衰竭时，患儿于半卧位或坐位，双腿下垂，减少回心血量，减轻心脏负担，增强心肌收缩力。护理操作集中进行，减少刺激。

（2）饮食护理：给予患儿营养丰富、清淡易消化食物。轻者**低盐饮食**，每日钠盐摄入量不超过 0.5～1g；重者无盐饮食。少量多餐，防止过饱。婴儿喂奶时所用奶头孔宜稍大，但需注意防止呛咳。吸吮困难者使用滴管，必要时鼻饲。控制液体入量，控制输液速度。

（3）吸氧：呼吸困难和发绀者给予吸氧，急性肺水肿时可用 50% 的乙醇湿化氧气吸入。

（4）用药护理：预防洋地黄中毒，用药前需先测脉搏，听心率，婴儿脉率＜ 90 次 / 分，年长儿＜ 70 次 / 分时需暂停用药并报告医生；注射用药量＜ 0.5ml 时，需用 1ml 注射器抽取药液，用生理盐水稀释，注射时应单独给药，速度宜慢，不少于 5 分钟；若口服其他药物分开服用；用药后监测患儿心率和心律，观察有无洋地黄中毒表现等，如若发生应立即停药，及时报告医生并配合抢救。服药期间多给患儿进食含钾丰富的食物，或按医嘱给氯化钾溶液，暂禁食含钙量高的食物。

（5）健康教育：介绍心力衰竭的病因或诱因及预后知识。

五、急性肾衰竭

急性肾衰竭简称急性肾衰，是各种原因引起的短期内肾功能急剧进行性减退而出现的临床综合征。临床主要表现为氮质血症，水、电解质和酸碱平衡紊乱。

1. **病因及发病机制**　①肾前性：肾实质无器质性改变，是多种原因（呕吐、腹泻、烧伤等）引起的血容量减少，导致肾血流量下降、肾小球滤过率降低。②**肾性**：最常见，如肾小球疾病（急性肾炎、紫癜性肾炎、狼疮性肾炎），肾小管疾病，肾间质疾病（急性间质性肾炎、急性肾盂肾炎）。③肾后性：各种原因引起的泌尿道梗阻。发病机制因病因和病期不同而不同。新生儿期主要原因为围生期缺氧、败血症、严重溶血或出血；婴儿期多由重症感染、严重腹泻脱水及先天畸形引起；年长儿则多因肾炎、休克引起。

2. **临床表现**　按尿量多少常分为少尿型肾衰竭和非少尿型肾衰竭，临床以前者多见。

（1）少尿型肾衰竭

①少尿期，尿量急剧减少，甚至无尿，一般持续 7～14 天，持续 2 周以上者预后不良。主要表现：a. 水钠潴留，表现为全身水肿、胸腔积液、腹水，严重者可发生肺水肿、脑水肿和心力衰竭；b. 电解质紊乱，常表现为高钾、高磷、高镁和低钠、低钙、低氯血症，其中以高钾血症最多见；c. 代谢性酸中毒，表现为精神萎靡、嗜睡、乏力、呼吸深长、口唇樱桃红色、面色发灰，可伴有心律失常；d. 氮质血症，表现为食欲缺乏、恶心、呕吐、腹部不适、意识障碍、焦躁、抽搐、昏迷等；e. 高血压，长期少尿者可出现不同程度高血压；f. 合并感染，

最常见的并发症，70% 左右的患儿合并严重感染，以呼吸道和泌尿道感染最常见。

②多尿期：持续 1～2 周，部分患儿可达 1～2 个月，由于大量排尿，可出现低钠血症、低钾血症及脱水，易发生感染、心血管并发症和上消化道出血等。

③恢复期：肾功能逐渐恢复，血尿素氮及肌酐逐渐恢复正常。此期患儿体质仍较弱，多有营养不良、贫血和免疫功能低下等。

（2）非少尿型肾衰竭：是指血中尿素氮、血肌酐迅速增高，而不伴有少尿。

3. 辅助检查　①尿液检查：尿比重、尿渗透压、尿肌酐等。②血生化检查：监测血钠、血钙、血钾等变化。③肾影像学检查：腹部平片、CT、MRI 等，了解肾的解剖和血流量、肾小球和肾小管功能。④肾活组织病理检查：有助于病因诊断。

4. 治疗要点　祛除病因，积极治疗原发病，减轻症状，改善肾功能，防治并发症。

5. 护理措施

（1）维持体液平衡：坚持**"量入为出"**的原则，每日液量 = 尿量 + 不显性失水 + 显性失水（呕吐、大便、引流量等）- 内生水。根据病情控制液体的摄入，准确记录 24 小时出入液量，每日定时测体重，了解水肿变化。

（2）预防感染：将患儿安置在单人病室，保持病室空气新鲜，温湿度适宜。严格执行无菌操作，加强皮肤护理与口腔护理。定时翻身、叩背，保持呼吸道通畅。

（3）休息：一般少尿期、多尿期均应卧床休息，恢复期逐渐增加活动量。

（4）饮食护理：少尿期限制**水、钠、钾、磷、蛋白质**的摄入量，供给足够的热量、选择优质蛋白及富含维生素的食物；不能进食者静脉补充营养。长期透析时可输血浆、水解蛋白、氨基酸等。透析治疗时因大量蛋白质丢失，故不需限制蛋白的摄入。

（5）病情观察：注意观察生命体征、心率、心律、尿量、肾功能等变化。若发现异常及时报告医生并配合抢救。

（6）心理护理：给予患儿和家长精神支持，消除其恐惧心理。

（7）健康教育：告知患儿家长肾衰竭各期的护理要点，早期透析的重要性。指导恢复期给予患儿加强营养，增强体质，注意保暖，防止受凉，注意个人卫生，慎用对肾有损害的药物。

六、心搏呼吸骤停

心搏呼吸骤停是临床上最危重的急症，是指患儿呼吸和循环功能停止。

1. 病因及发病机制　①**窒息**，是小儿心搏、呼吸骤停的主要直接原因；②突发意外；③喉梗阻；④胃食管反流；⑤心脏疾病；⑥药物中毒及过敏；⑦电解质及酸碱失调，特别是高钾或低钾；⑧医源性因素。心搏呼吸骤停，首先是缺氧、CO_2 潴留致脑水肿；心搏呼吸停止后 **4～6 分钟**后可发生脑细胞死亡。

2. 临床表现　患儿突然意识丧失，部分有一过性抽搐，呼吸停止，面色灰暗或发绀，瞳孔散大，对光反射消失，大动脉搏动消失，心音消失。一般患儿出现意识丧失及大动脉搏动消失即可诊断，不必反复触摸脉搏或听心音，以免延误抢救。

3. 辅助检查　心电图显示等电位线、电机械分离或心室颤动。

4. 治疗要点　立即实施心肺复苏抢救。心肺复苏成功的标志：①意识及大动脉搏动恢复，血压＞60mmHg；②听到心音，心律失常转为窦性心律；③瞳孔缩小；④面色、口唇、甲床颜色由发绀转为红润。

5. 护理措施

（1）循环支持（C）：将患儿放于硬板上。对新生儿或婴儿按压时可用双指按压法（一手托住患儿背部，另一手两手指置于乳头连线下方按压）或双手环抱拇指按压法（两手手掌及四手指托住两侧背部，双手大拇指按压）。对 1～8 岁的儿童，可用一只手固定患儿头部，另一手掌根部放于胸骨下半段（避开剑突），手掌根的长轴与胸骨的长轴一致。对大于 8 岁年长儿，胸部按压方法与成人相同。每次按压深度至少为胸部前后径的 1/3（婴儿约 4cm，儿童约 5cm）。按压和松开的时间比例为 **1：1**，按压频率至少 100 次/分。心脏按压应与人工呼吸相结合，同时进行。胸外心脏按压与呼吸之比在新生儿为 **3：1**，婴儿及儿童为 **30：2 或 15：2**（双人复苏）。

（2）开放气道（A）：首先清除气道分泌物或异物。颈部无损伤采用仰头抬颏法，颈部有损伤采用托下颌法。

（3）建立呼吸（B）：采用口对口人工呼吸或口对口鼻人工呼吸法。儿童吹气的频率为 18～20 次/分，婴儿可稍加快。当需要持久通气时，或面罩吸氧不能提供足够通气时，需用气管内插管代替面罩吸氧。

（4）除颤：当出现心室颤动、室性心动过速和室上性心动过速时，可用电击除颤。

（5）药物治疗：儿科心脏复苏首选药物是**肾上腺素，静脉**（首选）或**气管内**给药。还可根据病情选用碳酸氢钠、阿托品、葡萄糖、钙剂、利多卡因、纳洛酮等。

（6）其他治疗：防治低血压、心律失常、颅内压增高等。

（7）复苏后监护：①密切观察患儿的症状体征。②循环系统监护，给予心电监护，密切观察心电图变化，每 15 分钟测 1 次脉搏、血压、心率。③呼吸系统监护，加强呼吸管理，保持呼吸道通畅。定时翻身、叩背，湿化呼吸道，及时吸痰，遵医嘱应用抗生素。使用呼吸机者做好呼吸机护理。④神经系统监护，观察患儿的神志、瞳孔、肢体活动、血容量及电解质改变，遵医嘱给予低温疗法和脱水药。⑤泌尿系统监护，维持水、电解质及酸碱平衡，准确记录出入液量，使用血管活性药时每小时测量尿 1 次，观察尿的颜色及比重。⑥防止感染，保持病室空气清新，温湿度适宜；严格执行无菌操作；做好口腔、鼻、眼及皮肤护理；高热者给予药物或物理降温，体温过低者给予保暖。